全国中医药行业高等教育“十三五”规划教材

全国高等中医药院校规划教材（第十版）

U0868585

中西医结合外科学

（新世纪第三版）

（供中西医临床医学专业用）

主　编

何清湖（湖南中医药大学）

副主编

唐乾利（右江民族医学院）　　刘　胜（上海中医药大学）

许　斌（辽宁中医药大学）　　陈　铭（广州中医药大学）

王绍明（成都中医药大学）　　成秀梅（河北中医学院）

编　委（以姓氏笔画为序）

于庆生（安徽中医药大学）　　王万春（江西中医药大学）

王家辉（海南医学院）　　史晓光（北京中医药大学）

朱晓光（南方医科大学）　　刘佃温（河南中医药大学）

刘朝圣（湖南中医药大学）　　李全兴（四川中医药高等专科学校）

杨恩品（云南中医学院）　　肖友平（贵阳中医学院）

张　犁（南京中医药大学）　　周永坤（山东中医药大学）

周冬梅（首都医科大学）　　金　珊（天津中医药大学）

赵建更（山西中医学院）　　侯俊明（陕西中医药大学）

徐　月（重庆市中医院）　　高文喜（湖北中医药大学）

郭伟光（黑龙江中医药大学）

学术秘书

匡　琳（湖南中医药大学）

中国中医药出版社

·北　京·

图书在版编目（CIP）数据

中西医结合外科学 / 何清湖主编 . —3 版 . —北京：中国中医药出版社，2016.8（2020.10 重印）

全国中医药行业高等教育“十三五”规划教材

ISBN 978 – 7 – 5132 –3444–3

Ⅰ . ①中…　Ⅱ . ①何…　Ⅲ . ①中西医结合—外科学—中医药院校—教材　Ⅳ . ① R6

中国版本图书馆 CIP 数据核字（2016）第 114646 号

中国中医药出版社出版
北京经济技术开发区科创十三街 31 号院二区 8 号楼
邮政编码　100176
传真　010 64405750
山东百润本色印刷有限公司印刷
各地新华书店经销

开本 850 × 1168　1/16　印张 43　字数 1063 千字
2016 年 8 月第 3 版　2020 年 10 月第 5 次印刷
书号　ISBN 978 – 7 – 5132 – 3444 – 3

定价　118.00 元
网址　www.cptcm.com

全国中医药行业高等教育“十三五”规划教材

全国高等中医药院校规划教材（第十版）

专家指导委员会

编审专家组

组　长

王国强（国家卫生计生委副主任 国家中医药管理局局长）

副组长

张伯礼（中国工程院院士　天津中医药大学教授）
王志勇（国家中医药管理局副局长）

组　员

卢国慧（国家中医药管理局人事教育司司长）
严世芸（上海中医药大学教授）
吴勉华（南京中医药大学教授）
王之虹（长春中医药大学教授）
匡海学（黑龙江中医药大学教授）
刘红宁（江西中医药大学教授）
翟双庆（北京中医药大学教授）
胡鸿毅（上海中医药大学教授）
余曙光（成都中医药大学教授）
周桂桐（天津中医药大学教授）
石　岩（辽宁中医药大学教授）
黄必胜（湖北中医药大学教授）

前 言

为落实《国家中长期教育改革和发展规划纲要（2010–2020年）》《关于医教协同深化临床医学人才培养改革的意见》，适应新形势下我国中医药行业高等教育教学改革和中医药人才培养的需要，国家中医药管理局教材建设工作委员会办公室（以下简称“教材办”）、中国中医药出版社在国家中医药管理局领导下，在全国中医药行业高等教育规划教材专家指导委员会指导下，总结全国中医药行业历版教材特别是新世纪以来全国高等中医药院校规划教材建设的经验，制定了“‘十三五’中医药教材改革工作方案”和“‘十三五’中医药行业本科规划教材建设工作总体方案”，全面组织和规划了全国中医药行业高等教育“十三五”规划教材。鉴于由全国中医药行业主管部门主持编写的全国高等中医药院校规划教材目前已出版九版，为体现其系统性和传承性，本套教材在中国中医药教育史上称为第十版。

本套教材规划过程中，教材办认真听取了教育部中医学、中药学等专业教学指导委员会相关专家的意见，结合中医药教育教学一线教师的反馈意见，加强顶层设计和组织管理，在新世纪以来三版优秀教材的基础上，进一步明确了“正本清源，突出中医药特色，弘扬中医药优势，优化知识结构，做好基础课程和专业核心课程衔接”的建设目标，旨在适应新时期中医药教育事业发展和教学手段变革的需要，彰显现代中医药教育理念，在继承中创新，在发展中提高，打造符合中医药教育教学规律的经典教材。

本套教材建设过程中，教材办还聘请中医学、中药学、针灸推拿学三个专业德高望重的专家组成编审专家组，请他们参与主编确定，列席编写会议和定稿会议，对编写过程中遇到的问题提出指导性意见，参加教材间内容统筹、审读稿件等。

本套教材具有以下特点：

1. 加强顶层设计，强化中医经典地位

针对中医药人才成长的规律，正本清源，突出中医思维方式，体现中医药学科的人文特色和“读经典，做临床”的实践特点，突出中医理论在中医药教育教学和实践工作中的核心地位，与执业中医（药）师资格考试、中医住院医师规范化培训等工作对接，更具有针对性和实践性。

2. 精选编写队伍，汇集权威专家智慧

主编遴选严格按照程序进行，经过院校推荐、国家中医药管理局教材建设专家指导委员会专家评审、编审专家组认可后确定，确保公开、公平、公正。编委优先吸纳教学名师、学科带头人和一线优秀教师，集中了全国范围内各高等中医药院校的权威专家，确保了编写队伍的水平，体现了中医药行业规划教材的整体优势。

3. 突出精品意识，完善学科知识体系

结合教学实践环节的反馈意见，精心组织编写队伍进行编写大纲和样稿的讨论，要求每门教材立足专业需求，在保持内容稳定性、先进性、适用性的基础上，根据其在整个中医知识体系中的地位、学生知识结构和课程开设时间，突出本学科的教学重点，努力处理好继承与创新、理论与实践、基础与临床的关系。

4. 尝试形式创新，注重实践技能培养

为提升对学生实践技能的培养，配合高等中医药院校数字化教学的发展，更好地服务于中医药教学改革，本套教材在传承历版教材基本知识、基本理论、基本技能主体框架的基础上，将数字化作为重点建设目标，在中医药行业教育云平台的总体构架下，借助网络信息技术，为广大师生提供了丰富的教学资源和广阔的互动空间。

本套教材的建设，得到国家中医药管理局领导的指导与大力支持，凝聚了全国中医药行业高等教育工作者的集体智慧，体现了全国中医药行业齐心协力、求真务实的工作作风，代表了全国中医药行业为“十三五”期间中医药事业发展和人才培养所做的共同努力，谨向有关单位和个人致以衷心的感谢！希望本套教材的出版，能够对全国中医药行业高等教育教学的发展和中医药人才的培养产生积极的推动作用。

需要说明的是，尽管所有组织者与编写者竭尽心智，精益求精，本套教材仍有一定的提升空间，敬请各高等中医药院校广大师生提出宝贵意见和建议，以便今后修订和提高。

国家中医药管理局教材建设工作委员会办公室

中国中医药出版社

2016年6月

编写说明

全国中医药行业高等教育“十三五”规划教材《中西医结合外科学》是在国家中医药管理局教材建设工作委员会宏观指导下，由国家中医药管理局教材建设委员会办公室和中国中西医结合学会教育工作委员会具体负责，由全国20余所高等医学院校联合编写的五年制本科教材。

本教材适用于“两个基础、一个临床”培养模式的中西医临床医学专业五年制本科生。教材内容中、西医并重，突出“病证结合、优势互补、求同存异”的中西医结合思路与方法，与住院医师规范化培训接轨，与执业医师资格考试接轨。更新观念，大胆创新，教学内容与执业医师资格考试相结合，与各级医院需求相结合，与医学教育阶段相结合。根据中西医临床医学专业的培养目标，全面推进素质教育的要求和中西医结合外科学的特点。本教材体现了“三基、五性和三特定”原则。三基，即基本理论、基本知识、基本技能；五性，即思想性、科学性、先进性、实用性和系统性；三特定，即特定的对象（医学院校五年制中西医临床医学专业的学生）、特定的要求（培养从事中西医结合临床医疗工作的全科医生，即既懂中医又会西医、能用两法看病的医生）、特定的限制（教材有别于专著、科普书和参考书，特别注重了教材的总体优化和编写的规范）。此外，在教学实践中还特别强调学生的动手能力和实际操作意识的培养，塑造思维敏捷、操作熟练的外科医生。

本教材根据上版教材使用中所反馈的信息，结合近年来的中西医结合外科发展实际，对部分篇章内容做出了补充及调整。教材修正上版中的错误论述，在上一版基础上删去不必要的病种、重复内容，并精炼文字，补充新的研究内容，更适用于临床。此外，在编写过程中，力争遵循以下五个原则：①概念表述力求准确；②编写体例规范统一；③推陈出新，及时反映新的知识点；④严格贯彻中西医结合思维方法；⑤紧密结合临床实用性。

为了满足教学资源的多样化需求，实现教材立体化、数字化建设，本版教材配套有数字化教学资料，包含丰富的图片、视频、习题及课件等，将教材内容生动、直观地展现出来。方便老师教学和学生自主学习，实现了数字化资源共享。本教材数字化工作是在国家中医药管理局中医药教育教学改革研究项目（编号：GJYJS16054）的支持下，由中国中医药出版社资助开展的。该项目由何清湖、成秀梅负责，全体编委共同参于完成。同时，河北中医学院姚晓光讲师协助编委会做了大量数字化素材收集和整理工作。

本教材的编写采取分工编写、集体审定、主编把关的原则。编写人员都是长期从事中西医结合外科临床、教学工作的资深教师，他们为本教材的编写付出了艰辛的劳动。其中总论部分：绪论和中医外科证治概要由何清湖编写，无菌术由高文喜编写，麻醉和疼痛与治疗由于庆生编写，体液与营养代谢由金珊编写，输血由朱晓光编写，休克由李全兴编写，围术期处理由张犁编写，重症救治由史晓光编写，内镜与腔镜技术由王绍明编写；各论部分：外科感染由周冬梅、杨恩品编写，损伤由唐乾利、肖友平、王万春编写，体表肿瘤由刘朝圣编写，甲状腺疾病、原发性肝癌和门静脉高压症由许斌编写，胸部疾病由侯俊明编写，乳房疾病由刘胜编写，胃与十二指肠疾病和急腹症由周永坤编写，腹外疝由赵建更编写，小肠、大肠与肛门疾病由刘佃温、徐月编写，泌尿与男性生殖系统疾病由王家辉、陈铭编写，周围血管病由郭伟光编写；附录部分：外科常用诊疗技术和示教见习由肖友平编写，方剂索引由匡琳编写。本教材是在上一版教材的基础上进行编写，特向上一版教材的编写专家表示衷心的感谢！

在教材的编写过程中，我们付出了相当的努力，如存在不完善之处，殷切希望广大师生在今后的教学过程中提出宝贵的修改意见，以便进一步完善。

《中西医结合外科学》编委会

2016年5月

目 录

上篇 总 论

第一章 绪 论

自 1958 年提出“中西医结合”概念以来，医药卫生事业发生了历史性的变革，取得了一些举世瞩目的成就。特别是中西医结合队伍的发展和壮大，使我国既往的医学体系出现了新的格局。中西医结合医学吸取中医、西医两种医学体系之长，利用现代科学技术，在理论上深入开展中医“脏腑”“证”的实质研究和“治则”的多中心验证；在临床中制订了常见病、多发病的“中西医诊疗规范”，总结出一些疑难病和危重症的诊疗经验；规范了中药新药研究方法和中医药研究指导原则；中西医结合外科临床分科更加细化。由于中西医结合工作的广泛开展，加速了中医药的传承和研究工作，拓宽了中医的国际交流渠道，增加了中药新药的国际竞争能力。

一、中西医结合外科工作的发展简史及成就

党和国家历来重视中医工作，1958 年 10 月 1 日毛泽东指示“中国医药学是一个伟大的宝库，应当努力发掘加以提高。西医学习中医是一件大事，不可等闲视之”。回顾中西医结合的发展史，可以说 20 世纪 50 年代以来是中西医结合医学研究、学习和发展最兴旺的年代；是中西医融会贯通，理论上的创新和突破的年代。

50 年前，随着第一批西医离职学习中医班结业，我国诞生了第一批中西医结合高级医师，在他们倡导和带动下，我国掀起了轰轰烈烈的中西医结合研究工作。在临床方面，中医应用四诊进行辨证，西医利用现代化监测手段进行辨病，治疗上根据病情中、西医方法兼用，短短几年就取得了可喜的成绩。在外科领域，如中西医结合治疗急腹症；骨伤科中动静结合治疗骨折；针刺止痛发展到针刺麻醉。上述医学中的光辉业绩对其他学科起到了推动和辐射作用，中西医结合成为一场医学变革的潮流。

1980 年原卫生部召开了中医和中西医结合工作会议，提出“中医、西医和中西医结合这三支力量都要大力发展，长期并存，推进医学科学现代化，发展具有我国特点的新医药学，为保障人民健康，建设现代化的强国而奋斗”的指导方针。同时提出一些实现这个指导方针的具体措施，如建设中西医结合研究基地，组织西医学习中医脱产学习班，做好中西医结合科研成果鉴定工作，召开中西医结合学术会议等。1981 年召开了全国中西医结合工作代表大会，成立了中西医结合研究会，选出了理事机构，建立了 20 多个专业委员会，创办了全国性中西医结合杂志，定期举办学术交流活动。

新世纪以来，中西医结合在学科建设、教材建设、基础理论研究、临床实践诸方面均取得

NOTE

了较大成就。在外科领域中主要代表成就如下：

（一）中西医结合治疗急腹症的成就

以吴咸中院士为首的天津市急腹症研究所和遵义医学院率先对中西医结合治疗急腹症进行了大胆的临床疗效观察及基础理论研究，通过临床实践探索中西医结合治疗急腹症的方式、方法及其规律。这一探索获得了极大的成功，大多数急腹症病种可以引进中医药治疗，扩大了非手术的范围，丰富了非手术的内容，减少了术后并发症，巩固了术后的疗效，为进一步开展中西医结合研究工作打下了基础。20 世纪 70 年代的主要进展是：辨病与辨证的研究不断深入，对手术与非手术的选择渐趋合理，实验研究初步开展，剂型改革取得了一定成绩，同国外的学术交流开始起步，国内学术交流活跃。

20 世纪 80 年代以来，中西医结合治疗急腹症进入了向较高层次发展的新阶段，随着新技术的引用（如内窥镜、B 超、CT 等），提高了诊断水平，增添了治疗手段，如内窥镜下奥狄括约肌切开取石术，B 超引导下腹腔脓肿穿刺引流术。在实验研究方面，由于研究管理体制的改变，研究方法的改进，中西医结合学科的发展，研究工作的深度和广度进入到一个新阶段。

（二）针刺麻醉的成就

针刺麻醉也是外科领域里中西医结合的成就。针麻源于 1958 年，上海市第一人民医院最先用针麻成功地施行了扁桃体摘除术，同时运城地区人民医院、长沙市人民医院等单位也在针麻下进行了疝修补术、阑尾切除等手术，取得了可喜的成果。1960 年柳州结核病医院介绍了 12 例针麻下肺切除手术的体会，引起了极大轰动。北京市结核病医院在此基础上进行了穴位优选，仅用几根针或一针一穴即完成了肺叶切除术。为了推广针刺麻醉这一成果，在北京举办了 20 余次针麻学习班，在针麻普及上起到了巨大推动作用。1966 年初召开了全国针麻工作会议，从此将针麻镇痛课题列为国家重大科研项目，为深入开展针麻研究打下了基础。

1973 年在西安召开了全国针麻研究会议，总结了以往的经验，制定了研究方针，组织了协作课题。成立了颅脑、颜面口腔、甲状腺、肺切除、胃切除、输卵管结扎、剖宫产、子宫切除、阑尾切除、疝修补等针麻协作组。会议上还制定了针麻疗效的评定标准，为全国范围内针麻工作的开展铺平了道路。

20 世纪 80 年代以来，进入了基础理论高层次的研究，针刺镇痛原理的研究深入到介质水平，这对经络的实质研究起到了极大的推动作用。

（三）中西医结合治疗周围血管病的成就

中医治疗脱疽（血栓闭塞性脉管炎，TAO）疗效卓著，但只限于临床疗效的观察。中西医结合工作开展以来，对 TAO 的病因进行了探讨，长期以来人们认为 TAO 的发病与吸烟、受湿、营养不良、性激素异常有关，后来经过免疫功能的检测，认为免疫复合物增加而沉积在动脉壁上造成损伤与本病的病因有密切关系。广大中西医结合医务工作者通过对 TAO 诊治经验的总结，由一个病逐渐扩展到几个病，经过疗效观察，机理探讨，新药研制，经验总结，周围血管病的诊疗取得大的进展。

1. 异病同治的基础上进行疗法更新　周围血管病包括血栓闭塞性脉管炎（TAO）、动脉硬化性闭塞症（ASO）、糖尿病性坏疽（DG）、多发性大动脉炎（PA）、雷诺病（RD）、原发性红斑性肢痛症（ATE）、外伤性动脉闭塞症（TAO）、动脉血栓栓塞症（ATE）、结缔组织性动脉闭塞症（CTAO）、深静脉血栓形成（DVT）、浅表血栓性静脉炎（STP）等病种，上述血管性疾病多分散在各科的血管病中，所以诊治零乱，疗效不一。上述疾病的共性是多有血管弛张功能失调，血流性状改变，以及血栓形成，即中医的脉络痹阻、气血瘀滞证，所以共同的治则是活血化瘀、温通经脉，这是异病同治的典范。经过广大医务工作者的努力，进行了疗法更新，在辨证分型的基础上，筛选方药，改革剂型，如通塞脉片、当归注射液、血栓通注射液等，尤其针剂静脉用药提高了临床疗效。

2. 诊断方法更为先进　近10余年来，周围血管病的诊断逐渐现代化，多采用无损伤性检查，如阻抗血流仪、光电容积描记、超声多普勒、经皮氧分压、红外热像仪、微机X线断层扫描（CT）、磁共振显像（MRI）等检查，提高了诊断准确性，可进行反复无损伤性监测。

（四）中西医结合治疗烧伤的成就

20世纪50年代上海瑞金医院应用中西医结合的理论和方法对邱财康大面积烧伤救治成功，其后全国各地大面积烧伤的治疗大都获成功，甚至Ⅲ度烧伤面积达95%的患者也被治愈。

20世纪70年代后期人们对烧伤创面的处理方法产生了争议，主张创面干燥疗法的派别强调收敛止痛理论，利用枣树皮粉、榆树皮酊中鞣质成分收敛干燥创面，结果容易引起痂下感染，影响了后期治疗。主张创面湿润疗法的派别强调清热解毒理论，采用湿润药物覆盖烧伤创面，使创面保持少菌状态，提高局部免疫能力，该学术观点符合中医学“煨脓长肉”的理论，使我国对烧伤的治疗发生了很大的变革，大大提高了临床疗效。

（五）恶性肿瘤的中西医结合治疗成就

经过近60年的临床与实验研究，中西医结合治疗恶性肿瘤已取得了很大进展。从单纯方药筛选深入到治疗法则的探讨，从临床疗效观察发展到基础实验研究，从单一疗法发展到中西医结合综合疗法，在研究的深度和广度上取得了很大进步，研究队伍也逐步壮大。中西医结合防治肿瘤的成就可归纳为以下几方面：

1. 改善临床症状，延长生存期　在有效方药的筛选上多年来做了大量工作，优选出一些疗效较好的方药，如健脾益肾冲剂、康莱特注射液、艾迪注射液、贞芪注射液、参芪扶正注射液等新药。上述药物在改善临床症状、延长生存期方面有疗效。

2. 患者的证型研究　目前已对气虚证、脾虚证、阴虚证和血瘀证等证型进行了系统研究。对临床常见的胃癌、食管癌、大肠癌、肝癌、肺癌、鼻咽癌、宫颈癌、白血病等都制定了证型、治法和方药，这些规范化研究为以后的科研和临床工作创造了有利条件。

3. 肿瘤中医治法法则的研究　肿瘤的中医治法法则有多种，如扶正固本、活血化瘀、软坚散结、化痰祛湿、清热解毒、疏肝理气、通经活络、以毒攻毒等。其中对扶正固本法、活血化瘀法有较深入的研究，取得了较好的研究成果。

4. 中药对化疗、放疗的增效减毒作用　大量的科研资料证实，中药可增加化疗药物或放射线缩瘤、抑瘤的效果，能明显减少化疗、放疗的毒副反应，保护机体造血系统及免疫系统，如参芪扶正注射液、扶正冲剂等。

5. 实验研究进入了一个高层次的阶段　大量的实验证明，中药抗癌的作用机理主要是通过增强机体的免疫能力，调整机体各系统的功能而取得疗效的。研究的重点是病因发病学、治法、方药的作用机理，以及药理药效学和毒理学几个方面，从分子、细胞水平和系统、整体水平对其进行了深入探讨。

（六）中西医结合救治危重病的成就

随着中西医结合工作的深入发展，中西医结合危重病急救医学研究取得了突破性进展。

1. 基础理论上的突破 通过动物实验和临床基础研究，初步揭示了病变的病理生理和中医药治疗机理。如在内毒素血症的治疗中，提出菌毒并治的新观点。众所周知，西药中的抗生素除多黏菌素 B 外，只有杀菌和抑菌作用，没有拮抗内毒素的作用，而为数众多的中药则具有拮抗内毒素的作用。以抗生素杀菌抑菌，又用清热解毒中药抗毒解毒，这就形成了“菌毒并治”的新理论，这一理论的指导意义已被大量临床实践所证实。

2. 治疗学上提出“三证三法”的治疗原则 根据危重病的证型分析以及辨证施治的原则，在治疗学上归纳为“三证三法”的治疗原则，即毒热证和清热解毒法、血瘀证和活血化瘀法、虚损证和扶正固本法。上述治疗原则虽然不能概括治疗学上的全部，但各种疾病在治疗中都与此有关。

3. 急救中药的剂型改革 根据危重病的用药特点，研制出了一些速效、高效、应用方便的剂型，如生脉散改制成参麦注射液，口服大黄研制成大黄注射液，参芪片研制成新药参芪扶正注射液等。根据临床用药的需要，促进古方、验方、复方的剂型改革，从一批中药中提出了有效成分或单体，甚至进行中药的人工合成。

此外，中西医结合围术期处理的研究、中西医结合防治肠屏障功能障碍的研究取得了突破性进展，充分显示了中西医结合强大的生命力。

二、中西医结合外科学的内容与范围

中医外科学与西医外科学有着各自不同的研究内容与范围，除其基本概念、基本理论、基本技能方面有较大差异外，所研究的病种也存在很大的区别。从总体上来说，中医外科学研究的病种强调“病位在外”，相对于内科的“病位在内”。在外是指那些病发于人的体表，能够用肉眼诊察到的，有局部症状可凭的疾病，如疮疡、乳房病、瘿、瘤、岩、皮肤病、肛肠病、外伤疾病等；而西医外科学研究的病种强调以外科手术为主要治疗手段，相对于内科以应用药物为主要的治疗方法。中医外科学与西医外科学在理论体系和临床诊疗方面各有优势与特长，中西医结合外科学是在两者的基础上各取所长，相互弥补，形成自己的理论体系与临床诊疗方法的一门新兴医学临床学科。本教材为了保持学科的系统性和完整性，又要突出学科的特长和优势，所以选入的内容有的偏“中”，有的偏“西”，但更注重二者优势互补内容的选用。总论部分包括绪论、中医外科证治概要、无菌术、麻醉、体液与营养平衡、输血、休克、围术期处理重症救治、疼痛与治疗及内镜、腔镜技术，各论部分涉及的病种范围包括外科感染、损伤、常见体表肿物、甲状腺疾病、胸部疾病、乳房疾病、胃及十二指肠疾病、原发性肝癌、门静脉高压、急腹症、腹外疝、小肠大肠与肛门疾病、泌尿和男性生殖系疾病、周围血管疾病等。每个病种研究的内容包括中医和西医的病名概念、西医病因病理、中医病因病机、中医和西医的双重诊断与治疗，以及预防与调护等知识。力求发挥中、西医外科的优势，寻求理论体系和临床诊疗的结合与创新。

三、中西医结合外科学的研究方向

（一）创新概念及理论研究

中西医结合是复杂的系统工程，必须在高层次上发展基础理论和更新概念。总结50多年来中西医结合研究工作可以明显地看出，凡是取得重大成果者均具有概念、理论上的突破。例如，中西医结合治疗急腹症的成果，即根据“六腑以通为用”的理论，提出了“通里攻下”的疗法；小夹板固定治疗骨折的成果则提出了“动静结合，筋骨并治”的新观点；根据对细菌感染机理的研究，提出了对重危感染“菌毒并治”的新疗法和新理论。就坏死性胰腺炎的治疗方法来讲，西医的传统方法是解痉制动，而中西医结合的治疗原则是“动静结合”，促进胃肠道的蠕动和分泌，通里攻下是主要的治疗法则，大大提高了坏死性胰腺炎的治愈率。

在新理论的形成过程中产生了一些新概念，如“微观辨证”“菌毒并治”“毒热期阑尾炎”“总攻疗法”“急瘀证”“动静结合”“增效减毒”等，这些新概念和新理论已经成为医学界的共识。新理论体系的建立需要有创新精神、创新思维，正如科学巨人爱因斯坦所说：“为了科学的进步，我们必须反反复复批判传统的基本概念，以免我们会不自觉地受它们支配。”希望在中西医结合的队伍中涌现出一批具有创新意识的高级人才，在更高和更深的层次上发展中西医结合理论和方法。

（二）加强中西医“结合点”的选择

中西医结合点是中西医结合工作中一个根本性的问题，若没有结合点，也就谈不上中西医结合。结合点一般有两种：①共同结合点：疗效是中西医结合的共同点。在同一种疾病的治疗中，中、西医都希望显示出各自好的疗效，有的西医优于中医，如出血性休克，手术止血就可解决问题；但瘀血导致的血管阻塞病，中医的疗效就更好。有的疾病中西医结合可获得相加的疗效，如化学药物治疗小细胞肺癌，如果配合扶正固本中药，就可以对化学药物发挥增效减毒作用。又如坏死性胰腺炎，手术、抗生素加通里攻下、清热解毒中药，也可获得理想的相加疗效。寻求相加疗效结合点是开展中西医结合工作的目的之一。②互补结合点：采用中医宏观与西医微观相结合的研究方法，阐明生命活动的机理，这就是中、西医学在理论上的互补结合点。在治疗方法学上，中、西医互补结合点更多，如痈、疖局部感染时全身用抗生素加局部中药外敷；断肢再植加中药活血化瘀，出血时全身应用止血药物加复方白及散局部涂布等，这些互补结合点都显示出中西医结合的独特优势。

（三）加强外科领域中西医结合成果的整理和开发

新中国成立以来，在外科领域中西医结合取得了大量的成果，有些已经推广普及，有些进行了论著整理，但有相当数量的成果缺乏深入研究，忽视了其实用价值，甚至一些国家攻关课题成果也未被充分利用。我们必须重视这些成就，有创新性理论的可上升到教材推广；有广泛应用价值的则要普及到基层医院，造福于患者。

四、如何学好中西医结合外科学

在中西医结合外科学的学习过程中，必须强调下述五个方面：

（一）坚持正确的学习方向

目前，外科学是西医院校的主干学科之一，在中医院校中，西医外科学也有着重要的地位。中医院校学生学习西医外科学的目的是为了吸收现代外科学的知识，用先进的科学方法继承、发掘和提高祖国的医药学遗产，来丰富祖国医学宝库；是为了提高医院自身的诊疗服务能力，适应医疗实践的需要；也是为了更好地开展中西医结合工作。在临床实践中，要学会用中、西医两种方法诊断和治疗外科常见病，善于观察分析它们各自的优势和不足，取长补短，创造出更有效的外科治疗方法，为人民的健康服务。

（二）必须重视基本功

基本功包括基础理论、基础知识和基本技能。基本理论包括中、西医病因学、发病学，尤其是外科疾病的发生原因、病理变化及病程演变规律；基本知识包括中西医结合基础医学知识、其他临床各学科知识，以及外科病的症状和体征、诊断和鉴别诊断、药物或手术治疗方法等；基本技能则包括医疗文件的书写能力、体格检查和诊断性技术操作、手术基本操作技术、术前术后处理能力，以及重症抢救的技能。坚实的基本功是医生救死扶伤的技能，是衡量临床医生优劣的首要条件。

（三）理论与实践相结合

临床医学是一种在临床实践中形成的应用科学，外科学更需要在理论与实践结合中发展和提高。除学好理论知识外还要亲自参加实践，注意观察病人病情变化，注意病人对药物和手术治疗的反应，善于总结经验，提高分析问题和处理问题的能力，真正把中西医结合外科学好、学活。

（四）重视基本技术操作的训练

外科基本操作较多，如无菌操作技术，手术过程中的切开、止血、分离、缝合、打结，各种穿刺方法及导管的使用，内窥镜的选择与应用，心、肺、脑复苏过程的正确操作等，都需要认真学习，熟练掌握。

（五）加强对危、重病的诊断和处理能力

中医学对慢性疾病具有丰富的临床治疗经验。由于历史条件的局限，对某些外科危、重、急病的诊治相对薄弱，自从中西医结合治疗急腹症和危重病（如多脏器功能衰竭）以来，在该领域中取得了很大的进步。在中西医结合外科学的学习过程中，要积极参加危重病人抢救工作，提高对危重病及急症的处理能力。

第二章　中医外科证治概要

第一节　中医外科疾病的命名与专业术语

一、疾病的命名原则

中医外科学多是以疾病的某一特征对外科疾病加以命名。一般是依据其发病部位、穴位、脏腑、病因、形态、颜色、特征、范围、病程、传染性等来进行。如以部位命名者，有乳痈、子痈、对口疽等；以穴位命名者，有人中疔、委中毒、膻中疽等；以脏腑命名者，有肠痈、肝痈、肺痈等；以病因命名者，有破伤风、冻疮、漆疮等；以形态命名者，有蛇头疔、鹅掌风等；以颜色命名者，有白驳风、丹毒等；以疾病特征命名者，有烂疔、流注、湿疮等；以范围大小命名者，如小者为疖，大者为痈等；以病程长短命名者，有千日疮等；以传染性命名者，有疫疔等。

另外，两种命名方法同时应用者也经常存在，如乳岩、肾岩翻花等，既含有部位，又具有疾病的特征。

二、专业术语

中医外科学的专业术语很多，常用的基本术语如下：

疡：又名外疡，是一切外科疾病的总称。疡科即外科。

疮疡：有广义和狭义之分。广义者指一切体表外科疾患的总称；狭义者是指发于体表的化脓性疾病。

肿疡：指体表外科疾病尚未溃破的肿块。

溃疡：指一切外科疾病溃破的疮面。

胬肉：指疮疡溃破后过度生长，高突于疮面或暴翻于疮口之外的肉芽组织。

痈：指气血被邪毒壅聚而发生的化脓性疾病。一般分为外痈和内痈两大类。外痈是指生于体表皮肉之间的化脓性疾患；内痈是指生于脏腑的化脓性疾患。

疽：指气血被毒邪阻滞而发于皮肉筋骨的疾病。常见的有有头疽和无头疽两类。有头疽是发生在肌肤间的急性化脓性疾病，相当于西医的痈；无头疽是指多发于骨骼或关节间等深部组织的化脓性疾病，相当于西医的骨髓炎、骨结核、化脓性关节炎等。

根盘：指肿疡基底部周围之坚硬区，边缘清楚。

根脚：指肿疡之基底根部。一般多用于有头疽或疔的基底部的描述。

应指：患处已化脓（或有其他液体）后，用手按压时感觉内有波动感。

护场：指在疮疡的正邪交争过程中，正气能够约束邪气，使之不至于深陷或扩散所形成的

NOTE

局部肿胀范围。有护场提示正气充足，疾病易愈；无护场提示正气不足，预后较差。

袋脓：溃疡溃后疮口缩小或切口不当，致空腔较大如袋，脓液不易排出而蓄积于内，即为袋脓。

痔：痔有峙突之意，古代将生于肛门、耳道、鼻孔等人之九窍中的突起小肉称为痔，如鼻痔（鼻息肉）、耳痔（耳道息肉）等。由于痔的发病以肛门部最多见，故归属于肛门疾病类。

漏：指溃疡疮口处脓水淋沥不止，犹如滴漏，包括瘘管和窦道两种不同性质的病理改变。瘘管是指体表与脏腑之间有内、外口的病理性管道，或指溃口与溃口相通的病理性管道；窦道是指深部组织通向体表的病理性盲管，一般只具有外口而无内口。

痰：是指发于皮里膜外、筋肉骨节之间的或软或硬、按之有囊性感的包块，属有形之征，多为阴证。以痰取名的疾病大致有疮痨性病变（如流痰、子痰等）和囊肿性病变（如痰包、痰核等）两类。还有一些疾病虽不以痰命名，但其病因与痰有关，如气瘿、肉瘿等。

结核：是症状，又是病名。泛指一切皮里膜外浅表部位的病理性肿块，非指西医之结核病。

岩：指病变部肿块坚硬如石，高低不平，固定不移，形似岩石，破溃后疮面中间凹陷较深，状如岩穴。岩与癌相同。

毒：凡能导致机体阴阳平衡失调，对机体产生不利影响的因素统称为毒。中医外科以毒取名的疾病很多，通常是指有传染性的疾病，如时毒；或火毒症状明显、发病迅速的一类疾病，如丹毒；或某些疾病难以定出确切病名者，如无名肿毒等。

瘤：瘤者，留滞不去之义。凡瘀血、痰滞、浊气停留于人体组织之中，聚而成形结成块状物，称为瘤。相当于西医的体表良性肿瘤。其特征是随处可生，发于皮肉筋骨之间，多数不痒不痛，推之移动，生长缓慢。一般分为六瘤，即气瘤（神经纤维瘤）、筋瘤（静脉曲张）、血瘤（海绵状血管瘤）、肉瘤（脂肪瘤）、骨瘤（骨瘤、骨肉瘤）、脂瘤（皮脂腺囊肿）。

五善：“善”是好的征象。在病程中出现善的症状，表示预后较好。“五善”包括心善、肝善、脾善、肺善、肾善。心善为精神爽快，言语清亮，舌润不渴，寝寐安宁；肝善为身体轻便，不怒不惊，指甲红润，二便通利；脾善为唇色滋润，饮食知味，脓黄而稠，大便和润；肺善为声音响亮，不咳不喘，呼吸均匀，皮肤润泽；肾善为身无潮热，口和齿润，小便清长，夜卧安静。

七恶：“恶”是坏的征象。在病程中出现恶的症状，表示预后较差。“七恶”包括心恶、肝恶、脾恶、肺恶、肾恶、脏腑败坏、气血衰竭（脱证）。心恶为神志昏愦，心烦舌燥，疮色紫黑，言语呢喃；肝恶为身体强直，目难正视，疮流血水，惊悸时作；脾恶为形容消瘦，疮陷脓臭，不思饮食，纳药呕吐；肺恶皮肤枯槁，痰多音喑，呼吸喘急，鼻翼扇动；肾恶为时渴引饮，面容黯（惨）黑，咽喉干燥，阴囊内缩；脏腑败坏为身体浮肿，呕吐呃逆，肠鸣泄泻，口糜满布；气血衰竭（脱证）为疮陷色暗，时流污水，汗出肢冷，嗜卧语低。

顺证：“顺”就是正常的征象，但并不是指生理功能的正常情况，外科疾病在其发展过程中，按着顺序出现应有的症状者，称为“顺证”。如阳证疮疡表现为初起疮顶高突，红肿疼痛，根脚不散；脓成顶高根收，皮薄光亮，易脓易腐；溃后脓稠色鲜，腐肉易脱，肿消痛减；收口期疮面红活，新肉易生，疮口易敛。

逆证：“逆”就是反常的征象，外科疾病在其发展过程中，不以顺序而出现不良的症状者，称为“逆证”。如阳证疮疡表现为初起疮顶平塌，根脚散漫，不痛不热；脓成疮顶软陷，肿硬紫暗，不脓不腐；溃后皮烂肉坚无脓，时流血水，肿痛不减；收口期脓稀淋沥，新肉不生，色败臭秽，疮口难敛。

善证与恶证多指全身表现；顺证与逆证多指局部表现。善证与恶证、顺证与逆证之间可以相互转化，要密切观察病情变化，及时调整治疗和护理措施，尽可能转恶为善，转逆为顺。

第二节　病因病机

一、致病因素

外科疾病的发生，大致有外感六淫、情志内伤、饮食不节、外来伤害、劳伤虚损、感受特殊之毒、痰饮瘀血等方面的因素。

（一）外感六淫

六淫邪毒能直接或间接地侵害人体，导致各类外科疾病的发生。《外科启玄》云：“天地有六淫之气，乃风寒暑湿燥火，人感受之则营气不从，变生痈肿疔疖。”六淫致病因素只有在人体抗病能力低下时，才能成为发病的条件。但有时也可因六淫邪毒的毒力强盛，超过了人体正常的抗病能力而造成外科疾病的发生和发展。六淫邪毒致病大多具有一定的季节性。

1. 风　风为阳邪，善行而数变，故发病迅速，多为阳证；风性燥烈，风性上行，多侵犯人体上部，如颈痈、头面丹毒等病。致病的特点是：其肿宣浮，患部皮色或红或不变，痛无定处，走注甚速，伴恶风、头痛等全身症状。

2. 寒　“寒主收引”“寒胜则痛”，寒袭人体易致局部气血凝滞，血脉流行失常，故易生冻疮、脱疽、流痰等；寒为阴邪，其病一般多为阴证，常侵袭人体的筋骨关节。致病的特点是：色紫青暗，不红不热，肿势散漫，痛有定处，得暖则减，化脓迟缓，常伴恶寒、四肢不温、小便清长等全身症状。

3. 暑　暑热外受，蕴蒸肌肤，汗出过多，或汗出不畅，致暑湿逗留，易发生暑疖，甚至形成暑湿流注。同时皮肤常处潮湿环境，既影响阳气通达于肌表，又降低局部抵抗力，更易为外邪所侵。暑为阳邪，具有热微则痒、热甚则痛、热胜肉腐等特征。致病特点是：患部焮红、肿胀、灼热，糜烂流脓或伴滋水，或痒或痛，其痛遇冷则减，常伴口渴、胸闷、神疲乏力等全身症状，多为阳证。

4. 湿　湿性趋下，重浊黏腻。冒雨涉水或居地潮湿等均可感受湿邪。在外科疾病中，湿热相兼尤为多见。外科疾病发于身体下部者，多与湿邪有关。如湿热流注于下肢，可发臁疮、脱疽以及急、慢性下肢丹毒等病。湿热下注于膀胱则有尿频、尿急、尿痛、尿血等症，如血淋、石淋等；湿侵肌肤，郁结不散，与气血相搏，可发生湿疮、水疱、脓疱、渗液等损害。

5. 燥　燥有凉燥与温燥之分。在外科疾病的发病过程中以温燥者居多。燥邪易致皮肤干燥皲裂，外邪乘机侵袭，易致生痈或引起手足部疔疮等病；燥邪易伤人体阴液，侵犯皮肤，致患部干燥、枯槁、皲裂、脱屑等，常伴口干唇燥、咽喉干燥或疼痛等全身症状。

6. 火　火性属热，热为火之轻，火为热之重，两者仅在程度上有差别，其患病大多由于

NOTE

直接感受温热之邪所引起，如疔疮、有头疽、痈、药毒、丹毒等。火为阳邪，其病多为阳证，致病的特点是：发病迅速，来势猛急，焮红灼热，肿处（势）皮薄光亮（泽），疼痛剧烈，容易化脓腐烂，或有皮下瘀斑，常伴口渴喜饮、小便短赤、大便干结等全身症状。

外科疾病的发生以“热毒”“火毒”最为常见，正如《医宗金鉴·外科心法要诀》所说：“痈疽原是火毒生。”

（二）感受特殊之毒

特殊之毒包括虫毒、蛇毒、疯犬毒、药毒、食物毒、疫毒。在外科疾病中，可因虫兽咬伤，感受特殊之毒而发病，如毒蛇咬伤、狂犬病；接触疫畜如牛、马、羊而感染疫毒的疫疔；因虫螯咬伤后引起的虫咬皮炎；某些人因禀性不耐，接触生漆后而发漆疮，或服用某种食物后中毒等等。此外，凡未能找到明确致病的病邪者也称为毒，如无名肿毒。由毒致病的特点是：发病迅速，有的具有传染性，常伴有疼痛、瘙痒、麻木、发热、口渴、便秘等全身症状。

（三）外来伤害

凡跌仆损伤、沸水、火焰、寒冷及金刃竹木创伤等一切理化因素都可直接伤害人体，引起局部气血凝滞，郁久化热，热盛（胜）肉腐等，导致瘀血流注、水火烫伤、冻伤、外伤染毒等外伤性疾病。同时也可因外伤而再感受毒邪，发生破伤风或手足疔疮等。或因损伤后致脉络瘀阻，气血运行失常，筋脉失养而发生脱疽等。

（四）情志内伤

喜、怒、忧、思、悲、恐、惊等情志活动超过人体生理活动所能调节的范围，可使体内的气血、经络、脏腑功能失调而发生外科疾病。如郁怒伤肝，肝气郁结，郁久化火，肝郁伤脾，脾失健运，痰湿内生，以致气郁、火郁、痰湿阻于经络，气血凝滞，结聚成块，形成痰核或引起疼痛等。由情志内伤所致的外科疾病常发生在肝胆经循行部位有夹郁夹痰的临床表现。

（五）饮食不节

恣食膏粱厚味、醇酒炙煿或辛辣刺激之品可使脾胃功能失调，湿热火毒内生，同时感受外邪则易发生痈、有头疽、疔疮等疾病，故《素问·生气通天论》说：“膏粱之变，足生大丁。”而且由于饮食不节、脾胃火毒所致的痈、有头疽、疔疮等病，较之单由外邪所引起的更为严重，如消渴病合并有头疽。至于内痔的发生，也与饮食不节、过食生冷有关，故《素问·生气通天论》说：“因而饱食，筋脉横解，肠澼为痔。”皮肤病中的粉刺、酒齄鼻的发生多与过食醇酒炙煿、辛辣刺激之品有关。

（六）劳伤虚损

主要是指过度劳力、劳神、房事过度等因素，导致脏腑气血受损，阴阳失和，使正气亏损而发生疾病。如肾主骨，肾虚则骨骼空虚，风寒痰浊乘隙入侵而生流痰；肾阴不足，虚火上炎，灼津为痰，痰火凝结而生瘰疬，且瘰疬治愈之后可因体虚而复发，尤以产妇更为多见；肝肾不足，寒湿外侵，凝聚经络，痹塞不通，气血运行不畅而成脱疽；劳力过度，久立久行使肌肉劳损，可引起下肢筋瘤等。

（七）痰饮、瘀血

痰饮、瘀血都是脏腑功能失调的病理产物，在一定的条件下，又能作用于某些器官导致新的病理变化，产生继发病症。临床上痰与瘀常相兼致病，互为因果。外科之痰主要指凝聚于肌肉、经络、骨节之间，有征可凭的有形之痰，致病具有起病缓慢、病程较长、早期症状多不明

NOTE

显等特点。至于具体表现，因痰凝部位和所致病证的不同而各异。痰阻阳明、少阳之经而致瘰疬；痰凝乳络而生乳核、乳癖；痰凝肌肤则肢体结节肿块；痰留骨节而发为流痰等。总之，由于某些疾病是由痰引起，故直接以痰命名，如子痰、流痰、阴茎痰核等；还有一些疾病虽非以痰命名，但其发病与痰有关，如气瘿、肉瘿、石瘿、气瘤、肉瘤、骨瘤等。西医所称的一些囊肿性病变，如甲状腺囊肿、腱鞘囊肿等，其发病亦与痰有关。

瘀血致病范围广，病种多，症状复杂，涉及人体内外上下、脏腑经络、皮肉筋脉。除具有疼痛、结块、出血紫暗或夹有血块、面唇青紫、舌质紫暗或瘀斑、瘀点、脉涩或迟、沉、弦、结代等一般特点外，还因瘀血所在部位不同而各具特点。瘀阻皮肤可发生白疕、油风、瓜藤缠、药毒等；血阻肌肤，营气不从，逆于肉理，乃生痈肿、疮疡等症；瘀阻趾端，血行闭塞，可发生脱疽；脉络滞塞不通，则发恶脉、胸痹；瘀血滞留肛门不散，脉络曲张，则发为痔；下焦蓄血，瘀阻膀胱，则致癃闭；瘀血阻于肠胃，血热相结，则发肠痈、肠结。

以上各种致病因素可以单独致病，也可以几种因素同时致病，并且内伤和外感常常相合致病。所以对每一种外科疾病的致病因素应该具体分析，分别对待。

二、发病机理

局部气血凝滞，营气不从，经络阻塞，以致脏腑功能失和等，是外科疾病总的发病机理。

（一）气血凝滞

气血凝滞是指气血生化不及或运行障碍而致其功能失常的病理变化。当致病因素造成了局部气血凝滞之后，可出现疼痛、肿胀、结节、肿块、出血、皮肤增厚、瘀（紫）斑等。气血阻滞于人体，因部位不同而各具临床特征。如阻于膀胱则淋浊、癃闭、血尿；阻于肌肤则刺痛、肿胀、瘀斑、血肿；阻于筋骨则酸胀疼痛；阻于筋脉则肢体拘急活动不利，甚则麻木冷痛。气血凝滞，郁而化热，热盛肉腐，血肉腐败，则酝酿液化为脓。

（二）经络阻塞

局部经络阻塞是外科疾病总的发病机理之一；同时身体经络的局部虚弱也能成为外科疾病发病的条件，如外伤瘀阻后形成瘀血流注，头皮外伤血肿后常可导致斑秃（油风）的发生等。

（三）脏腑失和

人体是一个完整统一的有机体，外科疾病虽然绝大多数发于体表的皮、肉、脉、筋、骨的某一部位，但与脏腑有着一定的联系。如脏腑功能失调可以导致疮疡的发生。《素问·至真要大论》说："诸痛痒疮，皆属于心。"《外科启玄》亦云："凡疮疡，皆由五脏不和，六腑壅滞，则令经脉不通而生焉。"故有"诸内必形诸外""诸外必本诸内"之说。因此，外科疾病的发生与脏腑功能失调有关。

脏腑内在的病变可以反映于体表，而体表的毒邪通过经络的传导也可以影响脏腑而发生病变。如有头疽、颜面疔疮、疫疔、毒蛇咬伤等，可因热毒、疫毒、蛇毒的毒邪炽盛，或因体虚正不胜邪而使毒邪走散，内攻脏腑。如毒邪攻心，蒙闭心包，扰乱神明，则出现神昏谵语；毒邪犯肺，可见咳嗽、胸痛、血痰等，重者形成走黄、内陷等危证。

NOTE

第三节 诊法与辨证

一、诊法

外科疾病的诊法同其他各科疾病的诊法一样，通过运用望、闻、问、切四诊的方法，取得临床第一手资料，对这些资料综合分析，进行辨病和辨证。收集临床资料时要完整、全面、准确，否则会直接影响辨病、辨证的准确性，导致误诊、漏诊。

中医外科自古以来强调既辨病又辨证，高锦庭在《疡科心得集·疡证总论》中说："凡治痈肿，先辨虚实阴阳（辨证）。经曰：诸痛为实，诸痒为虚；诸痈为阳，诸疽为阴。又当辨其是疖、是痈、是疽、是发、是疔等证（辨病）。"早在《灵枢·痈疽》篇就列举了人体不同部位的18种痈疽疾病，对其各自的临床特点做了扼要的阐述，并对痈疽进行了鉴别。外科临床中要准确地进行辨病、辨证，必须详询病史、全面体检，注重局部症状与体征，合理选用新技术和辅助检查方法，抓住疾病的特殊表现。

二、辨证

（一）阴阳辨证

阴阳辨证既是八纲辨证的总纲，又是外科疾病辨证的总纲。外科辨证中，在辨别阴阳属性上有自己的特点，即根据疾病的发生、发展、局部特征和转归等各方面的相对性，可直接辨认其为阳证或阴证。《外科证治全生集》以阴阳为辨证论治法则。后世医家将阴阳辨证放在外科八纲辨证的第一位，如《外科正宗》中的"痈疽阳证歌""痈疽阴证歌"等，明确地把阴阳学说作为外科疾病的辨证原则。《疡医大全》则更加强调："凡诊视痈疽，施治必须先审阴阳，乃医道之纲领，阴阳无谬，治焉有差。医道虽繁，可以一言以蔽之者，曰阴阳而已。"指出阴阳在外科疾病辨证方面的重要性。所以，阴阳不仅是八纲辨证的总纲，也是其他一切外科疾病辨证的总纲。

1. 阴阳辨证要点

中医外科疾病的阴阳辨证重点在于局部症状，外科局部阴阳辨证要点如下：

（1）发病缓急：急性发作的属阳；慢性发作的属阴。

（2）病位深浅：病发于皮肉的属阳；发于筋骨的属阴。

（3）皮肤颜色：红活焮赤的属阳；紫暗或皮色不变的属阴

（4）皮肤温度：灼热的属阳；不热或微热的属阴。

（5）肿胀形势：肿胀形势高起的属阳；平塌下陷的属阴。

（6）肿胀范围：肿胀局限，根脚收束的属阳；肿胀范围不局限，根脚散漫的属阴。

（7）肿块硬度：肿块软硬适度，溃后渐消的属阳；坚硬如石，或柔软如棉的属阴。

（8）疼痛感觉：疼痛比较剧烈的属阳；不痛、隐痛、酸痛或抽痛的属阴。

（9）脓液：溃后脓液稠厚的属阳；稀薄或纯血水的属阴。

（10）溃疡形色：肉芽红活润泽的属阳；肉芽苍白或紫暗的属阴。

（11）全身症状：阳证初起常伴有形寒发热，口渴，纳呆，大便秘结，小便短赤，溃后症状逐渐消失；阴证初起一般无明显症状，酿脓期常有骨蒸潮热，颧红，或面色㿠白，神疲，自汗，盗汗等症状，溃后虚象更甚。

（12）舌苔脉象：阳证舌红，苔黄，脉有余；阴证舌淡，苔少，脉不足。

（13）病程长短：阳证比较短；阴证比较长。

（14）预后顺逆：阳证易消、易溃、易敛，预后多顺（良好）；阴证难消、难溃、难敛，预后多逆（不良）。

2. 阴阳辨证注意事项

（1）局部和全身相结合：虽然阴阳辨证以局部症状为主，但还要从整体出发，全面地了解、分析、判断。以乳痈为例，由于病位深在，初期时表现多似阴证，但有发热、舌红、脉数等全身表现，实属阳证。

（2）辨别真假：不能只从局部着眼，要深入分析，抓住病的实质，才不会被假象所迷惑。如流注，初期多为局部色白、漫肿、隐痛，到了化脓时才微红微热，容易误作阴证。其实流注病灶深在肌肉，红热虽不显露，但化脓很快，脓质稠厚，溃后也易收口，同时伴有急性热病的全身症状。

（3）消长与转化：疾病在发展变化过程中阴证和阳证之间常互相转化。病位之深浅，邪正之盛衰，寒热之转化是正气、邪气及治疗之间相互作用而产生的变化。总之，阳证由于失治或误治而转化为阴证或半阴半阳证是应极力避免发生的。临证中凡不属典型阴证或阳证的，即介于两者之间表现者，称之为半阴半阳证。

（二）部位辨证

外科的部位辨证又称"外科三焦辨证"，是指按外科疾病发生部位的上、中、下所属不同而进行辨证的方法。外科疾病的发生部位可概分为上部（头面、颈项、上肢）、中部（胸腹、腰背）、下部（臀腿、胫足）。部位辨证的思想源于《素问·太阴阳明论》"伤于风者，上先受之。伤于湿者，下先受之"和《灵枢·百病始生》"风雨则伤上，清湿则伤下"等。而清代外科学家高锦庭在《疡科心得集》例言中云："盖疡科之证，在上部者，俱属风温风热，风性上行故也；在下部者，俱属湿火湿热，水性下趋故也；在中部者，多属气郁火郁，以气火之俱发于中也。其中间有互变，十证中不过一二。"首先归纳上、中、下三部的发病特点，进而提出外科病位辨证的思想，以上、中、下三个部位作为探讨其共同规律的出发点，与其他辨证方法相互补充、相互联系，对临床应用具有极其简洁而有效的指导作用，既与内科三焦辨证相联系，又具有鲜明的外科特点。

1. 上部辨证

（1）发病部位：头面、颈项、上肢。

（2）病因特点：风邪易袭，温热多侵，故病因多为风温、风热、风火。

（3）发病特点：一般来势迅猛。

（4）常见症状：发热恶风，头痛头晕，面红目赤，口干耳鸣，鼻燥咽痛，舌尖红，苔薄黄，脉浮数；局部红肿宣浮，忽起忽消，根脚收束，肿势高突，疼痛剧烈，溃疡则脓黄而稠。

（5）常见疾病：头面部疖、痈、疔诸疮；皮肤病如油风、黄水疮等；颈项多见痈、有头疽等；上肢多见外伤染毒等。

NOTE

（6）证型特点：常见有风热证，风温证。实证、阳证居多。

2. 中部辨证

（1）发病部位：胸、腹、腰、背。

（2）发病原因：气郁、火郁所致，“气火俱发于中，而后达于四肢”。此部的外科疾病，绝大多数与脏腑功能失调关系密切。

（3）发病特点：常于发病前伴有情志不畅的刺激史，或者素体性格郁闷，病发于不易察觉之时，一旦发病，情志变化影响症状的轻重与变化。

（4）常见症状：中部症状极其多样复杂，由于影响脏腑功能，症状表现轻重不一。①情志不畅，呕恶上逆，腹胀痞满，纳食不化，泛酸嗳气，大便秘结，小便短赤，舌红，苔白，脉弦数。②初觉疼痛灼热，继则红肿起疱，或流滋水；或局部高肿，触之硬痛，脓腔深在，脓液稠厚，或伴鲜血；或局部肿物，随喜怒消长等。

（5）常见疾病：乳房肿物、腋疽、胁疽、背疽、急腹症、缠腰火丹以及癥瘕积聚等。

（6）证型特点：初多气郁、火郁，属实；破溃则虚实夹杂；后期正虚为主。其病多及肝胆。

3. 下部辨证

（1）发病部位：臀、腿、胫、足。

（2）发病原因：寒湿、湿热多见。多由湿邪所成，或从寒化，或从热化。

（3）发病特点：起病缓慢，初觉沉重不爽，继则症形全现，病程缠绵不愈，反复发作。

（4）常见症状：患部沉重下坠不爽，二便不利，或肿胀如棉，或红肿流滋，脓出清稀，创面时愈时溃。

（5）常见疾病：臁疮、脱疽、股肿、子痈、子痰、水疝等。

（6）证型特点：初起多为阴证，后期虚证为主，多兼夹余邪，病变涉及肺、脾、肾三脏。

（三）经络辨证

经络辨证的目的在于更好地指导诊断与治疗。在进行经络辨证时应从以下三方面着手：

（1）探求局部病变与脏腑器官之间的内在联系，以了解疾病传变规律体表病变在多数情况下是脏腑病变的反映，可谓“有诸内者形诸外”。如肝病见少腹痛，胃火见牙痛等。据此，通过经络辨证，从体表局部症状可测知脏腑功能盛衰。

（2）依据所患疾病部位和经络在人体的循行分布，根据局部症状循经了解脏腑的病变，在经络循行的部位或经气聚集的某些穴位处存有明显压痛或局部形态的变化，反映了不同脏腑的病变，亦有助于诊断，如胆囊炎在右肩胛处压痛，肠痈在阑尾穴处压痛。人体各部与经络的联系是：头顶正中属督脉经，两旁属足太阳膀胱经；面部、乳部属足阳明胃经（乳房属胃经，乳外属足少阳胆经，乳头属足厥阴肝经）；耳部前后属足少阳胆经和手少阳三焦经；手心属手厥阴心包经；足心属足少阴肾经；背部总属阳经（背为阳，中行为督脉之所主，两旁为足太阳膀胱经）；臀部外侧属足三阳经，内侧属足三阴经；腿部外侧属足三阳经，内侧属足三阴经；腹部总属阴经（腹为阴，中行为任脉之所主）；目为肝经所主；耳内为肾经所主；鼻内为肺经所主；舌部为心经所主；口唇为脾经所主等。

（3）了解经络气血的多少与疾病性质的关系，气血盛衰关系疾病的发生与转归，依据疾病所属经络，结合疾病发展特点、性质等情况，可以明确地指导用药原则。如《灵枢·官能》篇

NOTE

谓："察其所痛，左右上下，知其寒温，何经所在。"手足十二经脉气血多少的情况是：手阳明大肠经、足阳明胃经为多气多血之经；手太阳小肠经、足太阳膀胱经、手厥阴心包经、足厥阴肝经为多血少气之经；手少阳三焦经、足少阳胆经、手少阴心经、足少阴肾经、手太阴肺经、足太阴脾经为多气少血之经。凡外疡发于多血少气之经，血多则凝滞必甚，气少则外发较缓；发于多气少血之经，气多则结必甚，血少则收敛较难；发于多气多血之经，病多易溃易敛，实证居多。

明确经络与外科疾病的关系，可以指导立法与用药。凡外疡发于多血少气之经，治疗时当注重破血、补托；发于多气少血之经，治疗时当注重行气、滋养；发于多气多血之经，治疗时当注重行气、活血。如乳痈所患部位属足阳明胃经，治宜行气通乳；瘰疬属足少阳胆经，治宜行滞、滋养；有头疽发于颈部属足太阳膀胱经，治宜重破血、补托，等等。根据经络之所主不同，循经用药可使药力直达病所，从而收到显著的治疗效果。如手太阳经用黄柏、藁本；足太阳经用羌活；手阳明经用升麻、石膏、葛根；足阳明经用白芷、升麻、石膏；手少阳经用柴胡、连翘、地骨皮（上）、青皮（中）、附子（下）；足少阳经用柴胡、青皮；手太阴经用桂枝、升麻、白芷、葱白；足太阴经用升麻、苍术、白芍；手厥阴经用柴胡、丹皮；足厥阴经用柴胡、青皮、川芎、吴茱萸；手少阴经用黄连、细辛；足少阴经用独活、知母、细辛。

（四）局部辨证

局部辨证主要是对外科疾患的局部病灶如红肿、发热、疼痛、成脓、麻木、溃疡、结节、肿块、瘙痒、功能障碍以及皮肤部位的各种损害进行辨证，为施治提供可靠依据。

1. 辨肿 肿是由各种致病因素导致经络阻隔、气血凝滞而形成的体表症状。肿势的缓急、集散程度常为判断病情虚实、轻重的依据。由于患者体质的强弱与致病原因的不同，发生肿的症状也有所差异。

（1）肿的性质

热肿：肿而色红，皮薄光泽，焮热疼痛，肿势急剧。常见于阳证疮疡，如疖疔初期、丹毒等。

寒肿：肿而不硬，皮色不泽，苍白或紫暗，皮肤清冷，常伴有酸痛，得暖则舒。常见于冻疮、脱疽等。

风肿：发病急骤，漫肿宣浮，或游走不定，不红微热，或轻微疼痛。常见于痄腮、大头瘟等。

湿肿：皮肉重垂胀急，深按凹陷，如烂棉不起，浅则光亮如水疱，破流黄水，浸淫皮肤。常见于股肿、湿疮。

痰肿：肿势软如棉，或硬如馒，大小不一，形态各异，无处不生，不红不热，皮色不变。常见于瘰疬、脂瘤等。

气肿：皮紧内软，按之凹陷，复手即起，似皮下藏气，富有弹性，不红不热，或随喜怒消长。常见于气瘿、乳癖等。

瘀血肿：肿而胀急，病程较快，色初暗褐，后转青紫，逐渐变黄至消退。也有血肿染毒、化脓而肿。常见于皮下血肿等。

郁结：肿势坚硬，表面不平或有棱角，状如岩突，不红不热。

实肿：肿势高突，根盘收束，常见于正盛邪实之疮疡。

虚肿：肿势平坦，根盘散漫，常见于正虚不能托毒之疮疡。

（2）肿的病位与形色：由于发病部位的局部组织有疏松和致密的不同，肿的情况也有差异。发生在表浅部位如皮肤、肌肉之间者，赤色为多，肿势高突，根盘收束，肌肤焮红，发病较快，并易脓、易溃、易敛；手指部因组织致密，故局部肿势不甚，但其疼痛剧烈；病发手掌、足底等处，因病处组织较疏松，肿势易于蔓延；在筋骨、关节之间，发病较缓，并有难脓、难溃、难敛的特点；病发皮肉深部，肿势平坦，皮色不变者居多，至脓熟时仅透红一点；大腿部由于肌肉丰厚，肿势更甚，但外观不明显；颜面疔疮、有头疽等显而易见，若脓未溃时由红肿色鲜转向暗红而无光泽，由高肿转为平塌下陷，可能是危重之候。

2. 辨肿块、结节 肿块是指体内比较大的或体表显而易见的肿物，如腹腔内肿物或体表较大的肿瘤等。而较小、触之可及的称之为结节，主要见于皮肤或皮下组织。

（1）辨肿块

①大小：以厘米为单位测量肿块大小，观察肿势变化及治疗效果。若肿物较深，或哑铃状及不规则形状的肿块，体表虽小体内却很大。有些囊性变或出血性肿块随时间变化而增减，要随时观察其大小。B 超、CT 检查可提供较准确的测量值。

②形态：常见的肿块形态特征有扁平、扁圆、圆球、卵圆、条索状、分叶状及不规则形态等。表面是否光滑可协助判断其性质，良性肿瘤因其有完整包膜，触诊时多表面光滑；而恶性肿瘤多无包膜，所以表面多粗糙，高低不平，且形状不一。

③质地：从肿块质地的软硬可判断其不同性质。如骨瘤或恶性肿瘤质地坚硬如石；脂肪瘤则柔软如馒；囊性肿块按之柔软，但若囊性病变囊内张力增大到一定程度时，触诊也很坚硬。临证时注意这些辨证要点，则不难鉴别。

④活动度：根据肿块活动度一般可确定肿块的位置。如皮内肿块可随皮肤提起，推移肿块可见皮肤受牵扯；皮下肿块用手推之能在皮下移动，无牵拉感。一般情况下，良性肿块多活动度好，恶性肿块活动度较差。但是，有的肿块不活动或活动度极小，却不一定是恶性。如皮样囊肿，早年镶嵌在颅骨上，致颅骨成凹，推之难移。

⑤位置：有些肿块特别需要确定其生长的位置，以决定其性质和选择不同的治疗方法。如蔓状血管瘤看似位于体表，却多呈哑铃状，很可能外小内大，深层部分可以延伸到人体的骨间隙或内脏间隙，术前诊断不清，术中往往措手不及。肌肉层或肌腱处肿块可随肌肉收缩而掩盖或显露，如腱鞘囊肿。再有平卧位触摸不清或比较深在的腹部不易判断的肿块，检查时应选择不同体位，让病人平卧位抬头，这时腹肌紧张，可清楚触及到肿块，说明肿块位在腹壁；若肿块消失说明肿块位于腹肌之下或腹腔内。对某些肿块则需要借助仪器检查。

⑥界限：指肿块与周围组织间的关系。一般认为非炎症性、良性肿块常有明显界限；而恶性肿块呈浸润性生长，与周围组织融合，无明显界限。炎性肿块或良性肿块合并感染，或良性肿块发生恶性变时，均可由边界清楚演变到边界不清。

⑦疼痛：一般肿块多无疼痛，恶性肿块初期也很少疼痛。只有当肿块合并感染，或良性肿瘤出现挤压症状，或恶性肿瘤中、后期出现破溃或压迫周围组织时可有不同程度的疼痛。

⑧内容物：由于肿块来源及形成或组织结构的区别，肿块内有着不同的内容物。如某些肉瘿（甲状腺囊肿）含淡黄色或咖啡色液体；水瘤（淋巴管瘤）为无色透明液体；胶瘤（腱鞘囊肿）为淡黄色黏胨状液体；结核性脓肿内为稀薄暗淡夹有败絮样物质；脂瘤（皮脂腺囊肿）内

NOTE

含灰白色豆腐渣样物质。为了明确内容物的性质，有时需针吸穿刺或手术病理证实。

（2）辨结节：结节是相对肿块而言，大者为肿块，小者为结节。其大小不一，多呈圆形、卵圆形、扁圆形等局限性隆起，亦可相互融合成片或相连成串；亦有发于皮下，不易察觉，用手才能触及者。结节疼痛多伴有感染。生长缓慢、不红无肿的结节多考虑良性结节。对不明原因增长较快的结节，应尽快手术治疗，必要时应做病理检查。由于发生部位及形态不同，成因及转归各异，特别需要仔细辨认。

3. 辨痛　痛是气血凝滞、阻塞不通的反应。通则不痛，不通则痛。痛为疾病的信号，也是疮疡最常见的自觉症状，而疼痛增剧与减轻又常为病势进展与消退的标志。由于患者邪正盛衰与痛的原因不一，以及发病部位的深浅不同，而疼痛的发作情况也有所不同。因此，欲了解和掌握疼痛的情况，还应从引起疼痛的原因、发作情况、疼痛性质等几方面进行辨证，必要时痛肿合辨。

（1）疼痛原因

热痛：皮色焮红，灼热疼痛，遇冷则痛减。见于阳证疮疡。

寒痛：皮色不红，不热，酸痛，得温则痛缓。见于脱疽、寒痹等。

风痛：痛无定处，忽彼忽此，走注甚速，遇风则剧。见于行痹等。

气痛：攻痛无常，时感抽掣，喜缓怒甚。见于乳癖等。

湿痛：痛而酸胀，肢体沉重，按之出现可凹性水肿或见糜烂流滋。见于臁疮、股肿等。

痰痛：疼痛轻微，或隐隐作痛，皮色不变，压之酸痛。见于脂瘤、肉瘤。

化脓痛：痛势急胀，痛无止时，如同鸡啄，按之中软应指。多见于疮疡成脓期。

瘀血痛：初起隐痛、胀痛，皮色不变或皮色暗褐，或见皮色青紫瘀斑。见于创伤或创伤性皮下出血。

（2）疼痛类别

卒痛：突然发作，病势急剧，多见于急性疾患。

阵发痛：时重时轻，发作无常，忽痛忽止。多见于胃肠道寄生虫病、石淋等疾患。

持续痛：痛无休止，持续不减，连续不断。常见于疮疡初起与成脓时或脱疽等。

（3）疼痛性质

刺痛：痛如针刺，病变多在皮肤，如蛇串疮。

灼痛：痛如烧灼，病变多在肌肤，如疖、颜面疔、烧伤等。

裂痛：痛如撕裂，病变多在皮肉，如肛裂、手足皲裂较深者。

钝痛：疼痛滞缓，病变多在骨与关节间，如流痰等。

酸痛：痛而酸楚，病变多在关节间，如鹤膝痰等。

胀痛：痛而紧张，胀满不适，如血肿、癃闭等。

绞痛：痛如刀割，发病急骤，病变多在脏腑，如胆石病、石淋等。

啄痛：痛如鸡啄，并伴有节律性痛，病变多在肌肉，常见于阳证疮疡化脓阶段。

抽掣痛：痛时扩散，除抽掣外，并伴有放射痛，如乳岩、石瘿之晚期。

（4）辨痛与肿关系：先肿而后痛者，其病浅在肌肤，如颈痈；先痛而后肿者，其病深在筋骨，如附骨疽；痛发数处，同时肿胀并起，或先后相继者，如流注；肿势蔓延而痛在一处者，是毒已渐聚；肿势散漫而无处不痛者，是毒邪四散，其势鸱张。

4. 辨痒　痒是皮肤病主要的自觉症状，且多有不同程度的局部表现，如皮肤脱屑、潮红、

NOTE

丘疹、水疱、风团块等，在疮疡的肿疡、溃疡阶段也时有发生。中医认为“热微则痒”，即痒是因风、湿、热、虫之邪客于皮肤肌表，引起皮肉间气血不和，郁而生微热所致；或由于血虚风燥阻于皮肤，肤失濡养，内生虚热而发。由于发生痒的原因不一，以及病变的发展过程不同，故痒的临床表现也各异。

（1）痒的原因

风胜：走窜无定，遍体作痒，抓破血溢，随破随收，不致化腐，多为干性，如牛皮癣、白疕、瘾疹等。

湿胜：浸淫四窜，黄水淋漓，最易沿表皮蚀烂，越腐越痒，多为湿性，如急性湿疮；或有传染性，如脓疱疮。

热胜：皮肤瘾疹，焮红灼热作痒，或只发于裸露部位，或遍布全身。甚则糜烂滋水淋漓，结痂成片，常不传染，如接触性皮炎。

虫淫：浸淫蔓延，黄水频流，状如虫行皮中，其痒尤甚，最易传染，如手足癣、疥疮等。

血虚：皮肤变厚、干燥、脱屑，很少糜烂流滋水，如牛皮癣、慢性湿疮。

（2）痒的类别

①肿疡作痒：一般较为少见，如有头疽、疔疮初起，局部肿势平坦，根脚散漫，脓犹未化之时，可有作痒的感觉，这是毒势炽盛，病变有发展的趋势。特别是疫疔，只痒不痛，则病情更为严重。又如乳痈等经治疗后局部根脚收束，肿痛已减，余块未消之时，也有痒的感觉，这是毒势已衰，气血通畅，病变有消散趋势。

②溃疡作痒：如痈疽溃后，肿痛渐消，忽然患部感觉发热奇痒，常由于脓区不洁，脓液浸渍皮肤，护理不善所致；或因应用汞剂、砒剂、敷贴膏药等引起皮肤过敏而发。如溃疡经治疗后脓流已畅，余肿未消之时；或于腐肉已脱、新肌渐生之际而皮肉间感觉微微作痒，这是毒邪渐化，气血渐充，助养新肉，将要收口的佳象。

5. 辨麻木　麻木是由于气血失调或毒邪炽盛，以致经脉阻塞、气血不达而成。由于麻木的致病原因不同，其临床表现也有差别。疔疮、有头疽坚肿色褐，麻木不知痛痒，伴有较重的全身症状，为毒邪炽盛，壅塞脉道，气血不运，常易导致走黄和内陷；麻风病患部皮肤增厚，麻木不仁，不知痛痒，为气血失和；脱疽早期患肢麻木而冷痛，为气血不畅，脉络阻塞，四末失养所致。

6. 辨脓　脓是外科疾病中常见的病理产物，因皮肉之间热盛肉腐蒸酿而成。疮疡早期不能消散，中期必化腐成脓。疮疡的出脓是正气载毒外出的现象，所以在局部诊断时辨脓的有无是关键所在。及时正确辨别脓的有无、脓肿部位深浅，然后才能进行适当的处理；依据脓液性质、色泽、气味等变化，有助于判断体质的盛衰、病情的顺逆。

（1）成脓的特点

①疼痛：阳证脓疡因正邪交争剧烈，脓液积聚，脓腔张力不断增高，压迫周围组织而疼痛剧烈。局部按之灼热痛甚，拒按明显；老年、体弱者反应迟钝，痛势缓和。阴证脓疡则痛热不甚，而肿胀明显。

②肿胀：皮肤肿胀，皮薄光亮为有脓。深部脓肿皮肤变化不明显，但胀感较甚。

③温度：用手仔细触摸患部，与周围正常皮肤相比，若为阳证脓疡，则局部温度增高。

④硬度：《外科理例》云：“按之牢硬未有脓，按之半软半硬已成脓，大软方是脓成。”《疡医大全》又谓：“凡肿疡按之软隐者，随手而起者，为有脓；按之坚硬，虽按之有凹，不即随

手起者，为脓尚未成。”肿块已软为脓已成。

（2）确认成脓的方法

①按触法：用两手食指的指腹轻放于脓肿患部，相隔适当的距离，然后以一手指稍用力按一下，则另一手指端有一种波动的感觉，这种感觉称为应指。经反复多次及左右相互交替试验，若应指明显者为有脓。在检查时注意两手指腹应放于相对应的位置，并且在上下左右四处互相垂直的方向检查。若脓肿范围较小，则用左手拇、食两指固定于脓肿的两侧，以右手的食指按触脓肿中央，如有应指为有脓。

②透光法：即以患指（趾）遮挡住手电筒的光线，然后注意观察患指（趾）部表面，若见其局部有深黑色的阴影即为有脓。不同部位的脓液积聚其阴影可在其相应部位显现。此法适用于指、趾部皮下及甲下的辨脓，因其局部组织纤薄且能透光。

③点压法：在手指（趾）部，当病灶处脓液很少的情况下，可用点压法检查，简单易行。用大头针尾或火柴头等小的圆钝物在患部轻轻点压，如测得有局限性的剧痛点，即为可疑脓肿。

④穿刺法：若脓液不多且位于组织深部时，用按触法辨脓有困难，可直接采用注射器穿刺抽脓方法，不仅可以用来辨别脓的有无，确定脓肿深度，而且还可以采集脓液标本，进行细菌培养和药物敏感实验。操作时必须严格消毒，注意选择粗细适当的针头、进针角度、深度等。选定痛点明显处为穿刺点，局麻后负压进针，边进边吸，若见脓液吸出，即确定脓肿部位。若一次穿刺无脓，可重复穿刺。

⑤B 超：操作简单、无损伤，可比较准确地确定脓肿部位、大小。

（3）辨脓的部位深浅：确认脓疡深浅有助于确定切开引流进刀的深度。

①浅部脓疡：如阳证脓疡，其临床表现为高突坚硬，中有软陷，皮薄焮红灼热，轻按即痛且应指。

②深部脓疡：肿块散漫坚硬，按之隐隐软陷，皮厚不热或微热，不红或微红，重按方痛。

（4）辨脓的形质、色泽和气味

①脓的形质：如脓稠厚者为元气充盛；淡薄者为元气较弱。如先出黄白稠厚脓液，次出黄稠滋水，是将敛佳象；若脓由稠厚转为稀薄，体质渐衰，为一时难敛。如脓成日久不泄，一旦溃破则脓质如水直流，其色不晦，其气不臭，未为败象；若脓稀似粉浆污水，或夹有败絮状物质，且色晦腥臭者，为气血衰竭，此属败象。

②脓的色泽：如黄白质稠，色泽鲜明，为气血充足，最是佳象；如黄浊质稠，色泽不净，为气火有余，尚属顺证；如黄白质稀，色泽洁净，气血虽虚，未为败象；如脓色绿黑稀薄，为蓄毒日久，有损筋伤骨之可能；如脓中夹有成块瘀血者，为血络损伤；如脓色如姜汁，则每多兼患黄疸，乃病势较重。

③脓的气味：一般略带腥味，其质必稠，大多是顺证现象；脓液腥秽恶臭者，其质必薄，大多是逆证现象，常为穿膜损骨之征。其他有如蟹沫者，也为内膜已透，每多难治。

7. 辨溃疡

（1）色泽：阳证溃疡色泽红活鲜润，疮面脓液稠厚黄白，腐肉易脱，新肉易生，疮口易敛，知觉正常；阴证溃疡疮面色泽灰暗，脓液清稀，或时流血水，腐肉不脱，或新肉不生，疮口经久难敛，疮面不知痛痒。如疮顶突然陷黑无脓，四周皮肤暗红，肿势扩散，多为疔疮走黄之象。如疮面腐肉已尽而脓水灰薄，新肉不生，状如镜面，光白板亮，为虚陷之征。

（2）形态：化脓性溃疡疮面边缘整齐，周围皮肤微有红肿，一般口大底小，内有少量脓性

NOTE

分泌物；压迫性溃疡（缺血性溃疡）初期皮肤暗紫，很快变黑并坏死，出现滋水、液化、腐烂，脓液有臭味，可深及筋膜、肌肉、骨膜，多见于褥疮；疮痨性溃疡疮口多呈凹陷或有潜行空洞漏管，疮面肉色不鲜，脓水清稀，并夹有败絮状物，疮口愈合缓慢或反复溃破，经久难愈；岩性溃疡疮面多呈翻花样，状如岩穴，有的在溃疡底部见有珍珠样结节，内有紫黑色坏死组织，渗流血水，伴腥臭味；梅毒性溃疡多呈半月形，边缘整齐，坚硬削直如凿，略微内凹，基底面高低不平，存有稀薄臭秽分泌物。

8. 辨出血 出血是临床中常见而重要的症状之一，中医外科疾病以便血、尿血最为常见，准确辨认出血的性状、部位、原因，对及时诊断、合理治疗具有重要意义。

（1）便血：亦称“血泄”，即指血从肛门下泄，包括粪便带血或单纯下血。便血有“远血”“近血”之说。上消化道出血一般呈柏油样黑便，为远血；直肠、肛门的便血血色鲜红，为近血。便血的颜色与出血部位、出血量以及血液在肠道内停留时间长短有关。一般柏油样黑便的形成可由自口腔至盲肠任何部位的出血所造成，但若肠道蠕动极快时，则血色鲜红或血、便混杂。乙状结肠、直肠出血时血液多附着于粪便表面，血、便不相混杂；内痔以便血为主，多发生在排便时，呈喷射状或便后滴沥鲜血；肛裂排便时血色鲜红而量少，并伴剧烈疼痛；结肠癌多以腹部包块就诊，血、便混杂，常伴有黏液；直肠癌往往以便血求治，肛门下坠，粪便表面附着鲜红或暗红色血液，晚期可混有腥臭黏液，常误诊为痔，指诊可以帮助确诊。另外，各种原因导致的脓毒症肠道出血、进食动物血液食物等也可有黑便。应根据临床表现及病史加以辨别。

（2）尿血：亦称“溲血”“溺血”，是指排尿时尿液中有血液或血块而言。一般以无痛者为“尿血”，有痛者称“血淋”。泌尿生殖系的感染、结石、肿瘤、损伤等是导致尿血的主要原因。如肾、输尿管结石，在疼痛发作期间或疼痛后出现不同程度的血尿，一般为全程血尿；膀胱、尿道结石多为“终末血尿”；肾肿瘤常为全程无痛血尿，一般呈间歇性；膀胱肿瘤呈持续性或间歇性无痛肉眼血尿，出血较多者可以排出血块；外伤损及泌尿系统，器械检查或手术等均可造成出血，引起尿血。临床上可根据病史、体征以及其他检查明确出血部位。另外，尚有一些疾病，如结缔组织疾病、免疫系统、内分泌、代谢障碍性疾病，也可以引起尿血。

第四节 治 法

一、内治法

外科内治之法基本与内科相同，但有其特点，除了从整体观念进行辨证施治外，还要依据外科疾病的发生发展过程，按照疮疡初起、成脓、溃后三个不同发展阶段确立不同的治法，消、托、补三法即为总的治疗原则。

（一）内治法的三大法则

1. 消法 是运用不同的治疗方法和方药，使初起的肿疡邪毒不致结聚成脓而得到消散的治法，是一切肿疡初起的治法总则。此法适用于尚未成脓的初期肿疡和非化脓性肿块性疾病以及各种皮肤疾病。该法可使病人免受溃脓、手术之苦，又能缩短病程，故古人有“以消为贵”的说法。但由于外科疾病的致病原因不同，病机转化有别，症状表现各异，因而在具体应用消法时必须针对病种病位、病因病机，分别运用不同的方法，如有表邪者解表，里实者通里，热毒蕴结者清热解毒，寒邪凝结者温通，痰凝者祛痰，湿阻者理湿，气滞者行气，血瘀者和营化瘀等。此外，还应结合患者的体质强弱、肿疡所属经络部位等，选加不同药物。按此施治，则未成脓者可以内消，即使不能消散，也可移深居浅，转重为轻。若疮形已成，则不可用内消之法，以免毒散不收，气血受损；或脓毒内蓄，侵蚀好肉，甚至腐烂筋骨，反使溃后难敛，不易速愈。故《外科启玄》云："如形症已成，不可此法也。"

2. 托法　是用补益气血和透脓的药物，扶助正气，托毒外出，以免毒邪扩散和内陷的治疗法则。托法适用于外疡中期即成脓期，此时热盛肉腐成脓，由于一时疮口不能溃破，或机体正气虚弱无力托毒外出，均会导致脓毒滞留。治疗上应根据病人体质强弱和邪毒盛衰状况，分为补托和透托两种方法。补托法用于正虚毒盛，正气不能托毒外达，疮形平塌、根脚散漫不收、难溃难腐的虚证；透托法用于毒气虽盛而正气未衰者，可用透脓的药物，促其早日脓出毒泄，肿消痛减，以免脓毒旁窜深溃。如毒邪炽盛，还需加用清热解毒药物。

3. 补法　是用补养的药物恢复其正气，助养其新生，使疮口早日愈合的治疗法则。此法则适用于溃疡后期，此时毒势已去，精神衰疲，血气虚弱，脓水清稀，肉芽灰白不实，疮口难敛。补法是治疗虚证的法则，所以外科疾病只要有虚的证候存在，特别是疮疡的生肌收口期，均可应用。凡气血虚弱者，宜补养气血；脾胃虚弱者，宜健脾益胃；肝肾不足者，宜补益肝肾等。但毒邪未尽之时切勿遽用补法，以免留邪为患，助邪鸱张而犯"实实之戒"。

（二）内治法的具体应用

上述消、托、补三法是治疗外科疾病的三个总则，临床具体运用时应根据疾病的病种、病因、病机、病位、病性、病程等之不同，采用不同方法，归纳起来有解表、通里、清热、温通、祛痰、理湿、行气、和营、内托、补益、调胃等法。

1. 解表法　用解表发汗的药物达邪外出，使外证得以消散的治法。正如《内经》所说"汗之则疮已"之意。即通过发汗开泄腠理，使壅阻于皮肤血脉之间的毒邪随汗而解。因邪有风热、风寒之分，故法有辛凉、辛温之别。辛凉解表用于外感风热证，疮疡局部焮红肿痛，或皮肤出现急性泛发性皮损，皮疹色红、瘙痒，伴有咽喉疼痛、恶寒轻、发热重、汗少、口渴、小便黄、舌苔薄黄、脉浮数者，如头面部丹毒、瘾疹（风热证）、药疹、颈痈、乳痈初起等，方如银翘散或牛蒡解肌汤，药如薄荷、桑叶、蝉衣、牛蒡子、连翘、浮萍、菊花等；辛温解表用于外感风寒证，疮疡局部肿痛酸楚，皮色不变，或皮肤间出现急性泛发性皮损，皮疹色白，或皮肤麻木，伴有恶寒重、发热轻、无汗、头痛、身痛、口不渴、舌苔白、脉浮紧者，如瘾疹（风寒证），方如荆防败毒散、万灵丹，药如荆芥、防风、麻黄、桂枝、羌活、生姜、葱白等。

凡疮疡溃后日久不敛、体质虚弱者，即使有表证存在，亦不宜发汗太过，否则汗出过多体质更虚，易引起痉厥之变，所以《伤寒论》说："疮家，身虽疼痛，不可发汗，汗出则痉。"

2. 清热法　用寒凉的药物使内蕴之热毒得以清解，即《内经》所说"热者寒之"的治法。由于外科疮疡多因火毒所生，所以清热法是外科的主要治疗法则。具体运用时，首先必须分清热之盛衰，火之虚实。实火宜清热解毒，热在气分者当清气分之热，邪在营血分者当清营血分之热，阴虚火旺者当养阴清热。清热解毒法用于热毒之证，症见局部红、肿、热、痛，伴发热烦躁，口咽干燥，舌红苔黄、脉数等，如疔疮、疖、痈等诸疮疡，方如五味消毒饮，药如蒲公英、紫花地丁、金银花、连翘、七叶一枝花、野菊花等；清气分热适用于局部色红或皮色不变、灼热肿痛的阳证，或皮肤病之皮损焮红灼热，脓疱、糜烂并伴壮热烦躁，口干喜冷饮，溲

NOTE

赤便干，舌质红，苔黄腻或黄糙，脉洪数者，如颈痈、流注、接触性皮炎、脓疱疮等，方如黄连解毒汤，药如黄连、黄芩、黄柏、石膏等。清热解毒与清气分热有时不能截然分清，常相互合并应用。清血分热适用于邪热侵入营血，症见局部焮红灼热的外科疾病，如烂疔、发、大面积烧伤；皮肤病出现红斑、瘀点、灼热，如丹毒、白疕（血热型）、红蝴蝶疮等，可伴有高热，口渴不欲饮，心烦不寐，舌质红绛、苔黄、脉数等，方如犀角地黄汤、清营汤，药如水牛角、鲜生地、赤芍、丹皮、紫草、大青叶等。以上三法在热毒炽盛时可相互同用。若热毒内传、邪陷心包而见烦躁不安，神昏谵语，身热，舌质红绛，苔黑褐而干，脉洪数或细数，是为疔疮走黄、疽毒内陷，又当加清心开窍法，可应用安宫牛黄丸、紫雪丹、至宝丹等。养阴清热用于阴虚火旺的慢性病证，如红蝴蝶疮、有头疽溃后、蛇串疮恢复期，或走黄、内陷后阴伤有热者，方如知柏八味丸，药如生地、玄参、麦冬、龟板、知母等；清骨蒸潮热一般用于瘰疬、流痰后期虚热不退的病证，方如清骨散，药如地骨皮、青蒿、鳖甲、银柴胡等。

应用清热药切勿太过，必须兼顾胃气，如过用苦寒，势必损伤胃气而致纳呆、呕恶、泛酸、便溏等症状。尤其在疮疡溃后体质虚弱者更宜注意，过投寒凉能影响疮口愈合。

3. 和营法　用调和营血的药物使经络疏通，血脉调和流畅，从而达到疮疡肿消痛止的目的。外科病中疮疡的形成多因“营气不从，逆于肉理”而成，所以和营法在内治法中应用还是比较广泛的，大致可分活血化瘀和活血逐瘀两种治法。活血化瘀法适用于经络阻隔、气血凝滞引起的外科疾病，如肿疡或溃后肿硬疼痛不减、结块、色红较淡或不红或青紫者，方如桃红四物汤，药如桃仁、红花、当归、赤芍、红藤等；活血逐瘀法适用于瘀血凝聚、闭阻经络所引起的外科疾病，如乳岩、筋瘤等，方如大黄䗪虫丸，药如䗪虫、水蛭、虻虫、三棱、莪术等。和营法在临床上有时需与其他治法合并应用，若有寒邪者，宜与祛寒药合用；血虚者，宜与养血药合用；痰、气、瘀互结为患，宜与理气化痰药合用等。和营活血的药一般性多温热，所以火毒炽盛的疾病不应使用，以防助火；对气血亏损者，破血逐瘀药也不宜过用，以免伤血。

4. 内托法　用补益和透脓的药物扶助正气，托毒外出，使疮疡毒邪移深居浅，早日液化成脓，或使病灶趋于局限化，使邪盛者不致脓毒旁窜深溃，正虚者不致毒邪内陷，从而达到脓出毒泄，肿痛消退的目的，寓有“扶正达邪”之意。临床上根据病情虚实情况，托法可分为透托法和补托法两类。其中补托法又可分为益气托毒法和温阳托毒法。透托法用于肿疡已成，毒盛正气不虚，肿疡尚未溃破或溃破后脓出不畅，多用于实证，方如透脓散；益气托毒法用于肿疡毒势方盛，正气已虚，不能托毒外出，见疮形平塌，根盘散漫，难溃难腐，或溃后脓水稀少，坚肿不消，并出现精神不振、面色无华、脉数无力等，方如托里消毒散；温阳托毒法用于肿疡毒势方盛，正气已虚，不能托毒外出，见疮形漫肿无头，疮色灰暗不泽，化脓迟缓，或局部肿势已退，腐肉已尽而脓水灰薄，或偶带绿色，新肉不生，不知疼痛，伴自汗肢冷，腹痛便泻，精神萎靡，脉沉细，舌质淡胖等，方如神功内托散。常用药物如黄芪、党参、白术、当归、白芍、附子、干姜、穿山甲、皂角刺等。

透脓法不宜用之过早，肿疡初起未成脓时勿用。补托法在正实毒盛的情况下不可施用，否则不但无益，反能滋长毒邪，使病势加剧而犯“实实之戒”，故神功内托散方中的当归、川芎凡湿热火毒炽盛之时皆去而不用。此外，内托法常与清热法同用，因热盛则肉腐，肉腐则为脓，故透脓的同时要酌加清热药物，火热熄则脓腐尽。

NOTE

5. 通里法　用泻下的药物使蓄积在脏腑内部的毒邪得以疏通排出，从而达到除积导滞、逐瘀散结、泻热定痛、邪去毒消的目的。外科通里法常用为攻下（寒下）和润下两法。攻下法适用于表证已罢，热毒入腑，内结不散的实证、热证，如外科疾病局部焮红肿胀、疼痛剧烈或皮肤病之皮损焮红灼热，并伴口干饮冷，壮热烦躁，呕恶便秘，舌苔黄腻或黄糙，脉沉数有力者，方如大承气汤、内疏黄连汤、凉膈散，药如大黄、芒硝、枳实、番泻叶；润下法适用于阴虚肠燥便秘，如疮疡、肛肠疾病、皮肤病等阴虚火旺、胃肠津液不足者，症见口干食少，大便秘结，脘腹痞胀，舌干质红，苔黄腻或薄黄，脉象细数者，方如润肠汤，药如瓜蒌仁、火麻仁、郁李仁、蜂蜜等。

运用通里攻下法必须严格掌握适应证，尤以年老体衰、妇女妊娠或月经期更宜慎用。使用时应中病即止，不宜过剂，否则会损耗正气。尤其在化脓阶段，过下之后，正气一虚，则脓腐难透，疮势不能起发，反使毒邪内陷，病情恶化。若用之不当，能损伤脾胃，耗伤正气，致疾病缠绵难愈。泻下药物虽然可以直接泻下壅结之热毒，但在使用时可适当加清热解毒之品，以增强清泻热毒之效果。

6. 温通法　用温经通络、散寒化痰的药物以驱散阴寒凝滞之邪，为治疗寒证的主要法则，即《内经》所说“寒者热之”之意。本法在外科临床运用时，主要有温经通阳、散寒化痰和温经散寒、祛风化湿两法。温经通阳、散寒化痰法适用于体虚寒痰阻于筋骨，患处隐隐作痛，漫肿不显，不红不热，面色苍白，形体恶寒，小便清利，舌淡苔白，脉迟或沉等内寒证，如流痰、脱疽等病，方如阳和汤，药如附子、肉桂、干姜、桂枝、麻黄、白芥子等；温经散寒、祛风化湿法适用于体虚风寒湿邪侵袭筋骨，患处疼痛麻木，漫肿，皮色不变，恶寒重发热轻，苔白腻，脉迟紧等外寒证者，方如独活寄生汤，药如细辛、桂枝、羌活、独活、秦艽、防风、桑寄生等。

上述两法之中阳和汤以温阳补虚为主，一般多用于体质较虚者，为治疗虚寒阴证之代表方；独活寄生汤祛邪补虚并重，如体质较强者，只要去其补虚之品，仍可应用。证见阴虚有热者，不可施用本法，因温燥之药能助火劫阴，若用之不当，能造成其他变证。临床上应用温通法多配以补气养血、活血通络之品，能提高疗效，因为元气充足，血运无阻，经脉流通，阳气自然畅达。

7. 祛痰法　用咸寒软坚化痰的药物，使因痰凝聚之肿块得以消散的治法。一般来讲，痰不是疮疡的主要发病原因，因为外感六淫或内伤七情以及体质虚弱等多能使气机阻滞、液聚成痰。因此，祛痰法在临床运用时，大多数是针对不同的病因，配合其他治法使用，才能达到化痰、消肿、软坚的目的。故分为疏风化痰、清热化痰、解郁化痰、养营化痰等法。

疏风化痰法适用于风热夹痰之病证，如颈痈结块肿痛，伴有咽喉肿痛，恶风发热，方如牛蒡解肌汤合二陈汤，药如牛蒡子、薄荷、蝉衣、夏枯草、陈皮、杏仁、半夏等；清热化痰法适用于痰火凝聚之证，如锁喉痈红肿坚硬、灼热疼痛，伴气喘痰壅，壮热口渴，便秘溲赤，舌质红绛苔黄腻，脉弦滑数，方如清咽利膈汤合二母散，药如板蓝根、连翘、黄芩、金银花、贝母、桔梗、瓜蒌、天竺黄、竹茹等。解郁化痰法适用于气郁夹痰之病证，如瘰疬、肉瘿等，结块坚实，色白不痛或微痛，有胸闷憋气、性情急躁等，方如逍遥散合二陈汤，药如柴胡、川楝子、郁金、香附、海藻、昆布、白芥子等；养营化痰法适用于体虚夹痰之证，如瘰疬、流痰后期，形体消瘦、神疲肢软者，方如香贝养营汤，药如当归、白芍、首乌、茯苓、贝母等。

因痰而致的外科病每与气滞、火热相合，应注意辨证。临床应用可根据病变部位经络脏腑之所属而随经用药，如病在颈项腮颐加疏肝清火之品，又如病在乳房加清泄胃热之品。

8. 理湿法　用燥湿或淡渗利湿的药物祛除湿邪的治法。湿邪停滞能阻塞气机，病难速愈。一般来说，在上焦宜化，在中焦宜燥，在下焦宜利。且湿邪致病常与其他邪气结合为患，最多为夹热，其次为夹风。因此，理湿之法在外科中一般不单独使用，多结合清热、祛风等法，才能达到治疗目的，常用的有燥湿健脾法、清热利湿法和祛风除湿法。燥湿健脾适用于湿邪兼有脾虚不运之证，如外科疾患伴有胸闷呕恶、脘腹胀满、纳食不佳、舌苔厚腻等，方如平胃散，药如苍术、佩兰、藿香、厚朴、半夏、陈皮等。清热利湿法适用于湿热兼并之证，如湿疮、漆疮、臁疮等见肌肤红作痒、滋水淋漓或肝胆湿热引发的子痈、囊痈等，方如二妙丸、萆薢渗湿汤、五神汤、龙胆泻肝汤等，淡渗利湿药如萆薢、泽泻、薏苡仁、猪苓、茯苓、车前草、茵陈等；祛风除湿法适用于风湿袭于肌表之证，如白驳风，方如豨莶丸，药如地肤子、豨莶草、威灵仙、防己、木瓜、晚蚕砂等。

湿为黏滞之邪，易聚难化，常与热、风、暑等邪相合而发病，故治疗时必须结合清热、祛风、清暑等法合并应用。理湿之药过用每能伤阴，故阴虚、津液亏损者宜慎用或一般不用。

9. 行气法　用行气的药物调畅气机，流通气血，以达到解郁散结、消肿止痛的一种治法。气血凝滞是外科病理变化中的一个重要环节，局部肿胀、结块、疼痛都与气机不畅、血脉瘀阻有关。因气为血帅，气行则血行，气滞则血凝，故行气之时多与活血药配合使用；又气郁则水湿不行、聚而成痰，故行气药又多与化痰药合用。疏肝解郁、行气活血法适用于肝郁气滞血凝而致肿块坚硬或结块肿痛，不红不热，或痈疽后期，寒热已除、毒热已退而肿硬不散者，伴胸闷不舒、口苦、脉弦等，如乳癖、乳岩等，方如逍遥散、清肝解郁汤，药如柴胡、香附、枳壳、陈皮、木香、延胡索、当归、白芍、金铃子、丹参等；理气解郁、化痰软坚法适用于肿势皮紧内软，随喜怒而消长，伴性情急躁、痰多而黏等，如肉瘿、气瘿等病，方如海藻玉壶汤、开郁散，药如海藻、昆布、贝母、青皮、半夏、川芎等。

凡行气药物多有香燥辛温特性，容易耗气伤阴，若气虚、阴伤或火盛患者须慎用或禁用。此外，行气法在临床上单独使用者较少，常与祛痰、和营等方法配合使用。

10. 补益法　用补虚扶正的药物使体内气血充足，以消除虚弱，恢复正气，助养新肉生长，使疮口早日愈合的治法，即《内经》所说“虚者补之”“损者益之”之意。补益法主要有益气、养血、滋阴、助阳等四个方面。凡具有气虚、血虚、阴虚、阳虚证者均可应用补法，一般适用于疮疡中后期、皮肤病等凡有气血不足及阴虚阳微者。在具体运用时，症见肿疡疮形平塌散漫，顶不高突，成脓迟缓，溃疡日久不敛，脓水清稀者，可用调补气血法；症见呼吸气短，语声低微，疲倦乏力，自汗，饮食不振，舌淡苔少，脉虚无力者，宜以补气为主；如面色苍白或萎黄，唇色淡白，头晕眼花，心悸失眠，手足发麻，脉细无力者，宜以补血为主；症见皮肤病皮损表现干燥、脱屑、肥厚、粗糙、皲裂、苔藓样变，毛发干枯脱落，伴有头晕、眼花、面色苍白等全身症状，宜以养血润燥；如一切疮疡不论已溃未溃，皮肤病、肛门病伴口干咽燥，耳鸣目眩，手足心热，午后低热，形体消瘦，舌红少苔，脉象细数者，均以滋阴法治之；如一切疮疡肿形散漫，不易酿脓腐溃，溃后肉色灰暗，新肉难生，伴大便溏薄，小便频数，肢冷自汗，少气懒言，倦怠嗜卧，舌淡苔薄，脉象微细，宜温补助阳。此外，乳房病或皮肤病兼冲任不调者，宜补肾、调冲任。益气方如四君子汤，药如党参、黄芪、白术；养血方如四物汤，药如当归、熟地、鸡血藤、白芍；气血双补方如八珍汤；滋阴方如六味地黄丸，药如生地、玄参、麦

NOTE

冬、女贞子、旱莲草；助阳方如桂附八味丸或右归丸，药如附子、肉桂；助阳药如仙茅、仙灵脾、巴戟天、鹿角片等。

疾病有单纯气虚或血虚、阴虚或阳虚，也有气血两虚、阴阳互伤者，所以应用补法也当灵活，但以见不足者补之为原则。例如肛门病中小儿、老年人的脱肛属气虚下陷，可给予补中益气汤以补气升提；又如失血过多者每能伤气，气虚更无以摄血，故须气血双补；孤阳不生，独阴不长，阴阳互根，故助阳法中每佐一二味滋阴之品，滋阴法中常用一二味助阳药，除互相配合外，且能更增药效。此外，补法在一般阳证溃后多不应用，如需应用也多以清热养阴醒胃之法，当确显虚象之时方加补益品。补益法若用于毒邪炽盛、正气未衰之时，不仅无益，反有助邪之害。若火毒未清而见虚象者，当以清理为主，佐以补益之品，切忌大补。若元气虽虚、胃纳不振者，应先以健脾醒胃为主，而后才能进补。

11. 调胃法　用调理胃气的药物使纳谷旺盛，从而促进气血生化的治法。凡疮疡后期溃后脓血大泄，必须靠水谷之营养，以助气血恢复，加速疮口愈合。若胃纳不振，则生化乏源，气血不充，溃后难敛。凡在外科疾病的发展过程中如出现脾胃虚弱、运化失司，应及时调理脾胃，不必拘泥于疮疡的后期。故治疗外科疾病自始至终都要注意到胃气。调胃法在具体运用时分理脾和胃、和胃化浊及清养胃阴等法。理脾和胃法用于脾胃虚弱、运化失职者，如溃疡兼纳呆食少、大便溏薄、舌淡、苔红、脉濡等症，方如异功散，药如党参、白术、茯苓、陈皮、砂仁等；和胃化浊法适用于湿浊中阻、胃失和降者，如疔疮或有头疽溃后，症见胸闷泛恶，食欲不振，苔薄黄腻，脉濡滑者，方如二陈汤，药如陈皮、茯苓、半夏、厚朴、竹茹、谷芽、麦芽等；清养胃阴法适用于胃阴不足者，如疔疮走黄、有头疽内陷，症见口干少津而不喜饮，胃纳不香，或伴口糜，舌光红，脉细数者，方如益胃汤，药如沙参、麦冬、玉竹、生地、天花粉等。理脾和胃、和胃化浊两法之适应证中均有胃纳不佳之症，但前者适用于脾虚而运化失常，后者适用于湿浊中阻而运化失常，区分之要点在于苔腻之厚薄、舌质淡与不淡，以及有无便溏、胸闷欲恶。而清养胃阴之法重点在于抓住舌光质红之症。假如三法用之不当，则更增胃浊或重伤其阴。

二、外治法

外治法是运用药物、手术、物理方法或配合一定的器械等，直接作用于患者病变部位而达到治疗目的的一种治疗方法。外治法是与内治法相对而言的治疗法则，是中医辨证施治的另一种体现。《理瀹骈文》说："外治之理，即内治之理，外治之药，即内治之药，所异者法耳。"指出了外治法与内治法治疗机理相同，但给药途径不同。外治法是将药物直接作用于皮肤或黏膜，使之吸收从而发挥治疗作用，也是外科所独具的治疗方法。外治法的运用同内治法一样，除了要进行辨证施治外，还要根据疾病不同的发展过程，选择不同的治疗方法。常用的方法有药物疗法、手术疗法和其他疗法三大类。

（一）药物疗法

是根据疾病所在的部位不同，以及病程进展变化所需，把药物制成不同的剂型施用于患处，使药力直达病所，从而达到治疗目的的一种方法。常用的有膏药、油膏、箍围药、草药、掺药等。

1. 膏药　膏药古代称薄贴，现称硬膏，俗称药肉，是按配方用若干药物浸于植物油中煎

NOTE

熬，去渣存油，加入黄丹再煎，利用黄丹在高热下发生物理变化凝结而成的制剂；也有不用煎熬，经捣烂而成的膏药制剂，再用竹签将药肉摊在纸或布上。通过剂型改革，有些已制成胶布型膏药。膏药总的作用是因其富有黏性，敷贴患处能固定患部，使患部减少活动；保护溃疡疮面，可以避免外来刺激和毒邪感染。膏药使用前加温软化，趁热敷贴患部，可使患部得到较长时间的热疗，改善局部血液循环，增加抗病能力。对肿疡起到消肿定痛作用，对溃疡起到提脓祛腐、生肌收口的作用。

适应证：一切外科疾病初起、成脓、溃后各个阶段。

用法：太乙膏、千捶膏均可用于红肿热痛明显之阳证疮疡，为肿疡、溃疡的通用方。初起贴之能消，已成贴之能溃，溃后贴之能祛腐。太乙膏性偏清凉，能消肿、清火、解毒、生肌。千捶膏性偏寒凉，能消肿、解毒、提脓、祛腐、止痛。阳和解凝膏用于疮形不红不热、漫肿无头之阴证疮疡未溃者，能温经和阳、祛风散寒、调气活血、化痰通络。咬头膏具有腐蚀性，能蚀破疮头，适用于肿疡脓成、不能自破，以及患者不愿接受手术切开排脓者。此外，膏药摊制的形式有厚薄之分，在具体运用上也各有所宜。如薄型的膏药多适用于溃疡，宜于勤换；厚型的膏药多适用于肿疡，宜于少换，一般 5 ~ 7 天调换一次。

注意：疮疡使用的膏药有时可能引起皮肤焮红，或起丘疹，或发生水疱，瘙痒异常，甚则溃烂等现象，这是因为皮肤过敏形成膏药风（接触性皮炎）；或因溃疡脓水过多，膏药不能吸收脓水，淹及疮口，浸淫皮肤而引起湿疮。凡见此等情况，可以改用油膏或其他药物。此外，膏药不可去之过早，否则疮面不慎受伤，再次感染，复致溃腐；或使疮面形成红色瘢痕，不易消退，有损美观。

2. 油膏 油膏是将药物与油类煎熬或捣匀成膏的制剂，现称软膏。目前，油膏的基质有猪脂、羊脂、松脂、麻油、黄蜡、白蜡以及凡士林等。在应用上，其优点有柔软、滑润、无板硬黏着不舒的感觉，尤其对病灶的凹陷折缝之处或大面积的溃疡，使用油膏更为适宜，故近代常用油膏来代替膏药。

适应证：适用于肿疡、溃疡、皮肤病糜烂结痂渗液不多者，以及肛门病等。

用法：肿疡期用金黄膏、玉露膏清热解毒、消肿止痛、散瘀化痰，适用于疮疡阳证。金黄膏长于除湿化痰，对肿而有结块，尤其是急性炎症控制后形成的慢性迁延性炎症更为适宜；玉露膏性偏寒凉，对焮红灼热明显、肿势散漫者效果较佳；冲和膏有活血止痛、疏风祛寒、消肿软坚的作用，适用于半阴半阳证；回阳玉龙膏有温经散寒、活血化瘀的作用，适用于阴证。溃疡期可选用生肌玉红膏、红油膏、生肌白玉膏。生肌玉红膏功能活血祛腐、解毒止痛、润肤生肌收口，适用于一切溃疡腐肉未脱、新肉未生之时，或日久不能收口者；红油膏功能祛腐生肌，适用于一切溃疡；生肌白玉膏功能润肤生肌收敛，适用于溃疡腐肉已净、疮口不敛者，以及乳头皲裂、肛裂等病；疯油膏功能润燥杀虫止痒，适用于牛皮癣、慢性湿疮、皲裂等；青黛散油膏功能收湿止痒、清热解毒，适用于蛇串疮及急、慢性湿疮等皮肤焮红痒痛、渗液不多者，亦可用于痄腮以及对各种油膏过敏者；消痔膏、黄连膏功能消痔退肿止痛，适用于内痔脱出、赘皮外痔、血栓外痔等出血、水肿、疼痛之症。

注意：凡皮肤湿烂，疮口腐肉已尽，摊贴油膏应薄而勤换，以免脓水浸淫皮肤，不易干燥。目前调制油膏大多应用凡士林，凡士林系矿物油，也可刺激皮肤引起皮炎，如见此现象应改用植物油或动物油；若对药物过敏者则改用其他药。油膏用于溃疡腐肉已脱、新肉生长之

NOTE

时，摊贴宜薄，若过于厚涂则使肉芽生长过度而影响疮口愈合。

3. 箍围药　箍围药古称敷贴药，是药粉和液体调制成的糊剂，具有箍集围聚、收束疮毒的作用，用于肿疡初期，促其消散；若毒已结聚，也能促使疮形缩小，趋于局限，早日成脓和破溃；即使肿疡破溃，余肿未消，也可用它来消肿，截其余毒。

适应证：凡外疡不论初起、成脓及溃后，肿势散漫不聚而无集中之硬块者。

用法：金黄散、玉露散可用于红肿热痛明显的阳证疮疡；疮形肿而不高，痛而不甚，微红微热，属半阴半阳证者，可用冲和膏；疮形不红不热、漫肿无头，属阴证者，可用回阳玉龙膏。箍围药的调制液体多种多样，临床应根据疾病的性质与阶段不同，正确选择使用。以醋调者可散瘀解毒；以酒调者可助行药力；以葱、姜、韭、蒜捣汁调者可辛香散邪；以菊花汁、丝瓜叶汁、银花露调者可清凉解毒，其中用丝瓜叶汁调制的玉露散治疗暑天疖肿效果较好；以鸡蛋清调者可缓和刺激；以油类调者可润泽肌肤。如上述液体取用有困难时，则可用冷茶汁加白糖少许调制。总之，阳证多用菊花汁、银花露或冷茶汁调制，半阴半阳证多用葱、姜、韭捣汁或用蜂蜜调制，阴证多用醋、酒调敷。用于外疡初起时，箍围药宜敷满整个病变部位；若毒已结聚，或溃后余肿未消，宜敷于患处四周。

注意：凡外疡初起、肿块局限者，一般宜用消散药。阳证不能用热性药敷贴，以免助长火毒，阴证不能用寒性药敷贴，以免寒湿凝滞不化。箍围药敷后干燥之时宜时时用液体湿润，以免药物剥落及干板不舒。

4. 草药　草药又称生药，是指采集的新鲜植物药。其药源丰富，使用方便，价格低廉，疗效较好，民间使用草药治疗外科疾病积累了很多的经验。

适应证：一切外科疾病之阳证，具有红肿热痛者；创伤浅表出血；皮肤病的止痒；毒蛇咬伤等。

用法：蒲公英、紫花地丁、马齿苋、芙蓉花叶、七叶一枝花、丝瓜叶等，有清热解毒消肿之功，适用于阳证肿疡。将鲜草药洗净，加食盐少许，捣烂敷患处，每日调换 1～2 次；旱莲草、白茅花、丝瓜叶等有止血之功，适用于浅表创伤之止血。洗净、捣烂后敷出血处，并加压包扎，白茅花不用捣烂可直接敷用；徐长卿、蛇床子、地肤子、泽漆、羊蹄根等有止痒作用，适用于急、慢性皮肤病，用时洗净，凡无渗液者可煎汤熏洗，有渗液者捣汁或煎汤冷却后做湿敷；泽漆捣烂后加食盐少许用纱布包后涂擦白疕皮损处；羊蹄根用醋浸后取汁外搽治牛皮癣；半边莲捣汁内服，药渣外敷伤口周围，治毒蛇咬伤等。

注意：用鲜草药外敷时必须先洗净，再用 1∶5000 高锰酸钾溶液浸泡后捣烂外敷，敷后应注意湿度，干后可用冷开水时时湿润，以免患部干绷不舒。

5. 掺药　将各种不同的药物研成粉末，根据制方规律，并按其不同的作用配伍成方，用时掺布于膏药或油膏上，或直接掺布于病变部位，谓之掺药，古称散剂，现称粉剂。

适应证：应用范围很广，不论肿疡和溃疡等均可应用。其他如皮肤病、肛门病等也可以施用。

用法：可掺布于膏药上、油膏上，或直接掺布于疮面上，或黏附在纸捻上插入疮口内，或将药粉时时扑于病变部位，以达到消肿散毒、提脓祛腐、腐蚀平胬、生肌收口、定痛止血、收涩止痒、清热解毒等目的。

注意：掺药配制时应研极细，研至无声为度。其中植物类药品宜另研过筛；矿物类药品宜

NOTE

水飞；麝香、樟脑、冰片、朱砂粉、牛黄等香料贵重药品宜另研后再与其他药物和匀，制成散剂方可应用，否则用于肿疡药性不易渗透，用于溃疡容易引起疼痛。有香料的药粉最好以瓷瓶贮藏，塞紧瓶盖，以免香气走散。掺药一般不用于表皮糜烂、渗液较多的皮损处，用后反使渗液不能流出，容易导致自身过敏性皮炎；亦不宜用于毛发生长的部位，因药粉不能直接掺扑于皮损处，同时粉末与毛发易黏结。近年来经过剂型的改革，将药粉与水溶液相混合制成洗剂，将药物浸泡于乙醇溶液中制成酊剂，便于患者应用。

（1）消散药：将具有渗透和消散作用的药粉掺布于膏药或油膏上，贴于患处，可以直接发挥药力，使疮疡蕴结之毒移深居浅，肿消毒散。适用于肿疡初起而肿势局限尚未成脓者。阳证用阳毒内消散、红灵丹活血止痛、消肿化痰，阴证用阴毒内消散、桂麝散、黑退消温经活血、破坚化痰、散风逐寒。

（2）提脓祛腐药：具有提脓祛腐的作用，能使疮疡内蓄之脓毒早日排出，腐肉迅速脱落。提脓祛腐是处理溃疡早期的一种基本方法。适用于溃疡初期，脓栓未溶，腐肉未脱，或脓水不净，新肉未生的阶段。

提脓祛腐的主药是升丹，升丹以其配制原料种类多少的不同而有小升丹和大升丹之分。小升丹又称三仙丹，其配制的处方中只有水银、火硝和明矾三种原料。大升丹的配制除上述三种药品外，尚有皂矾、朱砂、雄黄及铅等。升药又可依其炼制所得成品的颜色而分为“红升”和“黄升”两种。目前采用的是一种小升丹，临床使用时若疮口大者可掺于疮口上；疮口小者可黏附在药线上插入；亦可掺于膏药、油膏上盖贴。注意升丹因药性太猛，须加赋形药使用，常用的有九一丹、八二丹、七三丹、五五丹、九黄丹等。在腐肉已脱、脓水已少的情况下，更宜减少升丹含量。此外，尚有不含升丹的提脓祛腐药，如黑虎丹，可用于对升丹过敏者；回阳玉龙散温经活血、祛腐化痰，可用于溃疡属阴证者。

升丹属有毒刺激药品，凡对升丹过敏者应禁用；对大面积疮面应慎用，以防过多的吸收而发生汞中毒。凡见不明原因的高热、乏力、口中有金属味等汞中毒症状时，应立即停用。若病变在眼部、唇部附近者宜慎用，以免强烈的腐蚀有损容貌。此外，升丹放置陈久使用可使药性缓和而减轻疼痛。升丹为汞制剂，宜用黑瓶贮藏，以免氧化变质。

（3）腐蚀药与平胬药：腐蚀药又称追蚀药，具有腐蚀组织的作用，掺布于患处能使疮疡不正常的组织得以腐蚀枯落。平胬药具有平复胬肉的作用，能使疮口增生的胬肉回缩。适用于肿疡脓未溃时、痔疮、瘰疬、赘疣、息肉等病，或溃疡破溃以后疮口太小、引流不畅，或疮口僵硬、胬肉突出、腐肉不脱等妨碍收口者。

常用药物如白降丹，适用于溃疡疮口太小、脓腐难去者，用桑皮纸或丝棉纸做成裹药，插于疮口，使疮口开大，脓腐易出；如肿疡脓成不能穿溃，同时素体虚弱而不愿接受手术治疗者，也可用白降丹少许，水调和，点放疮顶，代刀破头；其他如赘疣，点之可以腐蚀枯落；另有以米糊做条，用于瘰疬，则能起攻溃拔核的作用；枯痔散一般用于痔疮，将此药涂敷于痔核表面，能使其焦枯脱落；三品一条枪插入患处，能腐蚀漏管，也可以蚀去内痔，攻溃瘰疬；平胬丹适用于疮面胬肉突出，掺药其上能使胬肉平复。

腐蚀药一般含有汞、砒成分，腐蚀力较大，在应用时必须谨慎。尤其在头面、指、趾等肉薄近骨之处不宜使用过烈的腐蚀药物。即使需要应用，也必须加赋形药，待腐蚀目的达到，即应改用其他提脓祛腐或生肌收口药。不要长期、过量地使用，以免引起汞中毒，对汞、砒过敏者则应禁用。

（4）祛腐生肌药：具有提脓祛腐、解毒活血、生肌收敛的作用，掺敷在创面上能改善溃疡局部血液循环，促使脓腐液化脱落，促进新肉生长。适用于溃疡日久，腐肉难脱，新肉不生；或腐肉已脱，新肉不长，久不收口者。

取药粉适量，直接掺布在创面上；或制成药捻，插入创口内。回阳玉龙散用于溃疡属阴证，腐肉难脱，肉芽暗红，或腐肉已脱，肉芽灰白，新肉不长者，具有温阳活血，祛腐生肌之功。月白珍珠散、拔毒生肌散用于溃疡阳证，月白珍珠散用于腐肉脱而未尽，新肉不生，久不收口者，有清热解毒、祛腐生肌之功；拔毒生肌散用于腐肉未脱，常流毒水，疮口下陷，久不生肌者，有拔毒生肌之功。黄芪六一散、回阳生肌散用于溃疡虚证，脓水清稀，久不收口者，前者补气和营生肌，擅治偏气虚者；后者回阳生肌，擅治偏阳虚者。

祛腐生肌药适用于慢性溃疡，若全身情况较差，气血虚衰者，还应内外同治，以促进溃疡愈合。

（5）生肌收口药：具有解毒、收敛、促进新肉生长的作用，掺敷疮面能使疮口加速愈合。用于疮疡溃后，脓水将尽，或腐肉已脱、新肉生，收口较慢时。常用的生肌收口药有生肌散、八宝丹等，不论阴证、阳证，均可掺布于疮面上应用。

脓毒未清，腐肉未尽时，若早用生肌收口药，则不仅无益，反增溃烂，延缓治愈，甚至引起迫毒内攻之变；若已成漏管之证，即使用之，勉强收口，仍可复溃，此时需配以手术疗法，方能达到治愈目的；若溃疡肉色灰淡而少红活，新肉生长缓慢，则宜配合内服药调补和食物营养，内外兼施，以助新生；若臁疮日久难敛则宜配以绑腿缠缚，改善局部的血液循环。

（6）止血药：具有收涩凝血的作用，掺敷于出血之处，外用纱布包扎固定，可以促使创口血液凝固，达到止血的目的。适用于溃疡或创伤小而出血者。溃疡出血用桃花散，创伤性出血用如圣金刀散，云南白药既可用于溃疡出血，也可用于创伤性出血。三七粉涂敷患部也有止血作用。若大出血时，必须配合手术与内治等方法急救，以免因出血不止而引起晕厥之变。

（7）清热收涩药：具有清热收涩止痒的作用，掺扑于皮肤病糜烂渗液不多的皮损处，达到消肿、干燥、止痒的目的。适用于一切皮肤病急性或亚急性皮炎而渗液不多者。常用的有青黛散，其清热止痒的作用较强，用于皮肤病大片潮红丘疹而无渗液者；三石散收涩生肌作用较好，用于皮肤糜烂、稍有渗液而无红热之时，可直接干扑于皮损处，或先涂上一层油剂后再扑三石散，外加包扎。

6. 酊剂　酊剂是将各种不同的药物浸泡于乙醇溶液内，取其药液即为酊剂。

适应证：适用于疮疡未溃及皮肤病等。

用法：红灵酒有活血、消肿、止痛之功，用于冻疮、脱疽未溃之时；10% 土槿皮酊、复方土槿皮酊有杀虫、止痒之功，适用于鹅掌风、灰指甲、脚湿气等；白屑风酊有祛风、杀虫、止痒之功，适用于面游风。

注意：一般酊剂有刺激性，所以凡疮疡破溃后或皮肤病有糜烂者均应禁用。酊剂应盛于遮光密闭容器中，宜装满，放置阴凉处保存。

7. 洗剂　将各种不同的药物研成细末，与水溶液混合在一起而成。因加入的粉剂多系不溶性，故呈混悬状，用时须加以振荡。

NOTE

适应证：用于急性、过敏性皮肤病，如酒齄鼻和粉刺等。

用法：三黄洗剂有清热止痒之功，用于一切急性皮肤病，如湿疮、接触性皮炎，皮损为潮红、肿胀、丘疹等；颠倒散洗剂有清热散瘀之功，用于酒齄鼻、粉刺。

注意：凡皮损处糜烂渗液较多、脓液结痂的深在性皮肤病应禁用。在配制洗剂时药物粉末应先研细，以免刺激皮肤。

（二）手术疗法

是应用各种器械进行手法操作的一种治疗方法，在外科治疗中占有十分重要的位置。常用的方法有切开法、烙法、砭镰法、挑治法、挂线法、结扎法等。

1. 切开法 切开脓肿，使脓液排出，达到疮疡毒随脓泄、肿消痛止、逐渐向愈的目的。这里所讲的切开法仅指脓疡的切开。

适应证：适用于一切外疡，不论阴证、阳证，确已成脓者。

用法：运用切开法之前应当辨清脓成熟的程度、脓肿的深浅、患部的血脉经络位置等情况，然后决定切开与否。

（1）切开的时机：是脓已成熟时（脓肿中央出现透脓点）；若肿疡脓未成熟，过早切开则徒伤气血，脓反难成，并可致脓毒走窜。

（2）切口选择：为便于引流，切口应选择脓腔最低点或最薄弱处进刀，一般疮疡宜循经直切，免伤血络；乳房部应以乳头为中心放射状切开，免伤乳络；面部脓肿应尽量沿皮肤的自然纹理切开；手指脓肿应从侧方切开；关节区附近的脓肿切口尽量避免越过关节；若为关节区脓肿一般施行横切口、弧形切口或“S”形切口，因为纵切口在瘢痕形成后易影响关节功能；肛旁低位脓肿应以肛管为中心做放射状切开。

（3）切口原则：不同的病变部位进刀深浅必须适度，如脓腔浅者，或生在皮肉较薄的头、颈、胁肋、腹、手指等部位，必须浅切；如脓腔深者，或生在皮肉较厚的臀、臂等部位，宜适当深切，以得脓为度。切口大小应根据脓肿范围大小以及病变部位的肌肉厚薄而定，以脓流通畅为原则。凡是脓肿范围大，肌肉丰厚而脓腔较深的，切口宜大；脓肿范围小，肉薄而脓肿较浅的，切口宜小。一般切口不能超越脓腔以外，以免损伤好肉筋络，愈合后瘢痕较大；但切口也不能过小，以免引流不畅、脓水难出，延长治愈时间。

注意：在关节和筋脉部位切开宜谨慎，以免损伤筋脉，致使关节不利，或大出血；如患者过于体弱，切开时应注意体位并做好充分准备，以防晕厥；凡颜面疔疮，尤其在鼻唇部位，忌早期切开，以免疔毒走散，并发走黄危证。切开后由脓自流，切忌用力挤压，以免感染扩散，毒邪内攻。

2. 火针烙法 古称燔针淬刺，是指将针具烧红后烫烙病变部位，以达到消散、排脓、止血、去除赘生物等目的的一种治疗方法。常用的有平头、尖头、带刃等粗细不同的多种铁针。用于消散的多选用尖头铁针，用于引流可选用平头或带刃铁针。

适应证：用于甲下瘀血、四肢深部脓疡、疖、痈、赘疣、息肉以及创伤出血等。

用法：外伤引起的指甲下瘀血可施行“开窗术”治疗，选用平头粗细适当的铁针，烧红后点穿指甲，迅速放出瘀血，患指疼痛即刻缓解，一般不会引起指甲与甲床分离；四肢深部脓疡可用平头或带刃粗针灼红后刺入脓疡中心部位，出针时针具向下斜拖，使疮口开大，一烙不透可以多烙，烙后应放入药线引流；疖、痈脓疡表浅者平头粗针烙后针具直出或斜出，脓汁自流，亦可轻轻挤出脓汁，不必放入药线；赘疣、息肉患者切除病灶后用烙法可烫治病变根部；创伤出血患者用平头粗细适中的铁针烧红后灼之，可即刻止血。

注意：治疗时应避开患者的视线，以免引起患者精神紧张而发生晕厥；烙时火针应避开大血管及神经，不能盲目刺入，以免伤及正常组织；手、足筋骨关节处用之恐灼伤筋骨，造成残废；胸肋、腰、腹等部位不可深烙，否则易伤及内膜；头部皮肉较薄，亦当禁用；血瘤、岩肿等病禁用烙法；年老体弱、大病之后者及孕妇等不宜用火针。

3. 砭镰法　俗称飞针，是用三棱针或刀锋在疮疡患处、皮肤或黏膜上浅刺，放出少量血液，使内蕴热毒随血外泄的一种治疗方法。有疏通经络、活血化瘀、排毒泄热、扶正祛邪的作用。

适应证：用于急性阳证疮疡，如下肢丹毒、红丝疔、疖疮痈肿初起、外伤瘀血肿痛、痔疮肿痛等。

用法：治疗时局部常规消毒，用三棱针或刀锋直刺患处或特选部位的皮肤、黏膜，令微微出血，刺毕用消毒棉球按压针孔。红丝疔患者用挑刺手法，于红丝尽头刺之，令微出血，继而沿红丝走向寸寸挑断；下肢丹毒及疖、痈初起可用围刺手法，用三棱针围绕病灶周围点刺出血；外伤瘀血肿痛用三棱针围刺后可配合火罐以拔出瘀血，注意观察罐内出血量，如不超过10mL无需提前起罐；痔疮肿痛患者用刺络手法，循经取穴，多在龈交处有米粒大小结节，用三棱针刺之出血，可减轻肿痛。

注意：无菌操作，以防感染。击刺时宜轻、准、浅、快，出血量不宜过多，应避开神经和大血管，刺后可再敷药包扎。头、面、颈部不宜施用砭镰法，阴证、虚证及有出血倾向者禁用。

4. 挑治法　是在人体的腧穴、敏感点或一定区域内用三棱针挑破皮肤、皮下组织，挑断部分皮内纤维，通过刺激皮肤经络，使脏腑得到调理的一种治疗方法。具有调理气血、疏通经络、解除瘀滞的作用。

适应证：用于内痔出血、肛裂、脱肛、肛门瘙痒、颈部多发性疖肿等。常用的方法有选点挑治、区域挑治和截根疗法三种。①选点挑治：在背部上起第七颈椎、下至第五腰椎、旁及两侧腋后线范围内，寻找疾病反应点。反应点多为棕色、灰白色、暗灰色等，按之不褪色、小米粒大小的丘疹。此法适用于颈部多发性疖肿。②区域挑治：在腰椎两侧旁开1～1.5寸的纵线上任选一点挑治，尤其在第二腰椎到第三腰椎之间旁开1～1.5寸的纵线上挑治效果更好。适用于内痔出血、肛裂、脱肛、肛门瘙痒等。③截根疗法：取大椎下四横指处，在此处上下左右1cm范围内寻找反应点或敏感点。治疗时让病人反坐在靠椅上，两手扶于靠背架，暴露背部。体弱患者可采用俯卧位，防止虚脱。挑治前局部常规消毒，用小号三棱针刺入皮下至浅筋膜层，挑断黄白色纤维数根，挑毕以消毒纱布敷盖。一次不愈可于2～3周后再行挑治，部位可以另选。此法适用于蛇领疮等的治疗。

注意：无菌操作，挑治后一般3～5天内禁止洗澡，防止感染，挑治后当日应注意休息，不吃刺激性食物。对孕妇、有严重心脏病、出血性疾病及身体过度虚弱者禁用本法。

5. 挂线法　是用普通丝线或药制丝线或纸裹药线或橡皮筋线等来挂断瘘管或窦道的治疗方法。其机理是利用挂线的紧箍作用，促使气血阻绝、肌肉坏死，最终达到切开的目的。挂线又能起到引流作用，分泌物和坏死组织液随挂线引流排出，从而保证引流通畅，防止发生感染。

适应证：用于疮疡溃后脓水不净，经内服、外敷等治疗无效而形成瘘管或窦道者；或疮口过深或生于血络丛处而不宜采用切开手术者。

用法：先用球头银丝自甲孔探入管道，使银丝从乙孔穿出（如没有乙孔的，可在局麻下用硬性探针顶穿，引出银丝），然后用丝线做成双套结，将橡皮筋线一根结扎在自乙孔穿出的银丝球头部，再由乙孔退回管道，从甲孔抽出。这样，橡皮筋线与丝线贯穿瘘管管道两口。此时将扎在球头上的丝线与橡皮筋线剪开（丝线暂时保留在管道内，以备橡皮筋线在结扎断开时，用以另引橡皮筋线作更换之用），再在橡皮筋线下先垫 2 根丝线，然后收紧橡皮筋线，打一个单结，再将所垫的丝线各自分别在橡皮筋线打结处予以结缚固定，最后抽出管道内保留的丝线。如采用普通丝线或纸裹药线挂线法，则在挂线以后须每隔 2 ~ 3 天解开线结收紧一次。橡皮筋线因有弹性，一般一次扎紧后即可自动收紧切开组织，所以目前多采用橡皮筋线挂线法。

注意：如果瘘管管道较长，发现挂线松弛时，必须将线收紧；在探查管道时要轻巧、细致，避免形成假道。

6. 结扎法　又名缠扎法，是将线缠扎于病变部位与正常皮肉分界处，通过结扎，促使病变部位经络阻塞、气血不通，结扎远端的病变组织失去营养而逐渐坏死脱落，从而达到治疗目的的一种方法。对较大脉络断裂而引起的活动性出血，亦可利用本法结扎血管，制止出血。

适应证：用于瘤、赘疣、痔、脱疽等病，以及脉络断裂引起的出血之症。

用法：凡头大蒂小的赘疣、痔核等可在根部以双套结扣住扎紧；凡头小蒂大的痔核可以缝针贯穿它的根部，再用“8”字式结扎法或“回”字式结扎法两线交叉扎紧；如截除脱疽坏死的趾、指，可在其上端预先用丝线缠绕十余圈，渐渐紧扎；如脉络断裂，可先找到断裂的络头，再用缝针引线贯穿出血底部，然后系紧打结。结扎所使用的线的种类有普通丝线、药制丝线、纸裹药线等，目前多采用较粗的普通丝线或医用缝合线。

注意：如内痔用缝针穿线，不可穿过患处的肌层，以免化脓；扎线应扎紧，否则不能达到完全脱落的目的；扎线未脱应俟其自然脱落，不要硬拉，以防出血。

（三）其他疗法

外治法尚有引流法、垫棉法、药筒拔法、针灸法、熏法、熨法、热烘疗法、溻渍法、冷冻疗法和激光疗法等。

1. 引流法　是在脓肿切开或自行溃破后，运用药线、导管或扩创等使脓液畅流，腐脱新生，防止毒邪扩散，促使溃疡早日愈合的一种治法。包括药线引流、导管引流和扩创引流等。

（1）药线引流：是指用药线进行引流。药线俗称纸捻或药捻，大多采用桑皮纸制成，也可应用丝棉纸或拷贝纸等制成。根据临床实际需要，将纸裁成宽窄长短适度，搓成大小长短不同的线形药线备用。它是借着药物及物理作用，插入溃疡疮孔中，使脓水外流，同时利用药线之线形使坏死组织附着于药线而外出。此外，尚能探查脓肿的深浅，以及有无死骨的存在。探查有无死骨也是利用药线之螺纹，如触及粗糙骨质者，则说明疮疡已损骨无疑。采用药线引流和探查具有方便、痛苦少、患者能自行更换等优点。目前将捻制成的药线经过高压蒸气灭菌后应用，使之无菌而更臻完善。

适应证：用于溃疡疮口过小、脓水不易排出者，或已成瘘管、窦道者。

用法：药线的类别有外黏药物及内裹药物两类，目前临床上大多应用外黏药物的药线。

NOTE

外黏药物法又分有两种，一种是将搓成的纸线临用时放在油中或水中润湿，蘸药插入疮口；另一种是预先用白及汁与药和匀，黏附在纸线上，候干存贮，随时取用。目前大多采用前法。外黏药物多用含有升丹成分的方剂或黑虎丹等，因有提脓祛腐的作用，故适用于溃疡疮口过深过小、脓水不易排出者。

内裹药物法是将药物预先放在纸内，裹好搓成线状备用。内裹药物多用白降丹、枯痔散等，因其具有腐蚀化管的作用，故适用于溃疡已成瘘管或窦道者。

注意：药线插入疮口中，应留出一小部分在疮口之外，并应将留出的药线末端向疮口侧方或下方折放，再以膏药或油膏盖贴固定。如脓水已尽，流出淡黄色黏稠液体时，即使脓腔尚深，也不可再插药线，否则影响收口的时间。

（2）导管引流：是指用导管进行引流。古代导管用铜制成，长 10cm 左右，粗约 0.3cm，中空，一端平面光滑，一端呈斜尖式，在斜尖下方之两侧各有一孔（以备脓腐阻塞导管腔头部后，仍能起引流的作用），即为导管的形状，消毒备用。这种导管引流较之药线引流更易使脓液流出，从而达到脓毒外泄的目的。

适应证：适用于附骨疽及流痰、流注等脓腔较深、脓液不易畅流者。

用法：将消毒的导管轻轻插入疮口，达到底部后，再稍退出一些即可。当管腔中已有脓液排出时，即用橡皮膏固定导管，外盖厚层纱布，放置数日（纱布可每天更换），当脓液减少后，改用药线引流。导管的另一种用法是：当脓腔位于肌肉深部，切开后脓液不易畅流时，将导管插入，引流脓液外出，待脓稍少后，即拔去导管，再用药线引流。导管引流目前在体表脓肿已很少采用，大多应用于腹腔手术后，且导管均改用塑胶管或橡皮管（导尿管）以替代铜制导管。

注意：导管应放在疮口较低的一端，以使脓液畅流。导管必须固定，以防滑脱或落入疮口内。管腔如被腐肉阻塞，可松动引流管或轻轻冲洗，以保持引流通畅。

（3）扩创引流：是应用手术的方法来进行引流。大多用于脓肿溃破后有袋脓现象，经其他引流、垫棉法等无效者。

适应证：适用于痈、有头疽溃后有袋脓者，瘰疬溃后形成空腔或脂瘤染毒化脓等。

用法：在消毒局麻下，对脓腔范围较小者，只需用手术刀将疮口上下延伸即可；如脓腔范围较大者，则用剪刀做十字形扩创。瘰疬之溃疡除扩创外，还须将空腔之皮修剪，剪后使疮面全部暴露；有头疽溃疡的袋脓，除做十字形扩创外，切忌将空腔之皮剪去，以免愈合后形成较大的疤痕，影响活动功能；脂瘤染毒化脓的扩创，做十字形切开后，将疮面两侧皮肤稍做修剪，便于棉花嵌塞，并用刮匙将渣样物质及囊壁一并刮清。

注意：扩创后，须用消毒棉花按疮口大小，蘸八二丹或七三丹嵌塞疮口以祛腐，并加压固定，以防止出血，以后可按溃疡处理。

2. 垫棉法　是用棉花或纱布折叠成块以衬垫疮部的一种辅助疗法。它是借着加压的力量，使溃疡的脓液不致下坠而潴留，或使过大的溃疡空腔皮肤与新肉得以黏合而达到愈合的目的。

适应证：适用于溃疡脓出不畅有袋脓者；或疮孔窦道形成，脓水不易排尽者；或溃疡脓腐已尽、新肉已生，但皮肉一时不能黏合者。

用法：袋脓者，使用时将棉花或纱布垫衬在疮口下方空隙处，并用宽绷带加压固定；对窦道深而脓水不易排尽者，用棉垫压迫整个窦道空腔，并用绷带扎紧；溃疡空腔的皮肤与新肉一时不能黏合者，使用时可将棉垫按空腔的范围稍为放大，垫在疮口之上，再用阔带绷紧。至于腋部、窝部的疮疡，最易形成袋脓或形成空腔，影响疮口愈合或虽愈合而易复溃，故应早日使用垫棉法。具体应用时，需根据不同部位，在垫棉后采用不同的绷带予以加压固定，如项部用四头带，腹壁用多头带，会阴部用丁字带，腋部、窝部用三角巾包扎，小范围的用宽橡皮膏加压固定。

注意：①此法在急性炎症红肿热痛尚未消退时不可应用，否则有促使炎症扩散之弊。②所用棉垫必须比脓腔或窦道稍大。③用于黏合皮肉一般 5～7 天更换 1 次，用于袋脓可 2～3 天更换 1 次。④应用本法未能获得预期效果时，则宜采取扩创引流手术。⑤应用本法期间若出现发热、局部疼痛加重者，则应立即终止使用，采取相应的措施。

3. 药筒拔法　是采用一定的药物与竹筒若干个同煎，乘热迅速扣于疮上，借助药筒吸取脓液毒水的一种治法。具有宣通气血、拔毒泄热的作用，从而达到脓毒自出、毒尽疮愈的目的。

适应证：适用于有头疽坚硬散漫不收，脓毒不得外出；或脓疡已溃，疮口狭小，脓稠难出，有袋脓者；或毒蛇咬伤，肿势迅速蔓延，毒水不出者；或反复发作的流火等。

用法：先用鲜菖蒲、羌活、紫苏、蕲艾、白芷、甘草各 15g，连须葱 60g，以清水 10 碗煎数十滚备用；次用鲜嫩竹数段，每段长约 10cm，径口约 4cm，一头留节，刮去青皮留白，厚约 0.3cm，靠节钻一小孔，以杉木条塞紧，放药水内煮数十滚（药筒浮起用物压住），如疮口小可用拔火罐筒。将药水锅放在病床前，取筒倒去药水，乘热急对疮口合上，按紧，自然吸住，待片刻药筒已凉（5～10 分钟），拔去杉木塞，其筒自落。视其需要和病体强弱，每天可拔 1～2 筒或 3～5 筒。如其坚肿不消，或肿势继续扩散，脓毒依然不能外出者，翌日可以再次吸拔，如此连用数天。如应用于丹毒，患部消毒后先用砭镰法放血，再用药筒拔吸，待拔吸处血液自然凝固后，用纱布包扎，常应用于复发性丹毒已形成象皮腿者。目前因操作不便，多以拔火罐方法代替。

注意：必须验其筒内拔出的脓血，若红黄稠厚者预后较好；纯是败浆稀水，气秽黑绿者预后较差。此外，操作时须避开大血管，以免出血不止。

4. 针灸法　包括针法与灸法，两者各有其适应证。在外科方面，古代多采用灸法，但近年来针法较灸法应用广泛，很多疾病均可配合针刺治疗而提高临床疗效。灸法是用药物在患处燃烧，借着药力、火力的温暖作用，可以温阳祛寒、活血散瘀、疏通经络、拔引蓄毒。如肿疡未成者易于消散，既成者易于溃脓，既溃者易于生肌收口。

适应证：针刺适用于瘰疬、乳痈、乳癖、湿疮、瘾疹、蛇串疮、脱疽、内痔术后疼痛、排尿困难等。灸法适用于肿疡初起坚肿，特别是阴寒毒邪凝滞筋骨而正气虚弱，难以起发，不能托毒外达者；或溃疡久不愈合，脓水稀薄，肌肉僵化，新肉生长迟缓者。

用法：针刺一般采取病变远离部位取穴，手法大多应用泻法，不同疾病取穴各异。灸的方法虽多，但主要有两类，一种是明灸，单纯用艾绒做艾炷置皮肤施灸，此法因有灼痛，皮肤容易发生水疱，所以比较少用；一种是隔物灸，捣药成饼，或切药成片（如豆豉、附子等做饼，或姜、蒜等切片），上置艾炷，于疮上灸之。此外，还有用艾绒配伍其他药物做成药条，隔纸燃灸，称为雷火神针灸。豆豉饼灸及隔姜、蒜灸等适用于疮疡初起毒邪壅滞之证，取其辛香之气以行气散邪；附子饼灸适用于气血俱虚、风寒湿邪凝滞筋骨之证，取其温经散寒、调气行血；雷火神针灸适用于风寒湿邪侵袭经络痹痛之证，取其香窜经络、祛风除湿之功。至于灸炷的大小、壮数的多少，须视疮形的大小及疮口的深浅而定。总之，务必使药力达到病所，以痛者灸至不痛、不痛者灸至觉痛为止。

注意：凡针刺一般不宜直接刺于病变部位。疔疮等实热阳证不宜灸之，以免以火济火；头面为诸阳之会，颈项接近咽喉，灸之恐逼毒入里；手指等皮肉较薄之处灸之更增疼痛，也不宜灸。此外，在针灸的同时，应根据病情与内治、外治等法共同施治。

5. 熏法　熏法是把药物燃烧后，取其烟气上熏，借着药力与热力的作用，使腠理疏通、气血流畅而达到治疗目的的一种治法。包括神灯照法、桑柴火烘法、烟熏法等。

适应证：用于肿疡、溃疡。

用法：神灯照法功能活血消肿、解毒止痛，适用于痈疽轻证，未成脓者自消，已成脓者自溃，不腐者即腐；桑柴火烘法功能助阳通络、消肿散坚、化腐生肌、止痛，适用于疮疡坚而不溃、溃而不腐、新肉不生、疼痛不止之证；烟熏法功能杀虫止痒，适用于干燥而无渗液的各种顽固性皮肤病。

注意：操作过程中要随时听取患者对治疗部位热感程度的反映，不得引起皮肤灼伤。室内烟雾弥漫时要适当流通空气。

6. 熨法　是把药物加酒、醋炒热，布包熨摩患处，使腠理疏通而达到治疗目的的一种方法。目前常因药物的炒煮不便而较少应用，但临床上单纯热敷还在普遍使用。

适应证：用于风寒湿痰凝滞筋骨肌肉等证，以及乳痈的初起或回乳。

用法：用熨风散药末，取赤皮葱连须240g，捣烂后与药末和匀，醋拌炒热，布包熨患处，稍冷即换，有温经祛寒、散风止痛之功，适用于附骨疽、流痰皮色不变、筋骨酸痛者；青盐适量，炒热布包熨患处，每日1次，每次20分钟，治腰肌劳损；又如取皮硝80g，置布袋中，覆于乳房部，再把热水袋置于布袋上待其溶化吸收，有消肿回乳之功，适用于乳痈初起或哺乳期的回乳。

注意：使用熨法时注意不要灼伤皮肤。阳证肿疡慎用。

7. 热烘疗法　是在病变部位涂药后再加热烘，通过热力的作用使局部气血流畅，腠理开疏，药物渗入，从而达到活血祛风以减轻或消除痒感、活血化瘀以消除皮肤肥厚目的的方法。

适应证：用于鹅掌风、慢性湿疮、牛皮癣等皮肤干燥、瘙痒之症。

用法：应依据病情不同，选择相适应的药膏，如鹅掌风用疯油膏，慢性湿疮用青黛膏，牛皮癣用疯油膏等。操作时先将药膏涂于患部，应均匀且极薄，然后用电吹风烘（或火烘）患部，每天1次，每次20分钟，烘后即可将所涂药膏擦去。

注意：使用热烘疗法注意不要灼伤皮肤。一切急性皮肤病禁用。

8. 溻渍法　溻是将饱含药液的纱布或棉絮湿敷患处，渍是将患处浸泡在药液中。溻渍法是通过湿敷、淋洗、浸泡对患处的物理作用，以及不同药物对患部的药效作用，从而达到治疗目的的一种方法。

适应证：适用于阳证疮疡初起和溃后、半阴半阳证及阴证疮疡。近年来，溻渍法除了治疗疾病外，在用途上有了新的发展，如药浴美容、浸足保健防病等。

用法：常用方法有溻法和浸渍法。

（1）溻法：用6～8层纱布浸透药液，轻拧至不滴水，湿敷患处，有冷溻、热溻和罨敷之分。①冷溻是待药液凉后湿敷患处，30分钟更换1次。适用于阳证疮疡初起，溃后脓水较多者；②热溻是趁热湿敷患处，稍凉即换，适用于脓液较少的阳证溃疡、半阴半阳证和阴证疮疡；罨敷是在冷或热溻的同时外用油纸或塑料薄膜包扎，可减缓药液挥发，延长药效。

（2）浸渍法：包括淋洗、冲洗、浸泡等。①淋洗多用于溃疡脓水较多、发生在躯干部者；②冲洗适用于腔隙间感染，如窦道、瘘管等；③浸泡适用于疮疡生于手、足部及会阴部的患者，亦可用于皮肤病全身性沐浴。

用 2%～10% 黄柏溶液或二黄煎冷溻有清热解毒的作用，适用于疮疡热毒炽盛，皮肤焮红或糜烂，或溃疡脓水较多，疮口难敛者；葱归溻肿汤热溻有疏导腠理、调通血脉的作用，适用于痈疽初肿之时；苦参汤祛风除湿、杀虫止痒，可洗涤尖锐湿疣、白疕等；五倍子汤有消肿止痛、收敛止血的作用，煎汤坐浴适用于内、外痔肿痛及脱肛等；鹅掌风浸泡方有疏通气血、杀虫止痒的作用，加醋同煎，待温后每日浸泡 1～2 小时，连续 7 天，适用于鹅掌风；香樟木有调和营卫、祛风止痒之功，煎汤沐浴适用于瘾疹；桑皮柏叶汤沐头能润泽头发，增添光泽，治发鬓枯黄；鲜芦荟汁、鲜柠檬汁敷面可润肌白面、美容除皱；热水浸浴全身或浸足可发汗排毒、疏通经络、行气活血、保健防病。若配合按摩穴位，效果更佳。

注意：用溻法时药液应新鲜，溻敷范围应稍大于疮面。热溻、罨敷的温度宜 45℃～60℃。淋洗、冲洗时用过的药液不可再用。局部浸泡一般每日 1～2 次，每次 15～30 分钟。全身药浴可每日 1 次，每次 30～60 分钟，冬季应保暖，夏季宜避风凉。

9. 冷冻疗法　是利用各种不同等级的低温作用于患病部位，使之冰寒凝集、气血阻滞，病变组织失去气血濡养而发生坏死脱落的一种治疗方法。适用于瘤、赘疣、痔核、痣、早期皮肤癌等。目前最常用的致冷剂为液氮。液氮致冷温度低，可达 -196℃。应用时根据病变组织的不同情况，可选择不同的操作方法。

①棉签法：将液氮从杜瓦瓶中导出，盛于小保温杯中，用棉签蘸液氮直接涂点患部，使患部皮肤变白为止。此法仅适用于小的浅表病变。

②喷射冷冻法：此法是借助液氮在治疗器中蒸发所产生的压力，迫使液氮从喷嘴直接喷射于患部进行冷冻。可用于浅表而面积稍大、表面不平的病变。

③冷冻头接触法：亦称封式治疗。液氮经导管由内喷于冷冻头上，使之冷冻，然后将冷冻头放置于患部进行冷冻。此种方法可持续较长时间，并可在治疗中施加压力，适用于部位较深的病变。

④冷冻刀接触法：此法是将冷冻刀浸入盛有液氮的广口保温瓶中预冷，1～3 分钟后取出，即可治疗。冷冻刀接触法使组织降温速度比封式治疗要快，且在一般室温 7～8 分钟后其低温仍保持在 -60℃左右。本法适合于多种病变的治疗。

注意：冷冻疗法使用后有疼痛、水肿、水疱、出血或瘾疹发生，应做好相应的预防和处理。亦有患者可能出现色素脱失或色素沉着，一般需经数月可自行消退。

10. 激光疗法　用各种不同的激光治疗不同疾病的方法称激光疗法。目前已有多种激光应用于临床，如二氧化碳激光、氩离子激光、氦氖激光、掺钕钇铝石榴石激光等。常用的有二氧化碳激光和氦氖激光。分弱激光治疗和中、强功率激光治疗。

二氧化碳激光辐射的波长为 10600nm，输出功率由数瓦到数十瓦。组织对二氧化碳激光的吸收无选择性，二氧化碳激光在组织中的传播距离很短，仅 0.2mm，其能量几乎全部为靶组织吸收，对靶区以外相邻组织的损伤很少，常用于病变组织的烧灼，聚焦后用于切割。二氧化碳

NOTE

激光适用于瘤、赘疣、痔核、痣、部分皮肤良、恶性疾病等。

氦氖激光为波长 632.8nm 的红光，其输出功率很小，最大达 50mW，故在医疗上只用于低功率照射。此种激光对组织有较强的穿透性，能引起深部组织的扩张，血流加快。它虽然没有直接杀死细菌的作用，但可加强机体细胞免疫功能，因而对人体组织有消炎、止痛、收敛、止痒、消肿的作用，并能促进肉芽组织生长，加速溃疡愈合。

适应证：适用于疮疡初起及僵块、溃疡久不愈合、皮肤瘙痒症、蛇串疮后遗症、油风等。

（1）*弱激光治疗*：二氧化碳激光原光束经散焦后照射到病灶部位，患者有热感，照射时间视激光功率而定，一般控制在十几分钟之间。氦氖激光穴位照射一般每穴 5 分钟，病变局部照射一般每次 10 分钟。

（2）*中、强功率激光治疗*：常规消毒，以 2% 利多卡因进行浸润麻醉，麻药应尽量注入病变基底部，若直接注入病灶，使病灶内水分增加，会影响烧灼及汽化效果。再根据病情采用清扫法、切割法或凝固照射法等。

①清扫法：一般用于没有突出皮肤表面的病变，如痣等。从表层开始，逐层向深部扫描照射，将病变烧灼干净，见到健康组织为止。

②切割法：用于突出皮肤表层的病变，如赘疣、痔核、瘤等，切割时用镊子夹住并提起病变部位切割之，然后适当调低功率清除残余病变组织。

③凝固照射法：以中功率激光照射病变组织，可使其变白、凝固、变性，从而破坏病变组织。

注意：创面浅而小的患者治疗后没有明显渗出及红肿反应，可以不处理，但要保持创面干净。创面较大，超过 $1cm^2$，或创面有渗液者，应使用无菌敷料包扎，并酌情用散焦二氧化碳激光或氦氖激光照射，可预防感染，加速创面愈合。

NOTE

第三章 无菌术

第一节 概 述

人体皮肤和周围环境普遍存在微生物，微生物可通过直接接触、飞沫和空气等外源性途径沾染伤口，也可通过肠道等内源性途径污染伤口。因此在医疗活动中，为了防止微生物沾染引起感染，就必须采取一系列严格的无菌措施。无菌术（asepsis）是针对微生物及其感染途径所采取的一系列预防措施，由灭菌法、消毒法和一定的操作规则及管理制度所组成。

灭菌是指杀灭一切活的微生物，即指杀灭包括细菌芽孢在内的全部病原微生物和非病原微生物，达到无活微生物存在的无菌状态。而消毒是指用物理或化学方法杀灭病原微生物和其他有害微生物，并不要求清除或杀灭所有微生物（如细菌芽孢和非病原微生物）。灭菌法一般是指预先用物理方法彻底消灭掉与手术区或伤口接触的物品上所附带的微生物。消毒法又称抗菌法，常指应用化学方法来消灭微生物，如化学药品甲醛、戊二醛、环氧乙烷等可以杀灭一切微生物，常用于器械的消毒、手术室空气的消毒、手术人员手臂的消毒及病人皮肤消毒等。有关的操作规则和管理制度则是防止已经灭菌和消毒的物品、已行无菌准备的手术人员或手术区再次被污染所采取的措施。

灭菌与消毒的方法包括机械的方法、物理的方法和化学的方法三大类。

一、机械的方法

包括手术区域皮肤的准备等。如剃除手术区或伤口皮肤周围的毛发、用肥皂和清水或其他洗涤剂清除物品和皮肤上的油渍污垢和细菌、冲净伤口等。虽然达不到灭菌的目的，但都是不可缺少的先行步骤，为随后采用的具体措施提供必备的条件。

二、物理的方法

有高温、紫外线、红外线、电离辐射、真空及微波等，其中医院常用高温灭菌法。如手术器械和应用的物品的灭菌都常用高温；抗生素、激素、维生素的制备过程及医用敷料、手术衣和布巾、注射器和缝线的灭菌主要用电离辐射；室内空气、物体的表面的灭菌常用紫外线。层流手术室是采用空气洁净技术对微生物污染采取程度不同的控制，达到控制空间环境中空气洁净度适于各类手术之要求；并提供适宜的温度、湿度，创造一个洁净舒适的手术空间环境。

三、化学的方法

利用化学药品杀灭微生物。用于消毒灭菌的化学药品称为消毒剂。常用的有酒精、碘剂、汞剂、酚剂、环氧乙烷、戊二醛、甲醛、过氧乙酸、季铵盐类和洗必泰（氯己定）等。医院里

NOTE

常用粉剂直接喷洒、气体熏蒸及溶液浸泡、喷洒或擦拭等方式，但常不及热力灭菌可靠。对不能用热力或不具备热力灭菌条件的，应采用化学消毒。消毒剂在低浓度下虽不能杀灭微生物，但可抑制微生物的生长繁殖，起到防腐作用，此时也被称为防腐剂。消毒剂和防腐剂对人体组织及微生物的作用无选择性，吸收后对人体有害，所以一般仅用于环境消毒或外用。

无菌术是临床医学的一个基本操作规范。对医务人员，其意义尤为重要。从临床角度，既要掌握无菌术的知识，还需关注其目的和实效。外科的无菌术是以预防手术伤口感染为主，是各种手术、穿刺、注射、插管、换药等过程中所必须遵守的原则与应用方法。无菌术应贯穿于术前、术中和术后的各项有关处理中，对无感染的外科病人起到预防感染作用，对已有感染者则是为了防止感染扩散或发生交叉感染，故无菌术的重要性是显而易见的。

第二节　手术器械、物品、敷料的消毒与灭菌

一、化学消毒法

（一）药物浸泡消毒法

适用于刀、剪、缝针等锐利器械及内窥镜、塑胶制品等不宜用热力灭菌的器械。

1. 常用化学消毒剂

（1）2% 中性戊二醛水溶液：浸泡时间为 30 分钟。常用于刀片、剪刀、缝针及显微器械的消毒，还须加入 0.5%亚硝酸钠防锈。灭菌时间为 10 小时。药液宜每周更换一次。

（2）70%～75%酒精：浸泡时间为 30 分钟。用途与戊二醛水溶液相同。目前较多用于已消毒过的物品浸泡，以维持消毒状态。酒精应每周过滤，并核对浓度一次。

（3）10% 甲醛溶液：浸泡时间为 30 分钟。适用于输尿管导管、塑料类、有机玻璃的消毒。

（4）1∶1000 苯扎溴铵（新洁尔灭）溶液：浸泡时间为 30 分钟。虽亦可用于刀片、缝针、剪刀的消毒，但其消毒效果不及戊二醛水溶液，目前常用于已消毒过的持物钳的浸泡。

（5）1∶1000 氯己定（洗必泰）溶液：浸泡时间为 30 分钟。抗菌作用较新洁尔灭强。

2. 注意事项

（1）根据需消毒物品的性能不同，选用有效的消毒剂。

（2）严格掌握消毒剂的浓度、消毒时间及使用方法；浸泡前应先将物品洗净脂垢、擦干；器械、物品必须全部浸入消毒液内。

（3）剪刀等有轴节的器械应将其张开；空腔物品应将气体排除；管瓶类物品的内外均应浸泡在消毒液中。

（4）使用前须用无菌等渗盐水将消毒液冲洗干净，因该类药液对机体组织均有损害。

（5）器械消毒液应每周更换 1 次。

（6）0.1%新洁尔灭或洗必泰每 1000mL 中应加入亚硝酸钠 5g，可以防止金属生锈。

（二）甲醛气体熏蒸法

适用于不能浸泡且不耐高温的器械和物品的消毒。如丝线、纤维内窥镜、精密仪器、手术照明灯、电线等。将需要灭菌的物品放在密闭的容器内，上层放置要消毒的物品，下层盛放

40%甲醛溶液与高锰酸钾结晶粉的量杯，两层间有蒸汽孔道相通。一般 40 ~ 80mL/m^3 加入高锰酸钾 20 ~ 40g/m^3，甲醛与高锰酸钾之比为 2∶1，熏蒸 1 小时以上才可达到消毒目的。灭菌时间为 6 ~ 12 小时。

（三）环氧乙烷（过氧乙酸）熏蒸法

常用于各种导管、仪器及器械的消毒。环氧乙烷为无色液体，超过沸点（10.8℃），蒸发为气体，穿透力强，灭菌可靠，对多数物品无腐蚀破坏性，但其易燃且对人体有一定毒性。将需消毒的物品放入密闭特制的耐压容器内，按 0.5 ~ 0.7kg/m^3 通入环氧乙烷，使其蒸发，相对湿度在 30%以上，温度在 15℃以上，消毒时间需根据要消毒的物品而定，一般为 12 ~ 48 小时。目前使用的环氧乙烷灭菌箱，能控制真空度、温度和湿度，一般要求箱体内环氧乙烷蒸汽浓度为 800 ~ 1200mg/L，相对湿度在 55% ~ 60%，温度在 50℃，维持 6 小时即可达灭菌效果。

二、物理灭菌法

（一）高压蒸汽灭菌法

高压蒸汽灭菌法是目前应用最普遍且效果最可靠的灭菌方法。适用于一切能耐受高温、耐潮湿物品，如金属器械、玻璃、搪瓷器皿、敷料、橡胶、药液等。其原理是通过提高容器内蒸汽压力，进而提高水蒸汽的温度来灭菌。各种物品灭菌所需时间稍有不同，物品经高压蒸汽灭菌后可保持包内无菌 2 周。

高压蒸汽灭菌器分下排气式和预真空式两种。目前应用最多的是下排气式高压蒸汽灭菌器，常用的有手提式、卧式和立式三种。它们的基本结构和作用原理相同，由一个具有两层壁的能耐高压的锅炉所构成（图 3–1）；热蒸汽在灭菌器中从上而下积聚而使压力和温度升高，当蒸汽压力达到 102.97 ~ 137.20kPa（1.05 ~ 1.40kg/cm^2）时，温度能提高到 121℃ ~ 126℃，持

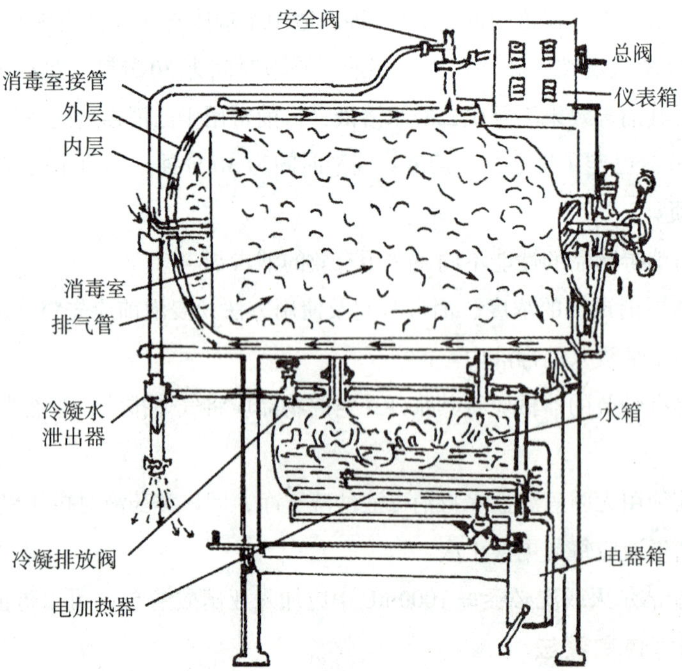

图 3–1 卧式高压蒸汽灭菌器

续 30 分钟即可杀死包括细菌芽孢在内的一切微生物，达到灭菌目的。预真空式高压蒸汽灭菌器（快速消毒器）的结构及使用方法有所不同。其特点是先将灭菌柜内的空气抽吸至真空状态，然后导入蒸汽迅速灭菌，灭菌后再次抽至真空，使灭菌物品干燥，整个灭菌时间大大缩短，仅需 4 ~ 6 分钟，且对灭菌物品的损害更轻微，特别适用于周转快的物品灭菌。

影响灭菌效果的主要因素是温度、时间、压力，此外，消毒物品的大小、种类及物体的包装方法也影响灭菌的效果。各类物品灭菌所需的时间、压力和温度见表 3–1。

表 3–1　各类物品灭菌所需时间、压力和温度

物品种类	时间（分）	蒸汽压力（kPa）	表压（lbf/in^2）	温度（℃）
橡胶类	15	104.0 ~ 107.9	15 ~ 16	121
敷料类	15 ~ 45	104.0 ~ 137.3	15 ~ 20	121 ~ 126
器械类	10	104.0 ~ 137.0	15 ~ 20	121 ~ 126
器皿类	15	104.0 ~ 137.0	15 ~ 20	121 ~ 126
瓶装溶液类	20 ~ 40	104.0 ~ 137.0	15 ~ 20	121 ~ 126

注意事项：

（1）灭菌物品的包裹不要过紧、过大，灭菌包裹体积的上限为 40cm×30cm×30cm。排列不要过密，包扎不要过紧，以免妨碍蒸汽透入，影响灭菌效果。

（2）预置专用的包内及包外灭菌指示纸带，在压力及温度达到灭菌标准条件并维持 15 分钟时，指示纸带即出现黑色条纹，表示已达到灭菌的要求。

（3）对易燃、易爆物品，如碘仿、苯类等禁用此法灭菌；对光学窥镜、锐利金属器械如刀、剪及有机玻璃等特殊材料制品亦不宜使用此法灭菌。

（4）高压灭菌器应由专人负责。灭菌时应先排净锅内冷空气，以免影响灭菌效果。检查安全阀的性能是否良好，灭菌完毕，应待压力降至零时方可启开，以防发生爆炸危险。

（5）灭菌后的物品应注明有效日期，并须与未灭菌的物品分开放置。一般可保存 2 周，若过期必须重新灭菌。

（6）瓶装液体灭菌时只能用纱布包扎瓶口，如果要用橡皮塞，应插入排气针头。

（二）煮沸灭菌法

煮沸灭菌法是一种较简便、可靠的常用灭菌方法。采用专用的煮沸灭菌器，或将铝锅、不锈钢锅洗净去脂污后也可作煮沸灭菌用，适用于金属器械、玻璃、橡胶类等物品。在正常压力下，在水中煮沸至 100℃，持续 15 ~ 20 分钟能杀灭一般细菌，持续煮沸 1 ~ 2 小时可杀灭带芽孢细菌。如果在水中加入碳酸氢钠，配成 2% 碱性溶液，可使沸点提高至 105℃，灭菌时间缩短至 10 分钟，还可防止金属器皿生锈。在海拔高的地区，大气压及沸点均降低，每增高 300m 高度，应延长灭菌时间 2 分钟。

注意事项：

（1）须预先将物品洗净，去除油渍，完全浸没在水面以下。

（2）玻璃类器皿应放入冷水或温水中煮，以免骤热破裂。注射器要抽出内芯，用纱布分别包好。

（3）橡胶、丝线类应于水沸后放入，持续煮沸15分钟即可取出，以免煮沸过久影响物品性能。

（4）锐利器械如刀、剪不宜用此法，以免变钝。

（5）灭菌时间应从水沸后算起，如中途加入其他物品应重新计时。锅盖应严密关闭以保持沸点。

（三）干热灭菌法

主要是通过燃烧火焰、热空气或电磁波产热等手段使菌细胞脱水、干燥或大分子变性而杀灭微生物。其中直接用火焰烧灼灭菌可用于金属器械（如剪刀、镊子等）和玻璃器皿（试管口、瓶口）的灭菌，但有损于器械的质量，易使锐利器械变钝，不宜常用。在紧急情况下，可将金属器械放在搪瓷或钢精盆中，倒入95%酒精，点燃10分钟以上。常用的干热温度为160℃，灭菌时间是1～2小时。

第三节　手术人员和病人手术区域的准备

一、手术人员的准备

（一）一般准备

为避免将病原菌带入手术室，禁止将自己的衣服穿入手术室，也禁止将手术室内的着装穿出手术室。进手术室前，先在更衣室更换手术室专用的清洁鞋、衣、裤，戴好口罩、帽子。帽子要遮住全部头发，口罩要遮盖口、鼻，剪短指甲，脱去袜子，穿无袖内衣。手臂皮肤有破损或化脓性感染者不能参加手术。必要时可佩带护镜和面罩用于保护眼睛，防止被体液或刺激性的液体沾染。

（二）手臂消毒法

手臂皮肤消毒方法很多，主要包括洗手及化学消毒液涂擦两个步骤。手臂消毒法仅可以清除皮肤表面的细菌，不可能完全消灭位于皮肤深层如毛囊、皮脂腺等处的细菌。在手术过程中，这些细菌自然逐渐移到皮肤表面，故在手臂消毒后还应戴上消毒手套和穿手术衣，以防止细菌污染。肥皂洗手法已沿用多年，已逐渐被应用新型灭菌剂的刷手法所代替。

1. 洗手液刷手法

（1）洗手液洗手

a. 流水冲洗双手臂。

b. 取洗手液4～5mL。

c. 七步洗手法：手掌相对→手掌对手背→双手十指交叉→双手互搓→揉搓拇指→指尖→手臂至上臂下1/3，两侧在同一平面交替上升，不得回搓。重复两次，共5分钟。特别注重甲缘、甲沟、指蹼、手掌侧等部位刷洗。洗手过程要保持双手位于胸前并高于肘部，双前臂保持拱手姿势。

d. 取无菌毛巾擦干手和臂。

（2）涂擦消毒液：目前大多数医院采用新型化学消毒液（常用的有0.5%碘尔康、10%碘伏、灭菌王等）涂擦手和前臂一遍。取手消毒剂 8 ~ 10mL，按洗手法揉搓双手、前臂至肘上 6cm。消毒后屈肘将手举于胸前（以双手勿低于肘、勿高于肩为度）晾干，若不慎碰触未经消毒的物品后，应重新洗手。

2. 碘伏刷手法 肥皂水擦洗双手、前臂至肘上 10cm 处 3 分钟，清水冲净，用无菌纱布擦干。用浸透 0.5% 碘伏的纱布球涂擦手和前臂 2 分钟，稍干后穿手术衣和戴手套。

3. 紧急手术简易洗手法 当情况紧急，手术人员来不及做常规洗手消毒时，宜先用普通肥皂洗去手和前臂的污垢，用 2.5% ~ 3.0%碘酊涂擦双手及前臂，再用 70%酒精拭净脱碘。戴无菌手套、穿手术衣后，再戴第二副无菌手套。

（三）穿无菌手术衣和戴无菌手套的方法

1. 穿无菌手术衣 取手术衣，双手抓住衣领两端内面，提起轻轻抖开，使有腰带的面朝外，将手术衣向上轻掷起，顺势将两手向前伸入衣袖内，双手露出袖口，然后双臂交叉，稍弯腰使腰带悬空，提起腰带直身向后递带，由别人在身后将腰带及背部衣带系好，穿手术衣过程中注意勿将衣服碰触到其他物品，未戴手套的手不得碰触衣服的外面。穿无菌手术衣的步骤见图 3–2。

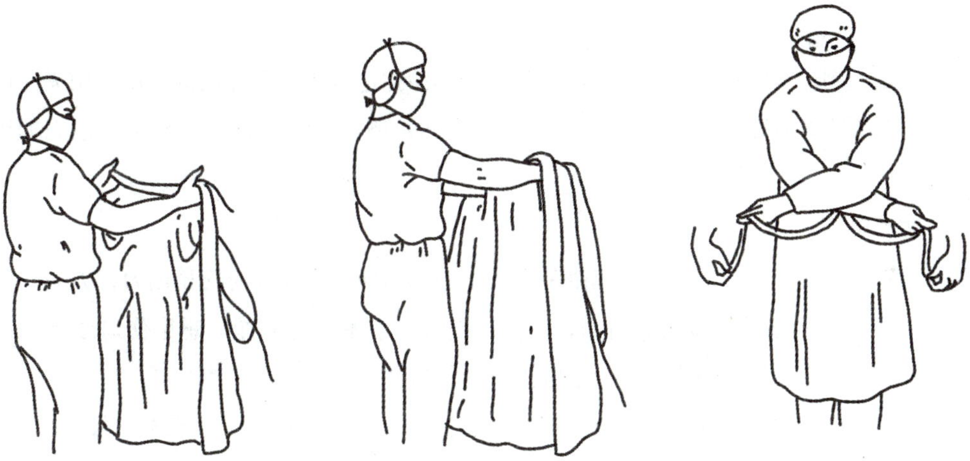

（1） （2） （3）

图 3–2 穿手术衣的步骤

（1）手提衣领两端抖开全衣 （2）双手伸入衣袖中 （3）提起腰带，由他人系带

2. 戴无菌手套 先穿无菌手术衣再戴无菌手套。用左手捏住两只手套的翻折部，提出手套，使两只手套拇指相对向。先把右手插入右手手套内，再将戴好手套的右手 2 ~ 5 指插入左手手套的翻折部内，让左手插入左手手套中，然后将手套翻折部翻回套压住手术衣袖口（图 3–3）。用无菌盐水冲净手套外面的滑石粉。在手术开始前应将双手举于胸前，切勿任意下垂或高举。

二、病人手术区域的准备

（一）手术前皮肤准备

目的是消灭拟作切口区域及其周围皮肤上的细菌，最大限度减少手术部位相关感染。手术前于病房行手术切口周围的区域剃毛和清洗，最好用杀菌去污剂刷洗术野皮肤 5 ~ 7 分钟。剃毛应注意防止皮肤损伤。对皮肤上的油脂、脐部或斑痕皱褶内的污垢、胶布粘贴的残迹，可先用汽油或松节油拭去。需植皮时，供皮区的消毒可用 70% 酒精或 0.1% 新洁尔灭溶液涂擦 2 ~ 3 次，再用无菌巾包裹。对外伤施行清创术时，则应在手术室内麻醉下进行。

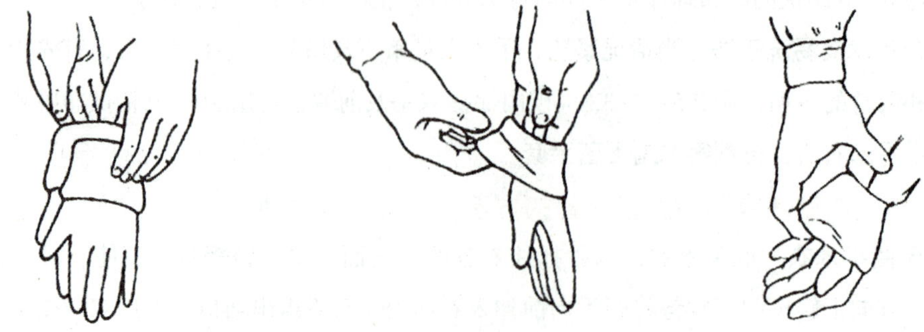

（1）　（2）　（3）

图 3–3　戴手套的步骤

（1）先将右手插入手套内　（2）已戴好手套的右手指插入左手套的翻折部，帮助左手插入手套内
（3）将手套翻折部翻回盖住手术衣袖口

（二）手术区皮肤消毒

1. 消毒　用消毒液由手术区中心部逐步向四周涂擦进行皮肤消毒两遍。最后用无菌巾蘸干消毒区，避免消毒液聚积。目前常用的消毒液是 0.5% 碘伏溶液。对碘过敏者亦可以改用 0.1% 新洁尔灭溶液。

2. 注意事项

（1）消毒步骤应该自上而下，应由手术区中心部向四周，涂擦时应稍用力，方向一致，不可遗漏空白。如为感染伤口或肛门等处手术，则应自手术区外周涂向感染伤口或会阴、肛门处。已经接触污染部位的药液纱布，不应再返擦清洁处。

（2）手术区皮肤消毒范围要包括手术切口周围 15cm 的区域。如手术有延长切口的可能，则应适当扩大消毒范围。见图 3–4。

3. 手术区铺无菌巾　手术区消毒后，为隔离其他部位，减少切口污染机会，应铺无菌巾，只显露手术切口所必需的皮肤区。也可在手术区的皮肤上粘贴无菌塑料薄膜，可防止皮肤上尚存的细菌在术中进入伤口。小手术仅盖一块孔巾即可，对较大手术，应根据手术的部位及性质不同而异，原则是除手术野外，至少要有两层无菌巾遮盖。如腹部手术时，用四块无菌巾，每块的一边双折少许，掩盖手术切口周围，在切口每侧铺盖一块无菌巾。通常先铺操作者的对面，或铺相对不洁区（如会阴部、下腹部），最后铺靠近操作者的一侧，并用布巾钳夹住交角处，以防止移动。无菌巾铺下后，不可随便移动，如位置不准确，只能由手术区向外移，而不应向内移动。然后，根据情况，再铺中单三块、大单一块。大单的头端应盖过麻醉架，两侧和足端部应垂下超过手术台边 30cm。目前常使用的无菌巾存在透水性较强、一遇盐水或血液遂被浸透、较易通过细菌且伤口并不能与周围皮肤严密隔离等不足之处。近年来，有采用无孔性防水粘布巾或特制医用塑料粘胶薄膜保护，可延长杀菌作用时间 2 ~ 4 小时。

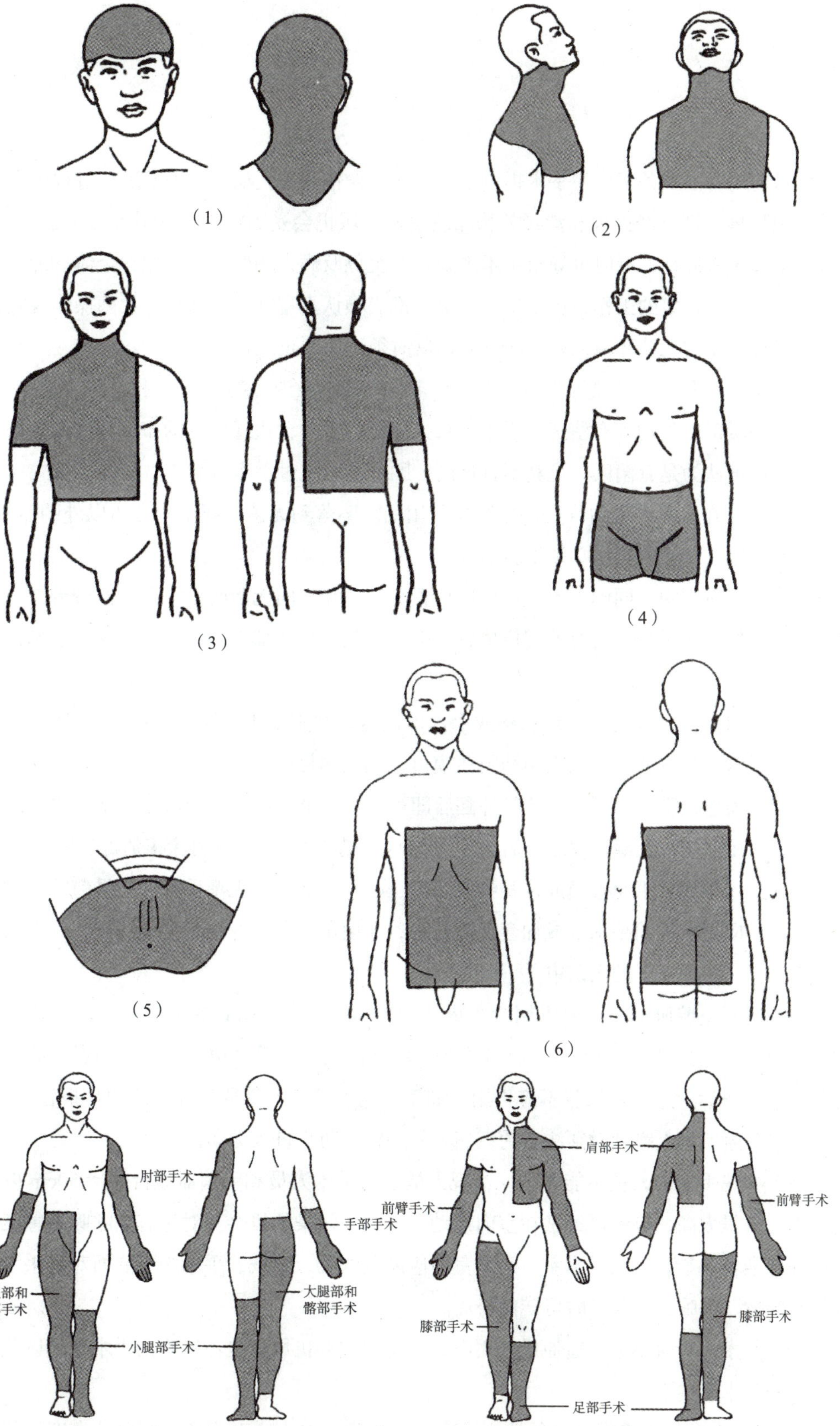

图 3-4　常见不同手术部位的皮肤消毒范围

（1）颅脑手术（2）颈部手术（3）胸部手术（4）腹股沟和阴囊部手术
（5）会阴部和肛门部手术（6）肾部手术（7）四肢部手术

第四节 手术进行中的无菌原则

手术前的各项准备工作为手术提供了一个无菌操作环境，如果在手术进行过程中没有保持这种无菌环境，则已经灭菌和消毒的物品或手术区域仍会受到污染，有引起伤口感染的可能，此种感染属于医源性，有时可导致手术失败，甚至危及病人的生命。因此，全体参加手术的人员，包括进入手术室的工作人员及参观人员，都必须认真遵守、严格执行无菌操作规则，共同维护手术过程中的无菌环境，如发现有人违反时须迅速纠正。

（1）手术人员一经“洗手”，手臂即不准再接触未经消毒的物品。手术衣的背部、肘部、肩部以上和腰部以下均为有菌区。手术台头架以外、手术台边缘以下的布单和器械台外的布单下垂部分也被认为是有菌区。足凳不宜过高，腰部不可超过手术台面。

（2）不可在手术人员的背后传递器械及用品。坠落到无菌巾或手术台边以外的器械物品，不准拾回再用，若需要再用必须重新消毒。

（3）手术过程中，同侧手术人员更换位置时，必须面向无菌的手术台或器械台，一人应先退后一步，然后转过身背对背地交换位置，以防触及对方背部不洁区，或先离开手术台，再换位置。

（4）切口边缘应以无菌大纱布垫或手术巾遮盖，并用巾钳或缝线固定，仅显露手术切口。手术前在手术区的皮肤上粘贴无菌塑料薄膜可达到相同目的，还可采用切口保护装置，开腹后将切口保护器置入腹腔，其无菌薄膜外翻后即可覆盖整个切口，对切口亦有良好的保护作用。

（5）做皮肤切口及缝合皮肤前后，须用70%酒精或0.5%碘伏再涂擦消毒皮肤。

（6）手术中如果手套破损或接触到有菌区，必须立即更换无菌手套。如果前臂或肘部触碰到有菌区，应更换无菌手术衣或加套无菌袖套；无菌巾、布单等物一旦被浸湿，其无菌隔离作用就不完整，应加盖干的无菌巾。

（7）切开空腔脏器前，要先用纱布垫保护周围组织，以防止或减少污染。切开空腔脏器（如胃、肠、胆道）所用的器械，应另放在一弯盘内或一块手术巾上，不可随意乱放。该污染部分操作完毕后，这些器械就不应再用。如手术需暂停（如等待病理冷冻切片报告），切口要用无菌巾覆盖。病人躁动时须注意约束病人的手臂，防止进入无菌区内。

（8）参观手术的人员不能太多。参观人员应与手术人员和无菌器械台保持30cm以上的距离，不可站得太高，也不可经常在室内走动，以减少污染的机会。对患有上呼吸道感染或急性化脓性感染者，禁止进入手术室。手术室内应避免谈笑、嬉戏。手术中不能面对着手术区强力呼气、咳嗽、喷嚏，不得已时可转向身后。

（9）手术进行时不应开窗通风或用电扇，室内空调机风口也不能吹向手术台，以免扬起尘埃，污染手术室内空气。

（10）所有参加手术人员必须严格遵守无菌制度，人人应对无菌原则保持高度责任感，对于可疑被污染的物品，一概按污染物处理。

NOTE

第五节 手术室的设置、消毒和管理

一、一般手术室的设置和要求

手术室房间的数量、面积大小应根据医院的规模、性质及手术科室床位的数量、开展手术工作的需要而定，手术室房间大小宜适中、实用，一般为 24～40m²。无菌手术室与有菌手术室应区分开，可单独设立急诊清创、门诊小手术室。不宜在一室内分设几个手术台同时手术。

手术室的室内结构要牢固和便于清洁，故应选用牢固、耐洗刷、隔音好的材料。房顶、墙壁要平坦光滑，墙角最好做成弧形以免挂积灰尘。墙壁、地面最好用瓷砖和水磨石镶铺，并有一定的倾斜度，有排水孔以利冲洗。门窗应为双层，严密且易开闭，除采光良好的玻璃外还应有纱门、纱窗，以防昆虫进入。

室内温度宜保持 20℃～25℃，湿度在 50% 左右，应用保暖防湿设备。室内空气应流通、干净，有条件可安装空调机或通风过滤装置，避免使用电风扇。不应在室内安放炉灶取暖或消毒。为确保空气净化，提高无菌的程度，可用超滤平层气流式滤过器。

室内设备要简单实用，只放置与手术相关的必要物品。如手术台、无影灯、器械台、麻醉台或麻醉机、药品橱、敷料橱、吸引器、氧气筒或输氧管道等，以及心、肺等监护仪器。墙上应安置时钟、阅片灯、立式可移动的照明灯、温度计、湿度计及有关预警信号装置。有条件可安置摄影监护仪。

手术室的附属房间应分别设置，并与手术室构成一个完整单位。应设有更衣室、洗手室、器械室、敷料室、消毒灭菌室、清洁杂物准备室、复苏监护室、办公室、洗澡间等。

二、手术室的消毒法

（一）紫外线照射灭菌

紫外线主要适用于空气的消毒，此外用于空调、导管等物体表面的消毒。常用低压型汞灯，发射波长 253.7nm 的紫外线。消毒房间照射剂量（所需灯数及功率）应根据室内容积和距灯管的远近计算，平均照射剂量为 1W/m³，照射时间为 30～60 分钟，每日 2～3 次。照射环境要求室温以 10℃～25℃为宜，湿度在 40%～50%杀菌力最强。空气的洁净度及灯管表面的尘埃均影响消毒效果。此外，紫外线照射可引起眼结膜炎、皮炎，照射时工作人员或病人应离开室内或采取防护措施。

（二）乳酸熏蒸消毒

消毒前地面喷洒少量清水，紧闭门窗。按每 100m³ 空间用 80% 乳酸 12mL 的标准，加等量水，倒入容器内，下置酒精灯加温，待药液蒸发完后将火熄灭，封闭 30～60 分钟，再打开门窗通风。适用于普通手术后的空气消毒。

（三）甲醛、高锰酸钾消毒

按室内容积计算用量，40% 甲醛 12mL/m³、高锰酸钾 1g/m³。房间相对湿度应在 60% 以上，室温在 18℃以上。先将高锰酸钾置于容器内再倒入甲醛，沸腾产生甲醛蒸气，封闭

NOTE

6 ~ 12 小时，再开窗通风。适用于破伤风、气性坏疽等特殊感染手术后的消毒。

（四）过氧乙酸熏蒸法

20% 过氧乙酸 3.75mL/m^3，置于耐热容器中，加热蒸发，室温应超过 18℃，密闭 1 ~ 2 小时。适用于手术室空气消毒。

手术室墙壁、门窗、地面及手术台的消毒常用化学消毒剂，如用 2% ~ 3% 来苏尔（煤酚皂）溶液喷洒、擦洗，5% 过氧乙酸 2.5mL/m^3 喷雾，0.05% ~ 0.1% 新洁尔灭或洗必泰溶液喷雾、擦拭等。

三、手术室的管理

需要有良好的管理制度来保证手术室的洁净环境。有许多措施用于保持手术室的无菌条件，这还有赖于所有的手术人员严格执行无菌原则。为最大限度减少污染的可能，应严格遵守下列规定：

（1）一个手术室需要连续做数个手术时，应先做无菌手术，后做污染或感染手术。

（2）一个手术间最好只摆放一个手术台，不宜在一个手术间内同时进行多台手术。同一手术室相邻两次手术之间应清洁手术室。患有特殊传染病的病人手术应安排在无传染病病人之后。每次手术完毕后和每天工作结束后，都应彻底擦拭地面，清除污液、敷料和杂物等。每周要对手术间彻底清扫一次，包括地面、墙面、天花板、仪器设备表面等。每月要对参加手术者洗手后做手指细菌培养、手术室空气细菌培养、消毒物品的细菌培养。

（3）在 HBsAg 阳性，尤其是 HBeAg 阳性的病人手术后，手术器械应用 0.5% 过氧乙酸或含有效氯消毒液浸泡杀灭病毒一遍，清洁后送高压灭菌两次，方可使用。地面和手术台可用 0.5% 过氧乙酸或含有效氯消毒液擦拭或洒布 0.1%次氯酸钠水溶液，30 分钟后清扫和擦拭。

（4）要使手术室的气压高于过道，以保证气流只能从手术室流向过道，限制手术人员出入，控制温度（20℃ ~ 25℃）、湿度（50%），以及每小时换气 18 ~ 25 次。

（5）在消毒区域只有无菌的物品可以使用。这些物品应具有可靠的包装，经过严格的消毒措施和处理。任何用来包裹无菌物品的敷料均被认为是污染的。

（6）患有急性感染性疾病，尤其是上呼吸道感染者，不得进入手术室。凡进入手术室的人员，必须换上手术室的清洁鞋帽、衣裤和口罩。参观手术的人员不得超过 2 人。

（7）手术室内应定期进行消毒。一般按 1m^3 空间紫外线灯瓦数 ≥ 1.5W 计算装灯数。考虑到紫外线兼能进行表面消毒和空气消毒时，紫外线灯可安装在桌面上方 1m 处。不考虑表面消毒的房间，紫外线灯可吸顶安装。也可采用活动式紫外线灯照射。紫外线灯照射时间一般均应大于 30 分钟。使用紫外线灯直接照射消毒时，人不得在室内。

（8）现代化层流手术室装有空气过滤器，按其效能分为三个等级：100 级、1000 级、10000 级层流净化装置，主要用于空气净化消毒。其中 100 级为最高级，要求空气中的细菌总数 ≤ 10cfu/m^3，无致病菌生长。普通手术间要求空气中的细菌总数 ≤ 200cfu/m^3。应在手术过程中尽量减少手术间的开门次数，严禁开门进行手术，以免影响室内空气的纯净度。

第六节　医院感染及管理现状

一、医院感染的概念

医院感染（nosocomial infection）又称医院获得性感染，主要是指病人在医院接受诊断、治疗、护理及其他医疗保健过程中，或在医院逗留期间获得的一切感染。

医院感染的判定标准：

（1）对于有明确潜伏期的疾病，自入院第一天算起，超过平均潜伏期后发生的感染；对于无明确潜伏期的疾病，发生在入院48小时后的感染。

（2）病人发生与上次住院直接相关的感染。

（3）在原有感染基础上，出现新的与原有感染无关的不同部位的感染，或者在原感染部位已知病原体的基础上，又培养出新的病原体（包括菌株的新种、属、型）。

（4）新生儿在经产道时发生的感染，或发生于分娩48小时后的感染。

（5）医务人员在医院工作期间获得的感染。

下列情况不属于医院感染：

（1）皮肤黏膜开放性伤口只有细菌定植而无炎症表现。

（2）由于创伤或非生物性因子刺激而产生的炎症表现。

（3）新生儿经胎盘获得（出生后48小时内发病）的感染，如单纯疱疹、弓形体病、水痘等。

（4）患者原有的慢性感染在医院内急性发作。

二、医院感染的现状

目前，医院感染主要由大肠埃希菌、肺炎克雷伯杆菌、铜绿假单胞菌、鲍曼不动杆菌、金黄色葡萄球菌和白假丝酵母菌引起，其中，革兰阴性杆菌感染发生率超过50%。医院感染多为单一病原体引起。我国医院感染发生的部位目前以下呼吸道感染为主，其次是泌尿道感染、术后切口感染、胃肠道感染和其他部位感染。在美国等发达国家排在首位的是泌尿道感染，其病原体主要是病人肠道和泌尿生殖道的正常菌群。

三、医院感染管理制度的健全

对医院感染实施全方位的实时监测和动态预警，认识医院感染现状及其特点，掌握病原体的分布和耐药性的变化趋势，是制定控制医院感染措施的依据。通过加强全院控制感染的环节管理，如手卫生管理、加强无菌操作、消毒隔离和耐药防控、缩短术前住院时间，控制基础疾病，纠正营养不良和低蛋白血症，控制患者术中血糖水平、重视手术中患者保温、减少抗生素过度预防应用，可降低医院感染的发生率。

NOTE

第四章　麻　醉

第一节　概　述

麻醉（anesthesia）是人类在不断地与外伤和手术引起的疼痛进行斗争的实践中发展起来的，是随着外科、骨伤科、妇产科、五官科等学科向纵深发展而不断发展，并成为各临床学科发展的重要前提和支柱。麻醉在临床上的任务不仅是消除病人手术疼痛，为手术提供良好条件和保证病人安全，而且在急救、重症监测治疗、急性和慢性疼痛治疗方面发挥着重要作用。因此，麻醉水平的优劣将直接关系到病人的安危和手术的成败。

一、麻醉方法的分类

目前，麻醉方法的进步及术中心脏、呼吸功能的监测已成为医学重大进展之一。随着麻醉药品、器材、仪器的不断进步，新的理论技术的不断应用，麻醉方法也在不断地充实提高。根据麻醉作用的范围与性质，大致将麻醉方法简单分类如下。

（一）针刺镇痛与辅助麻醉

是根据中医针刺腧穴止痛的经验发展起来的一种特殊麻醉方法。按针刺部位可分为体针、耳针、唇针、面针、鼻针、头针、足针和手针麻醉等，目前最常用的是体针和耳针麻醉。

（二）局部麻醉

应用局部麻醉药（简称局麻药）作用于机体的某一部位使感觉神经传导功能暂时被阻断，从而达到麻醉镇痛的效果。

1. 表面麻醉　将渗透性强的局麻药与局部黏膜接触所产生的无痛状态称为表面麻醉。

2. 局部浸润麻醉　沿手术切口分层注射局麻药，阻滞组织中的神经末梢称为局部浸润麻醉。

3. 神经阻滞麻醉　将局麻药注射于支配某一区域的神经干周围，使此部位产生局限性麻醉。

4. 区域阻滞麻醉　在手术区的周围和基底部注射麻醉药物，阻滞进入手术区的神经末梢，称为区域阻滞麻醉。

（三）椎管内麻醉

将局麻药物注入椎管内，使部分脊神经被阻滞，从而产生躯干某些部位的麻醉。根据注射间隙不同，可分为蛛网膜下腔阻滞麻醉和硬脊膜外腔阻滞麻醉。

（四）全身麻醉

1. 吸入麻醉　麻醉药经口鼻进入，通过呼吸道到达肺泡内，再进入血循环，最终使中枢神经系统受到抑制而产生麻醉状态。

2. 非吸入性麻醉　麻醉药由静脉、肌肉或直肠灌注等方法进入体内，从而使中枢神经系统受到抑制。目前临床上主要采用静脉麻醉。

（五）复合麻醉

单一的麻醉方法各有优缺点，同时使用多种麻醉药物或多种麻醉方法，使其相互配合、取长补短，从而取得较单一麻醉方法更好的效果，称为复合麻醉，临床亦称平衡麻醉。

二、麻醉方法的选择

麻醉方法的选择原则有以下四点：

（一）充分估计病人的病情和一般情况

（1）对病情重、一般情况差的病人，应选择对全身影响小、并发症少的麻醉方法。如针刺麻醉、局部麻醉等。

（2）对精神紧张不能自控的病人，最好采用全麻或在基础麻醉下行局部或部位麻醉。

（3）对老人、小儿、孕产妇，因有生理性改变，麻醉方法的选择应与一般病人有所不同。

（4）对合并慢性疾病者，选择麻醉方法时应根据具体情况酌定。

（二）根据手术需要

（1）根据手术部位选择麻醉。

（2）根据手术是否需要肌肉松弛进行选择。

（3）根据手术创伤或刺激大小及出血的多少进行选择。

（4）根据手术时间的长短合理选择。

（5）根据病人的体位是否影响呼吸和循环进行具体选择。

（6）根据手术可能发生的意外进行相应选择。

（三）按麻醉药和麻醉方法本身的特点进行选择

各种麻醉药和麻醉方法都有各自的特点和适应证、禁忌证，选用前要结合病情及手术加以全面考虑，原则上简单的手术不宜采用复杂的麻醉方法。

（四）麻醉者的技术和经验

原则上应先采用安全性较大的和比较容易操作的麻醉方法。如遇危重病人或较大手术，最好采用麻醉者最熟悉而有把握的麻醉方法。

在考虑上述原则的情况下，应尽量满足病人的愿望和要求。

第二节　麻醉前准备与用药

为保证病人在麻醉期间的安全，增强病人对手术和麻醉的耐受力，减少或避免围术期并发症，认真做好麻醉前准备工作，这是手术治疗的重要环节之一，也是麻醉医师工作的重要内容。

一、麻醉前准备

麻醉前 1～2 天应访视病人，详细阅读病历，熟悉现病史和过去史，以及既往手术史和麻醉史、有无药物过敏史、有无烟酒嗜好和以往使用的特殊药物治疗等。进行重点的体检复查，

NOTE

了解血压、脉搏、呼吸、体温等生命体征。了解血红蛋白、红细胞、白细胞、体重，以及心、肺、肝、肾等重要脏器的主要状况，仔细复习 X 线、ECG、CT、B 超、MRI、呼吸功能、基础代谢等各种实验室及辅助检查结果。掌握病人精神状态。根据具体病情、病理生理特点、手术性质和要求，对病人耐受麻醉和手术的程度做出客观判断，并可运用美国麻醉协会（ASA）分级标准见下表（表 4-1），确定麻醉前的病情分级，以供分析病情、选择麻醉方式及制定麻醉计划之用。

表 4-1　ASA 病情分级和围术期死亡率

分级	标准	死亡率（%）
Ⅰ	体格健康，发育营养良好，各器官功能正常	0.06 ~ 0.08
Ⅱ	除外科疾病外，有轻度并存疾病，功能代偿健全	0.27 ~ 0.40
Ⅲ	并存病较严重，体力活动受限，但尚能应付日常活动	1.82 ~ 4.30
Ⅳ	并存病严重，丧失日常活动能力，经常面临生命威胁	7.80 ~ 23.0
Ⅴ	无论手术与否，生命难以维持 24 小时的濒死病人	9.40 ~ 50.7
Ⅵ	确诊为脑死亡，其器官拟用于器官移植手术供体	—

注：急症病例在相应 ASA 分级后加注“急”或“E”，表示风险较择期手术增加

二、麻醉前用药

为减少病人精神紧张，使麻醉过程平稳，增强麻醉效果，麻醉前给予适当药物称为麻醉前用药（premedication），这是麻醉前不可缺少的准备工作之一，应予以重视。

（一）麻醉前用药目的

（1）解除精神紧张和恐惧心理，使病人在麻醉前能够情绪稳定，充分合作。

（2）控制不良反应，降低基础代谢，减少氧耗量，减少呼吸道腺体分泌，抑制迷走神经反射，以维持血流动力学的稳定。

（3）提高痛阈，增强麻醉效果和全身麻醉药的效果，减少全麻药用量及其副作用。

（4）拮抗麻醉药的副作用，降低麻醉药的毒性。

（二）麻醉前用药

1. 镇静安定药　此类药是麻醉前常规用药，可减少病人的紧张、焦虑甚至恐惧等反应，并具有催眠、中枢性肌肉松弛、顺行性遗忘作用，对局麻药的毒性反应有一定的预防和治疗效果。常用药物有苯二氮䓬类药，如地西泮、咪达唑仑、氯羟地西泮等；丁酰胺类药，如氟哌利多、氟哌啶醇等；吩噻嗪类药，如异丙嗪等。

2. 催眠药　主要为巴比妥类药，这类药有镇静、催眠、抗惊厥的作用。常用于预防局麻药的毒性反应。常用的有苯巴比妥、司可巴比妥等。

3. 麻醉性镇痛药　具有提高痛阈、增强麻醉药镇痛效果、缓解术前各种疼痛、稳定情绪、减轻恐惧和镇静入睡等功效。常用药有吗啡、哌替啶、芬太尼和镇痛新（喷他佐辛）等。

4. 抗胆碱类药　具有抑制呼吸道腺体分泌、保持呼吸道通畅、削弱迷走神经不良反应和维

持呼吸、循环正常功能等功效。此外还有对抗吗啡类药抑制呼吸和恶心、呕吐副反应的作用。常用药有阿托品、东莨菪碱、格隆溴铵等。

5. 稳定血流动力学药 稳定血流动力学是手术中重要的麻醉管理之一。麻醉前给药有助于血流动力学稳定。目前最常用的是 α_2 受体激动剂，麻醉前使用此类药物可稳定手术期间血流动力学，并有镇静、缓解焦虑、减少麻醉药用量等作用。常用药物有可乐定、右美托咪啶等。

6. 防治恶心、呕吐药 恶心、呕吐是围术期常见的并发症之一，积极防治是十分必要的。防治恶心、呕吐用药很多，如丁酰苯类药氟哌利多、胃动力药甲氧氯普胺、抗胆碱药阿托品、东莨菪碱等。近年来5-羟色胺受体拮抗剂用于围术期恶心、呕吐的防治取得较好的效果。常用的有奥丹西隆（昂丹司琼）、托比西隆、格雷西隆（格拉司琼）等。

7. 预防误吸及其危害的药物 误吸是术中危害性极大的并发症之一，可引起严重的吸入性肺炎综合征，其严重程度决定于误吸的量及胃液的酸度。因此术前应用药物降低胃液酸度和量对降低误吸危害是十分重要的。常用药物有 H_2 受体阻滞剂，如西咪替丁、雷尼替丁、法莫替丁等；胃动力药有甲氧氯普胺等；抗酸剂有枸橼酸钠和碳酸氢钠等。

8. 特殊药物 根据术前不同的病情需要使用相应的药物。如合并支气管哮喘者，或有过敏史者，可加用抗组胺药；合并糖尿病者应用胰岛素；高热者用解热药；等等。

第三节 针刺镇痛与针刺辅助麻醉

针刺镇痛（acupuncture analgesia，AA）与针刺辅助麻醉（acupuncture assisted anesthesia，AAA）是在人体某些穴位或特定部位进行刺激，辅以一定量的镇静、镇痛药物，产生提高痛阈和调节人体生理生化等功效，在此基础上可施行某些手术的一种麻醉方法。针刺镇痛与针刺辅助麻醉是在我国针灸止痛的基础上发展起来的。经过大量的临床实践和基础理论实验研究，已经掌握了它的一些规律，可单独或复合应用于某些特殊部位的手术。针刺镇痛与针刺辅助麻醉的成功开辟了麻醉镇痛学的一个新领域。

一、针刺镇痛与针刺辅助麻醉的特点

针刺镇痛与针刺辅助麻醉中，针刺穴位可调节机体的内环境，保持病人神志清醒，除痛觉迟钝或消失外，各种感觉均正常。其具体特点如下：

（1）临床上可用于多种手术，如拔牙术、剖宫产术、腹式输卵管结扎术、甲状腺切除术、颅前窝颅内手术、颈椎前路手术等。

（2）使用较安全。无须担心麻醉药过量或过敏等并发症，对组织器官功能干扰小，适用于合并肺部疾病、肝肾功能不全、休克、危重及年老体弱的病人。

（3）操作简便，易于掌握。目前穴位配方已不断精炼，并可用电刺激代替手法运针，使针麻技术更为简便易行。

（4）针麻手术过程中病人保持清醒，能发挥其主观能动性，能与手术人员密切配合，以判断手术效果。例如在甲状腺次全切除术中，可嘱病人发音，以判断是否误伤喉返神经。

（5）术后反应小，身体康复快。通过针刺穴位调整人体机能活动，可增加机体抵抗力，稳定术中病人血压、脉搏，并发症较少。

（6）患者经济负担小。整个过程仅需几根毫针和（或）电针仪，无需任何复杂的麻醉设施，药物应用也仅限于一定量。

但此种麻醉方法仍存在“三关”问题，即镇痛不全、肌肉不够松弛和不能抑制内脏神经牵拉反射，对很多手术尤其是深部手术效果不佳。使用中个体差异很大，使针刺镇痛在临床麻醉中的应用受到一定限制，故目前仍处于研究阶段。临床上大多主张“针药复合麻醉”，即在针刺镇痛的同时，辅以麻醉性镇痛药或复合应用其他麻醉药，可相应减少麻醉药物的用量而达到相同的麻醉效果，对病人生理功能的干扰比单用药物轻，以保证病人在麻醉期间的安全，满足手术的需要。

目前，在针刺镇痛与针刺辅助麻醉的研究中，仍以镇痛为目标。中医的经络学说与现代生理学相比较，显然是不够明确的，因此才出现了对针刺原理和经络实质的各种设想和认识。经络学说和现代神经－体液学说都是关于人体（和动物体）功能联系调节的理论，各有自己的特点，是在不同历史条件下的产物。人体是一个统一的整体，在完整统一的有机体内，当然不会存在两套互不相干的调节体系。目前对经络的本质存在不同的看法，对它的探索也还仅仅是个开始。无论最后的结论如何，即使经络具有某种独特的结构，它也必然会与神经－体液调节活动有着密切关系。直到今天，我们对人体的结构和功能的了解仍然很不够，神经生理学在发展，经络学说在广泛的临床实践中同样在发展。根据临床应用和实验研究针刺镇痛效应、穴位得气实质、循经传感和经络阻滞现象等，目前我们至少可以认为，在人体内机能调节过程中，确实存在着“循经”这样一个特征，它反映了经络调节的内在规律。只要进一步坚持走中西医结合的道路，经络系统所阐述的人体机能调节过程一定会使人们对人体结构和生理的认识提高到一个新的水平。

二、麻醉前准备

（1）为保证手术顺利进行，麻醉、手术及护理人员要根据病情和精神状况，认真制定麻醉和手术方案，估计可能出现的术中困难，并准备相应措施。

（2）术前应对病人介绍此种麻醉的特点，并进行试针，以解除其思想顾虑，让病人了解针刺穴位和手术各阶段的感觉和反应，以争取病人的充分配合。

（3）为配合手术的需要，术前指导病人做某些必要的训练，例如剖胸手术可引起呼吸功能紊乱和呼吸困难，术前应指导病人锻炼膈肌呼吸，进行缓慢而均匀的腹式深呼吸，以克服术中呼吸困难。

（4）麻醉前用药常用鲁米那钠（苯巴比妥）和阿托品以稳定病人情绪和减少呼吸道分泌。切皮前用哌替啶 25 ~ 50mg 静注或穴位注射，或用芬太尼 0.2mg 与氟哌利多 10mg 以加强镇痛效果，用药量以能保持病人清醒合作为准，不宜再加大。

三、穴位选择

针灸疗法以经络学为基础，针麻的穴位选择也以经络学说为依据，根据手术部位和术中要求，选定某些穴位组成针麻穴位处方。

NOTE

针麻初期有体针、耳针、头针、面针、鼻针、手针和足针等多种，临床上常用体针和耳针麻醉。体针主要根据脏腑经络理论选取穴位（循经取穴）；耳针则仅选用耳郭上的穴位。具体有下列几种不同的选穴原则。

（一）体针的选穴原则

1. 根据脏腑经络选穴 穴位是经络在体表气血流注的集点，针刺穴位可使脏腑经络气血通畅运行，产生镇痛和控制生理紊乱的效果。因此可根据手术所涉及的脏腑以及脏腑间或经络间的相互关系选穴。

（1）循经取穴：根据“经脉所过，主治所及”的原理，在手术切口部位通过的经脉及手术涉及脏器所属的经络上取穴。如胃手术可取足阳明胃经的足三里等；头颈部手术可选取手阳明大肠经的合谷等。

（2）辨证取穴：运用脏腑经络辨证法，先辨别与手术有关的疼痛等各种反应与脏腑经络之间的联系，再选取有关的经络穴位。如大肠手术可用手阳明大肠经的穴位及其表里相关的手太阴肺经穴位。眼科手术可运用“肝开窍于目”而肝胆又互为表里的原理，选用足少阳胆经的络穴——光明穴。

（3）邻近取穴：运用“以痛为俞”的针刺止痛经验，在手术部位的邻近取穴，用以配合循经取穴和辨证取穴，可加强手术局部的镇痛效果。

2. 根据神经解剖生理取穴 神经解剖发现，大多数的穴位局部存在神经末梢或神经感受器，这是针刺穴位的物质基础，因此可根据神经解剖选定穴位。

（1）近神经节段取穴：选用与手术部位属于同一或邻近脊髓节段支配的穴位。如甲状腺手术取扶突穴，因其邻近有颈浅神经丛通过；胸部手术取合谷、内关两穴，因接近手术部位所属邻近脊髓节段支配。

（2）远神经节段取穴：针刺穴位需保持“得气”才有效果。得气是针刺穴位下的感受器所产生，得气感强的穴位镇痛效果一般比较好。因此，可选用得气感强的穴位组成穴位处方。因这些穴位与手术部位多不属于同一或邻近脊髓节段支配，因此称为远神经节段取穴。如合谷、内关两穴的得气感都很强，用这两个穴位组成的处方可适用于全身不同部位的手术，对头面部、颈部和胸部手术的镇痛效果尤其满意。

（3）刺激神经干：针刺与支配手术区神经干相符合的穴位，可阻断来自手术区的冲动传入，由此产生镇痛功效。

（二）耳针的选穴原则

耳郭上有近百个穴位，针刺这些穴位可治疗临床各种疾病，也可产生镇痛功效，由此发展成耳针麻醉。耳针麻醉选穴可分为基本穴、对应穴和配穴三类。

1. 基本穴 任何手术都可选用的穴位，具有镇痛、镇静和抗交感兴奋的功效，如神门、交感、皮质下、内分泌等。

2. 对应穴 取与手术切口部位及手术脏器相对应的耳郭穴位。如阑尾切除术选用腹、阑尾；甲状腺手术选用咽喉、颈。另外，临床上的某些疾病都可在耳郭的相应穴位上出现压痛、变色或电阻变小等反应点，如胃、十二指肠溃疡可在耳郭的消化道区找到反应点；前臂、桡骨骨折可在腕区找到反应点。这些反应点都可选作对应穴。

3. 配穴 根据手术部位，按脏腑学说选用配穴，如根据“肺主皮毛”的论点，肺穴可列为切皮的配穴；根据"肾主骨"的论点，肾穴可列为骨科手术的配穴。

（三）选穴注意事项

（1）不论体针或耳针麻醉，一般可只选患侧或单侧穴位。

（2）选穴数不宜多，以2～6个为宜。

（3）根据需要，可同时选体穴或耳穴以组成综合穴位处方，可以相互协同增强功效。

（4）避免选用易出血或痛感强的穴位。

（5）选择的穴位要不妨碍手术操作和无菌技术。

四、麻醉方法与管理

根据手术需要安置体位，保持体位适宜、肌肉放松，标定穴位的准确位置，这些都是保证针麻效果的重要因素。

（一）刺激方法

穴位进针后，要手法运针以求得气，然后再在穴位上施行特定的刺激，以保证持续得气，常用的刺激方法有三类。

1. 手法运针　手法运针的镇痛效果较好，不需仪器，可根据病人的反应和手术各阶段的需要灵活变换运针的频率、幅度，可酌情运用捻转或提插等"补"与"泻"手法。缺点是操作者易疲劳，捻针不当可致针眼疼痛、出血或滞针，偶尔可影响手术操作。

2. 脉冲电刺激　为针麻最常用的刺激方法。通过电麻仪与针干连接，用微弱脉冲电流代替手法运针，根据手术各阶段的需要，调节电流强度和刺激频率。电流强度需逐渐加强，避免突然过强刺激。亦有用银片或铝片制成电极板，固定在穴位的皮肤上以代替扎针，通电刺激后也能获得与针刺相同的镇痛效果。

3. 穴位注射法　在选定的穴位上注射少量药液，如将少量维生素 B_1、哌替啶、当归注射液、10% 葡萄糖注射液或东莨菪碱等药物中的一种注射于穴位，也能产生刺激穴位的作用。

（二）麻醉处理

针刺镇痛与针刺辅助麻醉虽安全，亦无麻醉药过量或毒性反应的顾虑，但存在不同程度的镇痛不全、肌肉不松弛和内脏牵拉反应，因此要求有全面的麻醉处理。

1. 诱导时间　针刺穴位到产生镇痛效应称针麻诱导，一般需20分钟左右。在诱导时间内可使病人逐渐适应较强的穴位得气感和稳定情绪。足够长的诱导时间是保证针麻成功的关键之一，故时间不宜太短。

2. 辅助用药　针麻效果的个体差异较大，有时需用恰当的辅助药以增强针麻效果。

（1）镇痛不全：可考虑结合局部浸润和神经阻滞。情绪紧张者可辅用哌替啶25～50mg静注。为更好地发挥针麻的优点并克服针麻镇痛不全和其他不足，在临床上提倡用辅助药物和采取其他麻醉相结合的针药复合麻醉方法，常用的有针刺－局麻复合麻醉、针刺－硬膜外阻滞复合麻醉、针刺－小剂量全麻药复合麻醉。

（2）肌肉松弛不佳：常并存镇痛不全，可辅用镇痛药。因肌肉紧张而妨碍手术操作时，可在清醒气管内插管呼吸管理的保证下，使用肌肉松弛药物。

（3）内脏牵拉反应：于牵拉内脏之前，先在相应的系膜或韧带部位注射局麻药，能克服牵拉反应。

3. 术者的配合 由于针麻病人处于清醒状态和保持痛觉以外的全部感觉，因此需要手术者切实掌握稳、准、轻、快、巧的操作手法，切割力求快速，钳夹止血力求准确，尽量采取锐性方法分离组织，尽量缩短手术时间，机动灵活地变更手术步骤和改进手术操作方法。这些都是提高针麻效果的关键。

第四节 局部麻醉

应用局麻药暂时阻滞机体某区域的神经传导，使该神经支配的部位丧失痛觉和肌张力，称局部麻醉（local anesthesia），简称局麻。广义的局麻包括椎管内麻醉。

局部麻醉的优点在于简便易行、安全、并发症少，对病人生理功能影响最小。不仅能有效地阻断痛觉，而且可完善地阻断各种不良神经反射，对预防手术创伤所引起的应激反应有一定的作用。

局部麻醉主要适用于各种较小型手术，以及全身情况差或伴有其他严重病变而不宜采用其他麻醉方法的病例，局部麻醉也可以作为其他麻醉的辅助手段，增强麻醉效果，减少全麻药的应用量，从而减轻麻醉对机体生理功能的干扰。对于小儿、精神病或神志不清的病人，不宜单独使用局部麻醉完成手术，必须辅助以基础麻醉或浅全麻。对局麻药过敏的病人应视为局部麻醉的禁忌证。

一、常用局麻药

中医文献中有利用中药进行局部麻醉的记载，主要有蟾酥、乌头、生半夏、生南星、生细辛等，多为复方，因其副作用，目前临床未应用。

现在局麻药的品种很多。局麻药依其分子结构的不同分为酯类局麻药和酰胺类局麻药。常用酯类局麻药有普鲁卡因、丁卡因等，酰胺类局麻药有利多卡因、布比卡因（丁哌卡因）、罗哌卡因等。临床上常依据局麻药的作用时间长短分为短效、中效和长效局麻药。短效者有普鲁卡因等，中效者有利多卡因等，长效者有丁卡因、罗哌卡因和布比卡因等，常用局麻药的剂量、浓度和用法见表 4–2。

局麻药脂溶性愈高，效能愈强。布比卡因和丁卡因脂溶性高，利多卡因中等，普鲁卡因最低。故按此规律布比卡因和丁卡因麻醉效能最强，利多卡因居中，普鲁卡因最弱，罗哌卡因的脂溶性略低于布比卡因。

局麻药吸收入血后首先分布于肺，并有部分被肺组织摄取，这对大量药物意外进入血液有缓冲作用。随后很快分布到血液灌流好的器官，如心、脑和肾。然后以较慢速率再分布到血液灌流差的肌肉、脂肪和皮肤。蛋白结合率高的药物，如布比卡因和罗哌卡因，均不易透过胎盘屏障分布至胎儿。

一般情况下，局麻药中应加入 1∶20 万 ~ 1∶40 万浓度的肾上腺素，其作用为延缓局麻药吸收，延长阻滞时间；减少局麻药的毒性反应；消除局麻药引起的血管扩张作用，减少创面渗血。但在末梢动脉部位，如手指、足趾、阴茎等处手术使用局麻药时不可使用。对老年病人、高血压、甲状腺功能亢进、糖尿病及周围血管痉挛性疾病的病人，局麻药中不加或少加肾上腺素。

表 4–2　常用局麻药的剂量、浓度和用法

局麻药	普鲁卡因	丁卡因	利多卡因	布比卡因	罗哌卡因
作用效能	弱	强	中等	强	强
毒性	低	强	中等	高	中等
常用浓度（%）					
①脊麻	2 ~ 5	0.1 ~ 0.5	2 ~ 5	0.5 ~ 0.75	0.5 ~ 0.75
②硬膜外	1 ~ 2	0.25 ~ 0.33	1 ~ 2	0.5 ~ 0.75	0.75
③局部浸润	0.5 ~ 1	0.1（少用）	0.25 ~ 0.5	0.2 ~ 0.25	0.2 ~ 0.25
④神经干阻滞	1 ~ 2	0.1 ~ 0.3	1 ~ 2	0.25 ~ 0.5	0.25 ~ 0.5
⑤表面麻醉持续时间（小时）	0.75 ~ 1	2 ~ 3	1 ~ 2	5 ~ 6	4 ~ 6
一次最大量 *（mg）	1000	40（表面麻醉） 80（神经阻滞）	100（表面麻醉） 400（神经阻滞）	150	150

* 此系成人剂量，使用时还应根据具体病人、具体部位决定。

二、局部麻醉方法和临床应用

（一）黏膜表面麻醉

用渗透性强的局麻药与黏膜接触，产生黏膜痛觉消失的方法称为黏膜表面麻醉，亦称黏膜麻醉。常用于眼、鼻腔、咽喉、气管及尿道等部位的表浅手术或内窥镜检查术。

常用的表面局麻药有 0.5% ~ 2%丁卡因、2% ~ 4%利多卡因或 0.5% ~ 1%达克罗宁。将以上药物制成溶液、软膏或栓剂等备用，给药方法可根据手术部位选择，如眼科手术用滴入法；鼻内手术用棉片填敷法；咽喉或气管内手术用喷雾法；尿道手术用灌入法；直肠手术用栓剂塞入法。表面局麻药用于黏膜面积大的手术部位时，宜用低浓度溶液，以防吸收过快而出现局麻药中毒，如气管内喷雾用 0.5%丁卡因；尿道内灌入用 0.1% ~ 0.5%丁卡因。黏膜面积小或黏膜层厚者宜用较高浓度溶液，咽喉、气管用 1% ~ 2%丁卡因。

（二）局部浸润麻醉

沿手术切口线分层注射局麻药，以阻滞组织中的神经末梢，称局部浸润麻醉。

NOTE

局部浸润麻醉适用于各类中小型手术，亦适用于各种封闭治疗和特殊穿刺（如胸腔、腹腔、关节、骨髓穿刺等）的局部止痛。其操作要点是“一针技术、分层注射、水压作用、边抽吸边注射、广泛浸润和重复浸润”。“一针技术”是指在皮内浸润时首先用5～6号细针在手术切口一端皮内注射，针尖紧贴皮肤刺入皮内，然后注射局麻药，使皮肤呈白色橘皮样，根据范围大小，沿切口走向在皮内做连续线状皮丘（图4–1）。“分层注射”指依解剖层次，由表及里逐层注射局麻药，如皮内、皮下组织、筋膜、肌膜、肌肉和腹膜等。也可采用注射一层局麻药切开一层组织的方法。“水压作用”为注射局麻药时应适当用力加压，使药液在组织内形成张力性浸润，使之与神经末梢广泛接触，以增强麻醉效果。“边抽吸边注射”的目的在于防止局麻药误注入血管而发生意外。

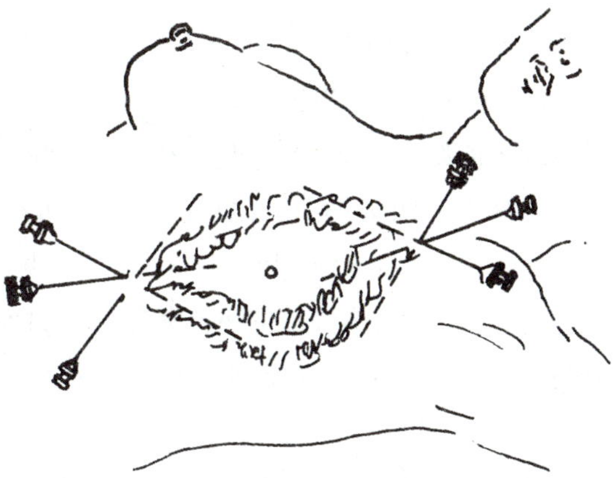

图4–1 沿切口做线状皮丘及皮下浸润

注意事项：

（1）局麻药逐层浸润。

（2）穿刺进针应缓慢，避免弯针及折断。

（3）注药前应回抽以免药液注入血管。

（4）每次注药量不要超过极量。

（5）感染及脓肿部位不宜局部浸润麻醉，以防炎症扩散。

最常用于浸润麻醉的局麻药为普鲁卡因，一般用0.5％溶液，浸润范围小者可用0.75％～1％溶液，一次最大剂量为1g，宜加用1∶20万的肾上腺素，作用可维持45～60分钟；利多卡因常用0.25％～0.5％溶液，成人一次总量不超过0.4g，宜加用1∶20万肾上腺素，作用可持续120分钟。

（三）区域阻滞麻醉

在手术区的周围或底部浸润局麻药，以阻滞进入手术区的神经支和神经末梢，称区域阻滞麻醉。

区域阻滞麻醉的操作要点与局部浸润麻醉相同，其区别在于将局麻药注射于待切除组织的周围、基底或根部，形成局麻药包围圈（图4–2）。本法最适用于皮下小囊肿摘除，浅表小肿块活检，舌、阴茎、带蒂肿瘤等的手术和乳腺手术。常用的局麻药与局部浸润麻醉相同。

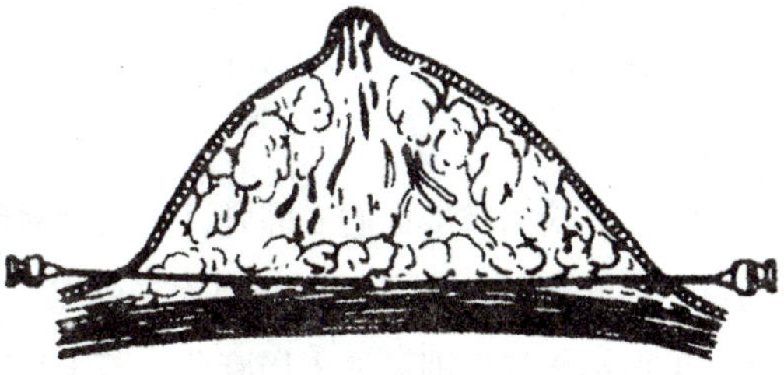

图4–2 区域阻滞麻醉

（四）神经阻滞麻醉

将局麻药注射于神经干的周围，使该神经所支配的区域产生麻醉，称神经阻滞麻醉。

神经阻滞麻醉的操作较为盲目，成功的关键在于熟悉局部解剖，正确运用体表、骨质和血管等标志，正确确定穿刺径路、方向和深度。神经阻滞前应使用适当的麻醉前用药，可用哌替啶 50mg、地西泮 10mg 或苯巴比妥钠 0.1g 肌肉注射。

常用的神经阻滞方法有以下几种：

1. 颈丛神经阻滞 颈丛由颈 1～4 脊神经的前支组成，位于中斜角肌和肩胛提肌的前面，胸锁乳突肌的后面。颈丛分浅丛和深丛两组。浅丛沿胸锁乳突肌后缘的中点穿出筋膜，分出颈横神经、锁骨上神经、耳大神经和枕小神经，分布于颈前区的皮肤和浅表组织。深丛位于第 2～4 颈椎旁，四周有椎前筋膜包裹，主要分布于颈侧面及前面的肌肉和其他深部组织。

颈丛阻滞适合于颈部甲状腺次全切除、甲状腺腺瘤摘除和气管、喉等手术。颈丛神经的体表标志为：①颈 2 横突：位于乳突尖下 1～1.5cm 处；②颈 4 横突：位于胸锁乳突肌后缘，锁骨与乳突连线的中点，胸锁乳突肌与颈外静脉交叉点的附近；③颈 3 横突：位于颈 2 与颈 4 横突之间。

（1）深丛阻滞方法：确定颈 2、颈 3、颈 4 横突后，分别对准横突进针，遇骨质感提示已触及横突，深度 2～3cm，各注射局麻药 3～4mL。

（2）浅丛阻滞方法：在胸锁乳突肌后缘的中点进针，于皮下与颈阔肌之间注射 1%普鲁卡因 10mL。

颈深、浅丛阻滞亦可采用一针法阻滞完成，其操作方法是：以甲状软骨上缘水平线与胸锁乳突肌后缘的交界点为穿刺点，在前斜角肌与中斜角肌之间的间隙进针，穿破椎前筋膜后遇到骨质感，回抽无血即可注射局麻药 10～15mL。要防止过深，应以不超过横突长度为准。注药时在穿刺点的下方施压，可防止药液向臂丛神经扩散。颈丛阻滞穿刺过深有可能导致全脊髓麻醉危险，此外可能阻滞喉返神经而出现声音嘶哑、失音或呼吸困难等并发症。

2. 臂丛神经阻滞 臂丛神经是由颈 5～8 及胸 1 脊神经的前支组成，支配整个上肢的感觉和运动。臂丛神经阻滞的方法有三种（图 4–3）。

（1）肌间沟径路：病人仰卧，头转向对侧，尽量使病人肩下垂，显露颈侧部，在胸锁乳突肌锁骨头的后缘摸到的长条肌肉即为前斜角肌，前斜角肌外缘还可摸到一条几乎与之相平行的肌肉，即为中斜角肌，两肌间形成一上稍窄下稍宽的肌间隙，即为肌间沟。在该处向颈椎方向重压时有异样感向前臂放射，即为穿刺点。穿刺针指向对侧腋窝顶缓慢进针，当病人主诉有异样感时，回抽无血即可注射 2%利多卡因 15～20mL。本法的阻滞范围较广，包括肩关节到手。

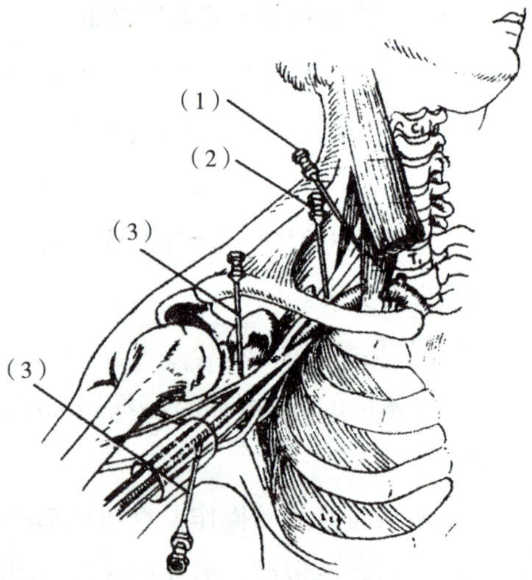

图 4–3 臂丛神经阻滞方法
（1）肌间沟径路 （2）锁骨上径路 （3）腋径路

（2）锁骨上径路：病人仰卧，头转向对侧，在锁骨的中点上缘 1.5cm 处摸清锁骨下动脉搏动点，在此点的外侧 0.5cm 处即为穿刺点。穿刺针向内、下及后方缓缓刺入，当出现异样感，回抽无血和无气后即可注入局麻药。若未出现异样感而触及骨质时，亦可注入局麻药，此骨质为第一肋骨，可作为注药的标志。本法的阻滞范围主要在上臂、前臂和手。

（3）腋径路：病人取仰卧位，患肢外展 90°并外旋，前臂屈曲 90°，在胸大肌肱骨端止点的下缘触及腋动脉搏动，沿搏动向头方向触摸，找出搏动的最高点，即为穿刺点。垂直进入穿刺针，当针尖穿过动脉鞘时可有明显的突破感，同时可见针头随腋动脉搏动而明显摆动。固定针头，回抽无血后即可注入 1.33%利多卡因 30mL（成人量）。

3. 肋间神经阻滞　胸 1～12 脊神经的前支绕躯干环行，在肋骨角处脊神经前支位于肋骨下缘的肋骨沟内紧贴动脉下向前伸进。过腋前线神经和血管位于内外肋间肌之间，在腋前线处分出外侧皮神经。肋间神经支配肋间肌、腹壁肌及相应的皮肤。

由于腋前线处已分出外侧皮神经，故阻滞应在肋骨角或腋后线处进行。病人侧卧或俯卧，上肢外展，前臂上举。肋骨角位于距脊柱中线 6～8 cm 处；上面的肋骨角距中线较近，下面的离中线较远。摸清要阻滞神经所处的肋骨后，用左手食指将皮肤轻轻上移，右手持注射器在肋骨接近下缘处垂直刺入至触及肋骨骨质。松开左手，针头随皮肤下移。将针再向内刺入，滑过肋骨下缘后又深入 0. 2～0. 3 cm，回抽无血或气体后注入局麻药液，腋后线注射法除穿刺点位置不同外，其余与此相同。

并发症：①气胸；②局麻药毒性反应，因药液意外注入肋间血管，或阻滞多根肋间神经用药量过大和吸收过快所致。

4. 指（或趾）神经阻滞　用于手指（或脚趾）手术。支配手指背侧的神经是桡神经和尺神经的分支，手掌和手指掌面的神经是正中神经和尺神经的分支。每指有 4 根指神经支配，即左右两根掌侧指神经和背侧指神经。指神经阻滞可在手指根部或掌骨间进行。趾神经阻滞可参照指神经阻滞法。在手指、脚趾以及阴茎等处使用局部麻醉药时禁加用肾上腺素，注药量也不能太多，以免血管收缩或受压而引起组织缺血坏死。

（1）指根部阻滞：在指根背侧部进针，向前滑过指骨至掌侧皮下，术者用手指抵于掌侧可感到针尖，此时后退 0. 2～0. 3 cm，注射 1% 利多卡因 1 mL；再退针恰至进针点皮下注药 0. 5 mL。手指另一侧如法注射。

（2）掌骨间阻滞：针自手背部插入掌骨间，直达掌面皮下。随着针头推进和拔出，注射 1% 利多卡因 4～6 mL。

近年来，在神经刺激仪和超声仪定位引导下进行神经阻滞，改变了传统凭借“异感”定位，取得了更好的神经阻滞效果。

三、局麻药的不良反应与防治

局麻药虽注射于局部组织，但吸收进入血液后同样会出现某些全身的不良反应，甚至可达到极严重的程度。不良反应的发生率取决于药物本身的毒性强度、用药是否恰当合理以及机体对药物的耐受程度。主要包括中毒反应、过敏反应和特异质反应三类。

（一）中毒反应

指血液中的局麻药浓度超过一定阈值时发生的毒性反应，占全部局麻药不良反应的 98%。其发生机理是局麻药被吸收入血循环的速度超过机体的处理速度（包括分布、结合、分解和排泄）。高浓度局麻药常见的中毒原因是透过血脑屏障，出现中枢抑制作用，同时亦抑制心肌和心传导系统并引起周围血管扩张。局麻药在血内浓度越高，中毒反应的程度就越重。其具体原因可分为以下几类：

（1）一次用药超过极量。

（2）局麻药浓度过高，或未加血管收缩剂，致吸收过快。

NOTE

（3）在血管丰富区注射高浓度局麻药，致吸收过快。

（4）局麻药被误注入血管内。

（5）病人因体质衰弱、严重贫血、低蛋白血症、维生素C缺乏、肝功能减退或电解质紊乱等病情，导致其对局麻药耐受力显著下降。

1. 症状　主要表现在中枢神经系统和心血管系统，且中枢神经系统对局麻药更为敏感。局麻药对中枢神经下行抑制系统神经元阻滞先于兴奋系统神经元，因此临床上常先出现过度兴奋，如恐惧不安、狂躁、话多胡语、头晕目眩、视力模糊、恶心呕吐、寒战及惊厥等，而后则迅速进入严重抑制阶段，出现昏迷甚至呼吸停止。局麻药对心血管系统的抑制表现为心肌收缩无力，心排血量减少，动脉血压下降，房室传导阻滞，甚至出现心房颤动或心搏停止，其发作突然，且演变迅速，故需紧急处理。轻度毒性反应时，病人常出现眩晕、多语、嗜睡、寒战、惊恐不安和定向障碍等症状，此时如药物已停止吸收，症状可在短时间内消失。如果继续发展，则可意识丧失，并出现面肌和四肢的震颤。一旦发生抽搐或惊厥，可因呼吸困难缺氧导致呼吸和循环衰竭。

2. 预防

（1）麻醉前给巴比妥类药，有减少局麻药中毒的功效。

（2）严格控制局麻药剂量，不得超过使用极量。

（3）使用最低有效浓度的局麻药。

（4）采取边注射边抽吸的用药法严防注入血管。

（5）局麻药中加用1∶20万的肾上腺素。

（6）全身情况不良或在血运丰富区注药，应酌情减量。

3. 治疗

（1）出现中枢兴奋或惊厥时，用苯巴比妥钠0.1g肌注，或安定10mg静注，或用2.5%硫喷妥钠3～5mL缓慢静注，可重复注射直到惊厥解除。必要时可考虑用肌松药以控制惊厥，同时施行气管内插管控制呼吸。

（2）呼吸抑制者用面罩吸高浓度氧或气管内插管人工呼吸供氧。

（3）心血管抑制者应用血管活性药和静脉补液维持有效循环，加强血压、脉搏、心电图监测，做好心、肺、脑复苏的准备工作，一旦呼吸心跳骤停，须及时抢救。

（二）过敏反应

局麻药本身不含蛋白质，故不会成为抗原，但其代谢产物可能与蛋白结合而形成特殊抗原。当再次应用该局麻药，就可能产生抗原抗体反应而出现过敏。过敏反应的发生率很低，只占不良反应的1%以下。一般认为酯类局麻药的发生机会较多。由于酯类局麻药都含氨苯甲酸基结构，因此可能出现交叉过敏反应，如果对普鲁卡因过敏，对丁卡因也可能过敏。

1. 症状　皮肤黏膜出现皮疹和荨麻疹，并有结膜充血和脸面浮肿等；血管神经性水肿表现为喉头、支气管黏膜水肿和痉挛，可出现支气管哮喘和呼吸困难；严重时可出现过敏性休克。

2. 预防

（1）术前明确病人有无局麻药应用史和过敏史。

（2）采用酯类局麻药者，术前应常规做普鲁卡因皮试。

3. 治疗

（1）病情急剧者，先用肾上腺素 0.5 ~ 1mg 皮下或肌注。

（2）应用肾上腺皮质激素，以改善血管通透性；发作较轻者可用苯海拉明 10 ~ 50mg 肌注。

（3）支气管哮喘发作时，应用氨茶碱 250 ~ 300mg 静脉缓注。

（4）喉头水肿时应吸氧，呼吸困难时应及时做气管切开。

（5）过敏性休克时应紧急综合治疗。

（三）特异质反应

当用小剂量局麻药而出现严重中毒征象时称特异质反应，亦称高敏反应。该反应后果严重，发生原因尚不明确。一旦发生应按中毒反应处理。

第五节 椎管内麻醉

椎管内麻醉是一种常用的神经阻滞麻醉方法，通过局麻药注射于椎管内，阻滞脊神经的传导功能，产生相应区域的痛觉和运动功能消失，称为椎管内麻醉。

椎管内麻醉可分为蛛网膜下腔脊神经根阻滞麻醉（简称脊麻、腰麻）和硬脊膜外腔脊神经根阻滞麻醉（简称硬膜外麻）。其穿刺的技术操作，脊神经根阻滞范围的测定和局麻药在管内扩散的主动调节，都必须熟悉脊柱及其周围组织的解剖生理才能顺利完成。

一、椎管内麻醉的有关解剖生理

（一）椎管解剖

1. 骨性结构 脊椎由 7 节颈椎、12 节胸椎、5 节腰椎、5 节骶椎（融合为骶骨）及 3 ~ 4 节尾椎（融合为尾骨）所组成。

成人脊柱有 4 个生理弯曲（图 4-4），即前凸的颈曲和腰曲，后凸的胸曲和骶曲。脊柱的生理弯曲对局麻药在脑脊液中的弥散有明显影响。

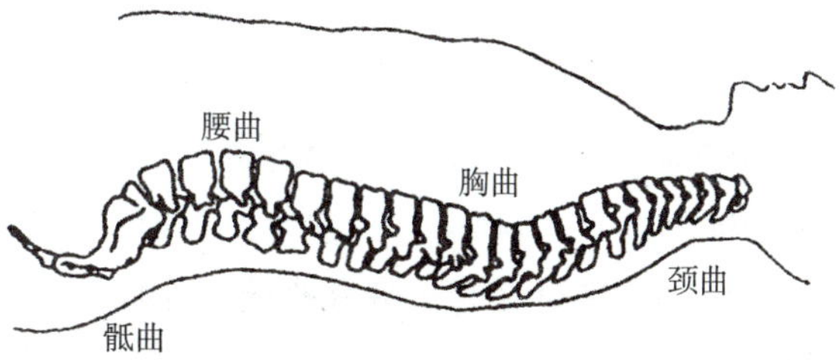

图 4-4 脊柱的四个生理性弯曲

椎骨的前部为椎体，起支撑身体的作用；后部为椎弓，起保护脊髓的作用。椎弓由两侧的椎弓根和椎板所组成，在后部融合成棘突。椎板的两侧各与横突相连。椎体和椎弓的中心部为椎孔，各个椎骨的椎孔上下连贯构成椎管。椎弓根的上、下缘都有一个切迹，相邻的切迹构成椎间孔，脊神经通过此孔穿过椎管。棘突位于椎弓后正中位，突向后方，呈矢状位，有韧带、肌肉附着。上、下两个棘突构成棘间隙，此即为椎管内穿刺的解剖位置。在病人背部的脊柱后正中线上，可辨别各个椎骨的棘突和棘间隙。

骶骨呈扁平三角形，有突向后的弯曲度，两侧与髋骨相连。骶骨后面为椎板棘突融合而成的骶中嵴，在其末端已不存在椎板，留下的间隙即为骶裂孔。骶中嵴的两侧有 4 对骶后孔，在骶骨前面有与骶后孔相对应的 4 对骶前孔。骶裂孔部位为硬膜外腔的终末点，位置在尾骨尖的上方 4 ~ 5cm 处。经骶裂孔穿刺注药即为骶管麻醉。

NOTE

2. 脊椎的连接韧带 各个脊椎由 5 条纵行的韧带连接成脊柱。椎体部位由前纵韧带和后纵韧带连接，椎弓、椎板部位由黄韧带、棘间韧带和棘上韧带连接。黄韧带与相邻的椎板韧带呈垂直连接，由致密的弹力纤维构成，厚度由上而下递增，以腰部最坚韧厚实。椎管穿刺时，当穿刺针在比较薄弱的棘间韧带通过时，无明显阻力感，但当针尖遇到阻力由增加到骤然消失时，即标志着针尖已经穿透黄韧带而抵达硬膜外腔。

棘上韧带附着于第 7 颈椎至骶骨的棘突尖上，为圆柱形、质地较坚实的纤维束，穿刺针刺透皮下所感到的第一个阻力即为棘上韧带。老年人的棘上韧带可发生钙化而易造成穿刺困难，此时可改用旁正中穿刺法。

3. 脊髓的被膜与间隙腔 围绕脊髓有 3 层被膜，即软脊膜、蛛网膜和硬脊膜，同时分隔为 2 个间隙，即蛛网膜下腔和硬脊膜外腔。

软脊膜紧贴于脊髓，构成蛛网膜下腔的内面。蛛网膜在软脊膜和硬脊膜之间，软脊膜与蛛网膜之间的腔隙即为蛛网膜下腔。脊柱部位的蛛网膜下腔与颅内蛛网膜下腔和脑室相互沟通。脊髓的前、后神经根由齿状韧带和蛛网膜小梁固定。蛛网膜在椎间孔处增厚并闭塞椎间孔，同时与软脊膜融合构成脊神经束膜而移行于脊神经干。

硬脊膜位于脊髓的最外层，质地坚厚，可分为内、外两层。外层与椎管内壁骨膜紧贴不能分离。内层的上端在枕骨大孔处与大孔边缘的骨膜相融合，下行则围绕脊髓。在硬脊膜的内、外两层之间即为硬脊膜外腔。

硬脊膜由致密的结缔组织构成，包绕于整个脊髓，并随脊神经穿出椎间孔，构成根硬膜和脊硬膜，在两者交界处略增厚，呈环状狭窄。根硬膜处可随脑脊液压力升高而膨胀出呈盲囊状，其中含有许多蛛网膜绒毛，并突出穿过硬膜。若将墨汁注入蛛网膜下腔，可见墨汁颗粒会聚在脊神经根的蛛网膜下腔盲囊内。据此，将脊神经根膨出的蛛网膜下腔称为“墨水套囊”。

硬膜外间隙内有疏松的结缔组织和脂肪、淋巴及静脉丛。从颈部至骶部，硬膜外腔的间隙有不同的宽窄度，其中以腰部最宽，成年男性可达 5 ~ 6mm。

（二）蛛网膜下腔麻醉的生理

脊髓的蛛网膜下腔与脑室相通，内含脑脊液。成人的脑脊液量为 100 ~ 150mL，其中 60 ~ 70mL 分布在脑室，35 ~ 40mL 在颅蛛网膜下腔，25 ~ 30mL 在脊蛛网膜下腔。从第二骶椎算起，每增高 1 个椎体脑脊液量约增加 1mL，这对估计不同平面蛛网膜下腔的脑脊液容积及确定麻醉药容积有参考意义。

脑脊液主要由脉络丛血管渗漏的血浆生成。正常人脑脊液压力在侧卧位时为 0.69 ~ 1.67kPa；坐位时为 1.96 ~ 2.94kPa。此压可因静脉压升高而增高；老年和脱水病人则偏低；血液渗透压改变、$PaCO_2$ 增高、脑脊膜感染或受化学物质刺激时则随之变化。

脑脊液为无色透明液体，pH 值为 7.35，比重 1.003 ~ 1.009。每 100mL 脑脊液中含葡萄糖 45 ~ 80mg，蛋白 20 ~ 30mg，氯化物 720 ~ 750mg。将局麻药注射到蛛网膜下腔，可直接作用于脊神经根及脊髓，从而产生传导阻滞作用。鉴于神经纤维的粗细各不相同，可出现不同的阻滞程序和阻滞平面。交感神经纤维最细，首先被阻滞，次为感觉神经纤维阻滞，最后为较粗的运动神经纤维被阻滞。交感神经阻滞的平面为最高，可高出痛觉阻滞平面 2 ~ 4 个脊神经节段；运动神经阻滞平面常比痛觉消失平面低 1 ~ 4 个节段。临床所指的麻醉阻滞平面均以痛觉减退或消失平面为准。

根据脊神经阻滞平面的高低，可将脊麻分为：超过胸 4 脊神经水平者称高平面脊麻；胸 6 脊神经水平者称中平面脊麻；低于胸 10 脊神经水平者称低平面脊麻。仅阻滞骶尾神经者称鞍区麻醉。如全部脊神经被阻滞称全脊髓麻醉，属严重并发症，可迅速危及生命。

各个脊神经在体表有一定的分布规律，如图 4–5 所示。甲状软骨平面的皮肤为颈 2 脊神经支配；胸骨柄上缘平面是胸 2 脊神经支配；乳头连线平面是胸 4 脊神经支配；剑突平面由胸 6 脊神经支配；季肋缘平面由胸 8 脊神经支配；脐平面由胸 10 脊神经支配；耻骨联合平面由腰 1～2 脊神经支配。

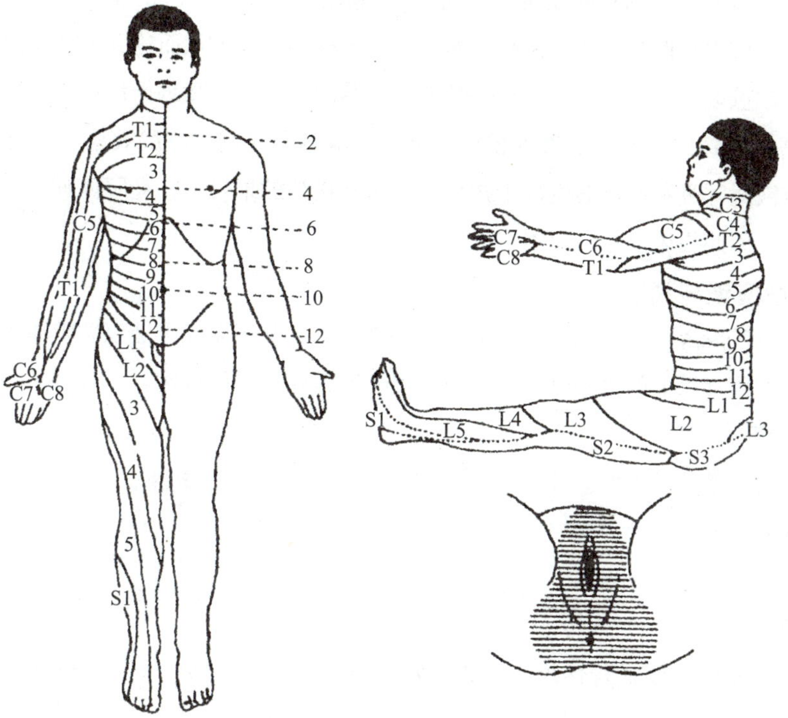

图 4–5 脊神经的体表分布

（三）硬膜外麻醉的生理

硬膜外麻醉与蛛网膜下腔麻醉的作用机理有所不同，前者的局麻药不能直接作用于裸露的脊神经根，必须通过脊神经鞘膜才能抵达脊神经组织，其中的机理还不完全清楚，多数认为注入硬膜外腔的局麻药须通过多种途径才产生阻滞作用。

因注入硬膜外腔的局麻药不与脑脊液混合，故可用较蛛网膜下腔麻醉浓度高的局麻药，并且其阻滞范围主要取决于药液容积的大小。因其阻滞范围较易主动控制，故对呼吸和循环的干扰亦较轻。

根据节段性脊神经阻滞平面的高低，可将硬膜外麻醉分为：①高位硬膜外麻醉：指颈段或上胸段脊神经阻滞；②中位硬膜外麻醉：指中胸段脊神经阻滞；③低位硬膜外麻醉：指下胸段和腰段脊神经阻滞；④骶管麻醉：指骶神经阻滞。

二、蛛网膜下腔麻醉的实施

注入蛛网膜下腔的局麻药作用于裸露的脊神经根，使脊神经所支配的相应区域产生阻滞麻醉，称蛛网膜下腔麻醉。为避免穿刺损伤脊髓，一般都选择腰段脊椎进行穿刺注药，所以俗称腰麻。

（一）常用局麻药的药理

脊麻常用普鲁卡因、丁卡因、丁哌卡因或利多卡因等局麻药，注入蛛网膜下腔的局麻药通过脑脊液而不断扩散，故其阻滞范围取决于局麻药的剂量大小。临床上必须严格控制剂量，以防麻醉平面过高、过广。脊麻持续时间则取决于药物的种类、剂量和浓度，增高浓度固然可延长作用持续时间，麻醉效果亦较确切可靠，但有可能损害神经而出现永久性麻痹，因此临床上只能使用规定的最低有效浓度。

为主动调节和控制脊麻阻滞平面，利用地心引力原理，可将局麻药预先配制成重比重、等比重和轻比重溶液（与脑脊液比重相对而言）。利用重比重液下沉、轻比重液上浮的原则，结合体位调整，可主动控制局麻药在蛛网膜下腔内的移动范围，从而达到主动控制麻醉范围的目的。使用重比重液，在头低脚高位时麻醉平面可移向头侧，头高脚低位时麻醉平面可移向足侧或不再升高；用轻比重液的结果则相反。重比重液较易配制，麻醉效果、肌肉松弛程度均较好。轻比重液对呼吸和循环的生理干扰小，但肌肉松弛效果较差，克服内脏牵拉效应弱，持续时间亦较短，因此临床上现已少用。

（二）适应证与禁忌证

蛛网膜下腔麻醉主要适用于下腹部以下的手术，常利用重比重液以防阻滞平面过高引起的生理干扰。上腹部以上的手术麻醉目前已被连续硬膜外麻醉所替代。

1. 适应证

（1）下腹部及盆腔手术。

（2）下肢手术。

（3）肛门及会阴部手术。

2. 禁忌证

（1）中枢神经系统进行性疾病，如多发性脊髓硬化症、脑膜炎、进行期脊髓前角灰白质炎、脊髓转移癌等。

（2）全身性严重感染或穿刺部位有炎症感染，为防止将炎症导入蛛网膜下腔引起急性脑脊髓膜炎，所以应禁用。

（3）老年人、消瘦、体弱、高血压症或严重贫血等，因循环代偿功能显著减弱，容易出现血压急剧下降，应慎用或禁用。

（4）妊娠、腹部巨大肿瘤、严重腹水等，因腹内压增高及腹腔内血管扩张，容易出现循环骤变，且阻滞平面难以有效控制，应禁用。

（5）低血容量休克，在血容量未补足的情况下应禁用。

（6）脊柱畸形或严重腰背痛者应禁用。

（三）麻醉前准备

1. 术前探视病人

（1）根据全身情况和手术要求，确定有无脊麻的适应证与禁忌证。

（2）根据病人身高、性别、体重等因素，确定脊麻的用药种类、剂量和浓度。

（3）对肥胖、脊柱轻度侧弯或弯腰困难的病人，要认真估计是否有穿刺操作困难。

2. 蛛网膜下腔麻醉常用局麻药的准备

（1）腰麻常用局麻药的种类和剂量见表4-3。临床上可根据手术种类和手术时间长短酌情选择。

NOTE

表 4-3　腰麻常用局麻药的剂量

药名	高平面（mg）	中平面（mg）	低平面（mg）	鞍区（mg）	常用浓度	诱导时间（min）	持续时间（min）
普鲁卡因	125 ~ 180	100 ~ 150	75 ~ 125	50 ~ 100	5%	1 ~ 3	45 ~ 60
丁卡因	10 ~ 12	8 ~ 10	6 ~ 8	4 ~ 6	0.33%	5 ~ 10	120 ~ 180
布比卡因	12 ~ 15	10 ~ 12	8 ~ 10	8	0.75%	5 ~ 10	120 ~ 240

（2）临床应用主要为重比重液，配制方法常有以下几种：①普鲁卡因重比重液：普鲁卡因150mg（晶体）、脑脊液 2.7mL、肾上腺素 0.3mg（也可用生理盐水代替脑脊液溶解普鲁卡因）。②丁卡因重比重液（也称 1∶1∶1 液，或 D. G. E 溶液）：1% 丁卡因 1mL、10% 葡萄糖液 1mL、3% 麻黄碱 1mL。③布比卡因重比重液：0.75% 布比卡因 2mL、10% 葡萄糖液 1mL、3% 麻黄碱 0.3mL。

3. 麻醉前用药　常规肌注苯巴比妥钠 0.1 ~ 0.2g，取其镇静和提高局麻药耐受性的效应。同时应用阿托品，但在低位脊麻时因阻滞范围小，交感神经干扰轻，可考虑省略抗胆碱药，以免口干不适。

（四）蛛网膜下腔穿刺技术

1. 体位（图 4-6）

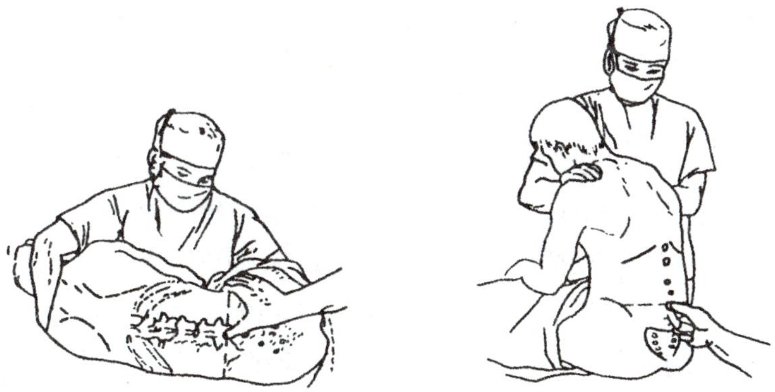

图 4-6　脊麻的穿刺点和体位

（1）侧卧位：最常用，如选用重比重液，手术侧应置于下位。病人侧卧后，利用手术床的头、尾、侧倾斜性能，调节脊柱的水平面。男性因肩宽而骨盆窄，脊柱水平易向尾侧倾斜，女性因肩窄而骨盆宽，脊柱水平易向头侧倾斜，应予合理调整妥当。此外，如拟行低平面麻醉且采用重比重液时，一般可取脊柱水平的头高脚低 10° ~ 15°位。此后嘱病人双手抱膝，头胸部屈曲，大腿屈向腹壁，使脊柱后凸如弧形，以增宽棘突间隙。为方便穿刺操作，肩与背应在一平面，背与手术台面垂直，背平面齐于手术台边缘。

（2）坐位：施行鞍区麻醉时采用坐位穿刺。由助手扶持病人坐于手术台，两足蹬凳，双手扶膝，头下垂，使腰背部后弓突出，保持体位不动。

2. 皮肤消毒范围　消毒范围原则应宽，上至肩胛下角，下至尾骨，两侧至腋后线，然后以穿刺点为中心铺孔巾。

3. 穿刺方法　脊麻的穿刺点不应超过腰1～2间隙。取两侧髂嵴最高点做连线，与脊柱相交处即为腰4棘突或腰3～4间隙。依此为据可任选腰2～3、腰3～4或腰4～5间隙作穿刺点。常用的穿刺方法有以下两种。

（1）直入穿刺法：沿棘突的正中线做直入穿刺，为最常用的穿刺方法。以0.5%～1%普鲁卡因于穿刺点做皮丘，并在皮下组织和棘间韧带逐层浸润。左手固定穿刺点皮肤，右手持穿刺针。针与背部呈垂直，在间隙的正中线缓缓进针，体会通过各组织层次的阻力变化，针突破韧带有阻力消失的“落空感”。再稍进针有突破“薄纸”的感觉，提示已穿过硬脊膜而抵达蛛网膜下腔。

（2）侧入穿刺法：一般仅适用于老年韧带钙化、腰部弯曲度小或过度肥胖的病人，侧入法穿刺较易成功。穿刺点在棘突正中线的外侧一横指处，针尖指向中线，与皮肤平面呈75°～80°角。侧入法可避免棘上韧带阻挡，而突破黄韧带及硬脊膜的感觉仍如直入法。

4. 穿刺成功的标志与注药　穿刺针到达蛛网膜下腔后，拔出针芯，脑脊液畅流是穿刺成功的唯一标志。若无脑脊液流出，可稍旋转针体，或稍拔出或推进针头以调节穿刺深度，进行试探性纠正，直至脑脊液畅流。老年或脱水病人有可能因脑压过低而出现脑脊液不易畅流的现象，此时可试用压迫颈静脉血管以促使脑压暂时性增加的措施来证实脑脊液畅流。证实脑脊液畅流后，连接注射器，可回抽脑脊液配制局麻药，或直接将配好的局麻药缓慢推注，然后拔针，用纱布覆盖针眼。在全程操作中要防止脑脊液流失过多或过急，可插入针芯加以控制。

（五）麻醉管理

1. 麻醉平面的调节　注药后要立即根据针刺测痛结果及时调节所需要的麻醉平面，以尽量避免麻醉平面过高。利用改变体位的操作是调控麻醉平面的最主要方法。如施行下肢手术，当测试的麻醉平面已够高时，可将手术台调成头高脚低位；若平面不够高，可将手术台调为头低脚高位。以普鲁卡因为例，这种操作必须在注药5分钟内完成，否则不易做到主动调控。

2. 循环、呼吸的监测与处理　血压下降的发生率与麻醉阻滞平面的高低成正比。若出现血压降低，应立即加快输液，以扩充血容量，同时考虑应用血管收缩剂，首选麻黄碱30mg肌注或10～15mg静注，如升压效果不佳，可用间羟胺5～10mg静脉滴注。麻醉阻滞平面超过胸2时，可出现明显的呼吸抑制表现，说话无力或出现紫绀，应及时用面罩加压吸氧，一般可在10分钟内恢复正常。

（六）术后并发症及处理

1. 术后头痛　为常见并发症，原因尚不完全清楚，可能与脑脊液由针眼不断外渗到硬膜外腔有关；有人认为系穿刺时带入致热原引起；也有人认为与穿刺时出血而带入过多的血性液体，后者刺激脉络丛释出过多的脑脊液而引起颅内压增高有关。采用细针穿刺可减少头痛的发生。一旦发生头痛，要绝对平卧，以降低脑脊液压力，减少脑脊液外渗。头痛者也可针刺治疗，并服用止痛药。

2. 腰背痛　原因不甚明确，且不是脊麻后的特有并发症，病人长时间仰卧于较硬的手术床或手术采取腰脊肌肉紧张的体位，如截石位（膀胱截石位）等，都可能引起腰背痛。穿刺时针尖擦伤骨膜，割断韧带或肌肉纤维，可引起局部无菌性炎症而出现腰背痛。偶尔因穿刺时损伤椎间盘引起。原有腰背痛的病人脊麻后会疼痛加重，应尽可能避免用脊麻。术中安置病人体位应尽量以腰肌放松为原则。一旦出现腰背痛，可行红外线照射物理治疗，再配以推拿

NOTE

和药物治疗。

3. 尿潴留 较为常见，其原因有：①支配膀胱排尿功能的神经恢复最慢；②会阴、肛门、直肠、泌尿生殖系及下腹壁手术的切口疼痛，可致膀胱括约肌反射性痉挛。处理方法：解除病人顾虑，消除紧张情绪，鼓励自行排尿；针刺中极、关元、气海、三阴交等穴；1%普鲁卡因长强穴封闭；严重尿潴留者可行导尿术。

4. 下肢瘫痪 很少见，但属严重并发症，原因尚不明确，可能系药物的化学刺激引起粘连性蛛网膜炎所致。要重视局麻药浓度和渗透压的选择，并注意药物纯度。一旦发生要积极治疗，如使用维生素 B 族药物、针灸、推拿等，但预后不佳。

三、硬膜外麻醉的实施

局麻药注入硬脊膜外腔后，在椎间孔处阻滞脊神经根，使脊神经根支配区域的感觉或（和）运动功能消失的麻醉方法，称硬脊膜外脊神经根阻滞麻醉，简称硬膜外麻醉。

硬膜外麻醉可分单次法和连续法两种。单次法是指一次注毕预定量局麻药的方法，此法有阻滞平面不易控制和容易发生全脊髓麻醉等并发症的缺点，目前除用于骶管阻滞外已罕用。连续硬膜外阻滞法是在穿刺成功后往硬膜外腔置入特制硬膜外导管而分次注药的方法。此法具有容易调节阻滞范围、任意延长麻醉时间、提高麻醉效果和安全性、并可行术后病人硬膜外自控镇痛（PCEA）等优点，为临床最常用的麻醉方法之一。

局麻药在硬膜外腔的扩散具有阶段性特点，一般以穿刺点为中心，向头、尾两侧方向扩散。因此要重视穿刺点和置管方向的选择。高位硬膜外麻醉穿刺点选在颈 5 至胸 6 之间；中位硬膜外麻醉穿刺点在胸 6 至胸 12 之间；低位硬膜外麻醉穿刺点在腰 1 至腰 5 之间；骶管麻醉在骶裂孔进行穿刺。

（一）常用局麻药

硬膜外阻滞所需局麻药要求麻醉效果可靠，诱导期短，弥散性能强，毒性微弱。临床常用的药物详见表 4–4。

表 4–4 成人硬膜外阻滞常用药物

局麻药	浓度（%）	一次最大量（mg）	起效时间（min）	作用时间（min）
利多卡因	1.0 ~ 2.0	400	5 ~ 8	60
丁卡因	0.25 ~ 0.33	75 ~ 100	10 ~ 20	90 ~ 180
布比卡因	0.5 ~ 0.75	150	7 ~ 10	120 ~ 210
罗哌卡因	0.75	150	16 ~ 18	120 ~ 210

注：为延缓局麻药的吸收，延长其作用时间，可在局麻药中加入 1∶20 万肾上腺素。

（二）适应证与禁忌证

1. 适应证 适用于胸壁、上肢、下肢、腹部和肛门会阴区各部位的手术。亦适用于颈椎病、腰背痛及腿痛等急、慢性疼痛的治疗。

2. 禁忌证

（1）严重休克或出血未能纠正者。

（2）穿刺部位有感染或全身严重感染者。

（3）有中枢神经系统疾病者。

（4）有血液凝固障碍性疾病或应用抗凝治疗者。

（5）有低血压或严重高血压者。

（6）有慢性腰背痛或手术前头痛者。

（7）伴有脊柱畸形或脊柱类风湿性关节炎者。

（8）患精神病而不能合作者。

（三）麻醉前准备和用药

1. 术前探视 详细了解以往手术麻醉史、药物过敏史；根据病人全身情况及手术部位选择穿刺点及局麻药的种类、浓度和剂量；检查穿刺部位是否有感染。

2. 麻醉用品准备

（1）硬膜外麻醉穿刺包：包括16G和18G杜赫硬膜外穿刺针各1支，切皮针1支，硬膜外导管1条，5mL注射器和7号针头1个，1mL注射器和5号针头1个，20mL注射器1个，细输液玻璃接管1支，50mL药杯2只，无菌巾2块，消毒钳1把，纱布数块。用双层包布包妥，高压蒸汽灭菌。现临床多用一次性穿刺包。

（2）急救用具准备：硬膜外麻醉操作失误易导致全脊髓麻醉意外，可致呼吸心跳骤停，因此必须常规准备气管插管、人工呼吸器械、氧源及急救药品，以备急用。

3. 麻醉前用药 常规使用苯巴比妥钠0.1～0.2g、阿托品0.5mg肌注；精神过分紧张者可加用安定5～10mg肌注；剧痛者可用适量麻醉性镇痛药。

（四）硬膜外穿刺技术

1. 体位 常取侧卧位，具体要求与脊麻相同。

2. 穿刺点 根据手术部位选择穿刺点。上肢手术选颈6至胸1棘突间隙；乳腺手术选胸3～4间隙；上腹部手术选胸8～10间隙；中腹部手术选胸9～11间隙；下腹部手术选胸12至腰2间隙；下肢手术选腰2～4间隙；会阴部手术选腰4～5间隙或骶裂孔。手术范围广者可选择高、低两个穿刺点置管。

棘突间隙可根据体表骨性标志确定，颈根部最突出的棘突为颈7棘突；两侧肩胛下角连线与脊柱相交于胸7棘突；两侧髂嵴最高点连线与脊柱交于腰4棘突或腰3～4棘突间隙。

3. 穿刺方法 分直入法和侧入法两种。

（1）直入法：确定穿刺点后消毒铺巾，在上、下棘突间的正中线做皮内和棘间韧带局部浸润麻醉。用切皮针刺透皮肤及棘上韧带，沿针眼将穿刺针插入，在棘间韧带中缓缓推进穿刺针，直至遇黄韧带阻力，拔出针芯，接含水柱的细玻璃接管，继续稍用力推进针，当阻力突然消失、玻璃管内水柱内移时，可初步断定针尖已进入硬膜外腔（图4–7）。随后可做以下各试验：①水柱波动阳性；②注气无阻力；③注水无阻力；④回抽无脑脊液和血液；⑤置管无阻挡；⑥试验性注入局麻药3～5mL，5分钟内无脊麻征象。

经上述试验后可确定导管在硬膜外腔，可分次注入全量局麻药。

（2）侧入法：常用于直入法穿刺有困难时。在棘突正中线旁开0.5～1cm处做局部浸润麻醉，将硬膜外穿刺针垂直刺入，直达椎板，然后退针至肌层，调整针尖指向正中线方向入，突破黄韧带后进入硬膜外腔。其余操作和试验同直入法。

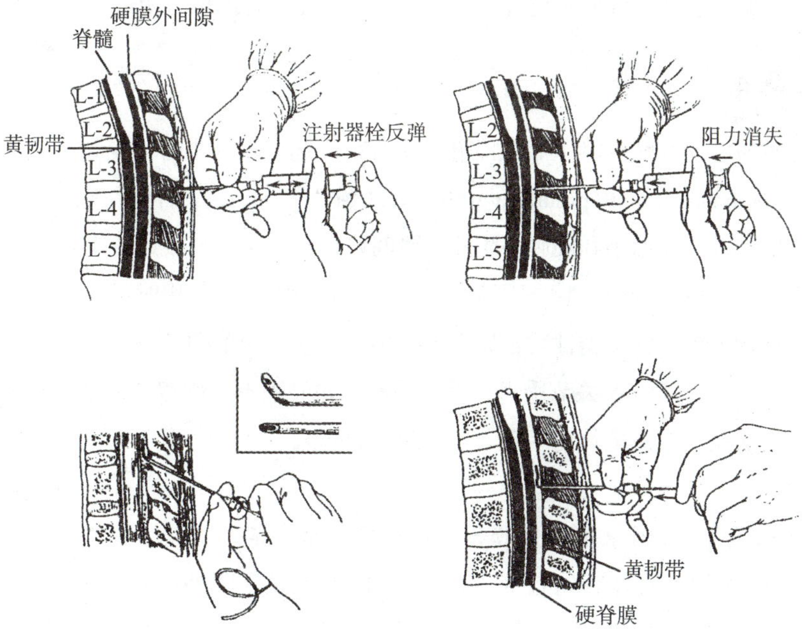

图 4–7 硬膜外负压实验及置管

4. 骶管穿刺方法 经骶骨裂孔穿刺注入局麻药达到骶神经阻滞的方法，称骶管阻滞。适用于肛门、直肠、会阴部手术。穿刺时病人取侧卧或俯卧位，侧卧位时双腿向腹部屈曲，俯卧位时骨盆部位垫厚枕，以突出骶部。确定穿刺点，用中指触摸尾骨尖，用拇指沿尾骨的正中线向头侧滑动，触及菱状或倒三角形的凹陷时，即为骶尾韧带覆盖的骶裂孔。骶裂孔的两端可触到豆大的结节，为骶角。消毒铺巾后，在骶裂孔正中线做皮内和皮下浸润麻醉，用 7 号 4 ~ 5cm 长的穿刺针呈垂直或 75°角刺入皮肤，当针尖穿过骶尾韧带时可出现阻力骤失感，然后再将针杆向尾侧倾斜至 20° ~ 30°角，继续缓缓推进 1 ~ 3cm，经回抽无血、无脑脊液，注气、注水无阻力后，注入试验量局麻药 5mL，观察 5 分钟，确认不在血管内或蛛网膜下腔中，缓缓注入全量局麻药。注药过快易出现眩晕、头痛或烦躁不安等副反应。也可用较粗的切皮针或硬膜外穿刺针穿刺，成功后置入硬膜外导管分次用药，由此可减少不良反应的发生，提高麻醉效果和安全性，并可行术后病人硬膜外自控镇痛（PCEA）。

（五）硬膜外麻醉管理

1. 生命体征监测 硬膜外腔注药 20 分钟内用针刺皮肤测痛法测定阻滞平面和范围，同时要密切观察循环和呼吸的变化，进行针对处理。

2. 血压下降 常发生于麻醉范围过广或高部位阻滞，多在用药后 20 ~ 30 分钟出现。因此，注药后随即开放静脉，并输注适量液体以扩充血容量。一旦血压下降可静脉注入麻黄碱 15mg 或 50%高渗葡萄糖 80 ~ 100mL，务必使血压迅速回升。

3. 呼吸抑制 多见于高位硬膜外阻滞，系广泛肋间肌和膈肌不同程度麻痹所致，表现为呼吸抑制甚至呼吸困难。因此，应常规使用面罩或鼻导管吸氧。一旦出现呼吸困难，则行紧闭面罩吸氧辅助呼吸，多数经 20 分钟左右即可恢复。若呼吸完全抑制，必须快速气管内插管行人工呼吸。

4. 恶心呕吐 多发生于老年病人，由于血压骤降或手术牵拉胃肠、胆囊、阑尾、子宫等内脏常引起恶心呕吐反应。应针对病因及时处理，首先提升血压，并可静注哌替啶、异丙嗪、氟哌啶或安定等辅助药控制。效果不佳者可行肠系膜、韧带附着部位封闭或腹腔神经丛阻滞。

四、椎管内复合麻醉

将硬膜外阻滞麻醉与蛛网膜下腔阻滞麻醉结合在一起，称为椎管内复合麻醉，亦称为硬－腰联合麻醉（combined spinal epidural anesthesia，CSEA）。CSEA 综合了脊麻的起效快、阻滞完全、肌松良好、毒副作用小和硬膜外阻滞的时间可控性、可出现较广范围阻滞与能进行术后镇痛等优点，同时减少了传统硬膜外阻滞和蛛网膜下腔阻滞单独使用时可能出现的危险，就此更好地发挥了椎管内麻醉的优越性。临床上最适用于要求阻滞范围较广、肌肉松弛良好的下腹部的普外和泌尿外科手术、髋关节手术、下肢手术、妇科手术、剖宫产手术和分娩止痛。硬－腰联合麻醉已成功地用于儿童及老年人等各年龄组的病人。

（一）操作方法

目前国内外有 12 个国家生产硬膜外－蛛网膜下腔联合穿刺包。脊麻针比硬膜外针长 12mm。用于 CSEA 的硬膜外针尚有带背孔的 Touhy。先做硬膜外穿刺，达到硬膜外间隙后，将脊麻针缓慢通过硬膜外针内腔，刺穿蛛网膜至蛛网膜下腔，见脑脊液回流通畅后，注入重比重局麻液（通常用 0.5% 布比卡因或 0.33% 丁卡因），退出脊麻针后，根据手术需要向头或者向尾端置入硬膜外导管。退针后固定好硬膜外导管，平卧后调整阻滞平面达到手术要求。如果平面未能达到要求时，可经硬膜外导管给予局麻药 2 ~ 5mL，至平面升至要求为止。

（二）注意事项

1. 试验剂量 使用硬－腰联合麻醉时，先完成蛛网膜下腔注药，若阻滞平面达到手术的要求，即可不必硬膜外用药，待阻滞平面开始消退或手术结束施行硬膜外腔术后镇痛时，才经硬膜外导管注药，此时已不能再常规给予试验剂量。因此，注药时应严密观察病人的反应，防止药物误入静脉内或进入蛛网膜下腔，造成严重的致命性并发症。

2. 用药方法 蛛网膜下腔注药后，再经硬膜外腔导管注药，注药量通常比单纯硬膜外阻滞时要少，意味着 CSEA 比硬膜外腔注药后阻滞平面易于扩散。这可能与局麻药经硬膜－蛛网膜的穿刺孔进入蛛网膜下腔以及硬膜外腔压力改变后加速了局麻药在蛛网膜下腔的扩散有关。因此，为防止 CSEA 的阻滞平面过广而导致呼吸循环严重抑制，蛛网膜下腔注药后再经硬膜外导管注药的剂量应仔细确定，分次注入所需剂量或者采用持续输注（4 ~ 6mL）的方法可能更好。

第六节 全身麻醉

应用全身麻醉药，有控制地使病人暂时丧失意识和全部感觉的方法，称全身麻醉（简称全麻）。停用全麻药后，病人能在短时间内恢复正常。全麻药主要作用于中枢神经系统，首先抑制大脑皮层，其次抑制中脑及小脑，然后抑制脊髓，最后抑制延髓生命中枢。这种抑制是可逆的，并且易于控制。

根据全麻药进入人体的途径不同，全麻可分为吸入麻醉和非吸入麻醉两大类。非吸入麻醉中包括静脉麻醉、肌肉注射麻醉和直肠灌注麻醉等，临床上主要施用静脉麻醉。

一、全身麻醉深度的监测

在全身麻醉过程中，随全身麻醉药抑制中枢神经系统的程度不同，临床上出现不同的麻醉深度。为了满足手术的需要和保证病人的安全，判断麻醉的深度是一个重要课题。1937 年 Guedcl 根据乙醚吸入麻醉的临床体征，提出全麻可分四期、第三期又分四级的方法，这种分类方法当时对麻醉深度的判断起了很大的作用。但是随着乙醚在临床麻醉中应用的减少，现在的麻醉方法主要使用静脉麻醉药、强效吸入麻醉药和肌肉松弛药复合实施麻醉，这种分期方法难以判断麻醉的深浅。现代医学认为，全身麻醉是包括催眠、记忆缺失、疼痛应急抑制和肌肉松弛等多方面因素的非常复杂状态，是经历了从诱导致苏醒的一种特殊过程。虽然现代全身麻醉的检测方法很多，但至今尚无一种方法能直观、准确、动态地反映麻醉深度。现就目前有关的一些判断方法简介如下。

（一）临床体征的观察

结合现代麻醉实施状况，大多数临床麻醉仍以病人体征来判断麻醉深度。但是，由于全麻下病人体征受多种因素的干扰，具有多变性，所以只能作为参考。一般可根据病人的呼吸、循环、眼征、皮肤体征、骨骼肌张力变化等体征来监测。粗略地划分为浅麻醉期、手术麻醉期和深麻醉期三期见下表（表 4–5）。

表 4–5　全身麻醉深度的临床体征判断分期标准

麻醉深度	呼吸	循环	眼征	其他
浅麻醉期	不规律 呛咳 正压通气阻力过高 喉痉挛	血压增高脉率增快（手术刺激强时尤甚）	睫毛反射（–） 眼睑反射（+） 偏视、流泪 眼球运动（+）	吞咽反射（+） 出汗（+） 分泌物增加 手术刺激体动（+）
手术麻醉期	呼吸规律 正压通气阻力减小 黏膜分泌物少	血压稍降 脉搏正常	眼睑反射（–） 眼球固定中央	手术刺激体动（–） 分泌物减少 腭鸣音（–）
深麻醉期	膈肋呼吸 呼吸次数增加 点头呼吸	血压下降 脉搏减慢	对光反射（–） 瞳孔散大	

（二）仪器监测

目前仍没有一种仪器能够全面、正确地反映麻醉状态的每种成分的变化程度。以往有用原始脑电信号、肌电图、食管收缩能力变化、瞳孔对光反射及采用多种变异综合分析。近年来，随着计算机的应用和脑电分析技术的发展，脑电技术在临床麻醉学中的应用再度受到关注，演变出不同的脑电参数，能更准确、及时地反映大脑生理功能的变化。

脑电图（EEG）频率随麻醉加深或变浅呈顺序变化，与麻醉药浓度呈函数关系，因此能被用来反映麻醉深度。常用的监测中枢神经系统的麻醉深度的数量化的脑电图参数为双频指数（BIS）、边缘频率（SEF）、中间频率（MF）。另外，脑电活动有自发脑电活动和诱发脑电活动。若在外周神经或脑神经受到外界刺激后，在神经传导通路上所记录到的电位变化即为诱发电位。多种吸入和静脉麻醉药对躯体感觉诱发电位、听觉诱发电位和视觉诱发电位都有剂量相关的影响。听觉诱发电位（AEP）是感觉诱发电位的一种，效果最好，研究最多，可用计算机从脑电中提取。可以通过病人的心率（HR）、心率变异性（HRV）来监测麻醉深度。其他的麻醉深度监测还有额肌电（EMGf）、手指动脉压、皮肤电阻、视网膜电流图、食管下段收缩性（LEC）等方法。

二、吸入麻醉

吸入挥发性麻醉药蒸气或气体全麻药，经肺泡进入血循环，作用于中枢神经系统而发挥全麻作用的方法称吸入麻醉。其麻醉深度可通过增减吸入气体中的麻醉药浓度得到随意调整，停吸麻醉药后，麻醉药可从血循环迅速排入肺泡，再经呼吸道排出体外，病人即可苏醒。因此，吸入麻醉具有可控性强、较为安全的优点。

1. 理化性质与药理性能 现今常用吸入麻醉药多为卤素类，经呼吸道吸入后，通过与脑细胞膜的相互作用而产生全身麻醉作用。吸入麻醉药的油 / 气分配系数，即脂溶性和血 / 气分配系数，对其药理性能有明显影响。吸入麻醉药的强度是以最低肺泡有效浓度（MAC）来衡量的。MAC 是指某种吸入麻醉药在一个大气压下与纯氧同时吸入时，能使 50% 病人在切皮时不发生摇头、四肢运动等反应时的最低肺泡浓度。因为 MAC 是不同麻醉药的等效价浓度，所以能反映该麻醉药的效能，MAC 越小麻醉效能越强。吸入麻醉药的强度与油 / 气分配系数成正比关系，油 / 气分配系数越高，麻醉强度越大，MAC 则越小。麻醉深度与脑内吸入麻醉药的分压相关，当肺泡、血液和脑组织中的吸入麻醉药分压达到平衡时，肺泡浓度（FA）则可反映吸入麻醉药在脑内的分布情况。吸入麻醉药的可控性与其血 / 气分配系数相关。血 / 气分配系数越低者，在肺泡、血液和脑组织中的分压达到平衡状态的时间越短，因而在中枢神经系统内的浓度越容易控制。因此，氧化亚氮（笑气）、地氟烷和七氟烷的血 / 气分配系数较低，因此其诱导和恢复的速度都较快。

2. 吸入麻醉药的摄入与分布

（1）吸入麻醉药经肺泡摄入血循环，分布到脑组织达一定分压时，即可出现全麻状态，维持脑组织吸入麻醉药的分压就可持续全麻状态。脑内全麻药浓度的维持则直接取决于动脉全麻药分压，间接取决于肺泡内全麻药的分压，当脑、血液和肺泡内的全麻药分压接近平衡时，肺泡内全麻药分压接近脑组织内的分压，此时只要调节肺泡内全麻药的浓度，即可灵活控制所需的麻醉深度。

影响肺泡内全麻药浓度的因素有：

①吸入气体全麻药浓度增高时，肺泡内全麻药分压随之增高，也就提高了血液和脑组织全麻药分布。

②在吸入气体全麻药浓度恒定的条件下，肺泡通气量越大，全麻药分压在肺泡内和动脉血之间达到平衡的速度越快。

③血液摄取肺泡内的全麻药可使后者的分压降低。血液摄取全麻药的量主要取决于全麻药气体在血液中的溶解度，通常用血 / 气分布系数表示。血 / 气分布系数越大，提示药物在血液中的溶解度越高，肺泡内全麻药越易被血液摄取，可使肺泡内、血液和脑组织全麻药的分压上升较慢，因此麻醉诱导较慢。血 / 气分布系数越小，提示药物在血液中溶解度越低，肺泡内全麻药越不易被血液摄取，肺泡内、血液和脑组织全麻药分压上升越快，因此麻醉诱导快。常用

NOTE

的吸入麻醉药按其血/气分布系数的大小，依次为甲氧氟烷、乙醚、氟烷、安氟醚、异氟醚和氧化亚氮。心排血量和肺血流量亦影响血液摄取全麻药，心排血量越大，肺泡内全麻药气体进入肺血流越迅速，血液摄取全麻药亦越快。

（2）全麻药在体内的分布与各组织器官的摄取能力有关，后者取决于组织的局部血流量及全麻药的组织/血分布系数。例如在静息时，按每100g组织计算，每分钟血流量在脑组织为54mL，肌肉为3～4mL，脂肪则更小。因此脑组织能迅速摄取全麻药，脑和血之间的药物分压达到平衡的速度远较血流量小的组织为快。

（3）停吸全麻药后，全麻药在体内的弥散方向与诱导时相反。全麻药气体主要通过肺排出体外，其排出过程也受肺泡通气量、组织局部血流量以及药物的血液和组织溶解度等因素所影响。肺泡通气量越大，药物排出越快；脑血流最丰富，脑组织的全麻药排出亦快；脑/血和血/气分布系数低的药物，如氧化亚氮，容易经血流通过肺泡而迅速排出，因此病人苏醒快。

3. 吸入麻醉的方法

（1）开放点滴法：将挥发性全麻药滴在扣于病人口鼻部的纱布覆盖的金属丝麻醉面罩上，借呼出气蒸发麻醉药，靠吸气吸入麻醉药蒸气以达到全身麻醉的目的，称开放点滴法全麻。通常多用乙醚。

① 优点：器械简单，呼吸阻力及器械无效腔均小；只要合理控制滴速，即可顺利调节麻醉深度；无麻醉气体和二氧化碳重复吸入。

② 缺点：麻醉深度不易保持平稳；无辅助或控制呼吸手段；麻醉药浪费大。

（2）T型管吹入法：是另一种开放法，常用于小儿麻醉。应用一个T型接管，竖管接麻醉药、氧混合气体，横管的一端接气管内插管，另一端开放于大气。病人吸气时，麻醉气、氧和空气同时进入肺泡，由此维持全麻状态。本法的呼吸阻力极小，无效腔亦小，但需高流量氧、麻醉药混合气体，因此药物耗量大。长时间维持麻醉易致气道干燥、体热大量丧失。

（3）半密闭法：利用呼出活瓣装置让病人吸入氧、麻醉药混合气以维持全麻状态，呼出的气体大部分通过活瓣排入大气，极小部分则被复吸。本法的优点是较易维持恒定的麻醉深度，体热和水分丢失较少，但通气道阻力增高，麻醉药耗量大。

（4）密闭法：是最常用的吸入麻醉方法。病人的吸气与呼气与大气完全隔绝，只呼吸由麻醉机提供的氧和麻醉气体，呼出的气则由钠石灰完全吸除，剩余的氧和麻醉气体可全部复吸，由此维持全麻状态。密闭法按其气流运行的不同，有来回吸收和循环密闭两种装置。本法的优点在于麻醉深度极易主动控制，体热和水分丧失少，麻醉药耗量极少，可按需施行辅助呼吸或控制呼吸，麻醉气体对环境污染小。但气道阻力稍增高，钠石灰失效时易致CO_2蓄积。

4. 常用的吸入麻醉药

（1）乙醚（Diethylether）：乙醚为无色挥发性液体，有刺激性气味，易为空气、光、热分解破坏。乙醚因对呼吸、循环功能抑制较小，安全性大，所以占据主要麻醉药地位百余年。但由于其又有易燃烧爆炸、刺激气道等缺点，今已罕用。其优点是：麻醉征象易于辨认，麻醉深度易于调节，安全范围广；对呼吸和循环抑制较轻；肌松作用良好；镇痛作用强；使用设备简单，适用于任何年龄的各型手术。其缺点是：诱导和苏醒迟缓；气味不佳，对呼吸道黏膜有刺激，使分泌物增多；使血糖值增高；术后恶心、呕吐发生率高；易燃烧爆炸。患有急性呼吸道疾病、糖尿病、肝肾功能严重损伤、颅内压增高的病人禁用。

（2）氟烷（fluothane）：氟烷为无色透明的挥发性液体，其蒸气略带水果香味，无刺激性，无燃烧爆炸性。其优点是：麻醉效果好，用药量小；诱导和苏醒均较乙醚快，麻醉深浅易于调节；对呼吸道无刺激，恶心呕吐发生率低。缺点是：安全范围小，需有精确的挥发器；麻醉稍深会直接抑制心肌，使心排血量减小，并易出现室性心律失常，甚至心室颤动；对呼吸抑制强；较浅麻醉下肌肉松弛作用不满意，镇痛作用弱，常须配伍用肌肉松弛剂；抑制子宫肌张力，减弱麦角新碱或催产素对子宫的作用；对肝脏有损害；苏醒期偶可出现寒战。为此，心功能不全、休克及中毒性心肌损伤病人，急、慢性肝病及剖宫产病人禁用。

（3）甲氧氟烷（methoxyflurane）：甲氧氟烷是无色透明带水果香味的液体麻醉药，无燃烧爆炸性，麻醉与镇痛效能较强，用药量小。其优点是：麻醉效能强，安全界宽，肌肉松弛作用强，对循环影响较氟烷轻，诱导和苏醒均较乙醚快。其缺点是：高浓度长时间使用有肾脏毒性反应。因此肾功能不良、术中需用肾毒性药物者禁用。

（4）安氟醚（enflurane）：为无色透明带水果香味的挥发性液体麻醉药，化学性能稳定，不受光线影响，对金属及橡胶无腐蚀作用。其优点是：麻醉效能极高，诱导及苏醒快，对呼吸道无刺激，不增加分泌物，肌肉松弛作用好；在适量剂量下，心血管系统稳定，心律正常；对消化道无刺激，术后恶心呕吐发生率低；对肝肾影响小；不燃烧爆炸。其缺点是：麻醉稍深则抑制心肌，血压易下降，诱导时偶尔可出现抽搐；深麻醉或 $PaCO_2$ 降低时可出现下颌及颈部抽搐或四肢搐搦，脑电图可出现癫痫波形，苏醒期有时出现寒战或强直反应。因此严重心、肝、肾疾病与癫痫病人及颅内压过高病人禁用。

（5）异氟醚（isoflurane）：异氟醚为无色透明、稳定性和挥发性强的液体麻醉药。它与安氟醚属化学同分异构体。不引起安氟醚样的中枢性抽搐现象，脑电图不出现癫痫样波形。其优点是：麻醉效能极强，诱导和苏醒均迅速；对呼吸道无刺激，不增加分泌物；肌松作用极为良好；适宜麻醉深度下，血压、心率非常稳定；术后恶心呕吐较少；对肝、肾影响轻微；不燃烧爆炸。缺点是：稍深麻醉也有抑制循环现象，可出现血压骤降；苏醒期可能出现寒战；价格昂贵。目前尚未发现肯定性的禁忌证。

（6）氧化亚氮（nitrous oxide，N_2O）：俗称笑气，为无色、有甜味、无刺激性的无机气体麻醉药，在体内不被分解破坏。其优点是：镇痛效果极好；诱导和苏醒迅速；只要不缺氧，N_2O 并无毒性；对呼吸道黏膜无刺激；对呼吸无抑制作用；在不缺氧前提下，对心肌无直接抑制作用；对肝、肾及代谢均无影响；不燃烧。缺点是：麻醉作用弱，使用高浓度时易产生缺氧，因此不能独立作为麻醉药使用，常用作其他全麻药的协同药；使用时必须与一定比例的氧混合吸入；无肌肉松弛作用。麻醉装置的 N_2O 流量计和 O_2 流量计不准确时禁用。

三、静脉麻醉

将全麻药注入静脉内，经血循环作用于中枢神经系统，由此产生麻醉的方法称静脉麻醉。

静脉麻醉的优点在于用药简单方便，对呼吸道无刺激，诱导迅速平稳，病人舒适，对周围环境无污染及不燃烧爆炸等。但麻醉深度不易控制，剂量个体差异大，麻醉征象不易辨别以及易导致呼吸和循环功能抑制。此外，目前尚没有一种较为理想的静脉全麻药。单一药物麻醉多仅用于基础、诱导和短小手术。在较长时间手术中，为维持麻醉平稳，常采用连续点滴法。几种药物联合使用，以达到相互取长补短的目的，这种用药方法称为静脉复合麻醉，由此可选择性达到镇静、催眠、肌肉松弛和抑制不良反应的麻醉基本要求。静脉复合麻醉是当前广为选用的全麻方法之一。

（一）硫喷妥钠静脉麻醉

硫喷妥钠（thiopental sodium）为短效的巴比妥类药物，镇静、催眠作用较强，但无镇痛效果，肌肉松弛效果也不佳，注射过快或剂量过大易致呼吸、心血管系统严重抑制，故不符合大、中型手术的要求。

1. 适应证与禁忌证

（1）适应证：①全麻诱导，具有舒适快速的特点；②小儿基础麻醉；③短小浅表手术，如脓肿切开、脱臼复位等；④辅助其他麻醉；⑤控制痉挛、惊厥。

（2）禁忌证：①严重心功能不全、周围循环衰竭、休克、低血容量者；②严重呼吸功能不全、支气管哮喘、呼吸道梗阻者；③严重肝肾功能障碍者；④临产分娩或剖宫产术；⑤营养不良、慢性贫血、严重脱水、低蛋白血症及老年体弱者；⑥口咽部、盆腔、肛门、尿道手术和气管镜、食管镜检查者；⑦有巴比妥类药过敏史者。

2. 麻醉方法 主要用于成年或年长儿童的诱导插管。用2.5%硫喷妥钠，按每千克体重4～6mg计算，以每分钟4mL的速度静脉注射，直至病人睫毛反射消失；进入睡眠后再继续注射2～3mL，继以静注琥珀酰胆碱，即可施行明视气管内插管。另外，适用于静脉复合麻醉转浅时，追加静注剂量为每次2～3mL，累计总量不宜超过0.5g，最大剂量1g。

3. 注意事项与意外处理

（1）注意事项

①严格掌握注射速度，否则容易发生呼吸停止和血压骤降；

②密切观察呼吸的幅度和频率，如出现呼吸抑制，应立即面罩吸氧；

③严禁漏注静脉外，否则易引起组织坏死；

④密切观察血压、脉搏变化，对高血压、心脏病或衰竭病人尤为重要；

⑤严格掌握适应证与禁忌证。

（2）并发症处理

①喉痉挛：用面罩加压吸氧，必要时行环甲膜穿刺吸氧，严重时可静注琥珀酰胆碱50～100mg后施行气管内插管。

②呼吸停止：用麻醉机面罩给氧人工呼吸，若呼吸仍不恢复，应施行紧急气管内插管。一旦继发心跳停止，立即心肺复苏。

③血压下降：吸氧，保持呼吸道通畅，在此基础上用麻黄碱15～30mg静注或肌注升压，或50%葡萄糖80～100mL静注，并适当加快输液。

（二）氯胺酮静脉麻醉

氯胺酮（ketamine）为非麻醉性镇痛药类的静脉全麻药，具有较强的镇痛作用，给药后常呈现表情淡漠、意识消失、眼睛睁开、深度镇痛和肌张力增强的现象。可使脉搏增快、血压升高、颅内压和脑脊液压及眼压升高。剂量稍大时可抑制呼吸，使用时要注意。

1. 适应证与禁忌证

（1）适应证：各类短小手术、体表手术或诊断性检查；各类创伤手术，适用于休克或低血压病人；用作全麻诱导，适用于全身情况较差的病人；神经阻滞、脊麻或硬膜外麻醉的作用不全时，用作辅助麻醉；小儿基础或辅助麻醉；与其他静脉麻醉药复合使用，施行全身各种手术。

（2）禁忌证：严重高血压；颅内压升高；眼压增高；心脏代偿功能不全；口腔、咽喉、食管或气管手术；癫痫或精神分裂症；甲状腺功能亢进。

2. 麻醉方法

（1）单独注射法：婴幼儿、学龄前儿童用肌肉注射给药，其余一般用静脉注射给药。肌注剂量为4～6mg/kg，可维持15～25分钟作用。静注剂量为1～2mg/kg，可维持5～15分钟作用。追加剂量为首次量的1/3～1/2。用药后镇痛效应十分可靠，可出现脉搏增快，血压上升，并有无意识肢体小活动，肌张力增强，但不妨碍手术。

（2）连续静滴法：单次注入诱导后，可用0.1%氯胺酮溶液静滴维持，开始可为40～60滴/分，后酌情逐渐减慢滴速；术中若有变浅现象，可加快滴速或单次追注少量氯胺酮。手术结束前10～15分钟停止用药，以利于苏醒。

（3）氯胺酮复合麻醉：为充分发挥氯胺酮的镇痛作用，延长其麻醉有效时间，减少其并发症，临床上常将氯胺酮与其他麻醉药复合使用，常用的复合法有：氯胺酮－安定静脉复合麻醉；氯胺酮－普鲁卡因复合麻醉；氯胺酮－羟基丁酸钠静脉复合麻醉。必要时可复合使用肌肉松弛药。

3. 注意事项

（1）麻醉期间必须加强呼吸管理，保持呼吸通畅。

（2）苏醒期可能出现精神异常，表现为兴奋，甚至幻觉、噩梦、狂喊、躁动等，可用安定类控制。

（3）术中可能出现肢体不自主活动、睁眼或肌肉紧张，若不妨碍手术，一般不用处理。活动加重可加用安定类药。

（三）γ－羟丁酸钠静脉麻醉

γ－羟丁酸钠（sodium-hydroxybutyrate，γ-OH）为一种催眠性静脉全麻辅助药。此药无镇痛作用，对疼痛刺激仍有反应，注射后血压常升高。呼吸频率略减慢，但呼吸加深，潮气量稍增加。肌肉不松弛。对肝肾功能无影响。注射过快或剂量过大易出现锥体外系兴奋的副作用。时效较长，是目前静脉全麻药中作用时间最长的。

1. 适应证与禁忌证

（1）适应证：气管内插管诱导麻醉；胸腔心脏直视手术、颅脑手术、头面或五官手术各种静脉复合麻醉的辅助用药；与冬眠合剂或氯胺酮同用于小儿基础麻醉。

（2）禁忌证：严重高血压；严重心传导阻滞或左束支传导阻滞；心动过缓；有癫痫或惊厥史；短小手术。

2. 麻醉方法

（1）诱导麻醉：一般采用静脉单次注射用药，成人50～80mg/kg，小儿80～100mg/kg，年老、体弱、脱水和休克病人酌情减量。注射速度要慢，以每分钟1g为度。

（2）复合麻醉维持：一般常与其他药物复合应用，常用复合方法有：①与麻醉性镇痛药如芬太尼、哌替啶合用；②与氯胺酮复合；③与神经安定类药复合，如冬眠合剂、安定、氟哌啶等；④在静脉复合麻醉中作为辅助用药，如普鲁卡因复合麻醉；⑤与肌肉松弛药复合。

NOTE

3. 注意事项

（1）静脉注射时应注意速度和剂量，避免出现锥体外系兴奋症状。

（2）有时可发生呼吸抑制，需施行控制呼吸给氧。

（3）低血钾症病人使用时应进行血钾监测。

（四）乙咪酯（依托咪酯）静脉麻醉

乙咪酯（etomidate）是一种催眠性静脉全麻药，无镇痛作用，催眠性能较强，起效很快，诱导安静、舒适，无兴奋挣扎，有遗忘现象。对循环功能无影响，并能轻度扩张冠状血管。临床剂量范围内对呼吸系统无明显影响，较大剂量时偶可使呼吸暂停。麻醉诱导后常出现咳嗽与呃逆。术后恶心、呕吐发生率较高，有眼球震颤的副作用。

1. 适应证与禁忌证

（1）适应证：诱导麻醉，对心功能受损的病人更适宜；门诊病人施行简短的手术或操作；全身复合麻醉的辅助用药。

（2）禁忌证：脓毒症和有免疫功能抑制者；进行器官移植者；眼部手术者；呼吸功能不全者。

2. 麻醉方法

（1）诱导麻醉：一般采用静脉单次注射用药，成人 0.2 ~ 0.6mg/kg，常用量为 0.3mg/kg，10 岁以下小儿酌情减量。注射速度为 30 ~ 60 秒注射完。

（2）复合麻醉维持：一般每小时为 0.2 ~ 0.3mg/kg，10 岁以下小儿酌减。

3. 注意事项

（1）静脉注射部位疼痛发生率高，可在注药前 1 ~ 2 分钟先静注芬太尼，或于药液中加少量利多卡因。

（2）可发生肌震颤或阵挛，其程度与用药总量和注射速度有关。

（3）可引起局部静脉炎，发生率随用量增大而增高。

（4）术后恶心呕吐发生率高，应注意护理。

（五）异丙酚静脉麻醉

异丙酚（propofol）是一种新型特效、作用时间短的静脉麻醉药。其诱导迅速、平稳、苏醒快。苏醒后病人头脑清晰，很少嗜睡眩晕。有明显的呼吸抑制作用，但不引起喉痉挛。因其有抑制心肌及血管扩张作用，诱导剂量常可引起明显的血压下降。它有抗惊厥作用，能明显降低脑血流量、脑氧耗量和颅内压，可降低眼压。对肝肾功能无影响，具有抗呕吐作用。

1. 适应证与禁忌证

（1）适应证：门诊病人施行短小手术或操作；辅助其他麻醉以达镇静、催眠、抗焦虑作用；用于神经外科麻醉可有保护脑的作用；小儿麻醉。术后清醒快，术中恶心呕吐发生率低。

（2）禁忌证：严重心脏病患者；休克、严重低血容量等循环功能不良者；严重呼吸功能不全、呼吸道梗阻者；手术时间较长者。

2. 麻醉方法

（1）诱导麻醉：临床常用剂量为 1.5 ~ 2.5mg/kg，再给芬太尼和肌肉松弛药，完成气管内插管。

（2）麻醉维持：该药用作麻醉维持时需同时用镇痛药和肌肉松弛药，可按 50μg/（kg·min）的速度静脉滴注。

NOTE

3. 注意事项

（1）静脉注射时可引起局部疼痛，宜先静注 1%利多卡因减轻疼痛。

（2）应用异丙酚前病人应补足血容量。

（3）诱导时快速负荷量输注时间应大于 30 秒，或在维持镇静催眠时采用不同速度注入，以减轻异丙酚快速注射引起的心血管和呼吸抑制作用。

（4）与安定类或麻醉镇痛药联合应用时，诱导剂量要减少。

（5）对年老体弱病人，诱导和维持剂量都要降低 25% ~ 50%。

（6）由于脂肪乳剂无抗微生物作用，反而能使微生物快速生长，在使用中应始终保持严格的无菌操作。

（六）咪达唑仑静脉麻醉

咪达唑仑（midazolam）选择性作用于中枢神经系统的苯二氮受体，产生镇静、催眠、抗焦虑、肌松和抗惊厥作用。其特点为起效快、代谢快、持续时间短。是静脉麻醉药中颇有前途的药物。

1. 适应证和禁忌证

（1）适应证：心血管手术；颅内手术；门诊小手术或各种诊治性操作，如消化道内窥镜检查、心导管检查、心血管造影、心脏电复律等。

（2）禁忌证：严重呼吸功能不全、呼吸道梗阻者；器质性脑损伤者；妊娠妇女。

2. 麻醉方法

（1）诱导麻醉：主要适用于不宜做硫喷妥钠诱导的全麻病人，用量为 0.1 ~ 0.4mg/kg。

（2）麻醉维持：咪达唑仑可作为静脉全麻或静 - 吸复合全麻的组成部分以维持麻醉，通常与镇痛药（如芬太尼）、N_2O-O_2、氟烷、安氟醚、氯胺酮等复合应用。咪达唑仑的使用可持续静滴或分次注射，分次注射常用剂量是诱导量的 1/3 ~ 1/2，一般出现麻醉变浅的征象时使用。为维持血药稳态浓度，以持续静滴较为合理，开始剂量为每小时 0.68mg/kg，滴注 15 分钟后改为每小时 0.125mg/kg 维持。

3. 注意事项

（1）高龄体弱、禁用镇痛药者用量应酌减。

（2）注射速度过快或用量过大可导致呼吸抑制，在使用时应注意。

（3）出现苯二氮类药物中毒者可用氟马泽尼（flumazenil）拮抗。

（七）普鲁卡因静脉复合麻醉

普鲁卡因静脉复合麻醉是临床广泛采用的全麻方法之一。单纯静滴普鲁卡因溶液麻醉效果很差，并且使用也不安全，因此常与肌肉松弛药、镇痛药、神经安定药或多种非巴比妥类静脉全麻药复合使用，麻醉效果良好，安全性也随之提高。

1. 适应证与禁忌证

（1）适应证：各种大、中手术，更适用于较长时间手术；吸入麻醉禁忌的病人。

（2）禁忌证：严重心功能不全；严重肝肾功能不全；普鲁卡因过敏；输液量有限制的心力衰竭、颅内压高、肾功能减损的病人；重症肌无力，因新斯的明可延缓普鲁卡因水解；休克或恶病质病人。

NOTE

2. 麻醉方法 先静脉注射硫喷妥钠和肌肉松弛药，再行快速气管内插管，同时静脉滴入哌替啶、异丙嗪合剂 2mL。继以 1%普鲁卡因溶液静滴，初速为 40～80 滴 / 分。若手术需肌肉松弛，在普鲁卡因溶液中加入 0.1%琥珀酰胆碱，并持续施行控制呼吸。术中逐渐减慢普鲁卡因滴速。若出现麻醉转浅，追加哌替啶、异丙嗪合剂，或静注少量硫喷妥钠。手术结束前 20～30 分钟停止用药，继续呼吸管理，直至呼吸功能完全恢复正常。

3. 注意事项

（1）普鲁卡因严禁单独静脉滴注，只能在充分的硫喷妥钠全身麻醉下使用。

（2）术中需保持静脉滴注通畅，随时控制滴速。

（3）麻醉变浅时绝不能用加快普鲁卡因滴速来加深麻醉，必须用其他麻醉药加深麻醉，否则容易发生惊厥并发症。

（4）手术全程及术毕后必须始终保持满意的呼吸交换量，避免缺氧和 CO_2 蓄积。

（八）神经安定镇痛麻醉

用神经安定药氟哌啶和镇痛药芬太尼按照 50∶1 的比例配制成氟芬合剂（英诺佛，依诺伐），施行静脉复合麻醉，称神经安定镇痛麻醉。

1. 适应证与禁忌证

（1）适应证：手术时间长，病人情况较差的颅脑、心脏、胸腔、腹腔等大手术。在合理扩容的基础上，适用于年老体弱、低血容量、低血压及休克病人；颅脑、脊椎或耳鼻喉科手术中需病人答话配合的手术；局部麻醉、针刺麻醉、中药麻醉及硬膜外麻醉中的辅助麻醉，尤其适用于精神紧张或甲亢病人；严重烧伤的清创、切痂、植皮手术，剂量要适中；内窥镜检查。

（2）禁忌证：婴幼儿对芬太尼异常敏感；剖宫产手术；时间短的中、小手术；严重呼吸功能不全或支气管哮喘；震颤麻痹或癫痫病人，氟哌啶易引起锥体外系兴奋。

2. 麻醉方法 将氟哌啶 10mg、芬太尼 0.2mg 用注射用水稀释至 10mL，做分次分量静脉注射，成人每次 3mL，小儿每次 1mL，间隔 5～8 分钟一次。根据病人的用药反应及手术时间长短决定总用量，成人一般用 6～10mL。起效时间 2～7 分钟，可在表面麻醉下行气管内插管。然后复合其他低浓度全麻药施行维持麻醉，如氧化亚氮－氧吸入，间期吸入甲氧氟烷、氟烷、安氟醚或异氟醚等；或静脉滴注普鲁卡因，或氯胺酮分次静注。手术时间超过 4 小时者可补注氟芬合剂或单独用芬太尼，根据手术需要可复合肌肉松弛药，同时施行控制呼吸。

3. 注意事项

（1）芬太尼注入过快易致呼吸抑制，应予防止。

（2）氟哌啶用量大可能出现锥体外系兴奋反应，可静注安定或异丙嗪解除。

（3）术中、术后要加强呼吸管理，避免缺氧及 CO_2 蓄积。

（九）中药麻醉

1. 适应证与禁忌证

（1）适应证：临床各科各年龄组的手术；因其具有扩张微循环的作用，适用于断肢再植或其他显微外科手术；休克病人。

（2）禁忌证：高血压、心动过速、心功能不全；肝、肾功能严重损害；青光眼或眼压升高；高热病人或室温过高；重症甲状腺功能亢进。

2. 麻醉方法 目前临床应用的中药麻醉静脉注射液制剂有洋金花总碱注射液（中麻Ⅰ号）和东莨菪碱注射液（中麻Ⅱ号）。

（1）与冬眠合剂复合麻醉：用冬眠合剂1号（哌替啶100mg、氯丙嗪50mg、异丙嗪50mg）或冬眠合剂4号（哌替啶100mg、异丙嗪50mg）半量静滴诱导，滴完后静脉滴注中麻Ⅰ号0.08～0.1mg/kg或中麻Ⅱ号0.04～0.06mg/kg，2～3分钟后进入全麻状态。20分钟后再注入冬眠合剂1/4量，一般无需气管插管即可进行手术；需气管插管者可在诱导前应用表面麻醉清醒插管。术中麻醉变浅者可酌情追加冬眠合剂或芬太尼；需肌肉松弛者可复合使用肌肉松弛药，并施行控制呼吸。

（2）与神经安定镇痛合剂复合麻醉：先静脉注射东莨菪碱0.02～0.03mg/kg，而后静注氟哌啶与芬太尼混合液（50∶1），一般成人用氟哌啶10～15mg，最大量20mg，芬太尼0.1～0.2mg，最大量4mg。气管插管前加肌松药，而后进行手术；术中肌松的维持可持续滴入或分次静注肌肉松弛药。麻醉转浅时则可分次追加芬太尼。

3. 麻醉管理

（1）麻醉深度的控制

在麻醉诱导时若感麻醉不深，可在短时间内同时追加小量冬眠合剂和中药麻醉药物。术中麻醉变浅或需要一时的麻醉加深，可根据手术过程需要间断吸入少量笑气、安氟醚或异氟醚，或静脉缓注硫喷妥钠、γ-OH或异丙酚等；也可辅以局麻以助肌肉松弛，必要时同时使用肌肉松弛剂。

（2）术中监测和管理

①麻醉中要注意呼吸管理，避免缺氧及CO_2蓄积。对于呼吸抑制病例，除个别发生呼吸次数明显减少、呼吸浅表甚至发生呼吸暂停者需立即给予人工呼吸或辅助呼吸外，一般无需药物处理。

②中药麻醉可使心率不同程度增快。成人心率保持在100～120次/分者无需特殊处理，若在160次/分以上者静脉注射50%葡萄糖60～100mL；或静注心得安（普萘洛尔）3～5mg，稀释于5%～10%葡萄糖溶液100mL中，10～15分钟滴完。

③中药麻醉期间病人凝血时间、血小板计数及凝血酶原时间均无明显改变，但由于洋金花和氯丙嗪均可能使毛细血管扩张，组织灌流量加大，造成手术区有渗血倾向；另外，麻醉过浅、血压升高、呼吸道不通畅、屏气咳嗽或病人肝功能不全也可使刀口渗血增加。因此，术中尽量保持麻醉平稳，及时针对不同渗血原因加以处理；若渗血过多，可使用局部止血药如凝血酶、施必止、云南白药等。

④由于洋金花抑制汗腺分泌，影响皮肤散热，故可有少数病人，特别是小儿可产生高热。因此术中应随时进行体温监测。当体温在38.5℃以下时，可使用物理降温，如冰袋、酒精或冷水擦浴等，尤其是头部。若体温超过38.5℃时，除上述措施应更积极外，必要时给氧，并使用解热药物。如出现高热惊厥，须及早使用甘露醇，以预防脑水肿。

4. 催醒　手术结束后病人未醒可用催醒药物，一般成人用毒扁豆碱3～4mg（儿童0.08～0.1mg/kg）静脉缓注。多数病人在注药后10分钟左右即可清醒；若30分钟后仍未醒者，可追加毒扁豆碱1～2mg。在催醒前后应注意心率、血压情况。如病人有心律失常，脉搏低于60次/分或收缩压低于12kPa（90mmHg），不应催醒。催醒中若出现心动过缓或血压下降者，静注阿托品可以改善。

第七节 气管内插管与拔管术

将一根特制的导管经口腔或者鼻腔插入病人的气管内，称为气管内插管术（endotracheal intubation）。它既是一项操作技术，又是一项治疗措施。施行气管内麻醉时需要通过导管吸入麻醉气体和氧气，进行呼吸道管理。心肺复苏和抢救其他危重病人时也需要进行气管内插管，进行呼吸治疗。

气管内插管的方法有经口腔和经鼻腔两种途径，经口明视插管法是利用喉镜显露声门，在明视下将气管导管插入气管内，是最确切、迅速而普遍应用的方法。

一、经口明视插管法

（一）插管前准备

1. 检查麻醉机和供氧条件

（1）供氧设备（中心供氧或氧气瓶）是否正常，能否充分供氧。

（2）钠石灰有无失效。

（3）麻醉机及回路有无漏气。

（4）麻醉面罩是否良好合适。

2. 插管用具的准备

（1）喉镜：注意镜片的大小，电源接触及亮度。

（2）气管导管及管芯：选择管径合适的导管，并备用比选用导管大及小一号的导管各一根。

（3）喷雾器：应注明麻药名称及浓度。

（4）牙垫或固定器、衔接管、插管钳等。

3. 检查吸引器、吸引导管、吸痰瓶，注意吸力是否足够大。

（二）插管步骤

插管前应先置好正确的头位，头部抬高极度后仰，使上呼吸道三轴线尽量重叠成一条直线（图 4–8）。行麻醉快速诱导，待病人咀嚼肌松弛、咽喉与气管反射消失后插管。右手拇指、食指将上、下唇分开，用左手持喉镜从右口角轻轻将喉镜置入口腔，用喉镜片边将舌体推向左侧，使喉镜片位于口中线，稍挑后即可显露悬雍垂，沿舌背面继续向深推入，使喉镜片的顶端抵达舌根，稍上提喉镜即可看到会厌。如用直喉镜片，稍微继续推进，越过会厌的喉侧面，然后再提喉镜，以挑起会厌而暴露声门。若用弯喉镜片，推进喉镜片抵达会厌与舌根交界处，上提喉镜，即可显露声门。右手以执笔式持气管导管对准声门裂，轻柔插入气管内，如使用导管芯，在导管斜面进入声门约 1cm 时及时拔出。导管再继续进入，在气管内的长度成人为 4 ~ 5cm，小儿为 2 ~ 3cm。置好管后立即塞入牙垫，退出喉镜后将牙垫与导管一起妥善固定，吸入麻醉时立即接好麻醉机以加深麻醉。套囊注气，其压力以刚能使正压通气时不漏气为度，充气量因人而异，一般可充气 5 ~ 10mL。

NOTE

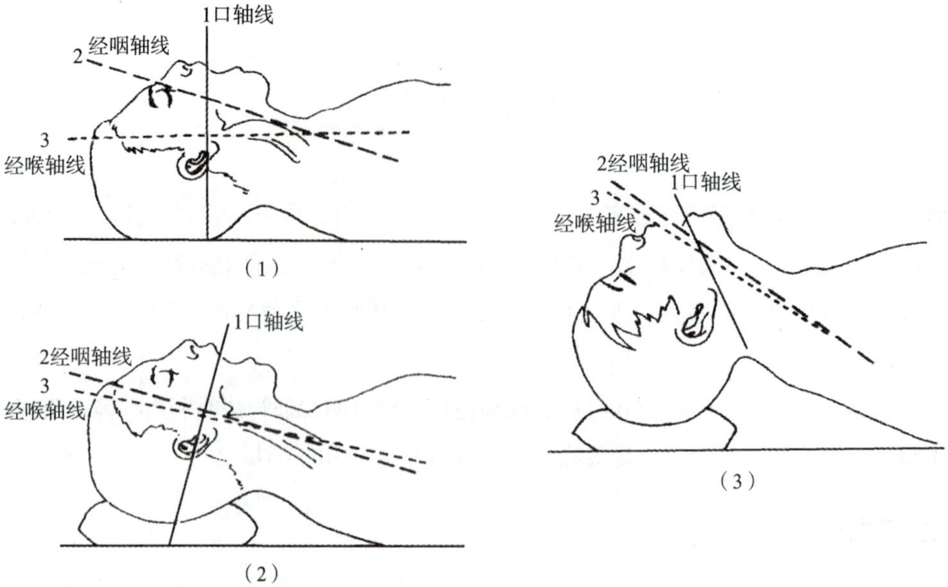

图 4–8 头位改变对三轴线重叠模式影响图

（1）平卧时三轴线相互交叉 （2）头抬高 10cm 肩部仍靠手术台，经咽、经喉轴线重叠
（3）在寰枕关节处使头后伸可令三轴线接近重叠

（三）注意事项

1. 经口明视气管内插管的关键在于显露声门，无论使用何种麻醉方法，必须使口腔肌肉尽量松弛，便于喉镜片在口腔内根据明显的解剖标志逐步进入而完成插管。

2. 静脉快速诱导时，插管动作必须要迅速准确。如在 2 分钟之内仍未插入气管或麻醉已转浅时，应立即放弃插管操作，用面罩加压吸氧，待 1 ~ 2 分钟后再行第二次快速诱导麻醉气管内插管，不应勉强插管而造成组织损伤。

3. 在置入喉镜暴露声门过程中，应将喉镜着力点放在喉镜片的顶端，向上提喉镜，切不可以上门牙为支点而上撬，否则极易撬落门牙。

4. 导管插入声门时动作必须轻柔，最好旋转气管推进，如遇阻力，可能为声门狭窄或导管过粗所致，应更换小一号的导管试插，切不可以暴力插入。

5. 体胖、颈短或喉头过高等特殊病人显露声门较困难，无法看到声门，可请他人协助按压喉结部位，可能有助于看清声门；也可在尽量挑起会厌的情况下，根据气流吹动液体情况进行有目的的盲插，也可成功。

6. 插管完成后应立即判定导管是否在气管内，并查对导管的深度，其方法有：

（1）用手试探导管口气流呼出。

（2）观察胸廓左右呼吸动度一致，无上腹部膨胀现象。

（3）用听诊器认真听两肺呼吸音上下左右均匀一致。否则表示导管进入食管或由于插入过深而进入一侧支气管，必须立即调整或重插。

二、其他插管方法

（一）经鼻腔明视插管法

1. 适应证

（1）口腔、颌面、咽腔手术。

（2）经口插管有困难者，如张口困难、门齿松动并必须避免损伤者。

2. 方法 本法基本上与经口腔明视插管法相同，但有以下不同之处：

（1）插管前鼻腔内先滴入液状石蜡或加用1%麻黄碱，再以0.5%～1%丁卡因鼻腔内喷雾行表面麻醉。导管前端涂含1%丁卡因的润滑剂。

（2）右手持导管从垂直方向插入鼻孔，沿鼻底部捻转推进。导管出后鼻孔到达咽喉时有阻力减低感，并在导管口可听到呼吸音。

（3）左手持喉镜暴露声门，右手持导管轻握进入声门。如有困难，可用插管钳持导管前端送入声门。

（4）鼻腔内插管的前端均无气囊，为进行辅助呼吸或防止误吸，可在咽喉部周围填塞纱布条。

（二）经鼻盲探插管法

1. 适应证 本法主要用于张口确实困难，喉镜难以置入口腔并需呼吸道管理的病人。

2. 方法 与鼻腔明视插管法基本相同，不同之处在于：

（1）导管出后鼻孔后，导管再进的方向主要依靠导管内呼吸气流声的强弱判定，导管前端斜口越接近声门时呼吸气流声越响，正对声门时气流最响。若声音变弱或消失时可将导管左右旋转移动，或用左手轻转调节头的位置，使头前倾、后仰并略向高移动，待呼吸气流声最明显时缓缓推进导管，插管多可成功。

（2）向内送管时气流声若突然中断，导管前端可能触及梨状窝或误入食管，应将导管拔出少许，待气流声重新出现，再调整头的位置或旋转导管，重新探插。必须根据呼吸气流声进行试探，切不可盲目从事。

（3）为有充分时间探试，应保持病人的自主呼吸，一般采用清醒插管法。

（三）经口盲探气管内插管法

1. 适应证

（1）部分张口困难但能容下导管和牙垫者。

（2）呼吸道部分梗阻。

（3）颈部强直、颈椎骨折脱臼等颈部活动受限者。

（4）颈前瘢痕挛缩严重影响抬头活动者。

（5）喉结过高、颈部粗短、下颌退缩等特殊病人。

2. 方法

（1）鱼钩状导管盲探插管法：用导管芯将导管弯成鱼钩状，慢慢置入口腔内，侧耳认真听导管内呼吸气流声，待声音最大时将导管轻轻滑入，拔出导管芯，再推进5～6cm，测得有气流冲出，即可置入牙垫固定。在插管每进一步时都要认真辨别呼吸气流音强弱，切不可盲目硬插。

（2）手指探触引导法：以左手食指插入口腔内，认真触探会厌位置，探清后用指面将其轻轻挑起，再将钩状导管顺手的引导方向轻轻插入声门。此法也应结合呼吸气流声加以辨别。

（四）清醒气管内插管法

1. 适应证

（1）估计快速诱导插管有一定困难者。

（2）消化道梗阻或饱食者，以避免麻醉引起胃反流而误吸。

（3）不能耐受较深麻醉，但必须要控制呼吸或人工呼吸者。

（4）颅脑、开胸等针麻手术。

2. 方法 清醒气管内插管可分为经口或经鼻腔两种方法，除需全面完善地进行口、鼻、咽喉和气管内表面麻醉外，插管基本操作如同快速诱导明视插管法。因病人处于清醒状态，先对病人做好适当解释工作，讲明配合事项，争取病人充分合作。

（五）双腔支气管导管（DLT）插管术

1. 适应证

（1）“湿肺”病人全麻手术，如肺脓肿、支气管扩张等。

（2）开放性肺结核其分泌物有扩散感染能力者。

（3）支气管胸膜瘘，外伤性支气管断裂者，以健侧肺维持有效通气量和麻醉深度。

（4）近期有大咯血者。

2. 方法 双腔支气管导管插管有4种类型，即CarlenDLT和WhiteDLT、Bryce-SmithDLT、Rbertshaw DLT以及Broncho-CathDLT。

CarlenDLT和WhiteDLT双腔导管常用号为F35～39，男性常用F37～39，女性常用F35～37。其插管方法与经口气管内插管基本相同，首先在导管表面涂抹好润滑剂。左侧支气管用CarlenDLT，插管时采用旋转法使舌状隆突小钩通过声门。先将左支气管通路管送进声门，然后把导管旋转180°，使舌状小钩位于上方，继续推进导管，当舌状小钩通过声门后再依顺时针方向旋转90°，左通路管顶端沿着气管左侧壁滑行进入左支气管，若遇到阻力，即舌状小钩正骑跨在隆突上。先将左侧支气管套囊充气，再将总气管套囊充气，用听诊器进行肺部听诊，分别左右肺呼吸音，证明双腔插管的位置和插入深度无误后用胶布或气管插管固定器固定。吸痰需用涂有无菌润滑剂且弹性好的硬塑长管，吸痰动作要轻柔迅速。用于右侧的为WhiteDLT。该种导管因有隆突钩，从而增加了插管的困难，不便于普及推广。

目前广为应用的是Broncho-CathDLT。由透明塑料制成，供一次性使用。和CarlenDLT比较，它有以下优点：①管腔宽大，可以通过较大的吸痰管，并可减小呼吸道阻力。②没有隆突钩，容易经喉插管。③右侧导管支气管套囊经改进后，右肺上叶通气大为改善，右肺隔离效果也大为改进。④导管曲线更加顺应口咽与支气管特点，减少折断危险。此种导管的规格有28、35、37、39和41号共5种。

三、拔管术

（一）拔管指征

（1）病人完全清醒，呼之有明确反应。

（2）呼吸道通气量正常，肌张力完全恢复。

（3）吞咽反射、咳嗽反射恢复。

（4）循环功能良好，血氧饱和度正常。

（二）注意事项

（1）拔管前必须先将存留在口、鼻、咽喉及气管内的分泌物吸净，注意呼吸通气量是否正常。气管内吸引时间每次不要超过10秒钟。

（2）拔管后应继续将口、鼻、咽腔内的分泌物吸净，鼓励病人咳嗽，将头转向一侧以防呕吐后误吸，如有舌根后坠可放置咽通气道。

（3）拔管后要密切观察呼吸道是否通畅，通气量是否足够，血氧饱和度是否正常，若低于正常值应立即面罩吸氧，直到正常。

（4）颅脑外伤术后仍昏迷不醒的病人，可将导管带回病房以后再拔出。

（5）颌面、口腔、鼻腔手术，待完全清醒后才能慎重拔管。

（6）颈部手术有喉返神经损伤或气管萎陷可能者，待呼吸交换量良好、病情稳定后试探拔管，但仍应做好重新插管的准备。

（三）气管内插管术的并发症

气管内插管术可因术前准备欠妥、术中处理不当或操作技术不熟练而造成一些并发症。

1. 机械性损伤 气管内插管技术操作不熟练，动作过于粗暴，常可造成机械性损伤。喉镜片所置部位不当，将病人口唇或舌尖挤压于牙齿与镜片之间，可造成口唇出血或形成血肿；喉镜用力过猛或插入过深可损伤会厌和声带，造成术后喉水肿；还可损伤咽喉壁致黏膜出血；暴露声门时没有上提喉镜而误以门齿为支点上撬，可使门齿松动或脱落；声门暴露不清时强力插管可损伤声带而引起声音嘶哑，较严重者可引起杓状软骨或下颌关节脱臼。

2. 呼吸道梗阻

（1）气管导管位置不当：盲探插管或声门暴露不清时，可能把气管导管插入食管内。可通过观察胸部活动或是否有上腹部膨胀，并以听诊器行肺部听诊，诊断明确应立即重新插管。导管插入过深进入一侧主支气管可造成对侧通气障碍，若未及时发现处理，亦可造成严重缺氧和 CO_2 蓄积的不良后果。

（2）导管阻塞：导管过细，气管导管内有分泌物硬痂积存或异物，均可导致严重呼吸道梗阻。导管过软，病人体位不当可使气管导管发生扭曲或扭折。气管套囊壁厚薄不均时，如充气过多，在薄弱处套囊可因过度膨胀而阻塞导管。

（3）导管受压：颈部包块、胸腔内肿瘤均可压迫气管使之移位变形，气管内插管后若导管末端仍在气管变形部位以上，可能因气管壁阻塞导管开口致呼吸道梗阻。

（4）导管滑脱：牙垫固定不牢而滑出口外，病人咬住导管造成梗阻；导管插入过浅，在头部过度前屈或翻身改变体位时导管可以滑出；麻醉器械衔接管过重，病人体位不当时，因重力作用可使导管滑脱。遇有导管滑脱应立即重新插管。

3. 神经反射并发症

（1）插管时可因刺激会厌、舌根、喉部、气管及气管隆嵴而引起迷走神经兴奋性增强，可导致心动过缓、房室传导阻滞，甚者可致心跳停止。

（2）气管插管困难时可引起喉痉挛，若导管插入过深刺激隆突可引起反射性支气管痉挛。

（3）拔管刺激亦可引起心律失常或循环骤停，若术中应用过副交感神经兴奋药更易发生此种反射；浅麻醉下拔管容易引起屏气或喉痉挛。

4. 缺氧和二氧化碳蓄积 静脉快速诱导时，自主呼吸消失，若插管操作不熟练，插管困难或误入食管未能及时发现可致缺氧，严重时可造成死亡。插管期间引起气管导管阻塞的任何因素都会造成病人缺氧和二氧化碳蓄积。拔管后喉部自卫反射尚未建立，这一阶段容易出现窒息和误吸意外，尤其是虚弱、出血和胃肠道梗阻病人，可能出现缺氧和二氧化碳蓄积，应切实加强监护。

第五章 体液与营养平衡

第一节 体液代谢与酸碱平衡

人体内的液体称为体液（body fluid），是由水和溶解在水中的电解质及有机物质组成。机体在神经－内分泌的调节下保持着体液的含量、分布和组成等方面的动态平衡，以维持细胞内环境稳定（homeostasis）。这是机体物质代谢、各器官功能正常进行的基础和维持生命的必要条件。许多外科疾病、创伤或手术均可导致水、电解质或酸碱平衡失调，应充分理解和掌握这些有关的基本问题。

一、体液的含量和分布

体液含量因性别、年龄、胖瘦不同而有差异。肌肉组织含水量较多（75%～80%），而脂肪组织含水量较少（10%～30%）。通常成年男性体脂含量少于女性而含水量较女性为多（成年男性体液总量占体重的 60%，女性为 55%，两者均有 ±15% 的变化幅度），年龄越小含水量越多（新生儿为 80%，婴儿约占 70%，12 岁时约占 65%，14 岁以后其体液量所占比例即与成人相仿），这与体内脂肪含量有关。

体液包括细胞内液和细胞外液两大部分。细胞内液（intracellular fluid，ICF）绝大部分存在于骨骼肌中，男性约占体重的 40%，女性的肌肉不如男性发达，故女性的细胞内液约为体重的 35%。细胞外液（extracellular fluid，ECF）男性、女性均占体重的 20%。细胞外液又分为血浆及组织间液两部分，其中血浆占体重的 5%，组织间液占体重的 15%，以上各部分液体比例相对恒定，它们之间又不断地进行交流，保持着动态平衡，对维持机体水和电解质平衡起着重要作用，故又称“功能性细胞外液”。另有一小部分组织间液存在于颅腔、胸腔、腹腔、眼球、关节腔及消化道中的“第三间隙”，占体重的 1%～2%（占组织间液的 10% 左右），仅有缓慢地交换和取得平衡的能力，对体液平衡的作用甚小，故称为“无功能性细胞外液”。胃肠消化液虽属无功能性细胞外液，但其变化仍会导致机体水、电解质及酸碱平衡的明显失调，这种病理变化在外科常见。

二、水的生理功能和平衡

水的生理功能有：①调节体温；②作为溶剂（维持体内物理、化学环境的稳定状态）；③运输作用（运送养分到细胞中并将其中的代谢产物带走）；④润滑作用。

正常成人 24 小时水的出入量为 2000～2500mL。入水量包括饮水 1000～1500mL，食物含水 700mL，内生水 300mL；出水量包括呼吸带出水 350mL，皮肤蒸发 500mL，尿液 1000～1500mL，粪便带出水 150mL。出现异常情况时，失水量可有很大变化，熟知这些变化

NOTE

有助于预防体液平衡紊乱的发生。

1. 无形失水　即皮肤与呼吸蒸发的水分，每天达850mL。即使在高度缺水或静息状态下，也必然有这么多水分丢失。在估计病人的液体消耗量时，不可忘记无形失水。在异常情况下，失水量更多。

2. 尿　肾脏是调节水排出的主要器官，肾脏每日排泄体内固体代谢产物30～40g，每溶解1g溶质需15mL水分，故正常成人每日尿量800～1300mL（平均比重1.012）；即使肾脏发挥最大浓缩功能，每日尿量至少需要有500～600mL（比重1.030），否则就有代谢产物积聚的危险。尿比重高则肾脏负担重；尿比重低则肾脏负担轻。

3. 粪　消化道每天分泌消化液共约8200mL，其中含有大量水分和电解质。这些消化液在完成消化的过程中，绝大部分在空、回肠和近端结肠被重吸收，仅有150mL左右的水分从粪便排出。消化道的正常分泌、吸收功能和结构完整是维持体液平衡的重要因素。呕吐、胃肠减压吸引、肠瘘和腹泻均会丧失消化液。呕吐丧失Cl^-过多，可产生低氯性碱中毒；而腹泻或胆瘘、胰瘘丧失HCO_3^-过多又会产生代谢性酸中毒。所以大量消化液的丧失常导致水、电解质及酸碱平衡失调。若因某种原因如肠管病变发生梗阻，影响重吸收而致大量消化液停留在肠腔中，无异于被隔离于循环之外，可引起有效循环血量下降。在病理情况下，体液从血管内转移到组织间隙或体腔，引起水分在局部大量潴留，如腹水、烧烫伤及软组织损伤时的局部水肿、肠梗阻时肠腔大量积液等，称为第三间隙异常（积液）。由于机体不能利用这部分“扣押液”，故可导致血容量减少。第三间隙的变化可分为两期，第一期是液体渗出，应注意继发性血容量减少；第二期是液体回收，要防止因大量补液而造成体液容量过多。

4. 内生水　是新陈代谢过程中物质氧化到最终生成的水，故亦称代谢水。人体每日可产生内生水约300mL。平常由于数量不多，故对整体影响不大。但如发生急性肾衰竭，需要严格限制入水量时，就必须估计进去。

5. 细胞内、外液的平衡　主要受到晶体渗透压的影响，通过半透膜不断交流。细胞内K^+因其浓度差的存在常有向外渗出的趋势。这样就形成一个电位差，沿细胞外缘呈阳离子排列，内缘呈阴离子排列，就抗拒了Cl^-渗入，即细胞膜的离子交换仅限于阳离子，“Na^+–K^+泵”机制是把因浓度差不断渗入的Na^+排出细胞外，而把渗出的K^+拉回细胞内，水随着离子有规律地进进出出，保持着细胞内、外液成分的稳定。

6. 血管内、外液的平衡　主要是指胶体渗透压和毛细血管内静水压的平衡。毛细血管内血浆蛋白产生的胶体渗透压为3.3kPa，明显高于间质液的胶体渗透压（0.66kPa）。毛细血管动脉侧的静水压为6kPa，高于胶体渗透压差，水就通过毛细血管壁流向细胞间隙；在毛细血管静脉侧，胶体渗透压差不变而静水压降至2kPa，水即从组织间隙进入毛细血管内。这种关于液体的不断流动并保持平衡的理论又称为Starlimg平衡学说。

水的平衡规律一般是“多进多排，少进少排，不进也排”。如果停止进水，机体仍继续从肺、皮肤和肾排出水，因此若禁食数日又未补液，将可导致严重缺水。

三、电解质含量和代谢

体液的主要阳离子有Na^+、K^+、Ca^{2+}、Mg^{2+}，阴离子有Cl^-、HCO_3^-、HPO_4^{2-}和蛋白质。它们的正、负总电荷数相等而保持电中性，其半透膜两侧分子数亦基本相等，故渗透压基本相

NOTE

等，一般为 290 ~ 310mmol/L。

电解质在细胞内液和细胞外液中的分布差异很大：①细胞内液中的阳离子以 K^+ 为主，阴离子有蛋白质、磷酸根等；细胞外液中的阳离子以 Na^+ 为主，阴离子有 Cl^- 和 HCO_3^- 等。这是因为细胞膜上“钠泵”的作用，使细胞储钾排钠而造成的（这是一个耗能的过程）。②细胞内液电解质总量大于组织间液及血浆，因细胞内液中蛋白质二价离子渗透压较低，故细胞内、外渗透压仍然相等。③在细胞外液中，组织间液和血浆中的电解质组成与浓度基本相同，但血浆中蛋白质浓度远远高于组织间液，这对维持血容量与两者间水分交流有重要作用。由于电解质能自由出入毛细血管壁，所以只要检验血浆中的电解质成分，就可反映整个细胞外液的电解质情况（见表 5-1）。

表 5-1　细胞内、外液中主要电解质的含量［mEq/L*（mmol/L）］

		细胞外液	细胞内液
阳离子	Na^+	142（142）	15（15）
	K^+	5（5）	150（150）
	Ca^{2+}	5（2.5）	2（1）
	Mg^{2+}	2（1）	27（13.5）
	阳离子总量	155（150.5）	194（179.5）
阴离子	Cl^-	103（103）	1（1）
	HCO_3^-	27（27）	10（10）
	HPO_4^{2-}	2（1）	100（50）
	SO_4^{2-}	1（0.5）	20（10）
	有机酸	6（6）	—
	蛋白质	16（16）	63（63）
	阴离子总量	155（153.5）	194（134）

* 为体现阴阳离子等电，本表以 mEq/L 为单位，若以 mmol/L 为单位，则阴阳离子颗粒数不相等。

这些电解质具有很重要的生理功能：①维持体液的晶体渗透压、水分恒定和酸碱平衡；②维持神经、肌肉、心肌细胞的静息电位，并参与其动作电位的形成，其中 K^+、Na^+、Ca^{2+} 都分别起着重要作用；③参与新陈代谢，是一系列酶的激活剂或辅助因子；④构成组织的成分，Ca^{2+}、Mg^{2+} 是骨骼和牙齿的组成成分。

氯离子（Cl^-）和碳酸氢根（HCO_3^-）均是细胞外液中的主要阴离子，与钠离子共同维持其晶体渗透压、稳定含水量。为了保持血中阴离子总量的相对恒定，HCO_3^- 常对 Cl^- 的增减起代偿作用，即 Cl^- 减少时 HCO_3^- 则代偿性增加。HCO_3^- 为体内的“碱储备”，故其增减可影响酸碱平衡。如剧烈呕吐时可因 Cl^- 大量丢失，HCO_3^- 代偿性增加而引起低氯性碱中毒；如连续输入大量等渗盐水，因 Cl^- 增加过多而 HCO_3^- 减少，可引起高氯性酸中毒。正常血浆 Cl^- 浓度为 103mmol/L，血浆 HCO_3^- 浓度为 27mmol/L。通常以二氧化碳结合力（CO_2CP）来表示，CO_2CP 是指血浆 HCO_3^- 中的 CO_2 含量，正常范围为 23 ~ 31mmol/L（50 ~ 70Vol%）。

NOTE

四、体液平衡的调节

体液和渗透压的稳定是由神经－内分泌系统调节的。体液的正常渗透压通过下丘脑－垂体后叶－抗利尿激素系统来恢复和维持，血容量的恢复和维持则是通过肾素－醛固酮系统调节。此两系统共同作用于肾，调节水与电解质的吸收及排泄，以达到维持体液平衡之目的。血容量与渗透压相比，前者对机体更为重要，当血容量锐减又兼有血浆渗透压降低时，前者对抗利尿激素分泌的促进作用大大强于低渗透压对抗利尿激素分泌的抑制作用，机体才得以优先保持和恢复血容量，保证重要器官的灌流和氧供，维护生命安全。在临床上，常以观察尿量来估计缺水程度，借尿量与比重的关系来了解肾脏的功能。

1. 渴感作用　机体缺水时，细胞外液的渗透压增高，可使下丘脑视上核侧面口渴中枢的神经细胞脱水而引起口渴感；此外，有效循环血量的减少和血管紧张素的增多也可引起渴感。饮水后血浆渗透压回降，渴感即消失。

2. 抗利尿激素（antidiuretic hormone，ADH）　ADH 产生于下丘脑视上核，储存于神经垂体后叶内，ADH 可提高肾远曲小管、集合管对水分的重吸收，使尿量减少，而对电解质影响甚小，即保水以维持正常渗透压。当体液晶体渗透压升高和循环血量减少时，刺激其分泌增加，血浆渗透压可因肾重吸收水分增多而有所下降；反之，血浆渗透压降低时，ADH 释放减少，肾排水增多，使血浆渗透压回升。此外，动脉血压升高通过刺激颈动脉窦压力感受器而反射性地抑制 ADH 的释放；强烈刺激、情绪紧张和麻醉剂等可使 ADH 释放增多；血管紧张素Ⅱ增多也可刺激 ADH 的分泌。

3. 肾素－血管紧张素－醛固酮系统　醛固酮（aldosterone）主要作用于肾远曲小管、集合管，促进它们对 Na^+ 的主动重吸收，同时通过 Na^+–K^+ 和 Na^+–H^+ 交换促进 K^+ 和 H^+ 的排泌，具储钠（水）排钾之功。随着 Na^+ 主动重吸收增加，水的重吸收也增多，从而使血容量增加。其分泌主要受有效循环血量增减的影响，受肾素－血管紧张素系统和血浆 Na^+、K^+ 浓度的调节。当血容量减少时，血管内压力下降，由此导致入球小动脉管壁的压力感受器受刺激，肾小球滤过率下降，流经肾曲小管的 Na^+ 减少，刺激了位于致密斑的钠感受器，以及交感神经的兴奋均使肾小球旁的细胞增加肾素的分泌。肾素是一种蛋白水解酶，能催化血浆中的血管紧张素原转变为血管紧张素Ⅰ，后者在转换酶的作用下转变为活性较强的血管紧张素Ⅱ，引起小动脉收缩和刺激肾上腺皮质球状带，增加醛固酮的分泌。反之，当血容量增多时，肾素－血管紧张素－醛固酮系统则受到抑制。

4. 心房利钠多肽（atrial natriuretic polypoptide，ANP）　存在于哺乳动物包括人的心房肌细胞的细胞浆中，其释放与血容量的增减及对右心房的压力有关。当血容量增加、右心房压力增大时，心房肌释放 ANP，提高了血内水平，抑制肾髓质集合管对 Na^+ 的重吸收，或改变肾内血流分布，增加肾小球滤过率而发挥强大的利钠利尿作用，以减少血容量。反之，如摄入钠、水不足，则 ANP 释放减少。ANP 可拮抗肾素－醛固酮的作用。ANP 还能显著减轻失水或失血后血浆中 ADH 水平增高的程度。

5. 利钠激素（natriuretic hormone）　在用犬做的实验中观察到，当细胞外液容量增加时，血浆中出现一种抑制肾小管重吸收 Na^+、性质未明的物质，称为“利钠激素”或“第三因子”。它能使尿内 Na^+ 的排出增多，也使水的排出增加，从而减少细胞外液量，重新达到平衡。

6. 甲状旁腺素（parathyroid hormone，PTH） 是甲状旁腺分泌的激素，它能促进远球小管对磷酸盐的重吸收，抑制近球小管对 Na^+、K^+ 和 HCO_3^- 的重吸收，甲状旁腺素还能促进肾小管对 Mg^{2+} 的重吸收。甲状旁腺素的分泌主要受血浆 Ca^{2+} 浓度的调节，Ca^{2+} 浓度下降可使甲状旁腺素的分泌增加；反之则分泌减少。

五、酸碱平衡的维持

体液环境适宜的酸碱度是机体进行正常生理活动和代谢过程的需要。通常人体的体液保持着一定的 H^+ 浓度，正常人体动脉血 pH 值维持在 7.35 ~ 7.45，这一 pH 值最适合细胞代谢和整个机体的生存。尽管机体代谢过程中不断生成和摄取酸性或碱性物质，但血液的 pH 值不致发生显著变化，有赖于体内血液缓冲系统、肺的呼吸、肾的排泄和组织细胞的缓冲池作用对酸碱平衡的调节，稳定着机体内环境（图 5–1）。

血液缓冲系统最重要的是碳酸氢盐 – 碳酸（$B \cdot HCO_3/H_2CO_3$）。碳酸氢盐（$B \cdot HCO_3$）在细胞内为 $KHCO_3$，在血浆中为 $NaHCO_3$。正常静脉血中 HCO_3^- 含量平均值为 24mmol/L，H_2CO_3 为 1.2mmol/L，两者比值维持在 $HCO_3^-/H_2CO_3=24/1.2=20:1$，此值是决定血液 pH 值的重要因素。即使 HCO_3 和 $H_2CO_3^-$ 的绝对值有高低变化，血浆的 pH 值仍然能保持为 7.40。从酸碱平衡的角度来看，肺对酸碱平衡的调节作用主要是通过呼吸将碳酸的分解产物 CO_2 排出，可使 $PaCO_2$ 下降，即调节了血中的 H_2CO_3。如果机体的呼吸功能失常，本身就可引起酸碱平衡紊乱，也会影响其对酸碱平衡紊乱的代偿能力。肾脏在酸碱平衡的调节中起到最重要的作用，肾脏通过改变排出固定酸和保留碱性物质的量来维持正常血浆 pH 值不变。

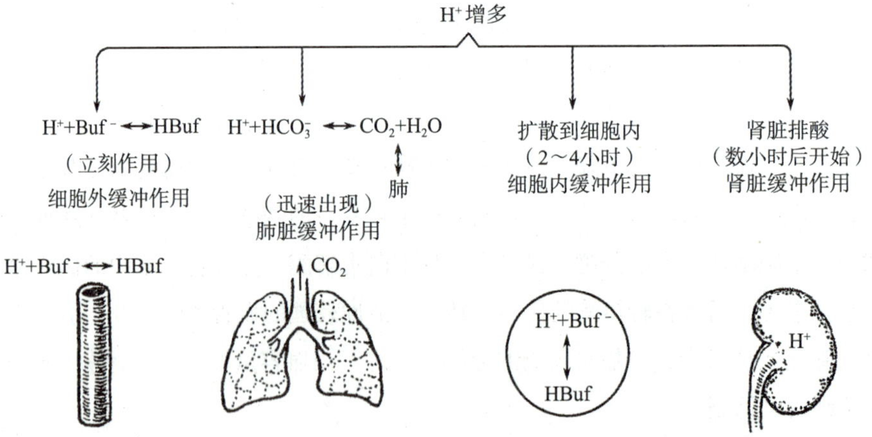

图 5–1　机体调节酸中毒或 H^+ 增多时的四种方式（Buf^- 为缓冲碱）

肾脏调节酸碱平衡的机制是：肾小管细胞中的碳酸酰酶能催化 CO_2 和 H_2O 化合为 H_2CO_3；H_2CO_3 离解为 H^+ 和 HCO_3^-，并将 H^+ 排出体外；Na^+–H^+ 交换，排 H^+；重吸收 HCO_3^-；分泌 NH_3 与 H^+ 结合为铵离子（NH_4^+）排出，使排 H^+ 作用更为加强，尿酸化，排 H^+。总之，肾脏具有强大的排酸能力。如果肾功能有异常，则不仅会影响其对酸碱平衡的正常调节，而且其本身也可引起酸碱平衡紊乱。机体组织细胞也是酸碱平衡的缓冲池。在酸、碱中毒时，H^+ 向细胞内、外的转移也有利于酸碱平衡。由于全身细胞总量很大，故有相当程度的缓冲作用。但要保持体液中离子平衡，H^+ 进出细胞时必然会引起其他离子相应转移。

以上四方面的调节因素共同维持体内的酸碱平衡，但在强度和作用时间上有差异。血液缓冲系统反应迅速且作用最强，但持续时间不长；肺的调节作用到 30 分钟后达最高峰，但仅对 CO_2 有调节作用；细胞的缓冲作用虽强，于 3～4 小时后发挥作用，但常会导致钾的分布异常；肾脏的调节作用比较缓慢，常在数小时之后起作用，但维持时间较长，特别是对保留 HCO_3^- 和排出固定酸具有重要作用。

六、水、电解质及酸碱平衡在外科的重要性

在日常外科临床的诊疗过程中都会遇到不同性质、不同程度的水、电解质及酸碱平衡失调的问题。随时需要我们能做出正确的判断和及时处理。尤其是急、重病症，如严重创伤、大面积烧伤、消化道瘘、肠梗阻或严重腹膜炎，都可直接导致脱水、血容量减少、低钾血症及酸中毒等严重内环境紊乱现象。及时识别和积极纠正这些异常是治疗该类疾病的首要任务之一，因为任何一种水、电解质及酸碱平衡失调均可导致患者死亡。从外科手术角度来说，病人内环境相对稳定是手术成功的基本保证。体液平衡失调的患者手术危险性增加的几率是明显的。即使是手术很成功，但若忽视了术后对机体内环境的维持，终会导致治疗失败。因此，术前如何纠正已存在的水、电解质及酸碱平衡失调，术中和术后又怎样维持体液的平衡状态，是外科医师必须娴熟掌握的基本功。

临床上发生水、电解质及酸碱平衡失调的表现形式是多种多样的，可以只发生单一的异常，如低钾血症。但最常见的是同时存在多种异常现象，例如既有水、电解质紊乱，又有酸碱平衡失调。这时就要全面纠正，不要疏漏。此外，外科病人伴有内科疾病是很常见的，如合并糖尿病、肝硬化或心功能不全等，这更会增加治疗的复杂性。

第二节　体液代谢的失调

体内水、电解质因疾病、创伤等因素的影响而发生改变，一旦这些变化超过机体的代偿调节能力，便会产生体液平衡失调。体液平衡失调可分为三类。①容量失调：为细胞外液中等渗性体液的减少或增加（无渗透压改变）。其中分布性变化是容量失调的另一特殊表现类型，即细胞外液在体内被“扣押”于无功能间隙，引起功能细胞间隙的缩减。②浓度失调：指细胞外液中水的减少或增加，导致渗透微粒的浓度即渗透压发生变化。由于 Na^+ 占细胞外液渗透微粒的 90%，故浓度失调就表现为低钠血症或高钠血症。③成分失调：细胞外液中的其他离子浓度改变虽有各自的病理生理影响，但不致引起渗透活性颗粒总数的显著变化，对细胞外液渗透压影响不明显。如低钾血症或高钾血症、低钙血症或高钙血症、低镁血症或高镁血症、酸中毒或碱中毒等。

一、水和钠的代谢紊乱

正常人的血清钠浓度为 136～145mmol/L。成人一般每天摄入 5～10g 氯化钠，日需要量 4～5g，多余的从尿中排出。细胞外液中钠是最主要的电解质，其平衡规律是“多进多排，少进少排，不进不排”。由于水和钠的关系非常密切，故细胞外液缺水时必然和失钠同时存在。

引起水和钠异常的原因不同，缺水和失钠的程度也不同。这些不同缺失的形式所引起的病理生理变化及临床表现也就不同。根据它们在细胞外液中缺失的比例，临床将其分为等渗、高渗和低渗性缺水三种类型。

（一）等渗性缺水

等渗性缺水（isotonic dehydration）又称急性缺水或混合性缺水，是外科临床中最常见的类型。即血钠浓度正常的细胞外液容量减少。其特征是：水和钠按其在血液中的正常比例丢失，无钠盐及渗透压的明显改变。以细胞外液（包括循环血量）迅速减少为突出表现。

【病因】

（1）消化液的急性丢失。如大量呕吐、腹泻、肠瘘等。

（2）体液在所谓“第三间隙”中“扣押”。如肠梗阻、急性弥漫性腹膜炎、腹膜后感染等大量体液聚积于肠腔、腹腔或软组织间隙。

（3）大面积烧伤早期大量渗液。

【病理生理】

因体液水、钠等比例地急剧丧失，主要是损失血浆区和组织间液区的液体。造成细胞外液（包括循环血量）迅速减少，肾脏血流量减少，肾入球小动脉壁的压力感受器受到管内压力下降的刺激，引起肾素-醛固酮系统兴奋，醛固酮分泌增加，导致肾远曲小管对钠的重吸收增加，伴随对水的重吸收（少尿），使细胞外液代偿性地回升。因血浆渗透压变化不大，初期细胞内液容量变化不大；但当细胞外液大量丢失时，细胞内液逐渐转移到细胞外，以维持血容量，乃至引起细胞内缺水；同时，细胞外液容量明显减少可引起血压下降、休克乃至急性肾衰竭。

【临床表现】

根据缺水缺钠的程度，将等渗性缺水分为三度。

1. 轻度　缺水症状为口渴、少尿；缺钠症状有厌食、恶心、软弱无力。体液丧失量占体重的2%～4%。

2. 中度　当体液大量迅速丧失达体重的5%（相当于细胞外液的25%）时，可出现血容量不足，表现为脉搏细快，肢端湿冷，“三陷一低”即眼窝下陷、浅表静脉瘪陷、皮肤干陷（弹性差）、血压下降或不稳。

3. 重度　体液继续丢失达体重的6%～7%（相当于细胞外液的30%～35%）时，即可出现休克。常伴有代谢性酸中毒。若患者主要丢失胃液，大量地丢失 H^+ 和 Cl^- 则可伴发低氯低钾性碱中毒（见表5-2）。

表5-2　液体丧失量与休克程度的关系

细胞外液丧失量（占体重%）	休克程度	脉搏（次/分）	收缩压（mmHg）	脉压	相当于丧失细胞外液（%）
＜4%	轻度	＜100	正常或稍高	轻微缩小	＜20
4%～6%	中度	100～200	70～90（9～12kPa）	中等缩小	20～30
＞6%	重度	＞200	0～70（0～9kPa）	明显缩小	＞30

NOTE

【实验室检查】

（1）血常规检查红细胞计数、血红蛋白及红细胞比容增高，提示血液浓缩。

（2）尿液检查尿钠减少或正常，尿比重升高。

（3）血清 Na^+、Cl^- 及血浆渗透压在正常范围。

（4）测定二氧化碳结合力、血气分析可区别有无代谢性酸中毒或碱中毒。

【治疗】

（1）积极治疗原发病

积极治疗原发病以减少水和钠的继续丧失。

（2）补液补钠

①按临床表现估计：例如体重 60kg，有脉搏细速、血压下降等症状，表示细胞外液丧失量占体重的 5%，则补液量为 3000mL 等渗盐水或平衡液。

②按红细胞比容计算：补等渗盐水量（L）＝红细胞比容上升值 / 红细胞比容正常值 × 体重（kg）×0.25（细胞外液占体重的 20%）

③补液补钠方法：一般临床上先补给计算量的 1/2 ~ 2/3，再加上每日 NaCl 需要量 4.5g 及水 2000mL。

（3）注意事项

①生理盐水中含 Cl^- 量为 154mmol/L，明显高于血 Cl^- 含量 103mmol/L，正常情况下可通过肾脏保 HCO_3^- 排 Cl^- 来调节。但在重度脱水和休克时，肾血流量减少，以致排氯减少，大量输入盐水有导致高氯性酸中毒的危险，因此输液量大时宜选用平衡液。目前常用的有：

a. 乳酸钠平衡液：1.86% 乳酸钠 1 份、林格液 2 份（肝功能不全时不用此配方）。

b. 碳酸氢钠平衡液：1.25% 碳酸氢钠 1 份、生理盐水 2 份（临床亦有用林格氏液者）。平衡液的优点：为等渗液，其电解质浓度与细胞外液接近；能降低血液黏稠度，改善微循环灌流；可纠正低血钠和酸中毒；扩充血容量可代替部分输血，对一般失血量为血容量 10% ~ 15% 的病人全部可用平衡液来补偿。一般每失血 100mL 用平衡液 300mL。

②尿量达 40mL/h 应予补钾。

③对已有周围循环衰竭者，除快速补充等渗盐水或平衡液外，还需补充胶体溶液。

（二）高渗性缺水

高渗性缺水（hypertonic dehydration）又称原发性缺水。即为伴有细胞外液减少的高钠血症。其特征为：水钠同时损失，但失水多于失钠；细胞外液减少且渗透压升高，细胞内液缺水程度超过细胞外缺水。临床以口渴为特征性表现。

【病因】

1. 水摄入不足 主要见于口腔、咽、食管疾患伴吞咽困难、昏迷及其他危重病人给水不足者。

2. 水分丢失过多 高热或高温环境大量出汗或烧伤暴露疗法均可从汗液丢失大量水分。

3. 鼻饲要素饮食、静脉高营养 不恰当地输入过多高渗溶液。

【病理生理】

高渗性缺水的基本病理生理改变是细胞外液呈高渗状态，导致：

（1）下丘脑口渴中枢受刺激，患者出现口渴感。

NOTE

（2）刺激下丘脑垂体后叶分泌和释放抗利尿激素，使肾小管对水的重吸收增加，尿量减少且比重增加。

（3）细胞内液中的水分转移至细胞外，造成细胞内缺水程度超过细胞外缺水，脑细胞脱水可引起脑功能障碍。

（4）因脱水脑体积显著缩小，颅骨与脑皮质之间的血管张力增大而导致静脉破裂，出现局部脑内出血和蛛网膜下腔出血。

【临床表现】

根据失水程度，将高渗性缺水分为三度：

1. 轻度 失水量占体重的 2%～4%。除口渴外无其他症状。

2. 中度 失水量占体重的 4%～6%。极度口渴，乏力，眼窝明显凹陷，唇舌干燥，皮肤弹性差，心率加速，尿少，尿比重增高。

3. 重度 失水量占体重的 6% 以上。除有上述症状外，可出现烦躁、谵妄、昏迷等脑功能障碍症状、血压下降乃至休克、少尿乃至无尿、氮质血症等。

【实验室检查】

（1）血常规：红细胞计数、血红蛋白、红细胞比容轻度增高。

（2）尿比重升高（$>$ 1.025）。

（3）血钠$>$ 150mmol/L，血浆渗透压$>$ 320mmol/L。

【治疗】

（1）积极治疗原发病，尽早解除缺水或失液的原因。

（2）补液量根据失水程度确定，可按体重百分比的丧失量来估计，成人每丧失体重的 1% 补液 400～500mL。

也可根据血钠浓度计算：

补液量（mL）=［血钠测定值（mmol/L）−142］× 体重（kg）×4（女性为 3，儿童为 5）

（3）注意事项：①轻度失水者，口服补液；若病人不能口服或中、重度缺水者，宜静脉补液。②初期补充 5% 葡萄糖溶液或 0.45% 氯化钠溶液，待血钠、尿比重降低后，可补充 5% 葡萄糖生理盐水，补液速度原则上先快后慢，第 1 日补给计算量的 1/2 或 1/3，其余量第 2 日补完，同时应加上每日生理需要及额外丢失量。③高渗性缺水者也缺钠，只因缺水更多才致缺钠浓度升高。所以，纠正缺水时宜适当补钠，防止纠正了缺水反而出现低钠血症。④若同时有缺钾需纠正时，应在尿量超过 40mL/h 后方可补钾。⑤经过补液治疗酸中毒仍未纠正时，可补给碳酸氢钠溶液。

（三）低渗性缺水

低渗性缺水（hypotonic dehyration）又称慢性缺水或继发性缺水。即为伴有细胞外液减少的低钠血症。其特征为：水、钠同时丧失，但失钠多于失水。主要为细胞外液减少。

【病因】

（1）胃肠道消化液长期丧失，如反复呕吐、腹泻、胆胰瘘、胃肠道长期吸引或慢性肠梗阻，钠随消化液大量丧失，补液不足或仅补充水分。

（2）大创面慢性渗液。

（3）大量应用排钠性利尿剂（如噻嗪类、依他尼酸等）时，未注意补给适量钠盐。

（4）急性肾衰竭多尿期、失盐性肾炎、肾小管性酸中毒、Addison 病等导致肾脏排钠增多，又补充了水分。

【病理生理】

低渗性缺水的基本病理生理改变是细胞外液呈低渗状态，导致：

（1）抗利尿激素分泌和释放减少，尿量增加，一方面使细胞外液的低渗状态得到一定程度的恢复；另一方面使细胞外液容量减少，组织间液缺少程度大于血浆缺少程度。

（2）若细胞外液低渗状态得不到纠正，则细胞外液向细胞内转移，使细胞外液容量进一步减少。当细胞外液减少到一定程度时可导致循环血量减少，患者易出现休克（低钠性休克）。

（3）血容量减少刺激容量感受器，抗利尿激素分泌增加，使肾小管对水的重吸收增多，此时由多尿转为少尿；同时肾素－醛固酮系统被激活，使肾小管对钠重吸收增加，并伴有氯和水重吸收增加，故尿中钠、氯含量减少，以至缺如。

【临床表现】

根据缺钠程度，临床上可把低渗性缺水分为三度：

1. 轻度缺钠 每千克体重缺钠相当于氯化钠 0.5g，血清钠＜ 135mmol/L。患者感觉乏力、头昏、手足麻木，但无口渴感，尿量正常或稍多，尿中钠、氯减少，尿比重低。

2. 中度缺钠 每千克体重缺钠相当于氯化钠 0.5 ~ 0.75g，血钠＜ 130mmol/L，病人除上述症状外，尚有厌食、恶心、呕吐，脉搏细速，血压不稳定或下降，脉压变小，浅静脉萎陷，视力模糊，站立性晕倒。尿少，尿中几乎不含钠和氯。

3. 重度缺钠 每千克体重缺钠相当于氯化钠 0.75 ~ 1.25g，血钠＜ 120mmol/L。除有上述中度缺钠症状外，还有肌痉挛性抽痛、腱反射减弱或消失，病人神志不清、木僵乃至昏迷。常伴有严重休克、少尿或无尿，尿素氮升高。

【实验室检查】

（1）红细胞计数、血红蛋白、红细胞压积明显增高。

（2）尿 Na^+、Cl^- 明显减少乃至缺如，尿比重 <1.010。

（3）血钠＜ 135mmol/L，血浆渗透压＜ 280mmol/L，血非蛋白氮、血尿素氮可增高。

【治疗】

（1）积极处理致病原因。

（2）补液量估算方法：①按临床缺钠程度计算：例如体重 60kg 病人有中度缺钠，估计每 kg 体重丧失氯化钠 0.5g，则宜补氯化钠 30g。②按血钠浓度计算：补钠（NaCl）量（g）＝［142– 血钠测定值（mmol/L）］÷17× 体重（kg）×0.6（女性为 0.5），按钠盐 1g ＝ 17mmol Na^+ 计算氯化钠的量。

（3）补液补钠的方法：一般临床上先补给计算量的一半，再加上每日氯化钠需要量 4.5g，其余一半的钠可在次日补给。

轻度和中度缺钠者可选用等渗盐水或 5% 葡萄糖生理盐水。例如缺钠 30g，先补一半 15g，再加生理需要量 4.5g，当日共需补给氯化钠 19.5g，则可用 5% 葡萄糖盐水 2000mL 补充。

重度缺钠者已出现休克时，应快速补充晶体溶液和胶体溶液，补充血容量，改善血循环，提高血压（晶体液用量为胶体液的 2 ~ 3 倍）。接着静脉给予高渗（5%）氯化钠溶液 200 ~ 300mL，尽快纠正血钠过低，以提高血浆渗透压，然后根据计算所得的补钠量再给予调整，结合病情决定是否需要继续补充高渗盐水或改用等渗盐水。

（4）注意事项：①补液时应加上每日生理需要量 2000mL。②缺钠伴有酸中毒时，宜在补充血容量和钠盐的基础上予以纠正。③缺钠常常伴有缺钾，在尿量达 40mL/h 后，应予补充钾盐。

（四）水中毒

水中毒（water intoxication）又称水过多或稀释性低钠。系指在病理和（或）人为治疗因素的作用下，水的总摄入量超过总排出量，以致水在体内潴留，循环血容量增多及细胞内水过多。

【病因病理】

通常只有在抗利尿激素（ADH）过多、肾功能不全或肾上腺皮质功能减退等使水分排出受阻的情况下，摄水过多或补液过量时，才会发生水过多。在外科也可发生在心、肾、肝功能正常，膀胱低张液（蒸馏水）灌洗的患者；尤其年龄较小的儿童可因输液过多、过快，大量清水洗胃或灌肠导致水中毒。

由于水在体内潴留，细胞外液量增大，浓度被稀释而呈低渗状态，水分子向相对高渗的细胞内转移，结果是细胞内、外液均增多，渗透压降低。细胞外液量增大则抑制醛固酮的分泌，使远曲小管对 Na^+ 的重吸收减少，经尿排钠增多，导致血钠浓度更低。细胞内水分增多，细胞内水肿，甚至细胞膜破裂，细胞内外代谢失常，严重威胁生命。

【临床表现】

1. 急性水中毒 起病急。由于脑水肿和颅内压增高，故神经症状出现最早且突出，如头痛、呕吐、失语、精神失常、定向障碍、嗜睡、抽搐、惊厥、谵妄、昏迷等；严重时可因脑疝形成而致呼吸、心跳停止。

2. 慢性水中毒 可有软弱无力、恶心、嗜睡等症状，但往往被原发疾病的症状所掩盖；另外因细胞外液量增加，可出现多尿、水肿、气急、心悸、血压升高、体重增加，严重时可发生急性左心衰竭、肺水肿。一般无凹陷性水肿。

【实验室检查】

（1）*血常规*：红细胞计数、血红蛋白和红细胞压积、平均血红蛋白浓度（MCHC）降低，红细胞平均体积（MCV）增加。

（2）*尿液检查*：尿比重低，尿钠增多。

（3）*血电解质测定*：血 Na^+ 明显降低，血 K^+、血 Cl^- 亦降低。

【治疗】

（1）预防重于治疗。对有导致水过多病理因素者，应严格控制入水量，并积极治疗原发病。

（2）立即停止水的摄入。

（3）应用速效利尿剂：宜选用袢利尿剂如速尿（呋塞米），有肾功能不全者可加大剂量。渗透性利尿剂 20% 甘露醇溶液或 25% 山梨醇溶液 250mL 静脉快速滴注。

（4）纠正细胞内、外液的低渗状态：常用 5% 氯化钠溶液，一般剂量为 5～10mL/kg，先给予 100mL，于 1 小时内缓慢静脉滴注。以后根据病情再决定继续用量。

（5）处理并发症：合并脑水肿者除上述处理外，惊厥者可予 10% 葡萄糖酸钙溶液 10～20mL，缓慢静脉推注。低钾者酌情补钾。

NOTE

（6）透析治疗：适用于病情急而严重的患者。

此外，为抑制 ADH 分泌或 ADH 对肾小管的作用，可用无水酒精 20 ~ 50mL 加入 5% 葡萄糖溶液中静滴；或用去甲金霉素（地美环素）0.9 ~ 1.2g/d，分 3 次口服，可造成可逆性肾性尿崩症，促使水分排出。亦可以山梨醇口服导泻，或以中药导泻（峻下逐水）以降低血容量。

二、钾的异常

血清钾正常值为 3.5 ~ 5.5mmol/L，98% 的钾存在于细胞内，是细胞内液中的主要阳离子。虽然细胞外液中的钾含量仅占总钾量的 2%，但有极为重要的生理作用。钾能增加神经 – 肌肉的兴奋性；参与维持正常心肌的舒缩；参与细胞的正常代谢如糖原、肌蛋白的合成等；维持细胞内的渗透压和酸碱平衡。钾的来源全靠食物摄入。钾的平衡规律是“多进多排，少进少排，不进也排”。钾的异常有低钾血症和高钾血症，前者在外科常见。

（一）低钾血症

血清钾＜ 3.5mmol/L 为低钾血症（hypokalemia）。

【病因】

（1）钾摄入不足：见于长期禁食而补钾不足或未补钾者。

（2）钾丢失后排出过多：呕吐、腹泻、长期胃肠引流或消化道外瘘失钾；使用排钾性利尿剂、失钾性肾病（急性肾衰多尿期、肾小管酸中毒等）；原发性或继发性醛固酮增多症和皮质醇增多症等尿钾排出过多者。

（3）钾在体内分布异常：全身总钾量未减少，而是血清钾向细胞内转移，见于家族性低钾性周期性麻痹、应用大剂量胰岛素及葡萄糖静脉滴注、急性碱中毒、棉酚中毒等。

【临床表现】

轻度低钾可无任何症状，当血清钾＜ 3mmol/L 时即可出现症状。

1. 神经肌肉症状　表情淡漠，倦怠嗜睡或烦躁不安；四肢肌肉软弱无力，腱反射迟钝或消失，眼睑下垂，后延及躯干和呼吸肌；当血清钾＜ 2.5mmol/L 时，可出现软瘫、呼吸无力、吞咽困难。

2. 消化系统症状　食欲不振，纳差，口苦，恶心，呕吐，腹胀，重则肠麻痹。

3. 循环系统症状　因低钾引起心肌兴奋性，自律性增高，传导性降低。表现为心动过速、心律失常、传导阻滞，严重时出现室颤，停跳于收缩状态。

4. 泌尿系统症状　慢性失钾可影响肾小管功能，对抗利尿激素不敏感，导致肾脏浓缩功能障碍，出现多饮、多尿、夜尿增多，严重时出现蛋白尿和颗粒管型。膀胱收缩无力而排尿困难。

5. 对酸碱平衡的影响　低钾时细胞内 K^+ 移至细胞外，细胞外 H^+ 移入细胞内，细胞内液 H^+ 浓度增加，而细胞外 H^+ 浓度降低，出现细胞内酸中毒和细胞外碱中毒并存。此外，因肾小管上皮细胞内缺钾，故排 K^+ 减少而排 H^+ 增多，出现代谢性碱中毒，同时排出反常性酸性尿。

【实验室检查】

（1）血清钾＜ 3.5mmol/L。

（2）尿钾＜ 20mmol/L，多提示胃肠道失钾；尿钾＞ 20mmol/L，多提示肾脏失钾。

（3）心电图：早期 T 波低平、双相倒置，继之 S–T 段下降、Q–T 间期延长和 U 波出现，

NOTE

或T、U波融合（图5-2）。

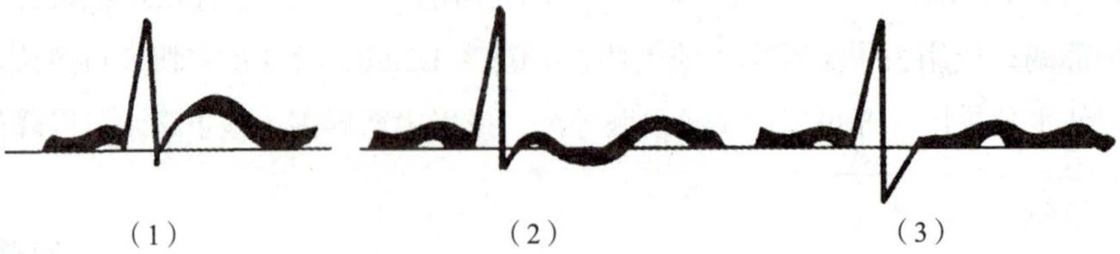

图5-2　低钾血症的心电图变化

（1）正常　（2）S-T段降低，QT间期延长　（3）U波出现

【治疗】

1. 治疗原发病　治疗原发病以终止和减轻继续失钾。

2. 重在预防　重在预防，对长期禁食、慢性消耗和体液丧失较多者注意补钾，每日预防性补钾40～50mmol（氯化钾3～4g）。

3. 补钾原则与方法

①尿多补钾：休克、脱水、缺氧、酸中毒、肾衰竭等未纠正前，尿量＜40mL/h，或24小时尿量少于500mL，暂不补钾。

②尽量口服：轻度低钾且能口服者，口服氯化钾每次1～2g，每日3次；或服用氯化钾肠溶片以减少胃部不适。亦可进食含钾食物，如香蕉、榨菜、菠菜、紫菜、海带等。口服者90%可被吸收，且最为安全，因为人体对钾吸收的特点是“需要多少吸收多少”。不能口服或严重缺钾者则需静脉补给。

③低浓度、慢速度：静脉输给的液体中氯化钾浓度不能高于3‰（即＜40mmol/L），每分钟应少于80滴（即＜20mmol/h）的速度补给，严禁以10%氯化钾溶液直接静推、静滴，以免一过性高钾血症危及生命。

④分阶段补给：正常情况下，注射后的钾约15小时后才能与细胞中钾平衡，全身缺钾状况需较长时间才能纠正，一般需要4～6天或更长时间。因此，所需钾量不强求一次性补足，宜分阶段按计划补给，一般性缺钾每日补充氯化钾3～6g即可。特殊情况的严重缺钾虽日补钾量可高达8～12g或更多，也必须在心电图、尿钾测定的监护下，严格控制单位时间内的浓度、速度补给。不可操之过急，以防高钾血症的危险及钾从尿中大量排出，达不到补钾的目的。

（二）高钾血症

血清钾浓度＞5.5mmol/L称高钾血症（hyperkalemia）。

【病因】

1. 钾摄入过多　见于补钾过量、输大量库存血、应用大量含钾药物等。

2. 肾脏排钾减少　①急、慢性肾衰竭伴少尿或无尿，为临床最常见且最重要的原因。②长期应用保钾利尿剂及血管紧张素转换酶抑制剂。③导致盐皮质激素减少而使钾潴留于血清内的疾病，如肾上腺皮质功能减退症、双侧肾上腺切除等。

3. 细胞内钾释出或外移　见于重症溶血、大面积烧伤、创伤、中毒性感染、缺氧、休克、急性酸中毒、高钾性周期性麻痹、输注精氨酸等。

【临床表现】

1. 神经肌肉传导阻碍　血钾轻度增高时，仅有四肢乏力、手足感觉异常（麻木）、肌肉酸痛。当血清钾 >7.0mmol/L 时，可出现软瘫，先累及躯干，后波及四肢，最后累及呼吸肌，出现呼吸困难。

2. 心血管症状　有心肌应激性降低的表现，即血压波动（早期增高、后期下降），心率缓慢，心音遥远而弱，重者心跳骤停于舒张期，其症状常与肾衰竭症状同时存在。

有引起高钾血症原因的患者出现一些不能用原发病来解释的临床表现时，即应警惕有高钾血症的可能，应立即检查血钾浓度，并做心电图检查，以明确诊断。

【实验室检查】

（1）血清钾＞ 5.5mmol/L。

（2）心电图早期改变为 T 波高尖，基底变窄；当血清钾＞ 8.0mmol/L 时，P 波消失，QRS 波增宽，QT 间期延长（图 5–3）。严重时出现房室传导阻滞、心室颤动。但碱中毒常掩盖高钾血症心电图改变；高镁血症可产生类似高钾血症的心电图改变，判断时要予以注意。

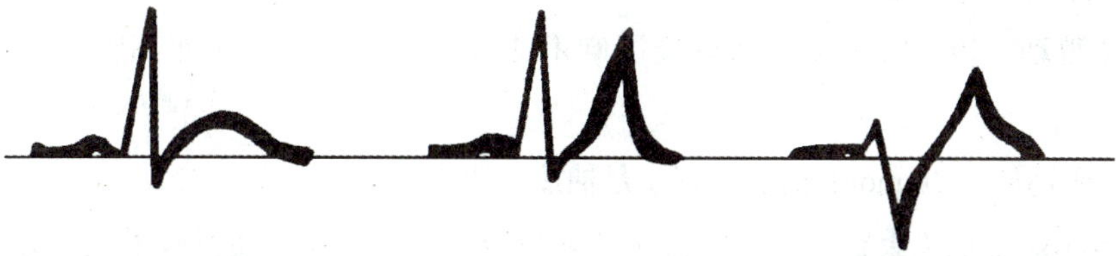

图 5–3　高钾血症的心电图变化

（1）正常　（2）T 波高而尖，QT 间期延长　（3）QRS 间期延长

【治疗】

高钾血症病情危急，应做紧急处理。

（1）立即停止钾（包括药物和食物）摄入，积极治疗原发病，切断钾的来源。

（2）对抗心律失常，应用钙剂拮抗钾对心肌的抑制作用。立即静脉推注葡萄糖酸钙 1 ~ 2g，半小时后可重复使用一次，以后以 10% 葡萄糖溶液 500mL 加葡萄糖酸钙 2 ~ 4g 静滴维持。

（3）降低血钾浓度，使 K^+ 暂时转入细胞内。①静脉注射 5% 碳酸氢钠溶液 60 ~ 100mL，再继续静脉滴注 100 ~ 200mL，以提高血钠浓度并扩容，促使 Na^+–K^+ 交换使 K^+ 转入细胞内，使血清 K^+ 浓度得以稀释或从尿中排出。②使用高渗糖溶液加胰岛素静脉滴注，当葡萄糖转化为糖原时将 K^+ 带入细胞内，暂时降低血 K^+ 浓度，用 25% ~ 50% 葡萄糖溶液 100 ~ 200mL 或 10% 葡萄糖溶液 500mL，按每 4 ~ 5g 葡萄糖加 1U 胰岛素比例静脉滴注，3 ~ 4 小时后可重复用药。

（4）促使排钾：①阳离子交换树脂 15 ~ 20g，饭前口服，3 ~ 4 次 / 日；或加入温水或 25% 山梨醇溶液 100mL 中，保留灌肠 0.5 ~ 1 小时，每日 3 ~ 6 次。②给予高钠饮食及排钾利尿剂。③病情严重且血钾进行性增高，尤其肾功能不全者，予腹膜透析或血液透析。

三、钙的异常

体内 99% 的钙以磷酸钙和碳酸钙的形式贮存于骨骼中，细胞外液中的钙仅是总钙量的 1%。血清钙浓度为 2.25 ~ 2.75mmol/L，相当恒定。其中 45% 为离子化钙，起着维持神经、肌肉稳定性的作用；约 50% 为蛋白结合钙，5% 为与有机酸结合钙。钙的离子化与非离子化的比率受 pH 值的影响，pH 值降低可使离子化钙增加，pH 值上升可使离子化钙减少。

（一）低钙血症

血清钙< 2.25mmol/L 为低钙血症（hypocalcemia）。

【病因】

（1）可见于维生素 D 缺乏、甲状旁腺功能减退、慢性肾衰竭、肠瘘、慢性腹泻和小肠吸收不良综合征。

（2）在外科临床工作中，低钙血症是甲状腺手术时损伤或切除甲状旁腺的一个严重并发症。

（3）患急性出血性坏死性胰腺炎时，血清钙下降是一项预后不良的指标。

（4）亦见于广泛软组织感染（坏死性筋膜炎）。

【临床表现】

主要由神经肌肉系统兴奋性增强所致的症状和体征：

（1）易激动，指（趾）端及口唇周围麻木或针刺感，手、足或面部肌肉痉挛，腱反射亢进。

（2）当血钙低于 2mmol/L 时，出现手足抽搐、肌肉和腹部绞痛。

（3）Trousseau 征（束臂试验：以血压计袖带束于上臂，充气超过收缩压 2 分钟，发生前臂、手肌痉挛，示有隐性手足搦搐症）阳性和 Chvostek 征（耳前叩击试验：叩击耳前出现下唇肌肉抽动，或上唇、鼻唇肌肉抽动，或面神经支配的肌肉都抽动）阳性。

无症状的血钙过低可发生于低蛋白血症时（正常离子化部分降低）；而重度碱中毒病人血清钙在水平正常时可发生症状，是因为总血清钙的生理活动或离子化部分减少而发生。

【实验室检查】

（1）血清钙< 2.2mmol/L。

（2）心电图 QT 间期延长。

【治疗】

（1）治疗原发病。

（2）以 10% 葡萄糖酸钙 20mL 或 5% 氯化钙 10mL 缓慢静脉注射，以缓解症状。

（3）纠正碱中毒，以提高血内钙离子化浓度。

（4）对长期治疗的患者亦可口服维生素 D 及钙剂。

（二）高钙血症

血清钙> 2.75mmol/L 时，为高钙血症（hypercalcemia）。

【病因】

（1）甲状旁腺功能亢进。

（2）某些恶性肿瘤如乳腺癌、肾癌、肺癌、骨转移性癌、多发性骨髓瘤等可分泌甲状旁腺素相关多肽，促进血钙升高。

【临床表现】

（1）早期：疲倦、乏力、纳差、恶心、呕吐和腹胀、体重下降。

（2）重者：严重头痛，背部和四肢疼痛，幻觉，狂躁，昏迷；血钙达 4 ~ 5mmol/L 可危及生命。

NOTE

（3）长期高血钙症可引起血管钙化、肾实质钙化、肾结石，同时影响肾小管浓缩功能，出现多尿、夜尿、口渴。

【治疗】

（1）积极治疗原发病。甲状旁腺功能亢进者手术治疗。

（2）重度高钙血症伴缺水者，宜静脉给予大量生理盐水，同时予速尿 20 ~ 40mg 静脉推注，促进尿钙排出。

（3）对维生素 D 中毒、肾上腺皮质功能减退症、结节病、多发性骨髓瘤并发高钙血症者，可用大剂量肾上腺皮质激素治疗，减少钙自骨向外移；或予乙二胺四乙酸（EDTA）和硫酸钠暂时降低血钙。

（4）伴严重肾衰竭者应做透析治疗。

四、镁的异常

镁是体内含量占第四位的阳离子。正常成人体内镁的总量约为 1000mmol，约合镁 23.5g。镁约有一半存在于骨骼中，其余几乎都存在于细胞内，仅有 1% 存在于细胞外液中。镁为酶的激活剂，能维持离子泵的运转，维持心肌的正常结构与功能，影响心肌的电生理，能扩张血管，可降低肌肉的应激性，阻滞神经冲动和抑制周围神经的功能，是机体存活的必要元素之一。血清镁浓度的正常值为 0.70 ~ 1.10mmol/L。每天均需要 0.15mmol/kg。镁大部分从粪便排出，其余的经肾排出，肾有很好的保镁作用。镁广泛存在于绿色蔬菜和肉类、乳类中，经小肠吸收，一般不致缺乏，但慢性肠瘘和长期禁食的病人则可能发生缺镁。镁的异常主要是指细胞外液中镁浓度的变化，包括低镁血症和高镁血症。

（一）低镁血症

血清镁＜ 0.70mmol/L 为低镁血症（hypomagnesemia），常伴有低钙血症和低钾血症。

【病因】

1. 摄入不足　长期禁食、厌食及长期静脉营养未注意镁的补充；慢性腹泻、大部分小肠切除术后“短肠综合征”，导致吸收不良。

2. 镁丢失过多

①肠瘘、胆瘘、长期胃肠引流丢失镁。

②某些肾脏疾患如慢性肾盂肾炎、慢性肾小球肾炎影响肾小管对镁的重吸收，使肾脏失镁。

③长期应用呋噻类、噻嗪类、洋地黄及胰岛素等药物引起镁从肾脏排出过多。

④甲状旁腺功能亢进、甲状腺功能亢进、醛固酮增多症及糖尿病酸中毒等均可引起镁排出增多。

【临床表现】

低镁血症引起肌肉系统及心血管系统应激性增强。常出现精神紧张、记忆力下降，肌肉震颤、手足抽搐和反射亢进，严重时出现谵妄、精神错乱、定向力失常、惊厥、癫痫样发作乃至昏迷，多有心律失常。

镁缺乏病人常伴有缺钾和缺钙，故很难确定哪些症状由缺镁引起，故在某些低钾、低钙病人中，经补钾、补钙后症状仍无改善，应怀疑本症，必要时做镁负荷试验。

NOTE

【实验室检查】

（1）血清镁< 0.70mmol/L。

（2）24 小时尿镁排出量< 2.1mmol。

（3）镁负荷试验：正常人静脉输注氯化镁或硫酸镁 0.25mmol/kg 后，其 90% 很快从尿中排出；而镁缺乏病人注入相同量后，其 40% ~ 80% 可保留在体内，甚至每日仅从尿中排出 1mmol。

【治疗】

用 25% 硫酸镁 5 ~ 10mL 加入 5% ~ 10% 葡萄糖溶液 500mL 中缓慢静滴；出现抽搐时，可加大硫酸镁剂量至 10 ~ 20mL，同法静滴，完全纠正缺镁需时较长。

有肾功能受损时补镁要谨慎，并定期测定血清镁浓度。应避免输镁过多过快引起急性镁中毒而致心跳骤停。如果发生镁中毒应立即以钙剂拮抗。

（二）高镁血症

血清镁> 1.10mmol/L 为高镁血症（hypermagnesemia）。

【病因】

（1）急性或慢性肾衰竭伴少尿或无尿时补镁不当；注射硫酸镁过快或剂量过大。

（2）大面积烧伤、外科应激状态、严重脱水、糖尿病酮症酸中毒等。

（3）甲状腺功能减退、肾上腺皮质功减退时，肾小管对镁重吸收增加。

【临床表现】

疲倦、嗜睡、肌力减退，继之软瘫、反射消失和血压下降等；血清镁> 3mmol/L 时，心脏传导功能发生障碍，出现房室传导阻滞；血清镁> 5mmol/L 时出现昏迷、呼吸抑制乃至心跳骤停。心电图类似于高钾血症的心电图改变。

根据有肾功能不全及补镁过多病史，结合临床症状及血镁升高可确立诊断。

【治疗】

（1）停止补镁，同时纠正缺水和酸中毒。

（2）用 10% 葡萄糖酸钙溶液 10 ~ 20mL 缓慢静推以拮抗镁对心脏和肌肉的抑制作用。

（3）血镁升高明显，伴有严重肾衰竭者宜及早行透析治疗。

五、磷的异常

成人体内含磷总量 700 ~ 800g，其中 85% 存在于骨骼中。其余以有机磷酸酯形式存在于软组织中。细胞外液中含磷仅 2g，血清无机磷浓度的正常值为 0.96 ~ 1.62mmol/L。磷是核酸、磷脂等的基本成分；参与蛋白质的磷酸化过程；是高能磷酸键的成分之一；又是某些凝血因子的成分；磷酸盐参与酸碱平衡等。

（一）低磷血症

血清无机磷浓度< 0.96mmol/L 时称为低磷血症（hypophosphatemia）。

【病因】

1. 肠道吸收障碍和丢失过多　见于维生素 D 缺乏、佝偻病；或应用能与磷结合的药物，如氢氧化铝凝胶、碳酸铝凝胶等而丢失。

2. 摄入不足　长期胃肠外营养支持忽略了磷的补给。

NOTE

3. 肾小管重吸收磷减少　原发性甲状旁腺功能亢进、成人 Fanconi 综合征（获得性，如重金属、氨基糖苷类抗生素中毒和抗癌药 6-MP 等）、肾移植后、使用噻嗪类利尿剂、快速输入糖皮质激素等使尿中排磷增加。

4. 磷从细胞外转入细胞内　大剂量输注葡萄糖和胰岛素可引起。

【临床表现】

低磷血症临床发病并不少见，但因其临床表现缺乏特异性而常被忽视。低磷血症呈现神经肌肉症状，如头晕、厌食、肌无力等；重症可有抽搐、神经错乱、昏迷，甚至呼吸肌无力而危及生命。

【治疗】

（1）首先治疗原发病。

（2）对长期依赖静脉补液者，应每天补充甘油磷酸钠 10mL（相当于磷 10mmol），防止低磷血症发生。

（3）严重低磷血症者可酌情增加剂量，并密切监测血清磷水平，以指导用药。

（二）高磷血症

血清无机磷浓度＞ 1.62mmol/L 时称为高磷血症（hyperphosphatemia）。临床上很少见。

【病因】

可见于急性肾衰竭、甲状旁腺功能低下时从尿中排磷障碍；酸中毒及淋巴瘤化疗时可使磷从细胞内逸出，导致血磷升高。

【临床表现】

高磷血症由于继发低钙血症发生，可出现一系列低钙血症的症状。因异位化钙可有肾功能受损表现。

【治疗】

除对原发病进行防治外，主要针对低钙血症进行治疗。急性肾衰竭伴明显高磷血症者可做透析治疗。

第三节　酸碱平衡失调

体液酸碱度适宜是机体组织、细胞进行正常生命活动的重要保证。一旦体内酸性或碱性物质产生或摄入过多，超过了机体的调节能力，或肺、肾调节酸碱平衡功能发生障碍，即会引起机体的酸碱平衡失调。另外，电解质代谢紊乱的同时也常伴有酸碱平衡失调。任何一种酸碱平衡失调发生之后，机体即会通过代偿机制以减轻酸碱紊乱，使体液 pH 值尽量恢复至正常范围。根据机体代偿纠正程度的不同，分为部分代偿、代偿和过度代偿，事实上机体是难以做到完全代偿的。临床上常根据酸碱平衡失调的原因来划分不同类型：由 HCO_3^- 原发性减少或增加所引起的酸碱平衡失调称为代谢性酸中毒或碱中毒；由于呼吸功能异常导致 H_2CO_3 含量的原发性增加或减少而引起的酸碱平衡失调，则称为呼吸性酸或碱中毒。上述四种类型又称为单纯性或原发性酸碱平衡失调。如同时存在两种或两种以上的酸碱平衡失调者，称为混合型酸碱平衡失调。

NOTE

按照酸碱平衡的汉－哈（Henderson-Hasselbach）方程式，正常动脉血的 pH 值为：

$$pH = 6.1 + lg\,[HCO_3^-]/(0.03 \times PaCO_2) = 6.1 + lg20/1.2 = 7.4$$

由此可见，pH 值、HCO_3^- 及 $PaCO_2$ 是反映机体酸碱平衡的三大基本要素。其中，HCO_3^- 反映代谢性因素，HCO_3^- 的原发性减少或增加可引起代谢性酸中毒或代谢性碱中毒；$PaCO_2$ 反映呼吸性因素，$PaCO_2$ 的原发性增加或减少可引起呼吸性酸中毒或呼吸性碱中毒。

一、代谢性酸中毒（代酸）

代谢性酸中毒（metabolic acidosis）是由于非挥发性酸生成过多和排出障碍，或因体内失碱过多，使血浆 HCO_3^- 原发性减少所致，是临床上酸碱平衡紊乱中最常见的一种类型。根据阴离子间隙（AG）增大与否，可将代谢性酸中毒分为 AG 正常型和 AG 增大型两类，这两类酸中毒的病因各不相同。所谓阴离子间隙是指血浆中未被检出的阴离子的量，其简单的测量方法是将血浆 Na^+ 浓度减去 HCO_3^- 与 Cl^- 浓度之和，正常值为 12 ~ 15mmol/L。由此可知，AG 的真正含义是反映了残余的未测定的阴离子。阴离子间隙的主要组成是磷酸、乳酸及其他有机酸。如果是由于 HCO_3^- 丢失或盐酸（HCl）增加引起的酸中毒，其阴离子间隙为正常。反之，如果是由于盐酸以外的有机酸增加或硫酸、磷酸等的潴留而引起的酸中毒，其阴离子间隙即会增加（图 5-4）。

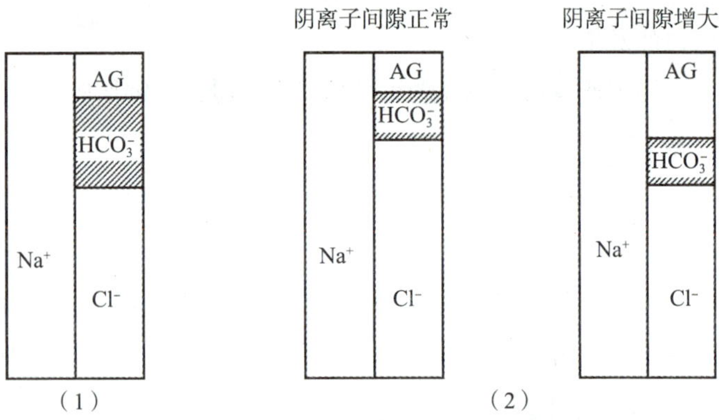

图 5-4 正常和代谢性酸中毒时阴离子间隙

（1）正常 （2）代谢性酸中毒

【分类与病因】

1. AG 正常的代谢性酸中毒 AG 值正常，HCO_3^- 从消化道或肾丢失，引起血浆 HCO_3^- 原发性减少并伴血氯代偿性增高，又称高血氯性代谢性酸中毒。

（1）HCO_3^- 丢失过多：主要见于肠、胆和胰瘘，严重腹泻，输尿管乙状结肠吻合术；偶见于回肠代膀胱术，尿液在肠道潴留时间较长后发生 Cl^- 和 HCO_3^- 的交换，Cl^- 被吸收而 HCO_3^- 被排出；长期应用碳酸酐酶抑制剂（乙酰唑胺）使 H_2CO_3 生成减少，导致 H^+ 排泌和 HCO_3^- 重吸收减少而丢失。

（2）肾小管性酸中毒：包括远曲肾小管性酸中毒、近曲肾小管性酸中毒，前者排泌 H^+ 功能障碍，后者对 HCO_3^- 的重吸收障碍。

（3）输入含 Cl^- 液体过多：如某些疾病因治疗需要给予氯化铵、盐酸精氨酸、盐酸赖氨酸、盐酸或大量生理盐水。

2. AG 增大的代谢性酸中毒 体内固定酸产生增加或肾排泄固定酸减少，而固定酸阴离子在血浆中堆积则引起 AG 增大，血氯浓度无明显变化。血浆中的固定酸可解离出 H^+ 和固定酸阴离子，HCO_3^- 因中和过多的 H^+ 而减少，导致代谢性酸中毒。导致机体内产酸过多的原因有：

（1）酮症酸中毒：因糖尿病、乙醇中毒、饥饿时大量酮体堆积，产生酮症酸中毒。

（2）乳酸性酸中毒：如休克、肺水肿、心跳骤停、抽搐、严重贫血、氰化物中毒、剧烈运动时引起组织缺氧、糖酵解增加等，导致乳酸产生过多，为乳酸性酸中毒。此外，还可见于严重肝病（乳酸利用障碍）和糖尿病。

（3）肾功能不全：急、慢性肾衰竭时因肾脏排酸保碱功能障碍，引起代谢性酸中毒，常持久而严重。

【病理生理】

代谢性酸中毒时因血浆 H^+ 升高，细胞外液缓冲系统立即启动，HCO_3^- 与 H^+ 结合成 H_2CO_3，后者离解释放出 CO_2，使 $PaCO_2$ 增高。机体很快出现呼吸代偿，增高的 $PaCO_2$ 刺激呼吸中枢，引起呼吸加深加快，CO_2 呼出增多，使 $PaCO_2$ 降低。同时肾脏亦发挥代偿作用，肾小管上皮细胞碳酸酐酶及谷氨酰酶活性增强，增加 H^+ 和 NH_3 的分泌，H^+ 及 Na^+ 交换和 H^+ 及 NH_3 结合形成 NH_4^+，使 H^+ 排出增加，$NaHCO_3$ 重吸收增加。当上述代偿机制不堪重负而失代偿时形成代谢性酸中毒。H^+ 增加竞争性地使心肌内 Ca^{2+} 浓度及作用降低，使心肌收缩减弱，H^+ 将 K^+ 自细胞内“挤出”，加之肾小管排泌 H^+ 增加而排 K^+ 减少，引起高钾血症，可致心律失常；代谢性酸中毒能降低血管系统对儿茶酚胺的反应性，使周围血管扩张，血管容积增大，血压下降。由于体液 pH 值下降，使 γ－氨基丁酸生成增多，抑制中枢神经递质，也使生物氧化酶类活性受抑制，ATP 生成减少，脑组织能量供应不足，共同使中枢神经系统受到抑制。呼吸功能代偿性显著增强。

【临床表现】

轻者因机体代偿，可无症状。重者早期有疲乏、头晕、嗜睡，最突出的表现为呼吸深而快，呼吸频率有时可达 40～50 次 / 分。呼出气带有酮味。病人出现面颊潮红、口唇樱桃红色、心率加快、心律失常、对称性肌张力减退、腱反射减弱或消失等。病人常伴有缺水的症状和体征。病情严重者出现恶心、呕吐、昏迷、血压下降乃至休克。

【实验室检查】

1. 血气分析　pH 值、[HCO_3^-] 明显下降、$PaCO_2$ 在正常范围或有所降低，AB、SB、BB 均降低，BE 负值增大。

2. CO_2CP 低于正常值（22～31mmol/L）　轻度酸中毒 CO_2CP 为 15～22mmol/L；中度酸中毒 CO_2CP 为 8～15mmol/L；重度酸中毒 CO_2CP ＜ 8mmol/L。

3. 电解质　血钾、钠、氯离子浓度测定有助于判断病情，且可据此大致计算阴离子间隙；酸中毒时常伴血钾升高。

4. 阴离子间隙（AG）　正常值 $Na^+-(Cl^-+HCO_3^-)$=10～15mmol。AG ＞ 15mmol/L 者揭示代谢性酸中毒常为尿毒症、糖尿病酮症、乳酸性酸中毒所致；AG 正常者提示代谢性酸中毒常为 HCO_3^- 丢失或摄入含 Cl^- 的酸性物质所致。

5. 血糖、血酮、尿糖、尿酮　有助于排除糖尿病酮症酸中毒。

6. 血乳酸　乳酸性酸中毒时血乳酸＞ 3mmol/L。

7. 血尿素氮、肌酐　因肾功能不全引起酸中毒时，血尿素氮、肌酐升高。

【治疗】

治疗原则：去除病因，纠正缺水，恢复肾、肺功能，输入碱性药。

1. 轻度　HCO_3^-16～18mmol/L 以上，病因治疗应放在首位，机体可通过肺部通气量以排出更多CO_2，纠正脱水和电解质（Na^+），恢复肾功能，排出H^+、保留Na^+和HCO_3^-等自行矫正，一般不需用碱剂治疗，尿量增多即可恢复。

2. 重度 血浆HCO_3^-<10mmol/L时，应立即静脉给予碱性溶液，常用碱性药有：

（1）碳酸氢钠（$NaHCO_3$）：其效果迅速、直接、确切，临床上最为常用。碳酸氢钠进入人体后即离解为Na^+和HCO_3^-，HCO_3^-与体液中的H^+结合成H_2CO_3，再离解为H_2O和CO_2，CO_2自肺排出，体内H^+减少可改善酸中毒；Na^+留于体内，可提高细胞外液渗透压和扩充血容量，伴休克脱水时尤为适用。5%碳酸氢钠100mL含有Na^+和HCO_3^-各60mmol。用量按下列公式计算：

①公式一：根据HCO_3^-值（mmol/L）计算：

需补HCO_3^-量（mmol）＝［27（HCO_3^-正常值）－血HCO_3^-测得值（mmol/L）］×体重（kg）×0.4

②公式二：根据CO_2CP（mmol/L）计算：

需补5%碳酸氢钠量（mL）＝［CO_2CP下降值（mmol/L）÷2.24］×体重（kg）×0.6

③公式三：根据BE（mmol/L）计算：

需补碳酸氢钠量（mmol）＝［BE测得值（mmol）－（－3）］×体重（kg）×0.4

（注：5%碳酸氢钠1mL＝0.6mmol）

5%碳酸氢钠为高渗液体（1.25%碳酸氢钠为等渗溶液），输入过快可致高钠血症，血渗透压升高，应注意避免。

（2）乳酸钠：乳酸钠在体内离解成Na^+和乳酸根，后者与H^+结合成乳酸，进而在肝内代谢，氧化为CO_2和H_2O，并释放出热量。由于乳酸必须在有氧条件下才能转化为CO_2，所以在肝功能不全、婴幼儿酸中毒、休克组织缺氧等情况，尤其是乳酸性酸中毒时不可采用。补给量按下列公式计算：

11.2%乳酸钠（mL）＝CO_2CP下降值（mmol/L）×体重（kg）×0.3

具体应用时须将11.2%乳酸钠溶液每支20mL加入5%葡萄糖溶液100mL配成1.9%（1/6M）的等渗液。

（3）三羟甲基氨基甲烷（THAM）：在体液中能与CO_2结合或与H_2CO_3起反应生成HCO_3^-，提高体液的pH值。它是一种不含钠的强力碱缓冲剂，作用较一般碳酸氢钠为强。而且可透过细胞膜，能在细胞内、外液中同时起作用，既能纠正代谢性酸中毒，也能纠正呼吸性酸中毒。药物进入人体后很快从尿中排出，有利尿作用，有利于排出酸性物质。但大剂量快速滴注会迅速降低血浆H^+和$PaCO_2$，并对呼吸中枢有直接抑制作用，还会产生低血压、低血糖、低血钙及低血钾等不良反应。用量按下列公式计算：

3.6%THAM（mL）＝CO_2CP下降值（mmol/L）×体重（kg）×2

THAM常用浓度为3.6%的等渗溶液，每升约含300mmol。市售多为7.2%溶液，应用时须稀释一倍。本品呈强碱性（pH=10），对组织刺激性大，可引起血栓性静脉炎，如有外溢会引起组织坏死。

纠正代谢性酸中毒时应考虑人体的代偿能力，一般先予计算量的1/2～1/3，然后根据临床症状改善情况及实验室检查结果决定是否输给剩余量的全部或部分。若无条件或来不及测定CO_2CP或HCO_3^-时，也可按每kg体重经静脉输入5%碳酸氢钠溶液0.5mL或11.2%乳酸钠溶液 0.3mL 或 3.6%THAM 1mL 可提高 CO_2CP 1Vol%（mmol×2.24＝容积%），先提高 10Vol% 来计算，一次滴入。然后依病情再决定。

纠正酸中毒的速度不宜过快，不可使血浆 HCO_3^- 超过 14～16mmol/L，以免诱发低钙、低钾症状（手足抽搐、神志改变、惊厥等）；同时用量不宜过大，以免导致血浆渗透压过高及心脏负荷加重。

纠正代谢性酸中毒后，K^+ 重回到细胞内，K^+ 从尿中排出及细胞外液 K^+ 被稀释，血清钾明显降低，应注意及时补钾；离子化的钙减少，可能出现低血钙症状，也应注意补钙。

二、代谢性碱中毒（代碱）

代谢性碱中毒（metabolic alkalosis）是由于酸丢失过多或碱摄入过多，使血浆 HCO_3^- 相对或绝对增高所致。

【病因】

1. 胃液丢失过多　常见于严重呕吐、幽门梗阻、长期胃肠减压等，酸性胃液的大量丧失即是 H^+、Cl^- 丢失，同时也丧失了 Na^+ 和细胞外液。胃液的丧失使肠液中的 HCO_3^- 不能被中和而被吸收入血，导致血中 HCO_3^- 增高；胃液中 Cl^- 的丢失使肾近曲小管的 Cl^- 吸收减少，代偿性地对 HCO_3^- 重吸收增加；Na^+ 的丢失也使肾脏 K^+ 和 Na^+ 及 H^+ 和 Na^+ 的交换增加，导致 H^+ 和 K^+ 丧失过多，造成低钾血症和碱中毒。

2. 缺钾　血钾浓度低时，细胞内的 K^+ 代偿性地转移至细胞外，每 3 个 K^+ 从细胞内释出，即有 2 个 Na^+ 和 1 个 H^+ 进入细胞内，故而细胞外液 H^+ 浓度降低，引起细胞内酸中毒和细胞外碱中毒。同时肾小管上皮因 K^+ 缺乏导致泌 H^+ 增多，H^+ 与 Na^+ 的交换增加，HCO_3^- 重吸收增加，更加重了细胞外液碱中毒，但尿液呈酸性。

3. 碱性物质摄入过多　消化性溃疡长期服用碱性药，胃酸被中和而减少，进入肠道后不能充分中和肠液中的 HCO_3^-，以致 HCO_3^- 被重吸收入血；纠正代谢性酸中毒时用碱性药物过量，或大量输注库存血，抗凝剂入血后可转化为 HCO_3^-，引起碱中毒。

4. 某些利尿剂的作用　如速尿和利尿酸（依他尼酸）可抑制近曲小管对 Na^+ 和 Cl^- 的重吸收，而不影响 Na^+-H^+ 交换，使排 Cl^- 多于排 Na^+，同时 K^+ 排出增多引起低氯性碱中毒。

5. 某些疾病　甲状腺功能减退常可使肾小管过多重吸收，原发性醛固酮增多症、肾素瘤亦会引起代谢性碱中毒。

【病理生理】

代谢性碱中毒时血浆中 HCO_3^- 增高，H_2CO_3 相对地降低，$HCO_3^-:H_2CO_3>20:1$，血浆 pH 值升高。H^+ 浓度的降低使呼吸中枢受抑制，呼吸变慢变浅，肺泡通气减少，CO_2 潴留使 PCO_2 升高，从而起到一定的代偿作用。同时肾小管上皮细胞中碳酸酐酶和谷氨酰酶活性降低，H^+ 和 NH_3 分泌减少，$NaHCO_3$ 重吸收减少，HCO_3^- 从尿液排出增加，尿液呈碱性，从而亦起一定的代偿作用。若 $HCO_3^-:H_2CO_3$ 的比值接近 20:1 而维持在正常范围，称为代偿性代谢性碱中毒，如经过代偿调节后 $HCO_3^-:H_2CO_3$ 的比值仍然＞20:1，则血浆 pH 值升高，称为失代偿性代谢性碱中毒。碱中毒时氧合血红蛋白解离曲线左移，氧合血红蛋白不易释出，即使患者的血氧含量及饱和度仍正常，却仍可发生组织缺氧。低钾血症时 K^+ 从细胞内释出，进行 K^+-H^+ 和 H^+-Na^+ 交换，造成细胞内酸中毒和细胞外碱中毒；K^+ 在肾小管重吸收，H^+ 从尿中排出，结果出现低钾性碱中毒时的反常性酸性尿。

NOTE

【临床表现】

呼吸浅慢，口周、手足麻木，面部及四肢肌肉小抽动，出现嗜睡、烦躁、精神错乱和谵妄等精神症状。伴低钾时可有四肢软瘫、腹胀，严重时因脑组织缺氧可发生昏迷。

【实验室检查】

（1）血气分析 pH 值及 HCO_3^- 明显增高；$PaCO_2$ 正常；SB、BB 增大，BE 值增大。

（2）CO_2CP 增高。

（3）血 Na^+ 增高，K^+、Cl^- 减少；尿 Cl^- 减少，呈碱性，但低钾性碱中毒时可出现反常酸性尿。

【治疗】

（1）积极治疗原发病，输注等渗盐水或葡萄糖盐水。盐水中 Na^+ 和 Cl^- 含量相等，但 Cl^- 含量较血清 Cl^- 含量多 1/3，故可恢复细胞外液量及纠正低氯性碱中毒。

（2）代谢性碱中毒几乎都有低钾血症，需同时补充氯化钾才能加速碱中毒的纠正。但应注意在尿量每小时达 40mL 以上方能补钾。

（3）重症（pH 值 >7.65，血浆［HCO_3^-］45～50mmol/L）者除上述措施外，能口服氯化铵者可予 1～2g，分 3～4 次口服。不能口服者可采用 0.1mol/L 的盐酸溶液（取新开瓶 37% 盐酸 10mL 加蒸馏水 1200mL 即成）静脉滴注。以细胞外液为纠正对象，所需盐酸的量可按下列公式计算：

①公式一：根据血清 HCO_3^- 的测定值来计算：

需补酸量（mmol/L）=［测得 HCO_3^-（mmol/L）– 希望达到的 HCO_3^-（mmol/L）］× 体重（kg）×0.4

②公式二：根据血清 Cl^- 的测定值来计算：

所需 0.1mmol/L 盐酸量（mL）=［血氯正常值（mmol/L）– 血氯测定值（mmol/L）］× 体重（kg）×0.6×0.2

一般在第一日给予计算值的一半，以后根据血 Cl^-、Na^+ 及 CO_2CP 等确定余量的需要与否。

亦可采用氯化铵，按每千克体重用 2% 氯化铵溶液 1mL 能降低 CO_2CP 约 0.45mmol/L 计算，得出应给予的氯化铵量，以 5% 葡萄糖溶液稀释成 0.9% 等渗溶液，分 2～3 次静脉滴入，肝功能不良者禁用。

（4）碱中毒合并低钙血症而出现手足抽搐者可予钙剂。

（5）纠正碱中毒不宜过速，一般也不要求完全纠正。

三、呼吸性酸中毒（呼酸）

呼吸性酸中毒（respiratory acidosis）是由于肺通气、弥散及肺循环功能障碍，不能充分排出体内生成的 CO_2，使血液 $PaCO_2$ 增加而形成高碳酸血症。

【病因】

1. 急性或暂时性高碳酸血症 全身麻醉过深、镇静过量、心跳骤停、气胸、急性肺水肿、气管痉挛、喉痉挛和呼吸机使用不当等，引起通气量不足，造成 CO_2 在体内潴留。

2. 持久性高碳酸血症 肺组织广泛纤维化、重度肺气肿等慢性阻塞性肺部疾病使换气功能障碍或肺泡通气与血流比例失调，致 CO_2 在体内潴留。

【病理生理】

机体对呼吸性酸中毒的代偿能力有限。呼吸性酸中毒系血浆 H_2CO_3 浓度原发性增高，

$PaCO_2$ 升高，血 pH 值下降。机体的代偿调节是通过血液的缓冲系统进行的，血液中的 H_2CO_3 与 Na_2HPO_4 结合，形成 $NaHCO_3$ 和 NaH_2PO_4，后者从尿中排出，使 H_2CO_3 减少、HCO_3^- 增多，但这种代偿作用较弱；此外，还可通过肾脏代偿，肾小管上皮细胞中的碳酸酐酶和谷氨酐酶活性增高，H^+ 和 NH_3 生成增加，H^+ 与 Na^+ 交换和 H^+ 与 NH_3 形成 NH_4^+ 使 H^+ 排出增加，$NaHCO_3$ 的重吸收增加，但这种代偿过程很慢；另外，细胞外液 H_2CO_3 增多会使 K^+ 从细胞内移出，Na^+ 和 H^+ 转入细胞内，使酸中毒得到减轻。

【临床表现】

呼吸性酸中毒的症状是非特异性的，常为缺氧、高 PCO_2 和酸中毒三者合并的结果，可见乏力、头痛、呼吸急促、呼吸困难、发绀及明显的神经系统症状，如视物模糊、烦躁不安；严重时出现呼吸不规则、血压下降、脑水肿、脑疝，甚至呼吸停止；或因酸中毒、高钾血症引起心跳骤停。

【实验室检查】

1. 急性呼吸性酸中毒　pH 值明显降低，可低于 7.0；$PaCO_2$ 增高，大于 6.0kPa；血浆[HCO_3^-]正常。

2. 慢性呼吸性酸中毒　pH 值下降不明显；$PaCO_2$ 增高，常大于 6.0kPa；血浆[HCO_3^-]有所增加，AB ＞ SB。

根据 $PaCO_2$、PaO_2、SaO_2（血氧饱和度）可判断呼吸性酸中毒的严重程度（见表 5-3）。通常 PaO_2 大于 60mmHg（8.0kPa）为安全界限（正常值 80 ~ 100mmHg，即 10.7 ~ 13.3kPa），低于 40mmHg（5.3kPa）为危险界限，低于 20mmHg（2.7kPa）为死亡界限。

表 5-3　根据血氧饱和度判断呼吸性酸中毒的严重程度

项目	轻度	中度	重度
$PaCO_2$（mmHg/kPa）	＞ 50/6.7	＞ 70/9.3	＞ 90/12.0
PaO_2（mmHg/kPa）	＞ 55/7.3	40 ~ 55/5.3 ~ 7.3	＜ 40/5.3
SaO_2（%）	＞ 80/10.7	60 ~ 80/8.0 ~ 10.7	＜ 60/8.0

【治疗】

1. 急性呼吸性酸中毒　尽快去除病因，保持呼吸道通畅，改善通气功能，必要时行气管插管或气管切开，或使用呼吸机。适当低流量给氧，呼吸中枢抑制者予呼吸兴奋剂。呼吸机使用不当者应重新调整。

2. 慢性呼吸性酸中毒　关键在于积极治疗原发病，包括控制感染、扩张小支气管、促进咯痰等措施，改善肺泡的通气功能。

四、呼吸性碱中毒（呼碱）

呼吸性碱中毒（respiratory alkalosis）是由于肺通气过度，排出过多的 CO_2，使血液 PCO_2 下降而导致低碳酸血症。

【病因】

多见于高温下劳动、癔病、颅脑损伤等中枢神经系统疾病，低氧血症，高热或手术后过度呼吸换气，水杨酸制剂中毒，或人工辅助呼吸持续时间过长致呼吸过频、过深。

NOTE

【病因病理】

呼吸性碱中毒是血浆 H_2CO_3 浓度原发性减少，$PaCO_2$ 降低，血 pH 值升高。病初虽可抑制呼吸中枢，使呼吸减慢变浅，CO_2 排出减少，血中 H_2CO_3 代偿性增高，但这种代偿很难持久。由于肾脏逐渐发挥代偿作用，肾小管上皮细胞生成 H^+ 和 NH_3 减少，H^+ 与 Na^+ 交换，H^+ 和 NH_3 形成 NH_4^+ 及 HCO_3^- 的重吸收都减少。通过机体调节，如能维持 HCO_3^- ∶ H_2CO_3 的比值为 20∶1，则血浆 pH 值在正常范围内，称为代偿性呼吸性碱中毒；若经代偿调节 HCO_3^- ∶ H_2CO_3 的比值仍然＞20∶1，血浆 pH 值上升，则为失代偿性呼吸性碱中毒。

【临床表现】

（1）头晕、胸闷，呼吸快而深，后转浅而短促，间有叹息样呼吸。

（2）有钙离子化程度减低、血钙下降的症状，如手足和面唇麻木，或伴针刺样感觉异常，有时出现肌肉震颤甚至手足抽搐等神经肌肉兴奋亢进的表现；出现眩晕、胸闷、胁痛以至意识障碍和昏厥。

【实验室检查】

血 pH 值增高，$PaCO_2$ 低于 4.67kPa。CO_2CP 降低，HCO_3^- 降低（高氯性代谢性酸中毒虽也有 HCO_3^- 轻度下降和高氯血症，但血 pH 值＜7.4，可资区别），AB、SB 及 BB 均降低，SB＞AB，BE 正值加大。

【治疗】

（1）轻度呼吸性碱中毒常见于手术后病人，一般无需治疗。

（2）严重的要处理原发病因，可用纸袋罩住口鼻以增加呼吸道死腔，减少 CO_2 的呼出，或吸含 5%CO_2 的氧气，以提高血 $PaCO_2$。

（3）有手足抽搐者可注射钙剂。

（4）严重者（pH 值＞7.65）可行气管插管和控制呼吸，使 pH 值迅速下降。

几种单纯性酸碱平衡失调血气分析与生化指标的变化见表 5-4。

表 5-4　单纯性酸碱失衡时指标变化

名称	正常范围	平均值	代谢性酸中毒	代谢性碱中毒	呼吸性酸中毒	呼吸性碱中毒
酸碱度（pH 值）	7.35～7.45	7.40	↓	↑	↓	↑
代谢性指标						
①冲碱（BB）	45～55mmol/L	50mmol/L	↓↓	↑↑	↑	↓
②标准碳酸氢根（SB）	22～27mmol/L	24mmol/L	↓↓	↑↑	↑	↓
③剩余碱（BE）	-3～+3mmol/L	0mmol/L	负值	正值↑	正值↑	负值↑
④离子间隙（AG）	10～14mmol/L	12mmol/L	↑↑或正常①			
⑤ K^+	3.5～5.5mmol/L	4.5mmol/L	↑，—	↓，—	↑，—	↓，—
呼吸性指标						
二氧化碳分压（$PaCO_2$）	4.39～6.25kPa 33～46mmHg	5.32kPa 40mmHg	↓③	↑③	↑②	↓②
HCO_3^-	23～31mmol/L	27mmol/L	↓②	↑②	↑③	↑③

注：①酮症酸中毒、乳酸性酸中毒、肾功能不全排酸保碱障碍时增大；②原发性变化；③继发性变化。

五、复合的酸碱失衡

临床上除上述 4 种单纯型酸碱失衡外，还存在两种甚至两种以上的混合型酸碱失衡，称为混合性酸碱平衡失调。混合性酸碱平衡失调在临床上并不少见，其原发疾病多为一些危急重症，如严重创伤、败血症、感染性休克；以及心跳和呼吸骤停；重症慢性阻塞性肺疾病；肝、肾衰竭；等等。单纯性酸碱平衡失调因代偿调节引起的继发性改变若未超过正常范围，不属于混合性酸碱平衡失调。

混合性酸碱平衡失调不论怎样复杂，其结果只有两种可能，即酸血症（acidemia）和碱血症（alkalemia），前者血 pH 值低于正常，后者则高于正常。但是血 pH 值正常并不说明没有酸碱平衡失调。了解这些失衡的客观存在，掌握这些特征，才能避免片面观点导致的诊治上的失误。

1. 相加性酸碱平衡紊乱

（1）混合型酸中毒：既有缺氧所致代谢性酸中毒，又有 CO_2 在体内潴留所致的呼吸性酸中毒。最典型的例子见于不同原因引起心跳骤停，此时细胞产生的乳酸不能继续氧化，[HCO_3^-] 被消耗而减少，又因呼吸停止不能排出 CO_2，$PaCO_2$ 升高。可见抢救心跳骤停时纠正酸中毒是何等重要。

（2）混合型碱中毒：既有固定酸大量丧失的代谢性碱中毒，又有过度换气所致 CO_2 减少、$PaCO_2$ 降低的呼吸性碱中毒。如幽门梗阻的病人持续呕吐导致 H^+ 大量丧失，[HCO_3^-] 增多，如同时发生感染性休克、高热可致呼吸加深、加快而排出大量 CO_2，导致 $PaCO_2$ 下降，pH 值显著增高。

2. 相消性酸碱平衡紊乱

（1）代谢性碱中毒合并呼吸性酸中毒：外科临床可见于幽门梗阻合并肺源性疾病如肺心病（肺源性心脏病）、肺炎或肺不张的患者，前者因固定酸大量丧失发生碱中毒，后者因 CO_2 在肺排出受阻而导致呼吸性酸中毒。

（2）代谢性酸中毒合并呼吸性碱中毒：已经存在代谢性酸中毒的病人在手术麻醉过程中采用人工呼吸机辅助呼吸，因管理不当，造成呼吸过快、过深，CO_2 丢失过多而致呼吸性碱中毒。

3. 三重性混合型酸碱平衡紊乱 呼吸性酸中毒合并代谢性碱中毒及代谢性酸中毒等。临床上根据病史、体征和病程经过，可初步找到混合性酸碱平衡失调的原发病因，再结合实验室检查结果包括血清 K^+、Na^+、Cl^-、HCO_3^-、血清 pH 值、$PaCO_2$、PaO_2 计算出 AG 的高低，认真分析，一般可以明确酸碱平衡紊乱的类型。

单纯酸碱平衡失调时，机体的代偿调节除慢性呼吸性碱中毒外，不会使血 pH 值恢复正常，也不可能超过其代偿预期范围；$PaCO_2$ 为诊断呼吸性酸碱平衡失调的重要指标；HCO_3^- 为诊断代谢性酸碱平衡失调的重要指标之一；AG 为诊断代谢性酸中毒的另一指标，当 AG 增加时则为代谢性酸中毒（也不要忽视 AG 值正常的代谢性酸中毒）。临床上会出现 AG 增加性代谢性酸中毒与增加性代谢性碱中毒的混合型酸碱平衡紊乱。当确定了原发性酸碱平衡失调类型之后，血中 HCO_3^- 或 $PaCO_2$ 的实测值超过了代偿预计值时，即表明有混合型酸碱平衡失调存在。

混合型酸碱平衡失调治疗的关键是治疗原发病，其次是正确处理原发性酸碱平衡失调，并

NOTE

注意防止因治疗措施失当造成医源性混合型酸碱平衡失调。

第四节 外科补液

一、临床处理的基本原则

体液平衡失调虽不是独立的疾病，却是疾病的伴发现象，是临床上很常见的病理生理改变。其任何一种平衡的失调均会造成机体的代谢紊乱，影响疾病的治愈，进一步恶化则可导致器官衰竭，乃至死亡。及时地做出判断和进行积极的治疗十分重要。临床处理应按以下步骤进行：

（1）详细了解病史，仔细检查病人，从病史、症状及体征中获得有价值的信息，得出初步诊断。及时做有关的实验室检查，尤其是血清电解质和动脉血气分析，必要时还须做血、尿渗透压测定。综合病史和相关实验室资料，则可确定病人存在的水、电解质和酸碱平衡失调的类型和程度。

（2）找出并积极治疗引起代谢失调的原发病。

（3）制定纠正水、电解质和酸碱平衡失调的治疗方案时应根据其轻重缓急，依次予以调整纠正。对于威胁生命的几种危险的电解质和酸碱平衡失调应首先予以纠正，包括：①积极恢复患者血容量，确保良好的循环状态；②积极纠正缺氧；③纠正严重的酸中毒或碱中毒；④处理重度离子失衡。

临床上水、电解质和酸碱平衡失调的表现常较复杂，有时危重病人常同时或先后存在多种平衡失调。可以同时有几种体液代谢失调，或是体液代谢失调伴有酸碱平衡失调。如肠梗阻可有缺水、缺钠、缺钾和代谢性酸中毒；由幽门梗阻导致频繁呕吐的病人可有低渗性缺水、低钠血症、低钾血症和代谢性酸中毒；有慢性肺梗死性病变的老年病人在患有严重感染性疾病时可同时存在代谢性酸中毒和呼吸性酸中毒（并伴有低氧血症）等。这种混合型的平衡失调必然使病情复杂化，增加处理难度。此时则应按其轻重缓急逐个予以处理。

纠正任何一种失调不可能一步到位，也没有理想的公式作为用药量的依据。应密切观察病情变化和治疗反应，采取边治疗边调整方案的做法，经过几小时乃至几天时间，才可能将其完全纠正。切不可操之过急，因为用药量大就很容易引起不良反应。这是在处理水、电解质和酸碱平衡失调时要切记的重要原则。最理想的治疗效果往往是在原发病被基本控制后方可达到。

总之，维持水、电解质和酸碱平衡的原则是：预防潜在的不平衡；矫正现存的体液失衡；预防或减轻因治疗引起的并发症。措施是：解除病因，补充血容量和电解质，纠正酸碱平衡失调。

二、外科补液的目的、特点和总要求

1. 外科补液的目的

（1）防止或纠正体液平衡失调，以维持内环境的相对稳定。

（2）补充营养和提供给药途径。

（3）用于重危病人（如休克、大出血）的抢救。

（4）对于严重感染的病人，补液可稀释毒素、加速其排出。

2. 外科补液的特点 补液量大，种类较多，牵涉面广，补液应根据具体情况，从增强机体调节代偿能力入手。

3. 外科补液的总要求 缺什么补什么，需多少补多少；边治疗，边观察，边调整。在补液过程中着重解决好补什么、补多少、如何补这三个基本问题。

三、补液量计算及液体选择

1. 补液量计算

当天的补液量可用下述公式表述：

当天的补液量＝生理需要量 +1/2 累积损失量 + 继续损失量

（1）生理需要量：为正常人每日所需要的量，又称日需量。不能进食的病人每日仍有体液排出、热量消耗，可导致缺水、缺钠、缺钾和饥饿性酮症酸中毒。为防止体液代谢失调，每日应补充当日的需要量（包括水、电解质）。成人日需水量 2000 ~ 2500mL，氯化钠 4.5g，氯化钾 3 ~ 4g。小儿需水量按 kg 体重计算：第一个 10 kg，100mL/kg；第二个 10 kg，50mL/kg；第三个 10 kg，20mL/kg。如体重 25 kg 小儿日需水量：$10\times100+10\times50+5\times20=1600$（mL）。

（2）累积损失量：是指病人入院或就诊前累积丧失的水及电解质量，又称已经丧失量、失衡量或丢失量。一般当日只补充一半，余下的一半待第二天酌情补充。补液量的计算方法有两种，即从临床表现、体征来估计，或根据实验室检查结果按公式计算。

如脱水伴有代谢性酸中毒，需用碳酸氢钠溶液来纠酸，此时其钠量应从当日补钠总量中减去。

（3）继续丧失量：病人入院后仍有体液丢失，为继续丧失量，又称额外损失量。一般当天补充前一天的额外损失量。

2. 特殊情况失液量估算和补充液体的选择

（1）发热、出汗失液：发热时水分丢失增加。如高热（38℃以上或室温 32℃以上时），每增高 1℃要增加日需水量的 10% ~ 12%。汗液为低渗液，对显性出汗的病人如中度出汗时，丧失液体量 500 ~ 1000mL，其中含 NaCl 1.25 ~ 2.5g；大量出汗时（如大汗湿透一身衬衫衣裤）丧失量为 1000 ~ 1500mL，含 NaCl 2.5 ~ 3.75g。可用 5% 葡萄糖溶液和 0.9% 氯化钠液按 2∶1 比例补给。

（2）气管切开者：每日随呼吸蒸发的水分为正常时的 2 ~ 3 倍，相当于 800 ~ 1200mL，可用 5% 葡萄糖溶液补充。

（3）大面积烧伤肉芽创面：其水分损失尤为惊人，每日可达 3 ~ 5L。

（4）内在性失水：即第三间隙异常，丧失量较难估计，因不引起体重减轻，只能根据病情粗略估计。但应注意一旦原发病纠正它们会被重吸收，引起血容量增加，如果此时存在肾功能不全，尤其是输液量过多、过快，易导致体液超载。

（5）休克病人：病人如有休克，还应补充丧失的血容量，正常血容量占体重的 7%，丧失血容量根据休克的程度来计算：轻度丧失 20%；中度丧失 30%；重度丧失 40%。补充丧失血容量常用平衡液及胶体液（血浆、血浆代用品）。例如：体重 50kg 的男性病人中度休克，其丧

NOTE

失血容量为 5000×7%×30% = 1050（mL）。

（6）胃肠道的损失液：如呕吐、腹泻、胃肠减压、肠瘘、胆瘘、胰瘘等所致的胃肠液丧失，这些可按前 24 小时丢失量用等渗盐水补充。最好是根据不同部位的消化液有不同的电解质含量而选用不同的液体来补充（见表 5–5）。

表 5–5 消化液丧失时等量补液配制比例（%）

	5% 葡萄糖盐水	5% 葡萄糖溶液	1.25% 碳酸氢钠溶液
胃液			
①一般病人	67	33	
②十二指肠溃疡病人	100		
③低胃酸病人	50	50	
小肠液	70	20	10
胆汁（包括胰液）	67		33
胰液	50		50

各种补液计算公式不能视为绝对法则，而只能作为补液种类和量的参考。在治疗过程中应密切观察病情变化，及时调整补液的种类、总量及速度。

四、如何补充液体

1. 补液的程序和内容 先扩容，继而适当纠酸，再酌情纠正 K^+、Ca^{2+}、Mg^{2+} 等的紊乱。即“先快后慢，先盐后糖，盐糖交换，先晶后胶，适当纠酸，尿多补钾，随时调整”。

（1）先补充血容量：如血容量不足，不仅组织缺氧无法纠正，且肾因缺血不能恢复功能，代谢产物无法排出，酸中毒无法纠正，体液代谢失调也无从调节。因此，补充血容量是突破这一互相影响、互为因果状况的关键。补充血容量应根据不同病情区别对待，常选用全血、血浆、血浆代用品或平衡液来补充。

（2）恢复和维持血浆的渗透压：主要是恢复和维持 Na^+ 的正常，适当补充胶体液，以恢复和维持正常的血浆渗透压，维持体液容量的正常，保持内环境的相对稳定。

（3）纠正酸碱平衡失调：当循环改善后，如仍有酸碱平衡失调，应予纠正。常见的是代谢性酸中毒，可适当使用碱性药物。

（4）纠正重要离子失衡：如有钾、钙、镁离子缺乏时，应适当补充。有低钾血症时，须待尿量恢复至 40mL/h 后方可补钾。如有手足抽搐出现，多示缺钙，应补充钙剂，通常输血后亦应予钙剂。若补钙后症状未改善，则应适当补镁。如有高钾、高钙、高镁血症也应及时处理。

（5）补充能量：正常人每日需要的能量为 1800kcal，由食物供给。禁食时，机体的代谢率虽有降低，但仍有能量消耗；疾病时能量消耗量增加。此时机体只能动用自身的营养储备，但体内碳水化合物的储备极为有限，肝糖原约 200g、肌糖原约 300g。禁食 24 小时后肝糖原即被耗尽，而肌糖原仅够肌肉本身利用。于是，体内的能量来源只有靠蛋白质糖原异生和脂肪代谢氧化酮体所供给。体内蛋白质消耗将对机体的功能结构带来影响，出现体重下降、抵抗力减弱和肌肉无力等。在禁食早期，如能每日静滴葡萄糖 100g，虽供给的热量有限（375kcal），但能明显地减少蛋白质的糖原异生，也可减少脂肪代谢所产生的酮症。因此，必须每日补充足够的能量，葡萄糖的供给量每日应在 100g 以上。

2. 补液的速度 宜先快后慢。即最初 8 小时输入总量的 1/2，余下的 1/2 在后 16 小时内缓慢输入，并严密观察，必要时做速度及输入内容的调整。

同时应积极治疗原发病，以有效地控制体液丧失。

五、手术前后补液

1. 手术前是否补液应根据患者的具体情况而定 如患者全身情况差，存在水、电解质或酸碱平衡失调，术前即应充分补液，尽可能予以纠正，术中再做进一步调整。如遇大出血等急诊手术，就应边手术边纠正体液代谢失衡。

2. 术后早期补 Na^+ 宜偏少，要重视补 K^+ 择期手术的患者术前可不存在体液平衡失调，但在手术后一个阶段内，不论是否发生休克，都会产生一系列神经内分泌系统的反应及全身代谢变化。加之禁食、胃肠减压、呼吸因疼痛而改变等，总有轻重不一的体液平衡紊乱。其最突出的是机体对手术创伤和麻醉的应激反应：肾上腺皮质功能活跃，抗利尿激素（ADH）和醛固酮的分泌增加，保钠保水，可以补偿手术或创伤后减少的血容量；排出 K^+ 增加，是为了不让损伤细胞所释放的 K^+ 潴留在体内而引起高钾的危险。这些都是机体的保护性反应。正常代谢情况下，成人每分钟尿量约为 1mL，手术或麻醉后则降为每分钟 0.4 ~ 0.6mL。这种水、钠排出障碍以第一个 24 小时为高峰，此后是渐进性排出增加。即使是正常肾脏，也将维持较长时间，大手术后可长达 10 天方能恢复，不因为增加水、钠补入量而增加尿量，相反，既加重机体负荷，又会加重切口局部水肿而影响愈合过程。术后经尿排 K^+ 增加，可持续 2 ~ 3 天，也以第一个 24 小时为多，以后逐渐恢复，是细胞释出 K^+ 及肾脏保钠排钾的应激反应。大手术或大量输入库存血的当日补钾是危险的。但一般病人术后禁饮食即应补钾，每日补钾盐 3 ~ 4g。大多数病人 2 ~ 3 日后可恢复进食，钾的平衡可逐渐恢复。当有异常钾盐丧失、摄钾不足或恢复期较长，要重视钾的补给，避免低钾血症引发的并发症。低钾血症的纠正宜每日适当“超量”补给，逐渐完成，不能操之过急。

3. 禁饮食时应确保生理需要量 术后补液的总量不是依据手术的大小来决定，一旦禁饮食即应确保病人基本生理需要量。并根据手术创伤和麻醉对机体影响而引起体液代谢变化的特点，结合病情（心、肺、肾功能及引流、渗出、发热、高温等继续丧失体液情况）综合分析，拟定输液计划。还应该注意术后第三天开始出现的“脱复苏（deresusitation）”，即隔绝于第三间隙的体液逐渐返回到细胞外液及血管腔。为避免其所致高血容量对循环的不良影响，在术后第三天根据病人循环呼吸情况及恢复进饮食情况，适当限制补液总量，以策安全。

六、安全补液的注意事项及监护指标

1. 补液的注意事项

（1）水、电解质与酸碱平衡失调的纠正要果断、及时，但又切忌操之过急：一般有效循环血量的调整应 3 ~ 6 小时完成，酸碱平衡失调可 12 ~ 36 小时逐步纠正。细胞内缺水和缺钾可 3 ~ 4 天予以解决。

NOTE

（2）避免输液并发症发生：应防止输液过多、过快、成分不当而发生心衰、肺水肿或水中毒等并发症。尤其是大量、快速输液时应严密观察、监护，以确保病人安全。

（3）注意输入液体、药物之间的配伍禁忌：输液的同时静脉给药宜尽量简捷，不可“大杂烩”。一般情况下，影响液体 pH 值改变的药物不宜和抗生素配伍，否则会影响后者的效价和引起毒副反应；止血芳酸（氨甲苯酸）与氢化可的松配伍会产生难以观察到的微粒，影响各自的作用。因此应严格按照药物使用要求科学配伍。

2. 观察与监测

（1）病人生命体征及神志的变化：经补液后，患者生命体征平稳、口渴减轻、精神状态好转，表示体液代谢紊乱已逐渐纠正。反之，生命体征不平稳、烦躁不安、口渴等则表示体液严重缺乏或心脏负担过重，应及时调整输液速度与补液量。

（2）颈静脉的充盈程度：平卧时颈静脉瘪陷，说明血容量不足，可安全输液；反之，颈静脉若有膨胀或怒张，提示输液过多或心功能不全，应减慢或停止输液。

（3）尿量、比重：如尿量达 30 ~ 40mL/h，尿比重 1.010 ~ 1.020，说明输液量及速度均较恰当。

（4）心肺情况：有无心音改变和双肺湿音。如输液后肺部出现湿音，下肢发生凹陷性水肿，则提示细胞外液明显超量，应暂停输液，并以西地兰（毛花苷 C）强心、速尿等利尿。

（5）肾功能测定：除尿量、尿比重测定外，还可测定 BUN 水平，以了解肾功能情况。

（6）血 K^+、Na^+、Cl^- 等电解质测定：以了解电解质代谢情况，以便及时调整或补充。

（7）血气分析：以了解酸碱平衡情况，确定酸碱平衡失调的类型，及时纠正。

（8）测定中心静脉压（CVP）：其水平取决于右心室收缩力及血容量等因素，正常值为 0.49 ~ 0.89kPa，如果静脉压较低，CVP $<$ 0.49kPa，说明血容量不足，应加快输液；当 CVP $>$ 1.47kPa，则表示补液过量或心功能不全，应控制输液。

外科补液是外科临床中最常用及重要的治疗手段，也是临床基本功之一，只有掌握好有关体液平衡的知识和技能，才能将其正确应用于临床治疗。外科补液常用数据见表 5–6、表 5–7、表 5–8。

表 5–6　常用溶液含电解质与血浆的主要离子量的比较（单位：mmol/L）

溶液	Na^+	K^+	Ca^{2+}	Mg^{2+}	Cl^-	HCO_3^-	乳酸	HPO_4^-
血浆	142	5	2.5	0.75	103	27	5	1
等渗氯化钠溶液（0.9%）	154				154			
高渗氯化钠溶液（5%）	850				850			
低渗氯化钠溶液（0.45%）	77				77			
复方氯化钠溶液	147	4	3		155			
碳酸氢钠溶液（1.25%）	150					150		
1/6M 乳酸钠（1.9%）	170						170	
10% 氯化钾		1340			1340			

注：表中有关血浆中的阴离子尚有蛋白质、SO_4^{2-} 等未列入。

NOTE

表 5-7　常见电解质的原子量、原子价和化合物的分子量、化合价

名称	原子量	原子价	化合物名称	分子量	化合价
Na^+	23.0	1	NaCl	58.5	1
K^+	39.0	1	KCl	74.5	1
Cl^-	35.5	1	$NaHCO_3$	84.0	1
Ca^{2+}	40.0	2	$NaC_3H_5O_3$（乳酸钠）	112.0	1

表 5-8　常见盐类溶液电解质含量的换算

1g 盐类	电解质含量的换算	1g 盐类	电解质含量的换算
氯化钠	17mmol Na^+	枸橼酸钾	8.3mmol K^+
碳酸氢钠	12mmol Na^+	氯化钙	10mmol Ca^{2+}（20mEq Ca^{2+}）
乳酸钠	9mmol Na^+	葡萄糖酸钙	2.5mmol Ca^{2+}（5mEq Ca^{2+}）
氯化钾	13.4mmol K^+	硫酸镁	4.1mmol Mg^{2+}（8.2mEq Mg^{2+}）
醋酸钾	10mmol K^+		

第五节　外科营养支持概述

一、临床营养进展

近代概念的临床营养包括肠外营养（parenteral nutrition，PN）和肠内营养（enteral nutrition，EN），是指病人所需要的合理配比的营养素由肠外或肠内供给。

营养的重要性早为人们所熟知，无论在传统医学与现代医学中都很强调营养的作用，但住院病人中仍有 30% ~ 50% 属营养不良。在 20 世纪 70 年代以前，当胃肠功能有障碍时，常因无有效的方法提供必需的营养而出现许多病人在富裕中饥饿。近 30 年来，临床营养支持的方法（包括肠内与肠外途径）有了迅速的发展，有关机体正常或疾病状态时代谢的研究也逐渐地增多，研究得更为深入，有的已达分子生物学水平。营养支持的概念也不再停留在“维持机体的氮平衡，保持病人的瘦体物质（lean body mass）”，而是要维持细胞的代谢，保持组织器官的结构与功能，进而调控免疫、内分泌等功能与修复组织，促使病人康复。临床营养支持已参与或成为一种主要治疗方法，有些还具有药理学的作用，有学者称之为药理学营养，临床的应用已显示了它的效果，不但是肠瘘、短肠综合征、肠道炎性疾病等的重要治疗措施，也是重症胰腺炎、器官移植、肿瘤及危重病人不可少的主要治疗措施，改变了许多疾病的预后，许多病人因而得益。营养不良病人术后易有感染、胃肠吻合口破裂成瘘、伤口愈合不良等并发症，营养支持可改善这些情况，直接或间接地降低了术后并发症的发生率与病死率，提高了手术成功率。营养支持、抗生素的发展、麻醉学的进步、重症监护与器官移植等为 20 世纪外科领域中的重大进展。

既然营养的重要性在以往的医学中已被认识，为何在近30年又有一次认识上的飞跃。简单地说是由于营养支持从缺少有效的方法进入到临床可以满意实施的阶段。1967年Dudrick等创用全肠外营养，经腔静脉置管输入水解蛋白液、高渗葡萄糖、维生素等高渗溶液，解决了经周围静脉不能耐受高渗、低pH值液的问题，从而达到肠外可供给病人所需的营养物质。同期Randell引进宇航员用的太空饮食，即化学组成饮食，现称之为要素膳（elemental diet，ED），应用于临床的ED在体外处理后变得易于消化吸收。某些病人胃肠功能虽有部分障碍，但仍能从胃肠道获得所需要的营养，形成了现代营养支持的肠外与肠内两大途径。从此，不论病人的胃肠道有无障碍，消化、吸收功能是否存在，营养支持都可实施。1959年Frandis Moore提出为保证输入的氮能被用以合成蛋白质，每输入1g氮需要同时提供628kJ的热量成为标准营养混合制剂中的热氮比。其后，又认识到各种营养物质同时进入体内能得到最佳的利用、最优的同化，有如人平时进餐一般，膳食含有各种营养物质。配方肠内营养与全营养混合（TNA）肠外营养含有各种营养物质，配比合适，可提供机体需要的推荐量。30年来的临床实践使营养支持的理论与方法更趋完善。

20世纪80年代以后，从免疫学、分子生物学水平认识到机体对外来的侵害产生的急性炎症反应综合征（SIRS）到神经、内分泌系统以及多器官的功能障碍，也发现肠道黏膜屏障在应激条件下将出现功能障碍，细菌及内毒素可透过黏膜屏障而进入体内，再一次地导致机体发生SIRS等一系列改变，造成机体的机能更为紊乱。如何维持与改善肠黏膜功能也就成为治疗措施的一个重点。实验研究证实肠内营养可改善肠黏膜屏障功能，提供谷氨酰胺等肠黏膜细胞所需要的组织特需营养。除此，肠内营养尚有促进肠蠕动功能的恢复、加速门静脉系统的血液循环、促进胃肠道激素的分泌、营养物质中的营养因子直接进入肝脏等特点，较肠外营养更具优势。因此，肠内营养不但有提供营养的作用，且能改善肠黏膜的屏障功能，这是单纯肠外营养所不具备的作用。相反，长期应用肠外营养后肠黏膜将萎缩。于是，肠外营养与肠内营养的应用比例从20世纪70年代肠外营养多于肠内营养逐渐转向肠内营养多于肠外营养。当然，肠外营养也有其优点，肠功能严重障碍时它仍然是有效的途径，是不可废去的途径。

二、正常营养需要

为了维持生命和身体各个器官的正常活动，每个人都必须从外界摄取食物。食物中能产生能量的营养素有蛋白质、脂肪、碳水化合物，经过氧化转变为能量。有了能量和各种营养素的补充，才能保证人体正常的生长发育和新陈代谢，以适应各类生理状况及各种环境条件下的机能需要。

1. 能量的单位 一般以千卡（kcal）表示，国际法定单位是用焦耳（J）表示。1kcal=4.18kJ，1kJ=0.239kcal。若将食物直接燃烧，则1g蛋白质可产生热量为23.6kJ（5.64kcal），1g脂肪可产生热量为39.54kJ（9.45kcal），1g碳水化合物可产生热量为17.15kJ（4.1kcal）。但在体内蛋白质不能完全燃烧，其代谢产物尿素、肌酐等不再分解而直接排出体外，将这些含氮的有机物在测热器中氧化可生热5.44kJ（1.3kcal），故在计算蛋白质的产热时应将这一部分除去，脂肪及碳水化合物则可完全氧化。此外，食物中的三大营养素在消化吸收过程中有不同程度的损失，蛋白质的损失率为8%，脂肪为5%，碳水化合物为2%，因而它们的实际产热量（能量系数）分别是：

NOTE

蛋白质：16.7kJ/g（4kcal/g）。计算公式为：[（5.65 – 1.3）×（100 – 8）%] = 4kcal

脂肪：37.68kJ/g（9kcal/g）。计算公式为：[9.45×（100 – 5）%] = 9kcal

碳水化合物：16.7kJ/g（4kcal/g）。计算公式为：[4.1×（100 – 2）%] = 4kcal

2. 基础代谢和基础代谢率 在空腹、清醒、安静的非应激状态下，适宜的气温（18℃ ~ 25℃）环境中人体维持基本的生命活动，进行新陈代谢消耗的热能称为基础能量消耗（basal energy expenditure，BEE）。单位时间内人体每 $1m^2$ 体表面积所消耗的维持基础代谢的热能称为基础代谢率。通常成年男性每 kg 体重每小时约消耗 4.2kJ（1kcal），即日需能量 1500 ~ 1800kcal；成年女性的基础代谢率比成年男性低 2% ~ 12%；老年人比中年人低 10% ~ 15%；儿童比成年人高 10% ~ 12%。

BEE 值的测定可采用 Harris–Benedict 公式计算，此公式较临床上间接热仪所测值高出约 10%：

男性 BEE = 66.5+13.7× 体重（kg）+5.0× 身高（cm）– 6.8× 年龄（岁）

女性 BEE = 65.1+9.6× 体重（kg）+1.8× 身高（cm）– 4.7× 年龄（岁）

3. 机体活动消耗的热能

不同的劳动强度、不同年龄、不同的环境气候条件、不同的生理状态如妊娠、哺乳，人体能量的消耗均不相同。影响人体能量消耗的因素主要有：

（1）年龄：年龄反映了生理活动状态。如以 20 ~ 39 岁为基数，40 ~ 49 岁能量消耗减少 5%，50 ~ 59 岁减少 10%，60 ~ 69 岁减少 20%。

（2）气温：以 10℃作为基数，每升高 10℃，能量供给就减少 5%；相反，每下降 10℃则增加约 3%。

（3）劳动（或活动）强度：除上述生理或环境情况外，劳动（或活动）强度是影响热能需要量的最主要因素。强度和持续时间作为计算的指标，劳动（或活动）强度不同，其消耗能量的数值显著不同。重体力劳动每小时消耗的能量可达 0.628 ~ 1.255kJ（150 ~ 300kcal），而轻体力劳动每小时则为 0.313kJ（75kcal）。年龄、性别相当的成年人，重体力劳动者在单位时间内热能消耗为轻体力劳动者的 2 ~ 5 倍。

4. 应激时能量需要

应激时能量需要 = 基础能量消耗（BEE）× 校正系数

校正系数：择期大、中手术约为 1.2；多发性骨折为 1.3；严重感染为 1.5；大面积烧伤为 2.0。严重感染时体温每升高 1℃，对热量需要相对增加 5% ~ 8%。一般每 kg 体重不超过 146.3kJ（35kcal）。

三、营养基质代谢及创伤、感染后的代谢改变

1. 营养基质的代谢 机体所需的营养基质有三类：①供应能量的物质，主要是碳水化合物和脂肪；②蛋白质是构成身体的主要成分，是生命的物质基础；③机体内的各种元素如维生素、电解质（含微量元素）和水。从食物摄取的营养素转变为能量，以化学能的形式发挥作用，ATP 是其主要中间贮能物质。

（1）碳水化合物的代谢：碳水化合物是人体最主要的供能物质，是碳、氢、氧元素的化合物，又称糖。它是我国膳食的主要成分，热量的主要来源。碳水化合物经口进入肠道后，在小

NOTE

肠上段受水解酶的作用，以单糖的形式被吸收，一半以上是葡萄糖，其余是果糖和乳糖。其后代谢有三条途径：①直接用于能源：葡萄糖被吸收后很快被氧化以血糖形式随血液循环分布全身，体内的一些组织如中枢神经系统、红细胞、骨髓、肾上腺髓质等只能利用葡萄糖供能；②以糖原形式贮存：小部分葡萄糖经胰岛素的调节转化为糖原贮存；③转化为脂肪：糖原贮存是十分有限的，总量约 500g，其中 200g 是肝糖原，可以转化成葡萄糖为身体所利用；其余 300g 是肌糖原，仅能被肌肉本身利用，饥饿状态持续 24 小时即可把肝糖原耗尽。如无外源性碳水化合物后续补充，则体内蛋白质将经糖原异生途径转化成葡萄糖供应能量。体内无储备的蛋白质，均是各器官、组织的组成成分，若蛋白质作为能源而被消耗，必然会损害器官功能。在禁食早期，如能每天经静脉补给葡萄糖 100g，虽然提供的热量有限，但确能明显地减少蛋白质的糖原异生。

（2）蛋白质代谢：蛋白质是最重要的营养物质，是生命存在的方式，是所有器官功能活动的物质基础，以其多种多样的结构具有各种生物学功能，是器官的效应因子，如酶促反应、激素调节、肌肉收缩和免疫应答等，在生命活动中起着极其重要的作用。蛋白质占人体体重的 15% 左右，成人平均每天需蛋白质每 kg 体重 1g，用于身体的生长、组织的修复更新、维持血液循环中蛋白质的含量和制造酶等。摄入的蛋白质经肠道中的蛋白酶水解，最终产物为氨基酸，吸收后经由门静脉进入肝脏。

氨基酸是蛋白质的基本单位，氨基酸的核心结构是 α 碳原子上都有 1 个氨基（$-NH_3^+$），1 个羧基（$-COO^-$）和不同长度的侧链。分为必需氨基酸（essential amino acids，EAA）和非必需氨基酸（non-essential amino acids，NEAA）两类。EAA 不能在体内合成，只能由食物提供。NEAA 可在体内合成，但有些合成速度不足以维持机体的正常需要，尚需从体外获得，称为半必需氨基酸；有些则在机体生长或疾病等需要量增加时才需要补充，属条件必需氨基酸。在疾病状态下，加之摄入量不足，EAA 来源不足，NEAA 的合成会受到影响。所以从营养支持的角度来看，两者的外源性补充是不可忽视的。

氨基酸的代谢去路有三条：①合成蛋白质；②自身分解，氮转变为尿素，氮链氧化供能生成二氧化碳和 / 或以糖或脂肪的形式储存起来；③合成非必需氨基酸和其他小分子物质，如嘌呤和嘧啶。

当人体处于创伤、饥饿、感染等状态时，分解代谢占优势，能量摄入不足，肌肉蛋白质就会首先分解为氨基酸，经转氨和脱氨作用进行代谢，脱氨后经乙酰辅酶 A 转化为酮体。肌蛋白分解产生的氨基酸是唯一能在肝外代谢的支链氨基酸（branched-chain amino acids，BCAA），属 EAA 范围。其中缬氨酸可生成糖原，亮氨酸可生成酮体，异亮氨酸两者兼有之。在创伤、饥饿、感染、缺氧状态下，摄入能源匮乏，其他氨基酸利用障碍，则肌蛋白大量分解产生的支链氨基酸成为主要供能氨基酸而被大量消耗，如输入 BCAA，可使肌蛋白分解减少，从而起到节省体内蛋白质的作用；同时也能纠正支链氨基酸与其他氨基酸的比例失调，有利于蛋白质的合成代谢；此外，体内蛋白质的分解减少，其终末产物之一的氨也随之减少，这是一种可以通过血脑屏障的有害物质，所以输注 BCAA 对肝性脑病有防治作用。

（3）脂肪代谢：脂肪是人体能量的主要储存形式。脂肪释放的能量为等量的糖和蛋白质的 2 倍多。皮下脂肪和其他部位贮存的脂肪在饥饿时可动用作为主要的供能来源，脂类还是机体重要的构成成分，它以多种形式存在于人体的各种组织中。食物中的脂肪摄入后，在小肠内受胆汁及脂肪酸的作用被水解为甘油和脂肪酸。其中长链脂肪酸被乳化为乳糜小球的脂蛋白复合物，由小肠吸收，经淋巴系统、胸导管入血；游离的中长链脂肪酸以非酯化的形式直接吸收入门静脉。脂蛋白可在肝内或直接在脂肪中水解，释放脂肪酸，重新酯化成甘油三酯贮存起来。

脂肪组织中90%是贮存的甘油三酯，脂肪的主要生理功能是氧化供能，每克脂肪氧化可供37.68kJ（9kcal）。空腹时，体内脂肪氧化可提供50%以上的能量需要，禁食1~3天后，85%的能量来自脂肪。当碳水化合物摄入不足时，甘油三酯被动员，分解成甘油和脂肪酸，部分甘油经糖生成作用转化为葡萄糖，游离脂肪酸则氧化生成乙酰辅酶A，经三羧酸循环释出能量。如果乙酰辅酶A多于三羧酸循环可能氧化的能力时可转化为酮体。酮体也是能量来源，能被心、肝、肺、肾、肌肉及睾丸组织利用，但大量酮体可消耗体内碱储备导致酸中毒。体脂是体内最大的能源仓库，饥饿时消耗脂肪以供能，对组织器官的功能影响不大，但在消耗脂肪的同时，也有一定量的蛋白质被氧化供能。

有些不饱和脂肪酸如亚油酸、亚麻酸和二十碳四烯酸不能由体内合成，必须摄入，称为必需脂肪酸，正常饮食情况下不易缺乏。但长期胃肠外营养未补充这种成分，可出现脂类转运异常和皮肤容易感染等。

2. 创伤、感染后的代谢改变 创伤和感染时表现为高代谢和分解，且与创伤的严重程度相关。

（1）能量代谢增高及蛋白质分解代谢加强：创伤或感染时机体的代谢特点是蛋白质持续分解、丢失增加。负氮平衡是创伤及手术后病人重要的代谢改变，患者均有肌肉组织分解并有糖原异生，部分氨基酸分解后转变为糖，尿中氮排出增加，血糖升高，血浆组氨酸、精氨酸减少，BCAA增高。蛋白质的丧失可能是蛋白质的合成受到抑制或分解增加或两者共同的结果，即使摄入蛋白质较多，仍可出现负氮平衡。此种反应的程度及时间随创伤的类型和程度而异，一般持续2~3天，复杂的大手术后可持续数周。对外科患者采取积极措施改善氮平衡已得到普遍公认，为不使患者处于长期负氮平衡状态，手术创伤后的营养支持是十分重要的。

（2）糖代谢紊乱：创伤、感染后糖代谢紊乱与内分泌变化有明显关系。主要是垂体－肾上腺轴对创伤的应激反应，表现为肾上腺皮质分泌增多和胰岛素功能受到抑制，处理葡萄糖能力下降而出现高血糖。采用PN支持时，要充分考虑这样的患者对糖的利用能力比非创伤、感染患者差得多。

（3）体重下降：创伤、手术后体重下降很明显，是由于肌肉组织和脂肪的消耗增加（脂肪消耗每天可达200g以上）所致，如中等创伤的胃大部切除术，术后1周体重下降3kg左右。如果创伤、感染后病情趋于平稳，营养基质得到适当补充，体重下降可以逆转。表现为尿排氮量减少，血糖趋向正常，蛋白质合成大于分解，体重增加，氮代谢趋向平衡或正平衡。为储存脂肪的需要，必须供给足够的热量。此期可持续数周、数月。

3. 饥饿时的代谢变化 单纯饥饿时机体的代谢率降低，机体对整个代谢活动进行调整，一些不太重要的代谢逐步减缓或停止，仅维持与生命有密切关联的代谢，这是机体自我保护的适应性反应。身体将消耗其本身的组成部分，以提供生命过程所必需的能量。禁食之初，作为能源储备的糖原在24小时内即被耗尽，脂肪组织的甘油三酯提供了机体所需的绝大部分热能；蛋白质虽也是可动用能源，但其是维持身体组织结构与功能的重要成分，蛋白质过分消耗常是

NOTE

长时期饥饿致死的原因。机体对饥饿的代谢反应是降低基础代谢率，以调节机体减少对能量的需要。其代谢改变虽与严重创伤和感染有所不同，但也存在不少相似之处。

在饥饿期间，糖原代谢主要为循环中激素水平所控制。胰岛素分泌减少以解除对糖原分解的抑制，胰高血糖素、生长激素、儿茶酚胺分泌增加，以使血糖下降，维持糖代谢恒定。此期间出现如下代谢反应：①加速糖原分解，使葡萄糖生成增加；②蛋白质分解，糖原异生随饥饿的时间延长而增加；③脂肪逐步成为主要能源，以尽量减少蛋白质的分解。表现为尿氮排出量开始时增高（约 8.5g/d），以后逐渐降低（2～4g/d）；血浆中脂肪酸、酮酸、酮体逐渐升高，导致代谢性酸中毒及酮尿症；血糖水平轻度下降；尿钠及钾排出增加。

饥饿状态下由于水分丢失，大量脂肪及部分蛋白质分解，导致体重减轻，器官功能下降。这些变化可涉及所有器官而出现多器官功能障碍综合征（MODS），最终可导致多系统器官功能衰竭（MSOF）而死亡。

第六节　营养状态的评定与监测

临床上对外科患者的营养状态评定十分重要，既可判断其营养不良的程度，又是营养支持治疗的客观指标。所谓营养不良主要是指能量－蛋白质缺乏所致的营养状态不佳。在外科住院病人中营养不良的发生率较高，统计表明在普通外科其发生率可高达 25%～65%。营养不良常致患者感染发病率高，切口愈合延迟，甚至出现吻合口瘘等严重并发症。蛋白质缺乏的患者肝解毒功能明显降低，对肺功能及通气量也有严重不良影响。营养不良会大大影响患者的康复过程和临床治疗效果。

1. 营养状态的评定指标　评定患者的营养状态是营养支持的第一步，它有助于了解病人应激时的代谢变化，掌握营养不良的程度和类型，为制订营养支持方案及监测营养治疗效果提供依据。营养状态的评定应包括：临床评价，直接身体测量和必要的生化或免疫测定等。

（1）临床评价

①既往情况：病史中尤其要注意 5 个方面的因素：食物摄入不足；营养吸收不足；营养利用减少；营养丢失增加；营养需要增加。

②现在状况：如体重丢失、肌肉消耗、功能性水肿、皮疹和神经系统疾患等。

（2）身体测量指数

①体重：直接反映营养状态，但要排除脱水或水肿等影响因素。体重低于标准体重 10%～20% 为轻度营养不良；低于 20%～40% 为中度营养不良；低于 40% 以上为重度营养不良。

②上臂肌围（AMC）：取尺骨鹰嘴至肩峰连线中点处测定其周径。反映全身肌肉及脂肪储备状况。

③肱三头肌皮褶厚度（TSF）：测试点同 AMC 取上臂中点，以两手指紧捏该点后侧的皮肤与皮下脂肪往外拉，使脂肪与肌肉分开，用一种特制的夹子测定其厚度。代表机体脂肪储备情况。

（3）三甲基组氨酸测定：三甲基组氨酸是肌纤维蛋白和肌球蛋白的最终分解产物，不再被合成利用。测定尿中三甲基组氨酸排出量可反映机体蛋白质分解量。其值越大，反映体内蛋白质分解越多，负氮平衡越明显。

（4）内脏蛋白测定：包括血清白蛋白（人血白蛋白）和转铁蛋白浓度测定，是营养评定的重要指标。

①白蛋白：半衰期较长，约为 20 天，可代表体内较恒定的蛋白质情况。饥饿可使肝脏白蛋白合成速度迅速降低，在严重创伤、感染等应激情况下，分解代谢增强，白蛋白合成缓慢或继续丢失而减少。

②转铁蛋白：半衰期较短，约为 8 天，能较迅速地反映营养状况，是一个比较敏感的指标。但是影响转铁蛋白代谢的因素较多，缺铁、肝功能受损也会影响其测定结果。

（5）免疫功能测定

①总淋巴细胞计数：正常值为 2×10^9/L（2000/mm^3），低于 1.5×10^9/L（1500/mm^3）提示营养不良。

②延迟型超敏皮肤试验：将结核菌素（TB）、白色念珠菌、双球菌、腮腺炎病毒、植物血凝素等各 0.1mL 分别行皮内注射，24～48 小时后观察，局部红肿区大于 5mm 为阳性。有两项阳性反应者表示细胞免疫有反应性。

（6）氮平衡测定：是蛋白质代谢变化的动态观察指标，反映了机体分解代谢情况。正平衡表示蛋白质合成占优势，负平衡表示蛋白质消耗多于摄入，也可用于估算营养支持的效果。

氮平衡 =24 小时摄入氮量（g）–24 小时总氮丧失量

24 小时摄入氮量（g）=蛋白质摄入量（g）÷6.25

结果为负数表示氮负平衡。

食物中的蛋白质每 6.25g 含氮 1g，在 TPN 治疗时，氨基酸制品均标明含氮量，根据输入氨基酸液量计算即可。

24 小时总氮丧失量（g）= 24 小尿内尿素氮量（g）+3g

常数 3g 表示非尿素氮形式排出的含氮物质和经粪便、皮肤等排出的氮。在大面积烧伤或消化道瘘等有额外的蛋白质丢失的情况下，氮平衡测定将不够准确，在分析测定结果时要考虑到这一点。

营养状态评定见表 5–9。

表 5–9　简易营养状态评定法（含正常值）

检查项目	正常值	轻度营养不良	中度营养不良	重度营养不良
体重		下降 10%～20%	下降 20%～39%	下降超过 40%
上臂肌围（AMC）	男＞20.2cm 女＞18.6cm	下降＜30%	下降 30%～39%	下降 40%～50%
肱三头肌皮褶厚度（TSF）	男＞10mm 女＞13mm	下降＜30%	下降 30%～39%	下降 40%～50%
血清白蛋白	35g/L	28～34g/L	21～27g/L	＜21g/L

续表

检查项目	正常值	轻度营养不良	中度营养不良	重度营养不良
转铁蛋白	2.0 ~ 4.0g/L	1.8 ~ 2.0g/L	1.6 ~ 1.8g/L	＜ 1.6g/L
总淋巴细胞计数	＞ 2000	1200 ~ 2000	900 ~ 1200	＜ 900
皮肤过敏试验	对抗原反应＞ 2 种	对抗原反应仅 1 种	对抗原反应仅 1 种	对抗原无反应
氮平衡（氮 g/24h）	0±1	−10 ~ −5	−15 ~ −10	＜ −15

2. 营养支持的适应证　在外科病人中，尽管由于一些疾病本身的原因，加之麻醉、手术创伤及禁食等，会使有的患者存在不同程度的营养问题，但是，这一情况并不意味所有病人都需要进行营养支持。一般来说，对非消化道手术而营养情况较好的病人，往往通过病因治疗和补充液体与电解质等，以及在较短时间内恢复进食，即可使病人顺利恢复，营养状况也能逐渐改善，并不需要特殊的营养支持。只有严重营养不良的病人和一些严重创伤、感染或术后发生严重并发症，估计在较长一段时间内不能很好进食的病人才需要采取营养支持治疗。

（1）*胃肠道梗阻*：如贲门癌、幽门梗阻、高位肠梗阻等导致营养物质不能进入肠道，难以建立充足的肠内营养者，采用 PN 支持可降低手术并发症及死亡率。

（2）*胃肠道外瘘及短肠综合征*：肠外瘘者食物仅经过一段肠道即从瘘口逸出，肠道实际吸收面积不足，且有大量消化液丢失，严重影响营养物质的消化吸收，常伴的腹内感染又会引起高分解代谢，因而营养不良的状况迅速产生，日趋严重。采取禁食和营养支持治疗不仅能使患者获得充分的能量和氮源，以利于代谢正常进行，还可以使消化道完全处于安静状态，极大限度地减少消化液的分泌，有利于瘘口的愈合，或为再次手术创造条件。因某种疾病而切除大量小肠所致的短肠综合征也因肠道实际吸收面积减少，在代偿期以前需 PN 支持。

（3）*消化道广泛炎症性疾病*：炎性粘连性肠梗阻、坏死性胰腺炎、Crohn 病、溃疡性结肠炎等在急性发作或术前准备时，适当的 PN 支持可使肠道休息，减少胰液分泌，有利于减轻炎症病理损害和控制症状。

（4）*高代谢状态*：严重创伤、大面积烧伤、严重感染和复杂大手术后，机体处于高分解代谢状态，患者进食不足，长期处于负氮平衡，采取营养支持对度过危险期、促使正常愈合及抵抗感染等有积极作用。

（5）*肿瘤患者接受化疗和大面积放疗*：癌肿病人在手术前后接受化疗或大面积放疗，尤其是化疗期间，由于药物的毒性和胃肠道黏膜上皮细胞对化学药物的易感性或不耐受性，患者常出现恶心、厌食、腹泻等反应，此时如无营养支持，常因体质下降而不能完成全程化疗，又由于抵抗力降低而致肿瘤发展。PN 可改善患者营养状态，提高免疫力，既利于支持患者完成化疗，也可减少并发症。

（6）*肝、肾衰竭*：晚期肾病患者因肠黏膜水肿而吸收不良，并常有恶心、厌食等症状；因肝功能衰竭时蛋白质合成功能低下，均需 PN 治疗，只是不能采用一般 PN 支持，常须调整特殊的营养溶液的成分组成进行治疗。

（7）*大手术围术期营养*：一些已造成营养状况极差的疾病需手术治疗，如食管切除、全胃切除等手术术前、术后用 PN 支持，可提高患者对手术打击的承受能力，减少并发症和死亡率。

第七节　肠外营养和肠内营养

外科营养支持的基本原则是：只要肠道有功能，尽量采用肠内营养。应根据患者的具体情况而定，要求是：① EN 与 PN 两者之间首先选用 EN；②需较长时间营养支持应设法应用 EN；③ EN 不能满足病人营养需要时可用 PN 补充；④经中心静脉肠外营养支持（CPN）与经外周静脉营养支持（PPN）之间应优先选用 PPN；⑤营养需要的要求较高或希望短期内改善营养状况时可选用 CPN。

一、肠外营养

肠外营养（PN）也称人工胃肠，指通过静脉途径提供患者所需的全部营养要素的营养支持方式，包括热量（碳水化合物）、必需和非必需氨基酸（蛋白质）、脂肪、电解质、维生素和微量元素，使病人在不进食的情况下维持良好营养状态的一种治疗方法。它可提供足够的各种必需的营养物质和维护正氮平衡，防止或减少体内蛋白质的消耗，重建和恢复机体的无脂细胞群，促进康复，还可使机体得到正常的生长发育，伤口愈合和体重增加。与一般静脉输液的根本区别在于后者仅能供给患者所需的部分热量及电解质。

1. PN 的方法　肠外营养支持方法有两种：对于一般用量不大、PN 支持不超过 2 周的患者，可采用周围静脉输注；对于需长期支持的，则采用经中心静脉导管输入为宜。常采用经锁骨下静脉或颈内静脉途径置入导管至上腔静脉，尤以右颈内静脉穿刺插管并发症少、成功率高。全营养混合液常在 12 ~ 16 小时内输完，也可以 24 小时连续滴注。一般情况下，置入的导管可保留 3 个月以上。

2. 肠外营养的要求和制剂

（1）营养液的基本要求：其中含有七大营养物质：碳水化合物、脂肪乳剂、氨基酸、电解质、维生素、微量元素和水。提供足够的能量、保持机体正氮平衡是 PN 支持的关键。一般要求：①每日应能供给氮 0.2 ~ 0.24g/kg，热量 167 ~ 188kJ/kg（40 ~ 45kcal/kg），氮和热量之比为 1g∶（628 ~ 837）kJ [1g∶（150 ~ 200kcal）]；②含有适量的电解质、维生素和微量元素；③钾与氮的比例为 5mmol∶1g，镁与氮的比例为 1mmol∶1g，磷量为每 4184kJ（1000kcal）供磷 5 ~ 8mmol；④氨基酸和葡萄糖应同时滴注，以保证氨基酸能为机体所充分利用，不致作为热量被浪费掉；⑤在较长时间的不用脂肪乳剂的肠外营养治疗的过程中，应定期补充脂肪乳剂，以防发生必需脂肪酸的缺乏；⑥补充胰岛素以防应用高浓度的葡萄糖后发生高血糖。

（2）肠外营养制剂

①葡萄糖：葡萄糖是肠外营养的主要能源物质，来源丰富，价格低廉，机体所有的组织、器官都能利用葡萄糖能量。但机体利用葡萄糖的能力有限，为 5mg/（min · kg）。如单纯用其作为热量来源，主要的代谢产物是丙酮酸和乳酸，而且血清中胰岛素水平可以是正常人饭后

NOTE

的4倍，游离脂肪酸和酮体减少。所以如过量或过快输入可能导致高血糖、糖尿，甚至出现高渗性非酮性昏迷，葡萄糖如与脂肪乳剂共同作为热量来源，则上述情况可避免。此外，应激状态下机体利用葡萄糖的能力下降，多余的糖将转化为脂肪沉积在器官内，形成脂肪肝。高浓度（25%或50%）的葡萄糖液输注时对静脉壁的刺激很大，不宜经周围静脉补给，故目前PN不用单一的葡萄糖能源。

②脂肪乳剂：是PN的一种重要能源。脂肪乳剂按其脂肪酸碳链长度分为长链甘油三酯（LCT）及中链甘油三酯（MCT）两种，LCT内含有人体必需脂肪酸（EAA）；MCT内不含EAA，其在体内代谢较LCT快，极少沉积在组织、器官内，但大量输入后可发生毒性反应。临床应用时，常由其提供30%～50%的热量，10%脂肪乳剂溶液含热量4.18kJ（1kcal）/mL，且为等渗，可经由周围静脉输入。脂肪乳剂安全无毒，在应激状态时其氧化率不变，甚至加快。单独输注时须注意速度要慢，开始时每分钟1mL，500mL需5～6小时输完。输注速度太快可致胸闷、心悸或发热反应。通常比较普遍使用的是LCT。对于特殊患者（如肝功能不良）临床上常将MCT与LCT合用，重量比为1∶1。

③复方氨基酸溶液：是肠外营养的唯一氮源，分平衡型和非平衡型两类。平衡型氨基酸溶液含EAA 8种、NEAA 8～12种，其组成符合人体合成代谢的需要，适用于大多数患者。特殊氨基酸溶液配方成分不同，专用于不同的疾病。例如适用于肝病的制剂中含BCAA较多，含芳香氨基酸较少；用于肾病的制剂主要是8种EAA，NEAA仅含精氨酸、组氨酸；用于严重创伤或危重病人的制剂含更多的BCAA或含谷氨酰胺二肽等。

④维生素：常用的复合维生素制剂含有9～13种维生素，每支注射液的含量即是正常人每日的基本需要量。

⑤微量元素：也是复方注射液，每支含锌、铜、铁、锰、铬、碘等多种微量元素，每日1支即可。如果缺铬可引起糖尿病、神经病变及抗感染能力下降；锌缺乏可发生皮炎。

⑥水和电解质：每天水的入量以2000mL、尿量以1000mL为基础计算。成人主要需要的电解质有钠、钾、氯、钙、镁、磷。镁的补充用25%硫酸镁。磷在合成代谢及能量代谢中发挥重要作用，磷的补充常用有机磷制剂甘油磷酸钠，含磷10mmol；其他电解质按常规补给。

3. 全营养混合液 将肠外营养所需的营养素按照一定的比例在无菌条件下混合、配制，盛放于3L的塑料袋内，供静脉输注，即为全营养混合液（total nutrient admixture，TNA）。其优点是：①混合后高浓度葡萄糖被稀释，使经周围静脉输注成为可能；②由于脂肪乳剂被稀释，避免了其单独输注容易造成输入过快的不良反应；③全封闭的输注系统大大减少了污染的机会，使用更安全。

TNA的配制原则：①氨基酸、葡萄糖、脂肪乳剂的容量之比为2∶1∶1，或1∶1∶1，或2∶1∶0.5；②总容量应大于1.5L；③混合液中葡萄糖的最终浓度为10%～20%，以利于混合液的稳定。

TNA的配制程序：①将所有一价、二价、三价电解质及微量元素、水溶性维生素、胰岛素加入氨基酸或葡萄糖液中；②磷酸盐加入另一瓶氨基酸液中；③脂溶性维生素加入脂肪乳剂中；④将含有添加物的氨基酸、葡萄糖、脂肪乳剂分别经3L袋的3个输入口同时注入；⑤配制应不间断地一次完成，并不断加以摇动使之均匀混合。也可采用先加入葡萄糖液，继而加入电解质、微量元素、维生素，最后加入脂肪乳剂混合的方法。

以 60kg 体重为例，全营养混合液中的基本组成见表 5-10。

表 5-10　全营养混合液的基本组成

成分	mL	kJ（kcal）	N（g）
全量配方：			
25% 葡萄糖	1000	4180（1000）	
20% 脂肪乳	250	2090（500）	
10% 葡萄糖	500	836（200）	
5% 糖盐水	500	418（100）	
复方氨基酸	1000		9.4
合计	3250	7524（1800）	9.4
部分量配方：			
25% 葡萄糖	500	2090（500）	
20% 脂肪乳	250	2090（500）	
5% 糖盐水	1000	836（200）	
复方氨基酸	500		4.7
合计	2250	5016（1200）	4.7

注：复方氨基酸溶液的产品很多，其含氮量各不相同。

在临床实际应用中，应根据病情及血、尿生化检查，在基本溶液中酌情添加各种电解质溶液。由于人体无水溶性维生素的储备，故每日均需补给复方水溶性维生素。短期禁食不会产生脂溶性维生素或微量元素缺乏，只有禁食超过 2～3 周才予补充。溶液中可加胰岛素，以胰岛素：葡萄糖 =1U：（8～10）g 比例补给，以避免发生高血糖。

对不同特殊患者的营养液补给，其组成应有所改变：①糖尿病患者应限制葡萄糖用量，充分补给外源性胰岛素，以控制血糖；增加脂肪乳剂用量，以弥补供能不足。②代偿期肝硬化肝功能基本正常者，可以使用表中所列的基本营养液；而肝功能异常的肝硬化患者，由于肝合成及代谢各种营养物质的能力锐减，所以肠外营养液的用量应减少 1/2 左右。在营养制剂中宜用 BCAA 含量高的氨基酸溶液，并改用兼含 MCT 和 LCT 的脂肪乳剂；肝硬化伴有明显低蛋白血症的患者由于肝脏合成白蛋白的能力下降，需适量补充人血白蛋白。③肾衰竭患者应严格限制水的入量，氨基酸选用以 EAA 为主的肾病氨基酸溶液，葡萄糖和脂肪乳剂用量一般不受限制。④对脂肪代谢紊乱的患者不宜使用脂肪乳剂，必要时须做“廓清”检查，以了解机体脂肪的利用情况。

4. PN 的输注技术

（1）PN 的输注途径：①经中心静脉：因其管径粗，血流速度快，血流量大，输入的液体很快被血液稀释而对血管壁的刺激小。此法不受液体浓度与 pH 值的限制，也不受输液速度与输液量的限制，可连续 24 小时输注，能最大限度地根据机体需要输入营养液量。留置的管道

NOTE

在良好的管理下，尤其适应于需长时期接受 PN 支持的患者（如短肠综合征者）。但其技术难度较大，要求高，并发症也多。②经外周静脉：技术要求较低，适应证与中心静脉路径者相同，但因输入溶液的低 pH 值、高渗透压及导管刺激和损伤性穿刺等，常诱发静脉炎而限制了外周静脉的使用，适应于接受 PN 支持需时不长的患者。技术的熟练、器材的改进已扩大了使用面。

（2）PN 的两种输注方式：①持续输注法：将一天的营养液在 24 小时内均匀输入。优点是体内胰岛素的分泌及血糖值比较稳定，波动小。缺点是由于血清胰岛素持续处于高水平状态，阻止了脂肪分解，促进了脂肪合成，并使葡萄糖以糖原形式储存于肝脏，因此常出现脂肪肝和肝大，有时还会有转氨酶及胆红素的异常升高。②循环输注法：使用较广泛，是将营养液放在夜间 12 ~ 16 小时内输注。此法尤其适用于需长期接受 PN 支持的患者，白天可以恢复正常活动，有利于改善患者的生活质量。为避免血糖有较大的波动，输液速度应采取递增或递减的方式，并密切监测血糖。必要时增加脂肪供能的百分比，或适量使用胰岛素，以控制血糖。

对免疫功能低下及全身衰竭的患者，为了预防菌血症的发生，宜应用“终端过滤器”（1.2μm 微孔过滤器）。为了既方便病人下床活动，又能防止输入空气，最好再加用带报警装置的输液泵。

PN 治疗所需费用较大，技术要求高，有并发败血症的危险，而其适应证又和 EN 基本相同。因此，凡尚有部分消化道可被利用时，应试用 EN 来代替 PN。

二、肠内营养

肠内营养（EN）是将营养物质经胃肠道途径供给病人的营养支持方式。当肠功能存在（完好或部分功能）且能安全使用时，就应尽量选用经胃肠营养支持。肠内营养具有节省费用、使用方便、容易监护、并发症少等优点。膳食的直接刺激有助于促进胃肠运动及消化道激素和酶的分泌，维护肠黏膜屏障功能；EN 能使营养物质经肠道吸收入肝，在肝内合成机体所需的各种成分，且可发挥肝脏的解毒作用，符合生理状态。长期 PN 的患者可给予逐渐增量的 EN 作为过渡，有助于早日恢复正常膳食。

1. 要素饮食　要素饮食（elemental diet）是指包括自然食物的各种营养素，含有氨基酸、葡萄糖、脂肪、多种维生素和矿物质（含微量元素）的治疗饮食。要素饮食的配方均为化学组成明确的膳食，是根据病理生理和生物化学知识，采用现代食品技术和制药技术人工配成，含有人体必需的各种营养素，加水后形成溶液或较稳定的混悬液。

（1）常用制剂：有粉剂和溶剂两种制剂，粉剂需加水后使用，它们的浓度均为 24%，可供能 4.18kJ（1kcal）/mL。EN 制剂大致分为两类：

①以蛋白水解产物或氨基酸为主的制剂：其蛋白质源为乳清蛋白水解产物、肽类或氨基酸，碳水化合物源为低聚糖、糊精，脂肪源为大豆油及中链甘油三酯。不含乳糖。溶液渗透压较高，适用于胃肠道消化吸收不良者。

②以整蛋白为主的制剂：其蛋白质源为酪蛋白或大豆蛋白，碳水化合物源为麦芽糖、糊精，脂肪源为玉米油或大豆油。不含乳糖。溶液渗透压较低，适用于胃肠道功能正常者。

NOTE

有的制剂中还含有谷氨酰胺、膳食纤维（可溶性果胶）。前者可直接被肠黏膜利用；后者有调整肠动力的作用，而且在结肠内可被细菌分解为短链脂肪酸（SCFA），被吸收而供能。

以上两种制剂内均含有生理需要的电解质、维生素及微量元素。

（2）特殊制剂

①创伤后用制剂：外科常用。其热量分配、热量密度和支链氨基酸的含量均高，维生素C、E、B复合物及钙、磷、铜与锌含量较多。适用于大手术后、烧伤、多发性创伤和脓毒症等高分解代谢患者。

②肝功能衰竭要素膳：其氮源为14种纯氨基酸，支链氨基酸含量较高，占35.6%，而芳香氨基酸较少，仅3.3%，可减轻肝性脑病的症状。

③肾衰竭要素膳：其氮源为8种必需氨基酸，目的在于重新利用体内分解的尿素氮以合成非必需氨基酸，既减轻了氮质血症，又合成了蛋白质。

2. EN的输入途径与输注方法

（1）输入途径：可以用口服的方式，但由于营养制剂有特殊气味，患者常不愿接受，故多需经导管输入。常用的方式有经鼻胃管、鼻十二指肠管和鼻空肠管，也常采用经胃、空肠造瘘管途径。

（2）输注方法：营养液的输入应缓慢、均匀，常需输液泵控制输注速度。通常为使肠道适应，初用时可稀释成12%浓度，速度控制为50mL/h，每8～12小时后逐次增加浓度和速度，经3～4天后达到全量，即浓度24%，速度为100mL/h，总量2000mL/d。

3. EN特殊情况处理

（1）年龄小于3个月的婴儿不能耐受高张力膳的喂养，宜采用等张的婴儿膳，使用时要注意可能产生的电解质紊乱，并补充足够的水分。

（2）小肠广泛切除后宜采用PN 4～6周，以后才能采取逐步增量的EN。

（3）胃部分切除后不能耐受高渗糖的膳食，易产生倾倒综合征，有些病人仅能耐受缓慢的滴注。

（4）空肠瘘的病人不论在瘘的上端或下端喂养均有困难，因为缺少足够的小肠吸收面积，不能贸然进行管饲，以免加重病情。

（5）处于严重应激状态，如麻痹性肠梗阻、上消化道出血、顽固性呕吐、腹膜炎或腹泻的急性期，均不宜予肠内营养。

（6）严重吸收不良综合征和衰弱的病人在EN以前应予一段时间PN，以改善小肠酶的活力及黏膜细胞的状态。

（7）症状明显的糖尿病、接受大剂量类固醇药物治疗及糖代谢异常的病人都不耐受膳食的高糖负荷。

（8）先天性氨基酸代谢缺陷病的儿童不能采用一般的EN膳。

第八节　外科营养支持的并发症及监测

PN与EN支持虽然是救治营养不足的强有力措施，但也有可能发生并发症，如处理不当，

NOTE

后果十分严重。尤以 PN 的并发症为多。

一、营养支持并发症

（一）技术性并发症

1. 插管的并发症

（1）肺与胸膜的损伤：在采用深静脉插管的过程中，气胸是常见的并发症之一，偶可发生张力性气胸或血胸。插管后常规胸部 X 线检查，可及时发现处理。

（2）动脉与静脉损伤：锁骨下动脉损伤及锁骨下静脉撕裂伤可致穿刺局部出血，应立即拔出导针或导管，局部加压 5～15 分钟。如导管质地较硬可穿破静脉及胸膜导致血胸或水胸，如发现导管头端进入胸腔并输进了液体，应立即终止，拔出导管，并视胸腔积液量采取必要的胸腔引流术。

（3）神经损伤、胸导管损伤、纵隔损伤：均应立即退出导针或导管。

（4）栓塞：导管栓子一般需在透视定位下由带金属圈的专用器械取出。

（5）导管位置异常：应在透视下重新调整，如不能纠正，应予拔出。

（6）心脏并发症：应避免导管插入过深。

2. 导管留置期并发症

（1）静脉血栓形成和空气栓塞一旦出现，应立即拔出导管并行溶栓治疗。

（2）导管堵塞后常常需要换管，应在营养液输注后用肝素稀释液冲洗导管。

（二）感染性并发症

在长时期的 PN 中可产生感染（细菌或真菌性败血症），应特别注意防治和及时处理。感染的原因主要是插管时无菌操作不严，插管后局部伤口处理欠妥和高价营养液在配制过程中受到污染。导管性败血症的发病率一般为 4%～7%。如不及时处理，可导致病人死亡。因此，遇到病人突然发热而又无明确原因者，应首先考虑到插管感染的可能。应立即更换输液器和营养液，并分别抽血或取营养液做细菌培养。数小时后仍有发热，则应拔去导管，改用经周围静脉输注营养液或经胃肠道补给营养。剪下原来在静脉内的导管一小段做细菌和真菌培养，以便在选用抗菌药物时作参考。如仍保留导管而依靠抗菌药物的应用，则很难控制此种感染。体弱病人过多地应用抗生素或激素治疗，PN 时易招致真菌感染，应予警惕。

（三）与代谢有关的并发症

1. 糖代谢紊乱

（1）高血糖与低血糖：葡萄糖溶液输注过快，机体尚不适应；严重创伤、感染者或糖尿病患者机体胰岛素分泌不足，糖利用率下降，均可致体内血糖过高而出现高渗性利尿、脱水乃至程度严重。预防在于调节好输注速度，进行临床及实验室检查，如血糖、尿糖的监测等。对原有胰岛功能低下或处于应激状态下者，输注液应加入胰岛素。若要停止 PN，要逐渐撤除或从外周静脉输入等渗葡萄糖液，以防止低血糖发生。

（2）高渗性非酮性昏迷：当血糖浓度超过 40mmol/L 时，可产生高渗性非酮性昏迷。是由于输入大量高浓度的葡萄糖，而内生胰岛素一时不能相应增加，不能调节血糖水平所致，高渗导致细胞内脱水，进行性细胞内脱水可使细胞严重受损，首当其冲的是中枢神经系统受累而功能失常，病人出现昏迷甚至死亡，但尿内无酮体，与糖尿病昏迷不同。一旦发生应立即停用葡萄糖液，用 0.45% 低渗盐水以 250mL/h 的速度输入，降低血渗透压，并输入胰岛素 10～12U/h

以降低血糖水平。伴有低钾血症者应同时纠正。为了预防高渗性非酮性昏迷的发生，一般可先应用浓度较低的葡萄糖溶液（15%～20%），在数天内逐渐增加浓度，使人体有一个适应的过程，以分泌足够的胰岛素。也可按每8～10g葡萄糖加胰岛素1U，以后改为12～15g葡萄糖加胰岛素1U，来防止血糖过度升高和促进机体对葡萄糖的利用。在5～7日内可逐渐减量，直至完全不用胰岛素。

（3）肝脂肪变性：易发生于长期输入葡萄糖而又缺乏脂肪酸时。要减少这种并发症，宜用双能源，以脂肪乳剂替代部分能源，减少葡萄糖的用量。

2. 氨基酸性并发症

（1）高血氨、高氯性代谢性酸中毒：是蛋白质（氨基酸）代谢异常所致，目前采用氨基酸的醋酸盐和含游离氨低的氨基酸溶液后，这种并发症已较少发生。精氨酸在氨转换为尿素的过程中起到重要作用，能预防及纠正高血氨症。

（2）肝酶谱升高：有的患者在PN治疗后不久（2周左右）出现转氨酶、碱性磷酸酶和血清胆红素升高。引起这些改变有多方面原因：如长期应用高糖营养，病人对氨基酸的耐受性不良；体内大量谷氨酰胺被消耗；色氨酸的分解产物、溶液中的抗氧化剂重硫酸钠对肝都有毒性作用；等等。也因PN时肠屏障功能减退，肠内细菌和内毒素移位会使肝功能受损。这些异常改变通常是可逆的，PN减量或停用可使肝功能恢复。

（3）脑病：肝功能异常的患者若输入色氨酸含量高的溶液，会改变血浆氨基酸谱而引起脑病，对这种患者应输支链氨基酸含量高的溶液。

3. 营养物质缺乏

（1）血清电解质紊乱：在PN时，低钾血症和低磷血症比较常见，治疗中未规范补给是其主要原因。严重低磷血症表现为昏睡、肌肉软弱、口周或四肢刺痛感、呼吸困难，甚至发生昏迷、抽搐。每日补足需要量是可以预防的。

（2）微量元素缺乏：锌缺乏较多见，常发生于高分解状态并伴有明显腹泻者。锌是许多重要酶的必需元素，锌缺乏可产生口周或肛周红疹、出血性皮疹、皮肤色素沉着、神经炎、脱发、腹泻、腹痛或伤口愈合不良等，测得血清值下降可确诊。铬缺乏可致难以控制的高血糖；铜缺乏可产生小细胞性贫血。在肠外营养液中常规加入微量元素可预防由于PN为时较长所产生的这些缺乏症。

（3）必需脂肪酸缺乏：长期PN时如未补充脂肪乳剂，可发生必需脂肪酸缺乏症。表现为皮肤干燥、鳞状脱屑、脱发或伤口愈合延迟等。要预防其发生，每周须补充脂肪乳剂1次。

（4）维生素缺乏：维生素是机体不可缺少的营养物质，各种维生素的缺乏将导致一系列临床症状。可每日按要求补给，以预防其发生。

4. 其他并发症

（1）胆汁淤积：由于长期不经口进食，十二指肠黏膜缺乏刺激而处于休眠状态，缩胆囊素（CCK）分泌减少，导致胆囊弛张胀大，胆汁淤积，胆泥生成，乃至形成胆石。胆汁滞留也损害肝功能。

（2）肠屏障功能受损：PN长期禁食，肠道缺少食物刺激和体内谷氨酰胺缺乏，使肠道屏障结构受损，引发的严重后果是肠内细菌、内毒素移位，损害肝和其他脏器功能，引起肠源性感染，甚至导致多器官功能衰竭。应力争尽可能早地改用EN，在PN期间补充肠黏膜细胞的

NOTE

主要能量物质谷氨酰胺，均为保护肠屏障功能的有效措施。

（3）EN 的并发症：EN 很少产生严重的并发症，如应用得当，它远比 PN 安全。可能产生的反应为胃肠道症状，如恶心、呕吐、腹痛、腹胀、腹泻，大多因滴注过速或短期内浓度增加过速所致，故强调缓慢输入。为了排除腹腔压力的影响，可使用输液泵以保持恒速输入。从冰箱内取出的营养液使用时应适当加温。昏迷、年老体弱或有胃潴留的患者，经鼻胃管输入营养液时会因呃逆而误吸，导致吸入性肺炎。预防方法是患者取 30°半卧位，不在夜间灌注，输入营养液后 30 分钟若回抽液量大于 150mL，则提示存在胃潴留，应暂停鼻胃管输入，改用鼻空肠管灌注。

二、营养支持的监测

多学科的密切配合，良好的组织管理和认真细致的临床监测，是确保外科营养支持取得良好疗效、避免诸多并发症发生的重要条件。

（一）PN 的管理

营养支持应由营养主治医师全面负责，决定患者使用营养支持的时机和方式，负责中心静脉导管和肠内营养管的放置，每天查房、开医嘱、监督指导各项工作的完成。护士则承担从观察患者生命体征到输液运转系统等多方面工作、定时进行各项营养状态评定指标的测定和记录、了解并消除患者及亲属对营养支持的心理疑虑等。药剂师要为各位医师提供有关药物配伍禁忌、溶解度及各种营养物质之间相容性的知识等，以确保 PN 支持安全有效。

要有负责配制营养液的专门人员。营养液应在洁净的环境里和严格的无菌操作下配制，如有层流罩装置则更为理想。取样做热原和细菌学检查后，储存于 4℃冰箱内（防止细菌滋生）备用。

（二）PN 支持的监测

1. 中心静脉插管监测 中心静脉插管可通过上、下腔静脉分支的多种径路插入，要求导管尖端应达到上、下腔静脉的根部。

2. 对导管有关感染的监测 穿刺插管的进皮处每天须用碘伏灭菌两次，严格避免微生物进入导管。应用 1.2μm 的过滤器，定期对滤膜进行微生物培养检查。营养液在应用前、后也须定期做微生物培养检查。

3. 输液系统的监护 包括进空气的除尘滤器、泵的选择、滤器使用及各联系点的可靠性检查，以免发生各种事故。深静脉插管只用来输给营养液，专管专用。给药、输血、输血浆或抽血化验应另选周围静脉进行。

4. 代谢平衡监测 对临床水、电解质和氮平衡进行严密监测，最初数日每 6 小时检查血糖和尿糖。糖和胰岛素供量趋于稳定后突然出现对糖的不耐受，常表示有新的应激情况出现，如败血症等，要及时处理。每日须记录出入量，测定尿比重、尿糖、尿丙酮、尿电解质、血清电解质、血糖和体重等，专用的“代谢平衡监测记录”应逐日填写。要经常对病人营养状况进行评估，以便衡量所做的营养支持能否提供给病人足够的热量和营养素，随时调整。

NOTE

第六章 输 血

输血（blood transfusion）是外科医疗和急救的重要措施之一，它不但可挽救患者的生命，输入的多种血液成分还可改善血液循环、增强红细胞携氧能力、提高血浆蛋白含量、增强免疫力和凝血功能、刺激网状内皮系统和骨髓造血机能等。输血医学（transfusion medicine）是研究运用血液及其成分（包括血液代用品）治疗疾病，防治输血不良反应和输血传播疾病的一门临床学科。正确掌握输血的适应证，合理选用血液制品，有效防治输血可能出现的并发症，对保证外科治疗成功有着极其重要的意义。

第一节 血型与血源

一、血型

血型是血液各种成分的抗原的遗传性状，是血液的主要特征之一。抗原是能够刺激机体免疫系统产生免疫应答并能与相应免疫应答产物发生特异性结合反应的物质。血型抗原是由多种氨基酸和糖类组成的糖蛋白，它不仅存在于红细胞表面，也存在于白细胞和血小板表面，而且也能以溶解于水的形式存在于人体大多数组织和分泌液中，如唾液、血清、汗液、泪液、尿液、精液、胆汁、胃液、腹水、乳汁、卵巢囊肿液和羊水中。因此，“广义”的血型包括红细胞血型、白细胞血型、血小板血型、血清型等，但通常所称的血型是指红细胞血型，主要有ABO、MNS、P、Rh、Kell、Lutheran、Lewis、Kidd、Diego 等血型系统。与输血关系密切的是 ABO 血型系统和 Rh 血型系统。

（一）ABO 血型

1. ABO 血型鉴定 ABO 血型定型原则是以检测到红细胞表面抗原为准。红细胞表面存在不同的抗原，血清中存在不同的抗体。通常按红细胞表面所含抗原和血清中所含抗体的不同确定血型，即 A、B、AB、O 四型。A 型血红细胞表面含 A 抗原，而血清中含抗 B 抗体；B 型血红细胞表面含 B 抗原，而血清中含抗 A 抗体；AB 型血红细胞表面含 A 抗原和 B 抗原，而血清中不含抗 B 抗体和抗 A 抗体；O 型血红细胞表面不含 A 抗原和 B 抗原，而血清中有抗 A 抗体、抗 B 抗体和抗 AB 抗体，抗 AB 抗体所针对的是 A 和 B 抗原上共有的表位，与 A 型血红细胞、B 型血红细胞均能发生凝集。临床上鉴定血型通常依据 A 型血标准血清（抗 B 血清）和 B 型血标准血清（抗 A 血清）来测定。用已知型抗 A 及抗 B 血清试剂与被检细胞反应，检测红细胞表面是否存在 A 抗原和（或）B 抗原，称之为正定型；用标准 A 型血红细胞及 B 型血红细胞与被检血清反应，检测血清中是否存在抗体（凝集素），称之为反定型。新生儿出生

NOTE

后开始产生抗体，但直到 3 ~ 6 个月方能查出，故 4 个月以下婴儿不做反定型（见表 6–1）。

表 6–1 ABO 血型鉴定

正定型		反定型		结果
抗 –A	抗 –B	A 型红细胞	B 型红细胞	
+	–	–	+	A
–	+	+	–	B
–	–	+	+	O
+	+	–	–	AB

注：+ 表示凝集，– 表示无凝集。

2. 交叉配血试验 输血时以输同型血为原则，因此在输全血或输红细胞之前，虽然已证明供血者与受血者的 ABO 血型相同，但还必须常规做交叉配血试验。交叉配血试验也称血液配合性试验，是检查患者血液与输入的血液是否相合。交叉配血试验阴性，表明患者血液与供者血液之间没有检出不相配合的抗原、抗体成分，配血无禁忌，可以输注。交叉配血试验包括主侧（直接）试验、次侧（间接）试验、自身对照这几项，须同时进行。主侧（直接）试验是指把供血者的红细胞混悬液与受血者的血清相混合，检测患者体内是否存在针对供者红细胞的抗体。次侧（间接）试验是指把供血者的血清与受血者的红细胞混悬液相混合，检测供者血液中是否存在针对患者红细胞的抗体。两者必须都没有凝集现象或溶血现象时才能输血。任何一侧出现凝集现象或溶血现象时，都表示血型鉴定错误或有不规则抗体存在，为不配合血，输血便不可施行。自身对照是患者红细胞与自身血清反应，以排除自身抗体、直接抗人球蛋白试验阳性及红细胞缗钱状假凝集等干扰试验结果的判读（见表 6–2）。交叉配血试验的血液标本必须是输血前 3 天之内的。

表 6–2 交叉配血试验

	直接（主侧）试验	间接（次侧）试验
红细胞混悬液	供血者	受血者
血清	受血者	供血者

（二）Rh 血型

Rh 血型系统非常复杂，目前认定的抗原共 50 个，与临床关系最为密切的有 D、C、E、c、e 抗原，其中 D 抗原免疫性最强，对临床最为重要，故临床上习惯将 D 抗原阳性称为 Rh 阳性，D 抗原阴性称为 Rh 阴性，常规血型检测只检测 D 抗原，其他抗原一般不检测。目前医院均常规鉴定 Rh 血型。

Rh 血型在临床上的重要性包括两个方面：① Rh 阴性病人如输入 Rh 阳性的血液，第一次输血不发生反应，但输血后 2 ~ 3 周可产生 Rh 抗体，下次再输入 Rh 阳性的血液即可产生溶血反应。故 Rh 阴性的病人应输 Rh 阴性的血液。②如母亲为 Rh 阴性，父亲是 Rh 阳性，则胎儿可能是 Rh 阳性。Rh 阳性胎儿的红细胞进入母体循环后，可刺激母亲产生 Rh 抗体。这种 Rh

抗体进入胎儿血循环后将大量地破坏胎儿的红细胞，使胎儿发生先天性溶血性黄疸，造成死胎或流产。如娩出后新生儿仍存活，可用换血疗法挽救。

二、血源

外科输血的血液来源有几个方面。首先是同种异体库存血，其次是患者自身的血液。同种异体库存血是外科输血的主要来源，分新鲜库存血和一般库存血。新鲜库存全血的主要优点是血小板含量较高，其他成分和一般库存血相差无几。但输血目的不同，新鲜血的含义不一样：补充粒细胞，8小时内的全血视为新鲜血；补充血小板，12小时内的全血视为新鲜血；补充凝血因子，至少当天的全血视为新鲜血；另外ACD保存液保存3天内的血及CPD保存液或CPDA保存液保存7天内的血视为新鲜血。新鲜血主要用于：①新生儿，特别是早产儿需要输血或换血者；②严重肝、肾功能障碍需要输血者；③严重心、肺疾病需要输血者；④因急性失血而持续性低血压者；⑤弥散性血管内凝血需要输血者。因这些患者需要尽快提高血液的运氧能力且不能耐受高钾，故需要输注新鲜血。但需要输注新鲜血的患者未必要输全血，应以红细胞制剂为主。一般库存血的优点是某些病原体在库存血中不能存活，如梅毒螺旋体在4℃ ±2℃保存的血液中存活不超过48小时，疟原虫则保存2周可部分灭活，且一般库存血有充分时间对血液进行仔细检测，因此现代输血认为输一般库存血更安全，更提倡输一般库存血。

自身血有两种情况，一种情况是预计手术时可能会有较大量的失血，在术前一段时间内预先采集若干自身血液，储存于血库，待手术时再回输自身。另一种情况是将符合条件的术中失血回收，经处理后回输给本人。

目前还没有一种能够代替全血所有生理功能的液体。现有的血浆代用品虽有良好的扩充血容量的作用，但无法满足携氧和止血的需要。如右旋糖酐、羟乙基淀粉等。全氟碳化物之类的血液代用品可适当地满足扩充血容量和携氧的需要，但止血问题却不能解决。

第二节 输血的适应证、方法及注意事项

一、适应证

外科输血的目的有两个方面，一是纠正低血容量，二是纠正血液成分的缺乏，外科输血的适应证都是由此而来。

1. 急性大量失血 创伤、手术或其他各种原因所致的急性大量失血是外科输血的主要适应证，其目的是补充血容量，治疗低血容量性休克。补充的血量、血制品的种类应根据失血的多少、速度和病人的临床表现确定。凡一次失血量低于总血容量的10%（500mL）者，机体可通过自身组织间液向血液循环转移而得到代偿，临床上常无血容量不足的表现，故无须输血。当失血量达总血容量的10%～20%（500～1000mL）时，应根据有无血容量不足的临床症状及其严重程度，同时参照血红蛋白和血细胞比容（HCT）的变化选择治疗方案。病人出现活动时心率增快、体位性低血压，HCT异常或正常，此时可输入晶体液、胶体液或少量血浆代用品。

NOTE

失血量超过总血容量的20%（1000mL）时，有较明显的血容量不足的临床表现，血压不稳定，还可出现HCT下降。通常以HCT30%~35%作为出现缺氧的临界值。此时除输入晶体液或胶体液外，还应输入浓缩红细胞（CRBC）以提高携氧能力。原则上失血量在30%以下时不输全血；超过30%时可输全血与CRBC各半，再输入晶体液、胶体液及血浆以补充血容量。由于晶体液维持血容量作用短暂，需求量大，故应多增加胶体液或血浆蛋白量比例，以维持胶体渗透压。当失血量超过50%且大量输入库存血时，还应及时发现某些特殊成分如清蛋白（白蛋白）、血小板及凝血因子的缺乏，并给予补充。

2. 贫血或低蛋白血症 常因慢性失血、红细胞破坏增加或白蛋白合成不足所致。贫血使病人常难以经受创伤及疾病的侵害，低蛋白血症使病人对麻醉及手术创伤的耐受力降低，术后容易出现组织愈合不良及感染等并发症。因此必须在术前给予纠正。贫血患者应输CRBC，使血红蛋白提高至90~100g/L（9~10g%）；低蛋白血症患者可输血浆或白蛋白液，使血浆总蛋白升至60g/L（6g%），至少不低于50g/L（5g%），白蛋白不低于30g/L（3g%），以提高患者对手术的耐受力。

3. 凝血异常 根据引起凝血异常的原因，选用相关血液成分加以矫治。血友病者输Ⅷ因子或抗血友病因子（anti-hemophilic factor，AHF）；纤维蛋白原缺乏症者补充纤维蛋白原或冷沉淀制剂；血小板减少症或血小板功能障碍者输血小板。也可输新鲜冰冻血浆以预防和治疗因凝血异常所致的出血。

4. 重症感染 重症感染、恶性肿瘤化疗后严重骨髓抑制继发难治性感染，若粒细胞明显低于正常，抗生素治疗效果不佳时，可考虑输入浓缩粒细胞以助控制感染。但因输粒细胞有引起巨细胞病毒感染、肺部并发症等副作用，故使用受到限制。

二、方法

1. 输血的途径 常用静脉输血途径，9~20号针头均可，尽量用粗针头以保证输血通畅。如病人处于休克状态或过于肥胖而静脉不易穿刺者，可做静脉切开或中心静脉置管输血。通过密闭式输血器采用重力点滴输入。急性大出血严重休克或濒死，收缩压5.33kPa（40mmHg），毛细血管萎陷，静脉输入的血液进入肺循环、多量输用可能引起右心衰竭时，可采用动脉灌注输血法。

2. 血液的过滤 所有的血液制品均应经过带过滤器的输血器输入，便于滤出细胞聚集物和纤维蛋白块。常用的标准过滤器孔径为170μm。大量输血时过滤器网孔的孔径最好能小于150μm。

3. 输血的速度 开始应慢，每分钟10~20滴。30分钟内如无不良反应可加快速度，成人每分钟40~50滴（5~10mL/min），小儿每分钟5~10滴，老年人、贫血或心功能不全者每分钟15~20滴（1mL/min）。大量失血、失血性休克抢救时输血速度要快。动脉灌注输血以100mL/min左右为好，输血量400~500mL即够。

4. 输血的温度 输血温度不宜过低，一般速度下输入1~2L冷藏血可不预热。但当快速大量输血、新生儿输血或输入物含有很强的冷凝集素时，应在血袋外加保护袋预热（＜32℃）后输入。动脉输血室温或37℃较合适，过低则引起动脉痉挛。

三、注意事项

1. 严密查对 输血前详细核对受血者和供血者的姓名、血型、血瓶号、交叉配血试验的结果及受血者的住院号、床号等，完全符合无误后方能输血。

2. 认真检查 应检查血袋有无破损，标签是否完整清晰，袋口密封是否严密，血浆是否透明，如有混浊、絮状物、变色、气泡者，表示已有污染，不能使用。正常库存血的血浆与红细胞之间应有明显界限，如血浆呈淡红色，表明已有溶血现象，则不能使用。输注前应轻柔地转动血瓶或血包，使血浆与红细胞充分混匀，切忌用力猛摇、猛晃，以防止血细胞破坏而发生溶血。

3. 放置时间 从血库取出的血液应在短时间内输完。血液经血库发出后，一般应在 30 分钟内给患者输上，不得在室温下放置超过 4 小时，以免溶血或污染。用开放法采集的血液应在 3 ~ 4 小时内输完。

4. 冲洗输血管道 输血前后可用生理盐水冲洗输血管道，但除生理盐水外，不应向血液中加任何药物，以免发生凝血或溶血。

5. 无菌操作 在输血的整个过程中，均应严格执行无菌操作技术。

6. 加强观察 在输血的过程中应认真、密切观察病人有无输血反应，尤其应注意体温、脉率、血压及尿色。有严重反应时应立即停止输血并及时进行以下处理：①取血样重新鉴定血型和交叉配血；②取血袋内血做细菌学检查；③采集病人尿液检查有无游离血红蛋白；④保留剩余血液以备核查。

7. 保留血袋 输血完毕后血袋应保留 2 小时，以备核查。

第三节　输血不良反应及并发症

输血不良反应是指受血者输入血液或血液制品过程中、输注后，受血者发生了用原来疾病不能解释的新的症状和体征。在输血当时或输血后 24 小时内发生的输血不良反应称即发反应或即时反应，输血 24 小时后、几天、十几天甚至几十天后发生的输血不良反应称迟发反应或迟缓型输血反应。按发生机制又分为免疫性输血反应和非免疫性输血反应。

一、发热反应

体温升高 1℃以上。发生率为 2% ~ 10%。多发生于输血开始后 15 分钟至 2 小时内。

1. 原因 一是免疫反应，多发生在反复输血的患者或经产妇中，因多次输血后在患者血清中逐渐产生白细胞抗体或血小板抗体，再次输血时对输入的白细胞或血小板（抗原）发生抗原抗体反应而引起。二是细菌污染和溶血，早期或轻症的细菌污染和溶血可仅表现为发热。三是致热原，多为蛋白质、死菌或细菌的代谢产物存在于不洁的制剂如抗凝剂、保存液或采血及输血的用品中，随血输入体内引起，目前此类反应已少见。

2. 临床表现 一般表现为畏寒或寒战、高热，体温可达 39℃ ~ 41℃。可伴有头痛、汗出、恶心、呕吐、皮肤潮红、心悸、心动过速。反应持续 30 分钟至 2 小时后逐渐缓解。

NOTE

3. 治疗 首先分析可能的病因，对症状较轻者可先减慢输血速度，但病情严重者应立即停止输血。然后对症处理，畏寒与寒战时应注意保暖，出现发热时用阿司匹林等退热。伴寒战者可肌肉注射异丙嗪 25mg 或哌替啶 50mg。高热者可配以物理降温，或针刺曲池、内关、合谷、安眠、足三里等穴。

4. 预防 应强调输血器具严格消毒、控制致热原。对于多次输血或经产妇病人应输注不含白细胞和血小板的成分血，如洗涤红细胞。

二、过敏反应

发生率约为 3%，多在输血开始后数分钟发生，也可在输血中或输血后发生。占输血总反应率的 42.6%。

1. 原因 ①过敏体质病人对血中蛋白类物质过敏，或过敏体质的供血者随血将其体内的某种抗体转移给病人，当病人再次接触该过敏源时，即可触发过敏反应。此类反应的抗体常为 IgE 型。②多次受血者体内产生以 IgA 抗体为主的多种血清免疫球蛋白抗体，或某些病人免疫功能低下，体内 IgA 低下或缺乏，当输血时便对其中的 IgA 发生过敏反应。

2. 临床表现 轻者仅有皮肤局限性或全身性瘙痒、皮肤红斑、荨麻疹。严重者可出现支气管痉挛、血管神经性水肿、会厌水肿，表现为咳嗽、喘鸣、呼吸困难及腹痛、腹泻、喉头水肿，甚至窒息、过敏性休克、昏迷、死亡。

3. 治疗 轻者不必停止输血，但要放慢输血速度，可口服抗组胺药物如苯海拉明 25mg，并严密观察病情发展。重者应立即停止输血，皮下注射肾上腺素（1∶1000，0.5～1mL）和（或）静脉滴注糖皮质激素（氢化可的松 100mg 加入 500mL 葡萄糖盐水）。喉头水肿严重合并呼吸困难者应做气管插管或切开，以防窒息。还可根据情况使用镇静剂及升压药等。

4. 预防 ①对有过敏史的病人，在输血前半小时同时口服抗过敏药异丙嗪和静脉输注糖皮质激素地塞米松。②对 IgA 水平低下或检出 IgA 抗体的病人，应输不含 IgA 的血液、血浆或血液制品。如必须输红细胞时，应输洗涤红细胞。③有过敏史者不宜献血。④献血员在采血前 4 小时应禁食。

三、溶血反应

由于免疫或非免疫的原因，使输入的红细胞（少数情况下为受血者的红细胞）在受血者体内发生异常破坏引起的不良反应称溶血性输血反应。这是最严重的输血并发症，临床上很少发生，一旦发生后果严重，死亡率高。

1. 原因 ①免疫性溶血绝大多数是因误输了 ABO 血型不合的血液引起，是由补体介导、以红细胞破坏为主的免疫反应。其次是输入 A 亚型不合或 Rh 及其他血型不合引起。再次是一次大量输血或短期内输入不同供血者的血液时，因供血者之间血型不合引起。另外受血者患自身免疫性贫血时，其血液中的自身抗体也可使输入的异体红细胞遭到破坏而诱发溶血。②非免疫性溶血是输入了有缺陷的红细胞后引起。如血液贮存、运输不当，输入前预热过度，血液中加入高渗、低渗性溶液或对红细胞有损害作用的药物等对红细胞造成损害。

2. 临床表现 溶血反应可分为急性溶血反应和延迟性溶血反应，病人的临床表现差异很大，取决于所输入的不合血型种类、输血速度与数量及所发生溶血的程度。典型的急性溶血反

NOTE

应症状为病人输入十几毫升血型不合的血后，立即出现沿输血静脉的红肿及疼痛，出现寒战、高热、呼吸困难、腰背酸痛、头痛、胸闷、心率加快乃至血压下降、休克，随之出现血红蛋白尿（小便颜色酱油样）和溶血性黄疸。溶血反应严重者可因免疫复合物在肾小球沉积，或因发生弥散性血管内凝血（DIC）及低血压引起肾血流减少而继发少尿、无尿及急性肾衰竭。术中的病人由于无法主诉症状，最早征象是不明原因的血压下降或心动过速、手术野渗血。延迟性溶血反应（delayed hemolytic transfusion reaction，DHTR）多发生在输血后 7 ~ 14 天，表现为原因不明的发热、贫血、黄疸和血红蛋白尿，一般症状并不严重。近年，DHTR 被重视主要是由于它可引起全身炎症反应综合征（systemic inflammatory response syndrome，SIRS），表现为体温升高或下降，心律失常，白细胞溶解及减少，血压升高或外周血管阻力下降甚至发生休克、急性呼吸窘迫综合征（ARDS），甚至多器官功能衰竭。

3. 治疗 怀疑有溶血反应时立即停止输血，核对受血者与供血者的姓名和血型，并抽取受血者静脉血离心后观察血浆色泽，若为粉红色即证明有溶血。尿潜血阳性及血红蛋白尿也有诊断意义。收集供血者血袋内血和受血者输血前后血样本，重新做血型鉴定、交叉配血试验及做细菌涂片和培养，以查明溶血原因。

对病人的治疗包括：①抗休克：应用晶体液、胶体液及血浆扩容，纠正低血容量性休克；输入新鲜同型血液或输浓缩血小板或凝血因子和糖皮质激素，以控制溶血性贫血。②保护肾功能：溶血反应严重者可因免疫复合物在肾小球沉积，或因发生 DIC 及低血压引起肾血流减少而继发急性肾衰竭。可给予 5%碳酸氢钠 250mL 静脉滴注，碱化尿液，促使血红蛋白结晶溶解，防止肾小管阻塞。当血容量已基本补足，尿量基本正常时，应使用甘露醇等药物利尿以加速游离血红蛋白排出。若有尿少、无尿或肌酐、尿素氮明显升高及高钾血症，则应行腹膜透析、血液透析。③若 DIC 明显，则使用肝素。因肝素本身可能引起出血，故不适用于手术病人。④必要时行血浆交换治疗，以彻底清除病人体内的异型红细胞及有害的抗原抗体复合物。⑤若血压低，则使用多巴胺、间羟胺升压，不要使用去甲肾上腺素、血管升压素等明显减少肾脏血流量的药物。

4. 预防 严守操作规程。加强配血、输血过程中的核查。不输保存时间过长、保存不当、有缺陷的血液及其制品。严格控制血液预热的温度。尽量输同型血。

四、循环超负荷

多发生在老人、小儿、心功能不全及低蛋白血症病人。可因急性充血性心力衰竭和肺水肿而致死亡。

1. 原因 ①输血速度过快致短时间内血容量上升超出了心脏的负荷能力。②原有心功能不全，对血容量增加承受能力小。③原有肺功能减退或低蛋白血症不能耐受血容量增加。

2. 临床表现 输血中或输血后突发心率加快、呼吸急促、发绀或咳吐血性泡沫痰。静脉压升高，颈静脉怒张，肺内可闻及大量湿啰音。胸片可见肺水肿表现。

3. 治疗 立即停止输液、输血。取半卧位，吸氧。使用强心剂、利尿剂以除去过多的体液，改善心功能、改善肺水肿。还可四肢轮流上止血带，以减少回心血量。

4. 预防 对心功能低下者要严格控制输血速度及输血量，一般是每小时每 kg 体重 1mL。严重贫血者输浓缩红细胞为宜。

五、细菌污染反应

1. 原因 采血、贮存环节中无菌技术有漏洞而致革兰阴性杆菌污染。革兰阴性杆菌在 4℃环境中生长很快，并可产生内毒素。但有时也可为革兰阳性球菌污染。

2. 临床表现 依细菌污染的种类、毒力大小和输入的数量而异。轻者可仅有发热，重者可立即出现内毒素性休克（如大肠杆菌或绿脓杆菌）和 DIC。症见烦躁、寒战、高热、呼吸困难、恶心、呕吐、发绀、腹痛和休克。也可以出现血红蛋白尿、急性肾衰竭、肺水肿，甚至短期内死亡。

3. 治疗 立即中止输血并将血袋内的血液离心，取血浆底层及细胞层分别行涂片染色细菌检查及细菌培养检查。采取有效的抗休克、抗感染治疗，包括使用广谱抗生素、补液、利尿、降温、纠酸等。若未检出细菌，但又不能排除细菌污染的可能时，按有污染情况处理。

4. 预防 严格执行原卫生部发布的《临床输血技术规范》，按无菌要求采血、贮血和输血。输血前按不同血液或其制品的外观标准检查，如发现颜色改变、透明度变浊或产气增多等任何污染可能则不予使用。

六、输血相关的急性肺损伤

输血相关的急性肺损伤（transfusion-related acute lung injury，TRALI）以前又称肺白细胞凝集素反应、变应性肺水肿、非心源性肺水肿，其发病率约为 0.02%，男女相等，与年龄和原发病无关。临床较少见，一旦发生可危及生命。

1. 原因 输入含有白细胞抗体（抗 HLA 抗体或白细胞凝集素）的全血或含有血浆的血液成分，这些抗体与患者白细胞发生抗原抗体反应，导致白细胞凝集后存留于肺微循环内，形成肺浸润并激活补体，中性粒细胞在肺血管内聚集滞留，释放蛋白酶、酸性脂质和氧自由基等，使肺血管内皮细胞受损，血管通透性增强，液体外渗进入肺间质和肺泡，导致肺水肿或呼吸窘迫综合征。

2. 临床表现 常在输血后 30 ~ 60 分钟内突然寒战、发热、干咳、哮喘、呼吸急促、紫绀，伴有血压下降、休克、肾衰竭，甚至死亡。两肺均可闻及细湿啰音，X 线检查可见肺门周围有多个结节和肺下浸润，但血管无充血，无心力衰竭。TRALI 的诊断主要依据以下几点：①输血后立即出现急性肺水肿的临床症状，并可排除急性左心衰竭。②献血者和受血者有多次妊娠或输血史，尤其是献血者≥ 3 次妊娠。③患者动脉氧分压降低，肺楔压正常或降低，中心静脉压正常。④献血者或受血者血清中白细胞抗体（抗 HLA 抗体或白细胞凝集素）阳性，或献血者血清淋巴细胞毒试验阳性。

3. 治疗 立即停止输血。插管、给氧或机械通气，同时应用肾上腺皮质激素、静脉滴注氢化可的松 200 ~ 400mg/d，或地塞米松 10 ~ 20mg/d，静脉滴注利尿酸钠（依他尼酸）或呋塞米、抗组胺药物。及时处理治疗后 24 ~ 96 小时内临床症状和病理生理学改变都将明显改善。随着临床症状的好转，81%的患者 X 线所显示的肺部浸润在 4 天内消退，约 20%的患者，其低氧血症和肺部浸润可持续 7 天以上。

4. 预防 首先应尽量减少白细胞输注，对必须输注者应采取慢速滴注，同时密切观察临

NOTE

床情况。其次，对受血者血液中存在抗 HLA 抗体者，应选用与抗 HLA 抗体相容的血液输注；对多次妊娠（3 次以上）的经产妇，一般不作为全血、血浆及单采血小板供者（但抗 HLA 抗体和粒细胞特异性抗体阴性者除外）；对有多次输血史或多次妊娠（3 次以上）的经产妇需要输血，特别是需要输注浓缩白细胞时，应做抗 HLA 抗体测定，不采用多次妊娠供血者的血浆作为血液制品，可减少 TRALI 的发生率。

七、输血相关性移植物抗宿主病

1. 原因 病人发病前常已有免疫力低下、低蛋白血症、淋巴细胞减少或骨髓抑制等异常。有免疫活性的淋巴细胞输入有严重免疫缺陷的受血者体内以后，输入的淋巴细胞成为移植物并增殖，对受血者的组织起反应。

2. 临床表现 发热、皮疹、肝炎、腹泻、骨髓抑制和感染，发展恶化可致死亡。输血相关性移植物抗宿主病（transfusion associated graft versus host disease，TA–GVHD）潜伏期短，在输血后 7 ~ 10 天即可发生，症状严重，免疫抑制性治疗一般无效，死亡率高达 90%以上。

3. 治疗 TA–GVHD 至今仍无有效的治疗手段，应注重预防。

4. 预防 对用于骨髓移植、加强化疗或放射疗法的病人所输注的含淋巴细胞的血液成分，应经 γ 射线辐照等物理方法去除免疫活性淋巴细胞。

八、疾病传播

主要是传播病毒和细菌性疾病。病毒包括 EB 病毒、巨细胞病毒、肝炎病毒、HIV 和人类 T 细胞白血病病毒（HTLV）Ⅰ、Ⅱ型等；细菌性疾病如布氏杆菌病等。其他还有梅毒、疟疾等。其中以输血后肝炎和疟疾多见。预防措施有：①严格掌握输血适应证，能不输则不输，能少输则不多输；②严格进行献血员体检；③在血制品生产过程中采用有效手段灭活病毒；④能输成分血则不输全血、能输自体血则不输异体血等；⑤输血后可给患者内服溶菌酶，每日 60 ~ 170mg，连服 4 ~ 24 周，对预防输血后肝炎有明显效果。

九、其他

大量输血后（24 小时内用库存血细胞置换病人全部血容量或数小时内输入血量超过 4000mL），因输入大量冷藏血可致低体温，输入大量库存血可致高钾血症，凝血因子被稀释和低体温可致凝血异常，输入大量含枸橼酸钠的血制品可引起枸橼酸钠中毒导致暂时性低钙血症，枸橼酸钠在肝转化成碳酸氢钠可致酸碱平衡失调。如输血操作不当，可能引发空气栓塞、微聚物和肺微栓塞等。因此当有出血倾向及 DIC 表现时，应输浓缩血小板。密切监测血钾水平。提倡在监测血钙下予以补充钙剂。

NOTE

第四节 血液成分的临床应用

一、血浆输注

血浆是血液的液体部分，主要成分是血浆蛋白，有新鲜冰冻血浆、普通冰冻血浆。新鲜冰冻血浆（fresh frozen plasma，FFP）是全血采集后6小时内分离并立即置于-30℃～-20℃保存的血浆。普通冰冻血浆（frozen plasma，FP）则是FFP在4℃下融解时除去冷沉淀成分冻存的上清血浆制品。FFP和FP两种血浆的主要区别是FP中Ⅷ因子（FⅧ）和Ⅴ因子（FV）及部分纤维蛋白原的含量较FFP低，其他全部凝血因子和各种血浆蛋白成分含量则与FFP相同，二者皆适用于多种凝血因子缺乏症、肝胆疾病引起的凝血障碍和大量输库存血后的出血倾向。对血友病或因FⅧ和FV缺乏引起的出血病人均可应用FFP。对年老体弱、慢性严重贫血、心功能不全而血容量正常的病人，最好不用血浆。对输血浆发生过一次以上原因不明的过敏者及已产生IgA抗体的病人，禁输血浆。

二、冷沉淀输注

冷沉淀（cryoprecipitate，Cryo）是FFP在4℃融解时不融的沉淀物，因故得名。每袋（20～30mL）内含纤维蛋白原（至少150mg）、FⅧ（80～120U以上）及血管性假血友病因子（vW因子）。冷沉淀可以立即输用，也可在-80℃～-30℃的低温下保存1年，使用时用37℃水浴融化后立即输液。主要用于特定凝血因子缺乏所引起的疾病，如甲种血友病（先天性Ⅷ因子缺乏）患者出血期、先天或获得性纤维蛋白原缺乏症、von Willebrand病（血管性假血友病）等。

三、血浆蛋白输注

血浆蛋白包括人血白蛋白、免疫球蛋白及浓缩凝血因子等。

1. 白蛋白输注 白蛋白亦称人血白蛋白，常用的有两种制剂。一种是血浆蛋白液，含蛋白5%，其中85%是白蛋白，其余是球蛋白，但丙种球蛋白少。用于出血性休克、烧伤所致低血容量性休克。另一种是白蛋白，国内临床上常用的主要是这种制剂，其白蛋白纯度在95%以上。1g白蛋白可保留循环内水分18mL，25g白蛋白的膨胀压相当于500mL血浆的膨胀压。因而除能补充白蛋白之外，还有扩充血容量及维持胶体渗透压的作用，并间接促进利尿，消散水肿和渗出液，起脱水作用。可用于低血容量性休克、营养不良、低蛋白血症、成人呼吸窘迫综合征、脑水肿、烧伤、肝功能衰竭及作为体外循环的填充灌注液和器官保存液。白蛋白制品不宜与氨基酸混合输注，也不宜与红细胞混合使用。偶有发生荨麻疹、发冷发热等，但比血浆少。

2. 免疫球蛋白输注 免疫球蛋白是人血浆丙种球蛋白水溶液，分为正常人免疫球蛋白（肌肉注射用）、静脉注射免疫球蛋白和针对各种疾病的特异性免疫球蛋白（抗乙型肝炎、抗破伤风及抗牛痘等）。正常人免疫球蛋白主要用于预防甲型肝炎、麻疹、脊髓灰质炎、流感、水痘及低免疫球蛋白血症，副作用有注射部位的疼痛和硬结，也可有荨麻疹、头痛和发热等。静脉注射免疫球蛋白是应用胃蛋白酶、纤维蛋白溶酶、化学修饰等技术将 IgG 中 IgG 的聚合体去除或降低其抗补体活性，仍保留其原来的抗体活性而制备的。主要用于对免疫抗体缺乏的补充、免疫调节及预防和治疗病毒、细菌感染性疾病等。特异性免疫球蛋白有抗牛痘、抗乙型肝炎、抗破伤风、抗 Rho（D）免疫球蛋白等。主要用于乙型肝炎、流脑、狂犬病、天花、风疹、破伤风、水痘、百日咳、腮腺炎等病的防治。

3. 浓缩凝血因子输注 浓缩凝血因子有多种制剂，如抗血友病因子、凝血酶原复合物（Ⅱ、Ⅶ、Ⅸ、Ⅹ因子复合物），以及浓缩Ⅷ、Ⅺ因子及ⅩⅢ因子复合物、抗凝血酶Ⅲ、纤维蛋白原、蛋白 C、纤维蛋白胶等。用于治疗血友病及各种凝血因子、维生素 K 缺乏、肝功能障碍导致的凝血功能紊乱出血、DIC 等。一般有血栓形成倾向或过去有栓塞性血管疾病的患者及存在相应抗体的患者禁用或慎用此类制品。

四、红细胞输注

一般红细胞制剂包括悬浮红细胞、浓缩红细胞、少白细胞红细胞、洗涤红细胞等。

1. 浓缩红细胞（CRBC）输注 浓缩红细胞由全血经离心或沉淀后去除血浆而成。含有全血中全部的红细胞、几乎全部的白细胞、大部分血小板和少量血浆，红细胞比容可达 60%～80%。具有与全血同样的携氧能力，而容量只有全血的一半，同时含抗凝剂、乳酸、钾、氨，氨含量比全血少，用于心、肾和肝功能不全的患者更为安全。是使用最普遍的一种红细胞。联袋制备在 4℃ ±2℃条件下可保存 21～35 天，单袋制备或加入生理盐水后应尽快输注，保存时间不得超过 24 小时。适用于各种血容量正常的贫血病人，急性出血或手术失血低于 1500mL 者，心、肝、肾功能不全及小儿和老人需要输血者，妊娠后期伴贫血需要输血者和一氧化碳中毒者。

2. 悬浮红细胞输注 悬浮红细胞也称红细胞悬液或混悬红细胞。这是一种从全血中尽量移除血浆后的高浓缩红细胞，其红细胞压积可高达 90%。由于原抗凝保存液大部分被移除，所含葡萄糖量很少，故不能保存，加之红细胞稠密，输注速度慢，所以必须加入适量添加剂才能克服这些缺点。添加剂的配方有多种，都是特别设计的红细胞保存液。它是应用最多的一种红细胞成分。与浓缩红细胞相比，它有可最大量地分出血浆以便更充分利用血浆、显著减少输血不良反应、红细胞被添加剂稀释后输注更流畅、贮存质量可与 CPDA 全血相媲美等优点。主要缺点是仍然含有白细胞。适应证与浓缩红细胞相同。

3. 少白细胞红细胞输注 少白细胞红细胞一般是采用去白细胞过滤器在血液采集后立即过滤去除白细胞制备而来，白细胞清除率和红细胞回收率都很高。该制品的输血不良反应少，在发达国家已逐渐替代悬浮红细胞。制备后应尽快输用，4℃保存不超过 24 小时。但输本制剂不能防止 TA-GVHD，因此在条件允许时仍应对血液成分制品进行辐照处理（吸收剂量：25～30Gy）。本品主要用于：①由于反复输血已产生白细胞或血小板抗体引起非溶血性发热反应的患者；②准备做器官移植的患者；③需要反复输血的患者，如再生障碍性贫血、白血病、纯合子型 β 地中海贫血等患者，可从第一次输血起就选用本制剂。

4. 洗涤红细胞输注 全血经离心去除血浆和白细胞后，再用无菌生理盐水洗涤红细胞 3～6 次，最后加 50mL 生理盐水悬浮而成。经洗涤后能除去 99% 的血浆、80%以上的白细胞。

同时去除了血小板、钾、氨、乳酸、抗凝剂、微小凝块、细胞碎屑、代谢产物等。保留了至少70%的红细胞。故应用本制品可显著降低输血不良反应的发生率。洗涤红细胞输注用于输入全血或血浆后发生荨麻疹或过敏反应或发热者、自身免疫性溶血性贫血要输血者（供血者血浆中的某些物质可能激活补体而加重溶血）、高钾血症及肝肾功能障碍但需要输血者、IgA 缺乏并已因输血或妊娠而体内有 IgA 抗体者、有粒细胞或血小板抗体需要输血者。本制品宜在洗涤后6小时内输用，不宜保存，因故未能及时输用只能在4℃条件下保存12小时。本品不能防止乙型肝炎、丙型肝炎、艾滋病的传播，也不能防止输血相关性移植物抗宿主病。

5. 冰冻红细胞输注 冰冻红细胞即低温保存的红细胞液。红细胞液内加入冰冻保护剂（甘油），在低温（-196℃～-80℃）下可以保存多年（3～10年）。应用时将低温的红细胞在37℃～40℃水浴中复温，洗净甘油后再输注。这种红细胞液含有的白细胞、血小板及血浆减少，因此可以减少免疫反应。冰冻红细胞主要用于稀有血型的血液保存、自身输血者的血液保存。因其白细胞含量少于5%，也可用于输注少白细胞红细胞仍有发热者。该制品解冻后应尽快输注。

6. 辐照红细胞输注 对有免疫缺陷或免疫抑制患者输血、新生儿换血、宫内输血、选择近亲供者血液输血，输用以上任何一种红细胞均须用25～30Gy γ 射线照射以杀灭有免疫活性的淋巴细胞，从而防止 TA-GVHD 的发生。我国部分血站及医院拥有血液辐照仪，能够提供本制剂。

7. 年轻红细胞输注 年轻红细胞大多为网织红细胞。由于其体积较大而比重较低，故可用血细胞分离机加以分离收集。主要用于需长期输血的患者，如重型地中海贫血、再生障碍性贫血等，以便延长输血的间隔时间，减少输血次数，从而防止因输血过多所致继发性血色病的发生。

五、血小板输注

1. 浓缩血小板输注 浓缩血小板有机器单采和手工制备两种制剂，前者优于后者。用于预防和治疗血小板减少或血小板功能缺失病人的出血症状，恢复和维持人体的正常止血和凝血功能。如用于再生障碍性贫血和各种血小板低下的病人及大量输库存血或体外循环手术后血小板锐减的病人；疾病、化疗或放疗引起的骨髓抑制或衰竭且血小板数低于 20×10^9/L 伴自发性出血者；血小板无力症、尿毒症、严重肝病、某些药物引起的血小板功能异常伴有出血者；特发性血小板减少性紫癜血小板数在 20×10^9/L 以下并伴有无法控制的出血者，或用脾切除治疗本病的术前或术中有严重出血者。成人输注2袋血小板1小时后血小板数量可至少增加 5×10^9/L，一次血小板输注所输入的血小板数要在（70～80）$\times10^9$/（L·kg）才能奏效。血小板输注的禁忌证有血栓性血小板减少性紫癜（TTP）、溶血性尿毒症综合征（HUS）、肝素诱导性血小板减少症（HIT）等；另外血小板输注治疗对特发性血小板减少性紫癜（ITP）或输血后紫癜（PTP）患者无功效。

2. 特制血小板制剂的临床应用 为适应不同疾病患者的需求，对普通浓缩血小板进行特别处理后得到各种特制血小板制剂。主要有：①移除大部分血浆的血小板，适用于不能耐受过多液体的儿童及心功能不全患者，也用于对血浆蛋白过敏者；②洗涤血小板，用生理盐水或其他等渗溶液将机采血小板通过洗涤去除血浆蛋白等成分，适用于对血浆蛋白（例如有 IgA 抗体）

NOTE

高度敏感者；③少白细胞血小板，在单采血小板过程中、血小板贮存前或输注时过滤白细胞，大大降低浓缩血小板制剂中白细胞含量，减少因白细胞而引起的发热等输血反应，主要用于存在抗 HLA 抗体而需要输注血小板的患者；④辐照血小板，以吸收剂量为 25 ~ 30Gy Co 或 Cs γ 射线照射血小板，灭活其中有免疫活性的淋巴细胞，通过控制射线剂量抑制细胞抗原性而不影响血小板功能，从而大大降低 TA-GVHD 的发生，适用于有严重免疫损害的患者，若将白细胞过滤和射线照射结合起来，可预防绝大多数因血小板输注而引起的同种免疫；⑤冰冻血小板，主要用于自体血小板的冻存，属自体输血范畴，例如：急性白血病患者化疗后获得缓解，单采其血小板进行冰冻保存，再次化疗后因血小板减少引起出血，将自体冰冻保存的血小板解冻后回输给患者。

六、粒细胞输注

粒细胞输注又称白细胞输注，是利用离心、过滤、沉降等法将血液中的白细胞提取并浓缩而成。由于输注后不良反应及并发症多，现已少用。一般认为，使用时要同时具备以下 3 个条件，且充分权衡利弊后才考虑输注：①中性粒细胞绝对值低于 0.5×10^9/L；②有明显的细菌感染；③强有力的抗生素治疗 48 小时无效。

第五节　血液代用品

一、血浆代用品

血浆代用品简称代血浆，又叫血浆增量剂，是具有类似血浆胶体特性，有扩充血容量作用，可以代替血浆在临床使用的高分子人工胶体液。其分子量和胶体渗透压近似血浆蛋白，能较长时间在循环中保持适当浓度，无热源和抗原性，不在体内蓄积，具有价格低廉、便于保存与运输等优点。临床常用的有右旋糖酐、羟乙基淀粉及明胶制剂。

1. 右旋糖酐　右旋糖酐为葡萄糖基聚合成的多糖高分子物，分中分子右旋糖酐、低分子右旋糖酐和小分子右旋糖酐三种。中分子（75000）右旋糖酐渗透压较高，在体内维持作用 6 ~ 12 小时，能从组织中吸收水分保持于循环内，增加血容量，常用于低血容量性休克、输血准备阶段以代替血浆。低分子（40000）右旋糖酐渗透压较低，可降低血黏滞度和血凝固功能，具有减轻血管内红细胞聚集以防止血栓形成、降低末梢循环阻力改善微循环及渗透性利尿作用。常用于心肌梗死、脉管炎、DIC、中毒性休克、脂肪栓塞、输血或休克后的少尿、肝肾综合征、开颅手术等。小分子右旋糖酐平均分子量为 20000，是三种制剂中体内存留期最短者，有改善微循环的作用，多作为微循环灌注之辅助治疗。由于大量输入右旋糖酐后会引起凝血障碍，故 24 小时内使用量不得超过 1500mL。又因其有促进红细胞凝集的作用、干扰血型交配，因此输注前应检查血型。已知右旋糖酐过敏、严重血小板减少、出血性疾病、充血性心力衰竭或肾衰竭患者禁用右旋糖酐。

2. 羟乙基淀粉　羟乙基淀粉是由玉米淀粉制成的血浆代用品。该制品在体内维持作用的时间较长（24 小时尚有 60%），目前已作为低血容量性休克的容量治疗及手术中扩容的常用制

NOTE

剂。临床上常用的有6%羟乙基淀粉代血浆，如万汶，其中电解质的组成与血浆相近似，并含碳酸氢根，因此除能维持胶体渗透压外，还能补充细胞外液的电解质和提供碱储备。每天最大用量为2000mL。液体负荷过重（包括肺水肿）者、少尿或无尿的肾衰竭者、接受透析治疗患者、颅内出血者、严重高钠或高氯血症者、对羟乙基淀粉过敏者禁用或慎用本品。

3. 明胶代血浆　明胶代血浆是由各种明胶与电解质配成的血浆代用品。有增加血浆容量、防止组织水肿、稀释血液、改善微循环、加快血流流速的功效。适用于手术、创伤引起的失血性血容量降低和血液稀释。该品大量输注也不影响凝血机制和纤维蛋白溶解系统，安全性超过右旋糖酐。目前常用的明胶代血浆有脲联明胶（血代，聚明胶肽，海脉素，Haemaccel）和琥珀明胶（血定安，佳乐施，Gelofusine）两种。因明胶代血浆含有钙离子，可能加重钾离子逸出细胞外，因而高血钾患者及肾功能障碍者慎用，接受强心苷治疗患者慎用脲联明胶。

二、红细胞代用品

红细胞代用品（red blood cell substitutes）是具有与红细胞相同携氧和供氧功能，同时亦具有扩充血容量和维持胶体渗透压作用的人工产品。这些红细胞代用品不含凝血因子、血小板或白细胞，不能替代天然血液所具有的全部生理功能，目前尚处于研究阶段。

第六节　自体输血

根据患者的病情或健康人的特殊输血要求，预先采集自体的血液或收集自身丢失的血液，体外进行处理、保存、备用，在患者或健康人患病需要输血时将已预先准备的自体血液回输给自己，这类输血方式，称之为自体输血（autologous transfusion），又叫自身输血。根据采集、分离、保存、回输的血液或血液成分的不同，自身输血可分为：自身全血输血、自身红细胞输血、自身血小板输血、自身血浆输血、自体外周血干细胞移植、自体脐带血干细胞移植等。但传统概念的自身输血，主要是指自身全血输血，这也是目前应用最多的自体输血。根据全血的采集、处理、保存方式不同，又分为预存式自身输血、稀释式自身输血和回收式自身输血三大类。相对同种异体输血而言，自身输血具备以下优点：①不存在输血传播疾病风险。②不存在同种异体血型不合问题，输血前无须进行交叉配血及相关血型配合试验，受血者可避免因输注血型不相合的同种异体红细胞导致的即发性和迟发性溶血反应。③不存在同种免疫问题，受血者可避免因接受同种异体血液所致的血小板输注无效、输血相关的急性肺损伤、输血相关性移植物抗宿主病、输血后紫癜等各种同种免疫所致的输血不良反应，也不用担心输血是否会影响未来可能需要的器官移植或骨髓移植配型问题。④不存在异体血浆蛋白所致的过敏反应问题。⑤不存在输注同种异体血液所致的非溶血性发热反应问题。⑥可节约血源，减轻无偿献血组织血源困难的压力，特别是对稀有血型人群而言。⑦节省输血费用。为确保受血者的用血安全，必须对捐血者和捐献的血液进行严格病史筛查、体格检查、输血传播病原检测，输血前还必须进行血型配合试验，血液的运输也必须采取严格的冷链措施；从血管到血管的全过程，都要发生成本和费用。自体输血则无须发生上述系列费用。⑧对有特殊宗教信仰或拒绝接受异体输血的患者或健康人，自身输血为其提供了一恰当的解决方法。

一、预存式自身输血

指预先采集一定量的自身血液进行体外保存备用，在需要输血时回输已预存的自身血液的输血方法。实施预存式自身输血时，自体血要在体外长时间有效保存，采用的血液保存技术有液态保存技术和冰冻保存技术。在保存期间，自体红细胞、血浆蛋白、稳定凝血因子和淋巴细胞等血液成分可保存良好，不稳定凝血因子、血小板、粒细胞则被破坏或失去活性。因此，从实际功效看，预存式自身输血主要就是自身红细胞输血。

1. 特点 相对稀释式自身输血和回收式自身输血而言，预存式自身输血具有以下特点：①操作简便，无需另外增添设备，只要按计划用全血保存袋采集患者静脉血液，按规定程序放置血库冰箱保存，需要输血时按流程操作取出送回临床科室回输即可。②适用面广，适合术前有充足时间采血备血的各年龄段造血功能正常、无较重贫血患者或健康人。③利于康复，通过多次采血刺激，可激活自身造血功能，促进机体新陈代谢，有利于术后创伤组织修复。④费用低廉，液态保存血液的主要耗材是全血保存袋，无需特殊设备器材的投入和费用。⑤技术操作难度低，普通护士或血库人员经短期培训后即可开展。

2. 适应证 预存式自身输血不受年龄和体重的限制，估计术中失血 600mL 以上，预期手术将输红细胞；采血前外周血 Hb ≥ 110g/L，HCT ≥ 0.34，身体情况能采血且术前有足够时间采集最少 2 个单位血，能够进行铁剂替代治疗者均可运用。目前常用于下列几种情况：①择期手术，一般情况好，预计术中失血量达到需要输血程度患者，如心外科、胸外科、血管外科、整形外科、骨科的择期手术者。②稀有血型，无免疫原性相同的供血者；或有多种红细胞抗体，对所有供血不配合者。③除红细胞免疫外，因输血产生其他同种免疫抗体的患者（如血小板输注无效、IgA 缺乏、有白细胞抗体者）。④准备进行骨髓移植，预防因输血产生同种免疫抗体的患者。⑤曾有严重输血不良反应病史患者。⑥避免分娩时输异体血的孕妇（但须注意孕妇采血后如果发生低血压，会使胎盘供血不足，有可能损害胎儿）。⑦边远地区供血困难或经济困难，但手术需输血者。⑧健康人希望预存自身血液以备紧急情况下使用；或与家庭成员血型相合，希望预存血液供家人使用者。

3. 禁忌证 一是自身血液质量不符合条件。如有细菌感染或正在使用抗生素者（因为血液在贮存期内细菌会增殖，将其回输会导致菌血症）；有遗传缺陷造成红细胞膜异常、血红蛋白异常或红细胞酶缺乏使自身血液在贮存期间容易发生溶血者。二是患者身体不能耐受多次采血。如原本存在重要组织器官供氧不足（严重主动脉瓣狭窄、室性心律失常、新近的心肌梗死、不稳定的心绞痛、严重的高血压、充血性心力衰竭等）；有骨髓造血或红细胞生成功能障碍、血小板生成障碍或外周血血小板计数减少、血小板功能异常；有献血后迟发性昏厥（献血后 30 ~ 80 分钟，甚至数小时内虚脱或意识丧失）等严重的献血反应；有活动性癫痫病史；有贫血、出血或血压偏低；有肝、肾功能不良；服用抑制代偿性心血管反应的药物（如 β 受体阻滞剂）。

4. 预存式自身输血采血的时间、方法和血量 制订自身输血计划时，应充分考虑采血备血所需的时间是否充分。术时要求备全血量 800mL 或备红细胞制品量 4U（国内以 200mL 全血制备的红细胞为 1U）的成人患者，通常应在术前 2 周开始采血备血。术时要求备全血量 2000mL 或备红细胞制品量 10U 的成年患者，通常应在术前 4 周开始采血备血。每次采血量一般控制在循环血量的 12% 以内。可采用美国输血协会推荐的"蛙跳式"日程方式采血（见表 6-3）。术前基础 Hb 浓度较高（如 150g/L）且对采血耐受性较强的患者，所需采血备血的时间可酌情缩短。儿童及老年患者则应酌情延长。

表 6-3 "蛙跳式"采血日程表

采血时间	采血单位	回输单位	采血单位	留存单位
第 1 天	第 1 单位			第 1 单位
第 8 天	第 2 单位	第 1 单位	第 3 单位	第 2、3 单位
第 15 天	第 4 单位	第 2 单位	第 5 单位	第 3、4、5 单位
第 22 天	第 6 单位	第 3 单位	第 7 单位	第 4、5、6、7 单位
第 29 天	第 8 单位	第 4 单位	第 9 单位	第 5、6、7、8、9 单位

二、稀释式自身输血

稀释式自身输血是自体输血的主要形式。指在麻醉后手术前从患者一侧静脉采血，将血置于加有抗凝剂的血瓶中室温下保存备术中回输用，同时从另一侧静脉输入 3 ~ 4 倍的电解质溶液或同量的代血浆以补充血容量。采血速度为 200mL/5min。采血量取决于病人状况和术中可能的失血量，每次可采 800 ~ 1000mL，一般以血细胞比容不低于 25%、白蛋白 30g/L 以上、血红蛋白 100g/L 左右为限。手术中失血量超过 300mL 时可开始回输自体血，后采的血先输，由于先采的血红细胞和凝血因子多，宜在最后输。回输时应及时给予利尿剂。

1. 特点 相对预存式自身输血和回收式自身输血而言，稀释式自身输血具有如下特点：①简单方便成本低，不需特殊准备，无需提前采血备血，不受手术择期的影响。②单次采血满足备血，无需提前数周分次采血，也无需服药补充造血物质，患者更容易接受。③麻醉后采集自身血液，通常只需在手术室室温环境下体外保存数小时，红细胞、血小板、白细胞、凝血因子和血浆蛋白等各种血液成分均保存良好。④循环血液适度稀释后凝血功能和血液黏滞度适度下降，组织微循环改善，可预防术中发生的血栓或脂肪栓塞综合征，并为手术视野的清洁、手术组织的分离等操作及创面、出血的处理创造了更为有利的条件。⑤手术失血量相同时，血液适度稀释处理者丢失的各种血液成分较未稀释者更少。

2. 适应证 患者术前的外周血 Hb ≥ 110g/L，HCT ≥ 0.35，PLT ≥ 100×10^9/L，出、凝血功能正常，即可实施稀释式自身输血。其主要适应证为：①体外循环或深低温下进行心内手术。②估计术中失血量在 500mL 以上的手术患者，特别是稀有血型患者。③患红细胞增多症、甲状腺功能亢进、重症肌无力、血栓症、失血性休克等疾病，血液浓缩、高血液黏滞性而损害微循环，需要改善微循环的手术患者。④其他适合血液稀释处理的情况。⑤有特殊宗教信仰或其他原因拒绝输注同种异体血液的患者。

3. 禁忌证 稀释式自身输血的禁忌证有：①出、凝血功能障碍、血小板计数低或血小板功能异常者；②肺心病、中度以上贫血等缺氧性疾病及自体红细胞不适合体外保存（如脓毒症）者；③严重心、肺、肝、肾功能不全（如充血性心力衰竭、冠心病、严重高血压、糖尿病和肾衰竭等）者；④中度以上低白蛋白血症患者；⑤其他不适合实施血液稀释处理的患者。

NOTE

三、回收式自身输血

收集患者创伤后体腔内新鲜积血或手术中失血，经抗凝、过滤后再回输给患者自己的自身输血法。目前多采用血液回收机收集失血，经自动处理后去除血浆和有害物质，可得到 HCT 达 50%～65%的浓缩红细胞，然后再回输。自体失血回输总量应限制在 3500mL 内，最好在 3～4 小时内输完。此外，应补充适量新鲜冷冻血浆以提供凝血因子。

1. 适应证　①创伤所致的非开放性胸腔出血及腹腔肝、脾、大血管破裂出血、异位妊娠破裂出血。②预计出血量较大、无手术创面污染的胸腔、腹腔、颅脑及关节腔手术（如大血管、心内直视手术及门静脉高压症手术等的手术时失血回输）。③预计出血量较大、无手术创面污染且易收集创面出血血液的其他手术。④术后 6 小时内所引流血液的回输等。

2. 禁忌证　①恶性肿瘤、肝功能障碍者；②开放性创伤所致的创面出血者；③血液可能已受污染（脓、菌、尿、胆汁、羊水、不适合静脉输注的消毒剂或药物等）者；④胃肠穿孔出血、阴道破裂出血者。

3. 不良反应　理论上回收式自身输血可有出血倾向、高血红蛋白血症和急性肾衰竭、感染、回收血液综合征等不良反应，但采用血液回收机收集失血，经洗涤过滤处理、去除血浆和有害物质后，发生不良反应风险较低。

第七章 休 克

第一节 休克相关基础与临床

休克（shock）是由多种致病因素引起的以机体有效循环血容量减少、组织灌注不足、细胞代谢紊乱和器官功能受损为主的病理过程，故而休克是一种危急综合征。微循环障碍和组织细胞缺氧是休克的本质，产生炎症介质是休克的特征。因此，恢复微循环灌注和改善组织细胞的供氧，促进其有效利用，重新建立氧的供需平衡和维持正常的细胞功能是治疗休克的关键环节。现代观点认为休克的病理生理变化是一个序贯性事件，是一个从亚临床阶段的组织灌注不足向多器官功能障碍综合征（multiple organ dysfunction syndrome，MODS）或多器官功能衰竭（multiple organ failure，MOF）发展的连续过程。因此，应根据休克不同阶段的病理生理特点采取相应的防治措施，才能使病人转危为安。

休克的临床表现以面色苍白或发绀、皮肤湿冷、呼吸浅快、脉搏细数、脉压差变小、血压下降、尿量减少、精神紧张、烦躁不安、反应迟钝或意识障碍等为主要特征。休克在中医学中属于“厥证”“脱证”辨证范畴，并认为“厥”为急证，“脱”为危证，是由于人体脏腑气血损伤所致阴阳气血逆乱的表现。

一、分类

关于休克的分类方法很多，迄今尚未统一。一般按病因将其分为低血容量性、感染性、心源性、神经性和过敏性休克等五大类。并将创伤性和失血性休克均归为低血容量性休克，而低血容量性休克和感染性休克（脓毒性休克）在外科最为常见。

二、中医病因病机

（一）病因

追溯本病的原因以热毒炽盛或阴阳虚极两者较为多见。

1. 外感火热毒邪，失治内陷，或脏腑蕴热，火毒结聚，伤阴耗气或气血两燔，上扰神明所致。

2. 因久病真阴耗损，阳气衰微而成。

3. 外伤失血，大吐大泻，禁食日久，导致阴阳俱虚，发为本病。

（二）病机

休克在中医学中属于“厥证”“脱证”之辨证范畴，中医理论中有关“厥”“脱”的记载，不仅论述甚多，而且涉及的范围也十分广泛。现归纳为以下四方面进行论述。

NOTE

1. 阴厥 久病阳气衰微或暴病伤阳耗气致阳气大衰，气化失司，阴血化生无权，五脏六腑失之濡养；气机逆乱，升降失调，气血瘀滞，阳虚不温，故有四肢厥逆，终由阳气衰微，阴不附阳而危及生命。如《素问·厥论》曰："阳气衰于下，则为寒厥。"《灵枢·厥病》曰："真心痛，手足青至节，心痛甚，旦发夕死，夕发旦死。"此即类似于现代医学的心源性休克。

2. 阳厥 久病真阴亏耗或因失血、大吐大泻所致阴血大伤，脏腑失之濡养，阴不制阳，阳无以附而虚阳升越，阳无阴而不生，故阴损及阳，导致阴竭阳脱，发为阳厥，亦属于医学古籍中所说"血厥""脱阴厥"等范畴。如《景岳全书·厥逆》曰："血厥之证有二，似血脱血逆皆能厥也。"

3. 热厥 外感六淫之邪入里化热，热毒炽盛，伤津耗气，致阴亏阳损，脏腑失养，阳气不能温煦而致热深厥深。

4. 脱证 由于久病耗损或暴病大伤，阴血及阳气有亡失之险，此为中医之脱证。阳脱一般由于邪气旺盛，正不胜邪，阳气突然脱失，或久病阳气严重耗散，真阳耗损，虚阳外越致使脱失。阴脱由于吐泻不止或大汗淋漓或失血过多或大病禁食水谷，阴液耗竭，真阴欲脱。阴阳互根互存，阴脱最终导致阳随阴脱；阳脱也因固摄失权，津液随之大泄，终致阴阳离绝。

三、病理生理

尽管休克的病因和发展过程不一，但休克的主要病理生理变化是相同的。其共同的病理生理基础是有效循环血容量锐减、组织灌注不足以及产生炎症介质。

所谓有效循环血量，是指单位时间内通过心血管系统进行循环的血量，不包括贮存于肝、脾和淋巴窦或停滞于毛细血管中的血量。维持有效循环血容量的正常则依赖于三个因素，即足够的血量、有效的心搏出量和良好的周围血管张力。这三个因素中，任何一个因素的改变，超过了人体的代偿限度时均可导致有效循环血容量急剧减少，从而产生休克。

（一）微循环的变化

在休克的发生及发展中，微循环的变化可分为三个不同阶段。

1. 微循环收缩期 相当于休克早期。由于有效循环血容量急剧减少，从而引起循环血容量及动脉血压降低。此时机体通过一系列代偿机制，包括主动脉弓和颈动脉窦的压力感受器引起血管舒缩中枢的加压反射，以及交感－肾上腺轴兴奋后释放大量的儿茶酚胺、肾素－血管紧张素分泌增加等环节，可引起心跳加快、心搏出量增加以维持循环功能的相对稳定；另一方面又可通过选择性的收缩外周（皮肤、骨骼）与内脏（如肝、脾、胃肠）的小血管使循环血容量重新分布，以保证心、脑等重要器官的有效灌注。由于内脏小动、静脉血管平滑肌和毛细血管前括约肌受儿茶酚胺等激素影响而发生强烈收缩，动静脉短路开放，结果使外周血管阻力和回心血量有所增加，毛细血管前括约肌收缩和后括约肌相对开放，有助于组织间液回吸收和血容量得到部分补偿，故血压保持不变或波动。此时微循环内处于"只流不灌"，灌注量明显减少，组织仍处于缺血、缺氧状态。若能在此时除去休克的病因和积极地复苏治疗，休克常易纠正。

2. 微循环扩张期 若休克继续发展，微动脉普遍收缩和动静脉短路广泛开放，使原有的组织灌注量不足进一步加重，细胞因严重缺氧而处于无氧代谢状态，并出现能量不足，乳酸类酸性产物大量蓄积，组胺、缓激肽等舒血管物质释放增加。这些物质可直接引起毛细血管前括约肌舒张，而后括约肌因对上述舒血管物质的敏感性很低，仍然处于收缩状态。此时微循环内处于"只灌不流"状态，毛细血管广泛扩张，血液滞留，毛细血管网内静水压升高及管壁的通透性增加，致使血浆外渗、血液浓缩和黏稠度增加，从而使回心血量和心搏出量更为降低，以致重要器官的供血严重不足，则休克加重进入抑制期。此时病人表现为血压进行性下降，反应迟钝或意识障碍，缺氧、发绀及酸中毒。

3. 微循环衰竭期　相当于休克后期或弥散性血管内凝血期（DIC 期）。如病情进一步发展，便进入不可逆性休克。淤滞在微循环内的血液在酸性环境中处于高凝状态，红细胞和血小板聚集在毛细血管内易于形成微血栓，甚至引起弥散性血管内凝血。一方面引起组织细胞缺氧以及能量匮乏进一步加重，导致细胞内的溶酶体膜破裂，致使多种酸性水解酶溢出，从而引起细胞自溶并损害周围其他细胞，最终导致大片组织、整个器官乃至多个器官功能受损；另一方面，由于弥漫性血管内凝血，消耗了大量的凝血因子，临床上可出现严重的出血倾向。

（二）代谢改变

休克过程中所发生的细胞代谢紊乱和功能受损，主要由于微循环障碍和组织细胞缺氧造成。另外，应激反应、炎症反应、组织细胞坏死所释放的大量炎症介质、细胞因子等也促进了代谢紊乱的发生、发展。

1. 代谢性酸中毒　休克时组织缺氧，不能满足细胞对氧的需求时，将发生无氧糖酵解，使乳酸生成增多，而丙酮酸浓度降低，从而使血中乳酸浓度升高和乳酸 / 丙酮酸（L/P）比值增高。当无其他原因造成高乳酸血症的情况下，测定乳酸盐的含量和 L/P 比值，可反映病人细胞的缺氧状况。当发展至重症酸中毒时（$pH < 7.2$）时，心血管系统对儿茶酚胺的反应性降低，表现为心跳缓慢、血管扩张和心搏出量下降，还可使氧合血红蛋白离解曲线右移，并出现呼吸加深、加快以及意识障碍等。

2. 能量代谢障碍　严重创伤和感染等应激状态下，交感神经 – 肾上腺髓质系统和下丘脑 – 垂体 – 肾上腺皮质轴兴奋，使儿茶酚胺和肾上腺皮质激素分泌增加，从而促进蛋白分解、抑制蛋白合成，为机体提供能量和合成急性期蛋白的原料，并加速脂肪动员和糖异生，从而导致血糖水平升高。如若病情进一步发展，由于能量匮乏，以及支链氨基酸供给不足和内脏蛋白大量消耗，则可发生多器官功能障碍综合征。

3. 炎症介质的释放和缺血再灌注损伤　机体在应激状态下可释放大量的炎症介质和细胞因子而形成“瀑布样”连锁反应。这些物质包括白介素、肿瘤坏死因子、集落刺激因子、干扰素、组胺、缓激肽、前列腺素 E、溶酶体酶、氧自由基和脂性自由基等。氧自由基可引起脂质过氧化反应和损伤膜磷脂，使之产生溶血磷脂，造成细胞膜通透性增加和离子泵的功能失调（如 Na^+-K^+、钙泵），从而导致细胞内外电解质和体液分布异常，如低钠血症、水中毒和高钾血症等。另一方面，由于钙内流、溶酶体酶和炎症介质的作用，从而引起全身炎症反应综合征（SIRS），以及细胞自溶、组织坏死，器官受损和功能障碍，并形成恶性循环，使休克加重及病情恶化。

（三）内脏器官的继发性损害

此为休克致死的主要原因。因微循环障碍引起的内脏器官受损或（和）功能衰竭，其发生率与休克的病因及其持续时间长短密切相关。一般认为休克持续时间超过 6 小时，即可产生内脏器官的继发性损害。

1. 肺　正常的肺功能有赖于充足的血灌量和良好的肺泡通气。休克时缺氧可造成肺毛细血管内皮细胞和肺泡上皮细胞受损。前者可使肺部血管壁通透性增加，导致肺间质水肿；后者

NOTE

可使肺泡表面活性物质生成减少，导致肺泡萎陷和肺不张，从而引起肺泡通气/血液灌流比例失调，死腔通气和动静脉分流增加，表现为进行性呼吸困难，临床称为急性呼吸窘迫综合征（ARDS）。有证据表明，ARDS一般发生在休克期内或稳定后48～72小时之内，而且年龄超过65岁的老年人以及合并全身感染的ARDS病人，其病死率明显增加。

2. 肾 由于休克时的血压降低和儿茶酚胺分泌增加，致使肾小球血管痉挛和肾血流量减少，肾小球滤过率明显下降而发生少尿。如休克继续发展，则肾内血流重新分布，并转向肾髓质，不但滤过的尿液减少，而且还可导致肾皮质内的肾小管上皮细胞缺血坏死，从而发生急性肾功能衰竭（ARF）。

3. 心 休克时冠状动脉血流量减少，导致缺血、酸中毒以及高钾血症等可损害心肌；心肌微循环内血栓形成，可引起心肌的局灶性坏死。这些变化足以造成心脏功能减弱甚至发生心力衰竭。

4. 脑 因脑灌注压和脑血流量降低而导致脑缺氧。由于缺血、CO_2潴留和酸中毒致使脑细胞肿胀与血管通透性增加，从而诱发脑水肿和颅内压增高。病人可出现意识障碍，甚至发生脑疝、昏迷。

5. 肝 休克时可造成肝细胞缺血、缺氧性损害，从而引起肝功能不全。其主要表现为：①代谢功能障碍所引发的酸中毒、低蛋白血症和凝血功能异常；②解毒功能障碍所致的内毒素血症，并促使已有的代谢紊乱和酸中毒进一步恶化；③组织学改变有肝小叶中央出血及肝细胞坏死等；④生化检测有丙氨酸氨基转移酶（ALT）和血氨升高等代谢异常。

6. 胃肠道 休克时因胃肠道黏膜缺血、缺氧，而发生糜烂、坏死及出血，从而引起应激性溃疡和肠源性感染。肠道黏膜上皮细胞屏障功能受损则易于发生细菌移位和内毒素移位，从而形成肠源性感染，这是导致休克进一步发展和形成MODS的重要原因。

四、临床表现与诊断

（一）临床表现

根据休克的病程演变，临床上将休克分为两个阶段，即休克代偿期和休克抑制期，或称休克早期和休克期。

1. 休克代偿期 在休克早期，由于机体对有效循环血容量减少具有相应的代偿能力，病人的中枢神经系统兴奋性增高，交感－肾上腺轴活动增强。病人表现为精神紧张、兴奋或烦躁不安、面色苍白或发绀、手足发冷，心率加快、血压正常或波动、脉压差变小，呼吸加快，尿量减少等。此时，如能正确及时地处理，休克也可迅速得到纠正。否则，病情将继续发展，而进入休克抑制期。

2. 休克抑制期 该期间病人表现为神情淡漠、反应迟钝，甚至出现意识模糊或昏迷；皮肤湿冷、口唇及肢端发绀；脉搏细数、血压进行性下降。严重时，全身皮肤、黏膜明显发绀，四肢厥冷、脉搏及血压不能测及，并出现少尿、无尿。如皮肤、黏膜出现淤斑或消化道出血，则表示病情已经发展到弥散性血管内凝血阶段。如若出现进行性呼吸困难、发绀、烦躁，经一般吸氧后其症状仍无改善，此时应考虑已发生ARDS。休克的临床表现和程度见下表（表7-1）。

NOTE

表 7-1 休克的临床表现和程度

分期	程度	神志	口渴	皮肤黏膜		脉搏	血压	体表血管	尿量	*估计失血量
				色泽	温度					
休克代偿期	轻度	神志清楚，有痛苦表情，精神紧张	口渴	开始苍白	正常，发凉	100次/分以下，尚有力	收缩压正常或稍升高，舒张压增高，脉压缩小	正常	正常	20%以下（800mL以下）
休克抑制期	中度	神志尚清楚，表情淡漠	很口渴	苍白	发冷	100～200次/分	收缩压为70～90mmHg，脉压小	表浅静脉塌陷，毛细血管充盈迟缓	尿少	20%～40%（800～1600mL）
	重度	意识模糊，甚至昏迷	非常口渴，可能无主诉	显著苍白，肢端青紫	厥冷（肢端更明显）	速而细弱，或摸不清	收缩压在70mmHg以下或测不到	毛细血管充盈非常迟缓，表浅静脉塌陷	尿少或无尿	40%以上（1600mL以上）

*成人的低血容量性休克

（二）诊断

根据病史及临床表现，结合相关的实验室检查，休克的诊断一般不难，但关键在于早期诊断。因此，凡遇严重损伤、急性大出血、重症感染以及过敏的病人或有心脏病史者，应时刻警惕有发生休克的可能。在临床观察中，对于有精神紧张、烦躁不安、心率加快、脉压变小或尿少等症状者，应警惕有休克存在；若病人出现神情模糊，反应迟钝、皮肤苍白、呼吸浅快，收缩压低于90mmHg（12kPa）或（和）尿少者（＜17mL/h），则提示病人已进入休克抑制期。

五、休克的监测

通过监测不但可以了解病情变化和治疗的反应，并为调整治疗方案和判断预后提供客观依据。

（一）一般监测

1. 意识状态 是反映脑组织血液灌流状况是否良好的一项灵敏指标。如病人意识清楚，对外界刺激反应灵敏，则说明病人的有效循环血容量已基本足够；相反，若病人表情淡漠、烦躁不安、谵妄、嗜睡或昏迷，则提示脑组织血液循环不良，存在着不同程度的休克。

2. 皮肤温度与色泽 是反映体表血液灌流情况是否良好的客观指标。如病人四肢湿暖，皮肤干燥，轻压指甲或口唇时，因局部暂时缺血而苍白，当除去压力后其色泽迅速转为正常，则说明末梢循环已恢复、休克趋于好转；反之则提示微循环障碍依然存在。

3. 血压 血压变化是休克的重要指标之一，维持稳定的组织器官的灌注压在休克治疗中十分重要。但是，血压不是反映休克严重程度最敏感的指标，它仅是反映有效循环血容量的一个方面。因此，在判断病情时，血压变化既要严密地动态监测，又要联合其他监测参数进行综合分析，才能做出正确评估。一般认为收缩压＜90mmHg或较基础血压下降＞30%，以及脉压＜20mmHg是休克存在的表现；血压回升、脉压增大则是休克好转的征象。

4. 脉率 一般脉率的变化先于血压的变化，并可如实地反映心搏血功能。如若血压较低，但脉率已恢复或接近正常、且肢体温暖者，常提示休克趋于好转。临床上常用脉率 / 收缩压（mmHg）来计算休克指数，以判断有无休克及其轻重程度。如指数为 0.5 多提示无休克；＞1.0～1.5 则提示存在休克；＞2.0 为严重休克。此外，也可用休克指数来估算失血性休克病人的失血量。

5. 尿量 尿量是反映肾血流量是否良好的简便可靠指标，同时也可间接反映全身循环状况。因此，对临床上的危重病人或液体复苏治疗的病人，无论在什么时候都不要忘记对尿量及其比重的观察。尿少通常是休克早期和休克复苏不完全的表现。对休克病人应留置导尿管观察每小时尿量。一般认为尿量＜25mL/h，而比重增高者，仍然存在着肾血管收缩和肾血流量不足；当尿量＜0.5mL/（kg·h）时，应继续进行液体复苏治疗；如若血压正常，但尿量仍少且比重偏低者，则提示有急性肾功能衰竭的可能。当尿量维持 30mL/h 以上时，多表明休克得以纠正。但应注意病人出现休克而无少尿的情况，如高血糖和造影剂等具有渗透活性的物质所致的渗透利尿；涉及神经垂体的颅脑损伤可出现尿崩现象；尿路损伤可导致少尿与无尿，判断病情时应注意鉴别。

（二）特殊监测

特殊监测主要包括有创血流动力学监测，氧代谢监测以及相关化验监测等。

1. 有创血流动力学监测 对休克病人酌情进行血流动力学监测，不仅为判断病情提供可靠依据，更有利于指导临床治疗。但必须指出，肺动脉导管技术毕竟是一项有创性检查，有发生严重并发症的可能（发生率约 3%～5%），故应严格掌握其适应证；而且置管的时间一般也不得超过 72 小时。

（1）中心静脉压（CVP）：CVP 主要反映右心房或胸腔段腔静脉内压力的变化，在反映全身血容量与右心功能的关联性方面，一般早于动脉血压改变。CVP 的正常值为 0.49～0.98kPa（5～10cmH_2O）。当 CVP＜0.49kPa（5cmH_2O）常表示血容量不足；高于 1.47kPa（15cmH_2O），多提示心功能不全、静脉血管过度收缩或肺循环阻力增高；若 CVP 超过 1.96kPa（20cmH_2O）时，则表示存在着充血性心力衰竭。因此，在临床上凡需容量复苏的病人，应连续监测 CVP，并动态观察其变化趋势，可以准确反映右心前负荷的情况，以便指导临床治疗及评估预后。

（2）肺毛细血管楔压（PCWP）：应用 Swan–Ganz 漂浮导管可测得肺动脉压（PAP）和肺毛细血管楔压（PCWP），可反映肺静脉、左心房和左心室的功能状态。PAP 正常值为 1.3～2.66kPa（10～20mmHg）；PCWP 的正常值为 0.8～2kPa（6～15mmHg），与左心房内压接近，可更早、更准确地反映左心功能和肺循环的阻力。若 PCWP＜0.8 kPa 则提示血容量不足（较 CVP 更敏感）；＞2.0kPa 则提示肺循环阻力增高；＞2.66 kPa 则提示左心功能不全；＞4.0 kPa 提示左心室衰竭，例如急性肺水肿。因此，当临床上发现 PCWP 增高时，即使 CVP 尚属正常，也应限制输液量以免发生或加重肺水肿。此外，还可通过肺动脉导管获取血液标本进行混合静脉血气分析，从而了解肺内动静脉分流或肺内通气 / 灌流比值的变化情况。

（3）心排出量（CO）和心脏指数（CI）：CO 是心率和每搏排出量的乘积，可经 Swan–Ganz 漂浮导管应用热稀释法测出。成人 CO 的正常值为 4～6L/min。单位体表面积上的心排出量则称为心脏指数，正常值为 2.5～3.5L/（min·m^2）。

2. 氧代谢监测 对休克病人进行氧代谢监测有助于了解机体的代谢情况，为判断病情和指导治疗提供依据。

（1）动脉血气分析：动脉血氧分压（PaO_2）正常值为10.7kPa（80～100mmHg）；动脉血二氧化碳分压（$PaCO_2$）正常值为4.8～5.8kPa（36～44mmHg）。休克时可因肺换气不足，出现体内二氧化碳聚集致使$PaCO_2$明显升高；相反，如病人原来尚无肺部疾病，因过度换气可致$PaCO_2$较低；若$PaCO_2$超过5.9～6.6kPa（45～50mmHg）时，常提示肺泡通气功能障碍；PaO_2低于8.0kPa（60 mmHg），吸入纯氧而仍无改善者则可能是ARDS的先兆。通过监测pH、碱剩余（BE）、缓冲碱（BB）和标准重碳酸盐（SB）的动态变化，从而可了解休克时酸碱平衡的情况。碱缺失（BD）可间接反映血乳酸的水平，当休克导致组织供血不足时则碱缺失下降，多提示酸中毒情况存在。碱缺失与血乳酸水平相结合是判断休克严重程度和复苏状况的有效指标。

（2）动脉血乳酸盐监测：休克病人因组织灌注不足而引起无氧代谢和高乳酸血症，而且动脉血乳酸盐增高常先于休克其他征象的出现，因此，监测其变化有助于评估休克程度及复苏趋势。其正常值为1～1.5mmol/L，危重病人允许达到2 mmol/L。此外，还可结合其他代谢参数判断病情，例如乳酸盐/丙酮酸盐（L/P）比值在无氧代谢时也明显升高；正常比值约10:1，高乳酸血症时L/P比值升高。

（3）氧供量（DO_2）与氧耗量（VO_2）监测：可通过连续监测混合静脉血氧饱和度（S_VO_2），来判断体内氧供量与氧耗量的比例。反映正常人氧供量与氧耗量之间达到平衡的S_VO_2值是0.75，其降低则表示氧供量不足，可因心排出量本身降低、血红蛋白浓度或动脉氧饱和度降低所致。DO_2、VO_2还可作为评估低血容量休克早期复苏效果的良好指标，其动态监测意义更大。DO_2与VO_2具有一定的相关性。DO_2、VO_2计算公式如下：

DO_2=1.34×SaO_2（动脉血氧饱和度）×Hb（血红蛋白）×CO×10

VO_2=[CaO_2（动脉血氧含量）–C_VO_2（混合静脉血氧含量）]×CO×10

$CaO_2=1.34\times SaO_2\times Hb$

$C_VO_2=1.34\times S_VO_2\times Hb$

正常值：

DO_2：400～500mL/（min·m^2）

VO_2：120～140 mL/（min·m^2）

3. 相关化验监测　休克病人的相关化验检查仍然具有十分重要的临床意义，对于病情的观察和指导治疗必不可少。

（1）血常规监测：动态观察红细胞计数、血红蛋白及血细胞压积（HCT）的变化，可了解血液有无浓缩或稀释，对低血容量休克的诊断以及判断是否存在着继续失血具有重要的参考价值。有研究表明，红细胞压积在4小时内下降10%提示有活动性出血。

（2）血清电解质与肾功能监测：对于了解病情变化和指导临床治疗具有广泛的实用价值。

（3）凝血功能监测：在休克早期即进行凝血功能监测，对于选择适当的容量复苏方案及液体种类具有重要的临床意义。对疑有DIC的病人，应测定其血小板的数量和质量、凝血因子的消耗程度及反映纤溶活性的多项指标。当下列五项检查中出现三项以上异常，结合临床又有休克及微血管栓塞症状和出血倾向者，即可诊断为DIC。该五项检查分别为：①血小板计数低于80×10^9/L；②凝血酶原时间比对照组延长3秒以上；③血浆纤维蛋白原低于1.5g/L或呈进

NOTE

行性降低；④ 3P（血浆鱼精蛋白副凝）试验阳性；⑤血涂片中破碎红细胞超过 2% 等。

第二节 休克的预防和治疗

一、预防

在临床工作中如遇下列情况，应采取积极措施防止休克的发生：①对严重创伤所致剧烈疼痛的病人，应及时有效止痛。但对严重颅脑损伤、胸部外伤伴呼吸困难者运用镇痛药物要慎重。对于骨折要及时妥善地固定和制动。②对于出血的病人应采取迅速有效的措施止血，包括压迫包扎止血、肢体加垫屈肢或用止血带止血法等。对胸部以下部位的创伤性失血，在抢救中可临时采用抗休克裤止血；对内脏的出血应紧急手术止血，方能挽救病人生命。必须注意的是，在使用止血带或抗休克裤止血的过程中应严防肢体缺血、坏死。③对严重损伤或进行大手术治疗的病人，估计有可能发生休克者，应针对各种因素采取相应的对策，如建立通畅的静脉通道或（和）行深静脉插管、做好药物过敏试验、及时补充血容量、纠正水电解质和酸碱平衡失调、正确合理地使用抗生素、选择适当的麻醉方法等特别重要。④对心、肺、肝、肾功能不全以及全身情况不佳的病人，如施行大手术，除做好充分的术前准备外，在术中、术后进行严密地观察和监测，以便及早发现问题予以相应的处理，此为防范于未然的根本有效方法。⑤对于严重感染或中毒症状明显者，在消除病因、改善病人全身情况及增强机体抵抗力的同时，应积极寻找原发感染病灶，及时采取相应的措施加以控制，如坏死组织清除和脓液引流术等。⑥重症病人如需转院治疗时，在转院过程中务必做好抢救准备，维持输液、必要的用药等相应治疗，确保呼吸道通畅；转运时力求平稳轻快，避免沿途颠簸，冬天注意防寒保暖，夏天注意防暑散热等。

二、治疗

对于休克这个由不同病因引起，但又具有共同病理生理改变基础和临床表现的危急综合征，应针对引起休克的病因，以及休克不同发展阶段的重要生理紊乱采取下列相应的治疗。其治疗的重点是恢复组织的灌流和提供足够的氧，维护微循环的正常功能。近年来强调氧供应和氧消耗超常值的复苏概念，并要求达到以下标准：$DO_2 > 600mL/(min \cdot m^2)$，$VO_2 > 170mL/(min \cdot m^2)$，心脏指数$> 4.5mL/(min \cdot m^2)$；其最终的目标是防止多器官功能障碍综合征（MODS）的发生。其治疗措施如下：

（一）一般紧急治疗

主要包括：①保持病人安静，避免过多搬动；②积极处理引起休克的原发伤及原发病，包括创伤的制动、活动性出血的控制等；③保持呼吸道通畅，早期予以鼻导管或面罩吸氧，必要时行气管插管或气管切开；④采取头、躯干抬高 20°～30°，下肢抬高 15°～20°体位，以利呼吸和增加回心血量；⑤迅速建立通畅的静脉通道，补充血容量并针对用药以维持血压；⑥骨髓腔内输液：某些特殊病人，当其体表皮肤严重缺损或污染（如大面积烧伤、烫伤），或情况危急而一时无法开放静脉输液扩容时，经长骨干的骨髓腔输液是重要的救命手段；特别是对小儿

NOTE

病人，应予以足够的重视；⑦注意保温，但不宜在体表加温，以免皮肤血管扩张而影响重要生命器官的血流量和增加耗氧量；⑧酌情给予镇静、镇痛剂。

（二）补充血容量

此为纠正休克所致的组织低灌注和缺氧状态的关键措施。应在连续监测动脉血压、尿量和 CVP 的基础上，结合病人的皮肤温度、末梢循环、脉搏幅度及毛细血管充盈时间等微循环情况来判断容量复苏的效果。一般采用晶体液和人工胶体液复苏，必要时进行成分输血。也可应用 3% ~ 7.5% 的高渗盐水来进行休克的复苏治疗。对于休克的病人，力争在诊断的最初 6 小时这个黄金时间段内，通过检测心搏量，进行积极的液体复苏，以尽快恢复最佳心搏量、稳定内环境功能和组织氧供为目标。

（三）积极处理原发病

外科疾病所引起的休克，多需手术处理原发疾病才能逆转休克，如内脏大出血的控制、坏死肠袢的切除、消化道穿孔的修补、坏死组织的清除以及脓肿的引流等。因此，应在尽快恢复有效循环血容量后及时施行手术处理原发病灶，才能有效地控制休克。但在某些情况下，应在积极抗休克的同时针对病因进行手术，以免延误抢救时机。

（四）纠正酸碱平衡失调

机体处于酸性内环境的情况下，对心肌、血管平滑肌和肾功能均有抑制作用。在休克早期，又可能因过度换气，引起低碳酸血症即呼吸性碱中毒。按照血红蛋白氧合解离曲线的规律，碱中毒使血红蛋白氧合解离曲线左移，氧不易从血红蛋白释出而加重组织缺氧，故不主张早期使用碱性药物。而酸性环境则有利于氧与血红蛋白解离，从而增加组织供氧。纠正酸中毒的根本措施是补充血容量以改善组织灌注，并酌情使用碱性药物。目前对于酸碱平衡的处理多主张宁酸勿碱，酸性环境有利于氧合血红蛋白的解离，从而增加向组织释氧，有助于休克的复苏。另外，使用碱性药物也应首先保证呼吸功能完整，否则会导致 CO_2 潴留而继发呼吸性酸中毒。但严重休克经扩容治疗后仍有严重的代谢性酸中毒时，则应补给碱性药物，常用 5% 碳酸氢钠溶液静脉滴注。用药后 30 ~ 60 分钟应复查动脉血气分析，以便了解治疗的效果和决定下一步治疗的措施。

（五）血管活性药物的应用

在充分容量复苏的前提下应用血管活性药物，以维持脏器的灌注，也是治疗休克的重要环节。随着对休克发病机制和病理生理变化的深入研究，对血管活性药物的应用和疗效也在不断地进行重新评价。血管活性药物辅助扩容治疗，可迅速改善循环和提升血压，尤其是感染性休克的病人，提升血压是应用血管活性药物的首要目标。理想的血管活性药物应能迅速提升血压，在改善心脏和脑血流灌注的同时，又能改善肾脏和肠道等内脏器官的血流灌注。

1. 血管收缩剂 血管收缩剂主要有多巴胺、多巴酚丁胺、去甲肾上腺素、间羟胺以及垂体后叶素等。

多巴胺是最常用的血管活性药，兼有兴奋 α、β_1 和多巴胺受体作用，其药理作用与剂量有关。小剂量 [< 10μg/（kg · min）] 时，主要是兴奋 β_1 和多巴胺受体的作用，可增强心肌收缩力和增加 CO，并扩张肾和胃肠道等内脏器官的血管；大剂量 [> 15μg/（kg · min）] 时则为兴奋 α 受体作用，使血管收缩，外周阻力增加。抗休克时主要取其强心和扩张内脏血管的作用，故采用小剂量为宜。为提升血压，可将小剂量的多巴胺与其他缩血管药物联合运用，

NOTE

而不增加多巴胺剂量。

多巴酚丁胺对心肌的正性肌力作用较多巴胺强，能增加 CO，降低 PCWP 以及改善心泵功能。常用量为 2.5 ～10μg/（kg・min），小剂量有轻度缩血管作用。去甲肾上腺素与多巴酚丁胺联合应用是治疗感染性休克最理想的血管活性药物。多巴酚丁胺能增加全身氧输送，改善肠系膜血流灌注。通过兴奋 β 受体而增加心排出量和氧输送，改善肠道血流灌注，并可明显降低动脉血乳酸水平。

去甲肾上腺素是以兴奋 α 受体为主，轻度兴奋 β 受体的血管收缩剂，能兴奋心肌和收缩血管，从而升高血压及增加冠状动脉血流量，但作用时间较短。常用量为 0.5～2mg 加入 5% 葡萄糖溶液 100mL 内静脉滴注。

间羟胺（阿拉明）间接兴奋 α、β 受体，对心脏和血管的作用同去甲肾上腺素，但作用较弱，维持时间约 30 分钟。常用量为 2～10mg 肌注，或 2～5mg 静脉注射，也可用 10 ～20mg 加入 5% 葡萄糖溶液 100mL 内静脉滴注。

垂体后叶素的血管收缩作用早已明确，只是在近年来才用于感染性休克的治疗。有研究发现感染性休克病人血浆中垂体后叶素水平异常降低，外源性垂体后叶素的补充有利于调整其血中水平，以利于病人度过应激期，这是使用此药来治疗感染性休克的理论依据。通常，当应用多巴胺和去甲肾上腺素无效时，才考虑使用小剂量的垂体后叶素（0.04U/mim），以达到提升血压的效果。

2. 血管扩张剂 可分为 α 受体阻滞剂和抗胆碱能药物两类。前者包括酚妥拉明，酚苄明等。该类药物能解除去甲肾上腺素所致的小血管收缩和微循环淤滞，并增强左室收缩力。其中酚妥拉明作用快，持续时间短，其剂量为 0.1～0.5mg/kg，加于 100mL 液体中静脉滴注。酚苄明既能轻度增加心脏的收缩力和心排血量及心率，同时又能增加冠状动脉血流量，并降低外周阻力及血压。作用可持续 3～4 天，常用剂量为 0.5～1.0mg/kg，加入 5% 葡萄糖溶液或等渗盐水 200～400mL 中，2～4 小时内滴注。

抗胆碱能药物包括阿托品、山莨菪碱和东莨菪碱。临床上治疗休克多用山莨菪碱（人工合成品为 654–2），该药可对抗乙酰胆碱所致的平滑肌痉挛而使血管舒张，从而改善微循环；还可通过抑制花生四烯酸代谢，降低白三烯、前列腺素的释放而保护细胞膜。尤其是在外周血管痉挛时，对提升血压、疏通微循环及稳定病情方面，其疗效显著。654–2 的用法是静脉注射每次 10mg，每 15 分钟一次，或者 40 ～80mg/h 持续泵入，直到临床症状改善为止。

3. 强心药 在临床上，无论是冷休克还是暖休克均存在着心功能不全或潜在的心功能不全等状况，因此，增强心肌收缩力及增加心排血量为抗休克治疗中的一个重要环节。除多巴胺、多巴酚丁胺和去甲肾上腺素等血管收缩剂兼有强心作用外，其他还有强心苷如毛花苷丙（西地兰），可增强心肌收缩力，减慢心率。在 CVP 监测下，当输液量已充分但动脉血压仍低，而其 CVP 明显升高超过 1.47kPa（15cmH_2O）以上时，可经静脉注射西地兰行快速洋地黄化（0.8mg/d），首次剂量 0.4mg 缓慢静脉注射，有效时可再给维持量。如有使用洋地黄类药物的禁忌证者，可采用中药制剂生脉注射液或参附注射液静脉滴注。

值得一提是，无论是使用血管收缩剂还是血管扩张剂，其中一个极其重要的原则即是在扩容治疗的基础上使用，或与扩容同时进行，而不宜单独使用，否则就不能获得预期的效果。如果扩容尚未完成的病人，使用血管活性药应谨慎，以小剂量、短时间为宜。

NOTE

有时，可将血管收缩剂和血管扩张剂联合应用，以取长补短。例如，可以将去甲肾上腺素 0.1 ~ 0.5μg/（kg · min）和多巴胺 5 ~ 10μg/（kg · min）或用硝普钠 1.0 ~ 10μg/（kg · min）联合静脉滴注。其目的是把强心与改善微循环放在同一重要地位，可增加心脏指数 30%，减少外周阻力 45%，提高血压至 80mmHg 以上，尿量维持在 40mL/h 以上。

（六）治疗 DIC 改善微循环

弥散性血管内凝血（DIC）是休克终末期的必然，一旦发生，可用肝素抗凝治疗。一般剂量为 1.0mg/kg，6 小时一次，成人首次可用 10000U（1mg 相当于 125U）。有时还使用抗纤溶药如氨甲苯酸、氨基己酸，抗血小板黏附和聚集的药物如阿司匹林、双嘧达莫、丹参注射液以及小分子右旋糖酐等。

（七）皮质类固醇的应用

皮质类固醇可用于感染性休克和其他较严重的休克。其作用主要有：①阻断 α 受体兴奋作用，使血管扩张，降低外周血管阻力，改善微循环；②保护溶酶体膜，防止细胞自溶和坏死；③增强心肌收缩力，增加心排出量；④增进线粒体功能和防止白细胞凝集；⑤通过改善微循环而间接增强网状内皮系统功能；⑥促进糖异生，使乳酸转化为葡萄糖，从而减轻酸中毒。一般主张从静脉及早用药，大剂量、短疗程。

（八）其他治疗

1. 营养支持和免疫调节 加强营养代谢支持和免疫调节治疗，适当的肠内和肠外营养可减少组织的分解代谢；联合应用生长激素、谷氨酰胺以及鱼油等具有协同作用。

2. 其他类药物治疗 主要包括：①钙通道阻断剂如维拉帕米、硝苯地平和地尔硫䓬等，具有防止钙离子内流，保护细胞结构与功能的作用；②阿片类受体拮抗剂纳络酮，阻断内啡肽对心血管系统的抑制作用，改善组织血液灌注和防止细胞功能失常，尤其重症感染性休克而采用其他抗休克措施无效时，其疗效更为突出；③氧自由基消除剂如超氧化物歧化酶（SOD），能减轻缺血再灌注损伤中氧自由基对组织的破坏作用；④调节体内前列腺素（PGS），如输注前列环素（PGI_2）以改善微循环；⑤应用三磷酸腺苷 – 氯化镁（ATP–$MgCl_2$）疗法，具有增加细胞内能量、恢复细胞膜钠 – 钾泵的作用，以及防止细胞肿胀和恢复细胞的功能效果；⑥蛋白酶抑制剂乌司他丁（天普洛安），具有抑制胰蛋白酶和多种胰酶的作用，此外，本品尚有稳定溶酶体膜，抑制溶酶体酶及炎性介质的释放和抑制心肌抑制因子的产生，故可作为治疗急、慢性胰腺炎的恶化期以及急性循环衰竭的常用药。

三、中医药的应用

（一）辨证治疗

1. 热伤气阴证

证候：神志淡漠，反应迟钝，身热汗出，口干喜饮，四肢逆冷，小便短赤，大便秘结；舌质红，苔黄少津，脉细数。

治法：益气固脱，清热解毒养阴。

方药：生脉饮加清热解毒养阴之品。

2. 热伤营血证

证候：精神恍惚，语声低微，唇甲紫绀，四肢厥冷，发斑出血；舌质暗紫有瘀点，脉数。

治法：气血两清，益气补阴。

方药：清营汤加减。

3. 阴厥证

证候：烦躁不安，汗出，唇舌干燥，口渴欲饮，唇甲灰白或紫暗，皮肤干皱，软弱无力，尿少或无尿；舌红少津，脉细无力。

治法：益气固脱，养血育阴。

方药：人参养营汤加减。

4. 寒厥证

证候：精神萎靡，反应迟钝，大汗淋漓，身冷畏寒，口淡不渴，心悸胸闷，四肢厥冷，尿少或无尿；舌淡苔白，脉微欲绝。

治法：回阳救逆。

方药：四味回阳饮加减。

5. 厥逆证

证候：面色灰白，精神恍惚或神昏，汗出身冷，口燥咽干，肌肤干皱，四肢厥冷，尿少或无尿；舌淡光滑无苔，脉微欲绝。

治法：益气固脱，阴阳双补。

方药：保元汤合固阳汤加减。

6. 阴脱证

证候：大汗淋漓，烦躁不安，口燥咽干，皮肤干皱，静脉萎陷，尿少或无尿；舌质红而干，脉微细数。

治法：益气固脱，养血育阴。

方药：独参汤合四逆汤加减。

7. 阳脱证

证候：神志模糊，语声低微，冷汗大出，身凉畏冷，四肢不温，尿少或无尿；舌质淡白或淡暗，脉微欲绝。

治法：益气固脱。

方药：独参汤合四逆汤频服。

（二）针灸治疗

实践证明针刺人中、素髎等穴位具有明显提升血压、兴奋呼吸的用；刺内关具有强心升压作用；灸神阙、关元、百会、足三里、涌泉穴可回阳救逆。

（三）中药注射液的应用

1. 参麦注射液 适用于气阴耗伤型病人。通常用该药 10 ~ 40mL 加入 10% 葡萄糖注射液 20mL 内静脉注射，每隔 15 ~ 30 分钟重复 1 次，连用 3 ~ 5 次，待血压回升及稳定后再以该药 50 ~ 100mL 加入 5% 葡萄糖注射液 250mL 中静脉滴注，直至病情稳定。

2. 生脉注射液 适用于真阴耗脱型病人，用法及用量同参麦注射液。该药对于使用洋地黄类药物的禁忌证者具有良好的替代作用。

3. 参附注射液 适用于阳气暴脱型病人。通常用该药 10 ~ 20mL 加入 10% 葡萄糖注射液 250mL 内静脉滴注，直至病情平稳。

4. 参芪扶正注射液 多用于气虚阳脱的病人，可用参芪扶正注射液 250mL 静脉滴注，病情好转后可再次静脉滴注 250mL。

此外，黄芪注射液应用于各类休克的抢救，临床实践证明，该药具有良好的提升及稳定血压的作用。

第三节 外科常见休克

一、低血容量性休克

低血容量性休克（hypovolemic shock）常因大量出血或体液丢失，或是体液积聚于第三间隙所导致的有效循环血容量急剧减少所致。由于大血管破裂或脏器出血而引起者，称失血性休克；因各种损伤或大手术后同时又具有失血或血浆丢失而发生者，称为创伤性休克。

低血容量性休克的主要表现以 CVP 降低，回心血量减少，CO 下降所造成的低血压；经神经内分泌代偿机制而引起的外周血管收缩、血管阻力增加和心率加快；以及由微循环障碍所造成的各种组织器官功能不全和病变为其特征。及时补充血容量，积极消除病因或（和）迅速止血，防止体液的继续丢失是治疗低血容量性休克的关键。

（一）失血性休克

失血性休克（hemorrhagic shock）在外科休克中极为常见。多见于大血管破裂，腹部损伤引起的肝、脾破裂大出血，消化性溃疡大出血，以及门静脉高压症所致的食管、胃底曲张静脉破裂出血等。通常在急性失血占全身总血量的 20% 时（800mL），即可出现轻度休克；当失血量达 20% ~ 40%（800 ~ 1600mL）为中度休克；而失血量达 50%（2000mL）为重度休克。由于严重的体液丧失，以致造成大量细胞外液和血浆的丧失，从而导致有效循环血容量急剧减少，引起休克的发生。

【治疗】

失血性休克的治疗，主要包括补充血容量和迅速制止出血两个方面。其首要原则是迅速止血，消除失血的病因。必须注意的是：这两个环节都要抓紧时间同时进行，以免病情继续发展而引起器官损伤。

1. 补充血容量 可根据血压和脉率的变化来估计失血量（见表 7–1）。虽然失血性休克病人丧失的主要是血液，但在补充血容量时，并不需要全部补充血液，而是抓紧时机尽快增加静脉回流。有证据表明，容量治疗并不是单一地输入全血或血液制品，不适当的输血对微循环反而不利，即弊多利少。此时可首先经静脉快速滴注平衡盐液和人工胶体溶液（如第三代羟乙基淀粉），以迅速恢复有效循环血容量；一般认为，维持血红蛋白浓度在 100g/L，HCT 在 30% 为好。若血红蛋白浓度大于 100g/L 可不必输血；低于 70g/L 可输浓缩红细胞；在 70 ~ 100g/L 时，可根据病人的代偿能力、一般情况和其他器官的功能状况来决定是否输注红细胞；当急性失血量超过总量的 30% 时有必要输全血。低血容量性休克进行液体复苏刻不容缓，输液的速度应快到足以迅速补充丢失的液体为止，以改善组织的灌注为度；输入液体的量应根据病因、尿量和血流动力学进行评估，临床上常以血压结合中心静脉压的测定来

NOTE

指导补液（见表 7-2）。

表 7-2 中心静脉压及血压变化的处理原则

CVP	BP	病因	处理原则
低	低	血容量严重不足	充分补液
低	正常	血容量不足	适当补液
高	低	心功能不全或血容量相对过多	给强心药，纠正酸中毒，舒张血管
高	正常	容量血管过度收缩	舒张血管
正常	低	心功能不全或血容量不足	补液试验※

※ 补液试验：用等渗生理盐水 250mL，于 5 ~ 10 分钟内静脉注入。如血压升高而中心静脉压不变，提示血容量不足；如血压不变而中心静脉压升高 0.29 ~ 0.49kPa（3 ~ 5cmH_2O），则提示心功能不全。

随着血容量补充和静脉回流的恢复，组织内蓄积的乳酸进入循环，此时应给予碳酸氢钠纠正酸中毒。还可以用高渗盐水输注，以扩张小血管，改善微循环，增加心肌收缩力和提高 CO。其机制与钠离子增加、细胞外液容量恢复有关。但高血钠也有引起血压下降、继发低钾、静脉炎以及血小板聚集的危险，应倍加重视。

2. 止血 在补充血容量同时，如仍有出血，则难以保持血容量稳定，休克也不易纠正。对于肝脾破裂，急性活动性上消化道出血的病例，应在保持血容量基本稳定的同时积极地进行手术准备，及早施行手术止血。

【中医治疗】

1. 阴厥型

证候：烦躁不安，汗出咽干，口渴欲饮，唇甲紫暗，皮肤皱瘪，四肢乏力，尿少或无尿；舌红少津，脉细无力。

治法：益气固脱，养血生津。

方药：①人参养营汤加减；②生脉注射液 20 ~ 60mL 加入 5% 葡萄糖注射液 250 ~ 500mL 中静脉滴注，1 ~ 2 次 / 日。

2. 寒厥型

证候：精神萎靡，反应迟钝，大汗淋漓，身冷畏寒，口淡不渴，心悸胸闷，四肢厥冷，尿少或无；舌淡苔白，脉微欲绝。

治法：回阳救逆。

方药：①四味回阳汤加减，或四逆汤加减；②参芪扶正注射液 250mL 静脉滴注，1 ~ 2 次 / 日。

3. 厥逆型

证候：面色灰白，精神恍惚，汗出身冷，口燥咽干，肌肤干皱，四肢厥冷，尿少或无；舌淡无苔，脉细欲绝。

治法：阴阳双补，救逆固脱。

方药：①保元饮和固阴煎加减；②生脉注射液 20 ~ 60mL 加入 5% 葡萄糖注射液 250 ~ 500mL 中静脉滴注，1 ~ 2 次 / 日；③参芪扶正注射液 250mL 静脉滴注，1 ~ 2 次 / 日。

（二）创伤性休克

创伤性休克（traumatic shock）多见于严重的外伤，如复杂性骨折、挤压伤、大面积烧伤或大手术等所致血液或血浆丧失，或是损伤处的炎性肿胀和大量体液渗出，从而导致的有效循环血容量减少。受损机体内可出现组胺、蛋白酶等血管活性物质，从而引起微血管扩张和通透性增高，致使有效循环血容量进一步降低。另一方面，创伤可刺激神经系统，引起疼痛和神经－内分泌系统反应，影响心血管功能；有的创伤如胸部损伤可直接影响心肺功能，截瘫可使回心血量暂时减少，颅脑伤有时可使血压下降等。因此，创伤性休克的病情多较复杂。

【治疗】

由于创伤性休克也属于低血容量性休克范畴，其急救措施与失血性休克基本相同，也需要扩张血容量。但由于损伤可有血块、血浆和炎性渗液积存在体腔和深部组织，因此，必须详细地检查，以便准确地估计其体液的丢失量。创伤后疼痛刺激严重者，应酌情给予镇静或镇痛剂；妥善临时固定（制动）受伤部位；对危及生命的创伤，如开放性、张力性气胸以及胸壁浮动者，务必进行紧急处理。如为手术或较复杂的其他处理，一般应在血压基本稳定或接近正常后进行。创伤或大手术继发的休克，使用抗生素十分必要，以免继发感染。

二、感染性休克

感染性休克（septic shock）即脓毒性休克，此为外科常见而难治的一类休克，其病死率可超过 50%。本病多继发于释放内毒素的革兰阴性杆菌为主的感染，如急性弥漫性腹膜、胆道感染、绞窄性肠梗阻及泌尿系感染等，故可称其为内毒素性休克。其次，也有继发于革兰阳性细菌感染引起的休克。前者释放的内毒素与体内的补体、抗体或其他成分结合后，可刺激交感神经引起血管痉挛并损伤血管内皮细胞。同时，内毒素可促进组胺、激肽、前列腺素及溶酶体酶等炎症介质的释放，从而引起全身性炎症反应，最终可以导致微循环障碍、代谢紊乱及器官功能不全等。然而，在确诊为感染性休克的病例中，可能未见明显的感染病灶，但具有全身炎症反应综合征（SIRS）的表现：①体温＞ 38℃或＜ 36℃；②心率＞ 90 次 / 分；③呼吸急促＞ 20 次 / 分或过度通气，$PaCO_2$ ＜ 4.3kPa（32.3mmHg）；④白细胞计数＞ 12×10^9/L 或＜ 4×10^9/L，或未成熟白细胞＞ 10%。相反，SIRS 进一步发展即可导致休克和 MODS。

（一）临床类型

按血流动力学改变的情况，可将感染性休克分为高动力型和低动力型两种。

1. 高动力型（又称高排低阻型） 该类休克临床少见，仅见于部分革兰阳性细菌感染引起。由于致病菌产生的外毒素致使缓激肽等血管活性物质释放增加，该类物质直接作用于周围血管，使外周血管扩张、阻力降低，CO 正常或增高；同时有血流分布异常和动静脉短路广泛开放，以及细胞代谢障碍和能量生成不足。因此，病人表现为皮肤比较温暖、干燥等症状，又称暖休克。

2. 低动力型（又称低排高阻型） 临床较多见，主要由革兰阴性细菌感染所致。在休克发生前已有循环血容量减少。与此同时，细菌释放的内毒素刺激儿茶酚胺分泌增加，导致外周血管收缩，微循环淤滞，大量毛细血管渗出致使血容量和 CO 减少。病人表现为皮肤湿冷、发绀等症状，又称冷休克。感染性休克的临床表现见下表（表 7–3）。

表 7-3 感染性休克的临床表现

临床表现	冷休克（低动力型）	暖休克（高动力型）
神志	躁动、淡漠或嗜睡	清醒
皮肤色泽	苍白、发绀或花斑样发绀	淡红或潮红
皮肤温度	湿冷或冷汗	比较温暖、干燥
毛细血管充盈时间	延长	1 ~ 2 秒
脉搏	细数	慢、脉搏清楚
脉压（mmHg）	＜ 30	＞ 30
尿量（每小时）	＜ 25mL	＞ 30mL

实际上，“暖休克”较为少见，仅是部分革兰阳性细菌感染引起的早期休克。“冷休克”较为多见，常由革兰阴性细菌感染引起。而且革兰阳性菌感染引起的休克，当病情加重时也可发展成为“冷休克”；至病程晚期由于心功能受损、外周血管扩张，即可成为低排低阻型休克。值得一提的是，所谓的“暖休克”和“冷休克”之说，主要是反映周围血管阻力以及体表、肢端微循环灌注的状况，尚难由此而做出病因诊断。因为无论是 G^+ 菌还是 G^- 菌所致的脓毒症，在休克早期都可能由于发热、周围血管扩张而表现为肢端皮肤温暖；而在休克后期由于微循环衰竭则表现肢端皮肤湿冷。而且病人血流动力学的状态会随其病情的发展过程（好转或恶化）而发生变化，因此，不能以肢体的冷暖来确定休克的病因，而关键在于及时地掌握病人血流动力学变化状态，明确休克不同发展阶段的病理生理改变而采取相应的治疗措施，才能取得最佳的疗效。

（二）西医治疗

感染性休克的病理生理变化极其复杂，治疗也比较困难。首先是病因治疗，原则是在休克未纠正之前，应侧重抗休克，同时控制感染；但在休克纠正之后，则应侧重治疗感染。

1. 补充血容量 该类休克病人的容量复苏首选平衡盐液输注，配合适当的人工胶体液、血浆或全血来恢复足够的循环血容量。一般应在中心静脉压监测下指导扩容治疗，要求血红蛋白维持在 100g/L，血细胞压积保持在 30% ~ 35% 之间，以保证正常的心脏充盈压、动脉血氧含量和较为理想的血黏度。感染性休克病人常有心、肾功能受损，故应根据 CVP 的变化来调整输液量和输液速度，以免输液过多而导致不良后果。

2. 控制感染 主要措施是应用抗菌药物和处理原发感染病灶。对致病菌尚未确定的病人，可根据临床判断采取经验性用药，或选择广谱抗菌药。例如多数腹腔内感染为肠道多种细菌感染为主，可考虑选用第三代头孢类抗生素，并联合应用甲硝唑、替硝唑或第四代喹诺酮等药物，或加用青霉素或广谱青霉素等。在已知致病菌的种类时，则应选用敏感而较为窄谱的抗菌药。原发感染病灶的存在是休克发生、发展的主要原因，因此，只有尽早处理原发感染病灶，包括必要的手术，才能彻底纠正休克和巩固疗效。

3. 纠正酸碱失衡 在感染性休克的病人中，其代谢性酸中毒发生早而重，故需及时纠正。可在补充血容量的同时，经另一静脉通路输注 5% 的碳酸氢钠 250mL，以后再根据动脉血气分析的结果酌情调整。

4. 心血管活性药物的应用　经补充血容量、纠正酸中毒等治疗而休克未见好转时，则应使用血管扩张药物治疗。有时还可联合应用以 α 受体兴奋为主，兼有轻度兴奋 β 受体的血管收缩剂和兼有兴奋 β 受体作用的 α 受体阻滞剂，以抵消血管收缩作用，并保持和增强 β 受体兴奋作用，而又不至于造成心率增快，例如山莨菪碱、多巴胺等或者联合应用间羟胺、去甲肾上腺素，或去甲肾上腺素和酚妥拉明等联合应用。当联合应用上述两种药物仍不见效时，可考虑加用小剂量的垂体后叶素，对于感染性休克病人可达到提高平均动脉压的效果。

感染性休克病人常有心功能受损，故可给予强心苷（毛花苷丙）、β 受体激活剂多巴酚丁胺改善心功能。有证据表明，纳洛酮可作为治疗严重感染性休克的一种权宜性药物。

5. 皮质激素治疗　糖皮质激素能抑制多种炎症介质的释放和稳定溶酶体膜，缓解 SIRS。但仅限于早期、大量使用，可达正常用量的 10 ~ 20 倍，一般不宜超过 48 小时。否则有发生应急性胃黏膜损伤和免疫抑制等严重并发症的危险。但也有学者主张延长用药时间可以提高治疗效果。

6. 其他治疗　包括营养代谢支持和必要的免疫功能支持，对并发的 DIC 以及重要器官功能障碍的处理等也很有必要。

（三）中医治疗

1. 热伤气阴型

证候：神志淡漠，反应迟钝，身热汗出，口干喜饮，四肢厥冷，唇甲紫绀，小便短赤，大便秘结；舌红苔黄，脉细而沉。

治法：益气养阴，清热固脱。

方药：①生脉饮加清热解毒之品。②生脉注射液 20 ~ 60mL 加入 5% 葡萄糖注射液 250 ~ 500mL 中静脉滴注，1 ~ 2 次 / 日。

2. 热伤营血型

证候：精神恍惚，语声低微，唇甲紫绀，四肢厥冷，发斑出血；舌暗紫有瘀点，脉细数。

治法：气血两清，益气养阴。

方药：①清营汤加减。②清开灵注射液 20 ~ 40mL 加入 0.9% 氯化钠注射液 250mL 中静脉滴注，1 次 / 日。

第八章　围术期处理

从决定病人采取手术治疗直到手术后基本康复的这段期间，称围术期。在原发疾病的基础上，手术和麻醉都具有创伤性和风险性，不可避免地会给病人带来一定程度的心理和生理上的创伤。围术期处理就是针对这一问题开展的，具体来说就是为病人所施行的手术做好充分的术前准备和促进手术后顺利康复。围术期处理的好坏直接关系到手术成败和病人的生命安危。因此，手术前准备应采取各种有效措施，尽可能使病人处于良好的生理状态，以便安全地耐受麻醉和手术；术后处理则是采取综合措施，尽快地促进其生理功能的恢复，积极防治并发症，力争病人早日康复。

第一节　术前准备

自决定病人采用手术治疗到麻醉和手术开始之前，称为手术前期。手术前准备与疾病的轻重缓急、手术范围的大小密切相关。一般来说，手术依其时限性大致可分为三类：①择期手术：施行手术时间的早迟不至于影响治疗效果，可在充分的术前准备后选择适当的时间进行手术，如良性肿瘤切除术、胃十二指肠溃疡的胃大部切除术或是腹外疝修补术等；②限期手术：应在限定时间内做好手术前准备而进行的手术，例如术前进行辅助化疗的各种恶性肿瘤根治术；或是已用碘剂做好术前准备的甲状腺大部切除术等；③急症手术：需在最短时间内做好手术前准备而尽快施行的手术，如真性脾破裂脾修补术或切除术、急性阑尾炎穿孔等手术。

值得一提的是，术前必须明确诊断，做出病情评估，决定手术轻重缓急，严格手术指征，正确评估病人对麻醉和手术的耐受力，正确合理地制定手术方案，最大限度的纠正病人术前存在的病理生理紊乱，消除隐患，降低风险，提高手术安全性。

一、一般准备

（一）心理准备

医务人员对疾病的诊断、手术方法，以及可能出现的并发症及其防治的措施应进行充分研究和讨论。病人及其家属会对外科手术产生紧张、恐惧等心理问题，故在术前进行医患沟通是必要的。因此，在术前就病情、手术的方法、施行手术的必要性、可能取得的疗效、手术的风险、存在的问题及可能发生的并发症、术后恢复过程和预后、整个治疗过程及其大概所需要的经费等情况，应以和蔼的态度和安慰的口气向病人或（和）家属做适当的解释和必要的介绍，以便取得病人及其家属的充分信任和配合，并由病人或其委托的法定代理人签署书面知情同意书（麻醉同意书、手术同意书和输血同意书等）。这样既有利于病人以积极的心态接受手术和术后治疗，同时也便于病人及其家属积极地配合整个治疗过程。

NOTE

（二）生理准备

主要是针对病人的生理状态进行必要的调整，目的是有利于病人能在较好的状态下接受手术，并能安全地度过手术和术后整个治疗过程。

1. 适应性训练 针对病人生理功能进行必要的调整和改善，有利于病人在较好状态下度过手术和术后恢复过程。术后短期内不能下床活动的病人，术前应练习卧床排大小便，医生教会病人深呼吸及正确的咳嗽和咳痰的方法；对于一些体位要求特殊的手术，在术前进行体位训练是必要的；吸烟者应于手术前 2 周戒烟，并注意口腔卫生。

2. 输血和补液 估计术中失血较多而可能输血的病人，术前应做好血型和交叉配血试验，并准备一定数量的全血或成分血；对有水、电解质及酸碱平衡失调以及贫血的病人，应尽可能地在术前予以纠正。

3. 预防感染 术前应采取各种措施增强病人的体质，预防感染。例如及时处理龋齿、慢性咽炎或已发现的感染病灶；禁止病人在手术前与罹患感染者接触，避免医院感染的发生；严格遵循无菌技术原则、手术操作轻柔、强化无创或微创理念等均为防止感染的重要环节。下列情况有必要预防性应用抗生素：①涉及感染病灶或切口接近感染区域的手术；②肠道手术；③操作时间长或创面大的手术；④开放性创伤，创面已经污染或软组织有广泛损伤，创伤至实施清创的间隔时间较长，或是清创所需的时间较长及难以彻底清创者；⑤肿瘤手术，或是营养不良、免疫功能低下及全身情况极差，或正在接受激素、放射性治疗、抗癌化疗而需手术治疗的病人；⑥人造物植入术、心脏换瓣术、涉及大血管的手术及器官移植术等。

4. 胃肠道准备 为防止麻醉或手术过程中及术后发生呕吐而误吸所引起的窒息或吸入性肺炎，故在手术前 12 小时开始禁食，术前 4 小时禁饮。必要时进行胃肠减压。涉及胃肠道手术者，应于术前 1 ~ 2 日开始进食流质饮食；对于幽门梗阻的病人，需在术前 3 日开始洗胃。对于一般性手术，手术前一日可用肥皂水灌肠，有利于术后胃肠功能恢复。如果施行的是结、直肠手术，以及胃肠或胆 – 肠、胰 – 肠、胰 – 胆 – 肠吻合术的病人，应在术前 2 ~ 3 日开始服用肠道抑菌药物和无渣饮食，并使用维生素 K，手术前 1 日晚和术日清晨行清洁灌肠或结肠灌洗，以利于术中肠腔处于空虚状态便于手术操作，并可防止手术部位感染。

5. 补充营养 手术前酌情补给热量、蛋白质和维生素及微量元素是必要的，此为提高手术耐受力和促进术后顺利康复的有力保障。由于疾病本身的影响，以及手术的创伤和手术前后饮食的限制均可导致热量、蛋白质、维生素和微量元素的缺乏，从而影响组织修复和创面愈合，并削弱机体抗病能力。故对择期手术和限期手术的病人，在一定时间内（1 周左右），通过口服或静脉途径来补充一定的热量、蛋白质、维生素以及微量元素是十分必要的。

6. 皮肤准备 通常在术前 1 日备皮，病人应洗（擦）澡、理发、修剪指甲、更换衣服。如手术区域皮肤的毛发影响手术操作的，应予以剃除，并推荐在手术前即刻进行；毛发细少者，则不必剃毛。骨科手术无菌要求严格，一般于术前 3 日开始皮肤准备（急诊例外）。近年来，也有主张除多毛区（头部、腋窝、会阴）外，其他手术部位则不必剃毛，但必须用消毒药皂清洗皮肤。

7. 其他准备 术前应检查各项准备工作是否就绪、完善，若有遗漏，应及时酌情补救。若行择期手术，在术前若发现病人有与疾病无关的体温升高、咳嗽、呕吐、腹泻或女性病人月经来潮等，应延迟手术日期。手术前夜可酌情给予镇静剂，以保证病人充分休息。进入手术室前，病人应排空膀胱；预计手术时间较长或盆腔手术者应留置导尿管。病人若有活动义齿应将其取下，以免在麻醉和手术过程中脱落和误吸。根据手术需要将有关资料如CT、B超、X线照片等一并送往手术室。

二、特殊准备

对于麻醉及手术耐受力不良的病人，或是存在着重要脏器功能不全或已失代偿的病人，除了做好上述一般准备工作外，还需根据病情和手术的需要做好必要的特殊准备。临床实践证明，对于手术耐受力不良或伴有重要脏器功能不全或已失代偿的病人，于手术前根据病人的具体情况，采用辨证施治的方法配合中医药治疗作为术前准备，仍可获得良好的效果。

（一）营养不良

营养不良的病人常伴有贫血或（和）低蛋白血症，不但对麻醉和手术的耐受力降低，而且还严重影响到术后恢复及切口愈合。营养不良的病人抵抗力低下，不仅易于并发感染，而且还会增加手术的并发症和病死率。因此，术前应尽可能地予以纠正。摄入营养丰富而易于消化的饮食，必要时输注脂肪乳、氨基酸等制剂均为纠正营养不良的切实可行措施。故对营养不良、贫血或低蛋白血症者除加强营养外，在术前应酌情输入血浆、人体白蛋白乃至全血，力求使Hb达100g/L以上，白蛋白达30g/L以上，这样可显著提高病人对手术的耐受力和促进术后顺利康复。

（二）高血压

病人血压在160/100mmHg以下者，可不做特殊准备。血压过高的病人在麻醉诱导和手术应激时易于并发充血性心力衰竭或（和）脑血管意外等恶性事件。因此，对于血压过高者，术前应选用适当的降血压药物以控制血压，使血压稳定在适当的水平，但不要求血压降至正常水平才手术。对于原有高血压病史的病人，当进入手术室后血压急骤升高者，此时应根据病情和手术的性质与麻醉师共同决策，必要时可延期手术。

（三）心脏病

心脏病患者施行手术的危险性是显而易见的，因此，心脏病患者除急诊抢救手术外，其他手术均应推迟。对心脏病患者的非急诊手术，其术前准备应注意：①长期低盐饮食和服用利尿剂，已有水、电解质失衡的病人，务必在手术前予以纠正；②贫血严重者应少量多次输血矫正，以提高病人的携氧能力；③有心律失常者，应针对原因进行有效的内科治疗，尽可能将心率控制在正常范围之内；老年人患冠心病伴有心动过缓者，心率在50次/分钟以下者，术前可用阿托品矫正，必要时可放置临时性心脏起搏器；④急性心肌梗死者，在发病后6个月内不可施行择期手术；6个月以上者，只要没有心绞痛发作，可在严密的监护下施行手术；⑤心力衰竭病人，最好在心力衰竭控制3～4周后再行手术；⑥某些心脏病，如冠心病、心瓣膜病等，若长期服用抗凝药物者，术前须检测凝血酶原国际正常化比值（INR），如有异常需停药，以避免增大手术风险。

（四）呼吸功能障碍

呼吸功能障碍的主要表现是轻微活动后即出现呼吸困难。哮喘和肺气肿是两个最为常见的慢性阻塞性肺功能不全性疾病。术前有肺功能不全的病人，术后肺部并发症如低氧血症、肺不张和肺炎的发生率显著增加。而慢性阻塞性肺部疾病、吸烟、年老、肥胖及急性呼吸系统感染等均是术后发生肺部并发症和增加相关病死率的高危因素。凡有肺功能不全的病人，术前应做血气分析和肺功能测定、胸片及心电图等检查。对高危病人，术前行用力呼气量（FEV）和第一秒钟最大呼气量（FEV_1）检查，对肺功能的评估具有重要价值。结合病人的年龄和体型综合判断，若该数字低于50%则提示存在着严重的肺部疾病，而围术期的并发症显著增多。有严重肺功能不全的病人，术前若并发感染，则必须在感染控制后再行手术，但急诊手术例外。

该类病人的术前准备主要包括：①禁烟2周，练习深呼吸和咳嗽、排痰，以增强肺活量和呼吸道分泌物的排出；②对阻塞性肺功能不全者，可应用麻黄碱、氨茶碱等支气管扩张剂，以及适宜的药物雾化吸入；③痰液稠厚的病人，可采用蒸汽吸入，或选用止咳化痰的药物使痰液稀释，易于咳出；④经常咳吐脓痰者，术前3～5日就应使用抗生素，并指导病人做体位引流，以促进脓性分泌物排出；⑤哮喘经常发作者，可口服地塞米松或平喘药物，以减轻支气管的痉挛及其黏膜的水肿；⑥急性呼吸道感染者，择期手术应待感染彻底控制后2周施行，若为急诊手术，须使用抗生素，并避免吸入麻醉；⑦重度肺功能不全者及并发感染者，术前必须采取积极的措施，改善肺功能和控制感染后才能施行手术；⑧凡肺功能不全者，麻醉前给药的剂量要恰当，以免引起呼吸抑制和咳痰困难。

（五）肝脏疾病

主要是肝炎和肝硬化。术前应常规做肝炎病毒感染标志物和肝功能测定，了解病人有无肝脏疾病和肝功能损害的轻重。肝功能损害较轻或尚可代偿者，须经严格的术前准备后方可施行择期手术；肝功能严重损害或失代偿者一般不宜施行任何手术。急性肝炎除急症抢救外不宜手术。凡有肝脏疾病者，术前应采取综合措施，改善病人的全身情况和肝功能，纠正贫血、低蛋白血症和凝血功能异常。必要时可从静脉补给能量合剂，支链氨基酸、维生素以及成分血。

（六）肾脏疾病

术前肾功能检查应列为常规，以便了解肾功能及其损害的程度。轻、中度肾功能损害者，经一定的内科治疗后仍可较好地耐受手术；重度肾功能损害者，须经有效的透析治疗后方可耐受手术。该类病人应避免使用对肾脏有毒（害）药物或引起血管收缩的药物，最大限度地改善和保护肾功能。

（七）肾上腺皮质功能不全

对正在使用或近期内曾使用皮质激素治疗超过1～2周者，由于肾上腺皮质功能可能有不同程度的抑制。因此，应在术前2天开始给予适量的皮质激素，以提高病人对手术的耐受力。术中、术后可根据病人的具体情况来决策用药剂量和停药时间。

（八）糖尿病

糖尿病患者对麻醉和手术的耐受力降低，极易并发感染，影响愈合，甚至发生致命的并发症，这在手术前要有充分地估计，并采取积极有效的措施加以防范。①术前应适当控制血糖，纠正体液失调，尤其是酸中毒和低钾血症，改善全身情况。②对于施行有污染的手术，术后并发感染的几率很大，因此，在术前使用抗生素是必要的。③如果长期应用长效胰岛素或口服降糖药的病人，应在术前2～3天停用口服降糖药或长效胰岛素，改用胰岛素皮下注射，使血糖稳定于正常或轻度升高水平（5.6～11.2mmol/L）较为适宜，此时尿糖也应控制在（–）~（+）之内，尿酮体阴性。④手术应在当日尽早施行，以缩短手术前禁食时间，以免发生酮症酸中毒；术中应根据血糖和尿糖监测的结果，静脉滴注葡萄糖溶液与胰岛素（比例为5∶1），使血糖保持在6.7～11.2mmol/L较为安全。⑤术后通常根据每4～6小时的尿糖或（和）尿酮体测定的结果来调整胰岛素的用量，如尿糖为（++++）者胰岛素的用量为12U，（+++）者用量为

8U，(++)者用量为4U，(+)者不用胰岛素；如尿酮体为阳性，则每一个(+)需增加胰岛素4U，术后应将血糖控制在4.0～6.9mmol/L为最佳水平。

（九）凝血功能异常

凝血功能正常与否直接关系到手术成败，这在手术前务必引起高度重视。因此，在手术前行凝血功能检查应列为常规。一般来说，常规凝血试验的阳性发现率很低，因此，仅靠凝血酶原时间、部分凝血酶原时间及血小板计数等检测来识别严重凝血功能异常也仅占0.2%。故而详细的病史询问和全面细致的体格检查特别重要。病史询问的重点是病人及其家族成员中有无出血病史和血栓栓塞史；是否接受过输血，有无出血倾向的表现，如手术或月经有无严重出血，平时是否易于发生皮下出血、鼻衄或牙龈出血等；是否合并肝、肾疾病；有无营养不良、过度酗酒、长期服用阿司匹林、非甾体抗炎药或降脂药（可导致维生素K缺乏）及抗凝治疗等。如果临床确定有凝血功能异常者，择期手术前应做相应的治疗和处理。因此，对于该类病例，除病因治疗外，还可酌情输入血浆或浓缩血小板予以纠正。急症手术时，由于术前没有足够的时间来纠正凝血功能异常，故输入血浆制品是必要的。对于需要抗凝治疗的病人，由于术前处理极为复杂，这涉及权衡术中出血和术后血栓形成的利弊，故应特别慎重。另外，如血友病病人围术期处理的相关问题，可请血液科医生共同决策。

三、相关的准备

（一）术前会诊

术前会诊在手术前准备中是一个举足轻重的环节。有以下情况存在时有必要进行术前会诊：①涉及医学法律问题时；②治疗意见有分歧或新开展的手术；③手术的危险性极大者；④病人存在着其他专科疾病或异常，如心脏疾病或凝血功能异常者须请专科医生会诊，或是妊娠期间合并外科疾病须请妇产科医生共同决策或参与手术；⑤术前的常规麻醉科会诊；⑥病人及其家属有会诊要求者。

（二）术前小结

术前小结是对术前诊断和准备工作的最后审查和综合性归纳。一般择期手术和新开展的手术均应书写术前小结及手术计划核准书。术前小结及手术计划核准书通常在手术前一天完成，其主要项目包括：①术前诊断及诊断依据（包括鉴别诊断）；②拟行手术名称；③手术指征（包括阴性指征）；④术前准备；⑤术中可能发生的问题及其防范的措施、对策及其注意事项（包括手术的主要步骤、手术的难点及关键的解剖关系等）；⑥术后可能出现的并发症及其预防的措施和注意事项；⑦麻醉选择；⑧手术日期；⑨手术主持人和参加人员；⑩科主任或院长审查意见。

（三）签订手术知情同意书

我国2010年新版《病历书写基本规范》中指出："手术同意书是手术前，经治医师向患者告知拟施手术的相关情况，并由患者签署同意手术的医学文书。"外科手术是因为治疗的需要而选择的一种治疗手段，原则是根据病情的需要和病人的具体情况来决定实施某项手术。为了保证手术的顺利实施和获得良好效果及术后如期康复，避免手术后发生不必要的麻烦和医疗纠纷，经治医生在手术之前履行告知义务，确保受术者的知情同意权，并签署手术知情同意书必不可少。换言之，只有当告知义务和知情同意权得到充分保障后才能进行任何手术。

履行告知义务是医生的职责所在。因此，在签订手术知情同意书之前，手术医生务必向病人或（和）家属详尽地介绍病情和手术的方法及其理由，术前所做的准备，切口的选择及其理由，麻醉方法的选择及手术所需的时间，术中可能出现的问题及其防范措施，以及需要病人及其家属配合的事项。还有必要客观公正地说明手术的必要性、风险性和潜在危害性；术后必然出现的各种反应和不适，包括这些反应和各种不适出现的过程和持续的时间及其注意事项，使其心中有数，以免在术后发生正常反应或各种不适时而惊恐不安，造成不必要的心理负担。更有必要说明手术可能达到的效果，手术风险的预测、可能出现的并发症及其对策等均应一并明确；告知该类手术可以采用的不同术式，以及各自的优缺点及其可能发生的并发症；手术中需做的特殊检查或（和）所用的特殊材料，务必将其必要性、风险性和危害性一一告知，如需植入生物材料者（如美容整形手术），在告知该类产品的性能、产地、价格的同时，还需特别说明其长期植入体内的注意事项，包括远期效果、是否终身安全有效而目前尚无定论，这些问题应让受术者做到心中有数，并自行选择。同时应预定手术效果和权衡利弊得失，并将整个治疗的程序和所需的经费等一系列问题，如实客观地告诉病人及其家属，让其自行选择是否手术及其手术方法。

将告知的具体内容（医患沟通内容），以书面形式的承诺固定下来即为手术知情同意书。然后再让病人及其家属认真阅读手术知情同意书，使其充分理解和认识其中的各项内容，并在知情同意的原则下，双方达成共识后方可签署手术知情同意书。包括患者签署意见并签名，经治医师和术者均需签名，同时麻醉同意书和输血治疗知情同意书均需患者签署意见并签名。签署的手术知情同意书具有法律效力，双方各持一份并妥善保存

四、急症手术的术前准备

急症病人的情况危急，时间紧迫。应做重点病史询问，行必要的体格检查和辅助检查；同时应根据病情做必要的紧急处理，并抓紧时间做好手术前常规准备，如静脉补液、备皮、备血、胃肠减压和药物过敏试验等。对多发性损伤的病人，应首先处理危及生命的损伤或并发症；休克病人应在术前行及时有效地抗休克治疗，或边抗休克边手术治疗；绝不允许因手术前准备而延误手术时机。重危病人的辅助检查以少搬动病人为原则，也不宜做复杂而特殊的检查，以免耽误应有的手术治疗。

五、病人进入手术室前的准备

由于病人对疾病的亲身体验，加之医务人员对疾病等问题的说明，加深了对疾病的认识，应积极调整心态、树立战胜疾病的信心；同时应遵从医嘱，积极地配合医务人员做好各项准备工作。如术中需做特殊检查或其他治疗者，应由病人及其家属签署书面知情同意书。

第二节　术后处理

从手术结束返回病房到病人基本康复这一阶段，称手术后期。病人在经受麻醉、手术及原有疾病的影响下，常致生理功能受到扰乱，因此，手术后期应根据病人的病情和手术性质，严密观察和妥善护理，及时正确地处理术后各种不适，从而减轻病人的痛苦，尽快地恢复其生理功能，防止可能发生的并发症，促进病人早日康复。

NOTE

一、术后监护与处理

（一）病情交代与监护

1. 一般要求　手术完毕应由麻醉医师和手术医生共同护送病人到监护室或病房，并交代病情和注意事项；搬移病人要轻柔平稳，避免输液管和引流管脱出，并保持输液管和各种引流管通畅；及时制订和列出术后医嘱，包括诊断、施行的手术、护理等级、各种管道和引流物的处理、静脉输液或饮食的要求、监测方法和治疗措施等。

2. 病情监护　监护室配有特殊的设备和专业人员，病情危重者、大手术后及全身麻醉病人尚未清醒前，应按特定的程序进行系统监护。重点监测体温、呼吸、脉搏、血压、意识和尿量的变化，并做好记录。当循环、呼吸、神经系统功能等完全恢复正常水平时，可酌情将病人送回病房并继续监护。中、小型手术后可行床旁监护，每间隔 2～4 小时测量记录一次体温、呼吸、脉搏、血压及意识，直至病情平稳。此外，还应根据手术或原发疾病的不同，酌情加强其他项目的监护，例如：①术中有大量出血或失液者，应在术后一段时间内监测中心静脉压。②颅脑手术后应监测意识、瞳孔、深浅放射、肢体活动度和颅内压的变化。③心血管疾病的病人在术后应做动态心电监测并观察末梢循环是否良好。④糖尿病以及胰岛素瘤手术后的病人应定时监测血糖、尿糖及尿酮体的变化。⑤对老年人或心肺功能不佳者应酌情进行呼吸功能监测，其主要包括呼吸监测、呼吸机使用与血气分析三项。呼吸监测主要是监测呼吸频率、幅度、呼吸状态，并行肺部听诊及胸部 X 线检查等；呼吸机使用的监测包括潮气量、气道压力、吸入气氧分压等；采用经皮氧饱和度监测仪动态观察动脉血氧饱和度，采用动脉血气分析以直接测定 PaO_2 和 $PaCO_2$，前者反映动脉血氧合程度，后者直接反映肺泡通气状态。同时监测血液 pH 值、HCO_3^-（SB）等项目，以此作参考调整呼吸机的各项参数，并了解体内酸碱平衡失调状态。所有病人在术后均应观察尿量，同时分析肾功能是否良好，必要时留置导尿管监测每小时尿量；同时应常规观察伤口有无渗血、出血及感染等情况。

3. 预防并发症　病人意识不清或麻醉尚未醒前应有专人守护，防止窒息、坠床等意外发生；保暖时应避免烧（烫）伤；术后早期协助病人翻身、咳嗽，适当地变化体位，做好皮肤护理，避免褥疮发生；同时应注意有无尿潴留及恶心、呕吐、腹泻或便秘等情况发生。

（二）常规处理

1. 卧位　手术后应根据麻醉的方法及病人的全身情况、手术的方式和疾病的性质等来选择适宜的体位。全麻尚未清醒的病人应取平卧位，头转向一侧，以免口腔内分泌物或呕吐物误吸而引起窒息或吸入性肺炎；蛛网膜下腔阻滞麻醉的病人，应取去枕平卧 12 小时，以防止因脑脊液外渗所致的头痛；全身麻醉清醒后、蛛网膜下腔阻滞麻醉 12 小时后、硬膜外腔阻滞麻醉、局麻等病人，可根据手术的需要安置适当的卧位。施行颅脑术后，若病人无休克或昏迷，可取 15°～30°头高脚低斜坡卧位，以减轻脑水肿；颈、胸手术后多取高半坐卧位，以利于呼吸和有效引流；腹部手术后多取低半坐卧位或斜坡卧位，以减轻腹壁的张力；腹腔有污染的病人，在病情允许的情况下，应尽早改为半坐位或头高脚低位；脊柱或臀部手术后的病人，多采用俯卧或仰卧位；休克病人应采取下肢抬高 15°～20°，头和躯干抬高 20°～30°的特殊体位；肥胖病人可采取侧卧位，有利于呼吸和静脉回流。手术后无论采用哪种体位都应兼顾病人舒适，并有利于呼吸和血液循环为好。

2. 导管及引流物的处理　引流物的种类较多，可分别置于切口或体腔内，以便引流渗血、渗液或脓液。引流管也可置于皮下、体腔或空腔脏器内，如皮瓣下引流管、脑室引流管、胸腔闭式引流管、胃肠减压管、T型管、胃肠或胆囊以及膀胱造瘘管等。术后要经常检查引流管（物）有无阻塞、扭曲或压迫等情况；换药时需严格无菌操作，并妥善固定，以防落入体腔或脱出；要定时观察和记录引流液的量、色泽和性质；可根据病情需要进行导管冲洗、负压吸引、逆行造影及介入治疗等；引流物拔除的时间应视具体情况而定。烟卷引流多在术后3日内拔除。乳胶片引流一般术后1～2日拔除。胃肠减压管一般待肠道功能恢复、肛门排气后方可拔除。其他管道拔除的时间或是否拔除依病情而定。

3. 活动　手术后病人若无禁忌，原则上应鼓励及早活动，并力争在短时间内下床活动。早期活动的优点在于：①有利于增加肺活量，减少肺部并发症；②有利于改善全身血液循环，促进切口愈合，避免和减少因静脉血流缓慢而并发的深静脉血栓的发生；③有利于胃肠道和泌尿道功能的恢复，从而避免腹胀和尿潴留的发生；④有利于增强病人对治疗效果的信心，加速康复的过程。但早期活动，应根据病人的耐受程度，循序渐进地逐步增加活动量。休克、心力衰竭、重症感染、出血、极度衰竭，以及有特殊固定和制动要求的病人，则不宜及早活动，但可在床上进行适宜的活动，同时鼓励和协助病人咳嗽、排痰并做深呼吸运动。

4. 饮食与输液　非腹部手术，应视其手术大小、麻醉方法和病人的反应等，决定开始进食的时间。如局部麻醉下施行的小手术，以及体表或肢体手术，一般在术后即可进饮食；大手术或全身反应较重者，需待2～3日后方可进食；椎管内麻醉者，术后6小时即可进饮食；全身麻醉者，需待麻醉清醒，恶心、呕吐反应消失后方可进食；不能进食者应予以输液。腹部手术，尤其是胃肠道手术后，一般应禁食1～2日，待胃肠功能恢复、肛门排气后，可开始饮水，进食少量流质饮食，以后可以根据病情和食欲情况，逐渐改为半流质直至普食。禁食期间或摄食量不足者，应通过静脉补充水、电解质和营养物质。如禁食时间较长，还可经深静脉提供肠外营养，以供应能量和减少蛋白质消耗。

二、术后不适的处理

（一）切口疼痛

术后随着麻醉作用的消失，病人开始感觉切口疼痛，一般于24小时内最剧烈，2～3日后逐渐减轻。凡增加切口张力的动作，如翻身、咳嗽，都会引发或加剧切口疼痛。切口疼痛一般多可忍受，无须特别处理。切口疼痛在一定程度上可引起呼吸、循环及消化功能的改变，所以有效地控制切口疼痛可促进病人早日康复。因此，小手术后可使用一般止痛药，大手术后1～2日可注射哌替啶或吗啡（婴儿禁用），必要时4～6小时重复使用。目前大、中手术后多采用静脉镇痛泵，能够迅速而便捷地缓解术后疼痛。也可采用针灸止痛，如针刺曲池、合谷、内关、足三里、三阴交等穴位，也有确切的止痛效果。术后切口疼痛超过3日者，应及时查明原因，如有无切口血肿、感染、胃肠吻合口瘘、肢体受压等情况，并及时做相应处理。

（二）发热

发热是术后最为常见的症状。病人因麻醉和手术的反应，一般体温升高的幅度在1℃左右属正常范围，一般在术后3日内自行消退。如体温升高大于38.5℃而持续时间较长者，要警惕有感染的可能，应寻找原因，注意是否为手术部位感染或肺部感染及留置导管所致的感染；如体温恢复或接近正常后再度发热，或发热持续不退，则应考虑有无脓肿形成、吻合口漏或更严重的并发症等。对于术后发热的处理，除了应用退热药物或物理降温等对症治疗外，更应从病史和术后不同阶段可能引起发热的原因进行综合分析，应尽快明确诊断并做相应处理。

（三）恶心、呕吐

常因麻醉反应所致，待麻醉作用消失后即可停止。此外，如颅内压增高、糖尿病酸中毒、尿毒症，水、电解质紊乱时也可出现恶心、呕吐。腹部手术后反复呕吐，应考虑胃肠功能障碍或肠梗阻所致。处理：应着重查明原因，进行针对性治疗；如原因暂时不明者，可做对症治疗，也可采用针灸治疗，如针刺内关、足三里、中脘、天枢等穴位可获一定疗效。有胃潴留者可予以胃肠减压。

（四）腹胀

术后早期腹胀多因胃肠功能受抑制，肠腔内积气过多不能排出所致。一般在术后 48 ~ 72 小时，随着胃肠功能恢复，肛门排气后腹胀可自行缓解。如术后数日或持续腹胀应考虑腹膜炎、低钾血症或其他原因所致的肠麻痹，或是手术刺激引起的炎性肠梗阻。若腹胀伴有阵发性绞痛、肠鸣音亢进，甚至出现气过水声或金属音者，应考虑早期粘连或其他原因所致的机械性肠梗阻，此时应做进一步检查和相应处理。严重腹胀可影响病人的呼吸、循环功能及腹壁切口、胃肠吻合口的愈合。术后腹胀应查明原因及时处理：①持续胃肠减压或肛管减压。②腹部热敷和肛管排气。③非胃肠道手术，也可使用胃肠促动药物，直至肛门排气。④对于腹腔感染所致的肠麻痹，或已确诊的机械性肠梗阻，经非手术治疗无效者，尚须再次手术。⑤使用新斯的明 0.5mg 做足三里封闭；也可经胃管内灌注大承气汤，对胃肠道无吻合口者也可于术后 6 小时口服，同时联合或单独运用炒小茴香籽，或芒硝腹部外敷，对于减轻腹胀、促使胃肠蠕动的恢复具有十分明显的功效。

（五）呃逆

其原因可能与神经中枢或膈肌直接受到刺激有关。多为暂时性，少数为顽固性。处理方法：①压迫眶上缘，或针刺天突、内关、中脘、足三里等穴位。②经胃肠减压抽吸胃内积液和积气，或短时间吸入二氧化碳。③上腹部手术后发生的顽固性呃逆，要警惕膈下感染的可能，如吻合口漏或十二指肠残端漏等，应予以及时相应的处理。④如未查明原因，经一般处理（肌注哌甲酯、嗅因停）无效的顽固性呃逆，可在颈部做膈神经封闭，或采用中医药治疗。

（六）尿潴留

术后尿潴留较为多见，尤其是老年人易于发生。全身麻醉或蛛网膜下腔阻滞麻醉后排尿反射受到抑制、切口疼痛引起膀胱和后尿道括约肌反射性痉挛及病人不习惯卧床排尿等，都是引起尿潴留的常见原因。估计手术时间超过 3 小时或术中大量静脉输液时，以及盆腔手术者，术前应留置导尿管。凡是手术后 6 ~ 8 小时尚未排尿，或虽有排尿，但尿量甚少，次数频繁，此时应考虑有尿潴留的可能，行下腹部耻骨上区叩诊检查，可发现有明显的浊音区，即表明有尿潴留。处理：①首先安定病人情绪，如无禁忌，可协助病人坐于床沿或立起排尿。②下腹部热敷，或针刺关元、气海、中极、水道、三阴交和阳陵泉等穴位，可改善膀胱功能，促进自行排尿。③使用止痛药物解除切口疼痛，或肌注氨甲酰胆碱（卡巴胆碱）0.25mg 促使病人自己排尿。④经上述处理仍无效者，可在严格的无菌操作下导尿。如导出尿量超过 500mL 者，应留置导尿管 1 ~ 3 日，有利于膀胱功能恢复。有器质性病变者，如骶前神经损伤、前列腺增生等，导尿管至少应放置 3 ~ 5 日。

NOTE

第三节 术后并发症的防治与切口处理

重视手术后各种并发症的发生原因及其各自的临床表现，以便采取积极有效的措施加以防治，是围术期处理的一个重要环节。手术后由于原有疾病本身、手术对机体造成的扰乱、原有疾病的复发等综合因素引起的所有病症总称为术后并发症。绝大多数术后并发症均发生在手术后早期，故而术前对病人的病情、全身情况、危险因素的确切了解及相应的准备都是必不可少的，这对于避免和减少术后并发症的发生具有普遍的临床意义。医务人员对病人周密而细致的观察是及早发现术后并发症的权宜之策和重要门径。术后并发症可分为两类：一类是各种手术后都可能发生的并发症，本节将重点介绍；另一类是与手术方式相关的特殊并发症（如胃大部切除术后的倾倒综合征、吻合口漏等，以及甲状腺大部切除术所致的甲状旁腺损伤及其功能低下），后者将在有关章节中叙述。

一、术后常见并发症的防治

手术后可能出现各种并发症，其发生率和严重程度与手术的性质、时间、施术者的技术水平、病人的健康状况及手术前准备的好坏、手术后处理是否恰当等有密切关系。下面重点叙述各种手术后早期常见的并发症。

（一）术后出血

多由于术中止血不彻底，创面渗血未完全控制，结扎线脱落或病人凝血功能障碍所致。术后出血的部位可在手术切口、空腔脏器或体腔内。切口出血的诊治不难，而体腔内出血的位置隐蔽则诊治不易，并可导致严重后果。如术后出现下列情况应高度警惕内出血：①有引流者，当引流出的血液每小时超过100mL，持续数小时则提示有内出血存在；②腹胀或呼吸困难进行性加重，以及在手术部位严重肿胀的同时，出现不明原因的急性贫血者，要考虑有内出血；③术后早期出现失血性休克的临床表现，每小时尿量少于25mL，特别是经容量治疗后仍有休克或少尿的征象，或一度好转后又再度恶化者，都提示术后出血。

术后出血应以预防为主。改善病人凝血功能，术中严格止血，结扎务必规范可靠，关闭切口前确保手术野无任何出血点，是预防术后出血的关键环节。一旦确诊为术后出血，应积极治疗，必要时可再次手术止血。

（二）肺不张和肺部感染

多见于胸、腹部大手术后，好发于有吸烟史和患有急、慢性呼吸道感染及年老体弱者；麻醉后尚未清醒时所致的误吸，术后切口疼痛，不敢深呼吸或咳嗽者，也是发生原因之一。由于病人呼吸活动度受限，不能有效咳嗽，致使肺底、肺泡和支气管内分泌物积聚，黏稠的痰液堵塞支气管，造成肺不张或继发感染。临床表现为术后早期发热、呼吸急促、心率加快、频繁咳嗽、痰液不易咳出。病侧叩诊呈实音或浊音，听诊时有局限性湿啰音、呼吸音减弱或消失、为管状呼吸音。继发感染时，体温明显升高，白细胞和中性粒细胞计数增加。胸部X线平片和血气分析有助于诊断。

保持通畅的呼吸运动为至关重要的预防措施：①术前两周停止吸烟；②术前练习深呼吸，胸部手术练习腹式呼吸，腹部手术练习胸式呼吸；③术中和术后防止呕吐物吸入；④术后应避

NOTE

免限制呼吸运动的固定或绑扎；⑤术后协助病人咳嗽、排痰，鼓励做深呼吸运动和早期活动；⑥对痰液黏稠不易咳出者，在使用蒸汽吸入或超声雾化吸入及祛痰药物的同时，应用足量有效的抗生素是必要的；⑦严重痰液阻塞时，可采用支气管镜吸痰，必要时可考虑行气管切开术。

（三）尿路感染

经尿道的器械操作或检查、留置导尿管及尿潴留为术后尿路感染的常见原因。感染多起自膀胱，感染逆行可引起肾盂肾炎。急性膀胱炎者主要表现为尿频、尿急、尿痛，有时可有排尿困难，一般可无明显全身症状；尿液检查呈现较多的红细胞和脓细胞。急性肾盂肾炎多见于女性病人，主要表现为畏寒发热，肾区疼痛和叩痛；体温升高，白细胞计数增加；无菌条件下采集中段尿液镜检时，可发现有大量的白细胞和细菌。尿液细菌培养多为 G^- 细菌。

预防和及时解除尿潴留，或是去除留置物是预防膀胱炎及其上行感染的主要措施。尿潴留的处理原则是在膀胱过度膨胀前设法排尿。如果尿潴留量超过 500mL 时，应放置导尿管做持续引流。确保充分的尿量和排尿通畅，正确合理的应用抗生素，是防治尿路感染的基本措施和有效方法。

（四）切口感染

所谓切口感染是指清洁切口和可能污染切口并发的感染。目前则将发生在切口和手术深部器官或腔隙的感染，统称为手术部位感染（SSI）。手术深部器官或腔隙的感染将在有关章节介绍。细菌入侵、血肿、异物、局部组织血供不良及全身抵抗力降低等，均是导致切口感染的根本因素。手术后 3～4 日，切口疼痛加重或减轻后又再度加重，伴有发热、脉速，体温或（和）白细胞计数升高，则提示切口感染之可能，此时应及时检查切口，如发现切口及其周围有红、肿、热、压痛或波动感等典型征象，必要时做局部穿刺，或取分泌物做细菌学检查，便可明确诊断；当疑有切口感染时，可用血管钳分开切口，进行观察和引流。

防治切口感染的要点：①严格无菌操作技术；②手术操作技术精湛细致，严密止血，强化微创和无创原则；③强化手术前后处理，提高病人抵抗力；④关闭切口前可用过氧化氢溶液和等渗盐水冲洗切口，必要时可置放引流物；⑤如切口已有早期炎症征象，可使用抗生素和局部理疗，遏制脓肿形成，已形成脓肿者，应及时切开引流。

（五）切口裂开

多发生于腹部手术后 7 日左右。主要原因包括营养不良、切口感染、腹内压增高、缝合技术欠佳等。往往是病人在某次突然用力时，感觉切口疼痛和骤然松开，随即伴有淡红色液体自切口溢出或（和）脏器脱出。如皮肤缝线完整尚未裂开，仅深部组织裂开者，称切口部分裂开；切口全部裂开，伴有肠袢或网膜脱出者，称为切口全层裂开。

预防的措施包括：①术前改善病人全身情况，纠正贫血和低蛋白血症；②提高手术技巧，防止强行缝合所造成的腹膜等组织裂伤；③对估计切口裂开可能性很大的病人，在依层缝合腹壁切口的基础上，加用腹壁全层减张缝合；④消除腹内压增高因素，预防切口感染；⑤用腹带适当包扎腹部，也有一定预防作用。处理：①切口裂开时，应首先用无菌敷料覆盖切口。②切口完全裂开者，应送往手术室在良好的麻醉下重新缝合，同时加用减张缝线；切口完全裂开再缝合后常有肠麻痹，应于胃肠减压。③切口部分裂开者，视具体情况而行相应处理。

（六）下肢深静脉血栓形成

多因术后长期卧床、血流缓慢、血液黏稠度增高及静脉内膜损伤所致。鉴于下肢深静脉血栓形成后，早期血栓脱落可引起肺栓塞而危及生命，后期可并发下肢深静脉功能不全，故应高度重

NOTE

视。下肢深静脉血栓形成的主要表现有：患肢肿胀、疼痛、压痛和凹陷性水肿及患肢周径增大、皮肤苍白、浅静脉怒张等。若并发肺栓塞可出现突发的胸痛、气紧、发绀或咳吐暗红色血痰等。

抬高下肢、穿弹力袜裤、及早下床活动等均有助于预防本病。处理：抬高患肢及卧床休息1～2周，避免用力排便、咳嗽等，以防血栓脱落。治疗的主要措施是及早使用溶栓剂（首选尿激酶，仅限于病史不超过3天者），另外也可使用抗凝剂（肝素或华法林），同时配合中医药治疗（详见下肢深静脉血栓形成章节），如上述治疗无效时可考虑通过手术或Fogarty导管行静脉血栓摘除术。

（七）急性肝功能不全

术后发生急性肝功能不全常因全身麻醉、手术、休克、感染等所致的肝细胞大量坏死和肝功能严重损害，严重者可导致肝功能衰竭。临床主要表现为黄疸、腹水、意识改变，甚至肝性脑病等。引起肝功能障碍的病因虽然很多，但不外乎为肝前性、肝细胞性和肝后性三类。

1. 肝前性　血细胞溶解、出血或血肿再吸收、营养不良及使用可以引起溶血的药物等，均是造成术后肝前性胆红素增加的常见原因。其他原因有体外循环、先天性溶血病（如镰刀细胞病）等。

2. 肝细胞性　肝炎以及肝炎后肝硬化、对肝脏有毒有害的药物、术中失血或休克、肝脏缺血缺氧、胆红素负荷增加、感染和脓毒症及特殊手术等（如门体静脉分流术或肝叶切除术等）是引发急性肝功能障碍的主要病因。

3. 肝后性　术后肝后性黄疸多见于肝、胆、胰腺等手术后。因胆管水肿、胆管损伤、结石残留及胆管阻塞等造成胆汁引流不畅所致。

肝活检、肝功能测定、B型超声波、CT扫描、ERCP或MRCP等检查均有助于诊断。由于该类病人随时都可能并发肾衰竭，故应密切监测肾功能的变化。一旦发现有肝功能不全的征兆，可针对不同的情况进行相应的病因治疗，同时加强护肝和支持治疗亦十分重要。

（八）应激性溃疡

几乎是在大手术和严重疾病等应激情况下，特别是并发休克、严重感染和多器官功能障碍时，胃、十二指肠黏膜出现的弥漫性及浅表性溃疡。其主要临床表现是上消化道大出血。急性应激性溃疡的发病机理主要是胃黏膜缺血与H^+反弥漫，胃酸增高与胃黏液成分的减少，致使胃黏膜屏障功能破坏，从而发生黏膜的糜烂与溃疡。本病最突出的症状是无痛性上消化道出血，表现为大量呕血和黑便。胃镜检查不但可明确诊断，而且亦可查明出血的部位和范围，并予以相应治疗。

本病大多采用非手术治疗，治疗的原则和具体措施是：①消除病因，输血补液、补充血容量、使用止血药物，控制感染和全身支持。②安置胃管，抽除胃内容物后以冰盐水加去甲肾上腺素溶液灌注或局部灌注止血药（如云南白药）。③全身或局部应用抗酸剂，质子泵抑制剂（奥美拉唑），H^+抑制剂（西咪替丁），以及胃黏膜保护剂等。④胃镜检查或经胃镜治疗。⑤手术治疗，有10%～20%的病人需要手术治疗，手术方式应根据出血的部位和范围等情况而定，小的、局限的出血点可考虑出血点缝扎、部分胃切除；对出血点多、范围较广泛的可采用胃大部切除术，甚至全胃切除术。目前临床上多倾向于采用迷走神经干切断加胃大部切除术治疗。

二、切口处理

NOTE

手术是外科常用的治疗手段之一。手术切口致使手术部位各组织的完整性和连续性遭到不同程度的损害，因此，术后切口愈合有一定过程，且受多种因素影响。切口处理的目的是为了改善局部组织修复的条件，促进手术切口及早愈合。

（一）手术切口的分类

初期完全缝合的切口可分为三类：①清洁切口（Ⅰ类切口），此指手术缝合的无菌切口，如甲状腺大部切除术、疝修补术等；②可能污染切口（Ⅱ类切口），指手术时可能带有污染的缝合切口，如胃大部切除术、伤后6小时内经清创缝合的伤口、新缝合的切口再度裂开及会阴部的手术切口等；③污染切口（Ⅲ类切口），指邻近感染区或直接暴露在污染或感染物中的切口，如胃穿孔修补术、穿孔阑尾的切除术、绞窄性肠梗阻的手术切口等。

（二）缝线拆除

切口缝线拆除的时间可根据切口部位、病人的年龄和局部血供情况、营养状况来决定。一般头、面和颈部切口在术后4～5日拆线；下腹部和会阴部切口在术后6～7日拆线；胸部、上腹部、背部和臀部切口在术后7～9日拆线；四肢则在术后10～12日拆线（近关节部位可适当延长）；减张缝线在术后14日拆线。青少年病人可适当缩短拆线时间；年老体弱、营养不良和糖尿病病人可酌情延长拆线时间，或根据病人的实际情况采用间隔拆线。

（三）感染切口的处理

感染切口尚未形成脓肿者，可采用换药、局部热敷或理疗，同时使用有效抗生素，以促进炎症消退及控制感染。感染切口已形成脓肿时，则应拆除部分或全部缝线，敞开切口清除坏死组织和充分引流脓液，并加强换药直至愈合，同时使用足量有效的抗生素和加强营养支持也十分必要。

（四）切口愈合分级

切口愈合也分为三级：①甲级愈合，用“甲”字表示，指愈合优良，无不良反应。②乙级愈合，用“乙”字表示，指愈合处有炎症反应，如红肿、血肿、硬结和积液等，但未化脓。③丙级愈合，用“丙”字表示，指切口化脓，须做切开引流等处理后才能愈合。

按照上述切口的分类和分级方法，判断切口愈合情况并做出记录。如甲状腺大部切除术后切口愈合优良，则记以“Ⅰ/甲”表示；胃大部切除术后切口红肿，则记以“Ⅱ/乙”表示；阑尾穿孔切除术后切口愈合优良，则记以“Ⅲ/甲”表示；余类推。

第四节　中医药在围术期的应用

中西医结合在围术期准备中发挥了巨大优势。实践证明，中医药治疗不仅可以缓解急性症状，阻止病情进展，变急诊手术为择期手术，这对于提高手术安全性和降低手术风险具有不可低估的作用，同时还可有效地调整和改善机体的生理功能，提高病人对麻醉和手术的耐受能力，从而极大限度地降低术后并发症和手术死亡率。

一、“虚则补之”为手术创造良好的条件

腹部外科疾病除急腹症等发病急、变化快、以“邪实”为主的疾病外，多数腹部疾病由于发病时间长，往往合并出血、梗阻或肿瘤等病症，直接影响机体的消化与吸收功能，表现为纳差和食欲不佳，加之疾病的消耗，不可避免地会造成负氮平衡、贫血及低蛋白血症。因此，对

这些病人的术前准备务必高度重视。现代医学多采用胃肠外营养或输血，以及使用血液成分等治疗，虽然可以有效地改善病人全身状况，但是，这些治疗会带来负面影响和潜在危害是直面不争的事实，况且由于我国的国情所在而不能被临床广泛接受。我国中西医结合工作者通过多年来的临床实践，应用辨证论治的基本理论，强调整体观念，总结了这些准备手术治疗的病人存在着各种“虚象”，并采取“虚则补之”的治疗法则，以补法为主进行术前准备，为改善机体的全身状况取得了良好的效果。现将常用治法、方药介绍如下。

1. 补气健脾法 本法多用于慢性胃肠道疾病，如慢性胃十二指肠溃疡的并发症及消化道肿瘤、溃疡性结肠炎、克罗恩病等病程较长的疾病。症见：面色苍白无华，少气无力，食欲不振，腹胀或便溏，舌淡苔白，脉沉细。临床常用方剂有四君子汤、香砂六君子汤、黄芪建中汤、补中益气汤及参芪扶正注射液等，可根据病人的具体情况随症加减。

2. 气血双补法 本法在腹部外科多用于创伤、出血等急症病人，同时也可用于肿瘤等消耗性疾病。病人表现为不同程度的贫血或低蛋白血症。从中医辨证来看，主要为脾虚见证，可有面色苍白，精神萎靡，唇舌淡白无华，苔少或白，脉沉细或见芤脉。主要方药为八珍丸加减，酌情加生黄芪、太子参之类益气而不燥、补血而不腻的补益之药。

3. 益肾温阳法 该法适于病人多为重病日久、热病伤阴或脾胃虚弱、脾伤及肾而致脾肾阳虚或阴阳两虚之证，临床多见于肝硬化门静脉高压症、食管静脉曲张破裂出血及肾功能不良等慢性疾病。症见：喜暖怕冷、四肢不温、腰膝酸软无力、大便溏泻、浮肿、腹水等，舌淡胖或暗，脉沉细无力或浮大无根。方药多用黄芪、当归、党参、附子、肉桂等性味甘温的温补药。方中黄芪、党参一类补气药物经现代药理研究证明，具有增强机体免疫功能的作用，而附子、肉桂则有恢复肾上腺皮质功能的作用，并可增强吞噬细胞的功能。同时根据阴阳互根的理论，在着重补肾阳的前提下可加用生地黄、知母、女贞子、旱莲草等滋补肾阴药物。

二、应用“通里攻下”法行肠道准备

结、直肠手术肠道准备的好坏直接影响到手术成败。临床研究证明，由于使用肠道抗生素行肠道准备存在着诸多问题，如果没有同步进行肠道的机械性排空，即使应用抗生素做肠道准备也并不可靠。临床研究证实，术前行全胃肠道灌洗与口服抗生素做肠道准备，结果发现全胃肠道灌洗较口服抗生素做肠道准备的术后感染率更低，这足以说明，肠道排空对肠道手术的准备具有重要意义。“通里攻下”类中药具有明显增加胃肠道顺蠕动，以及荡涤肠胃或推陈出新的作用。其中应用单味大黄制剂、番泻叶浸泡液、巴黄丸、三物备急散等简易剂型作为术前肠道准备，已被临床广泛采用并取得了明显效果。

三、危重病人术前的中医辨证论治

腹部外科和急腹症病人由于感染中毒、失血及水、电解质和酸碱平衡失调的存在，常致病情恶化甚至合并休克，此时贸然施行手术往往得不偿失，甚至会加速病人死亡。因此，应在输血、输液、抗感染和抗休克治疗的基础上，同时配合辨证论治进行必要的中医药治疗，为手术治疗创造良好条件，这对于降低手术并发症和病死率具有不可低估的作用。下面就危重症抢救的术前准备中最常用的治法做一简介。

1. 清营救逆法 本法多用于外科感染性疾病所致的脓毒性休克。症见：高热谵语，或体温呈弛张热，唇干烦渴，小便短赤，大便秘结，舌质红绛，苔多黄燥，脉细无力。辨证属于毒热内陷、燔灼营血。治以解毒凉血、清营救逆。常用清营汤加减治之，可以使病情迅速好转，转危为安。临床常用基本方药为：犀牛角 10g（现用水牛角 30g 代替），金银花炭 30g，连翘 30g，栀子 15g，蒲公英 30g，黄连 10g，板蓝根 15g，紫草 12g，牡丹皮 10g，石菖蒲 10g，安宫牛黄丸 1 丸（兑服）。另加白参 6g，单煎频服。

2. 升阳救逆法　本法适用于创伤性休克和过敏性休克。症见：面色苍白，口唇紫绀，烦躁不安，胸闷，气憋，汗出口张，四肢厥冷，舌淡，脉微欲绝。辨证属于神陷气脱、心脾逆乱。治以益气固脱、升阳救逆。方用独参汤加味治之。基本方药包括：人参 10g，黄芪 30g，炙甘草 10g，水煎频服。同时辅以输血、输液等综合抗休克措施，能有效地遏制病情进展，使病人转危为安。

3. 益气救阴法　本法适用于脓毒性休克中的高排低阻型休克，以及失血、失液所致的低血容量性休克。症见：心烦身热，口干思饮，手足尚温，汗咸不黏，呼吸气粗，舌质红绛干瘪，脉细数或虚大无力。辨证属于热盛耗津、气虚亡阴。治以益气补津、增液养阴。方用生脉散加减。本方已制成口服液及静脉针剂，在脓毒性休克或低血容量性休克病人的抢救过程中可一次性静脉滴入 30 ~ 50mL，同时配合其他综合性抗休克治疗，实践证明具有可靠的临床效果。

4. 回阳固脱法　本法适用于脓毒性休克中的低排高阻型休克及心源性休克。症见：神情淡漠，畏寒身凉，四肢厥冷，冷汗淋漓，呼吸微弱，舌淡润，脉微欲绝。辨证属于元气大伤、阴损亡阳。治以益气敛阴、回阳固脱。基本方为参附汤。临床实践证明有许多休克病人抢救的时间较长，且对升压药产生依赖性，经使用本方治疗后，即可减少或停用升压药物，迅速逆转病情进展，具有转危为安的功效。

5. 休克病人的针刺治疗　休克病人针刺的主穴：素髎、内关；配穴：人中、中冲、涌泉、足三里。针法要点：先刺主穴以中强刺激，持续运针或电针，可加配穴留针或脉冲电刺激。在休克病人的抢救中必要时可加耳针：肾上腺、皮质下、心、内分泌、神门、交感等穴，或加用艾条灸百会、气海、关元、膻中，不计壮数，以脉回汗止为度。

6. 解毒通脏法　近年来在急性梗阻性化脓性胆管炎和急性重症胰腺炎合并休克病例的术前准备阶段，应用清热解毒和通里攻下的治疗法则，分别组成不同组方的“清胆汤”“清胰汤”，治疗急性重症胆管炎和急性重症胰腺炎合并休克的病人，或作为该类病例急诊术前准备的主要措施，并获得了满意效果，改变了过去一味强调急诊手术的观点。使中西医结合非手术治疗成功率达到 80% ~ 90%，死亡率降至 5% ~ 10%。大量临床资料证明，对于此类重症休克病人，通过中西医结合治疗可较快地改善病情及组织器官的功能，为手术治疗创造条件和赢得时机，不仅增加了手术的安全性，还大大降低了手术的死亡率。

NOTE

第九章　重症救治

重症救治是抢救危重患者的重要措施，不仅外科医生必须掌握，其他临床各科也应结合本科的特点加强这方面的工作。主要包括心肺脑复苏和多器官功能障碍综合征的救治。

第一节　心肺脑复苏

一、概述

心跳骤停（也称心脏停搏）是指心脏的有效收缩和排血功能突然衰竭，全身血液循环停止，血液供应中断，并伴有呼吸停顿，从而导致组织缺血、缺氧和代谢障碍，表现为临床死亡状态。早年复苏主要指“心肺复苏”（cardiopulmonary resuscitation，CPR），即针对呼吸和循环骤停所采取的抢救措施，以人工呼吸替代人的自主呼吸，以心脏按压形成暂时的人工循环并诱发心脏的自主搏动。但是，心肺复苏成功的关键不仅是自主呼吸和心跳的恢复，更重要的是中枢神经系统功能的恢复。从心脏停搏到细胞坏死的时间以脑细胞最短，因此，维持脑组织的灌流是心肺复苏的重点，一开始就应该积极防治脑细胞的损伤，力争脑功能的完全恢复。故将“心肺复苏”扩展为“心肺脑复苏”（cardiopulmonary cerebral resuscitati- on，CPCR）。

心肺脑复苏成功的关键是时间。在心脏停搏后 4 分钟内开始初期复苏、8 分钟内开始后期复苏者的恢复出院率最高。因此早期开始复苏是提高成活率和脑功能完全恢复率的基础。有效复苏开始的时间虽仅有分秒之差，却可显著影响复苏的效果。

1. 心跳骤停的类型

根据心电图（ECG）、触诊或肉眼观察，心跳骤停可分为 3 种类型：

（1）心跳停止（心室停顿）：心脏完全处于静止状态，ECG 呈现为一条直线。

（2）心室纤维颤动（心室颤动）：心室呈不规则蠕动而无排血功能，蠕动幅度小的为“细颤”，蠕动幅度大的为“粗颤”，ECG 振幅、波形和节律无规律。

（3）心电机械分离：尽管 ECG 仍有低幅波图形（心室复合波），但心脏无机械收缩及排血功能。

无论是何种类型的心跳骤停，其复苏原则是一致的，应尽快争取 CPR 的时机。

2. 心跳骤停的原因

（1）意外事件：如触电、溺水、雷击、严重创伤、窒息、中毒等。

（2）电解质及酸碱平衡紊乱：如急性高钾血症或低钾血症、严重的酸中毒等。

（3）药物中毒反应或过敏：如锑剂、洋地黄、奎尼丁、局部麻醉药等中毒反应或过敏。

NOTE

（4）器质性心脏病：如各种类型的心脏病、心肌炎、心肌病等。

（5）休克：如心源性休克、感染性休克等。

（6）对心脏的直接刺激：如心导管检查或治疗。

（7）手术因素：某些特殊部位如颅内、胸腔和腹腔内手术较其他部位的手术更容易发生心跳骤停；突发的急剧的大量失血极易导致心跳骤停；复杂的大手术也易导致心跳骤停。

（8）麻醉因素：麻醉的选择、实施、管理等不当也会导致心跳骤停。

3. 心跳骤停的病理

主要有以下几方面的改变：

（1）迷走神经张力增高：迷走神经兴奋可抑制窦房结起搏，抑制传导，严重者可导致心跳骤停。机械刺激、缺氧、二氧化碳蓄积、中毒等都可能是迷走神经张力增高的原因。

（2）心肌凝固或断裂：多由电流的直接损伤所致。

（3）血流动力学的急剧变化：这种变化对于高血压冠心病患者可造成心肌急剧的供氧与需氧的比例平衡失调，导致心肌缺血、缺氧而出现心跳骤停。

4. 缺血后再灌注损伤与 CPCR

（1）心肌缺血再灌注损伤：可使心脏发生心肌超微结构损伤，钙离子超载，心肌酶漏出，心律失常。

（2）脑组织再灌注损伤：可致脑细胞内水肿，导致神经系统后遗症。

缺血后再灌注不一定能使缺血细胞恢复功能，相反，在一定条件下它可加重已有的细胞损伤，甚至使损伤变为不可逆。

5. 心跳骤停的安全时限　CPCR 的成功与否主要取决于复苏开始的时间。确切的心跳骤停的安全复苏时限尚难确定。在常温下心脏停止活动 3 秒，患者出现头晕，10 ~ 20 秒出现晕厥，40 秒发生惊厥，30 ~ 45 秒瞳孔散大，60 秒呼吸停止、大小便失禁，4 ~ 6 分钟后脑细胞即出现不可逆性损害，10 分钟后脑细胞死亡。一般而言，5 ~ 8 分钟被认为是复苏安全时限。

6. 心跳骤停的诊断　准确及时地做出诊断是复苏成功的关键。要求尽可能在 30 秒内确定诊断。正在接受心电图或直接测动脉血压者，其心跳骤停可即刻发现。但在大多数情况下，须凭借以下征象确定：①意识突然消失，呼之不应；②大动脉搏动消失，颈动脉或股动脉搏动摸不到，血压测不到，心音听不到；③自主呼吸在挣扎一两次后停止，但在全身麻醉过程中应用骼肌松弛药后无挣扎表现；④组织缺氧后会出现瞳孔散大，对光反射消失，可作为间接判断心跳骤停的指征。在听不到心音或测不到血压时特别有参考价值；⑤突然出现皮肤、黏膜苍白，手术视野血色变暗发紫，应高度警惕心脏停搏。

7. 心肺脑复苏（CPCR）的基本过程　CPCR 是一个多环节的连续过程。目前国际上通行的办法是把 CPCR 划分为 3 个阶段共 9 个步骤，每一阶段各有 3 个步骤，并且按英文字母 A ~ I 的顺序排列。实际上各步骤并非机械地按字母排序进行，常视病情需要交叉实施。

（1）基础生命支持阶段：基础生命支持（basic life support. BLS）阶段亦称初期复苏，是呼吸、心跳骤停时的现场急救措施，主要任务是建立人工呼吸和循环以迅速有效地恢复生命器官（特别是心脏和脑）血液灌流和供氧。主要措施可归纳为 CAB 程序，即：C（circulation）指建立有效的人工循环，A（airway）指保持呼吸道通畅，B（breathing）指进行有效的人工呼吸。这一方法是必须熟练掌握的基本技能之一。

NOTE

（2）进一步生命支持：进一步生命支持（advanced life support，ALS）又称后续复苏，是初期复苏的延续，其目的是通过更为有效的呼吸和循环支持，争取心脏恢复搏动，自主呼吸恢复，保持循环和呼吸功能稳定，为脑功能的恢复创造基础。采取的步骤为：D（drugs）药物治疗；E（ECG）心电监测及其他监测；F（fibrillation）处理心室颤动。

（3）延续生命支持：延续生命支持（prolonged life support，PLS）也称复苏后处理，包括G（gauge）病情判断，H（human mentation）神志恢复，I（intensive care）重症监护治疗。这三个步骤是在心肺复苏成功的基础上围绕脑功能恢复进行的。

二、心肺复苏

（一）初期复苏

一旦疑有呼吸或心跳停止，应立即确定患者的神志是否消失，同时开始现场复苏。

1. 建立人工循环 人工循环建立的迟早与效果对患者预后有重要影响。主要方法是按压心脏，维持心脏的充盈和搏动，有效时可诱发心脏的自律搏动。

（1）胸外心脏按压（external chest compression，ECC）：是于胸骨上施加压力使心脏（或胸腔）的容积改变，从而推动血液循环的方法。正确的胸外按压可产生相当可靠的效果，动脉压可达10.7～13.1kPa（80～100mmHg），可以防止脑细胞的不可逆性损害。

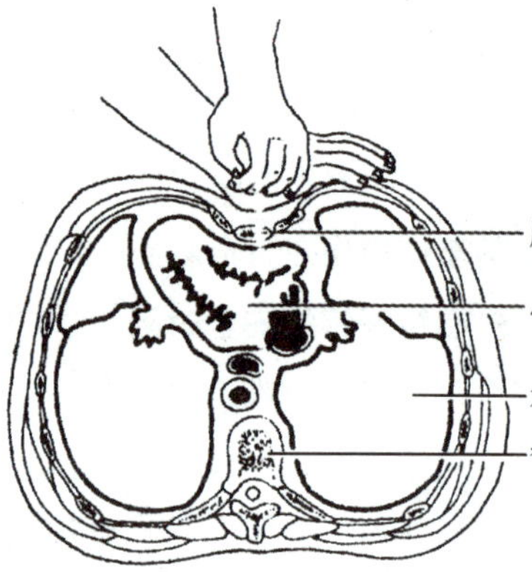

图 9-1 胸外心脏按压方法

1）体位：患者仰卧在硬板上或者将患者移至地面；去枕以使头部不要高于心脏平面，否则因重力因素会使脑血流减少；抬高双下肢15°。

2）按压部位：按压部位位于胸骨中、下1/3交界处，手掌与患者胸骨纵轴平行以避免直接按压肋骨，另一手平行按在该手背上（图9-1）。

3）按压力度及频率：肘关节伸直，上身前倾，操作者借自身重力和双手臂及手掌垂直下压的力使胸骨下降3～5cm，然后立即放松，使胸骨自行回复原位，按压与放松的时间比为1∶1，按压频率一般为成人100～120次/分，对儿童可用单手按压，按压胸骨的幅度至少为5cm，但不超过6cm。婴儿因心脏位置高、胸廓小，只宜用两指指尖按压胸骨中部，按压幅度为1～2cm，频率100～120次/分。

4）与人工呼吸配合：ECC与口对口人工呼吸合为一体，被视为“标准CPR”。①单人CPR：每按压30次，做口对口人工呼吸2次（30∶2），频率为100～120次/分；每间隔2～3分钟观察颈动脉搏动和自主呼吸动作1次，以判断心跳、呼吸是否恢复。②双人CPR：一人做胸外按压，另一人做口对口（鼻）人工呼吸并监测颈动脉搏动，胸外按压与人工呼吸的次数比为5∶1，即每5次ECC停顿1～1.5秒后做人工呼吸1次。

5）胸外按压有效的指征：①能触摸到颈动脉及其他大动脉搏动；②可测到血压；③皮肤、口唇颜色转为红润；④自主呼吸恢复；⑤瞳孔逐渐缩小；⑥眼睑反射恢复；⑦下颌、四肢肌张力恢复。

NOTE

6）胸外按压常见的并发症：①肋骨骨折、胸骨骨折及由此损伤内脏致肝破裂、脾破裂、气胸、心包积血等。②胃内容物反流和误吸。老年人和婴幼儿更易发生，应倍加小心。

此外还可采用心前区叩击法，即用拳头的小鱼际部在患者的胸骨中点上方 2 ~ 3cm 处迅速有力地捶击，可连续叩击 3 ~ 5 次，这种叩击可使心脏产生一个小的电刺激，使因传导阻滞引起的心室停搏恢复心跳。此法简便易行快捷，在现场可首先试用。

（2）胸内按压术（open chest compression，OCC）：指开胸后直接用手挤压心脏，重建血液循环，其 CPR 效果明显优于 ECC。但由于它对场所、技术的特殊要求及难以避免的损伤和极易发生感染等不利因素，不适合现场复苏，因此应慎重选择。

适于 OCC 的情况有：①胸廓严重畸形或伴心脏移位者；②胸外伤引起的肋骨骨折、胸部穿透伤、胸部挤压伤、张力性气胸、心包填塞等；③ ECC 持续 10 分钟而 CPR 效果不佳；④术中发生心跳骤停，特别是已开胸者。

OCC 操作方法：①快速消毒皮肤，同时立即行气管插管和机械通气。②自胸骨旁左侧 2.5cm 至左腋前线，沿第四或者第五肋间隙做弧形切口。如若出血应立即停止开胸，因提示可能循环未停。③进入胸腔后，切开心包膜，右手挤捏心脏，拇指及大鱼际在前，余四指在后将心脏托于手心，有节律地向室间隔挤压心室。也可用双手，一手在前，一手在后。小儿由于切口小，宜用单手，四指合拢置于心脏后壁向胸骨挤压心脏，拇指放在胸骨前。④挤压频率为 60 ~ 80 次 / 分，挤压用力应均匀，切忌指尖用力，以免损伤心肌。⑤注意观察心肌的颜色、张力。必要时可经无血管区直接心内注药，或行电除颤。⑥心脏复搏后要仔细止血，观察心肌，待心律、血压稳定，用生理盐水反复冲洗胸腔，胸腔内置抗生素，关闭胸腔，并予胸腔闭式引流。⑦打开心包时应避免损伤膈神经。

2. 开放气道　心脏停搏后的患者约 90% 可发生呼吸道梗阻，常见的原因是舌后坠和呼吸道内分泌物、误吸的呕吐物或其他异物阻塞气道，因此施行人工通气的前提条件是开放呼吸通道并维持其通畅。

（1）清除呼吸道异物或分泌物：通过各种物理的、机械的方法取出气道内异物。①手指取异物：当异物位于口咽部时，可先将患者下颌提起，使舌根脱离后壁和异物，再用示指深入咽部达会厌背侧，屈指掏出异物。②背部拍击法：当人工通气气体不能进入肺部，怀疑异物位于气管内时可将患者侧转，用手掌用力快速拍击患者背部（肩胛骨之间部位），反复多次以诱发呼吸，让气流带出气道内异物。③推压法：抢救者一只手置于患者上腹部，或从背部双手抱住患者上腹部，向膈肌方向快速猛力持续推压，使肺部气道压力急剧上升，于呼气时排出异物，但此法有可能造成肋骨骨折和肾破裂。④器械取物：有条件时可借助纤维咽喉镜或纤维支气管镜或吸引器清除异物。

（2）处理舌后坠：①仰头托下颌：术者在患者头侧，用双手示指置于患者下颌角处，将下颌前推，使头后仰，同时用拇指推开下唇，即可使舌后坠解除。但当疑有颈椎损伤时禁用此法。②仰头抬颌：术者在患者头一侧，一手示指置于患者颌下，将颌向上、向前托起，同时使头后仰，拇指轻拉下唇，使口微张；另一手置于前额帮助头后仰。

（3）维持呼吸道通畅：应尽可能使用口咽导气管、喉罩、气管内插管等特殊的器械保持气道通畅。

3. 人工通气　一旦发现呼吸停止，首先进行徒手人工呼吸。人工通气法大致可分两类：一类是无需借助器械或仪器的徒手人工呼吸法，其中以口对口（鼻）人工呼吸最适合于现场复苏。另一类是利用器械或特殊呼吸装置的机械通气法，主要用于医院内和后期复苏。

（1）口对口人工呼吸：口对口人工呼吸是进行人工呼吸最简便有效的方法，与胸外按压共同组成CPR的最初急救措施。正常人呼出气的氧浓度为16%～18%，二氧化碳浓度为2%～4%。若以2倍正常潮气量的通气量向人口（鼻）吹入呼出气，患者的PaO_2达10～11.3kPa，而$PaCO_2$为4～5.3kPa。口对口人工通气要求抢救者每次吹气量能使患者双肺获得足够的充气，大多数成人一次吹气应不少于800mL，最多不超过1200mL。

具体操作方法：①抢救者站在一侧，一手按压患者前额，一手托住颈部，将患者的下颌向上后方翘起使其头后仰。②吸气后对准患者口部（若为儿童则将口、鼻部包括在内）用力吹入呼出气，儿童只宜轻吹。③开始时宜连续吹入3～4次，然后以每5秒1次的频率吹入。④口对口人工呼吸为防止吹入气经鼻腔逸出，可用按前额的手捏住患者鼻孔或在吹气时用面颊紧贴患者鼻孔。⑤有效的吹气应使胸廓扩张。吹气后放开口鼻，任胸廓回缩呼气，同时观察胸廓起伏，听呼吸音。⑥若吹气无效，多因颈部和头部的位置不当，可调整头位。如调整头位后仍不能通气，则考虑有气道内异物。⑦人工呼吸通常与胸外心脏按压配合进行（图9－2）。

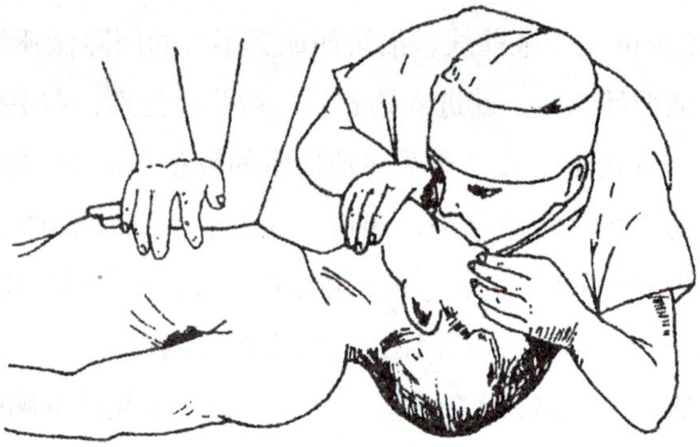
图9－2 口对口人工呼吸

（2）口对鼻吹气：对某些特殊病例如牙关紧闭、口腔严重外伤等，宜进行口对鼻吹气。术者一手放在患者前额，另一手托起下颌，使头部后仰并使口闭合。术者深吸气后双唇包紧患者鼻部，从鼻孔吹进气体，直到胸部充分膨胀为止。将口移开，让患者凭其胸、肺的弹性被动自行完成呼气。

（3）简易人工呼吸器：便携式人工呼吸器是最简便的现场急救用具，由呼吸囊、单向活瓣和面罩三部分组成，操作十分简便。一手将面罩紧扣于患者口鼻部，另一手将呼吸囊握于掌中挤捏，将囊内气体吹入患者肺内，然后松开气囊使呼出气体经活瓣排入大气，同时呼吸囊的自动膨起能自动从另一活瓣吸入新鲜空气。呼吸囊上还附供氧侧管，可与氧源连接以提高吸入气的氧浓度。呼吸器接口还可与气管导管或喉罩等相接。

（二）后续复苏

后续复苏（ALS）是初期复苏的延续。首先应检查患者的自主呼吸和循环功能是否恢复，以便决定是否继续初期复苏。

1. 进一步呼吸支持

（1）确保气道通畅：可实施气管插管和气管切开。

气管插管能真正做到长时间呼吸支持及防止反流误吸。其作用还有：①建立开放的通气道；②预防误吸，并可做气管内吸引；③可给予高浓度氧；④可长时间地实施人工通气；⑤提供给药途径；⑥气管内导管留置的时间不宜超过48～72小时。

气管切开是创伤性开放气道的方法，在上呼吸道阻塞无法解除或气管内插管已达72小时及气管内、支气管内分泌物不能排出时可考虑采用。

（2）机械通气和氧疗：长时间口对口（鼻）人工通气，操作者易疲劳，而且吹入气中氧浓度偏低，易致患者低氧血症。因此应尽早使用机械通气以提高通气效率，改善缺氧和二氧化碳蓄积，同时吸入高浓度氧。

1）简易呼吸器：既可用于无氧情况的现场救护，也可接上输氧管给高浓度氧。

2）呼吸机：可实现自动通气，根据病情调节气道压、通气量、通气时间、通气频率和通气方式等，适用于较长时间的人工呼吸。

3）吸氧：以纯氧进行通气。可以提高动脉血的氧张力和血红蛋白的氧饱和度，改善组织的缺氧，是 CPR 后续复苏过程中必不可少的治疗方法。

2. 药物治疗　心脏停搏后，机体不可避免地存在缺氧、酸中毒、电解质紊乱，并由此导致心脏起搏困难或心室除颤困难，需借助药物治疗以激发心脏复跳，增加心肌收缩力；提高血压，增加心脏和脑血流量；降低除颤阈值，抑制心室异位节律，防止室颤复发；纠正酸碱电解质失衡；防治脑水肿及减轻脑细胞损害。

（1）给药途径：CPR 过程中给药途径有 3 种，即静脉通路、气管内给药和心内注射。

1）静脉通路：CPR 宜尽早建立畅通的静脉给药和输注通路，可选用周围静脉或中心静脉。中心静脉给药是最佳选择，因为从周围静脉给药即使 ECC 十分有效，所给药物到达中心静脉也需 1～2 分钟，且到达心脏的药物浓度也较从中心静脉给予的低。一般在 ECC 时肘前静脉是首选穿刺部位，放置的中心静脉测压（CVP）导管可起到中心静脉的多种作用。经中心静脉途径所给的药物迅速抵达心脏，因而起效快，可作为快速输注通道，也可测 CVP 以指导输液速度和输液量。

2）气管内给药：适用于已做气管内插管者，药物注入气管内，经气管和支气管黏膜的毛细血管吸收直接进入左心，不经体循环，迅速达到高浓度，肾上腺素、阿托品和利多卡因都可经气管内给药。气管内给药的剂量通常应比静脉用药大 2～3 倍。由于黏膜不断吸收，故药物起效时间虽略晚于静脉给药，但维持时间较长。须注意高渗碳酸氢钠及去甲肾上腺素可强烈收缩小血管，均可对气管黏膜造成损伤，故不适于气管内给药。

3）心内注射：心内注射药物并发症多且严重，如损伤左肺下叶、冠状动脉而致张力性气胸、心包填塞，故目前仅在静脉途径或气管内途径无法进行，或正在胸内按压时才采用此法。

（2）常用药物

1）肾上腺素：是 CPR 时最常用、最有效的药物。通过兴奋 α 受体和 β 受体，使心肌血流量、脑血流量增加，加快心率，增强自律性，增加心肌收缩力；使心室颤动由细颤转为粗颤，使电除颤易于生效。其用量为 0.5～1mg，静脉给药，5 分钟后可重复 1 次。也有人建议其首次剂量可增至 2～5mg；气管内给药则为 1～2mg。

2）多巴胺：既兴奋 α 受体和 β 受体，也作用于多巴胺受体。较大剂量可使周围血管收缩，肺动脉楔压升高，心率增快。多巴胺每次用量为 20～40mg，且只能静脉给药。小剂量多巴胺主要作用于多巴胺受体，扩张肾及内脏血管。

3）阿托品：为抗副交感神经药，可降低心肌迷走神经张力，加快窦房结发出冲动的频率，促进房室传导。适用于窦性心动过缓伴血流动力学障碍（如低血压、低组织灌注）或合并频发室性早搏；房室传导阻滞和室性停搏；心动过缓严重时，由于异位心电活动亢进可能诱发的心室颤动。若用阿托品将心率增快至 60～80 次 / 分，不仅可防止心室颤动的发生，而且还能增加心输出量。

心跳骤停时阿托品用量为 1mg 静脉注射，必要时 5 分钟后重复用药；心动过缓时的首次量为 0.5 ~ 1mg 静脉注射，每隔 5 分钟 1 次，直至心率达 60 次 / 分以上。也可经气管内给药。伴急性心肌缺血或心肌梗死时，阿托品宜慎用。

4）利多卡因：是治疗室性异位搏动如室性早搏、阵发性室性心动过速及心室颤动的首选药物，利多卡因显效快，作用维持时间短，毒性低，治疗的安全范围大。首次剂量 1mg/kg 静脉注射，必要时以 1 ~ 4mg/min 的速度注射。如室性异位节律依然存在．可在 10 分钟后再次静脉注射 0.5 mg/kg，也可气管内给药，剂量增加 2 ~ 3 倍。

5）钙剂：在 CPR 中仅用于高钾血症或低钙血症（如钙通道阻滞剂引起的心跳骤停），静脉注射氯化钙 2 ~ 4mg/kg（10% 氯化钙 2.5 ~ 5mL）或 10% 葡萄糖酸钙 5 ~ 8mL 能取得良好复苏效果。注意应缓慢静脉注射。在其他类型的心脏停搏时不宜用钙剂。

6）碳酸氢钠：循环和呼吸停止可引起代谢性酸中毒和呼吸性酸中毒，碳酸氢钠是用于纠正急性代谢性酸中毒的主要药物，但是超大剂量使用碳酸氢钠可能造成医源性碱血症，可引起代谢性碱中毒致低钾血症，因此碳酸氢钠的使用应谨慎。

在复苏早期，主要依靠适量的过度通气充分排出二氧化碳，使 $PaCO_2$ 降低和 pH 值升高来纠正呼吸性酸中毒。若心脏停搏时间仅 1 ~ 2 分钟，则无须使用碳酸氢钠。只有当各种复苏措施如心脏按压、呼吸维持、除颤和药物治疗等实施以后，才考虑碱性药物的使用。

碳酸氢钠的应用最好根据动脉血气分析结果来指导用药。一般当碱剩余（SBE）达 –10mmol/L 以上时才用碳酸氢钠。

碳酸氢钠用量可按以下公式计算：

碳酸氢钠（mmol）=SBE× 体重（kg）/4

或碳酸氢钠（mmol）= 循环停止时间 × 体重（kg）× 0.1

若 CPR 中未能测知血气分析，首剂为 1mmol/kg，约相当于 5% 碳酸氢钠溶液 1.66mL/kg 或碳酸氢钠 84μg/kg，继以每 10 分钟 0.5mmol/kg 给予。

静脉注射碳酸氢钠时速度不宜过快，最好能匀速输注，成人静脉注射 5% 碳酸氢钠以 15mL/min 为宜，若快速输入可能引起致死性的高钠血症和高渗综合征，因此一次静脉用量不应超过 75mL。

在应用碳酸氢钠时必须加强通气，保持 $PaCO_2$ 在 40 ~ 4.7kPa，以避免二氧化碳蓄积，同时碳酸氢钠的用量应适当，宁可 pH 值略低于正常而不要矫枉过正。

7）肾上腺皮质激素：目前倾向于在脑复苏和吸入性肺炎时使用。

8）其他：去甲肾上腺素适用于严重低血压和全身血管阻力降低的患者，可静脉给予 0.5 ~ 1mg。异丙肾上腺素适用于心肌松弛的心脏停搏者，用量为每次 1mg 静脉注射，或 2 ~ 20μg/（kg · min），用于治疗房室传导阻滞。

3. 监测 最基本的监测项目包括触摸大动脉、观察皮肤黏膜色泽、毛细血管充盈时间、瞳孔大小、对光反应、脉率、血压、ECG、心音、呼吸音、CVP、Swan–Ganz 漂浮导管、留置导尿等。但这些参数有一定局限性，并不能完整、定量地反应 CPR 效果及呼吸循环功能的恢复程度，有条件时应争取更全面的监测。

4. 电除颤 心室颤动可分为细颤和粗颤。细颤的心电图显示为不规则的心室颤动波，波幅低，频率低。粗颤的心电图为较高电压的室颤波，波幅宽大且频率高。细颤时电击除颤鲜有成功者。必须设法将细颤转变为粗颤。一般情况下注射肾上腺素多能使细颤转为粗颤。电除颤可分为直流电除颤和交流电除颤两种。目前以直流电除颤应用最广泛，其特点是除颤时间极短，体内产热少，对心肌损伤小，可反复电击除颤；其次，直流电主要兴奋副交感神经，电击后很少出现心动过速等心律失常，但有可能出现心动过缓或传导阻滞；再者直流电可行同步电复律，且除颤器便于携带，多能同时进行 ECG 监测。

（1）胸外直流电除颤：在心电图监视下突发的心室颤动应在 30 秒至 2 分钟内行胸外电除颤。心室颤动宜先行 CPR 中的 C、A、B 步骤至少 2 分钟，使心肌氧合良好再行电除颤。操作步骤如下：①打开电源，成人为 200 ~ 300J，小儿为 2J/kg。②接通电极板，直径选择成人为 10cm，儿童为 8cm，婴儿为 4cm。电极板的大小与电阻成反比，但太大会影响除颤效果。③放置电极板，阴极板置于右胸骨旁第二肋间，阳极板置于左乳头下胸壁，电极下应涂满导电糊。双电极要紧压胸壁（压力约每个电极 1078N）。④再次检查 ECG、电极位置，令所有人员与患者分离，并使患者脱离金属物。⑤暂停胸外按压，在人工呼气末按放电钮，完成一次除颤。⑥观察 ECG，若 5 秒内未复跳，仍摸不到脉搏则继续行 CPR 之 A、B、C 步骤。⑦充电，准备再除颤。适当加大电能至 300 ~ 360J，同时辅助给予利多卡因、溴苄胺以帮助除颤。必要时连续除颤 3 次。若除颤成功，可持续静脉输注利多卡因以防复发，并持续 ECG 监测。

（2）胸内直流电除颤：已开胸的患者可直接行胸内电除颤，步骤为：①剪开心包，暴露心脏。②做好除颤器充电准备。电能成人为 25 ~ 80J，但应从小电量 25J 开始，小儿从 1 ~ 10J 用最低电能开始，以免损伤心肌。③电极板置于心脏前、后，电极板应以浸透生理盐水的棉巾包裹。④按压放电钮。若电除颤失败，不应无限制地增加电能而应积极辅用肾上腺素、利多卡因，再行纠正心肌缺血、低钾血症、低温、酸中毒等。

（3）影响电除颤的因素：直流电除颤成功与否不仅与所选电能大小有关，而且与其他影响心肌状态的因素密切相关。①心室颤动时间：心室颤动时间越长，所需电能越高而成功率越低。②心肌状况：心肌缺血越重除颤效果越差。③电解质：低钾血症可提高除颤阈值，高钾血症可降低心室颤动阈值、抑制心肌收缩，均不利于除颤。④药物：利多卡因、溴苄胺可影响心室颤动阈值，对除颤效果无直接影响。⑤电极板的位置：电阻决定通过心脏电流的大小，直接影响除颤的成功率。

5. 人工心脏起搏　是以人工电刺激去激发心肌收缩，是治疗严重心动过缓、房室传导阻滞的重要手段。对于历经 CPR 仍未能复搏者，人工起搏并无作用。在 CPR 中起搏器仅用于已知患者既往存在完全型房室传导阻滞或复苏后心跳已恢复但难以维持心率者。

（三）复苏后处理

心肺复苏过程中，心跳的恢复或循环功能的初步稳定并非复苏的终结，因为缺血、缺氧所致的机体生理改变并未随心跳的恢复而立即好转。复苏后处理的重点和主要的内容是防治多器官功能衰竭和减轻脑损害，争取脑功能的全面复苏。

1. 维护循环功能　心跳恢复后，心血管功能处于不稳定状态，主要表现为低血压和组织器官灌注不足。此时应进一步通过监测，了解有无休克、心律失常、血容量不足、酸碱失衡和电解质紊乱，判断有无心包填塞（可由心内注射引起）、肺水肿、张力性气胸等。

（1）纠正低血压：通常造成血压不稳定或持续低血压状态的原因主要有：①有效循环血量不足；②心肌收缩无力；③酸碱失衡及电解质紊乱；④ CPR 中的并发症。

因此纠正低血压的主要措施是保持充足的血容量、改善心肌收缩力和纠正酸碱平衡失调与电解质紊乱。

（2）处理高血压：心肺复苏后也可突然出现高血压，通常是由于CPR时注入的肾上腺素或其他儿茶酚胺类药物的持续作用所致，表现为一过性血压增高，可用硝普钠或硝酸甘油降压。

（3）处理心律失常：心跳恢复后亦可发生心律失常，对于频发的室性心律失常可用利多卡因静脉输注；若为严重的心律失常或房室传导阻滞，则可应用阿托品或异丙肾上腺素。

（4）应常规留置导尿管观察尿量，进行尿液分析以了解肾功能。

2. 维持呼吸功能 心跳恢复后，如果呼吸中枢未受损，自主呼吸一般在0.5～2小时恢复。但是，自主呼吸的恢复并不意味着呼吸支持的终止。绝大多数情况下呼吸支持须延续，并要进一步检查呼吸系统，判断有无胸骨或肋骨骨折及有无通气障碍等。

（1）保持呼吸道通畅：气管插管应保留足够长的时间，以确保呼吸道通畅和有足够的通气量。在持续的人工呼吸过程中要充分给氧，随时根据血气分析结果调整呼吸参数，保证大脑皮层和心肌对氧的需求。如要长时间保留插管，则须行气管切开，以便进行较长期的呼吸治疗。为防止和减少反流、误吸，宜早做胃肠减压。

（2）呼吸恢复延迟的处理：心跳恢复后，呼吸的复苏有赖于呼吸中枢的兴奋以诱发自主呼吸。如经1～2小时各种支持治疗呼吸仍未恢复，可谨慎地试用呼吸兴奋剂如洛贝林3～6mg、回苏灵（二甲弗林）8mg、利他林（哌甲酯）20mg等。呼吸长期不恢复，则应高度怀疑脑水肿已波及延髓呼吸中枢或脑细胞发生缺氧性器质性损害，使呼吸难以恢复，尽早使用脱水药物以减轻脑水肿，同时积极进行其他脑保护治疗。

（3）呼吸系统并发症：最常见的是肺炎、肺水肿和急性呼吸窘迫综合征（acute respiratory distress syndrome，ARDS）。ARDS的诱因有：①ECC时间较长，在动脉压增高时，肺动脉压也升高，肺毛细血管压持续增高至肺水肿；②心脏停搏后的缺氧和酸中毒使肺血管阻力增大，毛细血管通透性增大，促发弥散性血管内凝血；③气管内异物、分泌物致肺不张；④反流、误吸致吸入性肺炎；⑤心脏停搏时内源性儿茶酚胺的释放和外源性儿茶酚胺的使用；⑥ECC过程中肋骨、胸骨骨折导致脂肪栓塞；⑦合并有颅脑损伤、严重胸部损伤、严重休克等。

在针对原因进行处理的同时，主要采用机械通气治疗。

（4）机械通气：机械通气是CPR中维持呼吸功能的主要手段。通气方式可选择间歇性正压通气（IPPV）、呼气末正压通气（PEEP）、间歇指令通气（IMV）等，应根据病情和治疗效果加以选择和变换。

3. 保护肾功能 复苏后常规监测肾功能，包括每小时尿量、尿比重，并采血测定尿素氮、非蛋白氮。如尿量少于30mL/h，24小时尿量少于400mL，尿比重固定在1.010，且非蛋白氮持续升高，则提示急性肾衰竭，应进一步检查血和尿的渗透压、尿素氮、肌酐浓度、电解质及血红蛋白。一旦确诊为急性肾衰竭应立即用利尿药，如用速尿0.5mg/kg静脉注射，若观察30分钟后仍无尿，可重复注射。同时要维持有效循环功能、合理使用血管活性药物（如小剂量多巴胺）、纠正酸中毒等。这是保护肾功的重要措施。

NOTE

4. 防治多器官功能衰竭　因为心脏停搏造成的缺血、缺氧是全身性的，所以复苏后不仅要对一些主要生命器官的功能加以维护，而且对于肝、胃肠道、血液等其他脏器组织的功能状态也应注意观察。通过对多器官、多系统的监护，避免出现多器官功能衰竭，为进一步脑复苏创造条件。

三、脑复苏

心跳骤停后，随着循环的停止，脑血流中断，脑细胞缺血、缺氧，脑功能和代谢迅速受损甚至停止。由于脑细胞是人体对缺氧最敏感的细胞，因此 CPR 后心跳、呼吸恢复并不意味着脑功能也迅速恢复，而是需要采取各种措施维持脑细胞内外环境（颅内和颅外）稳定以改善和解除缺血所致的脑损害。

1. 脑缺血的病理生理改变　脑是人体对氧的需求量最大的器官，其重量仅占体重的 2%，但其血流量却占心输出量的 15%，静息氧耗量则占氧摄入总量的 20%。脑细胞代谢的主要能量来源是葡萄糖氧化生成的三磷酸腺苷（ATP），但脑内葡萄糖和 ATP 的储存很少，且脑的无氧代谢能力非常有限，故极易出现能量代谢障碍。整个脑组织呈现为“低储备、高供应、高消耗”的特点，远较其他脏器更易遭受缺血、缺氧的打击。

2. 脑复苏的治疗措施

（1）低温－脱水疗法：低温－脱水疗法对于脑细胞具有保护作用，可阻止脑细胞进一步受损。其实施要点为：①及早降温：CPR 后心脏复跳稳定，即可开始用冰帽进行头部降温，6 小时内逐渐降至预定水平。②足够降温：在监测鼻咽部（脑温）、食管下部（心温）和直肠（全身温）温度的前提下，3～6 小时使头温逐渐降至 28℃，其他部位温度降至 28℃～30℃，并维持 12～24 小时，随后视病情维持体温在 32℃上下。③降温到底：降温以恢复听觉为“底”，当患者能听从指令如睁眼、抬头、牵手而表明大脑皮层功能恢复时才能终止降温。复温过程中应严格做到逐步升温，切忌体温反跳。④及早进行脱水疗法：心脏复跳后循环稳定即静脉注射 20% 甘露醇或山梨醇 0.5～1g/kg。必要时 4～8 小时重复 1 次，每天不超过 3 次，以降低颅内压；也可间断静脉注射速尿 0.5～1mg/kg。24 小时尿量应超过静脉输入量 800～1000mL，使脑脊液压力降低在正常水平以下。

（2）高压氧治疗：高压氧治疗可使 PaO_2、血氧含量和氧弥散力明显升高，同时也使脑血管收缩、脑积液容积和脑血流量减少，从而减轻脑水肿。早期应用作用明显。

（3）巴比妥类药物治疗：巴比妥类药物可抑制脑代谢，控制抽搐，防止颅内压增高，目前仅用于抗惊厥。硫喷妥钠首次剂量为 30mg/kg，随后可用 2～5mg/kg 维持，但须注意其呼吸抑制作用。

（4）钙离子拮抗药治疗：细胞内 Ca^{2+} 超载在再灌注损伤中占重要地位。尼莫地平、利多氟嗪均可改善脑缺血后的脑血流和神经功能，不宜单独使用，可作为综合治疗的一部分。

（5）其他药物治疗：皮质激素、自由基清除剂、催醒药、脑细胞营养药等可根据病情而选用。

3. 神经功能评定　多用 Glasgow 昏迷评分法来评估患者神经功能状态，其分值高低可表示脑功能的恢复情况（见表 9-1）。

表 9-1　Glasgow 昏迷评分法

睁眼反应	评分	言语反应	评分	运动反应	评分
能自行睁眼	4	能对答，* 定向正确	5	能按吩咐完成动作	6
呼之能睁眼	3	能对答，* 定向有误	4	刺痛时能定位，手举向疼痛部位	5
刺痛能睁眼	2	胡言乱语，不能对答	3	刺痛时肢体能回缩	4
不能睁眼	1	仅能发音，无语言	2	刺痛时双上肢呈过度屈曲	3
		不能发音	1	刺痛时四肢呈过度伸展	2
				刺痛时肢体松弛，无动作	1

* 定向指对人物、时间和地点的辨别。

4. 脑复苏结局　根据患者脑损伤程度和 CPCR 的成效，脑复苏结局可能有 4 种：

（1）经过若干天昏迷之后逐渐清醒且恢复正常智力和工作能力。

（2）清醒后可能后遗一定的精神行为障碍，导致某种程度的残废。

（3）植物状态或皮质下存活，可延续数年，最后因并发症而死亡。

（4）脑死亡，无呼吸、无反射、无循环功能，短期内死亡。

因此，脑保护措施宜全程进行，不可轻易放弃，若脑复苏失败，应适时终止治疗。

第二节　多器官功能障碍综合征

多器官功能障碍综合征（multiple organ dysfunction syndrome，MODS）是指急性疾病过程中两个或两个以上的重要器官或系统的急性功能障碍综合征。MODS 是随着医学科学不断发展进步，延长了危重患者生存时间之后，于 20 世纪 70 年代提出的新问题。

一、病因与发病机制

1. 病因

（1）严重创伤：如大面积烧伤、多发性创伤、大手术等引起肺、心、肾、肝、消化道和造血系统等多脏器的功能失常并发展到衰竭。

（2）休克：为最常见的原因。尤其是创伤、出血和感染性休克，常因各脏器血流灌注不足造成组织缺血、缺氧，引起 MODS。

（3）严重感染：败血症及局部严重感染，尤其是腹腔内感染（胆道感染、胰腺感染、消化道穿孔及腹部手术后感染等）。引起败血症的主要细菌有大肠杆菌、假单胞菌、变形杆菌、克雷伯菌、肠杆菌、沙雷菌及某些革兰阳性菌。

（4）心跳、呼吸骤停：骤停后造成各脏器缺血、缺氧，而复苏后又可引起再灌注的损伤。

（5）诊疗的失误：高浓度吸氧致肺泡表面活性物质破坏、肺血管内皮细胞损伤、正压呼吸、呼气末正压通气（PEEP）等使用不当造成心肺功能障碍，血液透析造成血小板减少和出

NOTE

血等。大量输液输血及药物使用不当也可以导致 MODS 的发生，输血过多可使左心负荷增加，从而导致左心衰竭、肺水肿，大量输血可有微小血凝块致使肺功能障碍、凝血因子缺乏而出现出血倾向，长期大量使用抗生素可引起肝、肾功能损害，激素的大量应用容易造成免疫功能抑制、应激性溃疡出血、继发性感染等。

临床上，以下病人容易发生 MODS：在 ICU 内发生脓毒症或感染者；全身性脓毒症者；存在坏死或损伤病灶者；严重创伤或重大手术患者；肝功能衰竭末期的患者。

2. 发病机制　MODS 的发病机制非常复杂，尚不完全清楚。严重感染、严重创伤、缺血及再灌注损伤等不同的因素除了直接引起细胞损伤外，更重要的是通过激活内源性炎症介质，使之过度地释放，引起全身性反应。原发病因或引起器官损伤的原因可不相同，但炎性介质和免疫系统改变却可相同或相似，在全身炎症反应持续存在的进程中，二次打击对导致 MODS 发生有重要的临床意义。

MODS 的发病机制有两种学说。

（1）同源性发病机制：MODS 的若干共同病因同时或者先后发生。

1）微循环障碍：由于各脏器血流灌注减少，组织缺氧，ATP 生成不足，致使细胞膜 Na^+ 泵失控，细胞内 NaCl 增加，导致细胞水肿并出现线粒体、溶酶体破坏。在缺氧状态下，细胞内 pH 值下降，多种酶的功能障碍，膜通透性进一步改变，Ca^{2+} 内流，内膜结构膨胀变形，细胞解体，导致脏器功能低下。此外，MODS 时各实质性器官微血管内皮细胞损伤，白细胞黏附造成广泛的微血栓形成，造成微循环扩张障碍。

2）再灌注损伤：当严重创伤、严重感染、休克等病因控制后，血流动力学有所改善时，血流对组织出现再灌流现象，已经受损的细胞线粒体呼吸功能发生了改变，细胞色素氧化酶和超氧化物歧化酶的活性下降，不能有效地清除“再灌流”后产生的氧自由基（氧自由基对组织损伤主要表现为细胞膜磷脂过氧化物被降解，膜的结构受到破坏，细胞酶蛋白和核酸损伤，使蛋白变性失活），引起血管内皮细胞肿胀，导致血管管腔狭窄或闭塞，出现组织少灌流或无灌流状态，继而发生更严重的细胞变性坏死，这就是细胞再次受到打击的“再灌流”综合征。

3）中性粒细胞激活：创伤感染时，中性粒细胞（多形核白细胞、单核细胞、巨噬细胞、内皮细胞）被补体所激活，黏附在微血管壁上，形成微血栓，释放各种介质和氧自由基，从而进一步地损伤毛细血管内皮细胞，使血管壁通透性增加，血管内成分外溢，致使组织发生水肿。

4）炎症刺激物及反应递质的产生：微生物及其产生的内、外毒素及异物、肿瘤细胞等均可导致炎性反应，在炎性反应中产生的反应递质有肿瘤坏死因子（TNF）、花生四烯酸、白介素（$IL_{1\sim10}$）、前列腺素（PG）、被激活的补体系统、内啡肽、儿茶酚胺、组胺、胰高血糖素等物质，通过以下几个方面介导炎性反应：扩张毛细血管，增加血管壁通透性，吸引白细胞，引起组织损伤坏死，免疫机制破坏，体内激素平衡失调，支链氨基酸加速氧化。同时可促使氧自由基、溶蛋白酶、促凝血因子（血小板活化因子）大量产生，导致血小板凝集、毛细血管内凝血、微血栓形成等。

5）肠道在 MODS 的作用：胃肠道屏障损伤、肠道细菌移位与 MODS 的发生有密切的关系。多器官功能衰竭可致胃肠道黏膜水肿、肠麻痹、消化功能减退、应激性溃疡、出血等，使得胃肠道黏膜的屏障受损，肠道内细菌和毒素漏出到腹膜腔，经门脉系统到达体循环中，从而

NOTE

可导致致命的“无细菌性临床败血症”。而且，肠源性内毒素血症可刺激和加重机体高代谢状态和炎性反应，也可导致MODS。

（2）序贯性发病机制：MODS常以某一脏器开始，而后其他脏器序贯地相继发生，呈多米诺效应，互相影响，形成恶性循环。临床上，肺常为首先受累的敏感器官。一般发病顺序为：肺－肾－肝－消化道－中枢神经－心脏。

3. MODS时各器官病理生理特点

（1）肺：是在MODS进展中最容易受到损害的器官，常是MODS早期的表现，症状明显，肺功能障碍可严重地影响全身的功能，因而会加速MODS的发展。①当毒素或失血等因素引起休克时，可导致肺循环障碍，出现出血、缺氧及酸中毒，并导致肺泡细胞代谢障碍，肺泡表面活性物质减少或缺乏，从而出现肺泡塌陷，肺不张，造成气体交换障碍。②缺氧、酸中毒及细菌内毒素的刺激可使组织释放血管活性物质，中性粒细胞被激活，产生大量氧自由基和介质，使肺毛细血管通透性增加，血浆蛋白及血液有形成分外漏，导致肺间质水肿、肺泡水肿及透明膜形成，进一步损害肺泡气体交换功能。③微循环缺血期间可出现凝血机制障碍及血管内小血栓形成，致使肺广泛性的微血栓栓塞而造成肺动脉高压，出现压力性肺间质水肿。由于肺水肿和肺不张，使得肺通气障碍和动静脉分流增加，出现低氧血症性呼吸功能衰竭。

（2）肾：是在MOIDS进展过程中最早受到影响的重要器官。是由于肾血流灌注不足及毒素与活化的炎性细胞和介质所直接引起的组织损伤。①各种因素引起的有效循环血量不足使肾脏处于低灌流状态，交感神经系统兴奋使肾素－血管紧张素分泌增加，肾血管收缩（肾小球输入小动脉收缩、输出小动脉舒张），从而使肾小球毛细血管静水压降低，肾小球滤过率明显降低，尿量减少。②肾灌流不足，导致肾小管上皮细胞损伤，使滤过液在肾小管内回吸收增加，尿量减少。

（3）肝：是在MODS中容易忽略的器官，也是易受到损害的器官，发生率较高。肝脏不仅在代谢方面占有重要的地位，而且也是重要的免疫器官，一旦肝脏受到损害，必然累及其他器官。如临床上所说的“肝肺综合征”“肝肾综合征”等。①细菌毒素、代谢产物、有害物质由肠道进入门静脉时，肝脏即出现病理性损伤。②肝库普弗细胞（Kupffer cell）过度激活，对内毒素、细菌和毒性产物的摄取和消除产生障碍，并影响肝细胞对炎性介质的清除，从而使肝细胞受到损伤。③肝细胞缺血缺氧和代谢障碍，其分泌、合成、转化功能降低，导致胆汁淤积，转氨酶升高，血浆氨基酸谱改变。随着肝功能障碍的逐渐加重，临床上可发生肝性脑病。

（4）胃肠道：既是MODS的原发部位，也是主要的靶器官之一。①休克、应激反应、内毒素均可导致胃肠黏膜血流量降低和通透性增加，肠黏膜上皮缺血、脱落，出现片状坏死，形成肠壁多发性浅表溃疡。②小肠绒毛缩短、锐减，使得吸收区减小，选择性吸收和防御屏障功能发生障碍，可出现肠麻痹、消化道出血。③肠道内菌群紊乱，外源性致病菌在肠道内繁殖，并由肝门静脉和肠系膜淋巴结扩散到体循环，释放细菌及毒素，使得病情加重。临床上常表现为不能进食、腹胀、肠麻痹和消化道出血等。

（5）心：心脏功能障碍多发于MODS的终末阶段，实际上早期即已出现损伤。患者多可在24小时之内出现心脏指数升高，或者心动过速，经5～10天后心功能可恢复正常。造成心功能障碍的主要因素有以下几方面：①心脏做功增加，处于持续高动力状态，使得新陈代谢加快。②感染、创伤和缺血等使冠状动脉阻力增加，造成心肌供血不足。③心肌细胞线粒体肿胀致使心肌细胞结构破坏。④由于心肌缺血缺氧，心肌抑制因子增加，释放出大量的组织胺，心肌细胞内 Na^+ 和 K^+ 分布失调，胞浆网摄入 Ca^{2+} 减少，使酶的活性降低，碱性磷酸酶减少，导致心肌收缩力降低，心输出量减少，心肌传导性发生障碍。

4. SIRS 与 MODS 关系 SIRS 是由于内源性及外源性多种炎症物质引起全身炎症反应的一种临床过程，炎症反应可产生一系列的连锁反应，称之为"瀑布效应"(cascade effects，CE)。当 CE 越来越严重以至于逐渐失控时，微循环灌注不良和缺氧也更为恶化，可发生 MODS。

二、诊断标准及严重程度评分标准

MODS 的早期诊断由于症状和体征不明显，难以发现，属于器官功能不全。随着病情发展，临床表现也趋于恶化。所以提高对 MODS 的病因、临床表现、各种检查指标和诊断标准的认识，是早期诊断的关键。但 MODS 的诊断标准目前尚不完全统一，有的以积分法，有的则按实验室检查结果来确定。1995 年 10 月，在全国危重急救医学学术会议上讨论通过了多器官功能障碍病情分期诊断及严重程度评分标准，便于早期治疗。由于 MODS 患者都为多脏器受累，病情程度有轻有重、有早有晚，并非是同步进行，为了统一标准，故以病情严重程度评分：①功能受损期为 1 分，早衰期 2 分，衰竭期 3 分。②若两个或两个以上脏器均评 1 分，为 MODS 脏器功能受损期；若两个或两个以上脏器均评 2 分，其他脏器为 1 分时，为 MODS 脏器功能早衰期；③若两个或两个以上脏器均为 3 分，其他脏器为 2 分，为 MODS 脏器功能衰竭期。功能受损期是发生 MODS 的先兆，应予重视，这是降低死亡率的关键时期。具体诊断及评分标准见表 9-2。

表 9-2 1995 年 MODS 病情分期诊断及严重程度评分标准

项目	诊断依据	评分
外周循环	①无血容量不足；MAP（平均动脉压）≈ 7.89kPa（60mmHg）；尿量≈ 40m/h	1
	②低血压时间持续 4 小时以上，无血容量不足；6.65kPa（50mmHg）＜ MAP ＜ 7.89kPa（60mmHg）；20mL/h ＜尿量＜ 40mL/h；肢端冷或暖	2
	③意识障碍，无血容量不足；MAP ＜ 6.65kPa（50mmHg）；尿量＜ 20mL/h；肢端湿冷或暖；多有意识恍惚	3
心	①心动过速：心率升高 15 ~ 20 次 / 分；心肌酶正常	1
	②心动过速：心肌酶（CPK,GOT,LDH）异常	2
	③室性心动过速：室颤Ⅱ° ~ Ⅲ°，A ~ V 导联传导阻滞；心跳骤停	3
肺	①呼吸频率 20 ~ 30 次 / 分；吸空气 7.89kPa （60mmHg）＜ PaO_2 ＜ 9.31kPa（70mmHg）；PaO_2/FiO_2 ＞ 39.9kPa（300mmHg）；P（A ~ a） DO_2 （FiO_2 1.0）3.33 ~ 6.65kPa（25 ~ 50mmHg）；X 线胸片正常（具备 5 项中的 3 项即可确诊）	1
	②呼吸频率 ＞ 28 次 / 分；吸空气 6.60kPa（50mmHg） ＜ PaO_2 ＜ 7.89kPa（60mmHg）；$PaCO_2$ ＜ 4.47kPa（35mmHg）；26.6kPa（200mmHg） ＞ PaO_2/FiO_2 ＞ 13.3kPa（100mmHg）；X 线胸片示肺泡无实变或实变＜ 1/2 肺野（具备 5 项中的 3 项即可诊断）	2
	③呼吸窘迫，呼吸频率＞ 28 次 / 分；吸空气 PaO_2<6.60kPa（50mmHg）；$PaCO_2$ ＞ 5.98kPa（45mmHg）;PaO_2/FiO_2<26.6kPa（200mmHg）；P（A ~ a）DO_2（FiO_2 1.0）＞ 26.6kPa（200mmHg）；X 线胸片示肺泡实变＞ 1/2 肺野（具备 6 项中的 3 项即可诊断）	3

续表

项目	诊断依据	评分
肾	①无血容量不足，尿量≈ 40mL/h；尿 Na$^+$、血肌酐正常	1
	②无血容量不足，20mL/h < 尿量 < 40mL/h，利尿药冲击后可增多；尿 Na$^+$20 ~ 30mmol/L（20 ~ 30mEq/L）；血肌酐≈ 176.8μmol/L（2.0mg/dL）	2
	③无血容量不足，无尿或少尿（< 20mL/h 持续 6 小时以上），利尿药冲击后尿量不增加；尿 Na$^+$ > 40mmol/L（40mEq/L）；血肌酐 > 176.8μmol/L（2.0mEq/L），非少尿肾衰者；尿量 > 600mL/24h，但血肌酐 > 176.8μmol/L（2.0mEq/L），尿比重 < 1.012	3
肝脏	① SGPT > 正常值 2 倍以上；34.2μmol/L（2.0mg/dL）> 血清总胆红素 > 17.1μmol/L（1.0mg/dL）	1
	② SGPT > 正常值 2 倍以上；血清总胆红素 > 34.2μmol/L（2.0mg/dL），肝性脑病	2
胃肠道	①腹部胀气；肠鸣音减弱	1
	②高度腹部胀气；肠鸣音近于消失	2
	③麻痹性肠梗阻；应激性溃疡出血（具备 2 项中 1 项即可确诊）	3
凝血功能	①血小板计数 < 100×10^9/L；纤维蛋白原正常；PT 及 TT 正常	1
	②血小板计数 < 100×10^9/L；纤维蛋白原 > 2.0 ~ 4.0g/L；PT 及 TT 比正常值延长≈ 3 秒；优球蛋白溶解试验 > 2 小时；全身性出血不明显	2
	③血小板计数 < 50×10^9/L；纤维蛋白原 <2.0g/L；PT 及 TT 比正常值延长≈ 3 秒；优球蛋白溶解试验 <2 小时；全身性出血表现明显	3
脑	①兴奋及嗜睡；语言呼唤能睁眼；能交谈；有定向障碍；能听从指令	1
	②疼痛刺激能睁眼；不能交谈，语无伦次；疼痛刺激有屈曲或伸展反应	2
	③语言无反应；对疼痛刺激无反应	3
代谢	①血糖 < 3.9mmol/L 或 > 5.6mmol/L；血 Na$^+$ < 135mmol/L 或 > 145mmol/L；pH < 7.35 或 > 7.45	1
	②血糖 < 3.5mmol/L 或 > 6.5mmol/L；血 Na$^+$ < 130mmol/L 或 > 150mmol/L；pH < 7.20 或 > 7.50	2
	③血糖 < 2.5mmol/L 或 > 7.5mmol/L；血 Na$^+$ < 125mmol/L 或 > 155mmol/L；pH < 7.10 或 > 7.55	3

注：以上标准均需持续 12 小时以上。

三、预防与治疗

1. 预防　MODS 的发生不仅治疗复杂困难，经济负担很大，且死亡率很高，因此应重在预防，以求早期发现、早期治疗。

（1）*积极治疗原发病*：原发病病情的发展恶化是病程进展为 MODS 的根本原因。因此，及时、正确、彻底地治疗原发病才能有效地防止病程进展到 MODS。

（2）*防治感染*：感染常是 MODS 的主要因素，一部分 MODS 直接起源于感染，如急性腹膜炎、急性胆管炎等；另一部分发生于多发性创伤、大面积烧伤等，并常与合并感染有关。因此，对创伤或术后感染者应进行彻底地清创和充分引流，及时清除坏死组织，防治感染扩散。

NOTE

（3）维持循环功能：对创伤、低血容量性休克的患者要及早地纠正低血容量、组织低灌流和缺氧，增加供氧。

（4）营养支持：MODS 患者均可产生营养不良，应尽可能地及早进食进水，以保持肠道屏障的完整，也可提供充分的营养支持以满足高代谢的需要。

（5）提高机体的免疫功能：危重患者抢救时应及时采取一系列治疗措施，合理使用抗生素，尽量减少侵入性操作，安全、有效、适量地用药，避免过量的输液、输血及其他的不良操作，以防止医源性疾病的发生。

2. 治疗措施

（1）控制感染：积极有效地控制感染对于制止 MODS 的发生和发展是至关重要的。

1）预防感染：治疗中应避免可能产生感染的因素，避免医源性感染，防止经各种导管（静脉导管、心脏导管、尿管、气管内插管等）及各种操作（吸痰、换药等）所致的交叉感染。

2）胃肠道的处理：抗生素的应用以及机体免疫功能的低下常可导致肠道菌群失调，肠道屏障功能破坏可导致肠源性感染，若处理不当，则可成为一个隐匿的、经久不愈的 MODS 感染病原体的来源。目前主张用多黏菌素 B、妥布霉素、两性霉素 B、头孢噻肟等来处理危重患者的肠道。

3）其他：对于怀疑有感染者应通过各种检查（如腹部 CT、B 超、胸部 X 线片、痰、尿、血的检查、细菌培养及涂片等）尽早做出诊断和进行有效治疗，如引流、切除坏死组织、应用抗生素等。

（2）维持氧的供需平衡：目前多主张使循环维持在高动力状态，心脏指数（CI）> 4L/min，肺动脉楔压（PAWP）1.87 ~ 2.1kPa（14 ~ 16mmHg），使氧供和氧耗提高到正常水平的 1.5 倍，这样有利于改善缺氧。其方法主要是选用合适的血管活性药物，常用的有多巴胺、多巴酚丁胺等；为降低心脏后负荷，可适当使用扩张血管药如硝普钠等，防止组织灌流不足；对严重低氧血症、ARDS 和急性肺损伤等患者应及时进行机械性通气，以充分供氧，并有利于 CO_2 排出。

（3）保护肝肾功能：治疗中应保持器官血流的充分供应，避免使用对肝肾功能有害的药物，为肝脏提供必要的能量、维生素和氨基酸等。

（4）免疫学治疗：肿瘤坏死因子（TNF）被认为是炎症反应的关键性传递物质，可能是败血症和 MODS 的主要病源之一。用内毒素抗体及 TNF 抗体治疗败血症可能有一定作用。

（5）营养：创伤及感染后患者的代谢增高，应特别注意营养补充，尤其是蛋白质和氨基酸的补充。最好经肠道补充，可以避免静脉高营养产生的并发症，更重要的是肠道营养可预防肠黏膜萎缩。

（6）其他：①中和氧自由基药物：主要的有过氧化氢酶（CAT）、超氧化物歧化酶（SOD）、谷胱甘肽过氧化物酶（GSH-Px）、核酸、维生素 C、胡萝卜素、维生素 E 等。②抗溶蛋白酶的药物。③抑制炎性反应的药物：如激素、非激素类抗炎药、前列腺素等。

NOTE

第十章 疼痛与治疗

第一节 概 述

国际疼痛研究会（international association for the study of pain，IASP）对疼痛的定义是“一种不愉快的感觉和实际的或潜在的组织损伤所引发的情感经历；或者就这一损伤所做的描述”，疼痛属于一种不愉快的生理体验。机体受到伤害性刺激时往往产生疼痛。疼痛（pain）是人体的一种感觉与体验，同时还伴有不愉快的感情改变。

疼痛是许多疾病常见的或主要的症状，它广泛出现于各种疾病的病程中，是临床最为常见的主诉之一。疼痛不仅给患者带来极大痛苦，而且对中枢神经、循环、呼吸、内分泌、消化和自主神经等系统造成不良影响。因此，解除疼痛是治疗疼痛性疾病的重要工作，也是病人的迫切要求。

疼痛治疗学是麻醉医学的重要组成部分，是研究和阐述疼痛及疼痛性疾病的诊断与治疗的学科，也是现代医学的重要组成部分。目前许多医院均开设了止痛门诊，有的还设有病房或成立疼痛治疗中心，专门对疼痛进行研究和治疗。

一、疼痛的分类

在临床上，疼痛可以按程度、病程和部位分类。

1. 按疼痛的程度分类

（1）*轻度疼痛*：程度很轻或仅有隐痛。

（2）*中度疼痛*：较剧烈，如切割痛或烧灼感。

（3）*剧烈疼痛*：难以忍受，如绞痛。

2. 按疼痛的病程长短分类

（1）*急性疼痛*：如发生在创伤、手术、急性炎症、脏器穿孔等的即刻疼痛。

（2）*慢性疼痛*：如慢性腰腿痛、晚期癌症痛等。

3. 按疼痛的深浅部位分类

（1）*浅表痛*：位于体表皮肤或黏膜，性质多为锐痛，比较局限，定位明确。

（2）*深部痛*：内脏、肌腱、关节、韧带、骨膜等部位的疼痛，性质一般为钝痛，不局限，病人常只能笼统地说明疼痛部位。

4. 按疼痛在躯体的解剖部位分类 可分为头痛、颌面痛、颈项痛、肩周痛、上肢痛、胸痛、腹痛、腰背痛、盆腔痛、下肢痛、肛门痛、会阴痛等。

二、疼痛的机制

疼痛的发生机制尚不完全清楚。一般认为神经末梢（疼痛感受器）受到各种伤害性刺激

（物理的或化学的）经过传导系统（脊髓）传至大脑而引起疼痛感觉。同时，中枢神经系统对疼痛的发生及发展具有调控作用。

1. 疼痛感受器 包括感觉神经的游离端、终末神经小体和无鞘的末梢轴索。根据身体分布的部位及接受刺激的不同，可将疼痛感受器分为皮肤、肌肉、关节和内脏伤害感受器。由这些感受器将收到的刺激传到脊髓，进而通过上行传导束传入大脑，形成疼痛感觉。

2. 疼痛在末梢的传导 疼痛通过细的有髓鞘的A δ 和无髓鞘的C传导神经纤维来完成。其中有髓鞘的A δ 纤维传导速度快，传导针尖刺痛觉；无髓鞘的C纤维传导速度慢，传导钝痛和灼热痛。疼痛通过A δ 纤维和C传导神经传导至脊髓后角的T细胞，兴奋后的T细胞再通过脊髓丘脑束将疼痛传导到脑。粗神经纤维不直接传导痛觉，但由其传入的冲动可通过“闸门”机制抑制痛觉向中枢的传导。另外，由脑干网状结构发出的与疼痛有关的下行抑制通路主要通过缝际核产生的5–羟色胺，以及网状结构产生的脑啡肽和内啡肽，使脊髓后角的传入信号减弱。

3. 疼痛在中枢的传导 主要有两条途径。

（1）脊髓丘脑束到丘脑再逐渐传至大脑皮层，使机体感知疼痛的有无和发生部位。

（2）经脊髓丘脑网状系统传至脑干网状结构、丘脑下部及大脑边缘系统，引起机体对疼痛刺激的情绪反应和自主神经系统的反应。

4. 疼痛的感知识别 疼痛冲动传入中枢后，其感知和识别需要经过分析和综合。其中，中央回负责感知疼痛部位，网状结构、大脑边缘系统、额叶、顶叶、颞叶等广泛大脑皮质负责综合分析，并对疼痛产生情绪反应，发出反射性或意识性运动的冲动。

除了上述疼痛机制外，近年来的研究表明，外周敏化和中枢敏化过程在疼痛的发生机制中起着重要作用。

（1）外周敏化（peripheral sensitization）：在组织损伤和炎症反应时，受损部位的细胞如肥大细胞、巨噬细胞和淋巴细胞等释放多种炎症介质。同时，伤害性刺激本身也可导致神经源性炎症反应，进一步促进炎症介质释放。这些因素使平时低强度的阈下刺激也可导致疼痛，这就是“外周敏化”过程。

外周敏化发生后可表现为：

①静息疼痛或自发性疼痛：在无外周伤害性刺激情况下所产生的痛觉，系由外周伤害性感受器自主激活所致。

②原发性痛觉过敏：尽管疼痛刺激轻微，但疼痛反应剧烈，系因感受器对伤害性刺激反应过强所致。

③异常疼痛：非伤害性刺激如轻压时即可引起疼痛。

（2）中枢敏化（central sensitization）：组织损伤后，不仅损伤区域对正常的无害性刺激反应增强，邻近部位未损伤区对机械刺激的反应也增强，即所谓“继发性痛觉过敏”。这是因疼痛发生后中枢神经系统发生可塑性变化，脊髓背角神经元兴奋性增强，呈现“上扬（wind-up）”效应，也即“中枢敏化”过程。

在疼痛传递过程中，有许多神经递质作用于脊髓的多种受体。其中，N–甲基–D–门冬氨酸（NMDA）受体与脊髓背角的“上扬”效应、中枢敏化的发生及外周感受区域的扩大等现象密切相关。

三、疼痛对机体的影响

1. 精神、情绪反应 短期急性疼痛可导致病人情绪处于兴奋焦虑状态，长期慢性疼痛可导致抑郁，对环境淡漠，反应迟钝。

2. 神经、内分泌及代谢 疼痛刺激可引起应激反应，促使体内释放多种激素，如儿茶酚胺、促肾上腺皮质激素、皮质醇、醛固酮、抗利尿激素等。由于促进分解代谢的激素分泌增加，合成代谢激素分泌减少，使糖原分解和异生作用加强，从而导致水钠潴留，血糖水平升高，酮体和乳酸生成增加，机体呈负氮平衡。

3. 心血管系统 疼痛可兴奋交感神经，使病人血压升高，心率加快，心律失常，增加心肌耗氧量。这些变化对伴有高血压、冠脉供血不足的病人极为不利。剧烈的深部疼痛有时可引起副交感神经兴奋，引起血压下降、心率减慢，甚至发生虚脱、休克。疼痛常限制病人活动，使血流缓慢，血液黏度增加，对于深静脉血栓的病人，可能进一步加重原发疾病。

4. 呼吸系统 腹部或胸部手术后疼痛对呼吸功能影响较大。疼痛引起肌张力增加及膈肌功能降低，使肺顺应性下降；病人呼吸浅快，肺活量、潮气量、残气量和功能残气量均降低，通气 / 灌流比值下降，易产生低氧血症等。由于病人不敢用力呼吸和咳嗽，积聚于肺泡和支气管内的分泌物不易排出，易并发肺不张和肺炎。

5. 消化系统 疼痛可导致恶心、呕吐等胃肠道症状。慢性疼痛常引起消化功能障碍，出现食欲不振。

6. 泌尿系统 疼痛本身可引起膀胱或尿道排尿无力，同时由于反射性肾血管收缩，垂体抗利尿激素分泌增加，导致尿量减少。较长时间排尿不畅可引起尿路感染。

7. 骨骼、肌肉系统 疼痛可诱发肌痉挛而进一步加重疼痛。同时，由于疼痛时交感神经活性增加，可进一步增加末梢伤害感受器的敏感性，形成痛觉过敏或异常疼痛。

8. 免疫系统 疼痛可引起机体免疫力下降，对预防或控制感染以及控制肿瘤扩散不利。

9. 凝血机制 对凝血系统的影响包括血小板黏附功能增强、纤溶功能减弱，使机体处于高凝状态。

四、疼痛的测定和评估

疼痛的程度很难找到客观指标来衡量，基本上是靠患者的主观感觉认识来决定，所以病人善于描述自身疼痛的前后对比，医生却很难掌握个体间疼痛程度的差别。疼痛受多种因素的影响，同一个病人在一天之中疼痛的程度也经常发生变化，所以准确的疼痛分级是不可能的，临床常采用强度量表来进行评估。

1. 视觉模拟评分法（visual analogue scale，VAS） 在纸上画一长 10cm 的直线，每厘米注明标号顺序，两端分别表示“无痛”（0）和“想象中剧烈疼痛”（10）。被测者根据其感受程度，在直线上相应部位做记号，以“无痛”端至记号之间的距离即为痛觉评分分数。0 为无痛，4 以下为轻度疼痛，4 ~ 7 为中度疼痛，大于 7 为重度疼痛，10 为最痛或极度疼痛。此法简便易行，直观且易掌握，具有粗略的量化含义，是目前临床最常用的疼痛定量方法，也是比较敏感和可靠的方法（图 10–1）。

2. 主诉分级法（verbal rating scale，VRS） 根据病人描述自我感受的疼痛状态，一般将疼痛分为五级，即无痛、轻微疼痛、中度疼痛、重度疼痛、极重度疼痛（不可忍受的痛），每级 1 分。此法虽简单，病人也容易理解，但不够精确（图 10–1）。

0 级：无痛。

1 级：轻度疼痛。虽有痛感但是仍然可以忍受，能正常生活及睡眠。

2 级：中度疼痛。疼痛不能耐受，需要用止痛剂，睡眠受干扰。

3 级：重度疼痛。疼痛剧烈，伴有自主神经功能紊乱，严重干扰睡眠，被动体位，必须依靠止痛治疗。

4 级：极重度疼痛。为不可忍受的疼痛。

3. 数字分级法（WHO 的五级分法，NRS） 是将疼痛程度用 0 到 10 这 11 个数字表示。0 表示无痛，10 表示最痛，被测者根据个人疼痛感受在其中一个数做记号（图 10–1）。

0 度：无痛。

Ⅰ度（轻度）：间歇痛，可不用药。

Ⅱ度（中度）：持续痛，影响休息。

Ⅲ度（重度）：持续剧痛，必须用药才能缓解。

Ⅳ度（严重疼痛）：持续剧痛并伴有出汗、心率加快等自主神经症状。

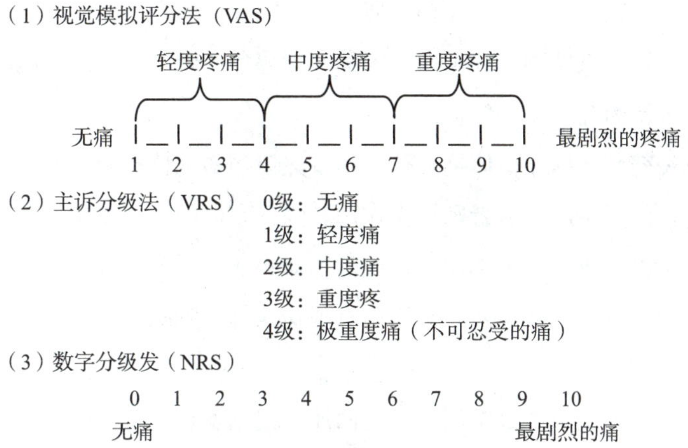

图 10–1　几种疼痛评估方法

4. 程度积分法

（1）*疼痛程度积分法*

1 分：轻痛，不影响睡眠及食欲。

2.5 分：困扰痛，疼痛反复发作，有痛苦表情，痛时中断工作，并影响食欲和睡眠。

5 分：疲惫痛，持续疼痛，表情痛苦。

7.5 分：难忍痛，疼痛明显，勉强坚持，有显著的痛苦表情。

10 分：剧烈痛，剧痛难忍，伴情绪、体位的变化，呻吟或喊叫，脉搏或呼吸加快，面色苍白，多汗，血压下降。

总分＝疼痛分 × 疼痛小时 / 日。

（2）*疗效评定*

显效：总分下降 50% 以上。

有效：总分下降 50% 或以下。

无效：总分无下降。

第二节 慢性疼痛的治疗

慢性疼痛主要包括：①头痛：偏头痛、紧张性头痛；②颈肩痛和腰腿痛：颈椎病、颈肌筋膜炎、肩周炎、腰椎间盘突出症、腰椎骨质增生症、腰背肌筋膜炎、腰肌劳损；③四肢慢性损伤性疾病：滑囊炎、狭窄性腱鞘炎（如弹响指）、腱鞘囊肿、肱骨外上髁炎（网球肘）；④神经痛：三叉神经痛、肋间神经痛、灼性神经痛、幻肢痛、带状疱疹和带状疱疹后遗神经痛；⑤周围血管疾病：血栓闭塞性脉管炎、雷诺综合征；⑥癌症疼痛；⑦心理性疼痛。

一、药物治疗

药物治疗是疼痛治疗最基本、最常用的方法。一般慢性疼痛的病人需较长时间用药，为了维持治疗水平的血浆药物浓度，以采取定时定量服用为好；如待疼痛发作时使用，往往需要较大的剂量，而且维持时间较短，效果不够理想。

1. 麻醉性镇痛药 又称阿片类镇痛药，通过激动阿片受体产生强烈的镇痛作用，因这类药物很多有成瘾性，仅用于急性剧痛和生命有限的晚期癌症患者。常用的有吗啡、哌替啶、芬太尼、二氢埃托啡、可待因等。

2. 解热镇痛抗炎药 又称非甾体抗炎药，是解热镇痛药和抗炎镇痛药的统称。二者有所区别，前者特点是解热作用突出，后者则抗炎作用较强，它们的镇痛作用都是外周的，系通过抑制体内前列腺素的生物合成而发挥作用。这些药物对头痛、牙痛、神经痛、肌肉痛或关节痛效果较好，对创伤性剧痛或内脏痛无效。常用药有阿司匹林、吲哚美辛、布洛芬、芬必得、双氯芬酸钠、保泰松等。

3. 催眠镇静药 以苯二氮类最常用，如地西泮、硝基安定和艾司唑仑等。巴比妥类药物多用苯巴比妥、异戊巴比妥、戊巴比妥等。此类药反复应用后可引起药物依赖性和耐药性，故不宜使用过滥。

4. 抗癫痫药 苯妥英钠和卡马西平治疗三叉神经痛有效。

5. 抗忧郁药 病人因长期受慢性疼痛折磨，可出现精神忧郁、情绪低落、言语减少、行动迟缓等，需用抗忧郁药，常用的有丙米嗪、阿米替林、多塞平（多虑平）等。它们还可以治疗患肢痛和带状疱疹后遗神经痛。

二、神经阻滞

神经阻滞是指在末梢的脑脊髓神经、脑脊髓神经节、交感神经节等神经内或附近注入局麻药，从而阻断神经传导功能，通过神经阻滞达到解除疼痛、改善血液循环、治疗疼痛性疾病的目的。

用于疼痛治疗的神经阻滞疗法虽然操作方法与手术的局部麻醉大致相同，但使用的局麻药因不要求肌肉松弛，只阻滞感觉神经或交感神经，故可使用低浓度局麻药。此外，常在局麻药中加入糖皮质激素、B 族维生素等药物。

NOTE

神经阻滞疗法除用局麻药物外，还包括使用神经破坏药物，如用无水乙醇、酚甘油阻滞，或用射频热凝术、冷冻术及用阻滞针刺压神经的机械损伤性神经阻滞等。

常用的交感神经阻滞法有星状神经节阻滞和腰神经节阻滞。

1. 星状神经节阻滞（stellate ganglion block） 星状神经节由第 6、7 颈部神经节构成的颈部节和第 1 胸神经节融合而成，有时也包括第 2 胸神经节和颈中神经节，位于第 7 颈椎和第 1 胸椎之间前外侧，支配头、颈和上肢。阻滞时病人平卧，肩下垫薄枕，取颈极度后仰位，在环状软骨平面摸清第 6 颈椎横突，阻滞右侧者术者位于病人右侧，阻滞左侧者术者立于病人头侧，用左手食指或食、中指尖端在胸锁乳突肌前缘处将胸锁乳突肌及颈总动脉、颈内静脉压向外侧，这样使横突根部距离缩至最小，用 22G 3.4 ~ 4cm 长穿刺针（7 号针）在环状软骨外侧进针，触及横突，将针后退 0.3 ~ 0.5cm 回抽无血，注入 0.25% 布比卡因或 1% 利多卡因（均含有肾上腺素）10mL，即可阻滞星状神经节。注药后出现霍纳综合征，面、颈、手掌温度升高，说明阻滞有效。并发症有喉返神经阻滞、膈神经阻滞、气胸及药物误入血管引起中毒反应，药物误注入椎管内引起呼吸停止。

2. 腰交感神经节阻滞（lumbar sympathetic ganglion block） 腰交感神经节位于腰椎椎体的前侧面，左、右各有 4 ~ 5 对神经节，支配下肢。阻滞时病人取侧卧位或俯卧位，侧卧位时阻滞侧在上，俯卧位时在下腹部垫一枕头，使背部突出，在 L3 棘突上缘旁开 4cm 处做皮丘，取 22G 10cm 长的穿刺针经皮丘垂直插入，直至针尖触及 L3 横突，测得皮肤至横突的距离，将针退至皮下，使针向内向头侧均呈 30°倾斜，再刺入而触及椎体，然后调整针的方向，沿椎体旁滑过再进入 1 ~ 2cm，抵达椎体前外侧缘，深度离横突不超过 4cm，回抽无血、无脑脊液后注入 0.25% 布比卡因或 1% 利多卡因（均含肾上腺素）10mL，即可阻滞 L2 交感神经节。阻滞后下肢温度升高，血管扩张。并发症有药物误入血管引起中毒反应，损伤邻近血管引起局部血肿，误入蛛网膜下腔引起血压下降、呼吸困难。

三、椎管内注药

1. 蛛网膜下腔注药 把局麻药、镇痛药或神经破坏药注入蛛网膜下腔，阻滞其神经传导，从而达到止痛目的。以神经破坏药常用，常用无水乙醇或酚甘油注入蛛网膜下腔，破坏后根神经，使之产生脱髓鞘作用而达到止痛目的。

（1）酚甘油：常用浓度为 5% ~ 7%，是重比重液。穿刺点应选择在拟麻痹脊神经根的中间点。病人卧向痛侧，穿刺针进入蛛网膜下腔后，将病人体位变换向背后倾斜 45°（即侧向操作者侧），使酚甘油集中于一侧感觉神经，然后缓慢注入酚甘油 0.5mL，最多不超过 1mL。注药后维持原体位不变 20 分钟。

（2）无水乙醇：为轻比重溶液。病人应采用病侧向上并前倾 45°体位，使拟被麻痹的后根处于最高点，穿刺点的确定同上，穿刺成功后注药 0.5mL，总量不超过 2mL，注药后维持原体位 30 分钟。

2. 硬脊膜外腔注药 硬脊膜外腔阻滞疗法是以止痛及血管扩张为目的，使用低浓度少量局麻药及加入糖皮质激素等治疗用药，还须考虑与镇痛和治疗相适应的穿刺部位，常常需要较长时间留置导管，故应注意导管的管理。

（1）类固醇：主要用于治疗颈椎病和腰椎间盘突出症，每周注射 1 次，3 次为 1 个疗程，如病情虽有好转，但仍未康复，可隔 1 ~ 2 个月后再注射 1 个疗程，常用药为泼尼松龙混悬液，也可用地塞米松、利美沙、曲安奈德等（确炎舒松 –A）。

颈椎病一般选择 C6、C7 或 C7、T1 间隙穿刺，成功后注入泼尼松龙 1.5mL（37.5mg），地塞米松 1mL（5mg），再加 2% 利多卡因 4mL。腰椎间盘突出症一般选椎间盘突出的上或下一个间隙进行穿刺，成功后注入泼尼松龙 2mL（50mg）、地塞米松 1mL（5mg），加 2% 利多卡因 4mL。以上药均应充分混匀后再注入。

（2）阿片类：常用吗啡。从硬膜外导管内注入含吗啡 2 ~ 3mg 的 5 ~ 10mL 的生理盐水，可用微量注射泵给药。因有成瘾问题，仅限于癌症疼痛。

（3）局麻药：除单独使用外，常与类固醇或阿片类药物合用。

四、痛点注射

许多慢性疼痛疾病如腱鞘炎、肩周炎、肱骨外上髁炎、腰肌劳损等均在疼痛处有明显的压痛点，比较固定集中。治疗可在痛点注射 1% 利多卡因或 0.25% 布比卡因 1 ~ 4mL，加泼尼松龙 0.5mL（12.5μg），每周 1 ~ 2 次，3 ~ 5 次为 1 个疗程，可取得良好效果。

五、针灸疗法

针灸疗法在我国已有悠久的历史，而针刺疗法又较灸法常用。针刺有确切的止痛作用，对慢性疼痛有很好的治疗作用，针刺方法根据取穴部位不同，分为体针和耳针疗法两种，以体针疗法常用。根据刺激方法不同，又分为手法治疗和电针疗法两种。手法刺激还有补法和泻法之分。

体针疗法选穴原则有以下几方面：

（1）近取法：在疼痛部位及其附近取穴，如颈肌筋膜炎取阿是穴。

（2）远取法：根据循经取穴原则，选取与痛处相距较远的腧穴，如腰背痛取委中穴。

（3）远取与近取相结合：如偏头痛取合谷、攒竹、印堂等穴位。

（4）随证取穴：是根据某些腧穴具有主治一些特殊病证的特点而进行选穴，如内关、郄门治心口痛等。

六、按摩疗法

按摩又称推拿，是中医药宝库的一个重要组成部分。治疗时医生在病人身体特定的部位或穴位，沿经络运行线路或气血运行方向，施以各种手法而达到治疗目的。它能治疗多种慢性疼痛，如颈椎病、肩周炎、肱骨外上髁炎、腰肌劳损和腰椎间盘突出症等。医生根据病情运用相应手法，矫正骨与关节解剖位置异常，改善神经肌肉功能，调整脏器的功能状态。

七、物理疗法

是应用物理因素治疗慢性疼痛的方法，简称理疗。它主要是通过神经和体液的调节作用，促进血液循环，降低神经兴奋性，改善组织代谢，加速致痛物质排泄，缓解肌肉痉挛，起到去除病因、消炎、止痛、消肿、解痉、镇痛的作用。一般应用各种物理治疗机（仪）进行治疗。

主要有电疗法、光疗法、超声波疗法、磁疗法、蜡疗法等。电疗法常用直流、低中频脉冲、高频和超高频等；光疗法常用红外线、紫外线、激光等。

八、经皮神经电刺激疗法

采用电脉冲刺激治疗仪，通过放置在身体相应部位皮肤上的电极板，将低压的低频和高频脉冲电流透过皮肤刺激神经，以提高痛阈、缓解疼痛。

九、心理疗法

心理疗法是运用心理学的原则和方法，通过语言、表情、姿势、行为及周围环境来影响及改变患者原来不健康的认识、情绪及行为等，从而达到改善其心理状态，端正对疾病的认识，解除顾虑，增强战胜疾病的信心，消除或缓解患者现有症状的目的。具体方法分为行为疗法、心理动力学疗法（精神分析法）、支持疗法、催眠暗示疗法等。

在患慢性疼痛时，心理表现尤其突出。因此疼痛治疗时，在排除器质性疾病的前提下，心理治疗起着十分重要的作用。

第三节　手术后的镇痛

术后急性疼痛是指机体对手术造成的组织损伤的一种复杂的生理反应，它表现为心理和行为上一种不愉快的经历。既往对术后疼痛的处理未能引起外科医师和麻醉医师足够的重视，患者往往也将术后切口疼痛视为手术后不可避免的经历。随着对术后疼痛病理生理认识的提高，人们已将术后镇痛视为提高病人安全性、促进病人术后早日康复的重要环节，因而也越来越引起人们的重视。

一、镇痛药物

术后镇痛最常用的药物是阿片类药如吗啡、哌替啶和芬太尼等。解热抗炎镇痛药因对锐痛和内脏痛效果较差，故在术后镇痛中应用较少。局麻药常选用布比卡因，用于硬膜外镇痛，其作用时间较长，如浓度在0.2%以下不会阻滞运动神经，比较安全。

二、镇痛方法

术后镇痛是设法减轻或消除因手术创伤引起的病人急性疼痛，它与麻醉的区别在于此时病人的感觉意识仍然存在。镇痛方式包括经不同途径给予某些镇痛药物、采用机械、电刺激及心理治疗等技术。

1. 口服给药　对术后中、重度急性疼痛的病人不宜采用口服镇痛药，因口服给药难以筛选给药剂量、起效慢、作用时间长，并需病人胃肠功能正常才能奏效。习惯上一般采用全身给药，然后酌情经口服追加。

2. 椎管内镇痛

（1）蛛网膜下腔镇痛：单次蛛网膜下腔注射阿片类镇痛药可提供长时间的镇痛作用，单次注射的缺点是药物剂量难以筛选，须反复给药，增加了感染的危险，同时需较长时间的监测，而且蛛网膜下腔注射阿片类药易引起并发症，包括呼吸抑制、皮肤瘙痒、恶心呕吐、尿潴留等，故目前临床少用。

（2）硬膜外腔镇痛：经硬膜外腔给药镇痛优点是副作用少、作用确切。先置入硬膜外腔导管，通过导管给药，最常用的药为吗啡，成人剂量 2～3mg，用生理盐水 10mL 稀释后注入。起效较慢，约 30 分钟，持续时间长，为 6～24 小时，一般为 12 小时，当病人再度出现疼痛时可重复给药。也可选用利多卡因、布比卡因等局部麻醉药物，也可采用局麻药与镇痛药合用。

常见的不良反应有恶心、呕吐、皮肤疼痒、尿潴留和呼吸抑制。

3. 胃肠外给药　在治疗处理术后中、重度疼痛时，胃肠外给予镇痛药仍是最重要的方法之一。

（1）肌肉注射：与口服给药相比，肌肉注射镇痛药物起效快，易于迅速产生峰浓度。许多阿片类镇痛药可以通过肌肉注射给药。肌肉注射的缺点在于注射部位的疼痛，血药浓度的波动可能引起病人的呼吸抑制，并可影响临床镇痛效果。

（2）静脉注射：单次间断静脉注射镇痛药物时，血浆药物浓度易于维持恒定，起效迅速。然而，由于药物在体内快速重新分布，单次静脉注射作用时间较短，所以须反复给药。

（3）其他途径：近年来新的给药途径有经皮贴剂给药，如芬太尼、可乐定、东莨菪碱等，这种给药方法可产生和维持稳定的血药浓度。此外，经口腔黏膜吸收用药的镇痛药和苯二氮类口含制剂也已用于镇痛治疗。

4. 病人自控镇痛（patient controlled analgesia，PCA）　病人自控镇痛需要专门设备即 PCA 仪，由三部分构成：①注药泵；②自动控制装置，一般用微电脑控制；③输注管道和防止反流的单向活瓣等。PCA 可经静脉途径给药，即病人自控静脉镇痛（PCIA）；也可通过硬膜外腔途径给药，即病人自控硬膜外镇痛（PCEA）；还可经皮下给药，即病人自控皮下镇痛（PCSA）。

PCA 实施时先由医生确定三个基本数据：①持续剂量：即每分钟持续注入的药量，一般为 2～5mL/min；②自控剂量：即按压按钮以启动药泵所输出的药量；③锁定时间：在此期间内无论按多少次按钮均无药液输出，目的在于防止用药过量，这是 PCA 安全用药的重要环节。

在将按钮交给病人使用前，应先向其说明 PCA 的目的和按钮的正确用法，以便病人能按照自己的意愿注药镇痛，医生则根据用药效果调整预定的自控剂量和锁定时间，以获得最佳止痛效果。PCA 开始启动时，常先给一负荷剂量作为基础。采用 PCEA 或 PCIA 时，为了能使血药浓度始终处于亚镇痛水平，常用持续少量注药的方式给予维持剂量，以提高镇痛质量。

PCA 的药液配方可以多种多样。PCIA 主要以麻醉性镇痛药为主，常用药为吗啡或哌替啶。而 PCEA 常以局麻药和麻醉性镇痛药复合应用，常用药为低浓度布比卡因（0.1%～0.25%）加少量芬太尼或吗啡。注意哌替啶有组织刺激性，不宜用于 PCSA。表 10-1 可见常用 PCA 的分类及主要特征。

表 10-1　常用 PCA 的分类

不同类型的 PCA	单次给药量（mL）	锁定时间（分钟）	常用药物
静脉 PCA（PCIA）	0.5	5～8	阿片类药、非甾抗炎药
硬膜外 PCA（PCEA）	4.0	1～5	局麻药（或）阿片类药
皮下 PCA（PCSA）	0.5	20	阿片类药

由于 PCA 具有良好的镇痛效果，临床应用范围和适应证较为广泛，对病人术后恢复十分有利，故深受病人和医生的喜爱，是目前最受欢迎的术后镇痛方法。

第四节　癌症疼痛与治疗

在疼痛患者中，癌症病人占很大的比例，尤其是晚期癌症患者疼痛发生率高，且随着癌肿扩散，疼痛进行性加重，不仅本人遭受疼痛的折磨，而且家属也不得安宁。当前我国每年癌症发展人数约 160 万，每年死于癌症人数已由 70 万上升到约 130 万。为满足我国临床疼痛患者的正当需求，实现 WHO 提出的“让癌症病人不痛，并提高其生活质量”的战略目标，在此简单介绍一下 WHO 推荐的镇痛药三阶梯用药方案和用药原则。

癌性疼痛是临床常见的一种症状。疼痛，特别是剧烈的或持久性的疼痛常使患者遭受种种痛苦，如紧张不安、焦虑、失眠，严重者还可以导致生理功能紊乱，引发疼痛性休克。医疗实践说明止痛药物是治疗癌症疼痛的主要手段。正确使用止痛药物（即正确的药物、正确的剂量、正确的给药方式和间隔）可使 90% 以上病人的疼痛得以缓解。WHO 疼痛治疗专家委员会提出了简便易行、具有广泛指导意义的镇痛药临床应用五项基本原则，即按阶梯、按时、个体化给药、尽可能口服给药和其他注意的问题。

一、按阶梯口服用药

1. 按阶梯用药原则　即三阶梯用药，所谓癌痛治疗的三阶梯方法就是在对癌痛的性质和原因做出正确的评估后，根据病人的疼痛程度和原因适当地选择相应的镇痛剂。即对于轻度疼痛的患者应主要选用解热镇痛剂类的止痛剂；对于中度疼痛应选用弱阿片类药物；对于重度疼痛应选用强阿片类药物。三阶梯方法的标准止痛药是阿司匹林、可待因及吗啡（图 10-2）。

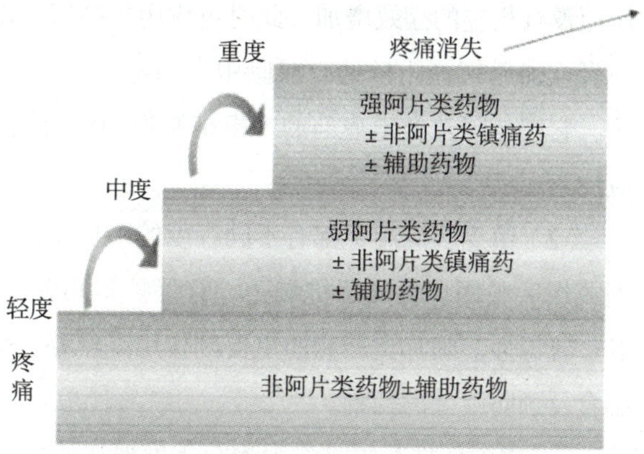

图 10-2　WHO 推荐的三阶梯疗法

（1）第一阶梯用药：为解热镇痛药。代表药物为阿司匹林，替代药物有消炎痛（吲哚美辛）、扑热息痛（对乙酰氨基酚）、布洛芬、双氯芬酸、萘普生等。此类药物还可依镇痛需要作第二、三阶梯药物的辅助用药。由于此类药物多有胃肠道不良反应，且剂量增加其毒性加重，所以用一段时间后疼痛仍持续存在时应加用或改用第二阶梯药物。

（2）第二阶梯用药：为弱阿片类镇痛药。代表药物为可待因，替代药物有强痛定（布桂嗪）、羟考酮、曲吗多、右丙氧芬等，主要适用于第一阶梯用药后仍有疼痛的患者，可待因、右丙氧芬与解热镇痛抗炎药组成的复方制剂如氨芬待因、安度芬、丙氧胺酚等可单独用于中度疼痛患者的止痛。

（3）第三阶梯用药：为强效阿片类镇痛药。代表药物为吗啡，替代药物有氢吗啡酮、羟吗啡酮、左马喃、美沙酮、芬太尼贴剂和丁丙诺啡等。这类药物主要适用于重度疼痛和应用了第二阶梯药物后疼痛仍持续存在的患者。

三阶梯用药是镇痛药临床应用中应遵循的重要原则，它符合科学的合理用药基本要求。由于强调从非阿片类用起，逐渐升级，不仅增加了用药的选择机会，还能最大限度地减少药物依赖的发生。

2. 按时用药 按时用药就是按药物的有效作用时间定时给药，在此基础上有疼痛出现可临时追加。不能因为患者不痛就停服，这样便于患者维持恒定有效的体内药物浓度，对于做到让癌痛病人不痛十分重要。

3. 个体化用药 个体化用药是指用药剂量应以使患者达到有效镇痛为标准来调整。不同的人群、不同的性别、年龄、敏感性存在着个体差异，用药剂量不应受推荐剂量标准的限制。另外，长期使用阿片类药物多形成耐受性，每个人耐受性形成的速度不一，剂量也会不断提高，应以能有效镇痛为标准来调整，而不受药典规范介绍的“极量”的限制。

4. 尽可能口服给药 绝大部分癌症疼痛可以通过口服止痛药物得到良好的控制。对于阿片类药物口服途径较注射途径给药更不容易产生依赖性。因此 WHO 疼痛治疗专家委员会提倡大力发展各种口服剂型，将口服途径给药作为癌痛治疗原则向全世界推荐。对于确实不能口服药物的癌痛病人可考虑直肠给药、透皮或鼻饲给药，如不行再选用皮下或静脉注射。除此之外尚有极少数病人需要椎管内麻醉或局部麻醉才能解除疼痛，应当慎重选择这种给药途径，护理时需特别谨慎。

5. 注意事项

（1）吗啡对神经损伤性疼痛疗效较差，神经损伤性疼痛主要见于神经干损伤后，肿瘤本身及各种治疗方法均可引起这种疼痛。由于麻醉剂对这类疼痛疗效不佳，增加剂量只会加重副作用而没有相应的疗效增加。此时可应用抗抑郁、抗焦虑或镇静催眠药治疗，对有脏器痉挛性疼痛者应加用解痉止痛药。在应用有中枢抑制作用的辅助药物时，如安定、氟哌啶醇、氯丙嗪等，它们与阿片类镇痛药的中枢抑制作用有协同作用，既可增强镇痛效应，但也能增加毒性，应注意观察。

（2）镇痛药应用中都有不同程度的不良反应发生，如解热镇痛药有胃肠刺激，宜采用肠溶型或饭后服用，且加用抗酸药、有保护胃黏膜作用的药物，避免大剂量长期服用，以防产生肝、肾毒性。阿片类药物的主要副作用是便秘、恶心、呕吐等，宜相应地给予缓泻剂、多纤维膳食及预防呕吐的药物。

（3）WHO 推荐吗啡作为治疗重度癌痛的代表药物，它已经成为癌痛治疗中应用最普遍的强阿片类镇痛药，迄今尚无最大限制剂量报道。临床工作中应当贯彻“吗啡无极量”的原则，

NOTE

使癌痛患者的疼痛完全缓解。

（4）癌痛病人由于癌肿折磨，慢性消耗，体质一般较差，可用一些支持疗法，必要时用些皮质类固醇激素来改善病人的一般状况，提高患者的情绪、心境和食欲。

应加强教育，强化对镇痛药合理应用，特别是对癌痛治疗问题重要性的认识，把它与国家的声誉、与人道主义的职业道德联系起来，认识到生产阿片类镇痛药的目的是满足临床疼痛治疗的需要，严格管理是保障合理应用、防止流弊的一种手段。

二、其他用药方法

1. 椎管内注药

（1）硬膜外腔注入吗啡：可以选择与疼痛部位相应的间隙进行穿刺，成功后置入导管以便反复注药。每次吗啡剂量为 1～2mg，用生理盐水 10mL 稀释后注入，每日 1 次。

（2）蛛网膜下腔内注入神经破坏药物：用苯酚或无水乙醇注入蛛网膜下腔，破坏后根神经，使之产生脱髓鞘作用而达到止痛目的。

2. 放疗、化疗和激素疗法　它们都是治疗癌肿的方法，同时也可用作晚期癌症止痛的一种手段。放疗或化疗用于对其敏感的癌瘤可使肿块缩小，减少由于压迫和侵犯神经组织引起的疼痛。激素疗法则用于一些对激素依赖性肿瘤，例如雄激素用于晚期乳癌，雌激素用于前列腺癌，都能起到止痛的作用。

3. 神经外科手术镇痛　神经外科手术镇痛包括的范围很广，从外周脊神经至大脑额叶。但神经手术镇痛与其他神经损伤性镇痛方法一样，虽然短时间内能达到良好的镇痛效果，但一段时间后疼痛仍会出现。因此只有对存活期很短的病人才建议使用这种镇痛方法。

三、几种临床止痛新药

1. 吗啡控释片　WHO 认为一个国家的吗啡用量是衡量该国癌痛改善状况的重要标志，而我国的用量却极少。吗啡控释片的问世是癌痛治疗的一大进展。该药以口服和缓释为特点，药物在消化道内缓慢释放，稳定吸收，无峰谷现象，有效血药浓度达到 12 小时之久。推荐用量为 30mg 及 60mg 两种，每 12 小时用药 1 次。该药确定维持量后可长时间不用增加药量。

2. 骨膦　骨膦是氯甲双磷酸盐的简称，应用较久，治疗骨转移癌和高血钙有较好的疗效，特别是治疗乳癌骨转移的疗效可高达 90%左右。推荐用量为骨膦 300mg 加入 500mL 生理盐水内，3～4 小时静脉滴毕，每日 1 次，连用 3～5 天后改口服用药，骨膦胶囊 120mg（3 粒），每日 2 次，饭前 1 小时服用。

3. 甲羟孕酮　甲羟孕酮（MPA）是肿瘤内分泌治疗的重要组成部分，尤其对激素依赖性肿瘤，如乳腺癌、子宫内膜癌、前列腺癌、肾癌等疗效明显。可改善患者的生存质量，延长生存期。有报道指出该药对晚期转移癌疗效可达 89%，对非激素依赖性肿瘤有转移者止痛疗效达 43%。推荐用量为 500mg，每日 1～2 次口服，疗程一般为 3 个月。

4. 皮下输液泵技术的应用　输液泵技术近年在国内外发展迅速。泵可长期置于皮下，另一端可根据需要连于静脉、硬膜外或蛛网膜下腔，可连续输注阿片类止痛药。定时、均匀、定量、可控等是输液泵技术的优势，因其血药浓度稳定，维持时间较长，应用方便，深受临床医生和患者的欢迎。

NOTE

第十一章 内镜与腔镜技术

第一节 内镜外科技术

一、概述

内镜外科（endoscopic surgery）技术是指将内镜通过人体正常通道或人工建立的通道送到或接近体内病灶处，在内镜直视下或X线透视或B超辅助下，对局部病灶进行观察、止血、切除、清除结石、引流和重建通道等手术，以达到明确诊断、治愈疾病或缓解症状的目的。

根据内镜的结构特点，内镜可分为刚性硬质内镜和软性纤维内镜两种。按学科分类，有消化内镜、胸腔镜、腹腔镜、呼吸内镜、膀胱镜、输尿管镜、肾盂镜、宫腔镜、关节镜、脑室镜、鼻咽镜、血管镜及心镜等。其中消化内镜应用较广泛，按其功能和技术难度又分为胃肠道内镜（食管镜、胃镜、结肠镜等）、胰－胆管内镜（十二指肠镜、胆道镜、胰管镜等）。虽然如此，不同专业学科的内镜在操作方法、手术技巧和器械应用等方面却具有共同性。

内镜手术有别于传统外科手术，它是使内镜前端抵达病人体内的病灶部位，在内镜直视下进行治疗操作，完成全部手术过程。内镜治疗可以主动而有效地解决内科保守治疗难以解决的问题，如急性食管胃底静脉破裂出血；可以简化复杂而危险的治疗方法或替代某些手术，如急性化脓性胆管炎、肝内胆管结石等。它可在明确诊断的同时进行治疗，具有简便、快速、高效、安全、不需要麻醉、对病人损伤小、并发症少、死亡率低和总耗费低等特点，为广大病人，特别是急诊危重、高龄多病者所接受。内镜外科手术对于良性疾病具有治愈性作用；对于恶性肿瘤病人可以有效地解除或减少痛苦，提高病人生存期间的生活质量。

二、设备与器械

内镜外科的基本工具包括三部分：内镜系统、手术设备和手术器械。

（一）内镜系统

该系统包括内镜、主机－光源和内镜监视器。在结构上，内镜主要有光学和机械两部分。光学部分用以照明，内镜光源内发出冷光，经过镜身传至镜端，由镜端物镜或微型摄像镜头进行取“景”，术者即可通过目镜（光导内镜）或经主机处理摄影图像（电子内镜）使之显示在荧光屏上。机械部分包括插入部和手控操作部。插入部为软性物，可以弧形弯曲，其外径因内镜类型和功能而有不同（3～5mm），前段（约10cm长，不同类型内镜可有所不同）称之为蛇骨管段，可以调节完成各种方向运动。手控操作部有左、右和上、下两个旋钮及充水、充气和吸引两个接头，用以调节内镜前端方向和冲洗清洁与显露视野。电子内镜还具有调节光亮度、色彩、对比度、图像大小和锁定图像的按钮。内镜具有1个或两个工作通道进入人体内。不同用途内镜的通道内径有所不同，如诊断胃镜为28mm，治疗胃镜为37mm，十二指肠治疗镜为

42mm，超声内镜的镜端安装有一微型超声探头，既具有内镜的基本结构和功能，还能同时进行局部超声检查，由此可观察到表面（内镜直视）和深部管壁及临近结构（超声扫描）。超声内镜不仅可以进行诊断，同时也可以在超声引导下完成内镜治疗。

（二）手术设备

不同内镜手术所用的设备可以不同，基本的设备是高频电发生器。其他设备有氩气刀、液电碎石器、微波机、激光器、热凝器和内镜冷冻机及其辅助探头等。

（三）手术器械

主要有各种类型的活检钳、注射针、息肉圈套器、抓钳、多连发曲张静脉结扎器、狭窄扩张器（有气囊扩张器和探条扩张器两种，最常用的探条扩张器是 Savary-Gilliard 扩张器）、导线、囊肿穿刺器、内镜穿刺针、机械碎石器等。用于治疗的支架和导管有食管支架、胆道内引流支架、胰管内引流支架、鼻－胆（胰、囊肿）外引流管及呼吸道支架等。

三、基本操作技术

内镜外科手术的基本操作技术包括：

1. 注射术　使用内镜注射针，在内镜直视下对准病灶，如出血点、病灶基底、肿瘤瘤体等，穿刺注射药物以达到止血、托起病灶、使肿瘤坏死或局部封闭等目的。

2. 钳夹术　使用内镜止血夹，对准出血点、息肉基底或裂开的黏膜边缘钳夹，起到止血、预防出血或闭合创面等作用。

3. 切除术　使用内镜圈套器，直接或剖开病灶表面的黏膜后将病灶套住，接通高频电流，以切除病灶。

4. 导线置入和扩张术　在内镜直视下将导线前端对准狭窄的腔道口，捻动导线，依据阻力感觉盲视下或在 X 线透视监视下使导线通过狭窄段。然后经导线引导下用探条扩张器或气囊扩张器在内镜直视下或 X 线监视下对狭窄段进行逐渐扩张，以重建通道。

5. 支架置放术　在单独内镜或内镜联合 X 线监视下，对狭窄的通道置入塑料或金属支架以维持腔道的通畅性。

6. 氩气刀凝切术　使用 APC 探头，在内镜下对准目标物（肿瘤、狭窄环、出血点及异物等）行凝切，使得目标物凝固、坏死和气化。

7. 超声内镜穿刺术　使用内镜穿刺针，在超声内镜下确定目标物，在单独超声内镜或联合 X 线监视下对目标物进行穿刺，以针吸组织、注射药物或建立通道。

四、内镜在临床上的应用

（一）纤维胃镜

通常所说的胃镜检查包括食管、胃、十二指肠内镜检查。

1. 适应证

（1）凡有上腹部不适，疑有食管、胃、十二指肠疾病者，需胃镜明确诊断。

（2）X 线检查发现食管、胃、十二指肠病变，但性质未明者，需病理诊断。

（3）食管、胃、十二指肠疾病治疗或手术后的随访。

（4）治疗某些食管、胃、十二指肠疾病，如上消化道出血的止血、异物取出、息肉切除、狭窄的扩张等。止血方法有：硬化止血术、栓塞止血术、套扎止血术、电刀止血术等方法。

NOTE

（5）晚期胃肠道肿瘤的治疗，如硬化剂注射坏死术、热凝坏死术、狭窄扩张术、支架置放术等。

2. 禁忌证

（1）精神病、意识不清等检查不能合作者。

（2）严重心肺功能不全者。

（3）疑有上消化道穿孔者。

（4）急性咽炎、腐蚀性食管炎患者。

（5）内镜插入困难或易发生危险者。

3. 术前准备

（1）向病人解释检查的目的和方法，告知可能发生的各种意外。

（2）了解病史、体检和X线检查结果，排除禁忌证。

（3）检查前至少禁食6小时，幽门梗阻者需先洗胃。检查前15～30分钟肌肉注射苯巴比妥钠0.1g或安定10mg。

（4）予少量消泡剂，减少胃内泡沫形成；咽喉部予以充分的表面麻醉，儿童可予基础麻醉。

（5）取出义齿，松开领扣和腰带，取左侧卧位，双腿屈曲。

4. 操作要点

（1）检查者面对病人，嘱病人轻咬牙垫，将胃镜通过牙垫轻轻插入咽部并让病人做吞咽动作，胃镜即可徐徐进入食管。

（2）边置镜边观察，调节镜头角度，观察食管各壁至贲门；通过贲门后，调节镜管角度观察胃底穹隆部，再寻找胃角，到幽门，然后进入十二指肠；最后边退镜边观察十二指肠降部、球部、幽门、胃窦、胃角、胃底、贲门和食管。

（3）观察中对病灶和可疑病变的黏膜进行照相、活检或刮取标本做细胞学检查。

（4）检查中对发现的病变可进行内镜治疗。如上消化道出血，可用局部注射药物、电凝、微波、激光、冷冻、压迫、曲张血管套扎等方法治疗；对食管狭窄者，可行内镜下食管扩张术、食管置管术等；尚可通过内镜取出异物，进行经皮内镜胃造口术等治疗。

（5）检查完毕后，退出胃镜，冲洗和消毒器械。

5. 注意事项

（1）检查过程中须细心操作，在直视下进镜，严禁粗暴或强行进镜，以免发生损伤或穿孔。

（2）活检后出血较多者，可适当应用止血药。

（3）检查结束2小时后，待咽部麻醉作用消失后，再进温软饮食。

（4）咽部不适和声音嘶哑者，可予以药物含漱。

（5）常见并发症有穿孔、出血、心肺意外、药物反应和感染。一旦发生，应予以相应的处理。

（二）纤维支气管镜

1. 适应证

（1）诊断方面：①原因不明的咯血或血痰，须明确诊断及确定出血部位。②原因不明的顽固性咳嗽、气道阻塞、声带麻痹、呼吸困难须查明原因者。③胸部X线检查发现块影、阻塞性肺炎及肺不张，或痰癌细胞阳性而胸片未见异常须进一步明确诊断者。④肺弥漫性病变或支气管病变须进行活检者。⑤须做叶、段支气管选择性碘造影者。⑥肺叶切除前后检查，确定切除范围及判断手术效果者。⑦长期气管切开留置导管者，可通过纤维支气管镜定期观察气管黏膜情况。⑧对结节病、肺蛋白沉积症等疾病须做肺泡灌洗检查者。

（2）治疗方面：①对支气管有大量分泌物而无力咳嗽或引起肺不张者，可用纤维支气管镜进行深部吸痰，改善通气，利于肺复张。②镜下对病变局部注药，对肺癌患者进行局部激光照射治疗。③清除支气管内小异物。④对咯血不止者可通过纤维支气管镜送入气囊导管填塞止血。

2. 禁忌证

（1）绝对禁忌证：①极度衰弱不能耐受者。②严重心脏病、心律失常、主动脉瘤及血压高于 160/100mmHg（21.3/13.3kPa）者。③严重呼吸功能不全、PaO_2 低于 6.65kPa 者。④有严重出血倾向和凝血机能障碍者。⑤肺动脉高压症、肺部病变疑为动静脉瘘及肺化脓症者。⑥精神不正常不能配合检查者。

（2）相对禁忌证：①近期有支气管、肺急性感染者，待炎症控制后再做检查。②近期有支气管哮喘或正在大咯血者，宜缓解 2 周后再行检查。③肺大泡患者宜慎行检查，避免发生气胸。④上腔静脉阻塞、静脉压甚高、呼吸困难明显者。⑤气管异物较大，纤维支气管镜难以取出者。

3. 术前准备

（1）详细了解病史、体征和 X 线检查情况，初步明确病变部位；须活检者应根据正、侧位胸片定位。

（2）了解病人口腔、鼻腔有无病变，鼻中隔有无偏曲等。

（3）向病人充分说明检查的意义，取得其配合，检查前取下义齿。

（4）禁食 4 小时以上，检查前 30 分钟肌注阿托品 0.5mg 和安定 10mg。

（5）准备器械和必要的急救药物。

4. 操作要点

（1）麻醉：用 1% 丁卡因液行咽喉及气管黏膜麻醉，身体情况较差和精神紧张者可选用全麻。

（2）体位：患者取仰卧位或坐位，纤维支气管镜可经鼻或口插入。

（3）根据病灶部位选用合适的镜管。外径 6mm 者可达到肺段，5mm 者可达亚肺段，4mm 以下者可进入亚亚肺段。

（4）注意观察气管和支气管有无黏膜充血、肿胀、萎缩、瘢痕、肥厚、溃疡、出血、肉芽组织和肿瘤等，管腔有无狭窄、闭塞、扩张、受压。注意分泌物的性质、有无血液、结石、异物及观察支气管的舒缩运动等。

5. 术后处理

（1）术后禁食 2 ~ 3 小时，试饮水无呛咳时才可进食。

（2）适当使用抗生素。

（3）注意术后有无出血，如有少许血痰可不必处理。

（4）肺活检后须行胸部 X 线透视或摄片以观察有无气胸。

（三）纤维胆道镜

纤维胆道镜在临床上常用于进行内镜逆行胰胆管造影（endoscopic retrograde cholangio pancreatography，ERCP）、内镜括约肌切开术（endoscopic sphinc terotomy，EST），目前已制出小直径胆道镜，使无创的经口胰胆管镜检查（peroral cholangio pancreatoscope，PCPS）成为可能。纤维胆道镜也常用在胆道手术中，通过胆总管切口检查胆管（尤其是肝内胆管），或在术后经 T 管引流瘘管进行检查。

1. 适应证

（1）手术中如出现以下情况，须行术中纤维胆道镜（Intraoperative cholangioscopy，IOCS）检查：①胆总管切开后胆汁混浊或呈泥沙样胆汁，或有不明原因的肝内胆管出血；②肝胆管内触及结石或硬结；③需对胆管内病变组织进行活检；④胆道取石前后检查结石的位置及结石是否取净。

（2）术后胆道镜（Postoperative cholangioscopy，POCS）用于胆道残余结石的治疗。

（3）ERCP 的适应证：X 线胆系造影。

（4）有以下情况者可行 EST 治疗：①十二指肠乳头狭窄；②胆总管结石和化脓性胆管炎；③急性胆源性胰腺炎和胰腺结石。

（5）PCPS 的适应证：①疑有胆道和胰腺疾病者；②需鉴别胆胰管疾病的良、恶性者。

2. 禁忌证

（1）严重的肝、胆、胰系感染。

（2）严重胆管狭窄者。

3. 术前准备

（1）向病人详细介绍检查过程、必要性及可能出现的意外，取得病人的合作。

（2）检查前禁食，肌注安定和 654–2，咽喉部黏膜麻醉。

（3）器械准备：准备合适的内镜、导管、造影剂和 X 线装置。

4. 操作要点

（1）术中检查：由胆总管切口置入胆道镜，检查胆总管远端、近端，以及肝总管和肝内胆管。

（2）术后检查：先拔除 T 管，常规消毒、铺巾，将胆道镜从瘘管口插入至胆总管。

（3）无创检查：病人取左侧卧位，如胃镜检查一般从牙垫中插入胆道镜，常规行胃、十二指肠球部检查后，进入十二指肠降部，找到乳头。经乳头插入胆道镜或导管，直接观察或行逆行造影检查。如乳头狭窄，尚可用内镜专用电刀行 EST 治疗；如有胆道梗阻，可经内镜行鼻胆管引流术（endoscopic nasobiliary drainage，ENBD）。

（4）详细观察胆总管、肝管等胆系情况，同时持续滴入生理盐水，以扩张胆道，冲洗结石碎屑。

（5）如发现结石，可用取石网经胆道镜取石。对可疑病变处可取活检标本。

5. 术后处理

（1）常规开放引流管 24 小时，酌情使用抗生素。

（2）如出现出血、胰腺炎、胆管炎、感染等并发症应及时处理。

（3）如发生十二指肠穿孔等严重并发症时应及时手术修补。

NOTE

五、应用现状及展望

1805年德国医生Bozzini最早提出有关内镜的设想。早期内镜仅用于诊断，经过近200多年的发展，内镜系统已经相当完善，并已成为临床医学的重要诊断和治疗方法。内镜技术不同程度地改变着医生诊断和治疗的思维方法，同时也为治疗提供了一种新的选择。内镜外科将随现代高新技术的发展而不断发展，在荧光屏监视下可完成疾病诊断、治疗全过程的特点，可以使内镜下远程会诊成为现实；可以通过计算机模拟器如同训练飞行员一样训练内镜医生；可以使内镜手术由“只可意会不能言传”的个人技术发展成为标准化、系统化手术操作；甚至可能实现应用遥控操作技术使机器人（计算机辅助）完成内镜手术。

第二节　腔镜外科技术

一、概述

20世纪50年代，英国物理学家Hopking发明了柱状透镜使光传导损失减小，腹腔镜的图像更为清晰，极大地促进了腹腔镜在妇科、消化内科疾病诊断和治疗中的应用。在20世纪60至70年代，德国的Semm使用自己设计的自动气腹机、冷光源、内镜热凝装置及许多腹腔镜的专用器械施行了大量的妇科腹腔镜手术。1988年法国的Dubois相继做了36例腹腔镜胆囊切除术，并于1989年4月在美国消化内镜医师协会年会上播放了手术录像带，从而轰动了世界。1990年以后，腹腔镜技术广泛地应用在普外科、胸外科、妇产科、泌尿外科、小儿外科等各个领域，成为20世纪外科手术发展史上的一个里程碑。

1983年英国泌尿外科医生Wickham首次提出微创外科（minimally invasive surgery，MIS）概念。直至1987年腹腔镜胆囊切除术成功开展以后，微创外科的概念才逐渐被广泛接受。一般来说，微创外科是指腔镜外科、内镜外科及各种影像学（X线、B超和CT）介导下的治疗技术；广义上说，它也包括各种小切口手术，如小切口胆囊切除术。微创外科的兴起亦得益于20世纪70年代以来出现的整体治疗概念，即认为病人治疗后心理和生理上最大限度的康复应成为外科治疗的终极目标。任何在不低于甚至高于传统治疗效果的前提下，尽可能地减少病人近期和远期因手术带来的痛苦，已成为广大外科医生们日益关心的现实问题，这也是近年来迅猛发展的微创外科学基础之一。1998年5月电脑遥控机器人辅助心脏手术首次在巴黎获得成功，标志着微创外科进入一个新的时代。

二、设备与器械

（一）腹腔镜系统

该系统有腹腔镜、高清晰度微型摄像头、数模转换器、高分辨率显示器、全自动冷光源和图像存储系统等。

1. 腹腔镜　腹腔镜是用Hopking技术制造的光学系统，光线通过组合的石英玻璃柱束传导并经空气透镜组折射而产生极其明亮清晰的图像，几乎不出现失真。临床上常用直径10mm、镜面视角0°和30°的腹腔镜。20世纪90年代随着腹腔镜外科及光纤技术的发展，又出现了由光纤制成直径仅 2mm 的微型腹腔镜，其特点是在 2mm 直径的横截面上聚集了 10 万甚至 50 万根光纤，而每根光纤代表了 1 个像素，这样就大大提高了图像的清晰度与光亮度。

2. 微型摄像头及数模转换器 腹腔镜接上摄像头，其图像通过光电耦合器（CCD）将光信号转换成数字信号，再通过数模转换器将信号输送到显示器上将图像显示出来。目前还有三晶片（3-CCD）制成的摄像头，将光线的三原色通过透镜的折射分开传输后再合成，这样可使图像色彩的还原更加逼真，并可使图像的清晰度达到 800 线以上水平。

3. 显示器 目前应用最普遍的是模拟显示器，图像通过 CCD 处理后的数字信号再通过数模转换器转换成模拟信号后在显示器上显示出来，其图像的水平解析度达 800 线以上。但随着全数字显示器的问世及快速推广正在快速地替代传统的模拟系统成为主流。全数字显示器，光信号通过 CCD 转换成数字信号经逐行扫描直接在显示器上显示出来，其图像的水平解析度可达 1250 线。为术者在术中能进行更加精细的解剖，完成更加精准的手术提供了更良好的条件。

冷光源通过光导纤维与腹腔镜相连以照亮手术野，它可以自动控制或手动控制，它所使用的灯泡有氙灯、金属卤素灯、氩灯、金属弧光灯等。灯泡的热量通过机器内的强力排风扇排出及光导纤维的传导散热，以防烫伤腹腔内器官。

4. 录像机与图像存储系统 高质量的录像机有 β－录像机和 S-VHS 录像机，亦可用画质较低的家用 VHS 录像机。手术图像的存储可用专业用的图像捕捉卡及相应的软件，将手术录像实时捕捉并存储在电脑硬盘上，可进行录像或图像的编辑与处理，并可刻录成光盘保存，并可将手术过程联网做实况转播。

（二）气腹系统

建立 CO_2 气腹目的是为手术提供足够的空间和视野，是避免意外损伤其他脏器的必要条件。整个系统由全自动大流量气腹机、二氧化碳钢瓶、带保护装置的空穿刺套管鞘、弹簧安全气腹针组成。

（三）手术设备

设备主要有高频电凝装置、激光器、超声刀、腹腔镜 B 超、冲洗吸引器等。手术器械主要有电钩、分离钳、抓钳、持钳、肠钳、吸引管、穿刺针、扇形牵拉钳、持针钳、术中胆道造影钳、打结器、施夹器、各类腔内切割缝合与吻合器等。

三、基本操作技术

（一）建立气腹

1. 闭合法 在脐下缘做弧形或纵形切口，长约 10mm，深达皮下，在切口两侧用布巾钳提起腹壁，将气腹针经切口垂直或向盆腔斜行刺入腹腔，针头穿过盘膜和腹膜时有两次突破感，穿刺进腹后可采用抽吸试验、负压试验或容量试验证实气腹针已进入腹腔。将含有生理盐水的注射器连接上气腹针，先抽吸看有无肠液或血液，再看注射器内的生理盐水，如缓慢下降，则证实气腹针头位于腹腔，即可向腹腔内注入二氧化碳气体，至预设压力 15mmHg（2kPa）。待腹部呈对称性膨隆，叩诊鼓音，气腹建立即告完成。

2. 开放法 在脐下缘做弧形或纵形切口，长约 10mm，达深筋膜，在直视下打开腹膜，用手指明确进入腹腔及腹壁下没有粘连后，置入套管连接充气管，建立气腹。

（二）腹腔镜下止血

电凝止血是腹腔镜手术中的主要止血方式，有单极和双极电凝两种。其他有钛夹、超声刀、柏克钳、自动切割吻合器、闭合器、热凝固、内套圈结扎及缝合等。

（三）腹腔镜下组织分离与切开

组织分离是腹腔镜手术中重要的步骤，分离得好，解剖结构就清楚，手术中出血就少。腹腔镜手术分离组织结构时不像开腹手术那样，可以用手触摸感觉组织的致密与疏松，只能借助于手术器械，一旦操作不当，容易造成组织损伤。组织分离与切开的方法主要有电凝切割、剪刀锐性剪开、超声刀凝固切割、分离钳钝性分离、高压水柱分离等。

（四）腹腔镜下缝合

腹腔镜下缝合是腹腔镜手术中难度较高的操作技术，是手术者必须掌握的手术技巧，需经过一定时间的体外训练和手术实践才能掌握。传统手术的缝合技术同样可以在腹腔镜下应用。几乎所有的缝合针、线均可用于腹腔镜手术，腹腔镜专用的缝合针、线为无损伤缝合针、线，呈雪橇形状。缝针通过穿刺套管鞘进入腹腔后，用持针器夹住缝针，分离钳提起组织，同常规方法一样进行缝合。缝线打结方法有腔内打结与腔外打结两种。目前一种快捷、易操作的带线连续缝合器开始应用于临床，使外科医师的腔内缝合技术又上了新的台阶。

（五）标本取出

腹腔镜手术切除标本的取出也是一个重要的步骤，操作不当可导致手术时间延长，若是肿瘤标本，它可能引起在腹腔内、腹壁上的种植和播散。切除的组织巨大，又是良性病变，可借助器械或组织粉碎机将组织缩小、“粉碎”后从套管鞘内取出，亦可做一小切口取组织。有条件的最好使用塑料标本袋，将标本放入袋中，再用上述方法取出标本，恶性肿瘤标本取出必须使用标本袋，以免造成肿瘤的播散。

四、手术适应证

腹腔镜技术在外科疾病诊治中，特别是对恶性肿瘤治疗的价值已从争议逐渐达成共识，食管癌、胃癌、大肠癌的腔镜根治术已成为治疗上述疾病的金标准，并制定出了手术指南。腹腔镜手术作为一种微创技术已被广泛地应用在外科手术中。

1. 目前普遍开展的手术　胆囊切除术、腹腔镜诊断术、食管癌、胃癌、结肠、直肠根治切除术、阑尾切除术、食管反流手术（Nissen 手术）、小肠切除术、疝修补术、脾切除术、肾上腺切除术、淋巴结清扫术、肝叶切除术（肿瘤）、胰腺尾部切除术、胆囊空肠吻合术、胃十二指肠溃疡手术等。

2. 将来可能普遍开展的手术　腹部创伤的探查（血流动力学稳定）、腹腔镜急腹症探查与手术等。

3. 目前仍在探索的手术　胰十二指肠切除（Whipple）手术、解剖性肝切除术、血管动脉瘤切除或转流术等。

五、手术并发症

腹腔镜手术的创伤微小并不等于它的手术危险也是微小的，腹腔镜手术除了可能发生与传统开腹手术同样的并发症以外，还可发生腹腔镜技术所导致的特有并发症。

（一）CO_2 气腹相关的并发症与不良反应

腹腔镜手术一般用 CO_2 气体作为膨腹气体来建立气腹，如有心肺功能不全，也可选用氦气（He）、笑气（NO_2）等。气腹的建立必将对心肺功能产生一定程度的影响，如膈肌上抬、肺顺应性降低、有效通气量减少、氧输出量减少、下肢静脉淤血和内脏血流减少等，并由此产生一系列并发症，包括皮下气肿、气胸、心包积气、气体栓塞、高碳酸血症与酸中毒、心律失常、下肢静脉淤血和血栓形成、腹腔内缺血、体温下降等。

（二）血管损伤

术中血管损伤可发生于各种腹腔镜手术中，暴力穿刺是损伤腹膜大血管的主要原因，其他则发生在手术操作过程中。根据损伤血管的部位，大致可分为以下三类：①腹膜后大血管：包括腹主动脉、下腔静脉及髂动、静脉、门静脉等大血管，虽然这类损伤发生率较低，但死亡率很高；②腹壁、肠系膜和网膜血管等；③手术区血管：如在行 LC 时损伤肝蒂血管，包括肝动脉、门静脉和胆囊动脉及其分支等。

（三）内脏损伤

腹腔镜术中内脏损伤并不少见，常因术中未能得到发现所致。如术后发生腹膜炎等严重并发症而又未能及时确诊，可造成严重后果。根据损伤脏器的不同可分为两类：①空腔脏器损伤：包括肝外胆管、小肠、结肠、胃、输尿管和膀胱等；②实质性脏器损伤：包括肝、脾、膈肌、肾、子宫等。

（四）腹壁并发症

腹腔镜手术的腹壁并发症主要是与戳孔有关，有戳孔出血与腹壁血肿、戳孔感染、腹壁坏死性筋膜炎和戳孔疝等。

六、腹腔镜应用现状

（一）腹腔镜诊断作用

诊断性腹腔镜技术（diagnostic laparoscopy）在临床应用已有百余年历史，早期受器械的限制，未能广泛开展，随着 B 超、CT、MRI、血管造影及核素扫描等现代诊疗技术的发展，该技术一度受到冷落。20 世纪 80 年代末腹腔镜技术在外科领域中得到广泛应用，腹腔镜的手术器械亦得到相应的开发与完善，各种 3mm 以下的微型腹腔镜与微型手术器械的出现极大地扩展了腹腔镜技术在外科诊治中的应用。腹腔镜诊断可以弥补一些实验室与影像学检查的不足，避免因诊断不明而导致的病情延误。

同时，我们也应该看到腹腔镜在诊断方面的局限性与不足。首先，腹腔镜诊断术是创伤性检查，须进行麻醉，不论是局麻或全麻都可能出现麻醉方面的一些并发症；其次，腹腔镜诊断术对腹腔深部的病变发现率低，而这正是 B 超、CT、MRI、内镜超声等检查的优势所在，将两者有机地结合则可大大提高诊断的准确性与特异性。

（二）腹腔镜的治疗作用

腹腔镜在完成诊断的同时，还可以完成一定范围的外科治疗，如腹腔镜下的粘连松解术、脓肿切开引流术、阑尾切除术、胆囊切除术、穿孔修补术、胰周引流术、腹腔冲洗术等。直肠癌、结肠癌、胃癌的根治术也正在规范化的基础上逐渐普及。腹腔镜胆囊切除术（laparoscopic cholecystectomy，LC）是目前腹腔镜技术在外科手术中应用最广泛、效果最显著的手术。LC 的手术指征与开腹手术相同；禁忌证为严重的肝硬化、凝血障碍、胰腺炎、妊娠、病理性肥胖、严重的心肺功能不全。手术的安全性取决于手术者的经验和处理可能发生问题的能力。

下篇 各 论

第十二章 外科感染

第一节 概 述

外科感染（surgical infection）是指需要外科治疗的感染，包括创伤、手术、烧伤、器械检查等并发的感染。

一、特点

外科感染具有以下特点：①多为混合感染。大多数外科感染由几种致病菌引起，即使有些外科感染开始是由一种致病菌引起，但随着病程演变，常发展为几种致病菌的混合感染。②局部症状明显。在局部病变基础上可引起全身反应，有的发展为全身性感染。③多为器质性病变，被感染的组织常发生化脓坏死，而需外科处理。

二、分类

（一）按病菌种类和病变性质分类

可分为非特异性感染和特异性感染两大类。

1. 非特异性感染（nonspecific infection） 又称化脓性感染或一般性感染，如疖、痈、丹毒、急性淋巴结炎、急性阑尾炎等。占外科感染的大多数。特点是：①同一种致病菌能引起多种感染性疾病，如金黄色葡萄球菌能引起疖、痈、急性淋巴结炎、伤口感染等；②不同的致病菌又可引起相同的感染性疾病，如金黄色葡萄球菌、链球菌、大肠杆菌都能引起急性蜂窝织炎、软组织脓肿、伤口感染等；③有红、肿、热、痛和功能障碍等化脓性感染的共同特征，病程演变、治疗原则也都相同。

2. 特异性感染（specific infection） 如结核病、破伤风、气性坏疽等。其特点是：①一种感染性疾病只会由特定的致病菌引起；②其病程演变、临床表现、防治方法都各不相同。

（二）按病程分类

可分为急性、亚急性和慢性感染三类。病变以急性炎症为主，病程在 3 周以内的为急性感染，非特异性感染多属此类；病程在两个月以上的为慢性感染，也可由急性感染迁延而来；病程在急性与慢性感染之间的为亚急性感染，除由急性感染迁延而来外，多与致病菌毒力虽弱但耐药性强或个体抵抗力差有关。

NOTE

（三）其他分类

根据感染发生的条件、入侵的时间、来源等可分为原发性感染和继发性感染、条件感染（opportunistic infection）、医院感染（nosocomial infection）、二重感染（superinfection）等。

三、病因

（一）西医病因

1. 病菌的致病因素 外科感染的发生与致病菌的数量与毒力有关。毒力是指病原体形成毒素或胞外酶的能力及入侵、穿透和繁殖的能力。致病菌靠黏附因子附着于人体细胞，靠荚膜或微荚膜抗拒吞噬细胞的吞噬和杀菌成分而在组织内生存繁殖。其致病作用在于所产生的胞外酶、外毒素或内毒素对组织细胞的直接破坏，或通过其神经血液毒性对机体造成损害。如多种细菌可释出蛋白酶、磷脂酶、胶原酶等胞外酶，可侵蚀组织细胞；玻璃质酸酶分解组织内的玻璃质酸，使感染容易扩散。多种病菌产生的外毒素如溶血素可破坏血细胞，肠毒素可损害肠黏膜，破伤风毒素作用于神经而引起肌痉挛。革兰阴性菌细胞壁的脂多糖成分组成的内毒素，可激活补体、凝血系统与释放细胞因子等，引起发热、代谢改变、休克、白细胞增多或减少等全身反应。此外，侵入人体内病菌的数量、种类与增殖速率也是导致感染发生的重要因素之一。如健康个体，伤口污染的细菌数超过 105 常引起感染，低于此数量则较少发生感染。

2. 宿主的抗感染免疫 天然免疫包括人体皮肤和黏膜的屏障作用，可阻止病原体入侵；寄居口腔、肠道等处的正常菌群，能够阻止病原体在上皮表面的黏附和生长；吞噬细胞与自然杀伤细胞（NK）能够识别多种病原体的共同成分，吞噬、杀伤病原体或病原体感染的细胞；补体及细胞因子的多种抗感染作用；等等。获得性免疫包括 T 细胞免疫应答、B 细胞免疫应答产生的细胞、体液免疫功能及免疫记忆作用等。

3. 人体易感染的因素 ①局部因素：如创伤等造成的皮肤黏膜缺损使屏障破坏，病菌易于入侵；局部血循环障碍，或有组织坏死、异物、血肿等使得吞噬细胞、抗体等不能到达病原体入侵部位，降低了组织防御和修复能力；留置导管处理不当也为病菌侵入开放了通道；管道阻塞使内容物淤积导致其中细菌繁殖、侵袭组织；等等。②全身因素：包括严重损伤、大面积烧伤；营养不良或过度疲劳；患有糖尿病、尿毒症、恶性肿瘤；使用皮质激素、化疗、放疗等使机体全身抗感染能力降低。先天性或获得性免疫缺陷（艾滋病）因免疫障碍更易发生各种感染性疾病。③医源性因素：忽视无菌操作，违反外科原则，过分依赖抗生素、滥用抗生素等也是引起感染的原因。

（二）中医病因

外因有外感六淫邪毒、感受特殊之毒、外来伤害；内因有情志内伤、饮食不节、劳伤虚损、痰饮瘀血等因素。

1. 外因 ①外感六淫邪毒：是导致外科感染最重要的因素。风、寒、暑、湿、燥、火均可引起外科感染，但以“热毒”“火毒”最为常见，风、寒、暑、燥诸邪毒致病也多从火化，所以《外科心法要诀》说“痈疽原是火毒生”。②外来伤害、感受特殊之毒：跌打损伤、烧烫伤及金刃竹木创伤等外来伤害可致邪毒入侵引起感染；破伤风、气性坏疽、皮肤炭疽等疾病，中医认为属感受特殊之毒所致。

NOTE

2. 内因 情志内伤、饮食不节、劳伤虚损、痰饮瘀血等，均可导致人体气机功能紊乱、抵抗力降低、正气虚损而致病。

四、发病机理

1. 病理　非特异性感染的病理变化是由于致病菌侵入组织并繁殖，产生多种酶与毒素，激活凝血、补体、激肽系统及血小板和巨噬细胞等，产生炎症介质，引起血管扩张与通透性增加，白细胞和吞噬细胞进入感染部位发挥吞噬作用，单核－巨噬细胞通过释放促炎细胞因子协助炎症及吞噬过程。组织的炎症反应导致局部红、肿、热、痛等特征性表现，使入侵病菌局限化并最终被清除。部分炎症介质、细胞因子和病菌毒素等也可进入血循环，引起全身性反应。病变的演变与结局取决于病原菌的毒性、机体的抵抗力、感染的部位及治疗措施是否得当等。

特异性感染（如结核病、破伤风、气性坏疽等）的病菌各有特别的致病作用，其病理变化各异。

2. 感染的转归

（1）局限吸收或形成脓肿：当人体抵抗力占优势时，一旦发生感染容易局限并且吸收，或形成脓肿。小的脓肿经治疗可自行吸收，较大的脓肿可经及时切开、引流而痊愈。

（2）感染扩散：致病菌毒性大、数量多或（和）宿主抵抗力明显不足时，感染不易局限，可迅速向周围组织或脏器扩散，病菌可定植于血液出现菌血症；机体对于感染的过度反应还可引起全身炎症反应综合征（SIRS）成为脓毒症。严重者发生感染性休克、重要器官功能衰竭。

（3）转为慢性感染：人体抗病力与细菌毒力处于相持状态，病菌大部分被消灭，少量残存；组织炎症持续存在，中性粒细胞浸润减少而成纤维细胞和纤维增加，转变为慢性炎症。当人体抵抗力降低时，病菌可再次繁殖，感染可重新急性发作。

五、临床表现

1. 局部表现　急性炎症有红、肿、热、痛和功能障碍的典型表现。体表浅部的化脓性感染均有疼痛和触痛，局部肿胀、色红、温度增高；慢性感染多有局部肿块或硬结，但疼痛大多不明显；浅部脓肿形成时，触诊可有波动感。

2. 全身表现　感染轻者可没有全身症状。感染重时常有发热、呼吸心跳加快、头疼乏力、全身不适、食欲减退等表现；严重脓毒症时可有尿少、神志不清、乳酸血症等器官灌注不足的表现，甚至出现休克和多器官功能障碍。病程长者可有贫血和营养不良。

六、诊断

1. 临床检查　根据典型的局部症状和体征，位置表浅的化脓性感染诊断并不困难。诊断浅表脓肿主要依靠波动感试验阳性；深部脓肿波动感不明显，但表面组织常有水肿，局部有压痛，可有发热与白细胞计数增加，穿刺有助诊断。

2. 实验室检查　白细胞计数及分类是重要检查手段，总数大于 $12\times10^9/L$ 或小于 $4\times10^9/L$ 或发现未成熟的白细胞，提示重症感染。病原体的鉴定：①脓液或病灶渗液涂片行革兰染色后，在显微镜下观察，可以分辨病菌的革兰染色性和菌体形态。②脓液、血、尿、痰或穿刺液做细菌培养（包括需氧菌、厌氧菌和真菌）及药物敏感试验，必要时重复培养。③采用免疫学、分子生物学等特殊检测手段明确病因。

NOTE

3. 影像学检查 主要用于内在感染的诊断。如超声波检查可用以探测肝、胆、肾等的病变，还可发现胸腹腔、关节腔的积液。骨关节病变常需X线摄片；胸部病变可用X线透视或摄片；CT、MRI等可用以发现体内脓肿、炎症等多种病变，诊断率较高。

七、治疗

1. 治疗原则

（1）消除感染病因。

（2）清除坏死组织和脓液等毒性物质。

（3）增强人体抗感染能力、促使组织修复。

（4）局部处理与全身治疗相结合，对于轻度感染，有时仅需局部治疗即可治愈。

2. 局部治疗

（1）保护感染部位：患部抬高或制动可减轻疼痛，有利于炎症局限和消退。不可用外力挤压，以防感染扩散。

（2）药物外用：浅部的急性感染早期可用新鲜中草药，如蒲公英、白头翁、紫花地丁、马齿苋等捣烂外敷；也可使用金黄膏、鱼石脂软膏等外敷。组织肿胀明显者可用50%硫酸镁溶液湿热敷。慢性溃疡、窦道可用八二丹、九一丹换药，生肌玉红膏、红油膏等敷贴。

（3）理疗：可采用湿热敷、超短波或红外线辐射等，以改善局部血循环，促进炎症吸收和消散、局限。

（4）手术治疗：脓肿形成后应及时切开引流。深部脓肿可在超声、CT引导下穿刺引流。对坏死的组织或器官要及时切除。

3. 全身治疗

（1）支持疗法：目的是改善病人全身情况和增强抵抗力，使各种疗法可以通过人体防御功能而发挥作用。①保证病人有充分的休息和睡眠，必要时用镇静、止痛药物。②供给易消化、高蛋白质、高热能、高维生素饮食。摄入不足时应从静脉补充，并注意纠正水、电解质代谢紊乱和酸碱平衡失调。③严重感染如有贫血、白细胞减少或低蛋白血症者，须适当予以成分输血；也可给予胎盘球蛋白、丙种球蛋白，以增强免疫能力。④对于感染引起过度炎症反应的重症患者，可考虑短程使用皮质激素或炎症介质抑制剂。

（2）对症处理：高热者应用物理或药物降温，体温过低时须注意保暖。

（3）抗生素使用：有针对性地使用抗生素，防止滥用而引起耐药性。不能单纯以抗生素的使用取代外科无菌原则。使用要点：①合理用药：一般较轻的局限性感染可不用抗生素；能用单一抗生素控制感染的就不联合使用抗生素；能用窄谱抗生素的不用广谱抗生素。只有严重感染或病原菌不明，对所用抗生素产生耐药性者，才考虑使用广谱抗生素及联合用药。联合用药时不宜选择抑菌剂和杀菌剂同用。②选药原则：应根据细菌培养与药敏试验选用有效药物，在细菌培养与药敏试验尚无明确结果时，一般以临床表现、脓液性状、感染部位初步判断致病菌种，选用适当抗菌药物。若应用2～3天无明显效果，则应调整更换。③给药途径：一般感染可口服或肌注，严重感染或全身性感染必须静脉给药。以静脉分次注射效果最好，可迅速提高单位时间血药浓度。

（4）中药治疗：根据疾病不同阶段，采用消、托、补的基本原则进行辨证用药。五味消毒饮、黄连解毒汤等清热解毒药有显著的抗感染作用。

八、预防

主要目的是减少致病菌进入人体的机会，增强机体的全身和局部抵抗力。

（1）加强宣传教育，注意个人清洁和公共卫生，减少感染机会。

（2）做好劳动保护，预防创伤的发生；做好清创术，及时正确地处理各种新鲜伤口，清除污染的创面和异物。

（3）及时使用有效的特异性免疫疗法，如预防破伤风可用类毒素和抗毒素（TAT）；预防狂犬病可接种疫苗（RVRV）与注射免疫球蛋白（RIG）。

（4）糖尿病、尿毒症、白血病、长期或大量使用激素疗法及恶性肿瘤的化疗、放疗等均可削弱人体抗感染的能力。要重视对这些病人的观察和护理，及时调整用药方案，以防严重感染的发生。

（5）预防医院感染。院内感染的致病菌通常比医院外的同类菌有较强的毒性和耐药性。要认真落实医院各项规章制度，在施行手术、置管、注射和其他介入性操作时，要严格贯彻无菌原则，防止病菌侵入。

（6）合理使用预防性抗菌药物。

第二节　浅部组织的化脓性感染

一、疖和疖病

疖（furuncle）是指毛囊和毛囊深部及其周围组织的急性化脓性感染。单个损害称为疖。多发而反复发作者称疖病（furunculosis）。中医亦称之为“疖”。

【病因病理】

1. 西医病因病理　致病菌以金黄色葡萄球菌为主，偶可由表皮葡萄球菌或其他病菌所致。局部皮肤擦伤、不洁、环境温度较高或机体抗感染能力降低可导致疖的发生。疖常好发于毛囊和皮脂腺丰富的部位，如头面部、颈项、背部等处。疖病常见于免疫力低下者，如有糖尿病、营养不良、中性粒细胞功能受损等。

2. 中医病因病机　本病主要因火热之毒为患。因气候炎热，汗出不畅，感受暑毒，暑湿热蕴蒸肌肤；或由于恣食膏粱厚味及醇酒辛辣，脏腑蕴热，火毒结聚；复经搔抓，破损染毒而成。邪毒结聚导致局部经络阻塞，气血凝滞，出现红、肿、热、痛等症状。

【临床表现】

1. 局部症状　初起为毛囊性炎性丘疹，以后炎症向周围扩展，形成红肿热痛之坚硬结节。数日后结节中央变软、有波动感，顶部出现黄白色脓栓，随后脓栓脱落，脓液排出，炎症随之消退而愈。

2. 全身症状　一般无全身症状。若发生于循环丰富部位时，可出现全身不适、畏寒、发热、头痛、厌食等。尤其是鼻、上唇及周围属“危险三角区”的疖，如被挤压、碰撞等，感染容易扩散，沿眼内眦静脉和眼静脉感染到颅内，引起化脓性海绵状静脉窦炎，出现颜面部进行性肿胀，可有寒战、高热、头痛、呕吐、昏迷等，病情严重，甚至死亡。中医称“疔”或“疔疮走黄”。

【实验室检查】

有发热等全身反应者，应做白细胞计数或血常规检查；疖病患者还应检查血糖和尿糖，做脓液细菌培养及药物敏感试验。

【诊断与鉴别诊断】

依据病史及临床表现，本病易于诊断。有时须与皮脂腺囊肿（俗称粉瘤）并发感染、痈等鉴别。皮脂腺囊肿病程长，原有光滑的囊性结节；痈病变范围大，有数个脓栓，除有红肿疼痛外，全身症状也较重。

【治疗】

1. 西医治疗 以局部治疗为主。初起可外用莫匹罗星软膏或10%鱼石脂软膏，配合热敷、超短波、红外线等理疗。脓栓出现时，在其顶部涂石炭酸（苯酚），或用针头将脓栓剔出，或做切开引流，切忌挤压。出脓后以呋喃西林湿敷或纱条引流。面部疖、有全身症状的疖和疖病应给予抗生素治疗，并增加营养。患有糖尿病者应同时治疗糖尿病。

2. 辨证治疗

（1）热毒蕴结证

证候：好发于项后发际、头面、背部、臀部。初起有脓头或无脓头，局部红肿疼痛，范围小于3cm；伴口干渴，溲赤，便秘；苔薄黄，脉数。

治法：清热解毒。

方药：五味消毒饮、黄连解毒汤加减。小便短赤者，加淡竹叶、车前子；大便秘结者，加生大黄。

（2）暑热浸淫证

证候：发于夏秋季节，以小儿及产妇多见。局部红肿结块，灼热疼痛，根脚浅显，范围局限；可伴发热、口干、便秘、溲赤等；舌苔薄腻，脉滑数。

治法：清暑化湿解毒。

方药：清暑汤加减。热毒盛者，加黄连解毒汤；大便秘结者，加生大黄、枳实。

（3）火毒炽盛证

证候：发于颜面，局部肿胀，焮热疼痛；伴高热，头痛，烦渴，呕恶，溲赤；舌红，苔黄腻，脉洪数。

治法：凉血清热解毒。

方药：犀角地黄汤、黄连解毒汤、五味消毒饮加减。

（4）体虚毒恋证

证候：疖肿常此愈彼起，反复发作。多见于后发际、臀部、四肢；伴倦怠乏力，纳少便溏；舌质淡，苔薄，脉细。

治法：健脾和胃，清化湿热。

方药：五神汤合参苓白术散加减。

3. 中医外治 初起小者用千捶膏盖贴或三黄洗剂外搽；大者用金黄散或玉露散，以金银花露或菊花露调成糊状敷于患处；切开排脓后可掺九一丹换药。

【预防与调护】

（1）注意卫生，保持皮肤清洁。

（2）少食辛辣炙煿及肥甘厚腻之品，保持大便通畅。

（3）暑天或在炎热环境中生活工作，应避免汗渍过多，勤洗澡和及时更换内衣。

（4）“危险三角区”的疖要特别重视，切忌早期切开及挤捏。

二、痈

痈（carbuncle）是指多个相邻毛囊及其周围组织的急性化脓性感染。好发于皮肤厚韧的项部和背部。中医称之为“有头疽”。

【病因病理】

1. 西医病因病理　致病菌多为金黄色葡萄球菌。感染常由一个毛囊底部开始，因患部皮肤厚韧，感染不易向皮肤表面穿破而容易向阻力较弱的皮下脂肪柱蔓延至皮下组织，并沿深筋膜向周围扩散，侵犯到四周的许多脂肪柱，再向上侵及周围相邻毛囊而形成多个脓头（图 12–1）。由于累及多个毛囊，痈的急性炎症浸润范围大，感染可达深层皮下结缔组织，使患处皮肤血运障碍甚至坏死；排脓不畅，全身反应较重。随着时间迁延，还可能有其他病菌进入病灶形成混合感染，甚至发展为脓毒症。

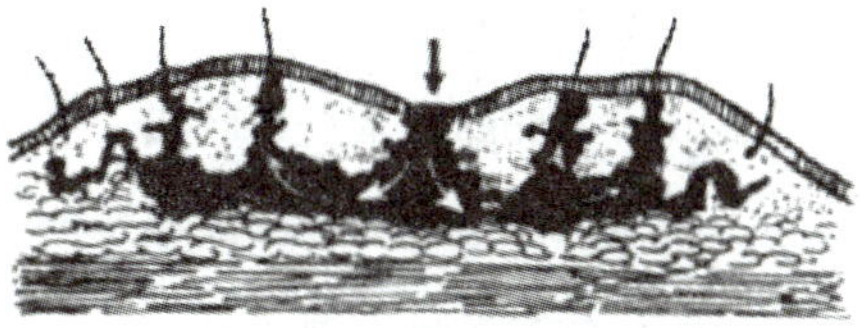

图 12–1　痈的切面

2. 中医病因病机　多因外感风温、湿热，内有脏腑蕴毒，内外邪毒互结，凝聚肌肤，以致营卫不和、经络阻隔、气血凝滞而成。消渴病患者气阴两虚，正气不足，易罹患本病；若正虚毒滞难化，不能透毒外出，可使病情加剧，易发生“疽毒内陷”。

【临床表现】

本病患者年龄一般在中年以上，老年居多；部分病人原有糖尿病。病变好发于项部和背部。中医称“对口疽”“发背”“搭手”。

1. 局部症状　早期局部呈片状稍隆起的紫红色浸润区，质地坚韧，界限不清。随后中央形成多个脓栓，破溃后呈蜂窝状。中央部逐渐坏死、溶解，可见大量脓液和坏死组织。痈易向四周及深部浸润发展，周围有浸润性水肿，常有局部淋巴结肿大、疼痛。

2. 全身症状　大多数病人有畏寒、发热、食欲不振等全身表现。唇痈也有感染扩散到颅内的危险。

3. 实验室检查　白细胞总数及中性白细胞比例明显增高。可做脓液细菌培养与药物敏感试验。糖尿病患者血糖水平常较平时明显升高。

【诊断与鉴别诊断】

依据临床表现，本病诊断不难。有时须与疖病鉴别。疖病位浅，范围局限，无明显全身症状，易反复发作，缠绵不愈。

【治疗】

1. 西医治疗

（1）全身治疗：应注意休息，加强营养支持，镇静止痛，静脉使用抗生素。糖尿病患者应控制血糖。

NOTE

（2）局部治疗：初起可用理疗、药物外敷。成脓后切开引流。切开时行“十”字或双“十”字切口才能使引流通畅彻底（图 12–2）。切开后应尽量彻底清除脓液和切除坏死组织，每日换药。如创面过大，待肉芽生长良好时及时植皮，可缩短疗程。

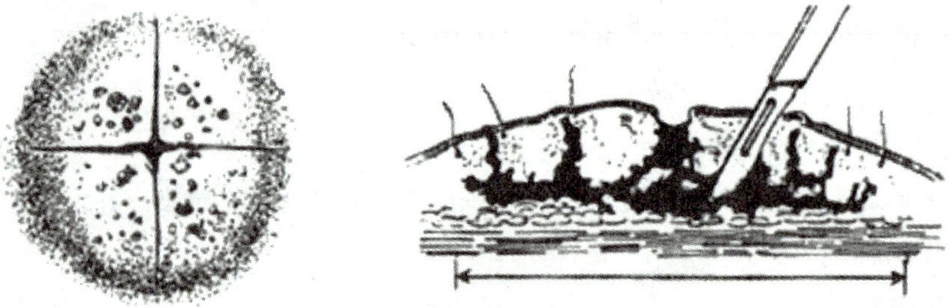

图 12–2　痈的切开引流

（1）“十”字切口；（2）切口长度要超过炎症周围少许，深达筋膜

2. 辨证治疗

（1）火毒蕴结证

证候：初起即有粟粒状脓头，肿块渐向深部及周围扩大，脓头增多，色红灼热疼痛。化脓较快，脓出黄稠，形似蜂窝；伴恶寒，发热，口渴；舌红，苔黄，脉滑数。

治法：和营托毒，清热利湿。

方药：黄连解毒汤合仙方活命饮加减。大便秘结者，加生大黄、枳实；小便短赤者，加车前子、淡竹叶。

（2）阴虚火炽证

证候：多见于消渴病患者。局部疮形平塌，根盘散漫，疮色紫滞，不易化脓腐脱，溃后脓水稀少或带血水，疼痛剧烈；伴有发热，口干唇燥，纳呆，大便秘结，小便短赤；舌红，苔黄燥，脉细数。

治法：滋阴生津，清热托毒。

方药：竹叶黄芪汤加减。

（3）气虚毒滞证

证候：多见于年老体虚者。局部疮形平塌，根盘散漫，皮色晦暗，化脓迟缓，腐肉难脱，脓液稀少，闷肿胀痛，易形成空腔；伴发热，或身热不扬，精神不振，面色少华；舌淡，苔白，脉数无力。

治法：益气托毒。

方药：八珍汤合仙方活命饮加减。

3. 中医外治　初起脓头未溃，火毒蕴结证，用金黄膏或千捶膏外敷；阴虚火炽证或气虚毒滞证，用冲和膏外敷。溃脓期，以八二丹掺疮口，如脓水稀薄而带灰绿色者，改用七三丹，外敷金黄膏。待脓腐大部分脱落，疮面渐洁，改掺九一丹，外敷红油膏。

【预防与调护】

（1）注意个人卫生，及时治疗疖。

（2）切忌挤压，在项部者可用四头带包扎；在背部者，睡时宜侧卧。

NOTE

三、急性蜂窝织炎

急性蜂窝织炎（acute cellulitis）是指发生于皮下、筋膜下、肌间隙或深部蜂窝组织的急性细菌感染。中医称之为“发”。古籍上的“锁喉痈”“臀痈”虽命名为痈，其实属“发”的范畴。

【病因病理】

1. 西医病因病理　致病菌多为溶血性链球菌、金黄色葡萄球菌及大肠杆菌或其他型链球菌等。感染可由皮肤或组织损伤引起，亦可由邻近化脓性感染直接扩散或经淋巴、血行感染而成。由于受侵组织质地较疏松，病菌释放毒性强的溶血素、链激酶、透明质酸酶等，可使病变扩展较快，不易局限。病变附近淋巴结常受侵及，可有明显的毒血症。

2. 中医病因病机　总由外邪入侵，风火湿热结聚，经络阻隔、气血凝滞而成。风火热毒，易向周围扩展；本病也可因疖、有头疽被挤压后，邪毒向四周蔓延而成。

【临床表现】

1. 局部及全身症状　常因病菌种类、发病部位、深浅不同而异。由溶血性链球菌感染引起的急性蜂窝织炎因链激酶和透明质酸酶的作用，病变扩展迅速，不易局限，有时引起脓毒症；由金黄色葡萄球菌感染引起的急性蜂窝织炎则易局限形成脓肿；由厌氧菌感染引起的急性蜂窝织炎可出现捻发音，常见于被肠道、泌尿道内容物污染的会阴部、腹部伤口，脓液恶臭，全身症状重。

发生部位浅者红、肿、热、痛等局部症状明显，范围扩大迅速，进而中心坏死、化脓，出现波动感。部位深者局部红肿不明显，但局部水肿、压痛明显，并伴有全身症状。

发生于口底、颌下、颈部的急性蜂窝织炎可因炎症水肿扩展引起喉头水肿，出现呼吸困难，有发生窒息的危险。

2. 实验室检查　血常规检查白细胞计数增多。有浆液性或脓性分泌物时涂片检查病菌种类。病情较重时，应取血和脓做细菌培养和药物敏感试验。

【诊断与鉴别诊断】

根据病史、体征，诊断多不困难。颌下蜂窝织炎引起呼吸急促、不能进食时，应与急性咽峡炎鉴别；厌氧菌感染引起的皮下蜂窝织炎应与气性坏疽鉴别。

【治疗】

1. 西医治疗

（1）*局部治疗*：初起应休息，局部理疗，药物外敷。一旦脓肿形成，应及时切开引流。位于口底、颌下的急性蜂窝织炎，有时虽未形成脓肿，但为了减轻组织水肿、气管压迫，防止喉头水肿或窒息，应早期切开减压引流。而由厌氧菌感染引起的捻发音性蜂窝织炎应做广泛切开引流，切除坏死组织，并用3%过氧化氢冲洗，湿敷伤口。

（2）*全身治疗*：应加强营养支持、止痛，应用抗生素治疗。

2. 辨证治疗

（1）*痰热蕴结证（锁喉痈）*

证候：小儿多见，感染起源于口腔或面部。初起结喉处红肿绕喉，根脚散漫，坚硬灼热疼痛；经2～3天后，肿势可延及腮颊，下至前胸；伴有壮热口渴，头痛项强，大便秘结，小便短赤；舌红绛，苔黄腻，脉弦滑数或洪数。

治法：散风清热，化痰解毒。

方药：普济消毒饮加减。壮热口渴，加鲜生地黄、天花粉、生石膏；便秘，加生大黄、元明粉；气喘痰壅，加鲜竹沥、天竺黄；痉厥者，加安宫牛黄丸化服。

（2）湿火蕴结证（臀痈）

证候：臀部肌肉注射染毒或患疮疖挤压等引起。臀部一侧初起疼痛，肿胀焮红，皮肤红肿以中心最为明显而四周较淡，边缘不清，红肿逐渐扩大而有硬结。2～3天后皮肤湿烂，随即变成黑色腐溃，或中软不溃；溃后一般脓稠，若伴有大块腐肉脱落，以致疮口深大而形成空腔，则收口甚慢，需1个月左右方能痊愈。伴恶寒发热，头痛骨楚，食欲不振。舌质红，苔黄或黄腻，脉滑数。

治法：清热解毒，和营利湿。

方药：黄连解毒汤合仙方活命饮加减。

（3）湿热下注证（足发背）

证候：多因足癣感染引起。初起足背红肿灼热疼痛，肿势弥漫，边界不清，活动受限；伴有寒战高热，食欲不振；舌质红，苔黄腻，脉滑数。

治法：清热解毒，和营利湿。

方药：五神汤加减。热毒盛者，加黄连解毒汤；红肿明显者，加水牛角、牡丹皮、赤芍。

3. 中医外治 初起用金黄膏或玉露膏外敷；红热不明显用冲和膏外敷；溃后提脓祛腐可用八二丹、九一丹换药。

【预防与调护】

（1）防止损伤，受伤后要及早医治。

（2）及时治疗原发疾病，如足癣等。

四、丹毒

丹毒（erysipelas）是皮肤淋巴管网的急性感染性疾病。中医亦称之为“丹毒”。

【病因病理】

1. 西医病因病理 致病菌为乙型溶血性链球菌，细菌从皮肤或黏膜的细小伤口处侵入皮内网状淋巴管，导致淋巴管网分布区域的皮肤出现炎症反应，常累及引流区淋巴结，病变蔓延较快，常有全身反应，但很少有组织坏死或化脓。治愈后容易复发。

2. 中医病因病机 素体血分有热，加之皮肤黏膜破损，邪毒乘隙入侵，血热火毒郁阻肌肤所致。发于头面部者，多夹风热；发于胸腹腰胯部者，多夹肝脾郁火；发于下肢者，多夹湿热；发于新生儿者，多由胎热火毒所致。

【临床表现】

1. 局部症状 好发于足背、小腿、面部等处。起病急，典型表现为局部水肿性红斑，界限清楚，表面紧张发亮，局部有烧灼样疼痛，病变范围向外周扩展时，中央红肿消退而转变为棕黄。有的可起水疱，附近淋巴结常肿大、有触痛，但皮肤和淋巴结少见化脓破溃。下肢丹毒反复发作可导致淋巴水肿，在含高蛋白的淋巴液刺激下局部皮肤粗厚，肢体肿胀，日久会发展成“象皮肿”。

2. 全身症状　初起即可有畏寒、发热、头痛、全身不适等症状。病情加重时全身性脓毒症常加重。

3. 实验室检查　白细胞总数及中性白细胞比例升高，可出现核左移和中毒颗粒。

【诊断与鉴别诊断】

根据病史、典型临床表现，结合实验室检查，诊断多不困难。有时须与接触性皮炎、类丹毒等鉴别。

【治疗】

1. 西医治疗　卧床休息，抬高患肢。局部可以50%硫酸镁溶液湿热敷。全身应用抗生素，如青霉素、头孢菌素类抗生素等静脉滴注。局部及全身症状消失后，继续用药3～5天，以防复发。

2. 辨证治疗

（1）风热毒蕴证

证候：发于头面部，皮肤焮红灼热，肿胀疼痛，甚则发生水疱，眼胞肿胀难睁；伴恶寒，发热，头痛；舌质红，苔薄黄，脉浮数。

治法：疏风清热解毒。

方药：普济消毒饮加减。大便秘结者，加生大黄、芒硝；咽痛者，加生地黄、玄参。

（2）肝脾湿火证

证候：发于胸腹腰胯部，皮肤红肿蔓延，摸之灼手，肿胀触痛；伴口干苦；舌红，苔黄腻，脉弦滑数。

治法：清肝泻火利湿。

方药：柴胡清肝汤、龙胆泻肝汤或化斑解毒汤加减。

（3）湿热毒蕴证

证候：发于下肢，局部红赤肿胀、灼热疼痛，或见水疱、紫斑；伴发热，食欲不振；舌红，苔黄腻，脉滑数。反复发作可形成大脚风。

治法：利湿清热解毒。

方药：五神汤合萆薢渗湿汤加减。

（4）胎火蕴毒证

证候：发生于新生儿，多见于臀部。局部红肿灼热，常呈游走性；或伴壮热烦躁，甚则神昏谵语、恶心呕吐。

治法：凉血清热解毒。

方药：犀角地黄汤合黄连解毒汤加减。壮热烦躁，甚则神昏谵语者，加服安宫牛黄丸或紫雪丹。

3. 中医外治

（1）红肿初起者可用金黄散、玉露散外敷；或用鲜蒲公英、紫花地丁、马齿苋等捣烂外敷。

（2）砭镰法：患处消毒后用三棱针浅刺皮肤放血，以泻热毒，此法只适用于下肢复发性丹毒，头面部禁用。

【预防与调护】

（1）注意休息，充分饮水，床边隔离。

（2）对下肢丹毒伴有足癣者，应积极治疗足癣，以减少复发。

五、浅部急性淋巴管炎和淋巴结炎

浅部急性淋巴管炎（acute lymphangitis）中医称为“红丝疔”；浅部急性淋巴结炎（acute lymphadenitis）则属中医“外痈”范畴。

【病因病理】

1. 西医病因病理 致病菌从破损的皮肤或黏膜侵入，或从其他感染灶蔓延到邻近淋巴管，引起淋巴管及其周围组织的炎症称急性淋巴管炎。如急性淋巴管炎继续蔓延到局部淋巴结，或化脓性病灶感染经淋巴管蔓延到所属区域淋巴结，就可引起急性淋巴结炎。头面、口腔、颈部和肩部感染可引起颈部和颌下淋巴结炎；上肢、乳腺、胸壁、背部、脐以上腹壁感染常引起腋窝淋巴结炎；脐以下腹壁、下肢、会阴、臀部感染常引起腹股沟淋巴结炎。致病菌常为金黄色葡萄球菌和乙型溶血性链球菌。

2. 中医病因病机

（1）红丝疔：因内有火毒凝聚，外有手足部生疔、足癣糜烂或皮肤破损，感染毒邪，以致毒流经脉，向上走窜而发。

（2）外痈：外感六淫邪毒，或皮肤破损染毒，或过食膏粱厚味，聚湿生浊。邪毒湿浊留阻肌肤，郁结不散，致营卫不和，经络阻隔，气血凝滞，毒聚成痈。

【临床表现】

1. 局部及全身症状 急性淋巴管炎分为网状淋巴管炎（丹毒）和管状淋巴管炎。管状淋巴管炎常见于四肢，尤以下肢多见，常因足癣感染所致。

管状淋巴管炎又分为深、浅两种。皮下浅层淋巴管受累常在伤口或感染灶肢体近侧出现一条或数条“红线”，硬且明显压痛；皮下深层的淋巴管炎看不到红线，但有条形触痛区。两种淋巴管炎都可以引起全身性反应，如全身不适、畏寒、发热、头痛、乏力、食欲不振等。

急性淋巴结炎早期有局部淋巴结肿大、疼痛和压痛，触诊时肿大淋巴结可与周围软组织相分辨。表面皮肤正常。轻者常能自愈，病情发展则有局部红肿热痛加剧。炎症继续向淋巴结周围蔓延，可扩展形成肿块，出现发热、头痛、乏力等全身症状。也可发展成脓肿。

2. 实验室检查 病情重者白细胞总数及中性白细胞比例可升高。

【诊断与鉴别诊断】

根据病史、临床表现，结合实验室检查进行诊断。深部淋巴管炎须与急性静脉炎相鉴别，后者常与血管内留置导管处理不当或输注刺激性药物有关。

【治疗】

1. 西医治疗 首先要及时治疗、处理原发病，如损伤、足癣、感染灶等。皮肤有红线条时，可用呋喃西林等湿敷；如果红线条向近侧发展较快，可在皮肤消毒后，用较粗的针头在红线的几个点垂直刺入皮下，再以抗菌药液湿敷。急性淋巴结炎形成脓肿应切开引流。早期应全身使用抗生素，局部和全身症状消失后继续用药 5～7 天。

NOTE

2. 辨证治疗

（1）火毒入络证（红丝疔）

证候：多发于下肢。红丝较细，局部肿痛，全身症状较轻。重者属火毒入营，可见红丝粗肿明显，迅速向近端蔓延。并伴臀核肿大作痛、畏寒、发热、头痛等。舌红，苔薄黄，脉数。

治法：清热解毒。

方药：五味消毒饮加减。火毒入营者，合犀角地黄汤、黄连解毒汤。

（2）风热痰毒证（颈痈）

证候：多发于颈部两侧的颌下，但耳后、项后、颏下也可发生。初起结块形如鸡卵，皮色不变，肿胀、灼热、疼痛；伴有恶寒、发热、头痛、项强；舌红，苔黄腻，脉滑数。

治法：散风清热，化痰消肿。

方药：牛蒡解肌汤或银翘散加减。热甚，加黄芩、山栀子、生石膏；脓成，加炙山甲、皂角刺。

（3）肝郁痰火证（腋痈）

证候：初起腋下可触及肿块，灼热疼痛，胸胁牵痛，同时上肢活动不利；伴有恶寒，发热，纳呆；舌红，苔薄黄，脉滑数。

治法：清肝解郁，消肿化毒。

方药：柴胡清肝汤加减。

（4）湿热蕴阻证（委中毒）

证候：初起腘窝部木硬肿胀，焮红疼痛，小腿屈曲难伸，行动不便；伴恶寒，发热，口苦且干，纳呆；舌红，苔黄腻，脉滑数。若肿痛加剧，身热不退，2～3 周后成脓。

治法：清利湿热，和营活血。

方药：五神汤合二妙丸加减。肿痛甚者，加牡丹皮、赤芍；成脓期，加炙山甲、皂角刺。

3. 中医外治　初起可敷金黄散；溃后用八二丹加药线引流；脓净可敷生肌玉红膏收口。

【预防与调护】

（1）少食辛辣炙煿助火之物及肥甘厚腻之品。

（2）减少患部活动，有全身症状者宜卧床休息。

六、脓肿

在感染过程中，组织或器官内组织坏死、液化后，形成局部脓液积聚，周围有完整脓壁者，称为脓肿（abscess）。中医学中发于浅部的脓肿归入“外痈”的范畴，发于深部的脓肿归入“流注”的范畴。

【病因病理】

1. 西医病因病理　脓肿常继发于各种化脓性感染，如急性蜂窝织炎、急性淋巴结炎等；也可由于局部损伤后血肿、异物存留、组织坏死继发感染而成；或由远处感染灶经血液循环转移而来，形成转移性脓肿。致病菌多为金黄色葡萄球菌。

2. 中医病因病机　多由外感六淫、过食膏粱厚味而内郁湿热火毒、外来伤害感染邪毒等引起。正虚不能托毒外出，以致毒邪深入，由表入里，蕴郁化热，热盛肉腐而成。

【临床表现】

浅表脓肿局部隆起，红肿热痛明显，压之剧痛，有波动感。深部脓肿则红肿和波动感不明显，但局部疼痛、水肿、有压痛，患处可发生功能障碍。在压痛或水肿最明显处用粗针穿刺，抽得脓液即可确诊。浅表小脓肿多无全身症状，大的或深部脓肿常有明显的全身症状。

【诊断与鉴别诊断】

脓肿诊断并不难，浅表脓肿根据局部表现和波动感试验阳性即可确诊。深部脓肿则必须穿刺抽得脓液或借助 B 超等检查协助确诊。

须与结核杆菌引起的寒性脓肿和动脉瘤相鉴别：

（1）结核杆菌引起的脓肿病程长，发展慢，无红肿热痛，常继发于骨结核和淋巴结核。

（2）动脉瘤形成的肿块触诊有搏动，听诊有杂音，阻断动脉近侧则搏动和杂音消失。

【治疗】

1. 西医治疗 有全身症状者应用敏感抗生素治疗并对症处理。脓肿已经形成，一经确诊即应切开引流。脓肿切开的方法和注意事项如下：

（1）应在麻醉下施行脓肿切开：大的脓肿切开应防止休克发生，必要时补液、输血。

（2）切口部位：应选在脓肿最低位，以利引流。浅部脓肿在波动感最明显处切开。深部脓肿应在穿刺抽得脓液后，保留穿刺针头，先切开皮肤，用血管钳沿穿刺针指引方向钝性进入脓腔，引导切开或置引流管。

（3）切口长度：要有足够的切口长度以保证引流通畅，应与脓腔大小相当，但不超过脓腔壁。对巨大脓肿必要时可做对口切开引流。

（4）切口的方向：一般应与皮肤纹理一致，以减少瘢痕；与血管、重要神经平行，以防损伤；关节部位不宜做纵切口。

（5）引流充分：要有相应长度的切口，脓肿切开后应探测脓腔，如有间隔应予分开，并尽量清除坏死组织和脓液。

2. 辨证治疗

（1）火毒结聚证

证候：多见于体表感染，患部肿势高突，焮热灼痛，有波动感；舌红，苔黄，脉数。

治法：清火解毒透脓。

方药：五味消毒饮合透脓散加减。

（2）余毒流注证

证候：发病前有疖、疔、痈等病史。局部漫肿疼痛；全身伴有壮热，口渴，甚则神昏谵语；舌红，苔黄，脉洪数。

治法：清热解毒，凉血通络。

方药：黄连解毒汤合犀角地黄汤加减。

（3）暑湿流注证

证候：夏秋季节多见。局部漫肿疼痛；初起恶寒，发热，头胀，胸闷，呕恶，周身骨节酸痛；舌红，苔白腻，脉滑数。

治法：清暑解毒化湿。

方药：清暑汤加减。

（4）瘀血流注证

证候：劳伤筋脉诱发者，多发于四肢内侧；跌打损伤诱发者，多发于伤处。局部漫肿疼痛，皮色微红，或呈青紫，溃后脓液中夹有瘀血块。妇女产后恶露停滞而成者，多发于小腹及大腿等处。发病较缓，初起一般无全身症状或全身症状较轻，化脓时出现高热。舌苔薄白或黄腻，脉涩或数。

治法：和营祛瘀，清热化湿。

方药：活血散瘀汤加减。

3. 中医外治　初起用金黄散、玉露散调敷；或用太乙膏掺红灵丹盖贴。成脓者宜切开引流；换药先用八二丹提脓祛腐，脓净改用生肌散收口。

【预防与调护】

（1）及时治疗急性蜂窝织炎、急性淋巴结炎等。

（2）卧床休息，多饮白开水。热退而肿块未消时，仍需卧床休息以免反复。

（3）加强营养，宜清淡易消化饮食，忌食鱼腥、辛辣食物。

第三节　手部急性化脓性感染

常见的手部急性化脓性细菌感染包括甲沟炎（paronychia）、脓性指头炎（felon）、手掌侧化脓性腱鞘炎（suppurative tenosynovitis）、滑囊炎（bursitis）和掌深部间隙感染。多由金黄色葡萄球菌感染所致。小的损伤如针刺、剪指甲过深等有时亦可引起严重感染，如果处理不当，感染引起的肌腱与腱鞘的缩窄及瘢痕形成，会严重影响手的功能。

由于手部解剖的特殊性，导致其感染有如下特点：

（1）手的掌面皮下有许多纤维组织束，与皮肤垂直，一端连接真皮层，一端固定在骨膜、腱鞘或掌筋膜，形成许多坚韧密闭的小腔，导致感染化脓后难于向四周扩散，而易向深部蔓延，在局部化脓前感染就可侵及深层组织，如末节指骨、屈指肌腱腱鞘及掌部的滑液囊与掌深部间隙，引起骨髓炎、腱鞘炎、滑囊炎及掌深部间隙感染。

（2）手背组织比掌面疏松，手部淋巴回流绝大部分经手背淋巴管输送，因而手掌面发生感染时手背肿胀反比掌面明显，易误诊为手背感染。

（3）手部组织结构致密，感染后组织内张力大，压迫神经末梢可产生剧烈疼痛；特别是手指末节感染时，肿胀可不明显但腔内压力极高，疼痛非常剧烈，可因压迫导致末节指骨缺血、坏死。

（4）手掌面的腱鞘、滑液囊、掌深部间隙等解剖结构相互之间，以及与前臂肌间隙之间有沟通，掌面感染可以一定的规律向深部及近侧蔓延。

因此，手部急性化脓性感染在炎症不能消散吸收而继续发展时，应及早切开减压、引流，以防深部组织坏死和骨髓炎。恢复期要尽早开始患部附近关节功能锻炼，以尽快恢复功能。

一、甲沟炎及甲下脓肿

甲沟炎（paronychia）是甲沟及其周围组织的化脓性感染；甲板下的感染化脓称为甲下脓肿。中医称为“蛇眼疔”“代指”。

【病因病理】

1. 西医病因病理　常因竹、木刺伤、倒刺或修剪指甲过深引起。致病菌为金黄色葡萄球菌。

2. 中医病因病机　多由破损染毒、湿热火毒凝结，阻于皮肉之间，气血凝滞，热盛肉腐而成。

【临床表现】

初起常先发生在一侧甲沟，出现红、肿、疼痛。若病情发展，则肿痛加剧，逐渐化脓，出现白色脓点，但不易破溃出脓。炎症可蔓延至甲根或扩展到另一侧甲沟，亦可向甲板下蔓延形成甲下脓肿。甲下脓肿亦可因甲下刺伤、外伤血肿感染引起（图 12–3）。

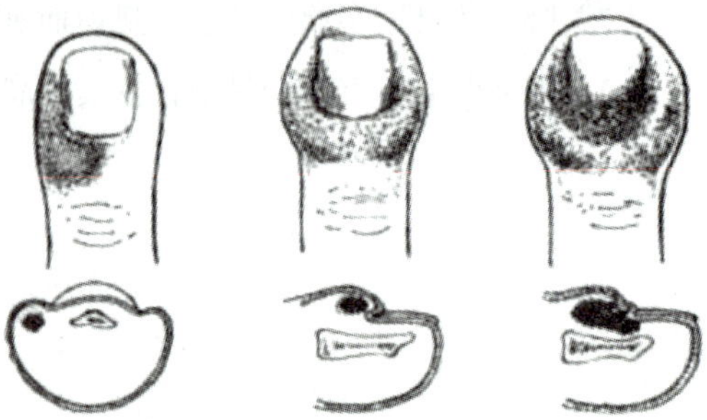

图 12–3　甲沟炎

【治疗】

1. 西医治疗　初期可用理疗，外敷鱼石脂软膏，或使用抗生素。已化脓时应切开引流，如甲下积脓时应拔甲。

2. 中医治疗　一般无需内治，可用金黄散等外敷。

二、脓性指头炎

脓性指头炎（felon）是手指末节掌面皮下组织的化脓性感染。中医称为“蛇头疔”。

【病因病理】

1. 西医病因病理　多由刺伤引起。致病菌多为金黄色葡萄球菌。感染时脓液不易向四周扩散，肿胀并不显著，但可形成压力很高的脓腔，因而引起非常剧烈的疼痛，并且压迫末节指骨滋养血管，容易引起末节指骨缺血、坏死。

2. 中医病因病机　外伤染毒，火毒结聚，导致气血凝滞，热盛肉腐而成。

【临床表现】

初起时指端有针刺样疼痛，以后随组织肿胀、压力增高，产生剧痛。当指动脉被压时疼痛转为搏动性，彻夜难眠。指头红肿并不明显，或反呈黄白色。轻触指头即产生剧烈疼痛。多伴有发热、全身不适、白细胞计数增高等。后期大部分组织因缺血坏死、神经末梢受压和营养障碍而麻痹，疼痛反而减轻，但并不表示病情好转。如不及时治疗，常因指骨缺血坏死，形成慢性骨髓炎。

【治疗】

1. 西医治疗　初起指端肿胀、疼痛并不明显时可采用热敷，并酌情使用抗生素。经上述处理如炎症不能消退，一旦出现跳痛，指头张力显著增高时即应及早切开减压、引流。切开后脓液可能很少，或没有脓液，但可有效降低密闭腔内压力，减轻疼痛和防止指骨坏死。一般采

NOTE

用指神经阻滞麻醉，切开时在患指末节侧面做纵切口，远端不超过甲沟的 1/2，近端不可超过指关节（图 12-4）。如脓腔较大，亦可放置橡皮片做对口引流。

2. 辨证治疗

（1）火毒结聚证

证候：指端隐痛，继而刺痛，肿胀，发红不明显，手指末节肿胀可呈蛇头状；或伴有发热、全身不适等；舌质红，苔薄黄，脉数。

治法：清热解毒。

方药：五味消毒饮、黄连解毒汤加减。

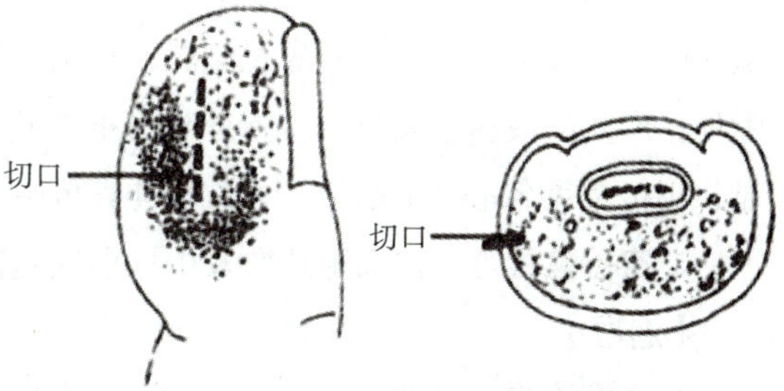

图 12-4　指头炎切开引流

（2）热盛肉腐证

证候：指端剧烈跳痛，触之痛甚，肿胀明显；可伴有畏寒，发热，头痛，全身不适，纳呆，失眠；舌质红，苔黄，脉数。

治法：清热解毒，透脓止痛。

方药：五味消毒饮、黄连解毒汤加白芷、皂角刺。

3. 中医外治　早期可用金黄散等外敷；切开后可用八二丹药线引流，脓尽改用生肌散外敷。

三、急性化脓性腱鞘炎和化脓性滑囊炎

手掌侧化脓性腱鞘炎（suppurative tenosynovitis）及滑囊炎（bursitis），中医称之为“蛇肚疔”。

手的 5 个屈指肌腱各被同名的腱鞘所包绕。小指的腱鞘与尺侧滑液囊相通，拇指的腱鞘与桡侧滑液囊相通；示指、中指和无名指的腱鞘则不与任何滑液囊相通。尺侧滑液囊与桡侧滑液囊有时在腕部经一小孔互相沟通。因此，拇指和小指的腱鞘炎可蔓延到桡侧、尺侧滑液囊，甚至蔓延到前臂的肌间隙。示指、中指和无名指腱鞘感染发生时，炎症常局限在各自的腱鞘内，虽有时亦可扩散到手掌深部间隙，但不易侵犯滑液囊（图 12-5）。

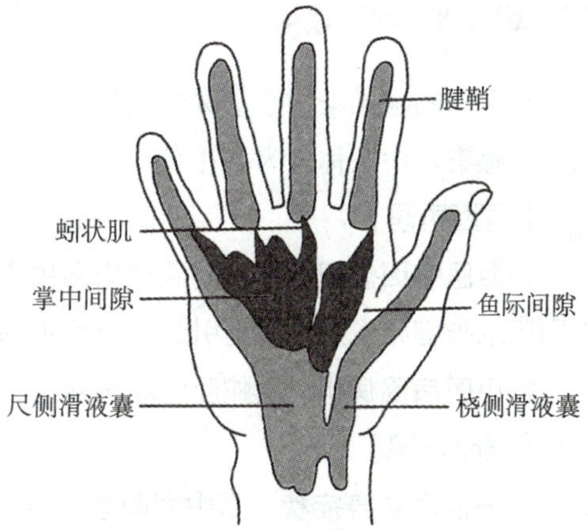

图 12-5　手掌侧的腱鞘、滑液囊、深间隙

【病因病理】

1. 西医病因病理　手掌面屈指肌腱腱鞘炎多见，手背伸指肌腱腱鞘感染少见。多因深部刺伤引起，亦可由附近组织感染蔓延而来。致病菌多为金黄色葡萄球菌。

2. 中医病因病机　外伤染毒，火毒结聚，致局部经络阻塞，气血凝滞，热盛肉腐酿脓而成。

【临床表现】

1. 局部及全身症状　病情发展迅速，24 小时左右即可出现剧烈疼痛和明显炎症。患者伴有发热、头痛、全身不适等全身症状。

（1）急性化脓性腱鞘炎：除手指末节外，患指中、近节呈明显均匀肿胀，皮肤高度紧张。患指常轻度屈曲使腱鞘处于松弛位，以减轻疼痛。任何轻微的被动伸指动作均能引起剧烈疼痛，患指整个腱鞘均有压痛。化脓性腱鞘炎如不及时切开引流或减压，鞘内脓液积聚，压力将

迅速增高，以致肌腱发生坏死，患指功能丧失。炎症亦可蔓延到手掌深部间隙或经滑液囊扩散到腕部和前臂。

（2）化脓性滑囊炎：拇指腱鞘炎可蔓延到桡侧滑液囊，小指腱鞘炎可蔓延到尺侧滑液囊，从而引起滑囊炎。桡侧滑液囊感染时，拇指肿胀微屈、不能外展和伸直，压痛区在拇指及大鱼际处；尺侧滑液囊感染时小鱼际处和小指腱鞘区压痛，以小鱼际隆起与掌侧横纹交界处最为明显，小指及无名指呈半屈位，如试行伸直可引起剧烈疼痛。

2. 实验室检查　白细胞总数及中性白细胞比例可升高。

【治疗】

1. 西医治疗　早期使用抗生素，可配合红外线、超短波理疗。如治疗无好转，且局部肿痛明显时，应及早切开减压、引流，以防止肌腱受压坏死。可在肿胀腱鞘的远端与近端各做一纵形小切口，分别插入一根细塑料管，从一根细塑料管持续滴注抗生素溶液，另一根作为排出液体的通道，进行冲洗。切口应选在手指侧面，不能超过指关节，不能损伤指神经、血管。滑液囊感染切口分别选择在小鱼际和大鱼际处（图 12–6）。

2. 中医治疗　参照“脓性指头炎”。

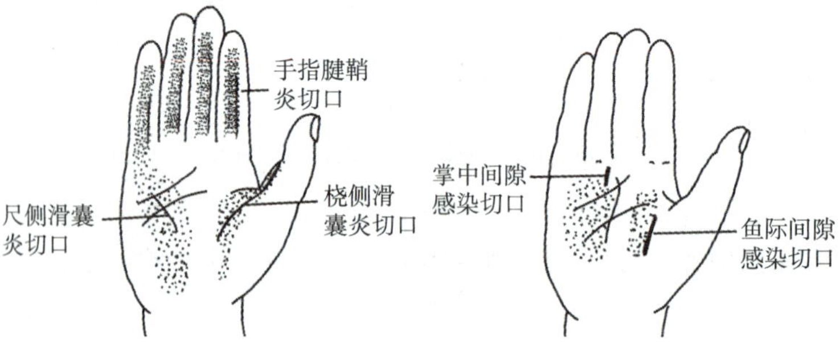

图 12–6　腱鞘、滑液囊及掌间隙感染切开引流切口部位

四、掌深部间隙感染

掌深部间隙感染指手掌深部刺伤或由化脓性腱鞘炎蔓延引起掌深面两个相毗邻的潜在间隙的急性感染。中医称之为“托盘疔”。

【病因病理】

1. 西医病因病理　掌中间隙感染多由中指和无名指的腱鞘炎向近侧蔓延引起；鱼际间隙感染则因示指腱鞘炎感染蔓延引起。也可因掌面深部刺伤引起。致病菌多为金黄色葡萄球菌。

2. 中医病因病机　由蛇肚疔蔓延而来；或外伤染毒，气血凝滞，热盛肉腐酿脓而成。

【临床表现】

1. 局部及全身症状　掌中间隙感染时，掌心凹陷消失，隆起，皮肤紧张发白，压痛明显。中指、无名指、小指处于半屈曲位。手背肿胀严重。伴有高热、头痛、脉快等全身症状。

鱼际间隙感染时，大鱼际和拇指指蹼肿胀，压痛显著。掌中凹陷存在，示指处于半屈位，拇指半屈并外展，活动受限，不能对掌。同时伴有全身症状。

2. 实验室检查　白细胞总数及中性白细胞比例可升高。

【治疗】

1. 西医治疗　早期行理疗、外敷药物，并使用大剂量抗生素。短期内无好转时，应及早切开引流。掌中间隙感染切口在掌横纹中 1/3 处，做横形切口，或在中指、无名指指蹼间做纵切口，长 1～1.5cm（图 12–6）；鱼际间隙感染时，在大鱼际偏尺侧波动感最明显处，或在拇指、示指指蹼虎口处做切口（图 12–7）。

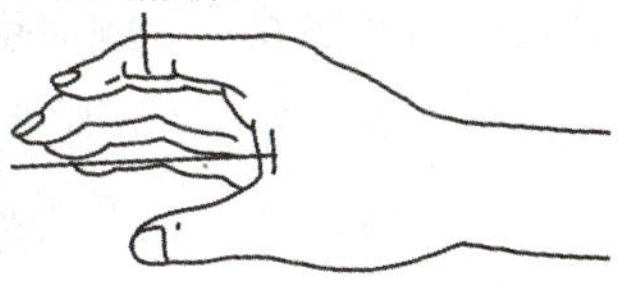

图 12–7　鱼际间隙感染切口

2. 中医治疗　参照“脓性指头炎”。

第四节　全身性感染

全身性感染（systemic infection）是指致病微生物由局部感染灶侵入血液循环，并在其内生长繁殖和产生毒素，引起严重的全身性反应者。

脓毒症（sepsis）是指因病原菌因素引起的全身性炎症反应，体温、循环、呼吸、神志有明显的改变者，用以区别一般非侵入性局部感染。

菌血症（bacteremia）是脓毒症的一种，即血培养检出病原菌者。不仅限于以往一过性菌血症的概念，如拔牙、内窥镜检查时血液在短时间出现细菌，目前多指临床有明显感染症状的菌血症。

全身性感染中病原菌及其产物，如内毒素、外毒素及其介导的多种炎症介质均对机体产生损害。在感染过程中，细菌繁殖、裂解游离，释放毒素，毒素除其本身的毒性外，还能刺激机体产生多种炎症介质，包括如肿瘤坏死因子、白介素 –1、白介素 –6、白介素 –8，以及氧自由基、一氧化氮等，这些炎症介质适量时可起防御作用，过量时就可造成组织损害。感染如得不到控制，可因炎症介质失控，发生级联或网络反应，导致严重的全身炎症反应综合征（systemic inflammatory response syndrome，SIRS），脏器受损和功能障碍；严重者可致感染性休克、多器官功能障碍综合征（multiple organ dysfunction syndrome，MODS）。

全身性感染属中医“走黄”“内陷”范畴。

【病因病理】

1. 西医病因病理　导致全身性外科感染的原因是致病菌数量多、毒力强和（或）机体抗感染能力低下。它常继发于严重创伤后的感染和各种化脓性感染，如大面积烧伤创面感染、开放性骨折合并感染、急性弥漫性腹膜炎、急性梗阻性化脓性胆管炎等。

但还有一些潜在的感染途径值得注意，如静脉导管感染（catheter–related infection）和肠源性感染（gut derived infection）。静脉留置导管尤其是中心静脉置管，护理不慎或留置时间过长而污染，很容易成为病原菌直接侵入血液的途径；肠道是人体最大的“储菌所”和“内毒素库”，在有严重创伤等危重症的病人肠黏膜屏障功能受损或衰竭时，肠内致病菌和内毒素可经肠道移位而导致肠源性感染。

原有抗感染能力低下的病人，如糖尿病、尿毒症、长期或大量应用糖皮质激素或抗癌药物等病人，患化脓性感染后较易导致全身性感染。

全身性感染的常见致病菌有革兰染色阴性杆菌、革兰染色阳性球菌、无芽孢厌氧菌、真菌等。

NOTE

2. 中医病因病机 走黄是因疔疮火毒炽盛，疔毒走散，毒入血分，内攻脏腑而致的全身性感染。因其多发生于颜面疔疮患者，故又称“疔疮走黄”；内陷是因正气虚弱，火毒炽盛，正不胜邪，毒不外泄，反陷入里，内传脏腑者。因其多发生于有头疽患者，故又称“疽毒内陷”。

根据内陷发生在有头疽的不同病程阶段又可将其分为火陷、干陷、虚陷，即所谓“三陷证”：初期因阴虚毒炽，内陷入里，属火陷；中期因气血两虚，正虚毒陷，内闭外脱，属干陷；后期因阴阳两竭，余毒内陷，属虚陷。

【临床表现】

脓毒症的主要表现是：骤起寒战，继以高热可达40℃～41℃，或低温；起病急，病情重，发展迅速；头痛、头晕、恶心、呕吐、腹胀、面色苍白或潮红、出冷汗；神志淡漠或烦躁、谵妄和昏迷；心率加快，脉搏细速，呼吸急促或困难；肝、脾可增大，严重者出现黄疸或皮下出血瘀斑等。

如病情发展，感染未能控制，可出现感染性休克或急剧发展为多器官功能障碍乃至衰竭。

因感染致病菌的种类不同临床表现各具特点，根据临床上常见的致病菌可分为三大类型。

1. 革兰染色阳性球菌脓毒症 多见于严重的痈、急性蜂窝织炎、骨与关节化脓性感染等。主要致病菌为金黄色葡萄球菌，其毒素能使周围血管扩张，阻力降低。临床特点是：可有或无寒战，发热呈稽留热或弛张热。病人面色潮红，四肢温暖、干燥，谵妄和昏迷。常有皮疹、腹泻、呕吐，可出现转移性脓肿，易并发心肌炎。发生休克的时间较晚，血压下降也较缓慢。

2. 革兰染色阴性杆菌脓毒症 多见于胆道、尿路、肠道和大面积烧伤感染等。常见致病菌为大肠埃希菌、铜绿假单孢菌、变形杆菌、克雷伯菌、肠杆菌等，它们的毒素可以引起外周血管收缩，管壁通透性增加，微循环淤滞，并形成微血栓，细胞缺血、缺氧。临床特点是：一般以突然寒战开始，发热可呈间歇热，严重时体温不升或低于正常。病人四肢厥冷、发绀、少尿或无尿。有时白细胞计数增加不明显或反见减少。休克发生早，持续时间长。

3. 真菌性脓毒症 多发生在原有细菌感染经广谱抗生素治疗的基础上。常见致病菌为白色念珠菌。其临床表现酷似革兰染色阴性杆菌脓毒症。病人突然发生寒战、高热（39.5℃～40℃），一般情况迅速恶化，出现神志淡漠、嗜睡、血压下降和休克，少数病人尚有消化道出血。周围血象常可呈白血病样反应，出现晚幼粒细胞和中幼粒细胞，白细胞计数可达25×10^9/L。

【实验室检查】

（1）白细胞计数明显增高，一般常可达（20～30）$\times10^9$/L以上，或降低、左移、幼稚型增多，出现毒性颗粒。

（2）可有不同程度的酸中毒、氮质血症、溶血，尿中出现蛋白、血细胞、酮体等，出现代谢失衡和肝、肾受损征象。

（3）寒战、发热时抽血进行细菌培养，较易发现细菌。

【诊断】

根据在原发感染灶的基础上出现寒战、发热、脉搏细速、低血压、腹胀、黏膜皮肤瘀斑或神志改变等典型脓毒症的临床表现，一般不难做出初步诊断。可根据原发感染灶的性质及其脓液性状，结合一些特征性的临床表现和实验室检查结果综合分析，可大致区分致病菌为革兰染色阳性或阴性菌。但对于原发感染灶比较隐蔽或临床表现不典型的病人，有时诊断很困难。应提高警惕，密切观察，以免误诊。

确定致病菌应做血和脓液的细菌培养，但由于在发生脓毒症前多数病人已经接受抗菌药物治疗，以致血液培养常得不到阳性结果，故应多次或一天内连续多次、最好在预计将发生寒战、发热前抽血做细菌培养，可提高阳性率。对多次血液细菌培养阴性者，应考虑厌氧菌或真菌性脓毒症，可做厌氧菌血培养，或做尿和血液真菌检查和培养。

【治疗】

全身性感染患者病情重，预后差，死亡率高，临床上要积极处理原发感染灶、足量应用抗生素及中医扶正祛邪等中西医结合综合治疗，以消灭病原菌、提高病人的抵抗力，促进病情痊愈。

1. 一般治疗 全身性感染应采用综合性治疗，主要是处理原发感染灶、杀灭病原菌、全身支持疗法和对症治疗。

（1）原发感染灶的处理：对明确的原发感染灶应做及时彻底的处理，包括清除坏死组织和异物、消灭无效腔、脓肿引流等，还要解除相关的病因，如血流障碍、梗阻等因素。如原发感染灶不明确，应进行全面的检查，特别应注意一些潜在的感染源和感染途径，并予以解决，如静脉导管感染时，首先应拔除导管。对疑为肠源性感染的患者应及时纠正休克，尽快恢复肠黏膜的血流灌注，并通过早期肠道营养促使肠黏膜的尽快修复，口服肠道生态制剂以维护肠道正常菌群等。

（2）抗菌药物的应用：可先根据原发感染灶的性质、部位及早选用覆盖面广的抗生素。再根据细菌培养及抗生素敏感试验结果，调整抗菌药物。对真菌性脓毒症应尽量停用广谱抗生素，改用对原来感染有效的窄谱抗生素，并全身应用抗真菌药物。

（3）支持疗法：补充血容量，输注新鲜血，纠正低蛋白血症等。

（4）对症治疗：如控制高热、纠正电解质紊乱和维持酸碱平衡，四肢厥冷者应注意保暖等。

（5）减轻中毒症状和防治休克：病情严重时可在大剂量使用抗生素的同时应用肾上腺皮质激素，可以减轻全身炎性反应和中毒症状，并注意防治休克及重要器官功能衰竭。

2. 辨证治疗

（1）疔疮走黄

证候：在原发病灶的基础上突然疮顶陷黑无脓，肿势软漫，迅速向周围扩散，皮色暗红；并伴有寒战，高热，头痛，烦躁不安；舌质红绛，苔黄燥，脉洪数。

治法：凉血清热解毒。

方药：五味消毒饮、黄连解毒汤合犀角地黄汤加减。若神昏谵语者，加安宫牛黄丸或紫雪丹；大便秘结者，加大黄、玄明粉；呕吐口渴者，加竹叶、生石膏。

（2）火陷证

证候：多见于有头疽1～2周的毒盛期。局部疮顶不高，根盘散漫，疮色紫滞，疮口干枯无脓，灼热疼痛；伴壮热口渴，便秘溲赤，烦躁不安，甚者神昏谵语、发痉；舌质红绛，苔黄燥或黄腻，脉洪数或滑数、弦数。

治法：凉血解毒，泄热养阴，清心开窍。

方药：清营汤加减。阴液损伤者，加鲜石斛、麦冬；惊厥者，加羚羊角、钩藤、龙骨；神昏谵语者，加安宫牛黄丸或紫雪丹。

（3）干陷证

证候：多见于有头疽 2～3 周的溃脓期。局部脓腐不透，疮口中央糜烂，脓少而薄，疮色灰暗，肿势平塌，散漫不聚，胀闷或微痛不甚。全身出现发热或恶寒，神疲纳少，自汗，胁痛，神昏谵语，气息短促；舌质淡红，脉虚数。或体温反而不高，肢冷，大便溏薄，小便频数；舌质淡，苔灰腻，脉沉细。

治法：补养气血，托毒透邪，佐以清心安神。

方药：托里消毒散加减。

（4）虚陷证

证候：多见于有头疽第 4 周的收口期。局部肿势已退，疮口腐肉已净，而脓水稀薄色灰，或偶带绿色，新肉不生，状如镜面，光白板亮，不知疼痛；全身出现虚热不退，形神萎顿，纳食日减，或有腹痛腹泻，自汗肢冷，气息短促；舌质淡，苔薄白或无苔，脉沉细或虚大无力。

治法：温补脾肾。

方药：附子理中汤加减。自汗肢冷者，加肉桂；昏迷厥脱者，加人参、龙骨、牡蛎；纳呆者，加炒麦芽、茯苓。胃阴亏损者，以养胃汤治疗。

3. 其他疗法

（1）针刺法：火陷证高热时可用梅花针叩刺大椎穴，配以拔火罐以清热泻火；针刺曲池、合谷穴，强刺激或透天凉手法，至针下有凉感出针。若神昏谵语，加水沟、劳宫、十宣穴点刺放血；接近愈合者针刺足三里、气海穴用补法，留针 30～60 分钟。

（2）灸法：收口期属脾肾阳虚者可用灸法。取足三里、脾俞、肾俞、关元穴，温和灸，每次 30 分钟。

【预防与调护】

（1）凡生疖肿，尤其是发生在颜面部位者切忌挤压、碰伤及过早切开排脓。

（2）按危重症护理。忌食辛辣刺激及发物。

第五节　特异性感染

一、破伤风

破伤风（tetanus）是由破伤风梭菌侵入人体伤口，在缺氧环境下生长繁殖，产生毒素所致的一种特异性感染。临床表现特点为局部或全身肌肉持续性收缩和阵发性痉挛抽搐。

中医学早在隋唐时期对本病就有详细的记载，宋代《太平圣惠方》定名为“破伤风”。本病因外伤所致者又称“金创痉”，产后发生者称“产后痉”，新生儿断脐所致者称“脐风撮口”。

【病因病理】

1. 西医病因病理　破伤风梭菌是一种专性厌氧菌，革兰染色阳性。平时存在于人畜的肠道，随粪便排除体外，以芽孢状态分布于自然界，尤以土壤中常见。其芽孢对环境的抵抗力极强，能耐煮沸。破伤风发病必须具备两个条件：①创伤伤口：破伤风梭菌及其毒素不能侵入人体正常皮肤和黏膜，只有当皮肤和黏膜有伤口时才有机会侵入。故破伤风常发生在开放性损伤，也可发生在不洁条件下分娩的产妇和新生儿，偶尔发生在胃肠手术后或摘除留在体内多年的异物后。②局部伤口缺氧环境：当伤口窄而深、局部缺血、坏死组织多、异物存留、死腔引流不畅或并存其他需氧菌感染，消耗了伤口内残留的氧气时，就形成了一个适合破伤风梭菌生长繁殖的缺氧环境，使本病易于发生。如被带有泥土的木刺、铁钉刺伤时，虽然伤口不大，也容易引起破伤风。

破伤风梭菌在缺氧环境中生长繁殖，其芽孢发育为增殖体并产生大量外毒素，主要是痉挛毒素。痉挛毒素吸收至脊髓、脑干等处，与联络神经细胞的突触相结合，使其不能释放抑制性传递介质，致使运动神经元失去中枢的抑制而兴奋性增强，从而使随意肌紧张及阵发性痉挛。破伤风毒素也可阻断脊髓对交感神经的抑制，从而使交感神经兴奋性增高，引起血压升高、心率加快、体温升高、自汗等。

2. 中医病因病机　中医认为破伤风先有破伤，而后风邪由创口侵入而发生。创伤后或溃疡尚未愈合，若失于调护，流血过多，饮食未复，机体营卫虚弱，风邪乘虚袭入人体，由外入里而发生病变。风邪入里传肝，引动肝风，肝失条达，表现四肢抽搐、角弓反张、牙关紧闭等肝风内动症状。如不及时控制，则风毒内陷，脏腑功能衰竭，危及生命。

【临床表现】

1. 潜伏期　通常为 6～12 天，亦有短至 24 小时、长至数月者。甚至还有受伤数年后因清除病灶或异物而发病。潜伏期越短，预后越差。

2. 前驱症状　患者多先有全身乏力、头痛、头晕、咀嚼无力、烦躁不安和局部肌肉发紧、扯痛、反射亢进等。一般持续 10～24 小时，常不易引起重视。

3. 典型症状　破伤风的典型发作症状是在肌肉持续性收缩的基础上，有阵发性强烈痉挛和抽搐。

距中枢越近、循环越丰富的肌肉群越早发生收缩，通常最先受影响的肌群是咬肌，随后顺序为面部表情肌、颈、背、腹、四肢肌，最后是膈肌。开始时感到咀嚼不便、张口困难，随后则出现牙关紧闭。面部表情肌收缩时出现皱眉、口角缩向下方，咧嘴呈“苦笑”面容。颈肌收缩时颈项强直，头部后仰。背腹肌收缩时使腰部前突、头足后屈，呈“角弓反张”。四肢肌肉收缩时呈屈膝弯肘、半握拳状。膈肌受影响后，发作时面唇青紫、呼吸困难。

上述发作可因任何轻微的刺激如声、光、接触、饮水等而诱发，每次发作数秒至数分钟不等，间歇期长短不一，发作频繁者，常示病情严重。发作时表情痛苦，面色紫绀，呼吸急促，但病人神志清楚，发作间歇期肌肉仍不能完全松弛。

4. 并发症　①呼吸困难、窒息是破伤风病人死亡的主要原因；②肺部感染；③水、电解质紊乱和酸中毒；④肌肉撕裂、骨折。

破伤风病程一般为 3～4 周，经积极治疗从第 2 周后症状逐渐减轻，但肌紧张和反射亢进可持续一段时间，在痊愈后较长时间内某些肌群仍有紧张感。恢复期间还可出现一些精神症状如幻觉、言语和行动错乱等，但多能自行恢复。少数病人可仅仅表现受伤部位肌肉持续性收缩，多预后较佳。

【实验室检查】

实验室检查很难诊断破伤风，脑脊液检查可以正常，伤口厌氧菌培养也难发现该菌。由于

NOTE

破伤风的临床表现较为特异，尤其是症状典型时诊断不难，故临床诊断时不要求常规做厌氧培养和细菌学检查。

【诊断与鉴别诊断】

1. 诊断 凡是有外伤史，不论伤口大小深浅，如果伤后出现肌紧张、牵扯痛、张口困难、颈部发硬、反射亢进等症状，均应考虑此病的可能性。

2. 鉴别诊断

（1）化脓性脑膜炎：有角弓反张和颈项强直表现，但不出现阵发性痉挛和抽搐。表现剧烈头痛、喷射性呕吐、高热，有时神志不清。脑脊液检查压力增高、白细胞计数增多。

（2）狂犬病：有被疯狗、猫咬伤史，以吞咽肌抽搐为主，可有吞咽困难、流涎，尤其是看见水和听见水声咽肌立即发生痉挛，即“恐水症”。

【治疗】

破伤风是一种危急重病，死亡率高。一经明确诊断即应采取中西医结合综合治疗。治疗原则：清除毒素来源，中和游离毒素，控制和解除痉挛，保持呼吸道通畅，防止并发症等。

1. 一般治疗

（1）消除毒素来源：应在抗毒血清治疗后，在良好麻醉、控制痉挛情况下，对伤口进行处理，消除伤口内坏死组织、脓液，充分引流，局部用3%过氧化氢溶液冲洗。有的伤口看上去已愈合，应仔细检查伤口下有无窦道或无效腔。

（2）中和游离毒素：破伤风抗毒素可以中和游离毒素，但只在早期有效，毒素已与神经组织结合则难收效。使用前先做皮肤过敏试验，一般可用1万～6万U，分别由肌内注射与静脉滴入，静脉滴入应稀释于5%葡萄糖溶液中，缓慢滴入。无须连续使用。目前推荐应用破伤风人体免疫球蛋白，剂量为3000～6000U，一般只需一次肌内注射。

（3）控制和解除痉挛：控制和解除痉挛是治疗破伤风的重要环节之一，可以减轻病人的痛苦，降低体能消耗，防止窒息和并发症的发生。

①保持环境安静：应住隔离病室，避免声、光刺激，打针、治疗等要有计划地安排集中在一段时间内进行，以免频繁刺激而产生痉挛、抽搐。

②镇静、解痉：病情较轻者可应用镇静和解痉药物，如安定10～20mg或苯巴比妥钠0.1～0.2g肌内注射，或用10%水合氯醛20～30mL保留灌肠。重者可用人工冬眠疗法，常用冬眠Ⅰ号（氯丙嗪、异丙嗪各50mg、哌替啶100mg）加入5%葡萄糖溶液250mL中缓慢滴注，但低血容量者忌用。频繁抽搐不止者可用2.5%硫喷妥钠0.25～0.5g缓慢静注，使用时必须严密观察，警惕发生喉头痉挛和呼吸抑制。上述措施仍不能控制抽搐时，可应用肌肉松弛剂，如氯化琥珀酰胆碱。肌肉松弛剂必须在气管切开和控制呼吸的情况下使用。

（4）应用抗生素：大剂量青霉素能抑制破伤风梭菌生长，同时还能防止其他细菌感染。用80万～100万U肌注，每4～6小时1次，或1000万U/d静脉滴注。也可用甲硝唑2.5g/d，分次口服或静脉滴注，连用7～10天。

（5）支持治疗：由于病人剧烈痉挛、抽搐，大量出汗，应注意水、电解质的补充，纠正酸中毒，加强营养供给。病情轻者可在痉挛发作间歇期进食高营养易消化饮食。症状严重、不能进食者可行静脉高营养或在控制痉挛后放置鼻胃管进行鼻饲供给营养。

（6）保持呼吸道通畅：病情严重者要早期行气管切开，以便于排出呼吸道分泌物，减少肺部并发症，防止窒息，是降低死亡率的关键措施。频繁痉挛、抽搐有引起呼吸肌痉挛而窒息的可能，应进行人工辅助呼吸，以度过最危险时期。

2. 辨证治疗

（1）风毒在表证

证候：轻度张口及吞咽困难，全身肌肉痉挛，或只限于破伤部位局部肌肉痉挛，抽搐较轻，痉挛期短，间歇期长；舌苔白腻，脉弦紧。

治法：祛风镇痉。

方药：玉真散合五虎追风散加减。

（2）风毒入里证

证候：发作频繁，间歇期短，全身肌肉痉挛，发热汗多，牙关紧闭，角弓反张，抽搐频作，呼吸急促，痰涎壅盛，大便秘结，小便短赤；舌质红，苔黄糙，脉弦数。

治法：祛风镇痉，清热解毒。

方药：木萸散加减。

（3）阴虚邪留证

证候：疾病后期，抽搐停止，倦怠乏力，头晕，心悸，口渴，面色无华，时而汗出，牙关不适，偶有痉挛或屈伸不利；舌淡红，苔少，脉细弱无力。

治法：益胃养阴，疏风通络。

方药：沙参麦门冬汤加减。

3. 外治疗法　在控制痉挛和应用破伤风抗毒素情况下进行彻底清创术，将创口开放，外敷玉真散。创口出脓后，改用七三丹、红油膏；脓尽新生则用生肌散、白玉膏。

4. 针刺疗法

牙关紧闭取下关、颊车、合谷、内庭；角弓反张取风池、风府、大椎、长强、承山、昆仑；四肢抽搐取曲池、外关、合谷、后溪、风市、阳陵泉、太冲等。以上穴位均用粗针泻法。

【预防与调护】

1. 预防　破伤风是可以预防的，积极开展劳动保护，减少创伤，正确处理新鲜开放伤口和预防注射是有效的预防措施。

（1）正确处理伤口：对所有的新鲜开放伤口都要及时彻底清创，清除坏死组织、异物、血肿，清除可能侵入的破伤风梭菌，并消除其生长的条件，就可达到预防的目的。尤其是污染重的伤口和战伤，彻底清创后伤口予以敞开，不予缝合，并用3%过氧化氢溶液湿敷伤口。

（2）自动免疫法：即注射破伤风类毒素，是预防破伤风最可靠的方法。破伤风类毒素刺激机体产生抗体，达到免疫目的。一般是皮下注射破伤风类毒素0.5mL，间隔4～6周再注射0.5mL，第二次注射6～12月后再注射0.5mL，此三次注射称基础注射；以后每隔5～7年再强化注射0.5mL，可使机体获得足够的免疫力。接受全程自动免疫者，伤后仅需肌内注射0.5mL类毒素，即可在3～7日内形成有效的免疫抗体，无需使用破伤风抗毒素。

（3）被动免疫法：对于过去未行自动免疫而有开放性伤口时，在伤后24小时内肌肉注射破伤风抗毒素（TAT），成人和儿童剂量为1500U，严重污染或伤后超过12小时才得到伤口处理的可加倍剂量。破伤风抗毒素在体内仅能维持7日左右，伤口污染严重的病人可在1周后重复注射一次。注射前须做过敏试验，过敏试验阳性者必须采用脱敏法注射。目前最佳方法是用

NOTE

人体破伤风免疫球蛋白（TIG）250～500U 肌内注射。人体破伤风免疫球蛋白是自人体血浆免疫球蛋白中提纯或用基因重组技术制备，无过敏反应，可以在血液中存留 4～5 周，其免疫效能为破伤风抗毒素的 10 倍。

2. 调护

（1）病人应住单人暗室，避免因光线、声音等外来刺激而诱发痉挛。

（2）专人护理，密切注意有无喉头痉挛、呼吸困难，避免因强烈痉挛、体位变动而外伤；防止并发感染；防治褥疮。监测血压、脉搏、呼吸，记录出入水量。

（3）创口严格隔离，用过的敷料及其他用具要彻底灭菌，敷料最好烧掉。

二、气性坏疽

气性坏疽（gas gangrene）是由梭状芽孢杆菌感染所致的急性肌坏死或肌炎，是一种严重的急性特异性感染。临床表现特点是：起病急骤，严重创伤后出现伤口胀裂样剧痛、肿胀，迅速腐烂，伤口中有大量浆液性或浆液血性渗出物，皮下积气，轻压伤口周围皮肤可闻及捻发音。中医称之为“烂疔”。

【病因病理】

1. 西医病因病理　目前已知的梭状芽孢杆菌有多种，引起本病的主要有产气荚膜梭菌、水肿杆菌、腐败杆菌、溶组织杆菌等，均属革兰染色阳性厌氧菌。感染发生时，往往是几种细菌的混合而非单一细菌。这类细菌广泛存在于泥土和人、畜粪便中。伤后污染梭状芽孢杆菌的机会很多，但发生感染者不多。因为这类细菌只在缺氧的环境中才能生长，开放性骨折伴有血管损伤、挤压伤伴有深部肌肉损伤、上止血带时间过长或石膏包扎过紧及邻近肛周、会阴部位的严重创伤等，继发此类细菌感染的几率较高。感染后根据细菌组合的主次，临床表现有所差别，有的以产气显著，有的以水肿显著。

这类细菌可产生多种有害于人体的外毒素与酶。有的酶通过脱氮、脱氨、发酵的作用产生大量不溶性气体如硫化氢、氮等，积聚在组织间；有的酶能溶解组织蛋白，使组织细胞坏死、渗出，产生恶性水肿。由于气、水夹杂，局部急剧膨胀，张力迅速增加，从而压迫微血管，进一步加重组织的缺血缺氧，组织失活又更有利于细菌繁殖生长，形成恶性循环。这类细菌还可产生卵磷脂酶、透明质酸酶等，使细菌易于穿透组织间隙，快速扩散。病变一旦开始，可沿肌束或肌群向上、下扩展，出现肌肉和皮下组织的坏死和腐化，感染迅速扩散，毒素进入血液循环，可引起严重的脓毒症及中毒性休克。

2. 中医病因病机　本病多由皮肉外伤破损，接触到潮湿泥土，感染特殊毒邪，加之湿热火毒内蕴，以致毒聚肌肤，气血凝滞，热盛肉腐而成。火毒侵袭，势如燎原，故发病急骤；湿毒浸淫，故肿胀明显；湿热火毒炽盛，热盛则肉腐，故局部腐烂；毒邪入营血则易造成走黄。

【临床表现】

本病的潜伏期一般为 1～4 日，长者为 5～6 日，短至 8～10 小时。

伤口局部剧痛为最早出现的症状。疼痛呈胀裂样，程度常超过创伤伤口所能引起者，持续加重，一般止痛剂不能奏效；局部肿胀与创伤所能引起的程度不成比例，并迅速向上、下蔓延，每小时都可见到加重。伤口中有大量浆液性或浆液血性渗出物，可浸湿厚层敷料，当移除敷料时或可见到气泡从伤口中冒出。皮下如有积气，可触及捻发音。由于局部张力大，皮肤受

NOTE

压而发白，浅部静脉回流发生障碍，故皮肤表面可出现如大理石样斑纹。因组织分解、液化腐败，大量产气（硫化氢等），故伤口可有恶臭。由于血管血栓形成和受压及淋巴回流障碍，有时整个肢体发生水肿、变色、厥冷甚至坏死。

早期病人即出现明显的全身中毒症状，发热、头痛头晕、恶心呕吐，重者呼吸急促、烦躁不安、有恐惧或欣快感、大汗出、脉搏快速。随着病情的发展，可发生溶血性贫血、黄疸、血红蛋白尿、酸中毒，全身情况可在 12～24 小时内迅速恶化。

【实验室检查】

（1）血常规检查示红细胞计数、血红蛋白下降，白细胞计数略高，通常（12～15）$\times 10^9$/L。

（2）肌坏死时，血中肌酸磷酸激酶（CPK）水平升高，部分病人可出现肌红蛋白尿。

（3）渗出物涂片染色可发现革兰阳性粗大杆菌。

（4）X 线平片、CT、MRI 检查常显示软组织间有积气。

【诊断与鉴别诊断】

1. 诊断　本病重在早期诊断，主要依据：①严重创伤，伤口剧烈胀痛，局部进行性肿胀，并有严重的全身中毒症状。②伤口周围皮肤有捻发音。③伤口内分泌物涂片检查有大量革兰阳性杆菌，而白细胞计数很少。④ X 线检查见伤口肌群间有气体阴影存在。

2. 鉴别诊断　鉴别诊断需注意：①组织间积气并不限于梭状芽孢杆菌的感染。某些脏器如食管、气管因手术、损伤或病变导致破裂溢气，体检也可出现皮下气肿、捻发音等，但不同之处是不伴有全身中毒症状；局部的水肿、疼痛、皮肤改变均不明显，而且随着时间推移，气体常逐渐吸收。②一些兼性需氧菌感染如大肠埃希菌、克雷伯菌的感染也可产生一定的气体，但主要是 CO_2，属可溶性气体，不易在组织间大量积聚，而且无特殊臭味。③厌氧性链球菌也可产气，但其所造成的损害如链球菌蜂窝织炎、链球菌肌炎等，病情发展缓慢，全身中毒症状轻。处理及时，切开减张、充分引流，加用抗生素等治疗，预后较好。

【治疗】

一旦确诊，应采取中西医结合方法积极抢救治疗。包括紧急手术清创，广泛切口引流，应用足量抗生素，尽早采用高压氧治疗，加强支持疗法。中医以清热解毒为大法。

1. 急症清创　早期急症清创是处理气性坏疽的关键。术前准备应包括静脉滴注大剂量青霉素、输血等。准备时间应尽量缩短。采用全身麻醉，不用止血带。深部病变往往超过表面显示的范围，故病变区应做广泛、多处切开，包括伤口周围水肿或皮下气肿区，术中应充分显露探查，彻底清除变色、不收缩、不出血的肌肉。因细菌扩散的范围常超过肉眼病变的范围，所以应整块切除肌肉，包括肌肉的起止点。如感染限于某一筋膜腔，应切除该筋膜腔的肌群。如整个肢体已广泛感染，应果断进行截肢以挽救生命。截肢的部位应在肿胀的界面以上，通过健康组织进行，残端不做缝合，用氧化剂冲洗、湿敷，经常更换敷料，必要时还要再次清创。

2. 应用抗生素　首选青霉素，常见梭状芽孢杆菌对青霉素敏感，但剂量需大，每天用量应在 1000 万 U 以上。大环内酯类（如琥乙红霉素、麦迪霉素等）和硝唑类（如甲硝唑、替硝唑等）抗生素也有一定疗效。氨基糖苷类抗生素（如卡那霉素、庆大霉素等）对此类细菌已证实无效。

3. 高压氧治疗　能提高组织间的含氧量，造成不适合细菌生长繁殖的环境，可提高治愈率，减轻伤残率。

NOTE

4. 全身支持疗法 包括输血、纠正水与电解质失调、营养支持，积极进行止痛、镇静、退热等对症处理。

5. 辨证治疗

（1）湿热火盛，燔灼营血证

证候：起病急骤，患肢沉重、灼热、肿胀、剧痛，皮色暗红，按之凹陷；皮肤可见水疱，中央皮肉大部分腐烂，四周皮肤转为紫黑色，迅速腐烂，范围甚大，疮形略带凹陷，溃后流出脓液稀薄如水、恶臭，并混以气泡，轻压周围组织有捻发音；全身伴有高热烦渴，恶心呕吐，神昏谵语，小便短赤。舌质红绛，苔黄燥，脉洪数。

治法：清火利湿，凉血解毒。

方药：黄连解毒汤、犀角地黄汤合三妙丸加减。

（2）气血不足，心脾两虚证

证候：局部肿痛渐消，腐肉大片脱落，疮口日见扩大，疮面色淡，收口缓慢；伴神疲乏力，纳差。舌质淡，舌苔白，脉沉细。

治法：益气补血，养心健脾。

方药：八珍汤合归脾汤加减。

6. 外治疗法 初期用玉露膏外敷；如皮色紫黑，加掺蟾酥合剂。中期腐肉与正常皮肉分界明显，改掺五五丹。后期腐肉脱落者掺生肌散，红油膏盖贴。

【预防与调护】

（1）特别注意容易发生此类感染的创伤。如开放性骨折合并大腿、臀部广泛肌肉损伤或挤压伤者，有重要血管损伤或继发血管栓塞者，用止血带时间过长、石膏包扎太紧者。挫伤、挤压伤的软组织在早期较难判定其活力，24～36 小时后界限才趋明显，这段时间内要密切观察。对腹腔穿透性损伤，特别是结肠、直肠、会阴部创伤，也应警惕此类感染的发生。

（2）彻底清创是预防的关键。在伤后 6 小时内清创几乎可完全防止气性坏疽的发生，即使受伤已超过 6 小时，在大量抗生素的使用下，清创仍然能起到良好的预防作用。清创包括清除失活、缺血的组织，去除异物，对深而不规则的伤口充分敞开引流。筋膜下张力增加者应早期进行筋膜切开减张等。对疑有气性坏疽的伤口，可用 3% 过氧化氢或 1∶1000 高锰酸钾等溶液冲洗、湿敷。

（3）早期使用大剂量的青霉素和甲硝唑，在预防气性坏疽方面有较好的作用，可根据创伤情况在清创前后应用。但不能代替清创术。

（4）注意隔离，防止交叉感染。应将病人隔离，病人用过的一切衣物、敷料、器械应单独收集，进行消毒或焚毁。煮沸消毒时间应在 1 小时以上，最好采用高压蒸汽灭菌。

第六节 抗菌药物在外科临床中的应用

抗菌药物在预防、控制和治疗外科感染方面发挥了重要作用，不仅提高了许多外科感染性疾病的防治效果，而且在增加手术安全性，减少术后并发症，扩大手术范围和提高治愈率等方面也起到积极作用。然而，随着抗菌药物的普及（目前临床常用抗菌药物已达数百种），滥用抗菌药物的现象也不少见。不合理应用抗菌药物不但会增加毒性反应、变态反应、二重感染的风险，还易导致细菌耐药性。因此，根据临床需要，合理使用抗菌药物，尽量避免其毒副作用是目前临床面临的重要课题。

【抗菌药物合理应用原则】

（1）抗菌药物不能代替外科治疗中的基本原则。如严格的无菌操作、彻底的清创、脓肿的及时切开引流和提高病人全身抵抗力的各种措施等。

（2）应根据药物敏感试验有针对地选择抗菌药。要尽早从病人的感染部位、血液、脓液等取样培养分离致病菌，并进行药物敏感试验，根据检测结果来选择抗菌药物。检测结果未得到之前，可先根据各种致病菌引起感染的一般规律（如痈主要由金黄色葡萄球菌引起、丹毒主要由链球菌引起）、临床表现特点、脓液性状（有时可做脓液涂片检查）等来估计致病菌种类，选择合适的抗菌药物。

（3）可用一种抗生素控制的感染就不联合应用抗生素；可用窄谱抗生素治疗的感染就不使用广谱抗生素。

【适应证】

外科应用抗菌药物的目的是治疗已发生的感染和预防可能发生的感染。应用抗菌药物治疗外科感染须有一定的适应证：①较严重的感染，无局限化倾向的感染，如急性蜂窝织炎、丹毒、手部感染、急性骨髓炎、脓毒症等；②配合手术治疗，如急性腹膜炎、急性化脓性胆管炎、气性坏疽等手术治疗前后，应用抗菌药物可以提高手术的安全性和治愈率。③一些轻微而局限的感染如毛囊炎、疖或表浅伤口化脓等，则无须应用抗菌药物。

预防性应用抗菌药物也有一定的适应证，随意应用并不能减少感染的发生，有时反有促进耐药菌株生长和导致二重感染的危险，甚至掩盖症状而延误诊断及治疗的时机。预防性应用抗菌药物的主要适应证有：①严重创伤、开放性骨折、火器伤、腹内空腔脏器破裂、有严重污染和软组织破坏的创伤等；②大面积烧伤；③结肠手术前肠道准备；④急症手术病人的身体其他部位有化脓性感染；⑤营养不良、全身情况差或接受激素、抗癌药等治疗的病人需做手术治疗时；⑥进行人造物留置手术；⑦有心脏瓣膜病或已植有人工心脏瓣膜者，因病需做手术时。

【抗菌药物的选择】

除根据临床诊断、致病菌种类和药物的抗菌谱来选择有效的抗菌药物外，还应该考虑到抗菌药物的吸收、体内分布和排泄的特点、副作用和病人的全身情况。

对广谱抗生素治疗过程中的真菌感染的治疗，除尽可能停用广谱抗生素或换用窄谱抗生素外，对消化道真菌感染一般可选用制霉菌素、克霉唑。对真菌性脓毒症，可选用氟尿嘧啶、二性霉素 B 或酮康唑。

既要考虑抗菌药物的适应证和有效性，还应考虑药物的副作用、药源和费用等。有数种同样有效的抗菌药物可供选用时，应选用药源充足、价格低廉和副作用较小的抗生素；对全身情况不良的病人，应尽量使用杀菌性抗生素来治疗感染，以达到较快地控制感染的目的。

【给药方法】

（1）对较轻和较局限的感染，可接受口服给药者，应选择口服吸收完全的抗菌药，不必采用静脉或肌肉注射给药。但对严重的感染、全身性感染者，应从静脉途径给药。一般来说，半衰期短者，如青霉素、头孢菌素、红霉素、克林霉素等，应一日多次给药；而喹诺酮类、氨基糖苷类等则可一日一次给药。

（2）剂量应根据感染的部位、程度和有无并发症等来全面考虑。常用剂量在血清内可产生超过敏感细菌的敏感度数倍至十数倍的抗菌药物浓度，能满足一般的治疗要求，故通常无须应用过大的剂量来治疗外科感染，以免造成浪费或增加副作用发生的机会。对重症感染或抗菌药物不易达到部位的感染，抗菌药物剂量可选择推荐剂量的上限；治疗单纯性下尿路感染时，由于多数药物尿药浓度远高于血药浓度，则可选择推荐剂量的下限。

（3）除红霉素、氯霉素、新生霉素、利福平、二性霉素 B 等主要在肝脏代谢，一般不受肾功能的影响外，磺胺和大多数抗生素都在代谢后通过肾脏排出，故肾功能有损害时，药物血中的半衰期即有不同程度的延长，应适当减小剂量或延长两次用药的间隔时间。有慢性肝病变或肝功能减退者，应避免使用或慎用主要在肝内代谢、进行肝肠循环，以及对肝脏有损害作用的一些抗生素，如氯霉素、四环素、大环内酯类、新生霉素、利福平、二性霉素 B 等。

（4）给药疗程。一般在体温恢复正常，全身情况和局部感染灶好转后 3～4 日即可停药。但严重感染如全身化脓性感染等停药不能过早，而应在病情控制 1～2 周后停药，避免感染复发。至于某些特殊感染，如急性骨髓炎，则需在感染控制后 3～4 周，甚至更长时间才能停药。

（5）应用抗菌药物来预防手术后感染时，一般应在术前和术中给抗菌药物各 1 次，术后继续用 1～2 日。因为术前和术中应用抗菌药物后，在手术过程中病人血内便能始终保持一定的抗菌药物浓度，可防止术后感染的发生，还可避免术后长期应用抗菌药物可能发生的一些副作用和不良结果，如二重感染等。术后才开始应用抗菌药物对预防感染的效果较差。

【联合应用抗菌药物】

联合应用抗菌药物的目的是获得协同作用，提高抗菌效能，降低个别药物的剂量，减少毒性反应，以及防止或延迟细菌产生耐药性。很多外科感染用一种抗菌药物治疗即可，无联合给药的必要，但在下列情况下，须考虑联合应用抗菌药物：①金黄色葡萄球菌脓毒症或革兰染色阴性杆菌脓毒症；②单一抗菌药物不能控制的混合感染或严重感染，如腹膜炎、创伤感染、肺部感染等；③病因未明的严重感染，包括免疫缺陷者的严重感染；④在较长期用药中防止耐药菌株的产生，如结核病、尿路感染等；⑤二重感染；⑥药物不易渗入部位的感染，如中枢感染等。

联合应用抗菌药物一般应限于两种药物的联合，并根据联合敏感试验结果来选择药物。当没有条件做联合敏感试验或试验结果尚未出来时，对严重的感染可选第三代头孢菌素加氨基糖苷类抗生素，必要时加用抗厌氧菌的甲硝唑，任何一种组合都应该对革兰染色阳性和阴性菌同时有作用，以后再根据临床疗效或敏感试验结果来调整药物的种类，但应避免调换药物过频，一般可隔 3～4 日调换。

抗菌药物的联合应用宜采用静脉内分次、分别给药的方法，以免两种以上药液混合影响抗菌力，降低疗效。如采用静脉内滴注时，应注意药物间有无配伍禁忌（包括有无影响抗菌活力的可能）。

【其他注意事项】

在抗菌药物应用过程中，应注意防止严重过敏和毒性反应的发生，如过敏性休克、剥脱性皮炎、神经系统毒性反应、造血系统毒性反应或肝肾毒性反应等。用药前须询问以往有无药物过敏史或其他过敏性疾病，青霉素类、头孢菌素类抗生素须认真做好皮肤试验。用药过程中要严密观察各种反应并做及时处理。

抗菌药物的选用见表 12–1。

表 12-1　抗菌药物的选用

病原菌	常见外科感染	首选药物	首先替代药物	可选择药物
金黄色葡萄球菌	疖、痈、脓肿、脓毒症、急性乳腺炎、急性骨髓炎	青霉素 G	大环内酯类（红霉素、吉他霉素、螺旋霉素）、磺胺 +TMP	头孢菌素类、克林霉素（林可霉素）
耐青霉素 G 的金黄色葡萄球菌	疖、痈、脓肿、脓毒症、急性乳腺炎、急性骨髓炎	半合成青霉素（苯唑西林、氯唑西林、双氯西林）	大环内酯类、庆大霉素	头孢菌素类、克林霉素、利福平
溶血性链球菌	急性蜂窝织炎、丹毒、脓毒症	青霉素 G	大环内酯类（红霉素、吉他霉素、螺旋霉素）、磺胺 +TMP	头孢菌素类、喹诺酮类、氨苄西林 + 克拉维酸
非溶血性链球菌	尿路感染、脓毒症	青霉素 + 链霉素		氨苄西林 + 氨基糖苷类、头孢硫脒 + 氨基糖苷类、氨基糖苷类
梭状芽孢杆菌	气性坏疽	青霉素 G	红霉素、替硝唑	头孢菌素类（头孢西丁、头孢唑啉等）
炭疽杆菌	炭疽	青霉素 G	红霉素	头孢菌素类、庆大霉素
大肠杆菌	胆道感染、腹膜炎、尿路感染、脓毒症	庆大霉素	半合成青霉素（氨苄西林、羧苄西林、磺苄西林）、磺胺 +TMP	头孢菌素类（头孢羟苄四唑、头孢西丁、头孢唑啉等）、喹诺酮类（环丙沙星、左氟沙星、洛美沙星、氟罗沙星）
产气杆菌	尿路感染、伤口感染、腹膜炎、脓毒症	庆大霉素	氨基糖苷类（妥布霉素、丁胺卡那、链霉素）、磺胺 +TMP	头孢菌素类、多黏菌素、喹诺酮类
奇异变形杆菌（吲哚阴性）	尿路感染	青霉素 G、氨苄西林	氨基糖苷类、羧苄西林	哌拉西林、头孢菌素类（头孢曲松、头孢赛曲）
铜绿假单胞菌	烧伤感染、尿路感染、脓毒症	庆大霉素、羧苄西林、呋苄西林	多黏菌素、妥布霉素	喹诺酮类（环丙沙星）、头孢菌素类（头孢噻甲羧肟、头孢氧哌羟苄唑、头孢噻肟）
克雷伯菌、肠球菌、沙雷菌	脓毒症、腹膜炎、烧伤感染	庆大霉素	氨基糖苷类	头孢菌素类（头孢曲松、头孢唑肟等）
脆弱拟杆菌	腹膜炎、静脉炎、脓毒症	甲硝唑	克林霉素、林可霉素、替硝唑	头孢菌素类（头孢噻肟、头孢西丁）、氯霉素（甲砜霉素）
其他类杆菌	腹膜炎、静脉炎、脓毒症	青霉素 G	替硝唑	头孢菌素类（头孢噻肟、头孢西丁）、氯霉素（甲砜霉素）

第七节 中医药在外科感染中的应用

中医药治疗外科感染分为内治法和外治法两大类。内治法主要根据患者临床表现特点及病情的不同阶段进行辨证施治。外治法包括外用药物、手术疗法和其他疗法，在临床上，轻浅小恙如疖等可以单用外治获效，但大部分外科感染需要内外合治。

一、内治法

外科疾病的内治法需根据患者的体质、致病因素、病情轻重等辨证施治。总则为消、托、补。外科感染发展过程一般可以分为初起、成脓、溃后，即初期、中期、后期三个阶段，临床上根据不同时期的特点，确定总的治疗原则，针对病因、病情运用具体的治法，如清热解毒、和营活血、透脓托毒、补益养胃等。

1. 初期 宜用消法。使初起的肿疡得以消散，以祛邪为主，并针对引起感染的不同原因和表现特点具体运用清热解毒、活血化瘀、软坚散结、祛风解表、理气祛痰、清利湿热、通里攻下等治法，其中清热解毒法最为常用。代表方剂如五味消毒饮、黄连解毒汤、仙方活命饮、五神汤等。

2. 中期 宜用托法。以扶助正气，托毒外出，以防毒邪内陷，常扶正祛邪并重。包括透托法和补托法，透托法适用于疮疡酿脓尚未成熟，毒盛而正气不虚者，常用方剂为透脓散；补托法适用于肿疡毒势方盛，正气已虚，不能托毒外达，疮形平塌，肿势散漫，难溃难腐的虚中夹实之证，常用方剂为托里消毒散。

3. 后期 宜用补法。以补虚扶正为主，助养新肉，促疮口愈合。包括补气、养血、温阳、滋阴、调补脾胃、滋补肝肾等。多用于疮疡后期，毒邪已净，正气未复，疮口难收者。但如毒邪未净时则应慎用补法，以免留邪为患。常用方剂有四君子汤、四物汤、八珍汤等。

二、外治法

《理瀹骈文》指出："外治之理即内治之理，外治之药亦即内治之药，所异者法耳。医理药性无二，而法则神奇变幻。"指明了外治法与内治法是在给药途径上不同，没有本质上的差别。外治法是药物直接作用于病所，使之吸收，从而达到治疗作用，这也是外科所独具的治疗方法。外科感染的外治法的应用主要根据疾病发展过程中的不同阶段和辨证特点来选择。

1. 初期 宜箍毒消肿。阳证可选用金黄散（膏）、玉露散（膏）等，或用清热解毒消肿的新鲜草药（如蒲公英、紫花地丁、马齿苋、仙人掌等）捣烂外敷；阴证可选用回阳玉龙散（膏）、阳和解凝膏等；半阴半阳证可选用冲和散（膏）。

2. 中期 脓熟宜切开排脓。

3. 后期 宜提脓祛腐，生肌收口。阳证用八二丹、九一丹提脓祛腐，阴证用七三丹、五五丹提脓祛腐；疮口太小或成瘘管时，用白降丹、千金散药线腐蚀；疮面胬肉突出者用平胬丹；腐脱脓净用生肌散、八宝丹，并根据情况配合使用垫棉法等。

第十三章 损 伤

损伤（trauma）是指外界各类致伤因素作用于人体，造成组织器官解剖结构的破坏和生理功能紊乱，并引起机体局部与全身的反应。损伤不论在平时还是在战时都极为常见，手术也是一种医源性的损伤。本病属中医“外伤”“内伤”等范畴。

【分类原则】

为简要、全面地表达伤情，临床上常综合运用以下分类，提出诊断和评估，有利于迅速进行伤员分类并组织正规有序的救治。

1. 按致伤因素分类（简称伤因） 此分类方法有利于伤后的病理变化评估，如机械性损伤有刺伤、切伤、挤压伤、火器伤等；物理性损伤有烧伤、放射伤、冲击伤；化学性和生物性损伤平时较少见。

两种以上不同致伤因素作用于同一机体所致的损伤称为复合性损伤，战时多见。

2. 按损伤部位与组织器官分类（简称伤部） 此分类方法有利于判断伤处重要脏器的损害和功能紊乱。一般分为颅脑伤、颌面颈部伤、胸背部伤、腹部伤、脊柱脊髓伤、四肢伤等。多个部位或器官同时发生的损伤称为多发性损伤，在灾害事故中常见。

3. 按损伤部位的皮肤黏膜是否完整分类（简称伤型）

（1）闭合性损伤（closed injury）：由钝性暴力引起，损伤局部皮肤或黏膜尚保持完整，表面无伤口，这种损伤一般没有外源性细菌侵入，但深部的组织器官可受损伤，如腹部闭合性损伤合并胃、肠等空腔脏器破裂则会引起严重的腹膜炎。常见的有以下几种类型：

①挫伤（contusion）：因钝性暴力或重物打击、碰撞所致的皮下组织、肌肉或体内组织器官的损伤。主要表现为伤部肿胀、皮下淤血、疼痛、有压痛，严重者可有肌纤维撕裂和深部血肿。如致伤力为螺旋方向，形成的挫裂伤称为捻伤，其损伤更严重。内脏发生挫伤（如脑挫伤、肾挫伤等）时，可造成实质细胞坏死和功能障碍。

②扭伤（strain）：指关节部位一侧受到过大的牵张力，相关韧带超过了正常的活动范围而造成的损伤。如关节过度屈伸或扭转造成关节囊、韧带、肌腱的部分撕裂。表现为局部疼痛、肿胀、皮肤青紫和关节活动障碍等。

③挤压伤（crush injury）：为肌肉丰富的肢体或躯干被重物挤压所致。伤处有较广泛的组织破坏、出血或坏死。表现为受伤肢体迅速发生肿胀变硬、皮肤出现张力性水疱、皮下瘀斑、肢体麻木、运动障碍等。严重者可因挤压导致大量细胞崩解为血红蛋白、肌红蛋白等，被吸收后可引起急性肾衰竭，即挤压综合征。

④震荡伤（concussion）：为头部受钝力打击所致的暂时性意识丧失，无明显或仅有很轻微的脑组织形态变化。

NOTE

⑤冲击伤（blast injury）：又称爆震伤，是由强烈爆炸物产生高压气浪形成的冲击波所致的损伤。其特点是体表无明显损伤，而体腔内脏器却遭受严重而广泛的损伤，如肺破裂、肝脾破裂或耳鼓膜破裂等，战时多见。

⑥关节脱位和半脱位（dislocation and subluxation of joint）：为关节部位受到不均匀的暴力作用后所引起的损伤。骨骼完全脱离关节面者称为完全性脱位，部分脱离关节面者称为半脱位。

（2）开放性损伤（open injury）：多由锐性物体或高速运动的物体打击所致。伤部皮肤或黏膜破裂，深部组织与皮肤表面伤口相通，常有外出血、细菌污染及异物存留，常见的有以下几种：

①擦伤（graze）：皮肤与物体粗糙面摩擦后而产生的浅表损伤。

②切伤（incised wound）：或称割伤，为锐利物品切割所致的损伤。创缘整齐，多呈直线状，深浅不一，深者可使神经、血管、肌腱、脏器断裂。因利器对周围组织损伤较轻，故切断的血管多无明显收缩，常出血较多。

③刺伤（punctured wound）：多为尖细锐利的物体刺入软组织所致的损伤。伤口一般较细较深，可合并深部血管、神经或内脏器官的损伤。刺伤物可折断而遗留在组织内，易发生感染，特别是厌氧菌感染。

④裂伤（laceration）：为钝器打击所引起的皮肤及深层软组织裂开，创缘不整齐，周围组织破坏严重，并且较为广泛，容易出现受损组织的坏死和感染。

⑤撕脱伤（avulsion）：撕脱伤分为撕脱型和碾压型两种。多为头发、肢体被卷入高速转动的机器或皮带内，将大片头皮或大面积皮肤撕脱下来，造成大片皮肤剥脱，重者合并肌肉、神经、血管撕裂。撕脱组织易失去活力，广泛出血，进而继发感染。

⑥火器伤（fire-arm injury）：为各种高速弹片、枪弹等投射物所致的损伤。常伴有深部组织、器官的损伤。有入口和出口者称为贯通伤；有入口无出口者称为非贯通伤，致伤物必留于体内，常表现为复合伤或多发伤；此外，小弹片（珠）常呈"面杀伤"，即一定范围内含有许多弹片（珠）散布，可同时被许多弹片（珠）击中，从而造成多处受伤。

4. 按伤情严重程度分类　目的在于区分组织器官遭受破坏的程度及其对全身状况影响的大小。

（1）轻伤：主要是局部软组织伤，暂时失去作业能力，但仍可坚持工作，无生命危险，一般无需住院治疗。

（2）中等伤：如四肢骨折和广泛软组织损伤，常需住院治疗者。

（3）重伤：指危及生命或治愈后有严重残疾者，有下列伤情之一者即为重伤：①合并有休克的损伤；②有活动性大出血的损伤；③颅脑损伤伴昏迷或颅内压增高者；④胸腹部内脏损伤；⑤有呼吸道阻塞或呼吸功能障碍的损伤；⑥合并急性肾功能不全的损伤；⑦断肢、断指等丧失肢体功能的损伤；⑧合并有特殊致伤因素的损伤，如放射伤、大面积烧伤、强碱或强酸灼伤、毒气伤者。

有多种伤情者可按创伤指数（见表13-1）评定。

表 13-1 创伤指数表

分值	1	3	5	6
受伤部位	四肢	背部	胸部	头、颈、腹
损伤类型	撕裂伤	挫伤	刺伤	钝器伤、子弹伤
循环状态				
①外出血	有			
②血压（mmHg）		60～97	<60	测不到
③脉搏（次/分）		100～140	>140	<50
呼吸状态	胸痛	呼吸困难	发绀	无呼吸
意识状态	嗜睡	恍惚	浅昏迷	深昏迷

说明：①轻伤：指数分在 2～9 分，不需住院，在急诊室观察即可。②重伤：指数分在 10～16 分，可住院治疗，一般无生命危险。③严重伤：指数分在 17～21 分，必须住院，死亡率高。④危重伤：指数分在 21 分以上，死亡率极高。指数分在 17 分以上者大多数为多发性创伤。

【损伤修复】

损伤修复（wound repair）是创伤病理过程的最后阶段。局部组织通过再生、修复、重建等方式主动修复或通过人工干预影响创面修复，这种自身的组织修复功能是创伤愈合的基础。它是一系列比较复杂的组织学、生理学和生物化学的动态过程，主要有上皮细胞再生、胶原合成和纤维性结缔组织的形成，出现一系列神经、内分泌、代谢、循环反应及器官功能的变化。这些反应直接或间接影响局部炎症和组织修复。理想的修复是创伤组织由原层次的同种细胞来修复，复原其原有的结构和功能。人体不同组织细胞的增生能力各有差异，如表皮、黏膜、血管内皮细胞等能力较强，骨骼肌、脂肪等能力弱，所以修复过程也不同。有时不能以原有的形态来修复，而只能以纤维细胞增生来替代，以达到结构和功能的稳定。

1. 损伤修复的过程 大致分为以下几个阶段，但各阶段之间不能截然分开，是一个连续过程。

（1）渗出期：又称炎性反应期。伤口早期由血凝块充填，渗出的血浆被酶转化成血浆纤维蛋白，取代血块充填伤口并构成网架将两侧创缘黏合。渗出的白细胞、吞噬细胞、抗体等有吞噬、移除和吸收作用，以清除坏死组织和杀灭细菌。这些细胞、体液的渗出在伤后 72 小时达到高峰，在此期的功能是止血和封闭创面。

（2）纤维组织形成期：即增生期。伤后 6 小时，成纤维细胞即沿网架增殖；伤后 24～48 小时，内皮细胞亦增殖，随后又形成新生毛细血管，三者共同构成肉芽组织。伤后 5～6 天起，成纤维细胞合成的胶原纤维开始增多并呈有序排列，伤口强度随之增加；伤后 10 天，成纤维细胞构成伤口内主要组织。缝合的伤口创缘 2～3 天即可被增生的上皮覆盖，1 周左右达到一期愈合，肉芽创面至少需 1～2 周；新生上皮是由创缘向中心生长，逐渐覆盖全部以达临床愈合。随着胶原纤维的增多，伤后 3～5 周伤口强度增加迅速；3 个月趋于稳定，为瘢痕愈合。

（3）伤口收缩期：开放性创伤 3～4 日后开始出现伤口收缩现象，皮肤缺损愈大收缩愈明显。目前认为，伤口收缩的机制是：起初由伤缘上皮细胞微纤维收缩所致，因伤缘上皮呈梭形，其长轴与伤缘平行，胞浆中微纤维与细胞长轴平行，收缩时类似于钱包口收拢，故称“钱包收拢效应”（purse string effect）；然后为位于伤口中央的肌成纤维细胞发生收缩，即“牵拉效应”（traction effect）。伤口一般在 1 ~ 2 周收缩较快，腹部和颈部伤口收缩较显著。

（4）瘢痕形成期：即组织塑形期。为适应伤处功能的代偿，瘢痕愈合的基质——胶原纤维又被转化和吸收并改变排列顺序，使瘢痕得以软化。尚有一种肌成纤维细胞能使伤口收缩，进而使伤口外观和对功能的影响得以改善。少数病人可因胶原纤维过度增生而形成瘢痕疙瘩。

2. 伤口愈合类型　临床上根据伤口愈合的形式，可分为两种类型。

（1）一期愈合：指创面小、清洁、无感染、不产生或产生很少肉芽组织并以原来细胞修复为主的创口。仅限于无菌手术切口和经过清创缝合的伤口。应具备的条件是创缘整齐，组织有活力，缝合后创缘对合好且无张力，伤口内腔隙很小，少量结缔组织即可充满。愈合后局部仅留有一线形瘢痕，功能良好。

（2）二期愈合：指以纤维组织修复为主，创口较大或不规则，创缘分离远而难于对合或污染严重不能进行缝合的创口，需待大量肉芽组织生长和大片上皮覆盖才能愈合。愈合后瘢痕组织多，并可能影响功能。

3. 影响伤口愈合的因素

（1）年龄：老年人因长期受紫外线照射，皮肤萎缩，血液灌注减少，组织内巨噬细胞系统功能减退，蛋白合成代谢减弱，影响愈合；儿童及青年的代谢尤其是蛋白质合成代谢旺盛，伤口愈合迅速。

（2）全身因素：①营养状况是影响伤口愈合的基本因素。贫血、糖尿病、结核病、肝硬化、艾滋病、恶性肿瘤等慢性消耗性疾病引起的低蛋白血症、免疫力低下可影响伤口愈合。②维生素有促进伤口愈合的作用，其中维生素 C 是参与合成胶原的物质，缺乏时可阻碍胶原纤维的形成；维生素 A 缺乏可以影响上皮生长；维生素 B 族缺乏则影响细胞酶的作用。③铁、锌等元素缺乏可影响其参与蛋白合成与细胞呼吸的能力，致使愈合延迟。④肥胖患者脂肪组织血液灌注差，易受缺氧影响，伤口愈合较慢。⑤皮质激素抑制炎性渗出，抑制血浆成纤维细胞和胶原蛋白合成，甚至还能分解转化胶原纤维，妨碍伤口愈合。应用维生素 A 可以拮抗其不良作用，但不能消除其已引发的感染。在修复塑形期，皮质激素可使瘢痕停止增殖并软化。

（3）局部因素：①感染：是不利于创伤修复最常见的原因，细菌产生的毒素和酶可破坏伤处的新生组织，甚至形成化脓灶，感染又使病人全身情况变差。②伤口内留存血肿、异物、失活组织过多和无效腔过大都可阻碍新生的细胞和基质连接，会影响伤口愈合。③伤处血液循环不良、组织缺氧：组织的血液灌注不良，修复过程将会延迟；术中广泛地剥离，过密或张力过大的缝合，或过紧的包扎，都会造成局部血运障碍，妨碍伤口内毛细血管的新生，减少局部营养的供应，局部组织缺氧，也不利于伤口愈合。

第一节　颅脑损伤

颅脑损伤（craniocerebral injury）是因外界暴力作用于头部而引起的伤害。由于易伤及中枢神经系统，其死亡率和致残率均高。颅脑损伤情况因致伤因素不同、损伤的程度和性质各

NOTE

异、头部受力的强度和部位不固定、颅脑各部组织的结构与密度不相同而有所差异，可同时并存也可单独发生。

颅脑损伤自外而内依次为头皮损伤、颅骨骨折与脑损伤，中医将颅脑损伤统称为“头外伤”或“脑外伤”。头皮损伤包括头皮血肿、头皮裂伤和头皮撕脱伤；颅骨骨折主要分为颅盖骨骨折和颅底骨折；脑损伤则指脑震荡、脑挫裂伤、弥漫性轴索损伤和颅内血肿。

一、头皮血肿

头皮血肿（scalp hematoma）多为钝器伤所致，按血肿出现于头皮内的具体层次分为皮下血肿、帽状腱膜下血肿和骨膜下血肿（图 13–1）。

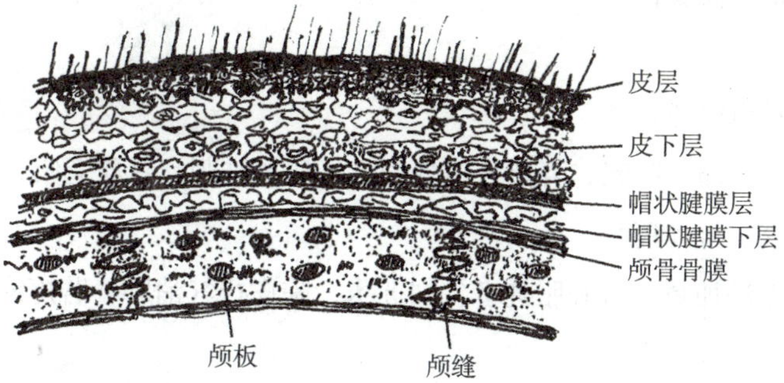

图 13–1 头皮各层示意图

【病因病理】

1. 西医病因病理 头部受钝性物体撞击造成小的血管破裂而形成血肿。皮下血肿位于头皮表层和帽状腱膜之间，因皮下组织结构紧密，血管神经丰富，故伤后出血较局限，血肿较小但疼痛重；因帽状腱膜层组织疏松，故血肿易扩展蔓延血肿较大，波动感明显，疼痛较轻；骨膜下血肿的出血聚集在骨膜与颅骨表面之间，一般血肿不会超过颅骨骨缝。

2. 中医病因病机 中医认为外伤导致头皮及皮下组织挫伤，离经之血积于头部肌肤筋膜而发本病。早期头皮下气滞血瘀，经络不通，局部疼痛，随后血瘀发热，表现为轻至中度发热，后期多因肾精不足致肝阳上亢。

【临床表现】

有明显的外伤史，伤后头部肿痛。根据部位的不同体征有所区别，皮下血肿局限且易于发现，疼痛较重，扪诊时有凹陷感，易误认为是凹陷性颅骨骨折；帽状腱膜下血肿可蔓延整个头部，造成头部显著畸形，波动感明显，小儿及体弱者可致休克或贫血；骨膜下血肿局限于某一颅骨范围之内，以骨缝为界，质地较硬，常见于新生儿产伤。

【实验室及其他检查】

头颅 X 线、CT 检查主要是排除有无骨折。

【诊断与鉴别诊断】

1. 诊断 有钝器撞伤头部史；局部皮肤挫伤、肿胀，可伴疼痛；触诊于局部可扪及或大或小的肿块；X 线片颅骨无明显异常。

2. 鉴别诊断 颅骨凹陷性骨折：本病好发于额骨及顶骨，成人多为粉碎性骨折，婴幼儿可呈“乒乓球凹陷样骨折”；骨折部位的切线位 X 线片可显示骨折陷入颅内的深度；CT 扫描不仅可了解骨折情况，还可了解有无合并脑损伤。

【治疗】

较小的头皮血肿一般多能自行吸收，无需特殊处理。处理头皮血肿时要考虑到有无颅骨损伤及脑损伤可能。

1. 西医治疗

（1）较大血肿应在无菌条件下抽出积血，然后加压包扎或外敷药物等治疗，可配合内服止血、止痛，或活血化瘀的中药。2～3 天检查一次，若血肿未消散可再次抽吸。

（2）如果抽吸后血肿在短时间内又很快出现，忌用强力加压包扎，需考虑是否有较大的血管破裂，必要时应切开彻底止血。

2. 中医治疗

（1）内治：气滞血瘀证。

证候：受伤部位疼痛、肿胀、青紫，痛处固定，痛如锥刺；舌质紫暗，脉细涩。

治法：活血化瘀，行气消肿。

方药：通窍活血汤加减。若肿胀甚者，加苏木、陈皮行气消肿；若疼痛甚者，加全蝎、乳香、没药祛瘀止痛。

（2）外治：局部剪去头发，外敷双柏散或元冰散即可。

【预防与调护】

（1）未排除颅骨骨折的头皮血肿，忌用强力加压包扎，以防血液经骨折缝流向颅内，引起硬膜外血肿。

（2）为避免感染，采用穿刺抽吸时必须严格无菌操作。

二、头皮裂伤

头皮裂伤（scalp laceration）系为外力引起头皮破裂者。其中因锐器引起者，称为割裂伤；由钝物挫伤引起者，称为挫裂伤。

【病因病理】

1. 西医病因病理 头皮因锐器（刀、玻璃等）或钝器（铁锤、石块等）伤而致头皮全层裂开，损伤头皮血管而导致出血。如伤及主要血管，出血量多势猛，可引起低血容量性休克而危及生命。

2. 中医病因病机 本病因利器砍伤头部或钝器打击、高处堕坠致头部肌肤震裂，导致局部经脉破损，血溢脉外；血溢过多可致津血耗损，气随血脱，终致昏厥。

【临床表现】

头皮裂伤多累及全层，裂口形状、大小不一，出血量较多，有的创缘可呈不规则碎裂，有时伤口内可夹杂头发、异物等。

【诊断与鉴别诊断】

1. 诊断 头部有锐器割伤或钝器打砸病史，伤后局部皮肤裂开伴明显出血症状，严重者可出现休克。

NOTE

2. 鉴别诊断 颅骨开放性骨折：属颅脑损伤的重症，除头皮有裂伤外，颅骨亦存在骨折，导致外界与大脑相通。头颅X线片可显示骨折的类型；CT扫描不仅可了解骨折情况，还可了解有无合并脑损伤。

【治疗】

治疗原则是压迫止血、清创缝合、预防感染、促进创口愈合。

1. 西医治疗

（1）对新鲜创口应及早做清创缝合术。

（2）选用抗生素防治伤口感染。

（3）注射破伤风抗毒素以预防破伤风的发生。

（4）严重者行抗低血容量性休克治疗。

2. 中医治疗

（1）外伤出血证

证候：头部皮肤局限性裂开，出血，来势或急或慢，出血量或多或少；伴疼痛、心悸气短；脉微细数。

治法：益气止血，祛瘀宁心。

方药：当归补血汤加减。

外治：予十灰散、云南白药等外撒于创面，达到止血的目的；或直接行创面压迫包扎止血。

（2）气滞血瘀证

证候：局部头皮破裂，出血量少而慢，伤口周围瘀紫明显，疼痛固定；舌红暗，脉细涩。

治法：化瘀止血，消肿定痛。

方药：通窍活血汤加减。

外治：如圣金刀散、云南白药外撒创面，加压包扎止血。

（3）气血双脱证

证候：面色苍白，四肢厥冷，头晕目眩，心悸，唇干淡白，呼吸微弱；脉细数无力。

治法：益气固脱，回阳救逆。

方药：独参汤合参附龙牡汤加减。

【预防与调护】

（1）对创口包扎止血时应尽量遵守无菌操作，以免加重伤口污染。

（2）头皮血运丰富，一期缝合时限可延至24小时，清创时须检查伤口深处有无骨折或碎骨片，一旦发现有脑组织或脑脊液外溢，须按开放性脑损伤处理。

三、头皮撕脱伤

头皮撕脱伤（scalp avulsion）系指大块头皮自帽状腱膜下层或连同颅骨骨膜撕脱的一类头皮损伤性疾病。患者常因剧痛和大量失血而休克。

【病因病理】

1. 西医病因病理 大多为斜向或直向的暴力作用在头皮致强力拉扯头皮所致。由于头部皮

NOTE

肤、皮下组织、帽状腱膜三层之间连接十分紧密，故被撕脱的组织多自帽状腱膜下层一并撕脱，严重时可连同颅骨骨膜撕脱，常因大量的出血和疼痛而休克。

2. 中医病因病机　强力拉扯头部皮肤或发辫致肌肤与头骨分离，局部经脉受损，脉络破裂，血溢脉外；血凝则瘀，阻碍气机运行，故致气滞络阻不通而出现疼痛。失血过多，血虚不能养心，心神失养或气无所附，随气而脱，均可致昏厥重症。

【临床表现】

常发生于妇女，往往是发辫被卷入转动的机器内所致。其创口出血较多，疼痛剧烈，大片的头皮组织被撕脱，容易发生失血性和疼痛性休克。

【诊断与鉴别诊断】

1. 诊断　头部有被强力牵拉损伤病史，局部大片头皮被撕脱，鲜血淋漓，疼痛不止。

2. 鉴别诊断　颅骨开放性骨折不但头皮有伤口，颅骨亦发生骨折，头颅X线片可显示骨折的类型；CT扫描可了解骨折情况及有无合并脑损伤。

【治疗】

本病的治疗重在及时止血、镇痛、防治休克，在此基础上积极修复创面。

1. 西医治疗

（1）防治失血性或疼痛性休克。

（2）若撕脱的头皮有蒂连接时，可直接清创缝合；若头皮有缺损，可做皮下松解术或转移皮瓣术；完全撕脱的头皮，可将撕脱的头皮剪去头发，消毒后缝回原处，条件许可者最好将断端较粗的动静脉进行吻合；头皮挫伤严重或骨膜缺损较大者，可在颅骨间隙上密集钻孔，直达板障，待从板障骨松质长出的肉芽覆盖全部裸露颅骨后，再在肉芽表面全层植皮；对于颅骨板裸露较大者，也可用大网膜移植暂时覆盖创面，待肉芽组织长出后再行植皮术。

（3）早期应用抗生素防治感染。

（4）注射破伤风抗毒素预防伤后破伤风。

2. 辨证治疗

（1）气滞血瘀证

证候：头皮撕脱，头部胀痛或刺痛不已，甚者不能咳嗽、呼吸、排便等，屏气时疼痛加剧；脉弦涩。

治法：养血活血，理气止痛。

方药：和营止痛汤或通窍活血汤加减。

（2）气虚血脱证

证候：头皮撕脱，出血量较多；伴心悸气短，肢冷汗出，神昏；脉微欲绝。

治法：益气摄血，回阳固脱。

方药：当归补血汤合参附汤加减。

（3）气血虚亏证

证候：头皮撕脱，头晕头痛，动则加剧；面色无华，心悸失眠，神疲倦怠，纳差；脉细弱。

治法：补气养血。

NOTE

方药：八珍汤加减。

【预防与调护】

（1）加强劳动保护，防止意外受伤。

（2）完全撕脱的头皮应无菌保存，送交医院处理。

（3）清创应在 12 小时内完成。如损伤时间较长，创面污染严重或已感染，则按感染创面处理。

四、脑震荡

脑损伤后立即出现短暂的意识障碍或昏迷，但短时间即清醒，称为脑震荡（cerebral concussion），俗称“脑气伤”或“脑气震动”。中医学对脑震荡的发生、病情及预后早已有明确的认识，《医宗金鉴·正骨心法要旨》云：“如被坠堕打伤，震动盖顶骨缝，以致脑筋转拧疼痛，昏迷不省人事，少时或明者，其人可治。”

【病因病理】

1. 西医病因病理 具体机制尚未明了，可能与惯性力所致弥散性脑损伤有关。机械性暴力作用于头部，使脑在颅腔内运动对脑组织产生剪切、牵张和压迫等作用力，暴力虽不足以造成神经轴索的断裂等肉眼可见的器质性损害及神经病理改变，却足以造成皮质和脑干暂时且广泛的功能紊乱，导致大脑皮质与脑干网状激活系统之间联系暂时中断。脑震荡时在大体解剖上看不到脑组织的明显变化，但镜下可见脑组织充血、水肿，灰质和白质弥散性点状出血或小灶坏死，神经元胞体肿大，线粒体肿胀、推移，呈局灶缺血性改变。多数情况下，这些病理改变是可恢复的。

2. 中医病因病机 头部直接受到打击，脑气受损，扰乱静宁之府，出现神不守舍，心乱气越，气血瘀滞于脑内，阻滞清窍则清阳不升，浊阴不降，气机逆乱，神明昏蒙。脑震荡后期主要病机为气血虚弱（脑气虚）或肝肾亏虚不能生髓，清窍失养。

【临床表现】

（1）一过性昏迷：受伤后立即出现短暂的昏迷，时间较短一般不超过半小时。

（2）逆行性遗忘：清醒后不能回忆受伤之时或受伤前后的情况，但对往事却能清楚回忆，故又称“近事遗忘症”。

（3）较重者在昏迷期间可有皮肤苍白、出汗、血压下降、心率减慢、呼吸浅慢等表现，但随着意识的恢复很快趋于正常。清醒后可有头痛、头晕、恶心、呕吐等症状。

（4）神经系统检查无阳性体征。

【实验室及其他检查】

（1）脑脊液检查无红细胞。

（2）CT 检查颅内无异常发现。

【诊断与鉴别诊断】

1. 诊断 有头部外伤史，伤后有一过性昏迷，近事遗忘，神经系统检查及相关辅助检查均无阳性体征。

2. 鉴别诊断 脑挫裂伤：伤后昏迷在半小时以上，并即刻出现局灶症状与体征，脑脊液呈

NOTE

血性改变，神经系统检查多有阳性体征，CT 检查可见脑挫伤区有点片状高密度或高低混杂密度影像。

【治疗】

轻型脑震荡大多可自愈，无需特殊处理。卧床休息 1 ~ 2 周，伤后 24 ~ 48 小时内密切观察神志、瞳孔、肢体运动和神经系统体征的变化，定时测量脉搏、呼吸和血压。对症状较重者，药物治疗以缩短昏迷时间和对症治疗为主，中医药对脑震荡后出现的一些症状的治疗有明显的优势。

1. 西医治疗　对症治疗，输液、吸氧，适量给予镇静止痛剂和调节血管药物。如恶心呕吐较重者，可服用小剂量的冬眠灵（氯丙嗪）、灭吐灵（甲氧氯普胺）等，并静脉应用脱水药。

2. 辨证治疗

（1）瘀邪闭窍证

证候：脑部受外力震击后猝然昏倒，不省人事，持续时间一般不超过 30 分钟，或心神恍惚，无抽筋；舌质淡红，苔薄，脉弦滑。

治法：通窍开闭。

方药：苏合香丸或至宝丹急灌服。

（2）痰瘀阻络证

证候：苏醒后出现眩晕头痛、恶心、时有呕吐、胸脘闷、夜寐不宁等症状；舌暗，苔白腻，脉弦滑。

治法：活血祛瘀，化痰通络。

方药：通窍活血汤合半夏白术天麻汤加减。恶心呕吐明显者，加生姜、竹茹、苏梗和胃止呕；夜寐不宁者，加夜交藤、炒枣仁、炙远志养心安神。

（3）肾虚血瘀证

证候：受伤后感头晕头痛，健忘耳鸣，注意力不集中，腰膝酸软乏力，精神不振；舌淡暗，苔薄白，脉细弱且两尺无力。

治法：补肾健脑，活血通络。

方药：大补元煎合补阳还五汤加减。腰酸乏力明显者，加怀牛膝、杜仲、川断补肝肾强腰；健忘、注意力不集中者，加龟板、龙骨、石菖蒲、炙远志安神定志。

3. 针刺疗法

昏迷期，针刺人中、十宣、涌泉，必要时加百会，强刺激，用泻法。苏醒后头晕时，可针内关透外关；呕吐者，针刺内关，配天突、足三里、中脘。

【预防与调护】

（1）对于脑震荡的患者应排除颅内血肿的存在，最好能留院短期观察，密切注意病情变化。

（2）进行心理治疗，增强康复信心。

五、脑挫裂伤

NOTE

脑挫裂伤（cerebral contusion and laceration）是一种脑组织、神经和血管发生不同程度、不同范围的器质性损伤。其中脑组织遭受破坏较轻，软脑膜尚完整者为脑挫伤；而软脑膜、血管和脑组织同时有破裂，并伴有外伤性蛛网膜下腔出血者为脑裂伤。因二者常同时存在，临床上又不易区别，故常合称为脑挫裂伤。

【病因病理】

1. 西医病因病理　头部外伤后造成脑组织器质性损伤，在脑表面或深层有散在或聚集的出血点、瘀斑或大片出血，甚至脑组织碎裂。还可出现脑水肿，一般 3 ~ 7 天内水肿发展到高峰，在此期间易发生颅内压增高甚至脑疝，或并发出血现象者，形成颅内血肿。脑挫裂伤发生的部位常在头部直接受伤处或头部着力点对侧，后者称为对冲性脑损伤。脑挫裂伤伤情较轻者脑水肿常可逐渐消退，病灶处日后可形成瘢痕、囊肿或与硬膜粘连，成为癫痫的原因之一。广泛的脑挫裂伤可造成脑组织坏死，数周后形成外伤性脑萎缩。

2. 中医病因病机　外力损伤头部，使脑髓损伤，脑气受扰，心乱气越，脉络受损，血溢脉外，脑海气滞血瘀，经络闭塞，清窍受阻，神明皆蒙；或出血过多，伤及神明，则可出现危症或导致死亡。故《医宗金鉴·正骨心法要旨》云："若伤重，内连脑髓及伤灵明，必昏沉不省人事。"

【临床表现】

1. 昏迷　少数患者因脑损伤范围局限，可不出现早期意识障碍，多数受伤当时立即出现昏迷，昏迷的程度和持续时间与脑挫裂伤的程度、范围直接相关，绝大多数在半小时以上，重症者可长期昏迷。

2. 局灶症状和体征　随脑受损的部位、范围和程度不同而异，对诊断和判定脑伤的部位很有意义。若大脑功能区受损可立即呈现相应的神经功能障碍或体征，如运动区损伤出现锥体束征、肢体抽搐或偏瘫和语言中枢损伤出现失语等。

3. 颅内压增高与脑疝　为继发脑水肿或颅内血肿所致，使昏迷或瘫痪程度加重，或意识好转，清醒后又变为模糊，同时有血压升高、心率减慢、呼吸加深、瞳孔不等大及锥体束征等表现。

4. 头痛与恶心呕吐　可能与颅内压增高、自主神经功能紊乱或外伤性蛛网膜下腔出血等有关，后者可有脑膜刺激征、脑脊液检查有红细胞等表现。

【实验室及其他检查】

1. 脑脊液常规检查　脑挫裂伤伤员的脑脊液常带血性液，故脑脊液常规检查可发现红细胞。

2. CT 检查　可了解脑挫裂伤的具体部位、范围（伤灶表现为低密度区有散在的点状或片状高密度出血灶影）及周围脑水肿的程度（低密度影范围），还可了解脑室受压及中线结构移位等情况。

【诊断与鉴别诊断】

1. 诊断　头部有外伤史，伤后昏迷在半小时以上，出现局灶症状与体征，脑脊液呈血性改变，CT 检查可见脑挫伤区有点片状高密度或高低混杂密度影像。

2. 鉴别诊断

（1）*脑震荡*：脑震荡伤后昏迷时间多在 30 分钟以内，有明显的近事遗忘症，且无定位症状及脑内器质性损害；脑脊液检查多无异常。

（2）颅内血肿：开始时意识障碍可能较轻，但常呈进行性加重或有中间清醒期的昏迷；定位症状为迟发性，后期常并发脑疝。

（3）原发性脑干损伤（primary brain-stem injury）：伤后即刻出现显著的生命功能紊乱，眼球固定，瞳孔多变，高热不退，昏迷深且持久，但不伴有颅内压增高表现；若为中脑损伤则出现去大脑强直，表现为两上肢伸直、内收并内旋，两下肢挺直，头后仰，呈角弓反张状。

（4）下丘脑损伤：主要表现为受伤早期的意识或睡眠障碍、高热或低温、尿崩症、水电解质紊乱、消化道出血及急性肺水肿等。这些表现如果出现在伤后晚期，则为继发性脑损伤所致。

【治疗】

1. 一般治疗

（1）密切观察病情变化，每1～2小时详细做好观察记录，以便早期发现颅内血肿，并做好术前准备。

（2）一般保持床头抬高15°～30°，保持呼吸道通畅，必要时行气管切开术，充分给氧。

（3）伤后暂禁食，3～4日后进流食或鼻饲以维持营养。

（4）维持水、电解质平衡，积极处理患者躁动情况如疼痛、尿潴留、体位不适、颅内压增高等，可用一般镇静剂（苯二氮、苯巴比妥类等），禁用吗啡类药物，以免掩盖病情和抑制呼吸；伴高热者给予物理降温或冬眠低温疗法；合并脑脊液漏者用抗生素预防颅内感染。

2. 西医治疗

（1）脱水疗法：是防治脑水肿、降低颅内压的有效措施。一般用渗透性脱水剂（如甘露醇）或利尿脱水剂（如速尿、利尿酸钠等）。脱水治疗期间应注意避免血容量不足、低血压及电解质紊乱、低钾血症等情况。

（2）肾上腺皮质激素的运用：常用药物如地塞米松、氢化可的松等。肾上腺皮质激素能改善血脑屏障，降低脑血管的通透性，并可维持脑细胞内溶酶体稳定，对防治脑水肿有效。治疗期间应注意预防消化道出血。

（3）神经营养剂和促醒药物：神经营养剂常用药物有三磷酸腺苷（ATP）、辅酶A、细胞色素C（用前做过敏试验），可供给能量，改善脑组织代谢和恢复脑组织功能。促醒药常有克脑迷（乙胺硫脲）、胞磷胆碱及安宫牛黄丸、苏合香丸等适用于昏迷时间久者。

（4）高压氧疗法：高血氧可提高血氧张力，直接纠正脑缺氧，阻断脑缺氧－脑水肿的恶性循环，在予低温、脱水等综合治疗下，可促使脑细胞功能恢复。

（5）低温疗法：可使脑组织细胞氧需求量下降，减少脑耗氧量，从而保护脑组织。实践证明，降温与脱水疗法联合应用可有效地控制缺氧性脑损害的恶性循环。降温疗法要求：①头部重点降温，采用冰帽、冰水槽等。②尽早使用，持续时间要足够，通常保持直肠温度32℃～34℃，一般疗程为3～5日。③低温期间要制止寒战及抽搐，以免增加全身耗氧量。④根据病人循环功能选用冬眠合剂Ⅰ、Ⅱ、Ⅳ号。

NOTE

（6）防治并发症：积极防治消化道出血、肺炎、癫痫等并发症。对严重消化道出血可在胃镜监测引导下用激光或微波行出血点止血，不能控制者应行迷走神经切断加胃窦部切除术或胃大部分切除术。

3. 辨证治疗

（1）昏愦期

证候：昏愦深着，两手握固，牙关紧闭；脉沉迟。

治法：辛香开窍，通闭醒神。

方药：苏合香丸或黎洞丸 1 粒（研末），胃管灌服。若伴高热、神昏窍闭、抽搐等症者，改用安宫牛黄丸研末灌服，以清心开窍；若痰热阻窍所致昏迷，用至宝丹清热豁痰开窍。

（2）苏醒期

证候：神志恍惚不清，头痛头晕，呕吐恶心，夜寐不宁，或醒后不省人事，昏沉嗜卧；脉细无力。

治法：镇心安神，升清降浊。

方药：琥珀安神汤加减。若眩晕不止，或夜寐烦躁不宁甚者，用天麻钩藤饮加减以平肝息风、升清降浊；若痰气上逆，神志迷蒙，不能自主者，改用癫狂梦醒汤加减以祛瘀开窍、化痰醒神。

（3）恢复期

证候：神情痴呆，或失语，或语言謇涩，或错语健忘，或半身不遂，四肢麻木；舌干红无苔，脉弦细数。

治法：益气养阴，祛瘀开窍。

方药：补阳还五汤合救呆至神汤加减。若视物模糊，或复视，加决明子、枸杞子、玉竹、紫丹参补益肝肾；若失聪，或耳鸣，有阻塞感，加灵磁石、蔓荆子、灯心草补肾聪耳；若头痛失眠，烦躁不宁，胸闷心悸，甚者癫狂，则加琥珀、龙齿、远志镇静安神；若筋脉不利，爪甲不荣，则加熟地黄、木瓜养肝舒筋。

4. 针刺疗法

（1）昏迷不省人事者，针人中、十宣、涌泉、合谷等穴；呃逆者，针天突，配内关、中脘；呕吐者，针内关，配足三里、天突。

（2）恢复期症见眩晕者，针内关、百会、足三里，配风池、三阴交等穴；失眠者，针足三里、哑门或神门，配内关、三阴交；癫痫者，针哑门、后溪，配人中、内关；半身不遂者，针曲池透少海，阳陵泉透阴陵泉，配外关透内关，合谷透后溪，悬钟透三阴交，地仓透颊车，环跳和养老；头痛者，针印堂、哑门，配足三里、合谷。

【预防与调护】

（1）保持呼吸道通畅，及时清除呼吸道内分泌物，甚者行气管插管。

（2）排尿困难者在无菌操作下留置导尿，并每日冲洗膀胱。

（3）对于恢复期出现瘫痪、失语及智力障碍的患者，应予加强锻炼，积极采取综合治疗措施，以促进功能的恢复。

（4）定时翻身，防止褥疮的发生。

六、颅内血肿

外伤性颅内出血积聚于颅腔内某一部位，达到相当的体积，造成脑受压引起相应的临床症状，称为颅内血肿（intracranial hematoma）。这是颅脑损伤的严重继发性病变。按血肿的来源和部位可分为硬膜外血肿（epidural hematoma）、硬膜下血肿（subdural hematoma）及脑内血肿（intracerebral hematoma）等；按血肿引起颅内压增高或早期脑疝症状所需时间，将其分为三型：72 小时以内者为急性型，3 日以上至 3 周以内为亚急性型，超过 3 周为慢性型。血肿发生常无特殊性，可在原发性脑损伤的基础上发生也可单独发生。

【病因病理】

1. 西医病因病理 颅内血肿形成的初期人体有一定的代偿能力，早期表现为颅内血管的收缩，脑血流量减少，脑脊液产生的速度减慢，脑室排空，脑脊液经脑池、蛛网膜下腔的吸收速度加快，使脑的体积相应缩小，此时颅内压可无显著升高。若血肿进一步发展，出现代偿性功能失调，颅内压增高，脑静脉回流阻滞，严重时脑脊液循环通路梗阻，脑组织受压移位进入颅脑的裂隙，形成脑疝，压迫脑干，形成颅内压进一步增高的恶性循环。脑疝压迫脑干较久后，终致生命中枢衰竭而死亡。

2. 中医病因病机 外力损伤头部，致头部顶骨塌陷、震裂，脉络受损，血离经隧则渗溢留瘀，阻于清窍，压迫脑髓，使脑气逆乱，神明昏蒙，神无所守。相对来说，轻者或可来复，重者则神已散失，难以为就。中医药在重症脑损伤的治疗中不占主导地位，历史文献上往往标之不治。如《伤科补要》记载："如外皮未破而骨已碎，内膜已穿，血向内流，声哑不语，面青唇黑者，不治。"

【临床表现】

1. 意识障碍的变化 意识障碍有嗜睡、意识模糊、昏睡、浅昏迷、深昏迷等级别。近 20 年来，采用格拉斯哥昏迷评分法（详见前表 9-1），检查病人睁眼、语言和运动三项反应的情况并予以评分。

（1）昏迷 - 清醒 - 再昏迷：常是颅内血肿，尤其是硬膜外血肿的典型症状。

（2）持续昏迷并呈进行性加重：伤情严重，颅内压增高较快，易发生脑疝。

（3）清醒 - 昏迷：伤后无原发性昏迷若干时间后出现昏迷并进行性加重，多见于小儿颅内血肿。

2. 瞳孔改变 瞳孔改变多发生在患侧，可先缩小，对光反应迟钝，继之瞳孔进行性扩大，对光反应消失，提示已发生小脑幕切迹疝。如病情进行性加重，则对侧瞳孔亦可随之扩大，发生枕骨大孔疝。

3. 锥体束征 早期出现的一侧肢体肌力减退，如无进行性加重表现，可能是脑挫裂伤的局灶体征；如果是稍晚出现或早期出现而有进行性加重，则应考虑为血肿引起脑疝或血肿压迫运动区所致；去大脑强直为脑疝晚期表现。

4. 生命体征 常为进行性的血压升高、心率减慢和呼吸深慢（"两慢一高"）。由于颞区的血肿大都先经历小脑幕切迹疝，然后合并枕骨大孔疝，故严重的呼吸循环障碍常在经过一段时间的意识障碍和瞳孔改变后才发生；额区或枕区的血肿则可不经历小脑幕切迹疝而直接发生枕骨大孔疝，当出现意识障碍时，瞳孔变化和呼吸骤停几乎会伴随意识障碍同时发生。

NOTE

【实验室及其他检查】

1. 颅骨 X 线平片 观察有无骨折，若骨折线横过脑膜中动脉沟或静脉窦时，应高度警惕硬膜外血肿的发生。

2. CT 检查 有决定性诊断意义，尤其是动态观察，对确定血肿位置、大小、数量、变化等具有重要意义，血肿区在扫描图像上呈高密度表现（图 13–2）。

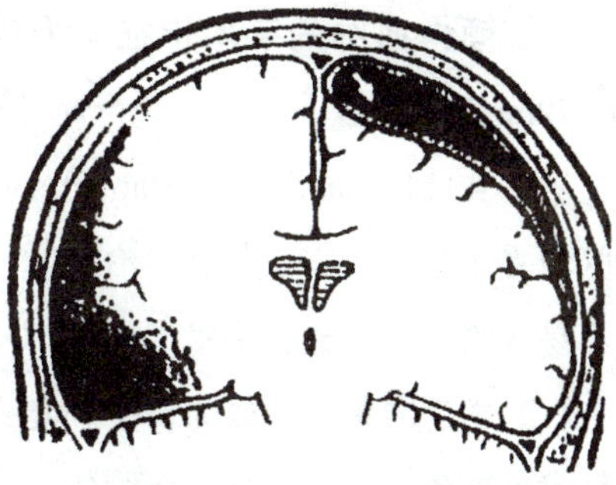

图 13–2 两种硬膜下血肿
（左侧为急性型，右侧为慢性型）

【诊断与鉴别诊断】

1. 诊断

（1）硬膜外血肿

血肿积聚于颅骨与硬膜之间，称为硬膜外血肿，占颅内血肿的 30% ~ 40%。多见于头部直接暴力损伤及各种类型的颅骨骨折，多数血肿部位与外伤时的着力点相一致。出血来源于脑膜中动脉及其分支、矢状窦、横窦、板障静脉。

诊断要点为：①原发性昏迷时间短并有中间清醒期；②伴有头痛、呕吐等颅内压增高症状；③出现神经定位体征，偏瘫并进行性加重，可有锥体束征；④一侧瞳孔扩大，对光反应迟钝渐至消失；⑤随着血肿增大及脑疝的加重，生命体征变化明显；⑥头颅 X 线平片有骨折线；⑦头颅 CT 扫描在病变区有高密度阴影，中线结构移位。

（2）硬膜下血肿

血肿聚集于硬膜与蛛网膜之间，称硬膜下血肿，约占颅内血肿的 35%，是颅内血肿中最常见者。临床可分为急性硬膜下血肿、亚急性硬膜下血肿和慢性硬膜下血肿三种类型。出血来源常为大脑浅层的静脉破裂及脑挫裂伤，也可来源于静脉窦和桥静脉损伤。诊断要点为：①急性硬膜下血肿常因脑挫裂伤和静脉窦损伤引起，血肿可能发生于两侧，因而缺乏典型的“中间清醒期”；病情常呈急骤发展，昏迷较深并进行性加重，伴脑水肿，肢体运动障碍多出现在血肿对侧，多见瞳孔扩大，可有小便失禁、血性脑脊液，易发生呼吸循环功能紊乱。②亚急性硬膜下血肿症状较轻，进展较慢，但病情可逐渐加重。③慢性硬膜下血肿常发生于额顶颞部，伤力多不直接；早期出血量少，头痛由阵发性渐至持续性；晚期有呕吐、视盘水肿，并可发生癫痫、一侧肢体轻瘫或锥体束征。④头颅 X 线摄片常无骨折可见。⑤头颅 CT 扫描可见病变区有半月形的高密度影像、侧脑室受压、中线结构移位。

（3）脑内血肿

血肿在脑组织内称脑内血肿。常见部位为额叶、颞叶、顶叶或枕叶。诊断要点为：①以进行性意识障碍加重为主。②颅内压增高症状明显。③出现相应性局灶性症状。④ CT 检查于脑实质内可见到圆形或不规则高密度血肿影，侧脑室明显受压，中线移位明显；同时可见血肿周围的低密度水肿区。

2. 鉴别诊断

脑挫裂伤：脑挫裂伤定位症状在伤后出现，而且比较稳定，无清醒期；颅内血肿的定位症状在一段时间后出现并逐渐加重多有清醒期。

【治疗】

颅内血肿诊断一经确立，即应争分夺秒立即进行手术抢救，力求在脑疝形成前施行急诊手

NOTE

术，切忌做不必要的辅助检查。术后治疗基本同脑挫裂伤。

1. 颅内血肿的手术指征 ①意识障碍程度逐渐加深；②颅内压的监测压力在2.67kPa（270mmH_2O）以上，并呈进行性升高表现；③有局灶性脑损害体征；④CT检查血肿较大（幕上者＞40mL；幕下者＞10mL），或血肿虽不大但中线结构移位明显（移位＞1cm）、脑室或脑池受压明显；⑤在非手术治疗过程中病情恶化。颞叶血肿因易致小脑幕切迹、硬膜外血肿因不易吸收，均可放宽手术指征。

2. 术前准备 快速为伤员剃光头，备血和留置导尿。已发生脑疝者快速静滴脱水剂，同时做术前准备。对难以判定血肿位置者，也应快速静脉给予脱水剂，尔后观察瞳孔变化，如一侧瞳孔缩小，一侧仍散大，则散大侧有颅内血肿。对已濒危患者，也应在征得家属或单位同意后积极手术治疗。

3. 常用的手术方式

（1）开颅血肿清除术：术前CT检查血肿部位明确者，可直接开颅清除血肿。对硬膜外血肿，骨瓣应大于血肿范围，以便于止血和清除血肿。遇到脑膜中动脉主干出血，止血有困难时，可向颅中凹底寻找棘孔，用吸收性明胶海绵堵塞止血。术前已有明显脑疝征象或CT检查中线结构有明显移位者，尽管血肿清除后当时脑未膨起，也应将硬膜敞开并去骨瓣减压，以减轻术后脑水肿引起的颅内压增高。对硬膜下血肿，在打开硬膜后，可在脑压板协助下用生理盐水将血块冲出，由于硬膜下血肿常合并脑挫裂伤和脑水肿，所以清除血肿后也不缝合硬膜并去骨瓣减压。对脑内血肿，因多合并脑挫裂伤与脑水肿，穿刺或切开皮质达血肿腔清除血肿后，以不缝合硬膜并去骨瓣减压为宜。

（2）钻孔探查术：已具备伤后意识障碍进行性加重或出现再昏迷等手术指征，因条件限制术前未能做CT检查，或就诊时脑疝已十分明显，已无时间做CT检查，钻孔探查术是有效的诊断和抢救措施。其主要目的在于确定有无血肿，适用于怀疑血肿而不能肯定者，应正确选择钻孔部位和钻孔顺序。可首选瞳孔先扩大的一侧开始钻孔，或根据神经系体征、头皮伤痕、颅骨骨折的部位来选择；多数钻孔探查需在两侧多处进行。发现血肿后切割较大的骨瓣或扩大骨孔以便清除血肿和止血；在大多数情况下，须敞开硬膜并去骨瓣减压，以减轻术后脑水肿引起的颅内压增高。

（3）钻孔引流术：对慢性硬膜下血肿主要采取颅骨钻孔，切开硬膜到达血肿腔，置管冲洗以清除血肿液。术后引流48～72小时，病人取头低卧位，并给予较大量的生理盐水和等渗溶液静脉滴注，以促使原受压脑组织膨起复位，消除无效腔。

（4）脑室引流术：脑室内出血或血肿应行脑室引流术。脑室内主要为未凝固的血液时，可行颅骨钻孔穿刺脑室置管引流；如主要为血凝块时，则行开颅术切开皮质进入脑室清除血肿后置管引流。

（5）去骨瓣减压术：重度脑挫裂伤合并脑水肿开颅时敞开硬膜并去骨瓣减压，同时还可清除挫裂糜烂及血循环不良的脑组织，作为内减压术。对于病情较重的广泛性脑挫裂伤或脑疝晚期者，可考虑行两侧去骨瓣减压术。

【预防与调护】

NOTE

（1）宜静卧休息，避免精神刺激、用脑过度等；早期严禁甜食、烟酒刺激之品及油腻不化之物。

（2）定时翻身，防止褥疮发生。

（3）保持呼吸道通畅，及时清除呼吸道内分泌物，防止气体交换不足。必要时宜尽早行气管插管或气管切开。

第二节 胸部损伤

胸部损伤（chest trauma，thoracic trauma）根据胸膜腔是否与外界相通，可分为闭合性和开放性损伤两大类。

闭合性损伤多由于暴力挤压、冲撞或钝器碰击胸部所引起，轻者只有胸壁软组织挫伤或（和）单纯肋骨骨折，重者多伴有胸膜腔内器官或血管损伤，导致气胸、血胸，有时还造成心脏挫伤、裂伤而产生心包腔内出血。

开放性损伤平时多因利器刀锥，战时则由火器弹片等穿破胸壁所造成。如进入胸膜腔，可导致开放性气胸或（和）血胸，影响呼吸和循环功能，伤情多较严重。

胸部损伤引起胸膜腔内积气称为气胸（pneumothorax），胸膜腔积血则为血胸（hemothorax）。在胸部损伤中，气胸和血胸的发生率仅次于肋骨骨折。二者常合并存在，称为血气胸。气胸的形成多由于肺组织、支气管破裂，致空气逸入胸膜腔；或因胸壁伤口穿破胸膜，胸膜腔与外界沟通，外界空气进入所致。一般分为闭合性、开放性和张力性气胸三类。气胸、血胸在中医属于“气血两伤”“损伤咳喘”“胸胁内伤”范畴。

【病因病理】

1. 西医病因病理 正常胸膜腔内为一潜在间隙，不含气体。在静止状态下，胸膜腔内压力低于大气压（负压）。胸膜腔负压对维持肺的扩张与通气功能十分重要，对促进静脉血液向心回流也有重要作用。任何损伤造成胸廓或胸膜腔不完整，导致空气进入胸膜腔，使负压消失，即成气胸。

胸部损伤后造成胸膜腔积血者，称创伤性血胸。凡伤及胸壁或胸内器官而伤口和胸膜腔沟通者均可产生血胸。

临床病理分类及表现有以下四方面：

（1）闭合性气胸（closed pneumothorax）：闭合性气胸多为肋骨骨折的并发症，因肋骨断端刺破肺表面，空气漏入胸膜腔所造成。小量气胸，肺萎陷在 30% 以下者，胸内压破坏不显著，健侧肺有足够代偿能力，对呼吸和循环功能影响较小，多无明显症状。大量气胸时病人出现胸闷、胸痛和气促症状，气管向健侧移位，伤侧胸廓饱满、呼吸活动度低、叩诊呈鼓音，听诊呼吸音减弱或消失，少数病人还可出现皮下气肿。胸部 X 线检查可显示不同程度的肺萎陷和胸膜腔积气，有时尚伴有少量积液。若病人情况允许，于立位行前后位摄片，能清楚显示气胸程度。

（2）开放性气胸（open pneumothorax）：刀刃锐器或弹片火器所致的胸壁伤口成为胸膜腔与外界相连的通道，以致空气可随呼吸而自由出入胸膜腔内，形成开放性气胸。空气出入量与裂口大小有密切关系。一般来说，裂口较小，空气出入量尚少，伤侧肺还有部分呼吸活动功能；裂口较大，空气出入量多，伤侧肺将完全萎陷，丧失呼吸功能。开放性气胸的病理生理为：①伤侧胸膜腔负压消失：肺被压缩而萎陷，两侧胸膜腔压力不等而使纵隔移位，健侧肺扩张因而受限；②纵隔扑动与胸膜肺休克：吸气时健侧胸膜腔负压升高，与伤侧压力差增大，纵隔向健侧进一步移位；呼气时两侧胸膜腔压力差减小，纵隔移回伤侧，这种反常运动称为纵隔扑动（mediastinal flutter）（图 13–3）。纵隔扑动将带来严重的并发症如影响静脉血流回心脏，引起循环功能严重障碍；纵隔的左右摆动会刺激纵隔和肺门神经，引发休克。③有效呼吸量减少：吸气时健侧肺扩张，吸进的气体不仅有来自气管进入的外界空气，也有来自伤侧肺排出的含氧量低的气体；呼气时健侧肺呼出的气体不仅从上呼吸道排出体外，同时也有部分进入伤侧肺。含氧量低的气体在两侧肺内重复交换将造成严重缺氧。

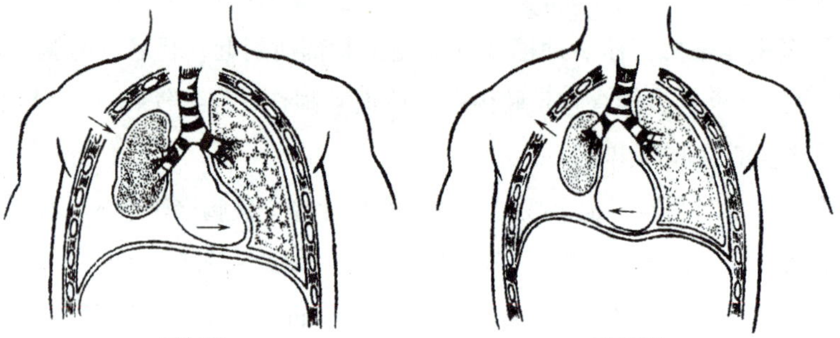

图 13–3　开放性气胸的纵隔扑动

临床上病人出现气促、呼吸困难、鼻翼翕动和口唇发绀、颈静脉怒张、循环障碍以至休克。胸壁伤口开放者，呼吸时能听到空气出入胸膜腔的吸吮样声音。查体出现伤侧胸部叩诊呈鼓音、听诊呼吸音减弱或消失，气管、心脏明显向健侧移位等体征。胸部 X 线检查示伤侧肺明显萎陷、气胸、气管和心脏等纵隔器官偏移。

（3）张力性气胸（tension pneumothorax）：又称高压性气胸（high pressure pneumothorax），常见于肺大泡破裂、较大支气管破裂、较深的肺裂伤或胸壁穿透伤，其裂口形成活瓣。吸气时空气可从裂口进入胸膜腔内，而呼气时活瓣关闭，气体不能排出，因此只进不出的气体导致积气不断增多，胸膜腔压力不断升高，压迫伤侧肺使之逐渐萎陷，并将纵隔推向健侧，挤压健侧肺，产生呼吸和循环功能的严重障碍（图 13–4）。

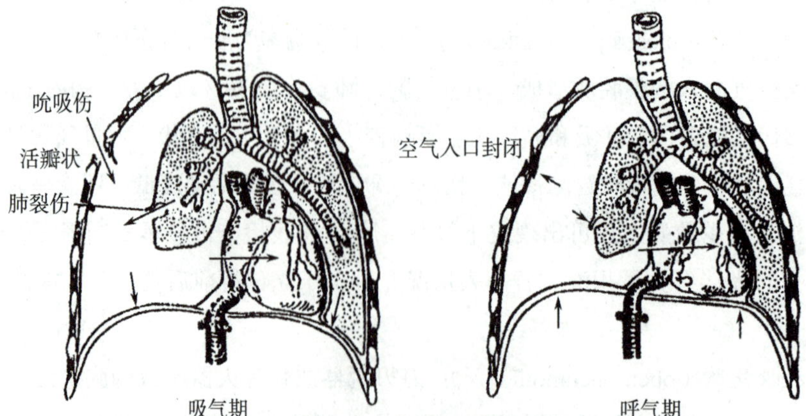

图 13–4　张力性气胸

多数患者有时胸膜腔内的高压积气经支气管、气管周围疏松结缔组织或胸壁裂伤处被挤入纵隔，扩散至皮下组织，形成皮下气肿。严重者可见发绀、烦躁不安、昏迷，甚至窒息。体格检查见伤侧胸部饱胀，肋间隙增宽，呼吸幅度降低，可有皮下气肿；叩诊呈高度鼓音；听诊呼吸音消失；胸部X线检查显示胸膜腔大量积气，肺可完全萎陷，气管和心影偏移至健侧。胸膜腔穿刺有高压气体向外冲出。抽气后症状好转，但不久又见加重，如此表现亦有助于诊断。严重胸部损伤如张力性气胸征象出现迅猛，须排除有支气管断裂，应做好迅速抢救甚至剖胸探查的准备。

（4）创伤性血胸：胸腔内任何组织结构损伤均可导致血胸，如累及心脏、大血管出血量多而急，如不及早救治，往往于短期内导致失血性休克而死亡。

血胸发生后，不仅因丢失血容量而出现内出血征象，随着胸膜腔内血液的积聚和压力的增高，迫使肺萎陷，将纵隔推向健侧，影响呼吸和循环功能。胸膜腔内的积血由于肺、心和膈肌运动起着去纤维蛋白作用，多不凝固。如短期内大量积血，去纤维蛋白作用不完善，即可凝固成血块。血块机化后形成纤维组织束缚肺和胸廓，限制肺与胸廓活动，损害呼吸功能。血液是细菌的良好培养基，从伤口或肺破裂处进入的细菌在积血中很快滋生繁殖，引起感染性血胸。临床症状根据出血量、出血速度和病人的体质而有所不同。小量血胸可无明显症状；中量血胸和大量血胸，超过1000mL，尤其是急性失血，可出低血容量休克症状，以及胸膜腔积液征象，如肋间隙饱满、气管向健侧移位、伤侧胸部叩诊呈浊音、心界移向健侧、呼吸音减弱或消失，胸部X线检查示伤侧胸膜腔有大片积液阴影，纵隔可向健侧移位；如合并气胸则显示液平面。血胸并发感染时，可出现高热、寒战、疲乏、出汗、白细胞计数升高。

2. 中医病因病机 血胸与气胸多属气血两伤，按其证候有伤气为主与伤血为主之不同。其病机为损伤气血，肺气不利，上逆而致气短；气滞胸胁而见胀痛；瘀血停滞，痹阻脉络，故胸胁刺痛不移；面青息促、唇舌紫暗、脉沉涩乃血瘀气滞之证。重伤气血，气少不足以息，故呼吸表浅；气血不能上荣则面色苍白；气随血脱，难以固外则大汗淋漓，不能温养肢体则四肢厥冷；脉道不充则脉微欲绝。此乃血虚气滞之证。

【实验室及其他检查】

1. 血常规 出血早期常见白细胞升高，大量血胸的患者血红细胞、血红蛋白减少，红细胞压积下降。反复血常规检查有助于排除胸部损伤继续出血的可能。

2. 胸穿抽液常规涂片和细菌培养 将胸膜腔穿刺抽出的血液做涂片检查，红细胞与白细胞的比例正常约为500:1，如比例达到100:1则提示感染。涂片检查和细菌培养尚能确定致病菌。

3. X线检查 气胸可见伤侧肺萎陷，纵隔向健侧移位；血胸伤侧肺野为液体阴影所掩盖，纵隔被推向健侧；血气胸时可见到液平面。小量积血（0.5L以下）X线检查仅示肋膈角变钝；中量积血（0.5～1L）液平面至肺门；大量积血（1L以上）液平面至上肺或肩胛骨中部以上。

【诊断与鉴别诊断】

1. 诊断 根据胸部受伤史、症状、体征及X线检查和胸膜腔穿刺结果，气胸及血胸的诊断并不困难。血胸诊断较易，但早期胸部损伤发现有血胸，须根据以下征象排除损伤继续出血的可能：①脉搏逐渐增快，血压持续下降；②经输血补液后血压不回升或升高后又迅速下降；③血红蛋白、红细胞计数和红细胞比容等重复测定持续降低；④胸膜腔穿刺因血凝固抽不出血液，但连续胸部X线检查显示胸膜腔阴影继续增大；⑤闭式胸膜腔引流后，引流血量连续3小时每小时超过200mL。

2. 鉴别诊断　大量血胸应与张力性气胸相鉴别。二者均可有极度呼吸困难、紫绀，也均可有循环障碍而发生休克，检查气管均可向健侧移位。但张力性气胸叩诊为鼓音而大量血胸叩诊呈实音。X线检查可资鉴别。有时病人情况不允许，应紧急试行穿刺，前者抽出气体而后者抽出血液即可明确诊断。血胸诊断较易，早期胸部损伤发现有血胸，须进一步判断出血是否已停止或还在进行。

【治疗】

西医治疗主要是排出胸膜腔内积血、积气，恢复肺功能；中医治疗以治气治血为主。

1. 西医治疗

（1）闭合性气胸：积气量不多，肺萎缩仅5%～10%时临床症状不明显，无需特殊处理。积气数量较多，肺萎缩达10%～30%，临床上呈现胸闷、呼气短促等症状时，可做胸膜腔穿刺术，抽除气体。积气大，肺萎缩体积超过50%，临床症状明显者，宜经肋间行胸膜腔穿刺，抽净积气，或行胸膜腔引流术，促使肺组织形态恢复，同时应用抗生素。应当强调指出，闭合性气胸患者如需气管内插管做全身麻醉或正压辅助呼吸，事前必须常规做胸膜腔肋间引流，以免并发张力性气胸。

（2）开放性气胸：开放性气胸的急救处理是必须在伤员用力呼气末，立即用无菌敷料封盖伤口，使开放性气胸转变为闭合性气胸，然后穿刺胸膜腔，抽气减压，暂时解除呼吸困难。病人送至医院后进一步的处理是：给氧和输血补液，纠正休克，清创、缝合胸壁伤口，并做闭式胸膜腔引流术。如疑有胸腔内脏器损伤或活动性出血，则须剖胸探查，止血，修复损伤或摘除异物。术后应用抗生素预防感染；鼓励病人咳嗽排痰和早期活动。

闭式胸膜腔引流术的适应证：①切开胸膜腔者；②气胸、血胸或脓胸需要持续排气、排血或排脓者。

闭式胸膜腔引流的穿刺部位：根据体征和胸部X线检查，明确胸膜腔内空气、液体的部位，选定插管的肋间隙。液体处于低位，一般选在腋中线和腋后线之间的第6～8肋间插管引流。气体多向上积聚，常选锁骨中线第2肋。

（3）张力性气胸：张力性气胸是可迅速致死的危急重症，必须立即排气、降低胸腔内压力等急救处理。情况紧急时可在针柄部外接剪有小口的柔软塑料袋、气球等，使胸腔内高压易于排除，而外界空气不能进入胸腔。进一步处理应安置闭式胸腔引流，使用抗生素预防感染。闭式引流装置的排气孔外接可调节恒定负压吸收装置，可加快气体排出，促使肺复张。待漏气停止24小时后，X线检查证实肺已复张，方可拔除胸腔引流管。持续漏气而难以复张时，需考虑开胸手术探查或胸腔镜手术探查。

（4）血胸

①非进行性血胸：小量血胸可自然吸收，无需穿刺抽吸。若积血量较多，应早期进行胸膜腔穿刺，抽除积血，以改善呼吸功能。在抽血完毕拔针前，于胸膜腔内注入抗生素，如阿米卡星0.2g、庆大霉素16万U，以预防感染。早期施行闭式胸膜腔引流术有助于观察有无进行性出血。每次抽吸量不超过1L，对大量的非进行性血胸在穿刺或引流后不能使肺扩张时，及早做剖胸手术，清除血液和血块。

NOTE

②进行性血胸：应在输血、输液及抗休克治疗下及时剖胸探查，寻找出血部位。一般的肺

组织或胸廓内血管出血，缝扎止血即可；严重肺裂伤或肺挫伤需进行部分肺叶切除术或肺叶切除术；大血管破裂往往修补裂口困难，多需行人造血管移植术。

③凝固性血胸：早期凝固性血胸，在胸膜腔内注入链激酶，24 小时后将已溶解的积血抽出；也可在出血停止后数日内剖胸，清除积血和血块，以防感染或机化；对机化血块亦以在伤情稳定后早期进行血块和纤维组织剥除术为宜。

④感染性血胸：若发现脓胸粘连成多房性或凝固性血胸、纤维胸并发感染，应尽早开胸手术治疗行脓胸纤维块清除术及肺皮层剥离术，并采用粗管闭式引流或双腔引流管冲洗引流，使肺尽快复张。

2. 辨证治疗

（1）肺气壅滞证

证候：呼吸急促，甚则不能平卧，胸部胀闷，面唇青紫，甚则神志恍惚，烦躁不安，表情淡漠；舌质淡红，脉弦。

治法：开胸顺气。

方药：理气止痛汤加减。若瘀血症状明显，见胸胁疼痛、舌紫暗，可加桃仁、红花以活血祛瘀；神志恍惚，烦躁不安，表情淡漠者，可加石菖蒲、郁金、炙远志、龙齿安神定志；若喘促明显者，可加苏子、葶苈子泻肺定喘。

（2）血瘀气滞证

证候：呼吸气短，胸胁胀痛或刺痛，固定不移，面青；舌紫暗，脉沉涩。

治法：理气活血，逐瘀通络。

方药：复元活血汤加减。气滞为主，可加厚朴、香附等理气之品；血瘀较重者，可加三棱、莪术，以增强破瘀消坚之力；兼见大便秘结者，可加芒硝、厚朴以通利大便。

（3）气脱证

证候：呼吸困难，呼吸音低微，紫绀，大汗淋漓，四肢厥冷；舌淡苔白，脉微弱。

治法：益气固脱。

方药：参附汤加减。若兼气滞者，加枳壳、制香附以理气；兼瘀血内停，加制乳香、制没药、丹参以活血祛瘀；若汗出不止，可加龙骨、牡蛎以固涩止汗。

（4）血虚气脱证

证候：呼吸表浅，面色苍白，甚则大汗淋漓，四肢厥冷；脉微欲绝。

治法：益气养血固脱。

方药：当归补血汤合生脉散加减。若喘促转剧，可加苏子、杏仁肃肺平喘；若汗出不止，可加龙骨、牡蛎固涩止汗；若心悸不宁者，可加远志、酸枣仁等以养心安神。

3. 针灸治疗 取定喘穴、肺俞穴、膻中穴，据证之虚实施补泻之法，留针 20 ~ 30 分钟。

4. 其他治疗 开胸顺气丸，每次 3g，每日 2 ~ 3 次，口服，可理气宽胸，用于气滞胸中引起的胸闷、喘促诸病。

第三节 腹部损伤

受外力侵袭腹部，包括腹壁及腹腔脏器引起的损伤称腹部损伤（abdominal injury）。多数腹部损伤因涉及内脏损伤而伤情严重，死亡率可高达10%～20%。早期正确的诊断和及时合理的处理是降低腹部创伤死亡的关键。

腹部损伤可分为开放性和闭合性两大类。有皮肤破损者为开放性损伤，腹壁伤口穿破腹膜者为穿透伤（多伴内脏损伤），无腹膜穿破者为非穿透伤（有时伴内脏损伤）；其中投射物有入口、出口者为贯通伤，有入口无出口者为非贯通伤。此外，临床上行穿刺、内镜检查、钡灌肠检查、刮宫或腹部手术等诊治措施引起的腹部损伤称医源性损伤。开放性损伤者腹壁均有伤口，一般需要剖腹手术（尤其是穿透伤或贯通伤），然而闭合性腹部损伤时，由于体表无伤口，判断有无内脏的损伤有一定的难度，从临床诊治的角度来看，闭合性腹部损伤具有更重要的意义。腹部损伤属中医“腹部内伤”“腹部外伤”“损伤昏厥”“损伤腹痛”等范畴。

【病因病理】

1. 西医病因病理 腹部损伤的范围及严重程度、是否涉及内脏、涉及什么内脏等情况，在很大程度上取决于暴力的强度（主要是单位面积受力大小）、速度、硬度、着力部位和作用力方向等因素。此外，内脏的解剖特点、功能状态及是否有病理改变等内在因素对上述情况也有影响。

锐器可穿过腹壁直接损伤腹内脏器，实质性脏器损伤引起的腹膜炎比空腔脏器引起的腹膜炎症状轻。例如肝、脾组织结构脆弱，血供丰富，位置较固定，在受暴力之后，比其他脏器更易破裂，尤其原来已有病理情况存在者；上腹受挤压时，胃窦、十二指肠第三部或胰腺可被压在脊柱上而断裂；肠道的固定部分（上段空肠、末段回肠、粘连的肠管）比活动部分更易受损；充盈的空腔脏器（饱餐后的胃、未排空的膀胱等）比排空者更易破裂。

2. 中医病因病机 腹部遭受外力作用（冲击、挤压、坠跌、碰撞、踢踏等）或利器（刀刃、火器伤）刺入，致腹部气血、经络、脏腑受伤。轻则气血阻滞，络脉破损，营血溢于肌肤之间；重者内动脏腑，甚至内脏破裂，腑伤肠漏，气血暴脱，阴阳离绝而危及生命，出现血脱、厥脱之证。

【临床表现】

1. 全身状况 单纯性腹壁损伤全身情况变化不大，无发热及内出血征象，可仅表现为受伤部位疼痛，局部性腹壁肿胀、压痛、时有皮下瘀斑，短期内症状逐渐缓解，开放性单纯腹壁损伤则可见有伤口，通常不会有恶心、呕吐或休克等表现。脏器破裂的早期，由于消化液（胃酸、胆汁、胰液）外溢，引起强烈的化学性腹膜刺激和剧烈疼痛，可出现疼痛性休克，晚期由于细菌感染可继发感染性休克。

2. 局部症状 腹痛是腹部损伤的主要症状，一般损伤所在是疼痛最早出现、最明显的部位。还可出现恶心、呕吐、腹胀、呕血、便血或血尿。

3. 体征 空腔脏器以腹膜炎的体征为主，实质性脏器以血容量减少的体征为主。

（1）伤口与瘀斑。

（2）腹膜刺激征是腹内空腔脏器破裂引起急性腹膜炎的主要表现。压痛和腹肌紧张较明显的部位也往往是损伤脏器所在的部位。

（3）腹腔内积血或渗液超过 500mL 时，腹部叩诊为移动性浊音，但基本为晚期体征，对早期诊断帮助不大。

（4）胃肠破裂后其内气体溢至腹腔，可致肝浊音界缩小或消失；肝脾破裂时因其周围有凝血块积存，故肝浊音界可增宽。

（5）腹腔感染，毒素吸收可导致肠鸣音减弱或消失。

【实验室及其他检查】

1. 实验室检查

（1）血常规：红细胞计数、血红蛋白、红细胞比积进行性下降，提示有内出血；白细胞计数、中性粒细胞比例增加多因空腔脏器破裂继发腹膜炎引起，或为腹内出血所致，也可见于机体对创伤的一种应激反应。

（2）淀粉酶：血、尿淀粉酶升高提示有胰腺损伤；但胃肠道破裂，尤其是腹膜后十二指肠破裂，血清淀粉酶也会升高。

2. X 线检查　若伤情允许，选择性地进行 X 线检查，有时能提供很有价值的资料。最常用的是胸片、立位腹平片。必要时拍骨盆片，因为骨折的存在可能提示有关脏器的损伤。

（1）气腹：腹腔游离气体为胃肠道（主要是胃、小肠和结肠）破裂的证据，可见膈下“新月形”阴影，或侧卧位时的“穹隆征”和“镰状韧带征”，或仰卧位时的“双肠壁征”。通常有 50mL 以上的游离气体时即可显示。腹膜后十二指肠破裂 X 线检查可见典型的“花斑状”阴影。

（2）积血或积液：当腹腔内有大量积血（$>$ 800mL），在仰卧位时 X 线平片可显示肠曲间分离征象，立位片可见肠间液平。腹膜后血肿时，腰大肌影模糊或消失。

（3）内脏变形与移位：胃右移、横结肠下移、胃大弯有锯齿样压迹是脾破裂的征象；右膈抬高、肝正常外形消失及右下胸肋骨骨折，提示有肝破裂的可能。

（4）口服水溶性造影剂：可以显示十二指肠破裂的部位，尤其是对腹膜后十二指肠破裂的病人可以早期做出诊断。

3. 诊断性腹腔穿刺（DPP）　适用于闭合性损伤怀疑有腹腔内出血或空腔脏器穿孔者。抽到液体后应观察其性状（包括颜色、混浊度、内含物、气味等），借以推断哪类脏器受损，如果抽到不凝血，提示实质性器官破裂出血。阴性结果则不能完全排除内脏损伤，因为腹膜的去纤维作用而使血液不凝，必要时可变换部位再行穿刺。对于严重腹胀、晚期妊娠、广泛性肠粘连及躁动不能合作者，不宜做腹腔穿刺。

4. 诊断性腹腔灌洗（DPL）　适用于腹穿阴性而又怀疑腹内脏器损伤者。检查结果符合以下任何一项，即属阳性：①灌洗液含有肉眼可见的血液、胆汁、胃肠内容物；②显微镜下红细胞计数超过 100×10^9/L 或白细胞计数超过 0.5×10^9/L；③淀粉酶超过 100Somogyi 单位；④灌洗液中发现细菌。

5. B 超、计算机断层摄影（CT）和磁共振（MRI）　主要能对实质性脏器损伤做出定位诊断假阳性率低、假阴性率为 7%～14%；对于胰腺损伤伤及腹膜后间隙，CT 优于 B 超检查，而 MRI 比 CT 则有更高的诊断准确性。

6. 其他 包括腹腔镜探查、血管造影术等，对早期诊断及鉴别诊断或治疗有较高价值。腹腔镜诊断腹内损伤时，多运用免气腹腔镜检查方法，因为二氧化碳气腹可引起高碳酸血症和膈肌抬高而影响呼吸，且大静脉损伤时更有发生二氧化碳栓塞的危险；腹腔动脉选择性造影能帮助确定脏器损伤、血管出血的部位。数字减影血管造影最适合血管损伤的诊断。

【诊断】

1. 诊断

（1）在腹部损伤的诊断中，应详细了解受伤的时间，暴力的性质、大小、方向、速度、作用部位和着力点的面积，病人伤前是空腹还是饱餐后，伤后腹痛出现的部位、时间、性质和程度，受伤后到就诊时病情发展经过和就诊前的处理方法、时间，等等。除了需要确定有无内脏损伤外，还应分析鉴别哪一类脏器受损伤，进而考虑是什么脏器损伤，以及是否有多发性损伤。

（2）动态观察全身情况。

（3）检查腹部，尤其是有无腹膜刺激征、移动性浊音、直肠指检阳性等体征。

（4）注意其他部位的合并伤。

（5）选择进行相关的辅助检查。

2. 分析判断

（1）单纯性腹壁损伤或腹膜后血肿

①单纯性腹壁损伤：未穿透腹壁的开放性损伤和单纯的腹壁挫伤疼痛局限，无恶心、呕吐等胃肠道症状。其程度和范围随病程逐渐缓解或缩小。

②腹膜后血肿：脊椎压缩性骨折所致的腹膜后血肿也可引起腹痛，但腹部柔软，有压痛，无反跳痛和肌紧张。骨盆骨折腹膜后血肿所致腹痛仅局限于下腹部，多无胃肠道症状。

（2）腹内脏器有无损伤的判断：腹部开放性损伤创口有网膜膨出，确认为腹壁穿透伤无须质疑；但有时腹壁伤口有“欺骗性”，有些小的伤口，尤其是不同层次组织收缩后“错位”，阻碍探入，易被误认为伤道未入腹，实际上已造成了严重的腹内脏器损伤；胸、臀、会阴、四肢火器伤亦有损伤腹腔内脏器的可能，检查时应特别注意；严重的邻近部位如胸、骨盆的挤压伤，往往会转移人们的注意力，遗漏对腹部的检查。

根据损伤机理，综合体检、辅助检查所得，如发现下列情况之一者，应考虑有腹内脏器损伤：①早期出现休克征象者，尤其是出血性休克；②有持续性甚至进行性加重的腹部剧痛，同时伴恶心、呕吐等消化道症状者；③有明显腹膜刺激征者；④有气腹表现者；⑤腹部出现移动性浊音者；⑥有便血、呕血者；⑦直肠指诊发现前壁有压痛或波动感，或指套染血者；⑧腹腔穿刺、B 超、X 线、CT 等检查有明显阳性证据者。

（3）腹内脏器损伤的类别判断

①实质脏器损伤：主要表现为腹腔内出血所致的休克症状和相继出现的腹膜刺激征。伤后休克进展很快，1～2 小时内可进入重度休克，说明实质性器官破裂严重；伤后 2～3 小时方出现轻度休克，经补液后血压回升稳定，说明实质性脏器破裂较轻。

NOTE

脾破裂少量出血时，腹痛可不明显；肝脏破裂如合并有较大胆管破裂或胰腺断裂，外溢的胆汁和胰液可引起明显腹痛，但均较胃肠道破裂大量胃液外溢所致化学性腹膜炎引起的腹痛为轻；肝脾出血积聚在膈下，刺激膈肌引起的疼痛可放射到肩部；胰腺出血引起的疼痛可放射到腰部。

腹部压痛、反跳痛不如空腔脏器破裂时严重，体征最明显处一般即是损伤所在。移动性浊音是内出血的有力证据。

②空腔脏器损伤：主要表现为腹膜炎征象。伤后出现明显的腹痛，常为持续性剧烈疼痛，常伴恶心呕吐；有明显的腹部压痛、肌紧张和反跳痛，腹式呼吸受限或消失；胃肠破裂者肝浊音界可缩小或消失；细菌性腹膜炎引起肠麻痹时则腹胀明显，出现肠鸣音消失和肛门停止排气等。腹腔感染及肠内容物的吸收可引起中毒症状，表现为体温升高、面部潮红、脉率加快等。

（4）损伤脏器的判别：判断具体是哪一个脏器受伤，单个或多个脏器损伤，对救治方案的拟订、术前准备及手术入路的确定至关重要。可依据以下几个方面加以全面分析和判断。

①依据各个脏器的解剖生理特点及损伤后表现的特征来分析。以胃肠损伤为例，鉴于胃肠道内的化学性刺激物（胃酸、胆汁、胰液）自上而下递减，细菌密度由上而下递增，故上消化道破裂后，腹膜受到化学刺激物的强烈刺激后剧烈腹痛和明显的腹膜刺激征立即出现；下消化道破裂后化学性刺激轻，细菌污染重，腹痛及腹膜刺激征相对轻而迟，但全身中毒症状严重。

②腹痛和腹部压痛、肌紧张最显著的部位常是受伤脏器所在的部位。

③多数情况下，受伤脏器部位与暴力直接作用的部位相一致。如暴力直接作用于上腹或下胸部，应首先考虑肝、脾、胰、胃、十二指肠及横结肠损伤；作用于脐部则小肠损伤的可能性较大；作用于侧腹或腰部，肾与升、降结肠损伤的可能性较大；作用于下腹及骨盆，应考虑膀胱、回肠、乙状结肠、直肠的损伤。

（5）多发性损伤

各种多发性损伤可能有如下若干种情况：①腹腔内某一脏器有多处伤；②腹腔内有一个以上脏器受损伤；③除腹部损伤外的合并损伤；④腹部以外的损伤累及腹内脏器。不论哪一种情况，在诊断和治疗中均应避免漏诊漏治，否则后果不堪设想。

【治疗】

1. 西医治疗

（1）紧急治疗

①对有威胁生命的合并性损伤，应迅速给予治疗；②清除呼吸道异物与阻塞，以保持呼吸道通畅；③建立静脉液体通道，快速输入平衡盐液或者低分子右旋糖酐，同时做好输血准备；④插入胃管及留置导尿管；⑤根据患者全身状况进行必要的辅助检查。

（2）非手术治疗

适应证：①通过上述各项检查一时不能确定有无内脏损伤者。在进行非手术治疗的同时，应进行严密的病情观察并反复检查伤情的变化，根据这些变化不断综合分析，以便尽早做出结论性诊断，及时抓住手术治疗的时机。②诊断已明确为轻度的单纯实质性脏器损伤，生命体征稳定或临床症状较轻。

观察期间需要特别注意的是：①不要随便搬动伤者，以免加重伤情；②不注射止痛剂，以免掩盖伤情。

治疗措施包括：①输血补液，防治休克；②应用广谱抗生素；③禁食，胃肠减压；④营养支持。

（3）手术治疗

已确定腹腔内脏器破裂或有下列指征者宜剖腹探查，包括：①腹痛和腹膜刺激征有进行性加重或范围扩大；②膈下有游离气体；③胃肠出血不易控制；④腹腔穿刺吸出不凝血液、胆汁或胃肠内容物；⑤全身情况有恶化趋势；⑥非手术治疗者，经观察仍不能排除腹腔内脏器损伤或症状加重。手术应注意以下几个方面：

①由于腹部创伤病人往往处于休克状态，应选择气管内麻醉。穿透性损伤若伴腹腔内脏器或组织自伤口突出，可用消毒碗覆盖保护，麻醉后经清洗消毒将其回纳。切勿在未消毒状态下强行回纳，否则会加重腹腔污染。

②根据受伤脏器的位置就近选择切口进腹。如不能确定受伤的器官时，应选用右侧经腹直肌切口。腹部有开放性损伤时，不可通过扩大伤口去探查腹腔，以免发生伤口愈合不良、裂开和内脏脱出。

③切开腹膜后应吸去腹内积液，开始有步骤的全面探查。探查次序原则上应先探肝、脾等实质性器官，同时探查膈肌有无破损。接着从胃开始，逐段探查十二指肠第一段、空肠、回肠、大肠及肠系膜。然后探查盆腔器官。再后则切开胃结肠韧带显露网膜囊，检查胃后壁和胰腺。如属必要，最后还应切开后腹膜探查十二指肠二、三、四段。原则上是先处理出血性损伤，后处理穿通性损伤；对于穿通性损伤，应先处理污染重（如下消化道）的损伤，后处理污染轻的损伤。

④腹腔内损伤处理完后，须彻底清除腹内残留的异物、组织碎块等。应用大量温生理盐水冲洗腹腔，避免患者低体温。根据需要放置引流管。腹壁切口污染不重者可予分层缝合；污染较重者皮下应留置引流物。

2. 中医治疗

治疗原则：①对于已明确为腹部空腔脏器损伤者，术前禁用内服药物；②对于疑诊为腹部空腔脏器损伤者，不宜中药内服治疗；③对非手术治疗的轻症患者，在病情稳定后可予中药内服。具体分型如下：

（1）气脱血枯：多为肝、脾、肠系膜血管破裂，表现为腹痛拒按，面色苍白，四肢厥逆，冷汗淋漓，恶心呕吐，烦躁不安，血压下降；脉微欲绝。治宜回阳救逆，活血化瘀。选静脉滴注参附注射液、生脉注射液。同时立即输血、吸氧，抗休克，随时准备手术。

（2）气滞血瘀：腹腔有出血渗液，但量不多，无休克现象，但病情不稳定，随时有恶化可能。腹痛拒按，恶心欲吐，少腹胀满，神疲乏力，或有低热；苔白或黄，脉细缓。治宜活血化瘀。选静滴丹参注射液或血塞通注射液。同时配合吸氧，必要时输血及手术治疗。

（3）包块型：腹腔肿块，深压触痛，坠胀不适，时有腹胀，便秘或便频；舌绛有紫斑，脉细涩。治宜活血化瘀，消癥散结。方选膈下逐瘀汤加减。

一、脾破裂

脾脏遭受暴力损伤而发生破裂称脾破裂（splenic rupture）。脾脏是腹腔内较大的实质性脏器，血运丰富，组织脆弱，易损伤破裂。尤其是在腹部闭合性损伤中，脾破裂居于首位，约占20%～40%。

【病因病理】

1. 西医病因病理　外力直接打击脾脏，或高处坠跌，都可致使脾脏破裂。此外，病理性脾脏肿大时更容易损伤破裂。脾破裂可分为三种类型：中央型脾破裂（破损在脾实质深部）、包膜下脾破裂（破损在脾实质周边部分）和真性脾破裂（破损累及包膜）。若临近脾门，有撕裂脾蒂的可能，病人因出血量大，可迅速发生休克，甚至未及抢救已致死亡。

2. 中医病因病机　脾有统血之职能，当暴力致使脾脏受到直接或间接损伤，其脉络、筋膜、气血运行随之受伤，致统血失司，血溢脉外，甚则大脉络爆裂，出血汹涌，致血脱而亡。

【临床表现】

真性脾破裂表现为急性失血性休克和血性腹膜炎的症状：首先患者出现口渴、尿少、心慌、烦躁不安，进一步发展到面色苍白，身出冷汗，四肢不温，心慌心悸，神志模糊，脉搏微弱，血压较低或测不到。查体：心率较快，听诊心音低钝较弱；全腹有压痛、反跳痛，腹肌轻度抵抗感，叩诊有振水感；腹腔穿刺有血性液体。

中央型和包膜下脾破裂由于受包膜的限制，出血局限，所以临床表现不明显，腹腔穿刺阴性，早期诊断不易。如果血肿继续增大，可发生“延迟性脾破裂”。

【实验室及其他检查】

1. 血常规　血红蛋白、红细胞压积下降，有确诊意义，并可判断出血程度；但早期应排除由于血液浓缩造成的假象。

2. B超、CT检查　B超可显示脾破裂的部位、程度、出血量及脾包膜下较大血肿，有重要的临床价值，应首先选择；CT检查，能清楚地显示脾脏的形态，对诊断脾脏实质裂伤或包膜下血肿准确性很高。

3. 腹部穿刺　可抽出不凝血液，对确诊有较大意义。

4. 腹腔动脉造影术　选择性腹腔动脉造影，诊断脾破裂的准确性颇高，能显示脾脏受损动脉和实质的部位，是一种侵入性检查，操作较复杂，有一定危险性，仅用于伤情稳定而其他方法未能明确诊断的闭合性损伤。

【诊断】

（1）左上腹及左季肋区有外伤病史。

（2）因出血量的不同，病人可有不同程度的休克、恶心、呕吐、腹胀及左肩部放射性疼痛（kehr氏征）；腹膜刺激征以左上腹为甚，叩诊脾区可有扩大的实音区。

（3）血常规检查红细胞计数、血红蛋白、红细胞压积可出现进行性下降。

（4）X线腹部平片可见脾区阴影扩大，腰大肌阴影不清楚及左膈肌抬高。

（5）B超与CT检查可见脾区积血及脾脏破损。

（6）诊断性腹腔穿刺或腹腔灌洗为血性液。

NOTE

【治疗】

1. 西医治疗 对已确认有脾脏损伤或疑有损伤病人，除病情较轻，一般均需积极手术治疗。

轻微的损伤可用黏合剂止血，脾包膜裂伤或线性脾实质裂伤者可行脾脏修补术，已有采用射频消融切除部分脾、脾动脉栓塞、腹腔镜保脾术等微创技术行脾脏保留术成功病例。对于不可修补的损伤脾脏，可行脾切除术。对于5岁以下儿童不宜行全脾切除术，以免日后招致严重的全身感染；应保留副脾或脾组织自体移植；但病理脾或脾脏内有污染时，则不宜施行保脾手术及脾组织自体移植。

2. 中医治疗 如为不甚严重的脾包膜下破裂和中央型破裂，其循环状况稳定，腹部症状无继续加重，亦无其他腹内脏器合并伤时，可在严密监护下行中西医结合保守治疗。辨证论治可参见肝破裂内容。

【预防与调护】

（1）术后加强随访，告诫病人增强体质，提高机体免疫能力，有感染后立即治疗。

（2）对于行保守治疗的脾破裂病人，应要求病人绝对卧床两周。

二、肝破裂

肝脏遭受强大暴力损伤而破裂，称为肝破裂（liver rupture）。在各种腹部损伤中占15%～20%，肝硬化、肝脏病变性肿大时其发生率较高，右肝破裂较左肝多。肝脏因其体积大，重量大，质地脆弱，血运丰富，结构和功能复杂，故伤情往往较重，死亡率和并发症发生率都极高。肝外胆管、胆囊损伤极为少见，多为医源性损伤。

【病因病理】

1. 西医病因病理 肝破裂的主要病理改变是出血、胆汁外溢和肝组织坏死。按照肝脏损伤程度不同，可分为三种病理类型：①中心型肝裂伤（假性破裂）；②包膜下肝表浅裂伤（包膜下血肿）；③肝实质及包膜裂伤（真性破裂）。

2. 中医病因病机 肝脏受到直接暴力或间接暴力损伤后，内部气血、经络及肝、胆随之受伤。轻者气机阻滞，络脉破损，血溢脉外，滞留脏腑与筋膜之间；重者内动脏腑，甚至肝脏破裂，藏血失司，血涌于外，胆汁外溢，危及生命。

【临床表现】

肝破裂的临床表现取决于损伤的程度与病理类型。大多数肝破裂为真性破裂，主要病象因腹腔内出血引起失血性休克和腹膜刺激征，常引起右肩部放射性疼痛，腹部出现移动性浊音；指检在直肠膀胱陷凹内有饱满隆起的感觉；胆囊及胆总管损伤者可出现陶土样便、黄疸、胆红素尿、皮肤发痒。

中心型肝裂伤与包膜下血肿可无腹膜刺激征，仅右季肋部有疼痛与压痛。严重的中心型肝破裂可因肝细胞坏死而出现肝细胞性黄疸、创伤性胆道出血，或继发感染，形成肝脓肿；胆管创伤后胆汁外溢，可造成胆瘘及胆汁性腹膜炎。

【实验室及其他检查】

1. 实验室检查 血红蛋白、红细胞计数、红细胞压积均有下降。血清GPT、GOT值在创

NOTE

伤后几小时可升高。

2. X 线检查 膈肌抬高，肝脏阴影增大或不规则；对可疑胆囊及胆总管损伤的病人可行静脉胆道造影或胆胰管造影，以帮助确诊。

3. B 超检查 可发现血腹、肝脏包膜下血肿或肝中央型血肿，可做出定位与定性判断。

4. 腹腔穿刺 可抽出大量不凝固血性液和胆汁；腹腔灌洗为血性液并含有胆汁。

【诊断】

（1）有右侧胸腹部外伤病史。

（2）右上腹部疼痛，有时向右肩部放射，口渴、恶心、呕吐，心慌、气促、面色苍白；触诊时右上腹有明显压痛、反跳痛、肌紧张及肝区叩击痛。若肝损伤出血较多，腹部有移动性浊音，可出现休克。

（3）X 线摄片可见右膈肌升高；B 超或 CT 检查可发现液性暗区、肝脏移位等。

（4）腹腔穿刺于右下腹可抽出不凝血液。

【治疗】

应严密观察病情，积极进行中西医结合治疗，或已明确诊断，则应尽早施行手术治疗。

1. 西医治疗 迅速建立两条以上静脉输液通道，快速静脉输注平衡液，积极配血，尽快输入全血，以纠正休克。补液时应注意防止肺水肿、输血反应、低血浆蛋白血症及凝血机制障碍的发生，并做好急诊手术的各项准备。

肝破裂原则上均应手术治疗，手术治疗的原则为：确切止血、防止胆瘘、彻底清创、清除失活的肝组织、充分引流和处理其他合并伤。损伤较轻者只需清创性切除；清除血块及无活力的肝组织，用大网膜覆盖创面后做间断或褥式缝合；严重损伤无法修补者，可做肝部分切除术。对术中汹涌的大出血，限于设备及技术条件无法施行手术者，可先在伤部填入网膜或止血海绵后，再有计划地填纱布压迫止血，同时用手或橡皮管阻断肝十二指肠韧带控制出血，尚不失为挽救生命、争取时间的应急手段。无论何种手术均需腹腔引流，防治感染。

2. 辨证治疗 中医辨证施治时应注意，在致伤早期未明确诊断之前，不宜内服中药治疗。

（1）气滞血瘀证

证候：跌打损伤较轻，未伤及内脏者，血积胁下，右胁肋部肿痛剧烈，部位固定，压痛明显；脉弦或紧。

治法：疏肝理气，活血逐瘀。

方药：复元活血汤加减。若气滞肿甚者，加青皮、木香、香附以助行气消肿止痛；瘀痛重者，可配以三七粉、云南白药、七厘散内服外用以化瘀止痛。

（2）气血两虚证

证候：损伤后期，面色淡白或萎黄，头晕目眩，视物不清，心悸失眠，神疲无力，纳少；舌淡，脉细弱。

治法：益气养血。

方药：八珍汤加减。心悸失眠者，加酸枣仁、龙眼肉、炙远志以养心安神；神疲纳少者，加黄芪、谷芽、麦芽健脾益气。

（3）气随血脱证

证候：伤后出血过多，突然出现面色爪甲苍白，大汗淋漓，四肢厥冷，口渴，气急烦躁，或倦卧气微，二便失禁；舌淡，唇干或青紫，脉芤或细数。

治法：益气生血，回阳固脱。

方药：当归补血汤合参附汤。同时配合静滴参附注射液或生脉注射液以回阳益气生脉。

（4）肝郁气滞证

证候：损伤后期，胁肋隐痛不适，咳吐、大便等屏气时疼痛加剧；胸闷，喜太息，情志抑郁易怒，纳少；舌苔薄白，脉弦。

治法：疏肝解郁，理气止痛。

方药：柴胡疏肝散加减。疼痛甚者，加延胡索、川楝子行气止痛；肝郁火化者，加牡丹皮、栀子清肝泻火。

3. 中医外治　轻型肝损伤可用消瘀止痛膏、七厘散、金黄膏等外敷、外搽。

【预防与调护】

（1）保持引流通畅，注意观察引流液的性质及计量，必要时收集送检。

（2）术后应大量补充维生素 K、B、C 及每天至少 200～250g 葡萄糖。另据病情适量补充血浆蛋白与止血剂。

（3）中医辨证施治对手术后病人肝功能保护是很有必要的。

三、胰腺损伤

胰腺损伤（pancreatic injury）占腹部损伤的 1%～2%，胰腺损伤后常并发胰液漏或胰瘘。胰腺损伤的死亡率高达 20% 左右。

【病因病理】

1. 西医病因病理　胰腺损伤多为上腹部强力挤压，暴力直接作用于脊柱所引起。胰腺遭受损伤而破坏后，胰岛素分泌减少，血糖升高，同时胰液外流至腹腔，消化周围邻近组织，出现腹膜刺激征及休克的症状。根据其损伤程度，其病理类型可分为：①轻度胰腺挫伤；②严重胰腺挫伤；③部分胰腺断裂；④胰腺完全断裂。

2. 中医病因病机　外在暴力性挤压伤及胰腺，引起胰腺周围组织、气血、筋膜及本身脏器轻重不同地损伤，气机阻滞，络脉破损，血溢脉外，滞留脏腑与筋膜之间；或内动脏腑，血涌于外，胰液外溢而危及生命。

【临床表现】

轻症的临床症状常不典型。较重的胰腺损伤表现为上腹部弥漫性腹膜炎体征及剧烈疼痛症状；刺激膈肌而出现肩背部疼痛，伴恶心、呕吐、腹胀；可因疼痛与大量体液丢失而出现休克；脐周皮肤可呈青紫色。

【实验室及其他检查】

1. 实验室检查　血白细胞计数增高，红细胞和血红蛋白值下降；血清淀粉酶、尿淀粉酶升高。

2. 腹腔穿刺与腹腔灌洗　若穿刺抽出液或灌洗液淀粉酶含量增高，即可确定为胰腺损伤。

3. B 超、CT 检查　B 超可发现胰腺回声不均和周围积液；诊断不明而病情稳定者可行 CT 检查，能显示胰腺轮廓是否整齐及周围有无积液。

NOTE

【诊断】

根据病史、临床症状、体征及辅助检查可判断出为胰腺损伤。

（1）有上腹部穿透伤或严重挤压伤史。

（2）轻度胰腺损伤早期多无特殊临床症状与体征。较重胰腺损伤者伤后即出现上腹部剧烈疼痛、呕吐，甚至休克。

（3）较重的胰腺损伤腹膜刺激征为阳性，肠鸣音减弱或消失。

（4）血清淀粉酶增高，腹腔穿刺液或灌洗液淀粉酶升高，若高于 100U/dL，更具有早期诊断意义。

【治疗】

胰腺损伤原则上以手术治疗为主。中医治疗多适用于轻度挫伤的患者。同时，均应配合禁食、胃肠减压等一般治疗。

1. 西医治疗

（1）治疗原则：减少一切可能的胰腺刺激，抑制胰酶分泌，防治胰酶对机体的损伤，抗感染，防治多器官功能障碍综合征。

（2）治疗措施：①控制饮食和胃肠减压；②抗胰酶疗法；③抗休克；④抗感染；⑤支持治疗；⑥对症治疗。

（3）手术治疗：原则是彻底清创，完全止血，制止胰液外漏及处理合并伤。

被膜完整的胰腺挫伤，仅做局部引流即可。胰体部分破裂而主胰管未断者，可用丝线作褥式缝合修补。对于严重的胰腺断裂伤，可施行大部分胰腺切除并胰腺空肠吻合术，甚至行全胰切除。凡是在手术探查时发现胰腺附近后腹膜有血肿者，应将血肿切开，以查清胰腺损伤。术后腹内均应留置引流物，要引流通畅。如发生胰瘘，除加强引流外，应禁食并给予全肠外营养支持。

2. 辨证治疗

（1）气郁血瘀证

证候：上腹部疼痛，向腰背部放射，腹胀，恶心呕吐，上腹部压痛较剧；舌质红，苔黄，脉弦紧。

治法：行气止痛，活血祛瘀。

方药：越鞠丸合复元活血汤加减。恶心呕吐明显者，加姜竹茹、苏梗和胃止呕；痛甚者，加延胡索、赤芍活血止痛。

（2）热毒内蕴证

证候：持续性腹部剧痛，腹胀拒按，局部或全腹压痛、反跳痛，腹肌紧张，肠鸣音减弱或消失；伴发热，恶心呕吐，大便秘结，小便短赤；舌质红，苔黄腻或黄糙，脉洪数。

治法：清热解毒，顺气通腑。

方药：黄连解毒汤合大承气汤加减。腹痛明显者，加延胡索、赤芍行气止痛；便秘、尿赤者，加玄参、生地黄、麦冬清热通便。

（3）气血瘀结证

证候：伤后数周或数年上腹部出现包块，隐痛不适，或出现肩背部放射痛，俯仰转侧则疼痛加重；纳呆便秘，低热；舌偏红，苔黄干，脉细数或弦涩。

治法：行气活血，化瘀散结。

方药：膈下逐瘀汤加味。包块较硬者，加三棱、莪术破血行气，消癥散结；疼痛明显者，加乳香、没药活血止痛。

（4）热厥证

证候：腹部膨胀，全腹压痛、反跳痛，腹肌紧张明显；精神萎靡或烦躁不安，神昏谵语，口干唇燥，手足不温，甚则四肢厥冷，呼吸浅促，或斑疹衄血，呕血便血，少尿或无尿；舌质红绛，苔黄干而厚，脉沉细而数或微细欲绝。

治法：清营泄热，解毒养阴。

方药：清营汤加减。神昏者，配合安宫牛黄丸口服开窍醒神；便血者，加槐花、地榆凉血止血；血尿者，加藕节炭、蒲黄利尿止血。

3. 中医外治　轻型胰腺损伤可用消瘀止痛膏、七厘散、金黄膏等外敷、外搽。

【预防与调护】

（1）密切注意病情变化，防止并发症的出现。

（2）术后腹内应留置引流管，要求引流通畅。

（3）胰瘘明显者除加强引流外，宜禁食并给予全胃肠外静脉高营养治疗，应用生长抑素可明显减少胰液分泌量，有利于胰瘘的愈合。

（4）长期胰瘘不愈者可通过手术将瘘管植入消化道，将外引流转为内引流。

四、十二指肠及小肠损伤

因钝性外力的直接或间接打击及锐器伤导致小肠破裂者称为小肠损伤（small intestine injury）。小肠受伤的机会较多。十二指肠损伤（duodenal injury）较为少见，共占腹部外伤的3%～5%。

【病因病理】

1. 西医病因病理　直接暴力作用于腹部，将肠管挤压在坚硬的脊柱或骶岬上，直接损伤肠管或系膜，也可以使一段肠腔内压力突然剧增而爆裂；或间接暴力作用过程中充盈的肠管由于惯性作用发生位置改变，造成肠管或其系膜的撕裂和断裂。此外，吞服锐利异物亦可致小肠损伤。小肠损伤后的病理改变多是肠壁破裂，有时因肠系膜血管损伤而发生内出血及肠壁缺血性坏死穿孔，肠内容物外溢至腹腔，造成急性弥漫性腹膜炎。

2. 中医病因病机　腹部损伤累及小肠，致肠壁破损，肠液外溢，污染腹腔，致腹腔气血运行不畅，经络阻滞，热毒壅遏，或肠络受损，血溢脉外，产生热厥、血脱之危急证候。

【临床表现】

主要表现为腹痛、腹胀、恶心呕吐、腹部压痛及反跳痛、腹肌紧张、肠鸣音减弱或消失、移动性浊音、肝浊音界缩小或消失等症状与体征；若损害较重或失血较多，患者可出现休克。

【实验室及其他检查】

（1）实验室检查血白细胞数上升；出血较多时血红细胞、血红蛋白值下降；十二指肠损伤者血清淀粉酶可升高。

（2）小肠损伤者立为腹平片发现膈下游离气体；十二指肠损伤者腹部平片见右肾及腰大肌轮廓模糊，有时可见腹膜后呈花斑状改变（积气）并逐渐扩展。

（3）胃管内注入水溶性碘液见外溢，应考虑有十二指肠及小肠破裂的可能。

（4）直肠指检可发现直肠膀胱陷窝（女性为直肠子宫隐窝）充盈及触痛、指套可粘有血便等。

（5）腹腔穿刺可抽出肠内容物。

【诊断】

根据患者病史、临床症状、体征及辅助检查可较容易判断出十二指肠及小肠损伤。

（1）有钝性或锐性暴力损伤史。

（2）损伤后即有腹痛，并很快呈全腹性剧烈疼痛，伴恶心、呕吐。

（3）损伤早期既可产生腹膜炎体征，也可叩出移动性浊音。

（4）X 线检查可发现膈下游离气体；腹穿可抽出肠内容物。

【治疗】

一旦诊断明确，即应尽快施行手术治疗。

1. 西医治疗

（1）术前注射破伤风抗毒素。

（2）禁食，持续胃肠减压。禁食期间给予全静脉营养。

（3）输血补液，纠正水、电解质及酸碱平衡紊乱。

（4）使用广谱抗生素防治腹腔内感染。

（5）手术治疗：对十二指肠损伤可做单纯缝合修补加高位空肠造瘘术；如修补困难或不可靠，应考虑做改道术（胃窦部离断、胃空肠吻合术）。小肠单纯穿孔者行修补术；部分断裂或完全离断者行清创缝合术；不宜单纯缝合者行小肠部分切除吻合术。各种修补方法应注意安置充分有效的减压管及腹腔引流管。

2. 中医治疗 对疑似或已确定诊断为小肠损伤，不宜中药内服治疗。对术后病人或酌情进行辨证施治，可参考肝损伤的中医治疗。

【预防与调护】

（1）及时处理术后腹胀症状，如持续胃肠减压、放置肛管等。

（2）注意预防感染和菌群失调症。

（3）解除禁食后，先予流质或半流质饮食。

（4）动静结合，早期起床活动，防止术后肠粘连。

五、结肠与直肠损伤

在腹部脏器损伤中，结肠损伤（colon injury）居第二位；而直肠损伤（rectal injury）则较少见，仅占腹部脏器损伤的 2.4% ~ 12.9%。

【病因病理】

1. 西医病因病理 结肠与直肠的损伤绝大多数为开放性。在钝性伤中，由于外力直接撞击、碾锉引起的破裂，以位置较为表浅的横结肠和乙状结肠居多；盲肠段最容易因挤压后造成肠腔内压突然上升所致的胀裂；直肠损伤多因外伤和骨盆严重骨折引起。

2. 中医病因病机　腹部损伤累及大肠，致肠壁破损，肠液外溢，污染腹腔，致腹腔气血运行不畅，经络阻滞，热毒壅遏，或肠络受损，血溢脉外，肠中糟粕溢出大肠，糟粕与血气互结，产生热厥、血脱之危急证候。

【临床表现及诊断】

其主要表现为细菌性腹膜炎。开放性损伤引起的结肠损伤一般在探查时可以诊断。闭合性结肠损伤由于肠内容物呈半流体甚至呈固体形态，流动性小，化学刺激性也小，因而症状体征发展缓慢，为早期诊断带来一定困难。

【实验室及其他检查】

1. X 线检查　腹腔内有游离气体，但腹膜外位结肠、直肠中下段破裂除外。

2. 腹腔穿刺与腹腔灌洗　如从腹腔抽出有粪臭味的脓性液体将有助于诊断。

【治疗】

结肠与直肠损伤一经确诊，均应立即手术治疗，对诊断尚未明确而高度怀疑的病例亦应施行手术探查。

手术方法：根据不同部位的损伤分别处理，大多数情况下结肠损伤均宜行拉出式结肠造口术，2～3 个月后再行二期手术还纳、闭合造口；对于盲肠、升结肠及横结肠的单纯性损伤，如裂口小且其他条件好，可考虑做一期修补。直肠损伤中腹膜返折之上的直肠损伤处理同结肠损伤；腹膜反折之下的直肠损伤视损伤部位高低，可分别经腹剪开腹膜返折或经尾骨旁进入直肠后间隙修补，乙状结肠转流造口使粪便改道及直肠旁充分引流以防感染扩散是创伤修复的必要条件。

一期修复手术的禁忌证为：①腹腔严重感染者；②伴有重要的其他疾患，如肝硬化、糖尿病等；③全身严重多发伤或腹腔内其他脏器合并伤；④失血性休克需大量输血（＞2000mL）、高龄病人、高速火器伤者或手术时间已延误者。

第四节　泌尿系损伤

泌尿系损伤最多见的为男性尿道损伤，其次是肾脏损伤和膀胱损伤，在胸、腹、腰部和骨盆严重损伤时应注意有无泌尿系损伤。输尿管损伤多为医源性，少见。泌尿系损伤属于中医“腰痛”“腹痛”“血淋”等范畴。

一、肾损伤

肾脏位置较深，受到腰肌、椎体、肋骨及前面的腹壁及腹腔脏器保护，且肾在脂肪囊内可以随呼吸而活动，对于暴力有一定的缓冲作用，因而不易受到损伤；但肾实质脆弱，包膜薄，受暴力打击或牵拉会发生破裂或肾蒂损伤。肾血液循环丰富，在挫伤或轻度裂伤时容易愈合。肾损伤发病率约为每年 5/10 万，72% 见于 16～44 岁的男性青壮年，男女比例约 3:1，在泌尿系统损伤中仅次于尿道损伤，居第二位，占所有外伤的 1%～5%，腹部损伤的 10%。肾损伤以闭合性损伤多见，约1/3常合并有其他脏器损伤。当肾脏存在积水、结石、囊肿、肿瘤等病理改变时，导致损伤的可能性更大。

【病因病理】

1. 西医病因病理

（1）病因与分类

①闭合性损伤：体表皮肤完整，肾损伤与外界不相通，受伤原因有：

a. 直接暴力：肾区直接受到暴力的打击，挤压或撞击。

b. 间接暴力：受伤者自高处坠落，双脚或臀部着地，剧烈震动传递至肾脏而发生破裂。

c. 自发破裂：肾脏原有病变，如肾积水、结石、肿瘤或肾囊性疾病，在轻微压力下，如肌肉收缩、身躯扭摆而发生破裂。

d. 医源性损伤：如果输尿管导管出入过深或肾盂逆行造影术注入过量造影剂可发生肾损伤。近年来还有体外冲击波碎石造成肾损伤的报道。

②开放性损伤：由火器和刀刃伤引起，多见于战时。肾和皮肤均受到损伤，肾损伤与外界相通，常合并腹、胸部脏器损伤，损伤复杂而严重。

（2）病理类型（图13–5）

①肾挫伤：最多见，仅局限于部分肾实质，形成肾淤斑和（或）包膜下血肿，肾包膜及肾盂黏膜完整，可以自行愈合。

②肾部分裂伤：肾实质破裂，如肾包膜尚完整，只形成包膜下血肿；如肾包膜破裂则形成肾周围血肿。肾实质、包膜及肾盂黏膜破裂时，导致肾周围血肿伴尿外渗或肉眼血尿。由于尿外渗，会引起肾周围组织蜂窝织炎或肾周围脓肿。

③肾全层裂伤：肾实质、包膜、肾盂或肾盂黏膜破裂，甚至破碎成多块，导致大量血、尿外渗，病人处于失血性休克状态。

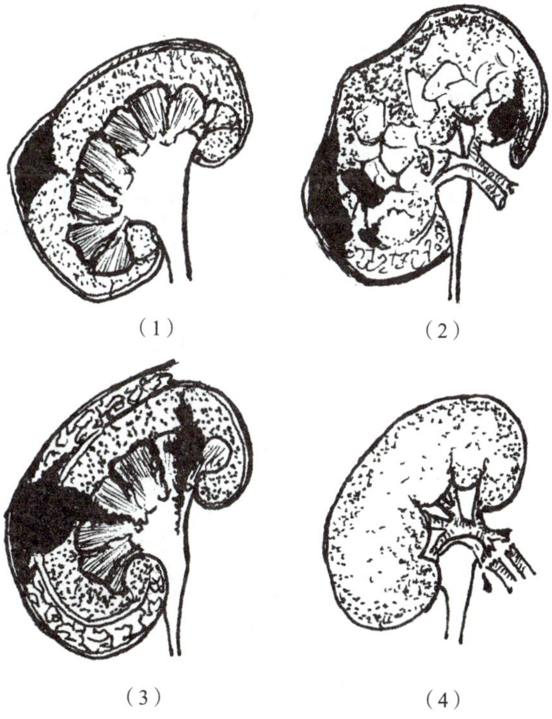

图13–5 肾损伤病理类型

（1）肾挫伤 （2）肾部分裂伤 （3）肾全层裂伤 （4）肾蒂损伤

④肾蒂损伤：肾蒂血管破裂，血尿不明显或无血尿，常因大出血、休克短期内抢救不及而死亡。

肾损伤晚期病理改变包括长期尿外渗，形成尿囊肿；血肿、尿外渗引起组织纤维化，压迫肾盂、输尿管交界处导致肾积水；肾蒂周围纤维化压迫肾动脉，引起肾血管性高血压等。

2. 中医病因病机 跌打扭挫，或金枪锐器损伤肾体、肾脉，血络瘀阻，血溢脉外，故见腰腹痛、血尿。瘀血、邪浊入于血分，流走于经脉，停滞于腰府肾周，气血凝滞，经络阻隔，热盛肉腐则可成脓。

【临床表现】

1. 主要症状

（1）休克：呈创伤出血性休克表现，多见于粉碎肾、肾蒂伤或合并其他脏器损伤的病人。

（2）血尿：血尿是肾损伤最常见、最重要的症状，多数为肉眼血尿，少数为镜下血尿，但有些情况如肾血管断裂、输尿管完全离断等可无血尿。血尿的严重程度并不完全与肾损伤的程度一致，部分病例血尿可延续很长时间，常与继发感染有关。

（3）疼痛：疼痛往往是患者受到外伤后的第一个症状。腰部软组织挫伤、肾包膜张力增强或者尿液渗入肾周组织刺激腹膜后神经可引起肾区或者上腹部钝痛，并可放射到同侧肩部、背部及下腹部。输尿管内存在凝血块可发生肾绞痛。腹膜后血肿、尿液刺激腹膜、腹膜破裂或者并发腹腔脏器损伤，可出现腹部胀气、疼痛及腹膜刺激症状。

（4）发热：血肿和尿外渗可继发感染，甚至导致肾周脓肿或化脓性腹膜炎，常出现全身中毒症状。

2. 主要体征 腰腹部肿块和触痛。肾周围血肿和尿外渗使局部形成肿块，腰部可有压痛和叩击痛，严重时腰肌紧张和强直。尿液、血液渗入腹腔或合并腹腔脏器损伤时，可出现腹膜刺激征。

【实验室及其他检查】

1. 实验室检查

（1）尿常规：尿中会有大量红细胞。伤后不能自行排尿者应行导尿检查。严重休克无尿者，往往要在抗休克、血压恢复正常后方能见到血尿。肾动脉栓塞或输尿管离断时可无血尿。

（2）血常规：血红蛋白、红细胞计数及红细胞压积持续降低说明有活动性出血，白细胞数增加应注意继发感染的可能。

（3）肾功能检测：伤后 1 小时内的肌酐测定结果主要反映受伤前的肾功能情况，而如果尿液持续漏入腹膜腔被吸收后，可出现氮质血症。

2. 特殊检查 目的在于发现损伤部位、程度，有无尿外渗或肾血管损伤。B 型超声检查可了解有无包膜下和肾周围血肿及尿外渗情况；CT 检查可清晰显示肾实质裂伤、尿外渗及血肿范围等；排泄性尿路造影（IVU）可显示肾功能、上尿路形态及有无造影剂外渗；肾动脉造影可了解肾动脉和肾实质损伤情况，同时可发现有无肾动脉血栓形成。

【诊断】

根据损伤病史及体征一般可确诊，但有时因严重的胸、腹器官损伤症状可掩盖泌尿系统症状，必须加以注意，必要时进行导尿检查和相应的理化检查，以免贻误诊断。

【治疗】

治疗方法的选择要根据病人伤后的一般情况、受伤的范围和程度及有无其他器官的损伤而确定。

1. 急救治疗 对大出血而休克的病人应采取抗休克、复苏等急救措施，严密观察生命体征变化，同时明确有无合并伤，并积极做好手术探查准备。

2. 非手术治疗

（1）绝对卧床休息两周以上，建议留置导尿，以便观察尿液颜色。其他症状完全消失后

2~3个月方可参加体育活动。

（2）使用止血药，必要时应用镇痛、镇静药物。

（3）应用广谱抗生素防治感染。

（4）补充血容量，保持充足尿量，维持水电解保守治疗获得治疗效果。

（5）动态检测血红蛋白和血细胞比容，定期复查及行B超检查，必要时可复。

（6）定时监测生命指征及局部体征的变化，有肿块者，准确测量并记录大小，以便比较。

3. 手术治疗 一旦确诊为严重肾裂伤、粉碎肾或肾蒂伤应立即手术探查，如保守治疗发现下列情况时应施行手术。

（1）经积极抗休克治疗后症状不见改善，提示有内出血者。

（2）血尿加重，血红蛋白和血细胞比容继续下降。

（3）明显尿外渗，严重局部感染者。

（4）腰腹部肿块明显增大并怀疑有腹腔脏器损伤。

手术时可根据肾损伤的程度和范围，选择肾周围引流、肾修补或肾部分切除、肾切除、肾血管修复、肾动脉栓塞等术式。

4. 辨证治疗

（1）肾络损伤证

证候：多属肾挫伤和肾挫裂伤的初期。外伤后腰痛，活动时加重，肾区叩痛，镜下血尿或肉眼血尿，面色苍白；舌质淡紫或有瘀斑，苔薄白，脉弦细数。

治法：止血益肾，通络止痛。

方药：小蓟饮子加减。腰痛明显者，加川断、杜仲、延胡索、赤芍壮肾强腰，活血止痛；血尿明显者，加大蓟、仙鹤草、白及收敛止血。

（2）瘀血内阻证

证候：多属肾挫伤或肾挫裂伤的中期。腰痛，活动不利，或可触到腰部或腹部肿块，血尿或夹有血块，小便涩痛不爽，面色无华；舌紫或有瘀斑，脉弦涩。

治法：活血祛瘀止痛。

方药：桃红四物汤加减。血尿或小便涩痛者，加蒲黄、五灵脂化瘀止血、通络止痛；面色无华者，加黄芪、党参益气养血。

（3）气阴两虚证

证候：多属肾挫伤或肾挫裂伤后期或严重肾损伤术后。肿痛减轻，仍有尿血，神疲乏力，腰酸软，食少纳呆，或自汗、盗汗；舌淡苔薄，脉细弱。

治法：益气养阴。

方药：补中益气汤合知柏地黄丸加减。如为严重肾损伤术后，可合八珍汤加减；尿血明显者，加小蓟、藕节炭、仙鹤草收敛止血；腰酸明显者，加杜仲、川断、狗脊补肾强腰。

二、膀胱损伤

膀胱损伤分为开放性损伤和闭合性损伤。膀胱开放性损伤常见于战时，往往合并其他脏器损伤；闭合性损伤偶见于下腹部受足踢、挤压等直接暴力损伤或并发于骨盆骨折。

【病因病理】

1. 西医病因病理

（1）闭合性损伤：闭合性损伤最为常见。

①膀胱充盈时（> 300mL），因直接或间接暴力使膀胱内压急剧升高，或身体受到强烈冲撞震动而破裂。儿童由于膀胱位置较高，故膀胱损伤较成人多见。

②骨盆骨折的断端可刺伤膀胱，此时即使是空虚的膀胱也难幸免。

③膀胱自发性破裂，如膀胱有结核、溃疡、憩室、肿瘤等病变，当膀胱内压力增至一定程度，这些不耐膨胀部分就容易发生破裂。

（2）开放性损伤：多见于战时火器、弹片、刀刃等锐器贯通所致，常合并其他脏器损伤，如直肠、阴道损伤，形成腹壁尿瘘、膀胱直肠瘘或膀胱阴道瘘。

（3）医源性损伤：常见于膀胱镜检查和治疗，还可见于盆腔手术、腹股沟疝修补手术及阴道手术等。

（4）分类

1）膀胱挫伤：只伤及膀胱黏膜及肌层，膀胱壁未破裂，局部出血或出现血肿，无尿外渗，可发生血尿，一般不致引起严重后果，多见于膀胱内器械操作时损伤。

2）膀胱破裂：由于受伤时膀胱充盈程度和损伤部位不同分为腹膜内、腹膜外破裂及混合型（图 13–6）。

① 腹膜内型膀胱破裂：该类型较少见，但后果较腹膜外类型严重得多。破裂的位置在膀胱顶邻近腹膜的区域。起病初期低渗的尿液自此进入腹腔，引起的腹膜炎较轻，肠鸣音可正常。如果早期漏诊，至后期发展至感染性尿性腹膜炎时腹部症状才明显。此时腹膜吸收大量尿素致血尿素氮明显升高。

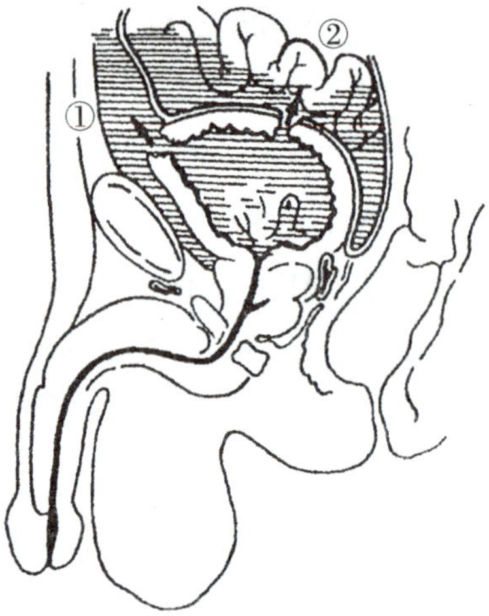

图 13–6　膀胱破裂
①膜外破裂　②腹膜内破裂

② 腹膜外型膀胱破裂：此类型较常见，多发生于骨盆骨折时，并常伴有尿道损伤。绝大多数的腹膜外膀胱破裂合并有耻骨骨折。严重的骨折端碎片会刺破膀胱，并合并后尿道损伤。这类的膀胱破裂腹痛范围广，程度轻。可能伴有尿外渗。

③ 混合型膀胱破裂：此类型约占 10%，常合并多脏器损伤，死亡率高，火器或利器所致穿通伤是其主要原因。

2. 中医病因病机　各种外伤因素致膀胱脉络受损，络破血溢而出现血尿；瘀血内阻，膀胱气化不利，故有疼痛及排尿不畅，日久造成气阴两伤。

【临床表现】

轻微的膀胱挫伤仅有下腹部的疼痛和少量终末血尿或镜下血尿，短期可愈合。膀胱破裂可因损伤的程度不同而产生休克、腹痛、排尿困难和血尿等。

1. 主要症状

（1）休克：多为创伤和出血所致。如大量尿液进入腹腔刺激腹膜引起剧烈腹痛，可导致休克。如合并其他脏器大量出血可发生失血性休克。

（2）腹痛：多表现为下腹和耻骨后的疼痛，有骨盆骨折时症状会更加明显，并可放射至会阴、直肠及下肢。尿液进入腹腔可出现全腹痛。

（3）排尿困难和血尿：可有尿急和排尿感，但不能排尿或仅排出少量的血尿。肉眼血尿是膀胱损伤患者的主要症状，如有血块堵塞，尿液外渗至膀胱周围或腹腔，尿道可无尿液排出。开放性损伤可有体表伤口漏尿，如与直肠、阴道相通可经肛门、阴道漏尿；闭合性损伤在尿外渗感染后破溃，可形成尿瘘。

2. 主要体征　耻骨上区有压痛，直肠指诊触到直肠前壁有饱满感，提示腹膜外膀胱破裂；全腹压痛、反跳痛、肌紧张，并有移动性浊音，提示腹膜内膀胱破裂。

【实验室及其他检查】

1. 实验室检查

（1）尿常规：可有镜下血尿或肉眼血尿。

（2）导尿试验及膀胱注水试验：怀疑有膀胱破裂的病人常需导尿，但有尿道流血者提示尿道损伤，导尿宜慎重。膀胱破裂时导尿管可顺利插入膀胱，可流出少量血尿。从导尿管注入灭菌生理盐水 300mL，5 分钟后回抽。液体外漏时吸出量会减少，腹腔液体回流时吸出量会增多。若液体进出量差异很大，提示膀胱破裂。

2. 特殊检查　X 线检查可为膀胱损伤的诊断提供客观依据。腹部平片可以发现骨盆和其他骨折；膀胱造影检查经导尿管注入 15% 泛影葡胺 350mL 后摄前后位片，抽出造影剂后再摄片可发现膀胱外有造影剂残留。如经导尿管注入气体后摄片发现膈下游离气体，则表明为腹腔内膀胱破裂。膀胱镜检查是诊断术中发生膀胱损伤的首选方法。

【诊断】

结合外伤病史和典型的临床表现多可确定膀胱损伤的诊断。

【鉴别诊断】

尿道损伤：尿道损伤后常有尿道口流血，立即出现排尿困难，可有阴囊或会阴部肿胀等。

【治疗】

1. 西医治疗

（1）非手术治疗：膀胱挫伤一般不需要特殊的处理，卧床休息、多饮水，特别是腹膜外膀胱破裂，无活跃出血情况，可留置尿管保守治疗，必要时予以止血、预防感染等治疗。

（2）手术治疗：膀胱破裂出现休克时应行抗休克治疗，尽早使用广谱抗生素预防感染，同时手术探查膀胱，直视下止血。腹膜内膀胱破裂，应剖腹探查，同时处理其他脏器损伤。

2. 辨证治疗

（1）络伤血瘀证

证候：下腹部疼痛，或剧痛难忍，或放射至会阴及下肢，膀胱区压痛明显，小便窘迫，或有血尿；舌淡或紫，苔薄白，脉弦细。

治法：活血祛瘀。

方药：七厘散加减。有血尿者，加小蓟、藕节炭、蒲黄凉血止血、活血化瘀；若瘀阻尿道痛甚者，加少量琥珀、川牛膝以化瘀止痛。

（2）湿热下注证

证候：膀胱破裂而尿外渗，下腹疼痛，发热，小便窘迫，或有血尿；舌红，苔薄黄稍腻，脉弦。

治法：清热解毒，利湿祛瘀。

方药：五味消毒饮加减。高热者，合用黄连解毒汤清热泻火、凉血解毒；血尿者，加白茅根、藕节炭清热利尿、凉血止血。

（3）气阴两虚证

证候：损伤后期腹痛明显减轻，但神疲乏力，少气懒言，或潮热盗汗，面赤咽干，心烦少寐，小便无力，或尿频，面色无华；舌淡苔薄或少苔，脉细数无力。

治法：补气养阴。

方药：补中益气汤合知柏地黄汤加减。潮热明显者，加龟板、地骨皮滋阴清热；心烦不寐者，加麦冬、郁金、丹参凉血清心、除烦安神。

三、尿道损伤

尿道损伤在泌尿系损伤中最为常见，多发于男性，约占97%，女性仅约3%。在解剖结构上，男性尿道以尿生殖膈为界分为前、后两段。前尿道包括球部和阴囊部，后尿道包括前列腺部和膜部。球部和膜部的损伤较多见。如处理不当，常产生尿道狭窄、尿瘘，不但影响排尿功能，还可导致尿路感染及肾功能受损或阴茎勃起功能障碍等。

【病因病理】

1. 西医病因病理

（1）病因

①尿道内损伤：尿道注入腐蚀性化学药品；尿道器械操作如尿道探通术或膀胱镜检查；尿道排出结石，尿道异物损伤。

②尿道外损伤：多为骑跨伤、会阴部踢伤或骨盆骨折损伤。

③开放性损伤：枪弹、弹片、锐器引起的贯通伤、切割伤。前尿道损伤多见于骑跨伤，损伤在尿道球部。后尿道损伤多见于骨盆骨折造成尿道断裂，可有膀胱损伤同时发生。

（2）病理

尿道损伤病理变化较复杂，了解其特点和变化规律，对诊断和治疗十分重要。

①损伤程度

尿道挫伤：仅为尿道黏膜和/或尿道海绵体部分损伤，而阴茎筋膜完整。

尿道破裂：尿道部分全层断裂，尚有部分尿道壁完整，以此保持连续性。

尿道断裂：尿道伤处呈完全游离的两个断端，尿道的连续性丧失。

②病理分期

按损伤后不同时期的病理变化分为三期：

损伤期：系指闭合性尿道损伤后72小时内，主要的局部病变为出血、组织破坏及缺损。

炎症期：指闭合性尿道损伤已超过72小时；或开放性损伤虽未超过72小时，但已有感染迹象者。

狭窄期：尿道损伤3周后，炎症逐渐消退，代之以纤维组织增生，形成瘢痕而导致尿道狭窄。此期是损伤后不可避免的病理变化。

③尿外渗及血肿

尿道破裂或断裂后，损伤部位可形成血肿。尿液及血液经破裂尿道渗至周围组织形成尿外渗。临床上分为三种类型（图13-7、图13-8）：

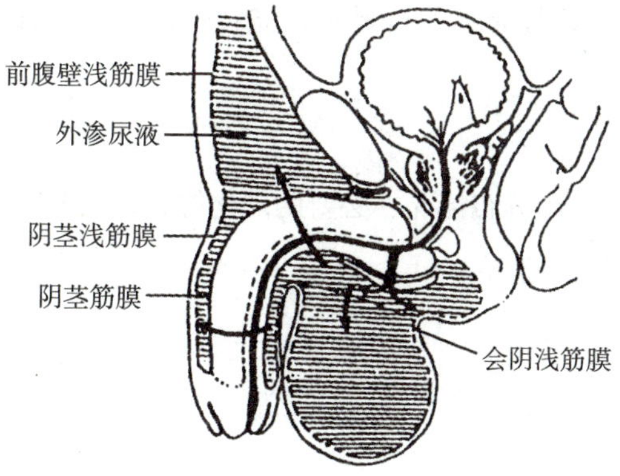

图13-7 尿道球部损伤尿外渗

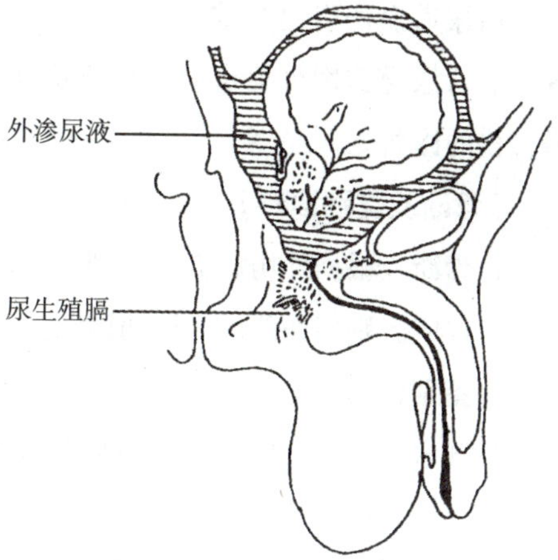

图13-8 后尿道断裂尿外渗

当尿道破裂位于前尿道部、在尿生殖膈之前时，如阴茎深筋膜尚完整则尿外渗仅限于阴茎。

前尿道损伤时，如阴茎深筋膜也有破裂，则尿液沿阴茎、阴囊、腹壁下浅筋膜外渗到阴茎、会阴浅层和腹壁。

当尿道破裂在后尿道即生殖膈两层之间或此膈之后，则尿液沿前列腺和膀胱而外渗至耻骨后间隙和膀胱周围。

2. 中医病因病机 骑跨伤或机械性损伤都可导致尿道血络损伤，或络破血溢，或瘀血阻窍，故可见尿道流血、排尿受阻等。

【临床表现】

大多数患者有生殖器损伤、会阴部外伤、骨盆骨折或医源性损伤等病史，当出现尿道外口出血、尿潴留、尿外渗等临床体征及表现时，应首先考虑尿道损伤。

1. 主要症状

（1）休克：严重损伤时，如骨盆骨折所致后尿道损伤，常合并大出血，引起损伤失血性休克。

（2）尿道出血：可见肉眼血尿，前尿道损伤有鲜血自尿道口滴出或溢出；后尿道损伤可于排尿后或排尿时有鲜血滴出，尿道完全断离时可无血液流出。

（3）疼痛：疼痛受伤局部可有疼痛及压痛。前尿道损伤者，排尿时疼痛加重并向阴茎头及会阴部放射。后尿道损伤疼痛可放射至肛门周围、耻背后及下腹部。

（4）排尿困难或尿潴留：常因疼痛而出现排尿困难，损伤严重者伤后即不能排尿，尿道完全断裂者可出现尿潴留。

（5）局部血肿：骑跨伤时常在会阴部、阴囊处出现血肿及皮下瘀斑、肿胀等。

（6）尿外渗：尿道破裂或断裂后可发生尿外渗，尿外渗的范围因损伤的部位不同而各异。

2. 主要体征　尿道骑跨伤常发生会阴部、阴囊处瘀斑、肿胀。尿道球部损伤时，尿外渗使会阴、阴囊、阴茎肿胀，有时可向上蔓延至腹壁。后尿道损伤尿外渗在尿生殖膈以上，直肠指诊可发现前方有波动感及压痛，后尿道断裂时前列腺向上移位，有浮动感；若指套染血，应考虑合并直肠损伤。

【实验室及其他检查】

后尿道损伤引起严重出血，导致出血性休克者，应行全血细胞计数、血红蛋白检测等检查。逆行尿道造影可确定损伤部位及有无尿外渗。骨盆X线片可显示骨盆骨折，有助于后尿道损伤的诊断。

【诊断及鉴别诊断】

1. 诊断　根据外伤病史、典型症状及血肿、尿外渗分布情况、必要的理化检查，诊断并不困难，但应区别损伤部位，早期诊断，避免并发症或后遗症。

2. 鉴别诊断

球部尿道损伤与后尿道损伤鉴别诊断见表13–2。

表 13–2　男性尿道损伤鉴别诊断表

鉴别项目	后尿道损伤	球部尿道损伤
受伤方式	骨盆骨折	骑跨伤挤压伤
伤后膀胱情况	充盈	尿潴留充盈
尿外渗区域	耻骨后间隙、膀胱周围	阴茎、阴囊、下腹部皮下
导尿	于后尿道受阻	于球部受阻
直肠指诊	直肠前方有柔软、压痛的血肿	正常
前列腺位置	上升	正常

【治疗】

治疗原则：①防治休克和感染；②恢复尿道连续性；③引流膀胱尿液（暂时尿流改道）；④彻底引流尿外渗；⑤防治并发症如尿道狭窄、尿瘘；⑥注意合并伤的处理。

1. 全身治疗

（1）防治休克：入院时无论有无休克，应及时建立输液通道，镇静止痛、准备输血。有休克时，应积极抗休克并查明休克原因。尿道球海绵体严重出血或骨盆骨折均可致休克，前者应积极采取手术止血，后者勿随意搬动，以防加重出血和损伤。

（2）防治感染：全身应用有效抗菌药物。

（3）预防损伤后并发症，加强伤后的全身护理。

2. 局部治疗

根据尿道损伤的程度及损伤的部位，分别采用以下处理方法：

（1）第一类尿道损伤：即黏膜损伤。无排尿困难时仅用抗生素预防感染，局部冷敷，适当卧床休息；有排尿困难或出血，留置导尿管；试插导尿管失败时，可行单纯耻骨上膀胱造瘘，并用抗生素预防感染，鼓励患者多饮水稀释尿液，减少刺激。一般伤后1周可治愈。

NOTE

（2）第二类尿道损伤：即球部尿道海绵体部分全层断裂，阴茎筋膜未破裂，尿道周围无明显血肿及尿外渗，如能插入导尿管，留置 10 ~ 14 天，同时给予抗生素及女性激素治疗，以后再按情况间断行尿道扩张术。导尿失败者，行急诊尿道修补术。

（3）第三类尿道损伤：即球部尿道全层大部或全部断裂，阴茎筋膜破裂；应行尿道修补端端吻合术。有尿外渗者，应广泛切开引流。

（4）第四类尿道损伤：即后尿道破裂或断裂并有耻骨骨折者，其处理意见至今尚未完全统一。有三种处理方法：①单纯耻骨上造瘘术：手术简单易行，如为尿道不完全撕裂，一般在 3 周内愈合并恢复排尿，但尿道狭窄的发生率很高，多需再次手术治疗；②一期尿道修补吻合术：手术效果虽好，但手术难度较大，患者情况严重者难以承受；③尿道会师术（含内镜下尿道会师术）：手术并不复杂，效果亦较好，现为多数医院所采用。选择何种处理方法，应根据具体情况而定。如患者情况允许，骨盆环稳定，医院具备完成手术的技术条件，可施行急诊尿道修补及端端吻合术。不具备上述条件时，以行尿道会师牵引术及耻骨上造瘘术为宜。

（5）凡开放性尿道损伤，或损伤已超过 72 小时，局部有感染迹象，或并发有威胁生命的其他脏器严重损伤，对尿道损伤的局部治疗，均宜仅行单纯耻骨上膀胱造瘘术，以后再做二期手术以恢复尿道的连续性。

（6）并发症处理：①尿外渗：应切开引流，防止感染。阴茎、会阴、下腹壁等表浅尿外渗区宜做多个切口引流。膀胱及腹后壁深部的尿外渗需在耻骨上充分引流或做负压吸引。合并直肠损伤时应早期立即修补，并行暂时性结肠造瘘。尿道直肠瘘时一般 3 ~ 6 个月后再施行修补手术。②尿道狭窄：定期行尿道扩张术，以扩大并保持尿道通畅。严重者可行腔内经尿道狭窄部瘢痕组织切开术，或于伤后 3 个月切除尿道瘢痕组织及行尿道端端吻合术；也可先做会阴部造口术、二期尿道成形术。

3. 辨证治疗

（1）络伤溢血证

证候：尿道疼痛，尿道滴血，颜色鲜红，为损伤早期表现，或小便困难，排出不畅；舌淡苔白，脉弦。

治法：止血镇痛。

方药：活血止痛散加减。尿道疼痛明显者，合用失笑散活血化瘀、通络止痛；尿血明显者，加藕节炭、白及收敛止血。

（2）瘀血阻窍证

证候：尿道疼痛，尿道出血，带有血块，损伤部位皮肤青紫、肿胀，排尿不畅；舌淡紫或有瘀斑，脉弦涩。

治法：活血化瘀。

方药：活血散瘀汤加减。损伤部位肿胀甚者，加乳香、没药活血消肿；排尿不畅者，合五灵脂化瘀利尿。

第五节 烧 伤

烧伤（burn）是热力直接作用于人体所造成的组织损伤的统称，是一种常见的损伤性疾病。主要致伤因素有火焰、热液、热蒸汽、发（蓄）热物体等。由于电、化学物、放射线等所致的损伤特点与烧伤相似，故也归属于烧伤范畴。烧伤病损虽在体表和/或开放性黏膜，但其病理变化常常波及全身，甚至出现严重的全身性并发症。

【病因病理】

1. 西医病因病理 随着伤后时间的推移，烧伤的病理生理特点也在逐步发生变化。病程大致分为以下三期，但各期之间常互相重叠，不能完全的分开。

（1）渗出期（休克期）：烧伤后的立即反应为体液渗出，一般持续 36～48 小时。小面积浅度烧伤体液的渗出量有限，通过自身代偿不致影响全身有效循环血容量。大面积深度烧伤因体液的大量渗出和血流动力学的影响，机体会发生急剧病理变化，首先发生的是早期休克。烧伤休克病程的发生与发展呈渐进性，伤后 2～3 小时体液渗出最为急剧，8 小时达高峰，心肌抑制因子产生，随后逐渐减缓，至 48 小时渐趋恢复。此后，渗出于组织间隙的水肿液开始回吸收，临床表现为血压趋向稳定，尿量开始增多。临床上常根据上述规律进行液体复苏治疗，补液速度先快后慢。

休克是烧伤患者伤后 48 小时内威胁生命的主要病理因素，临床称之为休克期。若休克得不到及时纠正，易并发早期全身性感染和多器官功能障碍综合征，也影响创面的愈合，严重者可危及生命。因而，积极有效的补液、强心、护肾是烧伤早期处理最重要的措施。

（2）感染期：临床实践证实，烧伤水肿液回收之时，感染上升为烧伤的主要矛盾。

烧伤患者由于皮肤生理屏障广泛遭到损害，加之广泛的组织坏死和体液渗出，为微生物生长繁殖提供了良好的生存条件。特别是严重烧伤休克期未能平稳度过的，由于经历休克的打击，全身免疫功能低下，对病原菌的易感性增加，早期暴发全身性感染的几率也高，预后也严重。我国救治烧伤的主要经验之一是及时纠正休克，其本身已包括了抗感染的含义。感染造成的威胁常持续到创面愈合。“有腐必有菌”，坏死组织未清除前要求创面完全无菌是不现实的。热力损伤组织的变化过程为先发生凝固性坏死结痂，随后出现溶痂，故在伤后 2～3 周，坏死组织广泛溶解阶段是全身性感染的另一个高峰期。与此同时，痂下肉芽组织也逐渐形成，坏死组织如能及时被清除或充分引流，肉芽组织屏障可限制病原菌的侵入。如处理不当，病原菌可侵入创面深部及邻近的非烧伤组织，发生大面积的侵入性感染，痂下组织含菌量常超过 10^5 个/g，菌量继续增多，可形成烧伤创面脓毒症。创面呈晦暗、糟烂、凹陷状，或出现坏死斑，即使细菌未侵入血液也可致死。为此，西医学一直沿用早期切痂或削痂手术及皮肤移植方法修复创面。创面一旦修复，并发症会明显减少。

（3）修复期：烧伤组织发生炎症反应的同时，组织修复也已开始。一般认为，浅度烧伤多能自行修复，深Ⅱ°创面可依靠残存的潜能再生细胞转化为干细胞并在原位再生形成“上皮岛”融合修复；Ⅲ°浅烧伤创面在生理湿润环境中也可以依靠原位干细胞再生修复创面，Ⅲ°深烧伤创面需靠皮肤或皮瓣移植修复。

凡是深度烧伤创面均可产生由表入里的三个凹面向上的同心半圆形区带（图 13-9）。皮肤表层组织烧伤，由于直接受热源损伤而导致不能复活的坏死，称为坏死带。坏死带下层及其周围皮肤组织因间接受热损伤及热化学损伤，病理特点是微循环有进行性血栓形成改变，并引发组织淤滞和变性，组织细胞呈濒死状态，称为淤滞带。淤滞带下层及其周围的皮肤组织局部发生炎性反应，表现为组织充血、水肿、缺氧、渗出，因组织细胞为可逆性病理变化，故称为充血带。由于皮肤各层组织结构之间相互交织，故烧伤后出现的三个损伤区带之间没有明显的界线。

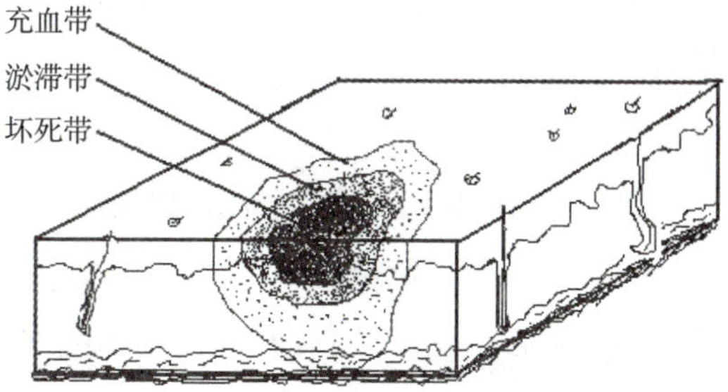

图 13-9　烧伤损伤病理学的三个区带示意图

皮肤烧伤后所出现的三个病理损伤区带是烧伤病程中最复杂的局部病理学变化，它对临床治疗方法的选择有重要意义。因为三个区带之间的变化规律除随自身自然变化外，还与所使用的医疗技术密切相关，尤其是对淤滞带组织的转归。淤滞带组织在受以上间接因素影响的同时，还受直接因素的影响，包括促使干燥脱水和蛋白质凝固的结痂疗法与浸渍疗法等，因为这些疗法可加速微循环的进行性血栓坏死。故目前主张使用皮肤细胞的保护性或治疗性技术，使之在生理状态下实现组织自我恢复。

2. 中医病因病机　体表为卫气护卫，营气循行其下脉内。热力直接作用于肌表，损伤皮肤，导致局部气血凝滞、经络阻塞，卫气受损，营卫不和，营失镇守，营阴外渗而为水疱或渗出。水疱液量与渗出液量过多，加之火热伤津，耗伤阴津，阴伤阳脱而致脱证；火毒内陷，内攻脏腑而致陷证。病久必致脾胃虚和气血虚。根据中医辨证法则，营卫失和、阴津耗伤、阴伤阳脱、火毒内陷、脾胃虚弱和气血两虚是烧伤的几个主要病机特点，常在烧伤初期、中期和后期出现。正邪交争、气血凝滞、经络阻塞、营卫不调、脏腑失和及渗出、腐、毒、虚等的变化伴随着烧伤的始终。

（1）早期（休克期）：主要病机为热伤营卫，营卫不和，营失镇守，营阴外渗，甚则阴伤阳脱。

（2）中期（感染期）：主要病机为火毒炽盛，甚者火毒内陷。创面的腐、毒是最根本的病因。

（3）后期（修复期）：主要病机为脾胃虚弱或气血两虚，对创面而言则是生新。

【临床表现】

1. 全身表现

（1）生命体征变化：由于体液的大量渗出和心功能、血流动力学因素、创伤后炎症介质、疼痛及精神紧张等诸因素的综合影响，可导致生命体征发生变化，最常见的是引起脉搏和心率加快及呼吸动度加深、频率加快等。最初血压可稍有升高，而严重烧伤常因渗出增多而出现血压下降，甚至发生休克。

（2）发热：发热的常见原因是烧伤创面中的坏死组织持续不断地发生酶解、水解、酯化反应、酸败皂化，分解与合成代谢反应中产生致热物质，这些物质被吸收而发生“吸收热”。这种发热的体温多在 38℃左右，若体温过高，应考虑有并发感染的可能。

（3）其他：口渴、纳差、尿少、便秘等，后期可出现营养不良表现。

（4）舌与脉变化：轻度烧伤一般无明显的舌象与脉象变化，但中度以上的严重烧伤其舌象与脉象可有以下变化：①舌象：初期舌质多淡红，或有浮浊苔；火毒内攻则舌红苔黄而干；阴津损耗则舌多光绛，甚而起芒刺；病情好转则舌苔渐生，舌红转淡；体力渐复时，正常舌苔也渐出现。②脉象：烧伤病人的脉象一般为洪大弦数，尤以数脉居多，即使在治愈后往往还可持续一段时间，随着气阴恢复才逐渐缓和。如合并全身化脓性感染时，脉数更甚，如由数疾之脉转为沉迟时，提示脉症不符，病情趋向恶化。故舌象及脉象变化对观察病情转变和判断预后有很大的帮助。

2. 局部表现

（1）疼痛：烧伤部位越表浅，疼痛越剧烈；烧伤面积大，疼痛剧烈。

（2）红斑：是Ⅰ°烧伤的体征。

（3）水疱：是Ⅱ°烧伤的体征，可根据水疱的大小、疱皮的厚薄、疱液的性状及创面基底情况鉴别浅Ⅱ°烧伤和深Ⅱ°烧伤。

（4）渗出：是Ⅱ°烧伤的早期征象，可分为显性渗出和隐性渗出。隐性渗出指组织间的渗出，严重时造成组织肿胀。显性渗出指创面上的渗出和水疱液，早期为浆液性，合并感染可出现炎性甚至脓性渗出。

（5）焦痂：是Ⅲ°烧伤的体征。临床上要注意痂下易发生感染和积脓，还要注意对烧伤部位、面积的大小、有无合并伤等项进行检查。

3. 并发症

（1）烧伤休克：烧伤休克的发生时间与烧伤严重程度关系密切，烧伤面积越大，深度越深者，发生休克越早越重。休克的主要病因为有效循环血容量急剧下降，及时而正确的液体治疗有利于休克复苏。休克期度过不顺利的主要原因有液体复苏不当或延迟、长途转送、气道不通畅未予及时解除等。休克期度过不顺利会导致较长时间的组织缺血、缺氧，既能广泛损害多个内脏导致功能不全，又会引发感染，从而影响全病程的有效救治，甚至危及生命。

烧伤休克的主要表现为：①心率增快，脉搏细弱，心音低弱；②呼吸浅、快；③早期脉压变小，随后血压下降；④尿量减少，尿量减少是判断低血容量性休克的一个重要标志；⑤烦躁不安，成人烦躁不安是脑组织缺血、缺氧的一种表现；⑥周围静脉充盈不良、肢端发凉，病人诉畏冷。

（2）烧伤全身性感染：感染是烧伤救治中的突出问题。据我国几所军医大学 9329 例烧伤病例分析，烧伤死亡原因中感染居首位（占 51.8%）。如感染未能控制，会接连发生内脏并发症，有些病人常因感染性休克、多器官功能衰竭而死亡。烧伤感染病情之所以严重，除广泛的皮肤屏障作用遭到破坏、大量坏死组织和渗出液形成了微生物良好的培养基外，肠源性感染也是一个重要因素。严重烧伤虽伤在体表，但肠黏膜屏障有明显的应激性损害，肠道微生物及内毒素等均可发生移位或继发他处感染，故肠道是一个重要的内源性感染源。对于严重烧伤伴有严重休克而未能及时实施液体复苏的病人，应特别警惕感染的发生。

烧伤并发全身性感染时，临床常有一些骤然变化的迹象。如：①体温骤升或骤降，波动幅度 1℃ ~ 2℃；体温骤升者起病时常伴有寒战，体温不升者常提示为革兰阴性杆菌感染；②心率加快（成人常在 140 次 / 分以上）；③呼吸急促；④性格的改变，初始有些兴奋、多语、定向力障碍，继而出现幻觉、迫害妄想，甚至大喊大叫，或对周围反应淡漠；⑤创面表现骤变，如一夜之间出现创面生长停滞、创缘变钝、浸渍糟烂、干枯、出血坏死斑等；⑥白细胞计数骤升或骤降。

（3）应激性溃疡：为烧伤最常见的消化系统并发症。临床上多有腹痛、饱胀、嗳气、呕血、黑便等，大出血者常发生出血性休克。

（4）心力衰竭：占烧伤死因的 6%。主要病因为：休克期补液过量，内毒素对心肌的直接损害，尤其易在无尿型急性肾衰竭患者中发生；严重吸入性损伤，因气道梗阻、肺水肿、肺部感染和肺不张，或诱发了 ARDS，进一步促使心肌缺血缺氧；并发严重脓毒症或感染性休克，发病突然，常出现昏厥、心源性休克、肺水肿和呼吸困难（左心衰竭所致）、紫绀、全身水肿（右心衰竭所致）、心律失常（低血钾所致）等。

（5）肝功能衰竭：烧伤并发肝功能衰竭的发生率报道不一，国内报道严重烧伤病人合并肝功能衰竭者为 25.6%，主要诱因为重度休克、创面脓毒症、全身侵袭性感染和脓毒血症。

（6）急性肾功能不全：发生率在 0.77% ~ 15% 不等，多见于大面积深度烧伤、高压电烧伤或合并挤压伤延迟复苏者。主要与血容量不足、缺血缺氧、烧伤后的血红蛋白尿和肾脏以外的因素或毒素物质有关。休克（脱水）引起的肾衰分少尿（或无尿）型和非少尿型。少尿型的早期表现为高钾血症、少尿或无尿、尿比重降低、氮质血症、低钙血症、水潴留和酸中毒等；非少尿型主要为氮质血症、尿比重降低且有管型。因烧伤脓毒血症或肾病综合征引起者，实验室检查非蛋白氮 71 ~ 143mmol/L，肾小管对钾、钠、氯等电解质的调节功能一般保持正常，尿量正常或偏多。

（7）成人呼吸窘迫综合征（ARDS）：严重烧伤休克病程经过不平稳者、重度吸入性损伤和严重脓毒症是 ARDS 的最主要原因，其病死率高达 50%。

（8）多器官功能障碍综合征（MODS）：烧伤继发 MODS 的病因复杂，但与伤情关系密切。烧伤伤情越重并发 MODS 的机会愈多，因为这类病人易发生低血容量性休克、全身性感染、炎症反应和免疫功能紊乱等。液体复苏欠佳会诱发循环状态异常，最终出现循环衰竭。烧伤后的持续高代谢状态和异常耗能途径都不利于肌蛋白的合成与创面修复，可能是导致 MODS 的间接因素，治疗和处理不及时可导致多系统脏器功能衰竭（MSOF）而死亡。

【实验室及其他检查】

因为烧伤的病理生理特点随伤后时间逐步发生变化，同时实验室检查也可作为评估烧伤病情的监测指标。

（1）血、尿常规检查：烧伤后常出现白细胞计数上升和中性粒细胞比例增高并出现中毒颗粒；大面积或中等程度以上烧伤早期可出现血液浓缩（红细胞压积升高）象；血浆中游离血红蛋白升高，常出现血红蛋白尿。

（2）血液生化检查：可出现低血钠、低蛋白、酸中毒，尤其在烧伤休克时。

（3）肝功能与肾功能检查：肝、肾功能出现继发损害时可出现异常。

（4）创面分泌物及血培养加药物敏感试验可明确感染病原菌及敏感药物。

（5）血气分析、心电图及多功能监测仪监护等也应作为重度烧伤的监测指标。

【诊断与鉴别诊断】

1. 诊断

根据以下条件一般都能对烧伤做出正确诊断：

（1）烧伤病史：应注意烧伤时间及环境。①烧伤时间：烧伤时间越长伤情越重；②烧伤环境：如火焰伤，在密闭环境下易引起吸入性损伤；高空电击伤可能引起复合伤，如骨折、血气胸、脑外伤等。

（2）明确受伤原因：①热力伤：如沸水、蒸汽、热油、钢水、日光、炽热金属、火焰等；②电力伤：触电（高压及低压电流）、电弧烧伤、闪电伤；③化学伤：如酸、碱、磷、氨水、有害气体等；④放射能烧伤：深度X线、原子能等；⑤低温热源烧伤。

（3）明确伤情：根据烧伤面积、深度、部位、原因、有无复合伤等综合判断。

2. 伤情诊断

（1）烧伤面积的估计

伤情判断最基本的要求是烧伤面积的估算和深度的识别，烧伤面积的评估是烧伤的基本诊断标准，常用以下三种方法：

①中国新九分法：按体表面积划分为11个9%的等份，另加1%，构成100%的体表面积，即头面颈部：1×9%；躯干（包括会阴）：3×9%；双上肢：2×9%；双下肢（包括臀部）：5×9%+1%，共为11×9%+1%（见表13-3、图13-10）。

②手掌法：不论性别、年龄，病人并指的掌面约占体表面积的1%。如医者的手掌大小与病人相近，可用医者手掌估算，作为九分法的辅助评估方法（图13-11）。

③儿童烧伤面积计算：12岁以下儿童年龄越小头越大而下肢越小，可按下法计算：头面颈部面积：〔9＋（12－年龄）〕%；双下肢面积：〔46－（12－年龄）〕%（图13-12）。

表13-3　中国新九分法

部位			占成人体表%	占儿童体表%
头面颈	发部	3	9×1	9+（12-年龄）
	面部	3		
	颈部	3		
双上肢	双上臂	7	9×2	9×2
	双前臂	6		
	双手	5		
躯干	躯干前	13	9×3	9×3
	躯干后	13		
	会阴	1		
双下肢	双臀	5*	9×5+1	9×5＋1-（12-年龄）
	双大腿	21		
	双小腿	13		
	双足	7*		

*：成人女性的臀部和双足各占6%

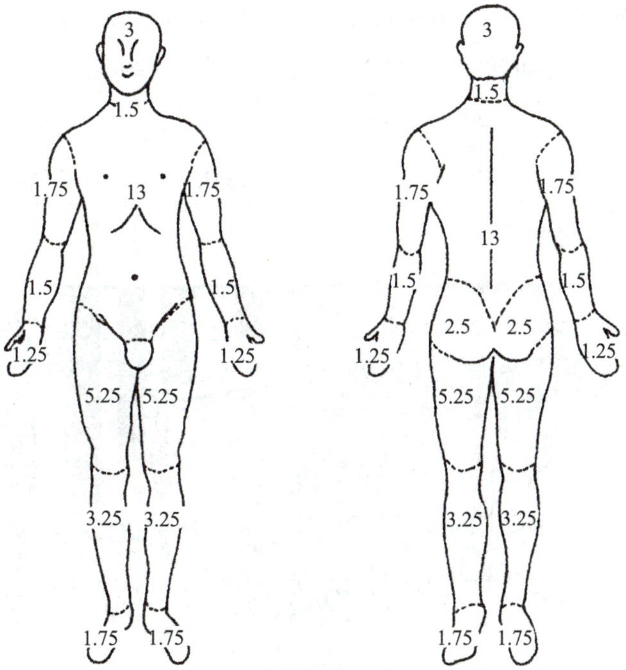

（1）前面 （2）后面

图 13-10 中国新九分法

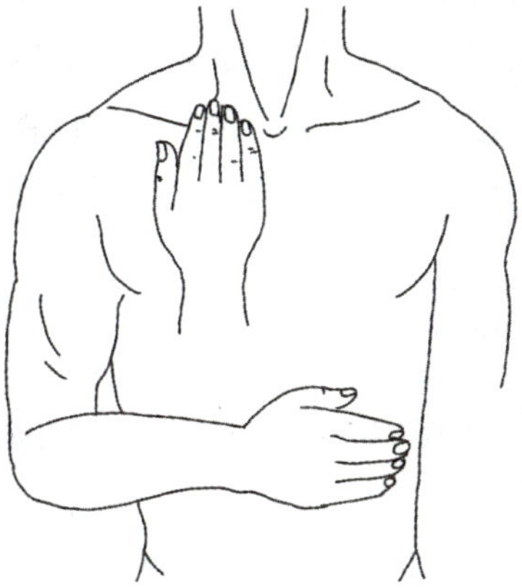

图 13-11 手掌法

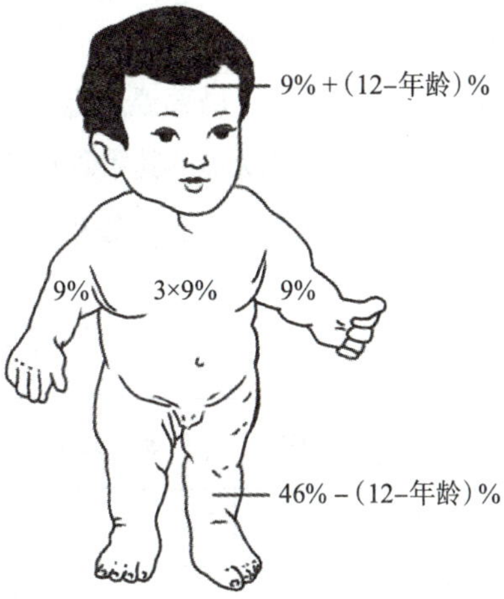

图 13-12 0～12 岁儿童烧伤面积计算

（2）烧伤深度的鉴别

①三度四分法：普遍采用，分为Ⅰ°、浅Ⅱ°、深Ⅱ°、Ⅲ°。一般认为Ⅰ°、浅Ⅱ°烧伤属于浅度烧伤；深Ⅱ°和Ⅲ°烧伤属于深度烧伤。组织损害层次见图 13-13 和表 13-4。

Ⅰ°烧伤：仅伤及表皮浅层，生发层健在，再生能力强。表面呈红斑状，干燥无渗出，有烧灼感，3～5 天痊愈，短期内可有色素沉着。

浅Ⅱ°烧伤：伤及表皮的生发层和真皮乳头层。局部红肿明显，有薄壁大水疱形成，内含淡黄色澄清液体，水疱皮如被剥脱，创面红润、潮湿，疼痛明显。上皮再生靠残存的表皮生发层和皮肤附件（汗腺、毛囊）的上皮增生，如不发生感染，1～2 周内愈合，一般不留瘢痕，多数有色素沉着或色素脱失。

深Ⅱ°烧伤：伤及皮肤的真皮乳头层以下，但仍残留部分网状层，深浅不尽一致，也可有水疱，但去疱皮后创面微湿，红白相间或苍白，痛觉较迟钝。由于真皮层内有残存的皮肤附件，应用烧伤湿性医疗技术可激活潜能再生细胞，依靠原位干细胞再生形成上皮小岛；如不发生感染，可融合修复，轻度瘢痕愈合，需时3～4周。

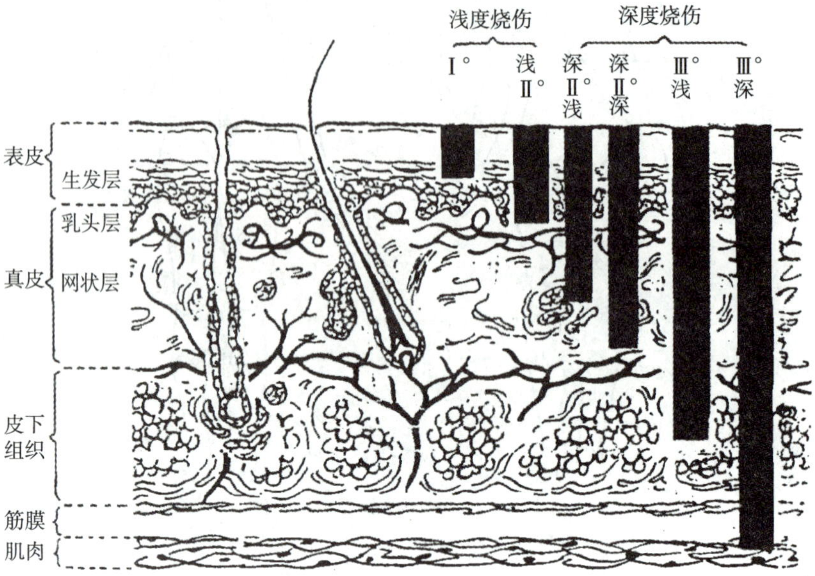

图13-13　烧伤深度分度示意图

Ⅲ°烧伤：为全层皮肤烧伤，甚至达到皮下、肌肉或骨骼。创面无水疱，呈蜡白或焦黄色，甚至炭化，痛觉消失，局部温度低，皮层凝固性坏死后形成焦痂，触之如皮革，痂下可见树枝状栓塞的血管。因皮肤及其附件已全部烧毁，无上皮再生的来源，须靠植皮而愈合。Ⅲ°浅烧伤可靠残留潜能再生细胞和原位干细胞再生修复创面，或以周围健康皮肤的上皮爬行收缩愈合。

表13-4　烧伤深度的识别

深度	损伤深度	感觉	拔毛试验	皮温	外观特点及临床体征	创面愈合过程
Ⅰ°（红斑）	表皮	烧灼样疼痛	痛	微增	轻度红、肿、热、痛，无水疱，干燥	2～3天症状消失，3～5天脱屑痊愈，无瘢痕
浅Ⅱ°（水疱）	真皮乳头层	剧痛，感觉过敏	痛	升高	红、肿、大水疱，去疱皮后创面湿润，基底潮红	如无感染，1～2周内愈合，3个月内有色素沉着，无瘢痕
深Ⅱ°（水疱）	真皮网状层	剧痛，感觉稍迟钝	微痛	略低	红、肿、小水疱，去疱皮后创面微湿，基底红白相间	如无感染，3～4周愈合，常有瘢痕增生
Ⅲ°（焦痂）	皮肤全层甚至骨骼	疼痛消失，感觉迟钝	不痛，易拔毛发	发凉	焦痂，呈蜡白或焦黄色，皮革样硬，可见栓塞血管枝	需植皮或皮瓣修复，瘢痕增生严重，甚至畸形

②三度六分法：是根据烧伤湿性医疗技术皮肤再生修复机制而提出的一种分度方法。

Ⅰ°烧伤：伤及表皮颗粒层及其以上的细胞，中医谓之血瘀型。

Ⅱ°烧伤：分“浅Ⅱ°烧伤”“深Ⅱ°浅型烧伤”和“深Ⅱ°深型烧伤”三种类型。浅Ⅱ°烧伤伤及表皮基底细胞以上，中医谓之瘀滞型；深Ⅱ°浅型烧伤伤及真皮乳头层，皮肤微循环在真皮乳头层已发生淤滞，表皮结构已消失，但大部分皮肤附件保留，中医谓之血瘀热毒型，治疗得当烧伤创面不会加深，可以无瘢痕愈合；深Ⅱ°深型烧伤伤及真皮网状层，有微循环淤滞损伤，尚残留少部分皮肤附件，中医谓之气瘀热毒型。该种类型烧伤应用湿性医疗技术治疗能促进“残存的上皮岛”生长融合和启动皮肤再生信息组织转化为干细胞，通过原位干细胞培植再生修复创面达到无瘢痕或轻度瘢痕愈合。

Ⅲ°烧伤：分为“Ⅲ°浅”和“Ⅲ°深”两种类型，中医谓之腐败型。Ⅲ°浅烧伤伤及皮肤全层，皮下少量脂肪和汗腺上皮组织部分健存，并有成活能力，因为汗腺上皮与皮肤同源于外胚层，有同样的再生信息，应用烧伤湿性医疗技术治疗可促使皮肤再生信息组织转化为干细胞，也可通过原位干细胞培植达到无瘢痕或表浅瘢痕愈合，中医谓之腐肉热毒型。Ⅲ°深烧伤指损及肌肉层或骨骼组织的损伤，目前单纯依靠原位干细胞培植皮肤方法难以愈合，最终仍需通过植皮愈合。

3. 烧伤严重程度的判断 根据烧伤面积、深度、部位、患病年龄、致伤原因、有无复合伤等综合判断。但为了对烧伤严重程度有一基本估计，作为设计治疗方案的参考，我国常用下列分度方法：

（1）轻度烧伤：Ⅱ°烧伤面积在10%（小儿在5%）以下。

（2）中度烧伤：Ⅱ°烧伤面积11%～30%（小儿6%～15%），或Ⅲ°烧伤面积在10%（小儿在5%）以下。

（3）重度烧伤：烧伤总面积31%～50%；或Ⅲ°烧伤面积12%～20%（小儿总面积16%～25%或Ⅲ°烧伤面积6%～10%）；或Ⅱ°、Ⅲ°烧伤面积虽不到上述百分比，但已发生休克等并发症、严重呼吸道烧伤或有较重的复合伤。

（4）特重度烧伤：烧伤总面积在50%以上；或Ⅲ°烧伤面积在20%以上（小儿总面积25%以上或Ⅲ°烧伤面积在10%以上）。

4. 吸入性损伤 吸入性损伤习惯称呼吸道烧伤，但严格来讲两者不完全相同。呼吸道烧伤主要指热力对呼吸道的损伤，一般无全身中毒症状；吸入性损伤指伴有毒性物质或气体吸收损伤，不单纯指热力引起者。热力可通过气道急剧下降，燃烧时的烟雾含有大量的化学物质，可被吸入深达肺泡，这些化学物质有局部腐蚀和全身中毒的作用，如一氧化碳、氰化物中毒等。所以在火灾现场死于吸入性窒息者甚至多于烧伤，即使救出现场，合并严重吸入性损伤者仍为烧伤救治带来困难。合并吸入性损伤者从急救开始就应密切关注呼吸道的通畅。吸入性损伤的诊断依据：

（1）燃烧现场相对密闭。

（2）口鼻周、面、颈常有深度烧伤，有鼻毛烧焦，声音嘶哑。

（3）有呼吸道刺激症状，咳出炭末痰，呼吸困难，肺部可有哮鸣音。

（4）电子喉镜检查有助于明确诊断。

【治疗】

1. 治疗原则 小面积浅表烧伤经清创、保护创面多能自然愈合。大面积深度烧伤的全身性反应重，治疗原则如下：

（1）早期及时补液，迅速纠正低血容量休克，维持呼吸道通畅。

（2）尽早切除深度烧伤组织，用自、异体皮移植覆盖，促进创面修复，减少感染来源。

（3）使用有效抗生素，及时有效地防治全身性感染。

（4）积极治疗严重吸入性损伤，采取有效措施防治脏器功能障碍。

（5）实施早期救治与功能恢复重建一体化理念，早期重视心理、外观和功能的恢复。

中、西医在烧伤治疗上各有其特点和优势。西医的优势在于对早期休克的有效复苏，有较多可供选择的抗感染药物；中医的优势在于对创面的处理。20世纪30年代，将外科医疗技术用于烧伤的治疗，创立了先使创面干燥成痂，后切除焦痂及痂下部分或全部皮肤组织，再移植自体皮封闭创面的方法，并沿用至今。但此法破坏性较大，手术疗法的技术核心不是解决皮肤再生和皮肤功能重建，而是尽早封闭创面、减少瘢痕，恢复烧伤患者愈后生活质量等问题。20世纪80年代，我国学者徐荣祥在中医理论和医学思维观的基础上创立并发展了“烧伤湿性医疗技术”，改变了“干燥无菌”治疗的传统理论。将烧伤组织置于生理湿润环境下，以由表入里的无损伤性液化方式排除创面坏死组织，保留皮肤再生信息组织，通过创面干细胞培植皮肤组织，实现皮肤组织原位再生修复。该项技术有效地解决了创面疼痛、创面感染、创面进行性坏死及深Ⅱ°创面瘢痕愈合等烧伤临床治疗的难题。

2. 现场急救　烧伤急救的目的是尽快消除致伤因素，脱离现场，积极实施危及生命损伤的救治，保护受伤部位，缓解症状。

（1）*迅速脱离现场和消除热源*：火焰烧伤应尽快脱离火场，脱去燃烧的衣物或就地翻滚熄灭火焰。互救者可就近用非易燃物品（如棉被、毛毯）覆盖，隔绝灭火。切忌用双手扑打火焰，以免造成双手烧伤，也切忌奔跑呼叫，以免风助火势，烧伤头面部和呼吸道。热液烧伤应尽快去除热液浸渍的衣物，在去除衣物时要注意保护疱皮尽量使疱皮完整，最好采取剪开衣物的方法。中、小面积热力烧伤后应立即用自来水冲淋、湿敷或浸泡烧伤区，多需半小时左右，目的是中和创面残余热，阻止创面继续加深。酸碱烧伤时必须及时用大量清水冲洗创面；生石灰和电石等遇水产热物质烧伤时，在冲洗前应去除创面上的颗粒和粉末；磷烧伤后应立即将患处浸于水中，目的在于隔绝空气、防止磷自燃损伤，在水下去除磷的颗粒。

（2）*保护受伤部位*：现场急救时创面只求不再污染，不再损伤。尤其要注意疱皮完整，不主张过于彻底清创。创面可立即涂抹湿润烧伤膏，无条件者可先以洁净柔软的布单保护，就近送入医院治疗。切忌采用不合理的民间偏方治疗。伤后患者情绪比较紧张，应注意通过交谈等方式安慰和鼓励患者，使其情绪稳定，必要时可应用镇静止痛药。

（3）*危及生命损伤的救治*：电烧伤合并心跳骤停者先行心肺复苏，抢救生命。误吸、误咽烧伤者常伴有呼吸道损伤，应特别注意保持呼吸道通畅和吸氧，必要时可行气管切开。同时应注意复合伤的判断和处理，对大出血、开放性气胸、骨折等应先实施相应的急救处理。

3. 转送　大面积严重烧伤休克伤员早期应避免长途转送，应就近输液抗休克，必须转送者应建立静脉输液通道，途中继续输液，保证呼吸道通畅。严重口渴、烦躁不安者常提示休克严重，应加快输液，只可口服少量盐水。转送路程较远者应留置导尿管，观察尿量。用高速转运工具（如飞机）时头应朝向行进方向的反方向，以保证头部血供。

4. 休克的防治　轻度烧伤一般不发生休克。烧伤病情越严重，休克出现就越早、越重。严重烧伤多在烧伤后6～12小时发生休克，特重度烧伤在伤后2小时即可发生。因烧伤早期发生的休克基本上是低血容量性休克，故处理原则是尽快恢复血容量。方法如下：

（1）口服补液：轻度烧伤可进饮食，口服烧伤饮料（氯化钠 3g，碳酸氢钠 1.5g，糖 10g，加水 1000mL 即成），或口服盐粥汤，但不能只饮开水，以免发生水中毒。

（2）抗休克补液疗法：目前国内通常采用的输液量计算公式为：成年病人按照Ⅱ°、Ⅲ°深烧伤合计面积和体重计算，伤后第一个 24 小时胶体和晶体总量为：每 1%烧伤面积、每千克体重 1.5mL（小儿 2.0mL）。胶体（血浆）和电解质液（平衡盐液）的比例为 0.5∶1；广泛深度烧伤者其比例可改为 0.75∶0.75（小儿为 1.0∶1.0）。另加每日需水量（5%葡萄糖溶液）2000mL[小儿按 60 ~ 100 mL/（kg · d）计算] 补充水分。第二个 24 小时胶体和电解质液量为第一个 24 小时实际输入量的一半，水分补充仍为 2000mL。

举例：一烧伤面积 60%、体重 50kg 病人，休克期补液：①第一个 24 小时补液总量：60×50×1.5+2000=6500（mL），其中胶体液为 60×50×0.5=1500（mL）；电解质液为 60×50×1=3000（mL）；水分为 2000mL。②第二个 24 小时：胶体液减半，为 750mL，电解质液减半为 1500mL，水分 2000mL。③输液量的分配原则：第一个 24 小时所需的晶体液和胶体液的一半在伤后 8 小时内输入，余下一半在后 16 小时内平均输入；水分在 24 小时内平均输入。鉴于烧伤后毛细血管通透性急剧增加，为避免输入的血浆集聚于组织间隙，主张血浆在伤后 16 小时开始输入。晶体液以平衡盐液为主，胶体液以血浆为主，不足部分以右旋糖酐（不宜超过 1000mL）和血浆扩容剂补充。电解质液、胶体和水分应交替输入。

对于因种种原因，烧伤后未予及时补液或补液不足，入院时已有明显休克的延迟复苏病人，需要的补液量往往多于立即补液治疗者，可在有创血流动力学指标严密监测下，按以下公式进行快速补液：伤后第一个 24 小时补液量，成人每 1%烧伤面积、每千克体重补充胶体和电解质液各 1.3mL，另加每日所需水分 2000mL。入院后 8 小时内输入晶体和胶体量的一半，后 16 小时补入另一半，水分在 24 小时内平均输入。第二个 24 小时，成人每 1%烧伤面积、每千克体重补充胶体和电解质液各 0.5mL，另加每日所需水分 2000mL，于 24 小时内均匀补入。延迟复苏病人第一个 24 小时需要的液体量多，补液速度快，应非常慎重，特别是小儿。应在严密监护下进行，防止发生补液过多过快所致的并发症。

此外，广泛深度烧伤常伴有较严重的酸中毒和血红蛋白尿，为纠正酸中毒和避免血红蛋白降解产物在肾小管的沉积，在输液成分中可增配 1.25% 的碳酸氢钠。

补液公式仅是一种估计方法，伤员个体对休克的耐受性和补液反应的差异很大，因此，在补液抗休克过程中要随时观察伤员的反应，包括精神状态、脉搏、血压、心搏强弱和末梢循环灌注情况，根据病人的反应，随时调整输液的量和成分。简便的几项观测指标是：①尿量是一个很重要的指标，成人每小时尿量应不低于 30mL，以 30 ~ 50mL 为宜，伴有肌红蛋白尿时要超过 50mL/h，小儿不低于 1mL/（kg · h）；②成人脉搏＜ 120 次 / 分，儿童＜ 140 次 / 分，脉搏和心跳要有力；③收缩压应维持在 11.97kPa（90mmHg）、脉压在 2.66kPa（20mmHg）以上；④病人应安静，无烦躁不安；⑤无明显口渴；⑥呼吸平稳；⑦有条件者实行中心静脉压测定，如出现血压低、尿量少、烦躁不安等现象，则应加快输液速度。

5. 全身性感染的防治 烧伤全身性感染的成功防治关键在于对其感染发生和发展规律性的认识。要了解烧伤休克和感染的内在联系，及时积极地纠正休克，维护机体的防御功能。烧伤感染途径是多渠道的，包括外源性与内源性及静脉导管感染等。防治措施如下：

（1）及时而积极地纠正休克，维持机体的防御功能，保护肠黏膜的组织屏障对防止感染有

NOTE

重要意义。

（2）正确处理创面：烧伤创面，特别是深度烧伤创面是主要感染途径，强调正确的外科处理。目前对深度烧伤的处理多沿用早期切（削）痂植皮方法，但应指出，规范地采用烧伤湿性医疗技术对深度烧伤的处理有着广阔的前景，尤其在深Ⅱ°和Ⅲ°浅创面方面已被证实能实现原位皮肤再生修复。

（3）合理选择抗生素：选择抗生素依然是防治全身性感染不可或缺的手段，但不能乱用和滥用。正确应用抗生素要注意以下几个问题：①及早用药：对中度以上烧伤，病菌的侵入常发生在烧伤发生之时，抗生素的应用宜早，治疗过程中应反复做细菌学检测，掌握创面的菌群动态和药敏情况，感染一旦明确，及早调整药物。②针对性：应根据细菌培养和药敏结果选择和调整抗生素，在没有获得细菌培养和药敏结果时，可针对烧伤感染的主要致病菌选择。③联合用药：烧伤创面常为多种细菌感染，耐药性也较高，因而对中度以上烧伤主张联合应用抗生素。④及时停药：感染症状控制后应及时停药，不能留待体温完全正常。因烧伤创面未修复前，一定程度的体温升高是不可避免的，若仅主张早期应用抗生素而不及时停药，有可能诱发体内菌群失调或二重感染（如真菌感染）；另外，部分抗生素影响蛋白质代谢，从而影响创面愈合。

据目前资料分析，烧伤感染的主要致病菌是革兰阴性杆菌，抗生素在杀（抑）细菌的同时，细菌外膜中的内毒素会大量释放，故抗生素在对细菌产生杀伤作用的同时，还可释放多种炎症介质，导致感染性休克和多器官功能损害，这也是当前抗感染的另一焦点。此外，选用抗生素时还应注意病人的肝、肾功能状态，防止大剂量用药产生的毒副作用。

（4）营养的支持、水与电解质紊乱的纠正、脏器功能的维护等综合措施均属重要。营养支持可经肠内或肠外营养，尽可能用肠内营养，因其接近生理，可促使肠黏膜屏障的修复，减少并发症的发生。

6. 中医治疗　小面积轻度烧伤，可单用外治法；大面积重度烧伤，必须内外兼治，中西医结合抢救治疗。内治原则以清热解毒、益气养阴为主。外治在于正确处理烧伤创面，保持创面清洁，预防和控制感染，促进愈合。

（1）*辨证治疗*

①火毒伤津证

证候：壮热烦躁，口干喜饮，便秘尿赤；舌红绛而干，苔黄或黄糙，或舌光无苔，脉洪数或弦细数。

治法：清热解毒，益气养阴。

方药：黄连解毒汤或银花甘草汤合增液汤加减。口干甚者加鲜石斛、天花粉；便秘者加生大黄；尿赤加白茅根、淡竹叶等。

②火毒内陷证

证候：壮热不退，口干唇燥，躁动不安，大便秘结，小便短赤；舌红绛而干，苔黄或黄糙或焦干起刺，脉弦数等；若火毒传心，可见烦躁不安，神昏谵语；火毒传肺，可见呼吸气粗，鼻翼扇动，咳嗽痰鸣，痰中带血；火毒传肝，可见黄疸，双目上视，痉挛抽搐；若火毒传脾，可见腹胀便结，便溏黏臭，恶心呕吐，不思饮食，或有呕血、便血；火毒传肾，可见浮肿，尿血或尿闭。

NOTE

治法：清营凉血解毒。

方药：清营汤或黄连解毒汤合犀角地黄汤加减。火毒传心者加服安宫牛黄丸或紫雪丹；火毒传肺者加生石膏、知母、贝母、桔梗、鱼腥草、桑白皮、鲜芦根；火毒传肝者加羚羊角粉（冲）、钩藤、石决明；火毒传脾者加大黄、玄明粉、枳实、厚朴、大腹皮、木香；呕血、便血加地榆炭、侧柏炭、槐花炭、白及、三七、藕节炭；火毒传肾者加白茅根、车前子、淡竹叶、泽泻；血尿加生地黄、大蓟、小蓟、黄柏炭、琥珀等。

③阴伤阳脱证

证候：神疲倦卧，面色苍白，呼吸气微，表情淡漠，嗜睡，自汗肢冷，体温不升反低，尿少；全身或局部水肿，创面大量液体渗出；舌淡暗苔灰黑，或舌淡嫩无苔，脉微欲绝或虚大无力等。

治法：回阳救逆，益气护阴。

方药：四逆汤、参附汤合生脉散加味。冷汗淋漓者加煅龙骨、煅牡蛎、黄芪、白芍、炙甘草。

④脾胃虚弱证

证候：疾病后期，火毒已退，脾胃虚弱，面色萎黄，形体瘦弱，四肢无力，纳呆食少，腹胀便溏，或吐；舌质淡，苔白腻，脉濡细无力。

治法：补气健脾和胃。

方药：益胃汤合参苓白术散加减。呃逆嗳气者，加竹茹、法半夏、柿蒂。

⑤气血两虚证

证候：疾病后期，火毒渐退，低热或不发热，精神疲倦，气短懒言，形体消瘦，面色无华，食欲不振，自汗，盗汗；创面肉芽色淡，愈合迟缓；舌淡，苔薄白或薄黄，脉细弱。

治法：补气养血，兼清余毒。

方药：托里消毒散或八珍汤加金银花、黄芪。食欲不振者加神曲、麦芽、鸡内金、薏苡仁、砂仁。

（2）外治：一般肢体部位及中、小面积的烧伤创面多采用包扎疗法；头面、颈部、会阴部和大面积创面多采用暴露疗法。

初期：小面积Ⅰ°、Ⅱ°烧伤可外涂京万红烫伤药膏、清凉油、紫草膏等，暴露或包扎；或用地榆粉、大黄粉各等份，麻油调敷后包扎，隔日换药1次。

较大面积的Ⅱ°烧伤，皮肤无破损者，抽出疱内液体；用湿润烧伤膏局部外涂或虎地酊喷洒创面，每日数次；疱已破者，剪去破损外皮，外涂烧伤药膏。

Ⅲ°烧伤可外涂碘伏，保持焦痂干燥，防止感染。全身情况好者，于3～6天后分批多次切痂并植皮，或保痂开窗植皮；伤员情况及条件不允许切痂植皮时，可采用“蚕食脱痂”法，于伤后2～3周痂下自溶时，分批分区剪去痂皮并植皮；亦可外用湿润烧伤膏、水火烫伤膏、创灼膏等溶痂脱痂。

中期：创面感染者，可根据创面大小、感染性质（一般细菌感染、绿脓杆菌感染或真菌感染）的不同，采用不同的外用药。小面积感染创面可外用黄连膏、红油膏、生肌玉红膏外敷，每日包扎换药1次；亦可用绵白糖（量要大，因细菌在高渗环境下无法生存）加九一丹少许直接外用，暴露创面，每日换药1次；较大面积的感染创面渗液较多，可选用2%黄柏液湿敷；

痂下积脓者，要尽快去痂引流，用上述药液浸泡或湿敷（应做细菌学检查以指导用药）。

后期：腐脱新生时，用生肌白玉膏、生肌玉红膏或生肌散外敷。

7. 创面处理 对于浅度烧伤，现有的各种方法在治愈时间和效果上无明显差异，重点在防止感染。对深度烧伤，存在传统和烧伤湿性医疗技术两种治疗方法。

（1）*传统疗法*：20世纪30年代，人们将外科医疗技术用于烧伤治疗，创立了创面干燥成痂，后切除焦痂及深层软组织，再移植自体皮封闭创面的方法（图13-14）。这种烧伤医疗技术破坏性较大，无法解决皮肤再生及皮肤功能重建问题，也不能消除或减少瘢痕及恢复患者的生活质量。由于深度烧伤坏死组织多，组织液化，细菌繁殖很难避免，故主张应用外用抗菌药物。目前认为有效防治感染的外用药有1%磺胺嘧啶银霜剂、碘伏等。外用抗菌药

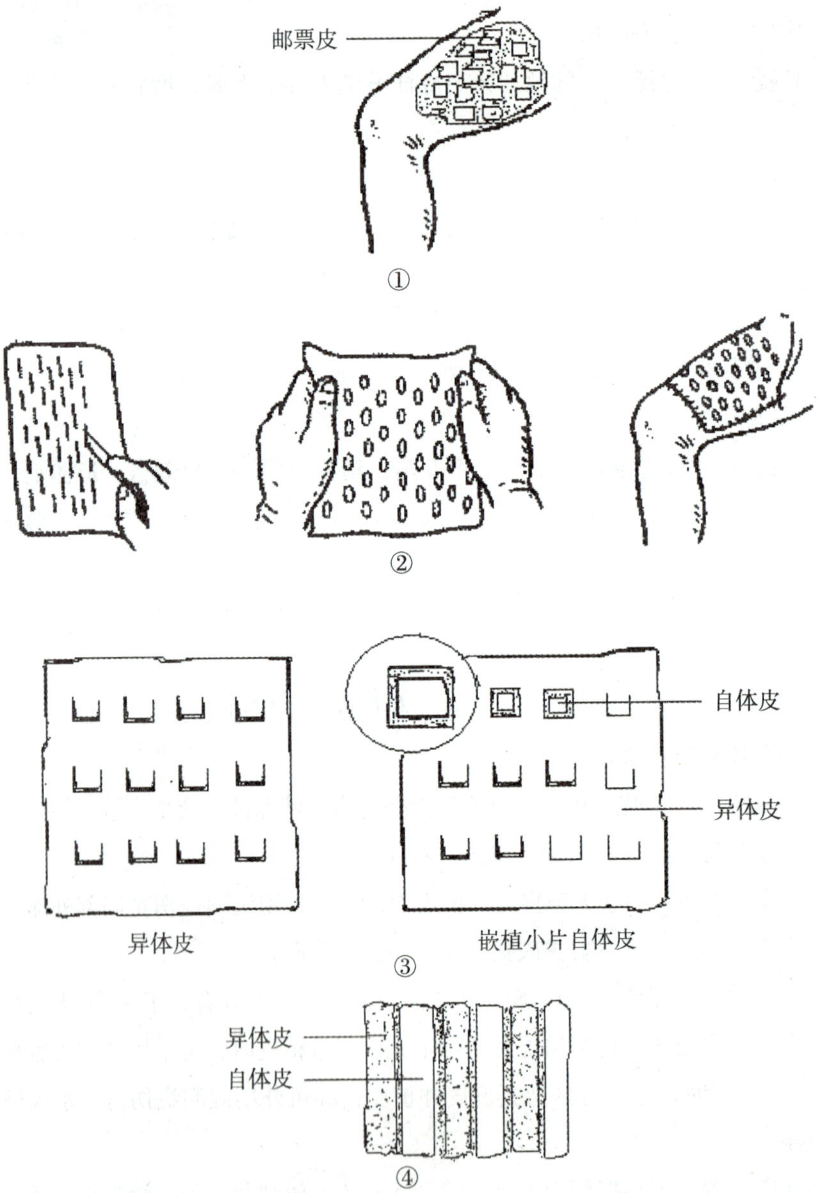

图13-14 常用烧伤植皮法

①小片及邮票状自体植皮法 ②网状自体植皮法

③异体皮开洞嵌植小片自体皮法 ④自、异体皮相间混植法

物只能在一定程度上抑制细菌生长，而烧伤组织由开始的凝固性坏死经液化到与健康组织分离需要 2 ~ 3 周，在这一过程中，随时都有侵入性感染的威胁。为此，多采用所谓积极的手术疗法，包括早期切痂（切除深度烧伤组织达深筋膜平面）或削痂（削除坏死组织至健康平面），并立即实行皮肤移植，以求减少全身性感染的发病率，提高大面积烧伤的治愈率与缩短住院日。

大面积深度烧伤病人的健康皮肤所剩无几，需要皮肤移植的创面面积大，采用手术疗法的最大难题是自体皮“供”与“求”的矛盾。尽管我国学者先后采用了“大张异体皮开洞嵌植小块自体皮”和“异体皮下移植微粒自体皮”及充分利用头皮作为自体皮来源分期分批植皮等方法治疗，但仍有自体皮供应不足及自体皮成活欠佳、瘢痕增生与功能障碍等问题。“人造皮肤”仅是一种生物敷料，在创面上保留的时间也较短；体外培养自体皮肤不仅周期太长，成活率也低；目前研究的“真皮复合皮”尚未广泛用于临床。故自体皮紧缺仍是当前大面积深度烧伤治疗的主要难题。

（2）烧伤湿性医疗技术：是以美宝湿润烧伤膏（MEBO）为治疗药物，以湿润暴露疗法（MEBT）为治则，以启动自身潜能再生细胞原位干细胞培植皮肤为技术核心的一项新技术，简称 MEBT/MEBO。该方法将烧伤组织置于生理湿润环境下，MEBO 与烧伤组织发生水解、酶解、酸败与皂化等反应，无损伤性液化方式排除创面坏死组织，通过 MEBT/MEBO 激活皮肤自身潜能再生细胞（再生信息组织），实现原位培植皮肤组织。潜能再生细胞是具有干细胞增殖能力的细胞，它以普通形式存在于组织中，包括纤维组织、脂肪隔、骨骼、肌肉等。MEBT/MEBO 可启动潜伏于组织中的潜能再生细胞产生干细胞，并使之持续分裂、增殖，定向性地分化为机体和包括皮肤在内的功能组织器官的细胞。该项技术已逐步发展成为以原位干细胞培植皮肤技术为基础的独具特色的“中国烧伤医疗技术”。由于原位干细胞培植概念和模式的建立，揭示了深度烧伤创面能达到生理性愈合的原因，使深度烧伤治疗进入了生命科学的皮肤再生新阶段。

①应用原则：a. 清创“三不原则”：不使病人疼痛、不出血、不损伤正常组织；b.“三个及时”：及时清理液化物、及时清理坏死组织、及时供药；c.“三不积留”目的：创面上不积留坏死组织、不积留液化物、不积留多余的 MEBO。

②创面各期的处理要点：a. 早期（伤后 1 ~ 6 天）：不宜使用任何消毒剂清创（化学烧伤除外）；水疱穿刺放液，保持疱皮完整，去除破损、脱落的腐皮；用压舌板将 MEBO 直接涂在创面上，也可以戴上消毒手套用手指涂药；涂药厚度 0.5 ~ 1.0mm；每隔 4 ~ 6 小时换药一次。b. 液化期（伤后 6 ~ 15 天）：浅Ⅱ°烧伤创面已逐渐愈合，继续使用 MEBO 护肤两周，每日两次。用药 1 周左右，深Ⅱ°创面坏死组织开始液化，在坏死组织液化排除的同时，烧伤创面开始了再生修复，所以在操作中应特别严格掌握无创原则，避免损伤新生组织，尤其要保护好创面上所形成的脂蛋白透明膜，否则会使本应生理性愈合的创面变成病理性愈合。可用压舌板轻柔刮除创面液化物，用消毒纱布或纸巾按上述相同方法清洁创面，然后再用湿润烧伤膏外涂，厚度小于 1mm。每隔 4 小时换药一次；或者当创面上覆盖物由棕黄色的药膏变成了白色的液化物时及时换药。在涂用新药膏之前必须先去除创面液化物。c. 修复期（伤后 10 ~ 21 天）：当绝大多数坏死组织排净之后，仍按上述方法用纱布或纸巾清理创面，然后涂湿润烧伤膏保护

NOTE

创面，但量要少，约0.5mm厚。每6～8小时换药1次。注意操作要轻柔，不疼痛，不出血。不要用纱布往返擦拭创面。d. 康复期：是从创面愈合到完全上皮化的时期。用温水清洗创面，然后像擦护肤油一样涂用少量MEBO烧伤膏保护皮肤，厚度小于0.5mm，每日早、晚各1次。注意不要过度擦洗刚愈合的创面皮肤，避免阳光直射。

③特殊技术处理：a. Ⅲ°烧伤创面的早期处理：MEBO可保护创面，促进坏死组织液化排除，有利于Ⅲ°浅烧伤创面再生修复，或为Ⅲ°深烧伤创面手术植皮做准备。若患者全身情况平稳，伤后早期即应使用特殊设计的“耕耘刀”纵横交错划开焦痂，然后立即涂用MEBO，以松解坏死组织对深部有生机组织的压迫，改善微循环，有利于药物渗入创面深部，促进坏死组织液化，充分发挥其功效。b. 包扎疗法：适用于治疗不合作的婴幼患儿、精神病患者、某些门诊病人或某些不方便暴露的小创面。方法：涂用稍多MEBO，厚度2～3mm。也可用预制的MEBO药膏纱布。内敷1～2层纱布，外层敷料无张力包扎。每隔12小时换药1次。注意避免创面受压、干燥、疼痛。

【预防与调护】

（1）加强劳动保护，开展防火宣传教育，教育小儿不要玩火，注意安全操作。

（2）在家庭或幼儿园，应将开水、热粥、热汤等放置于妥当处，以免烫伤。

（3）大面积烧伤患者住院后实施无菌隔离1～2周，病室要定时通风，保持清洁，限制人员进出，接触患者的敷料、被单、物品等注意清洗消毒。

（4）鼓励患者进食，可以绿豆汤、西瓜汁、水果露、银花甘草汤等代茶频服；多食新鲜蔬菜、水果、禽蛋、瘦肉等。忌食辛辣、肥腻、鱼腥等食物。

（5）精心护理，勤翻身，防止创面长期受压。

第六节　冷　伤

冷伤（cold injury）是由于寒冷低温作用于人体引起的损伤，可分为非冻结性冷伤和冻结性冷伤两类。非冻结性冷伤是指暴露于冰点以上至10℃以下的低温加潮湿条件所引起的局部损伤，如冻疮、战壕足、浸渍足等；而冻结性冷伤是指暴露于冰点以下的低温所引起的损伤，可分为局部冻伤和全身冻伤。中医将冷伤分称为“冻疮”“冻僵”“冻裂”等。

【病因病理】

1. 西医病因病理

（1）非冻结性冷伤：暴露于冰点以上低温的机体局部皮肤发生血管收缩和血流滞缓，影响细胞代谢。待局部得到常温后，血管扩张、充血且有渗出，在表皮下有积液（水疱），有的毛细血管甚至小动、静脉受损后发生血栓，然后引起部分组织坏死。

（2）冻结性冷伤：人体局部接触冰点以下的低温时，发生强烈的血管收缩反应，如果接触时间稍久或温度很低，则细胞外液甚至连同细胞内液可形成冰晶。冻伤损害主要发生在冻融后，局部血管扩张、充血、渗出，并有微栓或血栓形成可能；组织内冰晶及其融化过程造成的组织破坏和细胞坏死可引起炎症反应；加以组织缺血后再灌注造成细胞凋亡，构成了冻结性冷

NOTE

伤病变。若全身受低温损害，机体中心体温降低，可使血管、脑和其他器官均受损害，甚至死亡。

2. 中医病因病机 致病因素主要有两个方面：一为寒冷之邪外袭是其直接因素；二为元气虚弱，不耐其寒。冬令之时，因潮湿、刮风、防寒设备不良、衣帽和鞋袜紧小或因疲劳、饥饿、静止不动，逾时过久、创伤失血、素体气血不足，寒冷之邪外袭，耗伤阳气，收束经脉，致肢体失于温煦，血脉失于通畅，气血凝滞，经络阻塞而成冻伤。若复感毒邪，郁久化热，热毒蕴结，肉腐成脓则溃烂成疮，损及筋骨；甚则因寒邪太盛，内中脏腑，阴闭于内，阳脱绝于外而死。

【临床表现】

1. 非冻结性冷伤 非冻结性冷伤常待足、手等部位出现红肿始能察觉，先有寒冷感和针刺感，皮肤苍白，可有水疱；去除水疱皮后见创面发红、有渗液；并发感染后形成糜烂或溃疡。非冻结性常有个体易发因素，故并非在相同条件下的人都发病。冻疮易复发，可能与患病后局部皮肤抵抗力降低相关。有的战壕足、浸渍足治愈后，再遇低温时患足可由疼痛、发麻、苍白等反应，甚至诱发闭塞性血管疾病。

2. 冻结性冷伤

（1）局部冻伤后皮肤苍白发凉、麻木或丧失知觉，不易区分深度。复温冻融后可按其损伤的不同程度分为四级。

Ⅰ°冻伤（红斑性冻伤）：伤及表皮层。局部红肿，有发热、痒、刺痛的感觉，数日后表皮干脱而愈，不留瘢痕。

Ⅱ°冻伤（水疱性冻伤）：损伤达真皮层。局部红肿较明显且有水疱形成，疱内为血清状液或稍带血栓，自觉疼痛，知觉迟钝。如无感染，局部可成痂，经 2 ~ 3 周痂脱而愈，很少有瘢痕。若并发感染，则创面形成溃疡，愈合后有瘢痕。

Ⅲ°冻伤（腐蚀性冻伤）：损伤皮肤全层或深至皮下组织。创面由白色变为黑褐色，试验知觉消失，其周围红肿疼痛，可出现血疱。若无感染，坏死组织干燥成痂，然后逐渐脱痂和形成肉芽创面，愈合甚慢而留有瘢痕。

Ⅳ°冻伤（血栓形成与血管闭塞）：损伤深达肌肉、骨骼等组织。局部表现类似Ⅲ°冻伤，即伤处发生坏死，其周围有炎症反应，常需在处理中确定其深度。容易并发感染而成湿性坏疽，治愈后可有功能障碍或致残。

（2）全身性冻伤开始时有寒战、肤色苍白、发绀、疲乏无力、打呵欠等表现，继而出现肢体僵硬，幻觉或意识模糊甚至昏迷，心律失常，呼吸抑制，最终发生心跳、呼吸骤停。

【诊断】

1. 诊断

（1）有低温环境下停留较长时间的受冻史。

（2）有局部性冻伤或全身性冻伤的临床表现。

2. 鉴别诊断 坏疽期血栓闭塞性脉管炎：其局部表现与冻伤所致肢体末端坏疽溃疡虽有相似，但前者在肢体坏死脱落或溃疡形成之前有典型的间歇性跛行史，且伴剧烈疼痛，查足背、胫后动脉搏动减弱或消失。

NOTE

【治疗】

本病发病原因以寒冷刺激为主，主要病机为寒盛阳虚，气血冰凝，故治宜温、宜补、宜通，温而散寒、通而活络、补而助阳，此乃本病论治的要旨，故中医治疗以温通散寒、补阳活脉为主，临证时又须注意随证变化。Ⅰ°、Ⅱ°冻伤以外治为主，Ⅲ°、Ⅳ°要内外合治。全身性冻伤病情危急，较为少见，一旦发现应迅速复温，采取综合措施进行抢救。

1. 西医治疗

（1）急救和复温：迅速使病人脱离低温环境和冰冻物体。衣服、鞋袜等连同肢体冻结者，不可勉强卸脱，应用温水（40℃左右）使冰冻融化后脱下或剪开。立即施行局部或全身的快速复温，但勿用火炉烘烤。用38℃～42℃温水浸泡伤肢或浸浴全身，使局部在20分钟、全身在半小时内复温。温水浸泡至肢端转红润、皮温达36℃左右为度。浸泡过久会增加组织代谢，反而不利于恢复。浸泡时可轻轻按摩未损伤的部分，帮助改善血循环。

（2）Ⅲ°以上局部冻伤的治疗：常需全身治疗：①由于冻伤常继发肢体血管的改变，如内皮损伤、血栓形成、血管痉挛或狭窄等，严重时加重肢端损伤程度或延迟创面愈合时间，故选用改善血液循环的药物。常用的有小分子右旋糖酐、妥拉苏林（妥拉唑啉）、罂粟碱等；②使用抗生素；③注射破伤风抗毒素；④Ⅲ°、Ⅳ°冻伤病人需要高价营养，包括高热量、高蛋白和多种维生素等。

（3）全身性冻伤的治疗：复温后首先要防治休克和维护呼吸功能。防治休克主要是补液、应用血管活性药、除颤、纠正酸碱失衡和电解质失衡等，但须考虑到脑水肿和肾功能不全，故又需选用利尿剂。维持呼吸功能主要是保持呼吸道通畅、给予氧和呼吸兴奋剂、防治肺部感染等。全身性冻伤常合并局部冻伤，应加强创面处理。

（4）手术治疗：局部冻伤严重者，待其坏死组织边界清楚时予以切除；若损伤面积大者，待坏死组织脱落干净，肉芽组织红润时予以植皮；若出现感染则应充分扩创引流；若出现肢体远端湿性或干性坏疽，与健康组织分界线已形成者，待其分界线清楚固定后可行截肢术。

2. 辨证治疗

（1）寒凝血瘀证

证候：局部麻木冷痛，肤色青紫或暗红，肿胀结块，或有水疱，发痒，手足清冷；舌淡苔白，脉沉或沉细。

治法：温经散寒，养血通脉。

方药：当归四逆汤或桂枝加当归汤加减。

（2）寒盛阳衰证

证候：四肢厥逆，恶寒蜷卧，极度疲乏，昏昏欲睡，呼吸微弱；苔白，脉沉微细。

治法：回阳救逆，温通血脉。

方药：四逆加人参汤加减。

（3）气血两虚证

证候：头晕目眩，少气懒言，四肢倦怠，面色苍白或萎黄，疮口不收；舌淡，苔白，脉沉细弱或虚大无力。

NOTE

治法：益气养血，祛瘀通脉。

方药：人参养荣汤或八珍汤合桂枝汤加减。

（4）瘀滞化热证

证候：发热口干，患处暗红微肿，局部疼痛喜冷；或患处红肿灼热，溃烂腐臭，脓水淋漓，筋骨暴露；舌暗红，苔黄，脉数。

治法：清热解毒，活血止痛。

方药：四妙勇安汤加味。热盛者加紫花地丁、蒲公英等；气虚者加黄芪；痛甚者加延胡索、制乳香、制没药等。

3. 中医外治

（1）创面处理：轻症保持创面清洁干燥，数日后可治愈。红肿痛痒未溃破流水者，选用10%胡椒酒精浸液、红灵酒、姜汁、辣椒汁轻柔按摩，每日2～3次；有水疱者可挑破或用注射器抽吸，再以冻疮膏、湿润烧伤膏、红油膏、白玉膏或马勃外敷包扎；溃烂时用红油膏掺八二丹外敷；腐脱新生时用红油膏掺生肌散、生肌玉红膏或湿润烧伤膏外敷。

（2）草药外洗：萝卜皮煎水，酌量加入硫黄熏洗。或鲜松针适量，煎水外洗。

【预防与调护】

（1）在严寒环境中要适当活动，避免久站或蹲地不动。

（2）进入低温环境工作以前不宜饮酒，因为饮酒后常不注意防寒，而且可能增加散热。

（3）增强体质，加强耐寒锻炼，采用必要的防寒设备。

第七节　咬螫伤

一、毒蛇咬伤

毒蛇咬伤（snake bite，toxicophidia bite）是指人体被毒蛇咬伤，其毒液由伤口进入人体内而引起的一种急性全身性中毒性疾病。本病发病急，演变快，若不及时救治，常可危及生命。我国每年被毒蛇咬伤者为10万人次左右，其发病率在我国南方地区较高。

【常见毒蛇生态习性】

蛇是一种爬行变温动物。据统计，现今世界上的蛇类约有2500种，分隶于400个属11科。我国是世界上产蛇种类较多的国家之一。已知的蛇类有219种，其中毒蛇50余种，但对人体构成较大威胁的仅10种。它们是蝮蛇、五步蛇、竹叶青、烙铁头、眼镜蛇、眼镜王蛇、银环蛇、金环蛇、蝰蛇、海蛇。在地理分布上，蝮蛇除青藏高原及北纬25°以南地区尚未见报道；蝰蛇多在闽、粤诸省；眼镜蛇类也多在南方；五步蛇、竹叶青等多在长江流域和浙、闽。神经毒者有银环蛇、金环蛇、海蛇；血液毒者有蝰蛇、尖吻蝮蛇、竹叶青和烙铁头；混合毒者有眼镜蛇、眼镜王蛇和蝮蛇（图13-15）。

NOTE

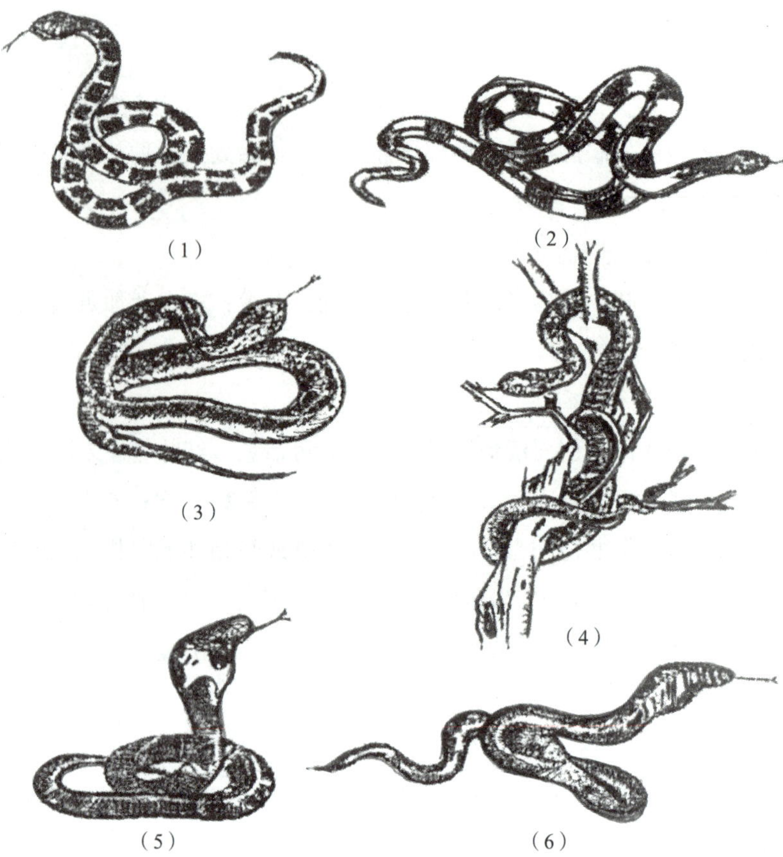

图 13–15 常见毒蛇

(1) 银环蛇 (2) 金环蛇 (3) 蝰蛇 (4) 竹叶青蛇 (5) 眼镜蛇 (6) 眼镜王蛇

毒蛇具有毒牙和毒腺。毒蛇根据牙的分类而分为管牙类、前沟牙类和后沟牙类三种。对人类危害最大的是管牙类和前沟牙类毒蛇。毒蛇的外观生态特征有某些共同点，如头呈三角形、尾短而钝、身体斑纹色泽鲜明、性较懒怠、行动蹒跚、栖息时常盘曲成团等，但也有例外。一般情况下毒蛇与无毒蛇的特征鉴别（图 13–16）实际上除了毒牙和毒腺外，要寻找某一种标志来区分毒蛇与无毒蛇几乎是很难的。

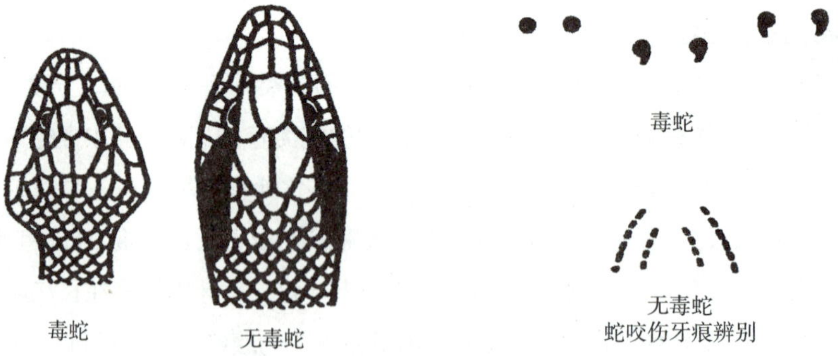

图 13–16 毒蛇与无毒蛇的特征鉴别

【病因病理】

1. 西医病因病理 人在无意中踩着或逼近毒蛇时被其咬伤，除了局部的损伤外，毒蛇的毒液通过毒牙注入人体内才是直接的致病因素，蛇毒扩散全身所引起的一系列全身中毒症状则是本病病理变化的关键所在。

蛇毒是毒蛇的毒腺分泌的一种复杂的蛋白质混合物，其主要成分为毒性蛋白或多肽类物质，具有极强烈的毒性。新鲜蛇毒黏稠，透明或淡黄色，比重 1.030 ~ 1.080，与空气接触易起泡沫，有特殊的腥苦味，一般呈酸性反应，性质不稳定，在常温下 24 小时即变性，在冰箱内保存 15 ~ 30 天毒性不变，干燥蛇毒可保持原毒力 25 年以上。各种理化因素如强酸、强碱、加热、紫外线照射、氧化剂、还原剂、消化酶及重金属盐类均可使其降低或失去毒性。蛇毒不能透过正常的皮肤和黏膜，但遇破损则可透入。

蛇毒的有毒成分及毒性十分复杂，按其作用性质可分为神经毒、血液毒和酶类，各种成分的多少或有无随蛇种而异。

（1）神经毒（风毒）：主要是阻断神经肌肉的接头引起弛缓型麻痹，产生肌肉运动障碍，如舌肌运动障碍产生语言困难，咽缩肌运动障碍产生吞咽困难，眼外肌运动障碍产生眼球运动迟钝及复视，胸肌、肋间肌和膈肌运动障碍发生呼吸麻痹。终致周围性呼吸衰竭，引起缺氧性脑病、肺部感染及循环衰竭，若抢救不及时可导致死亡。这些症状从中医的角度看是属于风邪阻络症状，故中医将神经毒命名为“风毒”。

神经毒的作用有两种表现，一种作用于神经末梢的突触前及突触后部位，主要抑制运动终板上的乙酰胆碱受体，使肌肉的神经介质——乙酰胆碱不能发挥其原有的去极化作用从而导致横纹肌松弛。故在临床上银环蛇咬伤的为重型病人，其所致的呼吸麻痹恢复较慢。眼镜蛇的另一种作用，对乙酰胆碱受体的功能无影响，却有抑制运动神经末梢释放介质的作用，这种呼吸麻痹的病人用新斯的明有一定的疗效。

（2）血液毒（火毒）：具有强烈的溶组织、溶血和抗凝作用，对心血管和血液系统产生多方面的毒性作用。①心脏毒素：对哺乳动物心脏有极强的毒害作用，发生短暂兴奋后转入抑制，引起心脏搏动障碍，心室纤颤，心肌坏死，最后死于心力衰竭。②出血毒素：是一种血管毒，可以引起广泛性血液外渗，导致显著的全身出血，甚至多器官实质出血而死亡。③溶血毒素：有直接和间接溶血因子，二者有协同作用。近年来研究证明直接溶血因子与心脏毒素是同一物质。

（3）酶的作用：蛇毒含有丰富的酶类。已查明的蛇酶有 20 多种，现仅将与毒性关系较大的介绍如下：①蛋白质水解酶：多种蛇毒均含有此种酶。由于溶解肌肉组织和损害血管壁，从而增加管壁的通透性，因而可导致蛇伤局部肌肉坏死、出血、水肿，甚至深部组织溃烂。此酶相当于中医的“火毒”。②磷脂酶 A：其毒性作用是间接溶血作用，可引起极为严重的溶血症；还可使毛细血管通透性增加而引起出血，间接干扰心血管系统及神经系统的功能。此酶相当于中医的“风火毒”。③透明质酸酶：它能溶解细胞与纤维间质（结缔组织间的透明质酸酶凝胶），破坏结缔组织的完整性，促使蛇毒从咬伤局部向其周围迅速扩散、吸收。此酶相当于中医的“火毒”。④三磷酸腺苷酶：破坏三磷酸腺苷而减少体内能量供给，影响体内神经间质、蛋白质的合成，导致各系统的生理功能障碍。

2. 中医病因病机 毒蛇咬伤系感受风、火邪毒。风者善行数变，火者生风动血，耗伤阴

NOTE

津。风毒偏盛，每多化火；火毒炽盛，极易生风。风火相扇，则邪毒鸱张，必客于营血或内陷厥阴，形成严重的全身性中毒症状。

（1）风毒：风为阳邪，其性开泄，易袭阳位。风邪侵入人体，先中经络，肌肉失去气血濡养，可见眼睑下垂、张口困难、颈项不适等；风毒深入中脏腑，气血逆乱、上冲于脑，可致烦躁、神志不清等。

（2）火毒：心主火，心主血脉，火毒之邪最易归心。热盛肉腐，肉腐成脓，可见肿胀、坏死、溃烂；火毒可耗血动血，破血妄行，致皮下瘀斑及各种出血，继而热扰心神，烦躁不安、惊厥、昏迷等。

（3）风火毒：风助火势，火可生风。风者善行数变，痹阻经络深中脏腑，火者生风动血、耗伤阴精。风火相扇，则邪毒鸱张，可耗血动血，出现溶血出血症状；热极生风，则有谵语、抽搐等症状。

【临床表现】

1. 局部症状　被毒蛇咬伤后，患部一般都有较粗大而深的毒牙痕，而无毒蛇咬伤的牙痕则小而排列整齐。神经毒毒蛇咬伤后局部症状不显著，疼痛较轻或没有疼痛，仅感局部麻木或蚁行感，伤口出血很少或不出血，周围不红肿。血液毒毒蛇咬伤后局部疼痛剧烈，肿胀明显，且迅速向肢体近心端发展，伤口有血性液体渗出，或出血不止，伤口周围皮肤青紫、瘀斑或血疱，有的伤口组织坏死形成溃疡，所属淋巴结、淋巴管红肿疼痛。混合毒毒蛇咬伤后伤口疼痛逐渐加重，并有麻木感，伤口周围皮肤迅速红肿，并有水疱、血疱，重者伤口坏死溃烂，区域淋巴结肿大压痛。

2. 全身症状　随毒蛇种类而异。神经毒毒蛇咬伤者潜伏期较长，多在伤后 1～6 小时出现症状，表现为头昏头痛、胸闷恶心、四肢乏力麻木、眼睑下垂，重者声音嘶哑、语言不利、呼吸困难、瞳孔散大、全身瘫痪、惊厥抽搐，终致呼吸麻痹而死亡。血液毒毒蛇咬伤者在短期内即出现全身中毒症状，恶寒发热、烦躁、口干、全身关节肌肉酸痛、腹痛、腹泻或大便秘结，重者可有广泛的皮下出血或瘀斑，以及内脏出血，如咯血、呕血、便血、尿血等，最终因循环衰竭、休克而死亡。混合毒毒蛇咬伤者兼见上述两种表现，混合毒造成死亡的主要原因仍为神经毒。值得注意的是神经毒的吸收速度快，潜伏期较长，局部症状轻，常易被忽视，一旦发作就急骤发展，并难以控制，危险性较大。血液毒引起的局部症状重，全身症状亦出现早，一般治疗较早，故死亡率较神经毒低。

【诊断】

毒蛇咬伤属于急症，必须迅速做出蛇属哪种、毒属何类的诊断，否则将贻误病人的救治时机，造成严重的后果。

1. 诊断

（1）病史

①咬伤的时间：询问病人被蛇咬伤的具体时间、治疗经过，以估计蛇毒侵入人体的深浅程度。

②咬伤的地点及蛇之形态：根据不同蛇类活动的地点，结合患者所诉蛇之形态，协助判断蛇之所属。如能带蛇前来就诊，诊断依据则更为可靠。

NOTE

③咬伤的部位：注意准确分辨蛇咬伤部位并与其他原因所致的皮损区别开来，还应了解局

部伤口在自救、互救过程中的处理方式。

④宿因：应着重询问伤者是否有其他系统的慢性疾病史，特别应询问是否有肝炎、肾炎、高血压、心脏病等。若合并这类疾病，往往预后不好。

（2）相应的局部症状和全身症状。

（3）中毒程度及预后的估计：蛇毒对机体所造成的损害与其毒性强度和注入机体的毒量有着密切关系，即蛇毒毒性愈强或中毒量愈多，对机体所造成的损害愈严重。

（4）检查方法

①体格检查：a. 检测生命体征，如呼吸、脉搏、血压、体温及神志等；b. 牙痕，如数量、大小、深浅、牙距；c. 局部伤口，如出血、皮肤颜色；d. 伤口周围，如水疱、血疱、淤斑、坏死等；e. 全身检查，包括神志、眼征、皮肤黏膜和内脏有否出血，心、肺、肝、肾、消化道、神经系统检查。

②凡蛇伤患者，均应常规检查血液和尿液，条件允许还应做血生化检查。a. 血常规：应查红细胞、白细胞计数和分类，血红蛋白，对有出血倾向的病人测定 PT 系列，特别要检查有无溶血现象。 b. 尿常规：应注意有无血尿或血红蛋白尿，肌红蛋白尿、蛋白尿及管型等，还应观察 24 小时尿量。c. 对出血、凝血功能障碍的患者，还应做大便隐血试验。d. 血生化：二氧化碳结合力、血 pH、血钾、非蛋白氮测定和血肌酐定量等。e. 出现黄疸时应做肝功能检查。

在抢救过程中，要做定期复查，以便掌握病情变化，判断预后，指导下一步抢救。必要时还可以行蛇伤免疫学诊断蛇伤蛇种，如酶联免疫吸附检测、天然乳胶凝集抑制试验等，但此法尚未广泛应用于临床。另外还应做心电图、胸部 X 线检查等。

2. 鉴别诊断

（1）无毒蛇咬伤：一般无毒蛇咬伤处仅有多数细小呈弧形排列的牙痕，与毒牙痕完全不同；局部仅有轻微疼痛与肿胀，且为时短暂，不加重不扩大，亦无全身明显中毒症状；虽极少数无毒蛇如赤链蛇咬伤局部反应较显著，患者因恐惧而晕倒，或有头晕眼花，但短时间内症状多可缓解或消失。

（2）蜈蚣咬伤：局部剧痛，炎症反应显著且可有组织坏死，与血液毒毒蛇咬伤相似，但无毒牙痕，其两点牙痕呈楔状排列，亦无下颏牙痕；全身症状轻微或无。

（3）蜂螫伤：一般只表现为局部红肿疼痛，多无全身症状，数小时后即自行消退。若被成群蜂螫伤时，可出现全身症状，如头晕、恶心、呕吐等，严重者可出现休克、昏迷，甚至死亡。

【治疗】

毒蛇咬伤是一种严重的疾患，能否及时有效地进行抢救和处理，其病情转归和预后差别很大。尤其是咬伤早期，内外并治、排毒解毒、防毒内陷扩散为本病治疗首要宗旨，也是蛇伤治疗成功的关键所在。若蛇毒内陷攻里，则宜护心解毒，中西医结合治疗。一旦明确毒蛇种类，则尽快使用相应的抗蛇毒血清，以中和蛇毒。

1. 急救治疗

（1）伤后缓行，忌奔跑：患肢制动后放低，如有可能浸入凉水中，以减少毒素吸收。

（2）早期结扎：被毒蛇咬伤后，就地立即在咬伤部位近心端 5 ~ 10cm 进行绑扎，绑扎紧度以能阻断淋巴液和静脉血液回流而不妨碍动脉血的供应为宜。绑扎后即可用凉水冲洗伤口，

NOTE

以洗去周围黏附的毒液。在运送途中仍用凉水湿敷伤口。每隔 20 分钟松开绑扎 2～3 分钟，以免肢体因缺血而坏死。在应用有效的蛇药 30 分钟后可去掉绑扎。如咬伤超过 12 小时则无需绑扎。

（3）扩创排毒：常规消毒局麻后，沿牙痕纵行切开 1.5cm，深达皮下，或做“十”字形切口，如有毒牙遗留应取出，同时以 1∶5000 高锰酸钾溶液或过氧化氢反复多次冲洗，使伤口处蛇毒破坏，促进局部排毒，以减轻中毒；但尖吻蝮蛇、蝰蛇等咬伤后伤口流血不止，有全身出血现象，则不宜扩创，以免发生出血性休克。

（4）破坏蛇毒：可选用下列方法：①火柴暴烧法：用火柴头 5～7 个堆放于伤口上，点燃烧灼，连续 1～2 次。适用于牙痕较浅的蛇伤，或伤口流血不止而不宜扩创者，如蝮蛇、银环蛇咬伤等。②铁钉烙法：取长约 5cm 的铁钉，烧至红透，从牙痕处垂直烙入，随即拔出，连续 3～4 次，烙入深度 0.5～1cm。适用于五步蛇咬伤，但运用时注意避开血管和神经，头面部咬伤禁用此法。③针刺排毒：出现肿胀时，可于手指蹼间（八邪穴）或足蹼间（八风穴），皮肤消毒后用三棱针或粗针头与皮肤平行刺入约 1cm，迅速拔出后将患肢下垂，并由近心端向远心端挤压以排除毒液；但被蝰蛇、尖吻蝮蛇咬伤时应慎用，以防出血不止。④火罐排毒：民间常用拔火罐的方法吸除伤口内的血性分泌物，达到减轻局部肿胀和蛇毒的吸收作用，蝰蛇、尖吻蝮蛇咬伤时应慎用。

（5）封闭疗法：毒蛇咬伤后，尤其是眼镜蛇和五步蛇咬伤，应尽早用 0.5% 普鲁卡因溶液 5～20mL 加地塞米松或胰蛋白酶 2000U，在牙痕周围注射，深达肌肉层，或于绑扎上端进行封闭。并根据情况 12～24 小时后重复注射 1 次。若发生荨麻疹反应者，可用非那根（异丙嗪）25mg 肌肉注射。

（6）局部用药：经排毒方法治疗后，可用 1∶5000 呋喃西林溶液或高锰酸钾溶液湿敷伤口，保持湿润引流，以防创口闭合。

（7）口服解毒药：金银花、野菊花、蒲公英、紫花地丁、半边莲、半枝莲、七叶一枝花、甘草，选择上药数味煎水口服，或一次性口服食醋 100～200mL。

2. 西医治疗

（1）一般治疗：补充足够的营养物质和维生素，维持水、电解质平衡，防治脑水肿和心功能衰竭。毒蛇咬伤后常规进行破伤风抗毒素的治疗。咬伤数日内病情较重者按危重病症抢救处理。

（2）抗蛇毒血清的应用：抗蛇毒血清特异性较高，效果确切，应用越早则疗效越好；但对脑、心、肾等实质性器官已发生器质性改变时，则难以奏效。临床一般先做皮试，皮试阳性者可按脱敏疗法注射。同时可配合使用糖皮质激素，一般使用地塞米松 10mg，既可抗炎抗毒，又可防止血清过敏。另可加西咪替丁 0.4g 或奥美拉唑 40mg 护胃以防止激素使用过程产生胃溃疡。

（3）防治感染：常规使用破伤风抗毒素及抗菌药物。

（4）危重病症的抢救：①呼吸衰竭的处理：一旦出现气促、呼吸困难、呼吸表浅而快等症状，应立即给氧，并可视情况使用呼吸中枢兴奋药，如尼可刹米、洛贝林、回苏灵等。但金、银环蛇等神经毒毒蛇咬伤所导致的呼吸肌麻痹，用呼吸中枢兴奋药无效，必须借助呼吸机辅助呼吸。如因缺氧引起脑水肿，可选用速尿、甘露醇或山梨醇脱水降颅内压，或肾上腺皮质激素减轻毛细血管通透性，减少血浆外渗，从而减轻脑水肿。必要时可行气管切开术。②中毒性休克的处理：休克的早期应适当予以补液，维持水、电解质平衡，给氧、保暖及镇静等支持疗法。部分患者由于休克时间较长而严重，可酌情配合血管活性药物的应用，以解除小动脉痉挛，使组织血液灌注量增加。必要时可将血管收缩药物与扩血管药物联合应用。③急性肾衰竭的处理：被含血液毒及混合毒的毒蛇咬伤后，引起急性肾功能损害较为多见，此种损害多为功能性障碍，如不及时纠正，则可发生肾小管坏死，形成急性肾衰竭。早期肾衰竭可选用甘露醇或速尿，当尿量增多时可重复使用。严重时可应用利尿合剂和肾上腺皮质激素。人工透析疗法是治疗急性肾衰竭的有效措施之一，一般常用血液透析法。④循环衰竭的处理：蛇毒血液毒作用于心血管和血液系统，发生溶血、出血、凝血，其心脏毒毒力最强。心脏毒的毒害一般从左心室开始，最后导致心脏功能失调。这类心衰应用洋地黄疗效不佳，应选用其他类的强心药物。

3. 中医治疗

（1）*辨证治疗*：根据中医学治疗蛇伤“治蛇不泄，蛇毒内结，二便不通，蛇毒内攻”的原则，采用祛风解毒、凉血止血、利尿通便的治法。

①风毒（神经毒）证

证候：局部伤口无红肿，疼痛轻微，感觉麻木；全身症状有头昏、眼花、嗜睡、气急，严重者呼吸困难，四肢麻痹，张口困难，口角流涎，双目直视，眼睑下垂，复视，表情肌麻痹，神志模糊甚至昏迷；舌质红，苔薄白，脉弦数或迟弱。

治法：活血通络，祛风解毒。

方药：活血祛风解毒汤或 717 解毒合剂 1 号方加减。呼吸困难严重者加小陷胸汤，大便秘结加芒硝 10g，小便不利者加赤小豆 30g，颈项强直、抽搐者加羌活 10g、龙骨 20g、牡蛎 20g，神志不清者加服至宝丹或六神丸。

②火毒（血液毒）证

证候：局部肿痛严重，常有水疱、血疱或瘀斑，严重者出现局部组织坏死；全身症状可见恶寒发热，烦躁，咽干口渴，胸闷心悸，胁胀胁痛，大便干结，小便短赤或尿血；或五官、内脏出血，斑疹隐隐；舌质红，苔黄，脉滑数或结代。

治法：泻火解毒，凉血活血。

方药：龙胆泻肝汤合五味消毒饮或 717 解毒合剂 2 号方。若合并溶血 DIC 者加犀角地黄汤，若发生少尿、无尿者加赤小豆 30g、白茅根 15g，若发生脉跳不规则、胸闷等加莲子心 10g、麦冬 15g，若发生黄疸、胁痛者加茵陈 10g、虎杖 15g，若神志模糊、昏迷者加服安宫牛黄丸，若呕血、黑便者加地榆炭 15g、茜草 10g、白及 10g，若尿血加大、小蓟各 20g、三七末 6g（冲服），若出血不止并见脸色苍白、大汗淋漓、四肢厥冷、神志模糊，甚至昏迷、脉微欲绝者，加参附汤浓煎口服。

③风火毒证

证候：局部红肿较重，一般多有创口剧痛，或有水疱、血疱、瘀斑或伤处溃烂；全身症状有头晕头痛，眼花，寒战发热，胸闷心悸，大便秘结，小便短赤，严重者烦躁抽搐，甚至神志昏愦；苔白黄相兼，后期苔黄、舌质红，脉弦数。

治法：清热解毒，凉血息风。

NOTE

方药：黄连解毒汤合五虎追风散或717解毒合剂3号方加减。呼吸困难者加杏仁10g、麻黄10g，胸廓运动障碍者加全瓜蒌15g、枳实10g，腹胀、膈肌升降不利者加厚朴10g、藿香10g，尿少者加赤小豆30g、白茅根15g，血尿者加琥珀6g、益母草20g，黄疸者加茵陈10g、金钱草15g，大便秘结者加芒硝10g，若严重的危急症者可加服安宫牛黄丸。

④蛇毒内陷证

证候：毒蛇咬伤后失治、误治，出现高热、躁狂不安、痉厥抽搐或神昏谵语；局部伤口由红肿突然变为紫暗或紫黑，肿势反而消减；舌质红绛，脉细数。

治法：清营凉血解毒。

方药：清营汤加减。神昏谵语、痉厥抽搐者加服安宫牛黄丸或紫雪丹，以清心开窍、镇惊。

（2）中成药

①南通（季德胜）蛇药片：伤后立即服20片，以后每6小时服10片，至病人中毒症状缓解。②广州（何晓生）蛇药：伤后每次服5g，每3小时1次，重者加倍。其他蛇药片亦可选用，这些药物都具有解毒、排毒、止血、强心、利尿、抗溶血之功。

（3）外治

①初起：被毒蛇咬伤后，应就地取材，尽快结扎。同时可外敷清热解毒的中草药，如半边莲、蒲公英、芙蓉叶等，适用于肿胀较重者，可选择1～2种捣烂，敷于伤口周围肿胀部位。亦可以季德胜蛇药片研末醋调，或用内治草药加食盐少许捣烂敷疮周。

②溃后：后期形成的蛇伤溃疡宜扩创引流，用八二丹或九一丹药线引流，外敷金黄膏。待脓净后，改用生肌玉红膏掺生肌散外敷。

③隔蒜艾灸：将约0.3cm厚、直径4～5cm的独头蒜（用针扎数个孔），手置于创口或咬伤处，上置圆锥形艾炷，点燃灸之，每次灸3～5壮，每日灸3次，连续用2～3天。

④蛇伤外敷散外敷：由七叶一枝花、雄黄、五灵脂、天南星、川芎、黄柏、白芷、明矾、芒硝9种药物组成。将上药研成粉末，醋调外搽，每日3次。适应于外治毒蛇咬伤致局部肿痛者。但局部溃烂严重者禁用。

【预防与调护】

（1）宣传、普及毒蛇咬伤防治知识，让群众了解和掌握毒蛇的活动规律，特别是毒蛇咬伤后的自救方法。

（2）加强患肢护理，伤后头两天患肢要放低，要保持创口清洁与引流通畅；病情好转时患肢则应适当抬高以利消肿。外敷药物不要遮盖伤口。

二、兽咬伤

兽咬伤（animal bite）是犬、猫、猪等家畜或鼠、狼等野兽咬伤人体，以犬咬伤较多见。一般兽咬伤继发的感染病原菌多是金黄色葡萄球菌、溶血性链球菌、大肠杆菌、拟杆菌、破伤风梭菌等，仅需常规处理；严重的是狂犬病病毒感染，由病兽咬伤或抓伤带入人体引发狂犬病（rabies），其死亡率极高。其临床特征为恐水症，可因饮水、见水或闻流水声而引起咽喉痉挛，发出犬吠声，或全身肌肉痉挛，终致瘫痪而死亡。中医关于“狂犬病”的称谓始见于汉代，又称“疯狗咬伤”“狂犬噬人”等。

【病因病理】

1. 西医病因病理 狂犬病是疯犬或其他家畜、野兽咬伤人体体表，使狂犬病毒自创口侵入引起发狂的急性病毒性脑炎，是一种急性危重的外伤性病毒性传染病。

狂犬病致病微生物是一种子弹状的RNA病毒，通过唾液传染，主要由病犬咬伤引起。病犬于发病前3～4天唾液就具有传染性，人被狂犬咬伤后，发病率为25%左右。狂犬病毒对神经有强大的亲和力，沿末梢神经和神经周围间隙的体液向心性进入与咬伤部位相当的背根节和脊髓段，然后沿脊髓上行至脑，并在脑组织中繁殖，继而沿传导神经进入唾液腺，使唾液具有传染性。

2. 中医病因病机 兽咬伤后其毒邪自伤口侵入；或皮肤本已破损，误触疯犬唾液；或患者汗液染传于人。毒邪深窜入里，入于营血，侵及脏腑，心受之则躁动不安、恐惧；肝受之则全身痉挛、颈项强直；肺受之则声音嘶哑、呼吸麻痹；脾受之则肌肉松弛，出现瘫痪、口流唾液。终致脏腑衰败而死。

【临床表现】

有伤口感染后相应的局部或全身症状，或狂犬病毒引起的恐水症等症状，如微热，头痛，乏力，畏光，恐惧不安，喉间梗塞，伤口痛痒麻木；甚则急躁骚动，恐惧不安，发热口渴而不敢饮水，对光、色、声很敏感，可引起抽搐，或作犬吠声，常有吞咽和呼吸困难。

【诊断与鉴别诊断】

1. 诊断

（1）有疯犬或其他病兽咬、抓伤史。

（2）潜伏期：短则十余日，长则达数月，一般为3～8周。伤口深，部位离脑近，则潜伏期短。

（3）前驱期：微热，头痛，乏力，畏光恐惧不安，喉间梗塞，或腹部有紧缩感，伤口痛痒麻木；舌淡，苔薄白，脉浮数。

（4）毒发期（激动期）：急躁躁动，恐惧不安，发热口渴而不敢饮水，见水就怕，闻水则惊，或仅仅谈到水都可能引起咽喉痉挛；对光、色、声亦很敏感，可引起抽搐，常有吞咽和呼吸困难，或作犬吠声，每次痉挛后可伴有狂躁、大汗等；舌红、苔黄燥，脉弦数。

（5）麻痹期：由狂躁转为安静，恐惧消失，痉挛停止，全身瘫软，满口涎沫，神光散大，气息微弱，二便俱闭；脉微欲绝。

2. 鉴别诊断

（1）破伤风：有体表创伤史，早期有张口不利和苦笑面容，常因声、光刺激引发全身肌肉阵发性痉挛和紧张性收缩，但无犬吠声或恐水症。

（2）癔病：多因情志抑郁或愤怒等诱发，有幻视、幻听、幻觉或抽搐，但一般刺激不引发痉挛，且无恐水表现。

（3）脑炎、脑膜炎：可有痉挛、抽搐、发热等症状，但无犬咬伤史及恐水症。

【治疗】

1. 西医治疗

（1）咬伤后应立即处理伤口：先用等渗盐水反复冲洗，用干纱布蘸干净伤口，以70%酒精或碘伏消毒周围皮肤。较深的伤口需用3%过氧化氢冲洗，必要时稍扩大伤口，不予缝合，以利引流。

（2）免疫治疗：注射抗狂犬病免疫血清，于伤后3日内进行，预防剂量为每千克体重40IU，一般成人用量为10～20mL。可于伤口周围注射5～10mL，其余做肌肉注射。用前常规做过敏试验。免疫血清只延长潜伏期而不能预防狂犬病的发生。亦可采用人狂犬病免疫蛋白20IU/kg，半量注射于伤口，余下做肌肉注射。

（3）应用破伤风抗毒素、镇静剂、抗生素。

（4）患者应予隔离，安置于清静的单人病房内，由专人重点护理，避免各种外界刺激。

（5）全身支持疗法：包括呼吸支持、心脑功能维护、营养支持等。

2. 中医治疗

（1）前驱期：治宜祛风解毒，方用人参败毒散加减。

（2）毒发期：治宜解毒开窍，方选玉真散加减。

（3）麻痹期：治宜益气回阳、解毒固脱，方用生脉饮合人参四逆汤加减。

【预防与调护】

（1）加强对犬、猫的管理工作。

（2）本病的关键在于预防。凡被野兽、来历不明的犬或动物咬伤，被犬咬伤后病犬不久即死亡，或经捕获后证明为病犬（疯犬一般表现为颈软、头低、耳垂、斜视、张嘴、流涎、吞咽困难、走路晃动、身毛耸起、狂叫乱吐、吠声嘶哑、尾向下拖、直向前行、不能反顾，继而瘫痪），必须注射狂犬疫苗，以防毒发。于咬伤后当天及第3、7、14与30天各注射疫苗2mL，每次于肩胛与腹壁四处（右上、右下、左上、左下）交替皮下注射。

（3）对婴儿接种破伤风、百日咳、脊髓灰质炎和狂犬病的联合疫苗。

三、诸虫螫咬伤

诸虫螫咬伤（various insects sting bite）包括蜂、蜈蚣、蝎、蜘蛛等螫咬，它们通过刺及毒毛螫或口器刺吮人体皮肤，毒液入里而表现出局部或全身中毒症状。

【病因病理】

1. 西医病因病理

（1）蜂螫伤（bee sting）：蜜蜂和黄（胡）蜂的尾部有毒腺和刺，螫人时可将尾刺的蜂毒推入皮肤。蜂毒与蛇毒相似，包含具有抗原性质的蛋白质混合物、激肽、组胺和血清素。一般螫伤因注入毒液量少，仅有局部症状，但尾刺留在伤口内易引起感染；群蜂螫伤可出现全身症状，症状出现越早，其反应可能越严重。大多数死亡是由于严重的变态反应而不是毒液的直接作用所致。

（2）毛虫螫伤（caterpillar sting）：毛虫为蝶蛾类带毛刺的幼虫的统称。当毛虫接触人体后，有毛刺刺入皮肤，由于毛刺内带有毒液，可引起皮肤炎症或合并有其他症状。

（3）蝎螫伤（scorpion sting）：蝎尾端有一钩刺，刺人时有蝎毒进入皮肤。蝎子约有300余种，毒性大小不一。我国东北毒蝎毒力相当于眼镜蛇，可以致命。蝎子有一弯曲而尖锐的尾刺，与毒腺相通，刺人时毒液经此注入。蝎毒为无色毒蛋白，主要成分为神经毒素、溶血毒素和出血毒素，尚含有使心血管收缩及导致急性胰腺炎和高血糖症的毒素。南美洲的一种毒蝎可引起播散性血管内凝血。

NOTE

（4）蜈蚣咬伤（centipede bite）：蜈蚣有一对中空的利爪，刺人时毒液经此注入皮下。毒液内有组胺样物质及溶血蛋白质，可引起局部和全身性反应。

（5）水蛭咬伤（leech bite）：水蛭（蚂蟥）的头、尾各有吸盘。前吸盘叮在人（也可叮牛、马等）的皮肤上，用吸盘内腭齿咬伤皮肤并分泌有抗凝作用的水蛭素，能顺利地吸血，直至吸饱后脱离人体，而人体伤口暂时还不能止血。

（6）毒蜘蛛咬伤（poisonous spider bite）：毒液主要为神经毒、细胞毒、溶血毒和透明质酸酶等，神经毒可致运动中枢麻痹而死亡。

2. 中医病因病机 诸虫螫咬伤后，由于其虫毒注入人体内而发病，轻则局限于皮肤，重则走散，循经脉而入营血脏腑，从而引起局部的反应和全身的中毒症状。虫毒属“特殊之毒”范围，其毒之性亦不外风毒、火毒及风火毒三种。

【临床表现】

轻者仅引起伤处的红肿疼痛，全身反应轻微。重者除了皮肤红肿，还有发热、头晕、恶心呕吐、烦躁不安等，甚至可能出现心律失常、血压降低、内出血、肺水肿、抽搐、昏迷等危重症状。

1. 蜂螫伤 一般只有局部红肿、疼痛，数小时后即自行消失，无全身症状。如蜂刺留在伤口内，尤其是黄蜂螫伤，伤口处可呈现脓毒性或坏疽性改变；如被群蜂螫伤可出现全身症状，如发热、头晕、恶心及呕吐等，严重者呼吸窘迫、心悸；过敏者有鼻炎、荨麻疹、黏膜水肿、气喘和过敏性休克，甚至昏迷或死亡。有的还可发生血红蛋白尿或急性肾功能衰竭。伤后10～14天甚至有发生类似血清病的迟发性过敏反应的可能。过敏体质病人即使被1只蜂1次螫伤，也可发生荨麻疹、水肿、哮喘或过敏性休克。

2. 毛虫螫伤 一般仅有局部症状，如痛痒、红肿和灼痛，少有全身症状者。

3. 蝎螫伤 伤后局部灼痛、红肿，数小时后缓解，数日后消失，多不影响生命。严重者流涎、恶心、呕吐、嗜睡、呼吸加快、全身疼痛、口及舌肌强直，累及心肌则发生低血压和肺水肿，有的可发生内出血，特别是幼童伤后可因心脏和呼吸肌麻痹而死亡。

4. 蜈蚣刺伤 一般仅有局部症状，如痛痒、红肿和灼痛；严重者局部坏死，被咬的肢体出现淋巴管炎和淋巴结炎。全身症状有头痛、头晕、发热、恶心呕吐、抽搐、谵妄及昏迷等。

5. 水蛭咬伤 一般局部症状轻微，以人体伤口暂时还不能止血为特征性表现。

6. 毒蜘蛛咬伤 局部咬伤处有两个小红点，呈楔状，周围红肿、疼痛。全身出现痉挛性肌痛、胸部压痛感、腹肌强直和肠痉挛等，历时1～2天；同时有恶心、呕吐、大汗、呼吸窘迫、寒战、发热、白细胞计数增高；有的出现耳鸣、皮肤麻木感及血压下降和意识不清等。

【诊断】

（1）曾经接触蜂或蝎或蜈蚣或水蛭或蜘蛛等，并被其螫咬伤。

（2）局部或全身出现相应的症状与体征。

【治疗】

一般轻者无需内治，只适用于有全身症状者。尽管诸虫之毒成分有异，但其大体划分类似蛇毒之性，故以解毒、排毒、中和其毒性为治则。

1. 西医治疗

（1）局部治疗：如局部肿痛严重，可用2%普鲁卡因2～4mL加地塞米松5mL做局部封闭。

（2）全身治疗：有全身症状者，支持治疗尤为重要，主要给予镇静、静脉输液、葡萄糖酸钙及抗生素等治疗。出现变态反应者，立即皮下注射 1∶1000 肾上腺素（成人）0.3～0.5mL 是治疗成功的关键，在 15～20 分钟后可重复此剂量，并给抗组胺药物。应注意休克、血红蛋白尿、急性肾衰竭及呼吸功能衰竭的防治。

2. 中医治疗

（1）蜂螫伤与蜈蚣咬伤：治宜清热解毒、活血祛风。方用消风祛毒汤，或用经验配方：五灵脂 15g，细辛 3g，吴茱萸 10g，防己 15g，浙贝母 10g，半边莲 25g（鲜品 100g）。

（2）毒蜘蛛咬伤与蝎咬伤：治宜清热解毒、凉血，方选五味消毒饮合清营汤加减。

（3）全身情况严重者参照“毒蛇咬伤”论治。

3. 外治疗法

（1）有毒刺者拔出毒刺，在伤处拔火罐排毒。

（2）除黄蜂螫伤用醋或 0.1% 稀盐酸溶液中和外，多数虫螫伤伤口用 3% 氨水、3% 小苏打液或淡石灰水冲洗湿敷，并用肥皂水和盐水洗净。而后以大青叶、蒲公英、马齿苋、紫花地丁、野菊花叶、半边莲、夏枯草、薄荷叶等鲜品 1～2 味各 50～100g，洗净捣烂外敷伤口。亦可以明矾研末，以米醋调敷伤口。或用蛇药片研末，以醋调敷。

（3）感染者予扩创引流、换药。

【预防与调护】

养蜂作业或于野外工作，估计有蜂群出没时，宜戴有网罩的防护帽及防卫衣着；在林区、树荫下工作或休息时，注意环境中有无毛虫、蝎、蜈蚣等，并尽量减少皮肤的裸露；在水田、池塘中使用裹腿、长筒靴能防止水蛭咬伤。

第十四章　常见体表肿物

体表肿物一般是指来源于皮肤、皮肤附件、皮下组织等浅表软组织的肿物。其范围包括皮肤、肌肉、神经、结缔组织、浅表淋巴结及其附属结构。体表良性肿物和局限性肿块肉眼均能看见或单纯触诊即可诊断。多数体表肿物为独立的疾病，如脂肪瘤、纤维瘤、皮脂腺囊肿等；也有一部分是全身疾病的局部表现，如炎性浅表淋巴结肿大、转移癌等。体表良性肿物因局限、边界清楚、手术切除可以根治，故治疗以手术疗法为主。

体表肿物一般属于中医"瘤"的范畴。中医认为，瘤是瘀血、痰浊、瘀滞停留于人体组织之中而产生的赘生物，其临床特点是：局限性肿块，多数生于体表，发展缓慢，一般无自觉症状，长期不易消散。生于体表的外科瘤病，《医宗金鉴·外科心法要诀》概括为 6 种，即气瘤、血瘤、筋瘤、肉瘤、骨瘤和脂瘤。

体表肿物涉及病种有几十种，本章介绍临床最为常见的几种。

一、脂肪瘤

脂肪瘤是由分化良好的脂肪组织增生所形成的良性肿瘤，是最常见的体表良性肿瘤之一，属中医"肉瘤"范畴。

本病可发生于任何年龄，肿瘤可单发或多发，通常质地柔软，呈圆形、扁圆形或分叶状，边界清楚，可以移动。主要见于颈、肩、背、腹部的皮下组织，可对称分布，也可任意分布。大小不一，表面皮肤正常。一般无自觉症状，发展缓慢，极少恶变。

常用肩劳动的人，肩及后背部可发生皮下脂肪增生。表现为局部的皮肤和皮下层增厚及隆起，无假性波动感和移动性。因其脂肪组织内纤维索较多，又称为脂肪纤维瘤或肩部脂肪垫。

另一种脂肪瘤常见于四肢、胸、腹皮下，为多发性圆形或椭圆形结节，较小，直径 1～2cm，质地较一般脂肪瘤略硬，界清，有触痛，称为痛性脂肪瘤或多发性脂肪瘤。一般无需处理，较大者可以手术切除。多发性脂肪瘤若能明确诊断，不必逐一摘除。中医治疗宜分辨体质虚实，以行气散结化痰为主要方法，常用二陈汤加减。

二、纤维瘤

纤维瘤由纤维结缔组织构成，可见于任何年龄和部位，属中医"肉瘤"范畴。

纤维瘤可分为软、硬两种。软者又称为皮赘，通常有蒂，大小不等，柔软无弹性，多见于面、颈及胸背部；硬者，是指具有包膜的由增生纤维组织构成的硬性结节，大小不定，可由针尖至鸡蛋或更大，实性，圆形，质硬，光滑，界清，无粘连，活动度大，无压痛。一般生长缓慢，很少引起压迫和功能障碍。

本病结合临床表现，一般诊断并不困难，治疗以手术切除为主。临床上纤维瘤与低度恶性的纤维肉瘤不易鉴别，故手术切除后须做病理检查。

NOTE

三、神经纤维瘤

神经纤维瘤是起源于神经外膜、神经束膜或神经内膜的皮肤及皮下的良性肿瘤，可发生在神经末梢或沿神经干的任何部位，当并发全身症状时则称为神经纤维瘤病，属中医“气瘤”范畴。

本病具有家族遗传倾向，多于儿童期开始发病，最早出现时是皮肤上单独或多发性的皮下硬结性肿物，皮肤上有色素改变，肿块随年龄增大进展缓慢，青春发育期或怀孕期可加速发展。面部、头皮及颈部的神经纤维瘤有时巨大如斗，背部及肢体的肿瘤也可扩大增生到极大。

多发性神经瘤病有如下特点：①呈多发性，数目不定，几个甚至上千个不等。肿物大小不一，米粒至拳头大小，多凸出于皮肤表面，质地或软或硬，有的可下垂或有蒂，大者可达十几千克。②肿瘤沿神经干走向生长，多呈念珠状，或呈蚯蚓结节状。③皮肤出现咖啡斑，大小不定，可为雀斑小点状，或为大片状。其分布与神经瘤分布无关，是诊断本病的重要依据。

局限性的神经纤维瘤可以通过手术切除干净，得到根除。范围较广泛并侵入深组织的肿瘤以及神经纤维瘤病目前尚无有效根治方法，手术仅限于引起疼痛，影响功能与外貌，或疑有恶变者。

四、皮脂腺囊肿

又称粉瘤或粉刺，是皮脂腺腺管阻塞致皮脂腺分泌淤积而形成的囊性肿物，属中医“脂瘤”范畴。

本病可发生于任何年龄，成人较多见，好发于头面部、肩部及臀部。囊肿可单发或多发，多呈圆形，直径多为 1～3cm，略隆起。质软，界清，表面与皮肤粘连，稍可移动，肿物中央皮肤表面可见一小孔，此为腺体导管开口处，有时可见有一黑色粉样小栓，其内容物为灰白色、豆腐渣样物质，有臭味。一般无自觉症状，合并感染时，局部可出现红肿、疼痛、触痛、化脓甚至破溃。

多采取手术治疗的方法。手术时须将囊肿及紧连于皮肤的导管开口一并切除。否则，残留的囊壁组织可再形成囊肿。并发感染时应先以中、西药控制感染，波动感明显者可用中药外敷拔脓，或行切开引流术，待炎症消退或伤口愈合再行手术摘除。

五、皮样囊肿

皮样囊肿亦称为先天性包涵体样皮样囊肿，由胚胎期上皮残留而产生，为先天性疾患。囊壁为复层鳞状上皮所构成，有些囊壁中尚包含表皮附属器。囊腔内有脱落的上皮细胞、毛发、皮脂等粥样物，偶有骨及软骨。

本病为先天性囊性肿物，出生时即存在，多在幼儿和青年期发现。好发于眼眶周围、鼻根、枕部和口底等处。囊肿呈界限清楚的黄到淡红色高起结节，质地坚实，有橡皮样硬度，居于皮下组织中，故与表层皮肤无粘连，可自由移动，呈圆球状，直径多为 1～4cm，巨大者极少。位于头部的囊肿，常附着于骨膜，有时可向颅内伸展，颅骨可因肿物长期压迫而有小凹陷，严重者可破坏颅骨入颅内，X 线摄片可显示颅骨受压或局限性骨质缺损。伸向框内的囊肿，可产生视力障碍。本病生长缓慢，少数有恶变可能。

治疗宜手术切除，囊肿部位较深者可嵌入眶骨组织，甚至与硬脑膜相连，术中应注意避免误伤。

六、表皮样囊肿

表皮样囊肿又称上皮囊肿，是一种真皮内有角质的囊肿。可因先天性上皮残留或外伤（尤其是刺伤）将表皮植入皮下而形成。后者又称为植入性或外伤性表皮囊肿。

表皮样囊肿可发生于任何年龄和任何部位，但头皮、颈、背部多见。外伤性囊肿则多见于掌、跖部。囊肿呈单个或多发，大小不等，直径数毫米至数厘米，增长缓慢，囊肿呈圆形，光滑，质较硬，有囊性感，与基底不粘连，可移动。可与表面皮肤粘连，但无皮脂腺囊肿的开口小孔，一般不痛，若发生于足底着力点处，可有压迫性疼痛。囊肿中可继发感染或恶变。

治疗宜手术切除，切除时应包括表皮和囊肿周围的皮下组织，对可疑恶变者，应做较大范围的切除。如有感染，则应先控制感染后再行手术。外伤性皮样囊肿术后较易复发，故手术应尽量彻底。对于所切除囊肿均应做病理检查。

七、血管瘤

血管瘤是由血管组织构成的一种良性肿瘤，生长缓慢，好发于头面、颈部，其次为四肢、躯干，亦可见于口腔、深部组织及器官内。按组织学结构与临床表现可分为毛细血管瘤、海绵状血管瘤及蔓状血管瘤 3 种不同类型，属中医“血瘤”范畴。

1. 毛细血管瘤　可分为草莓状血管瘤与葡萄酒色斑。

（1）草莓状血管瘤：表现为一个或数个鲜红色、紫色，高出皮面，柔软而呈分叶状的肿瘤，边界清楚，直径 2 ~ 4cm，压之不易退色。好发于婴幼儿头、面、颈部，通常不在出生时，而是在出生后数周内出现，数月内增大。瘤体增长迅速，直径甚至可达数厘米，大多数在 1 岁以内长到最大限度，以后开始消退，75% ~ 95% 患者在 5 ~ 7 岁时可完全或不完全消退。

（2）葡萄酒色斑：又称鲜红斑痣，通常出生时即可发现。皮损为淡红或暗红色斑疹或斑片，形状不规则，压之部分或完全退色，可随年龄增长而颜色变深，亦可高出皮面，或其上发生结节状损害。病灶面积随身体生长而相应增大，终生不消退。

2. 海绵状血管瘤　为单个或多个大而不规则的真皮内和皮下结节。表浅损害，颜色鲜红或深红，表面不规则；深在损害，颜色呈紫色，表面光滑，性质柔软，常可压缩，状似海绵。常见于头部、颈部，也可发生于其他部位及内脏。皮损在 1 年内逐渐增大，亦可逐渐缓解，但难以完全消退。

3. 蔓状血管瘤　多在海绵状血管瘤的基础上发生，因血管窦与小动脉相连而成。多发于头皮，瘤体外观常见蚯蚓状蜿蜒迂曲的血管，有压缩性和膨胀性，紫红色，有搏动、震颤及血管杂音，局部温度稍高。肿瘤周围有交通的小动脉，如将其压迫，则搏动消失。血管瘤有时会突然破溃，可引起危及生命的大出血。

血管瘤的治疗可分以下几种：

（1）手术治疗：适用于各种类型的血管瘤。特别对局限性的血管瘤，疗效确切可靠；对蔓状血管瘤，手术是唯一可行的方法。手术并发症有难以控制的出血，故对较大或无法确定范围的血管瘤，术前应行 X 线血管造影，不可贸然手术，以免发生意外。

（2）放射疗法：婴儿和儿童的毛细血管瘤对放射线很敏感，放射疗法对表浅性毛细血管瘤治疗有效，但有一定副作用，应慎用。

（3）硬化剂注射：适用于中小型海绵状血管瘤。也可作为术前治疗的一种措施。常用药物

NOTE

有 10% 的鱼肝油酸钠。

（4）冷冻、激光、电烙等：可用于表浅的面积小的血管瘤。对婴幼儿肢体巨大血管瘤无法进行其他治疗时，可用弹力绷带加压包扎，能在一定程度上减缓瘤体的生长速度。

八、色素痣

色素痣是由痣细胞组成的良性新生物，又名黑素细胞痣、痣细胞痣、细胞痣。本病极为常见，从婴儿到年老者都可发生，通常随年龄增长数目增加，往往在青春发育期明显增多。大小不一，数目不定。可见于身体各部，面颈为好发部位，少数发生在黏膜，如口腔、阴唇等处，生长缓慢。根据病理形态不同可分为皮内痣、交界痣和混合痣。

1. 皮内痣 痣细胞位于真皮层内。成人常见，损害呈半球状隆起的丘疹或结节，直径可达数毫米至数厘米，表面光滑或呈乳头状，或有蒂，常有毛发生长，颜色均匀较深，呈浅褐、深褐或墨黑色。一般不发生恶性变。

2. 交界痣 痣细胞集中于表皮与真皮交界处。出生时即有，或出生后不久发生，通常较小，直径 1～6mm，损害为淡棕、棕黑或蓝黑色的斑疹或丘疹。多见于手掌、足底、口唇及外生殖器。表面平坦或稍高出皮面，光滑，无毛发，色素分布不均匀，有恶变倾向，可能发展为黑色素瘤。

3. 混合痣 为上述两型混合而成，外观类似交界痣，但可能更高起，有时有毛发穿出。多见于儿童和青少年。

本病诊断不难，除美容需要外，一般无需治疗。皮损较小且较浅者，可采用冷冻、激光、药物烧灼等。如有下列情况可考虑行手术治疗：

（1）位于手掌、足底、腰部等易受刺激或摩擦的部位。

（2）初步确定为交界痣或有恶变征象者。

（3）有碍面容，切除后可改善外貌者。

（4）患有恶变恐惧症，经反复解释无效者。

九、黑素瘤

黑素瘤又称恶性黑素瘤，简称恶黑，是来源于黑素细胞、恶性程度较高的恶性肿瘤。多发生于中老年人，男性略多于女性。好发部位为下肢、足部，其次为头颅、上肢、眼、指甲下面和阴唇处，主要症状为迅速长大的肿块。呈黑色或淡蓝色，向四周和深部呈浸润性生长，边界不清，可有破溃、出血、结痂，周缘有时有炎症反应，可有痒感或微痛感，病变发展迅速，早期即可出现区域淋巴结转移，晚期可经血行转至肺、肝、骨、脑等器官。

黑色素瘤恶性程度高，预后极差，一旦确诊应早期进行广泛根治性切除，包括区域淋巴结的清除。四肢黑色素瘤有时须行截肢术。术后配合化疗、放疗和免疫疗法。对高度怀疑恶变者，应尽量避免行部分切除活检，争取一次切除，以防止肿瘤扩散。

十、淋巴管瘤

是增生和扩张的淋巴管形成的一种良性肿瘤，其内部充满淋巴液，多由先天因素所致，多见于小儿。发展缓慢，自行消退者极少见。可分为毛细淋巴管瘤、海绵状淋巴管瘤和囊性淋巴管瘤。

1. 毛细淋巴管瘤 又称单纯性淋巴管瘤，多发于皮肤，小米至豌豆大小，透明，淡黄色，穿刺有黏液样液体溢出，表面光滑柔软，部分有压缩性。

NOTE

对于瘤体较小且无症状者不必治疗，有症状或瘤体较大者可以手术切除。

2. 海绵状淋巴管瘤　海绵状淋巴管瘤由扩张迂曲的淋巴管组成，其中被较厚的淋巴样间质分隔成柔软的多房性囊肿，多发于皮肤、皮下组织、肌肉结缔组织间隙中，有压迫性。

对于范围小者可用硬化剂注射或放射疗法，较大或影响功能才须行手术治疗。

3. 囊性淋巴管瘤　又称水瘤。为充满淋巴液的先天性囊肿，与周围淋巴管不相连，发于颈部为主，可蔓延至胸部，亦可见于其他部位。发生于婴幼儿颈部者即为囊状水瘤。一般为拳头大小，生长缓慢，柔软，囊性，呈分叶状，透光试验阳性。穿刺可抽出草黄色有胆固醇结晶的液体，透明，易凝固，性状与淋巴液完全相同。一般无症状，较大者可有压迫气管、食管症状，偶可继发感染而呈炎症表现。

治疗上可以施行手术切除，疗效满意。但如果切除不完整，囊壁残留则极易复发。

常见良性体表肿物的鉴别见表 14–1。

表 14–1　常见良性体表肿物的鉴别诊断

项目	皮样囊肿	皮脂腺囊肿	表皮样囊肿	脂肪瘤	纤维瘤
生成	胚胎期上皮残留	皮脂腺管阻塞	外伤后表皮碎块植入皮下	皮下脂肪组织增生	纤维结缔组织增生
常见部位	眼眶周围、鼻根、枕部、口底	头部、背、臀部	手掌、足跖	皮下	皮下
形态	圆形、单个、质较硬	圆形、质软	圆形、质较硬、有囊性感	圆、扁圆或分叶状，质软，有假性波动感	圆形、质硬、边界清楚
活动度、与周围组织关系	与皮肤不粘连，与基底粘连，不易移动	与皮肤粘连，与基底不粘连，稍可移动，可见皮脂腺开口	与基底不粘连，可移动，可与皮肤粘连，但封锁皮脂腺开口	无粘连，但活动度不大	无粘连，活动度大
内容物	皮脂、毛发、脱落上皮细胞，呈粥样物	皮脂	脱落的表皮细胞，不含毛发	脂肪组织	纤维结缔组织
治疗	手术	手术	手术	单发可手术切除	手术

十一、皮肤癌

皮肤癌最常见的有基底细胞癌和鳞状细胞癌，多见于头面部和下肢。

1. 皮肤基底细胞癌　来源于皮肤或附件基底细胞，发展缓慢，呈浸润性生长，很少有血道和淋巴道转移。亦可同时伴色素增多，呈黑色，称色素性基底细胞癌，临床上易误诊为恶性黑色素瘤。但质较硬，表面呈蜡状；破溃者呈鼠咬状溃疡边缘。好发于头面，如鼻梁旁、眼睫等处。

对放射线敏感，故可行放疗；早期也可手术切除。

2. 鳞状细胞癌　早期即可呈溃疡，又常继发于慢性溃疡或慢性窦道开口，或瘢痕部的溃疡经久不愈而癌变。表面呈菜花状，边缘隆起不规则，底部不平，易出血，常伴感染致恶臭。可通过局部浸润及区域淋巴结转移。在下肢者常伴骨髓炎或骨膜炎。

手术治疗为主，区域淋巴结应清扫。放疗亦敏感，但不易根治。在下肢者严重时伴骨髓浸润，常需截肢。体表肿瘤是指来源于皮肤、皮肤附件、皮下组织等浅表软组织的肿瘤。在临床上尚须与非真性肿瘤的肿瘤样肿块鉴别。

NOTE

第十五章 甲状腺疾病

甲状腺疾病是一类常见的内分泌疾病，属中医“瘿病”的范畴。宋代《三因极一病证方论》将本病分为气瘿、血瘿、肉瘿、筋瘿、石瘿五种。目前一般分为气瘿、肉瘿、瘿痈、石瘿。

第一节 单纯性甲状腺肿

单纯性甲状腺肿（simple goiter）又称地方性甲状腺肿（endemic goiter），碘的缺乏是引起单纯性甲状腺肿的主要原因。青春期、妊娠期和绝经期由于甲状腺素的需要量增高，也可发生轻度弥漫性甲状腺肿，称为生理性甲状腺肿。此病女性多见，发病年龄以 10 ~ 30 岁为高峰期。本病相当于中医的“气瘿”。

【病因病理】

1. 西医病因病理

（1）病因

①甲状腺素原料（碘）缺乏：这是单纯性甲状腺肿的主要原因。正常人合成充分的甲状腺素每日需要 150μg 的碘。高原、山区土壤中的碘盐被冲洗流失，以致饮用水和食物中含碘量不足，身体摄取的碘减少，血中甲状腺素浓度降低，通过丘脑－垂体－甲状腺轴控制系统和甲状腺腺体的自身调节系统，垂体前叶分泌大量 TSH，促使甲状腺肿大。

②甲状腺素需要量增高：青春发育期、妊娠期或绝经期的妇女对甲状腺素的需要量暂时性增高，发生轻度弥漫性甲状腺肿，这是一种生理现象，常在成年或妊娠以后自行缩小。

③甲状腺素合成和分泌的障碍：某些食物、药物或饮用水中存在致甲状腺肿因子，如硫脲嘧啶（如久食卷心菜、大白菜）、过氯酸钾、对氨基水杨酸等，这些物质通过阻抑碘的利用，进而影响甲状腺激素的合成。先天缺乏合成甲状腺素的酶属遗传性，引起先天性甲状腺肿。

（2）病理：病变早期弥漫性滤泡上皮增生，此时 TSH 分泌增多，甲状腺滤泡上皮细胞增生，甲状腺弥漫性肿大，表面光滑，切面呈深褐色颗粒状，多见于青少年；中期呈弥漫性胶性甲状腺肿，甲状腺弥漫性肿大，表面光滑，切面呈红褐色半透明的胶样；晚期呈结节性甲状腺肿，又称腺瘤样甲状腺肿，多因持续多年逐渐发展而成，女性比男性多见，比例约为 6∶1，甲状腺常呈双侧不对称性肿大，表面呈大小不一的结节状，包膜不规则增厚，切面见甲状腺组织被纤维组织分成结节状，结节的数量多少不一，少者可一个或几个，多者无数结节布满全部甲状腺，结节大小亦不一致，最小直径可小于 1cm，最大者可达数厘米。结节的色泽因滤泡的大小与胶质的多少不同而异，有的结节较大、胶质多则呈暗红色半透明状结构，有的胶质较少则略呈实质性，在结节内常见新、老出血灶或偶见钙化灶。共同的病理改变是血清甲状腺球蛋白（TG）升高及 T_3/T_4 比值上升。

2. 中医病因病机

（1）水土因素、饮食偏嗜：隋代《诸病源候论》谓："诸山水黑土中出泉流者，不可久居，常食令人作瘿病，动气增患。"可见古人早已发现山区流行地带之所以患瘿病者多与当地饮水有关。而且会因情志不畅而加重病情。

（2）情志不畅、忧怒无节：情志不畅致肝郁气滞，气滞则脾失健运而不能运化水湿，以致痰湿内停。痰气互凝，循经上行，结于喉结之处则导致本病发生。

（3）肾气亏损、正气不足：妇女经期、胎前产后、绝经期肾气受损，正气不足，外邪乘虚侵入，亦能引起本病，或使原有病情加重。

总之，本病外因平素饮水或食物中含碘不足；内因情志不畅，忧怒无节，气化失调，升降障碍，营运阻塞，湿痰凝聚，留滞于颈部而成；而肾气不足、正气亏损之体尤易患病。

【临床表现】

甲状腺不同程度的肿大和肿大结节对周围器官引起的压迫症状是本病主要的临床表现。

1. 甲状腺肿大　病程早期，甲状腺呈对称、弥漫性肿大，腺体表面光滑，质地柔软，随吞咽上下移动。后期在肿大腺体的一侧或两侧可扪及单个或多个结节，病程较长，发展缓慢。当囊肿样结节并发囊内出血时，可引起结节迅速增大，可伴有疼痛。

2. 压迫症状　单纯性甲状腺肿体积较大时可压迫气管、食管和喉返神经。压迫气管出现气管弯曲、狭窄、移位，引起呼吸困难，受压过久还可使气管软骨变性、软化；压迫食管引起吞咽困难；压迫喉返神经引起声音嘶哑；胸骨后甲状腺肿尚可压迫上腔静脉造成颜面部青紫色浮肿，颈部和胸部表浅静脉扩张。

【实验室及其他检查】

1. 基础代谢率（BMR）　正常或偏低。

2. 血清中蛋白结合碘（PBI）　正常或偏低；血清促甲状腺素（TSH）增高或正常；甲状腺球蛋白（TG）升高；T_3 可正常或稍高，T_4 正常或稍低，T_3/T_4 比值上升，而 TSH、甲状腺过氧化物酶抗体（TPOAb）、甲状腺球蛋白抗体（TGAb）可无异常。

3. 放射性核素检查　摄 ^{131}I 率增高或正常。^{131}I 甲状腺扫描显示甲状腺弥漫性增大，早期放射性均匀，结节性甲状腺肿放射性分布常不均匀，呈现斑片样稀疏或为冷、凉、温、热结节。

4. 影像学检查

（1）B 超检查：有助于发现甲状腺内囊性、实性或混合性多发结节的存在，并可显示结节血流情况及有无钙化。

（2）X 线检查：颈部 X 线检查可发现不规则的胸骨后甲状腺肿及钙化的结节，还能确定气管受压、移位及狭窄的有无。

5. 喉镜检查　了解声带运动状态以确定喉返神经有无受压。

【诊断与鉴别诊断】

1. 诊断　根据病史及临床表现一般可做出诊断。对于居住于高原、山区缺碘地带的甲状腺肿病人或家属中有类似病情者常能及时做出地方性甲状腺肿的诊断。发现甲状腺肿大或结节比较容易，但需要判断甲状腺肿及结节的性质，这就要仔细收集病史，认真检查，必要时可用细针穿刺细胞学检查以确诊。

（1）地方性甲状腺肿诊断依据：根据“地方性甲状腺肿、地方性克汀病学术交流与科研协作会议”诊断标准：①居住在地方性甲状腺肿病区；②甲状腺肿大超过本人拇指末节大小，或有小指末节大小的结节；③排除甲亢、甲状腺癌等其他甲状腺疾病。甲状腺摄 ^{131}I 率呈饥饿曲线可作参考指标。

（2）地方性甲状腺肿的分型：①弥漫型：甲状腺均匀增大，摸不到结节；②结节型：在甲状腺上能摸到 1 个或几个结节；③混合型：在弥漫肿大的甲状腺上能摸到 1 个或几个结节。

2. 鉴别诊断

（1）甲状腺腺瘤：甲状腺有单个或多个光滑结节，不伴有甲状腺肿大。

（2）亚急性甲状腺炎：甲状腺常不对称肿大，质硬而表面光滑，疼痛，常始于甲状腺的一侧，很快向腺体其他部位扩展。甲状腺摄 ^{131}I 量显著降低。

（3）慢性淋巴细胞性甲状腺炎：起病缓慢，一般无全身症状；甲状腺弥漫性肿大，质地较硬；摄 ^{131}I 率正常或下降，T_3、T_4 正常或下降，甲状腺自身抗体滴度较高。

【治疗】

1. 西医治疗

（1）药物治疗：口服甲状腺激素制剂，以抑制过多的内源性 TSH 分泌，补充内生甲状腺激素的不足，从而达到缓解甲状腺增生的目的。常用制剂有：①干甲状腺制剂：常用量为每日 60～120mg，口服。疗程一般为 3～6 个月，停药后如有复发可重复治疗。②左甲状腺素（L-T_4，优甲乐）：本病早期阶段的年轻患者可每日用 100μg 治疗，第 2 个月增至每日 150～200μg。年龄较大和长期患结节性甲状腺肿者治疗前宜做 TRH（促甲状腺释放激素）兴奋试验或 TSH 浓度测定，若 TSH 极低或无反应，提示甲状腺已有自主性功能，不宜用本药治疗。

（2）手术治疗：有下列情况之一者，可考虑手术切除治疗：①巨大甲状腺肿影响生活和工作者；②甲状腺肿大引起压迫气管、食管、喉返神经引起临床症状者；③胸骨后甲状腺肿；④结节性甲状腺肿继发功能亢进者；⑤结节性甲状腺肿疑有恶变者。为防止术后残留甲状腺组织再形成腺肿及甲状腺功能低下，宜长期服用甲状腺激素制剂。

2. 辨证治疗

（1）肝郁脾虚证

证候：颈部弥漫性肿大，伴四肢困乏，气短，善太息，纳呆体瘦，肢冷；苔薄，脉弱无力。

治法：疏肝解郁，健脾益气。

方药：四海舒郁丸加减。结节性甲状腺肿者，加夏枯草、莪术等；气虚者，加党参、黄芪等。

（2）肝郁肾虚证

证候：颈部肿块皮宽质软，伴有神情呆滞，倦怠畏寒，行动迟缓，肢冷，性欲下降；舌淡，脉沉细。

治法：疏肝补肾，调摄冲任。

方药：四海舒郁丸合右归丸加减。

3. 专病专方

（1）藻药散：海藻（酒洗）30g，黄药子 60g，为末，以舌时时舐，以津咽下，肿块消 2/3 时止药。须断厚味，戒酒色。

（2）海藻 15 ~ 30g，昆布 15 ~ 30g，水煎服，每日 1 剂。

4. 针灸治疗

（1）针刺：以舒经活血、行气破结为法。常用穴：合谷、夹脊、天突、曲池、风池或肿物最凸点。

（2）灸法：常用穴：天突、通天、云门、中封、曲池、大椎、气舍、天府、膻中、风池。

（3）耳针：常用穴：内分泌、甲状腺。

【预防与调护】

全国各地已普遍进行了甲状腺肿的普查和防治工作，目前发病率已大大降低。在流行地区，甲状腺肿的集体预防极为重要。具体预防措施有以下几项：

（1）用加碘盐烹调食物。一般每 10 ~ 20kg 食盐中均匀加入碘化钾或碘化钠 1.0g 即可满足人体每日的需要量，作为集体预防，可服用至青春发育期以后。

（2）肌肉注射碘油。碘油在体内吸收很慢，随身体需碘情况可自行调节，故较服用加碘盐更为有效、可靠。成人一次肌肉注射含碘 40% 的碘油 1000mg（2.5mL），可保证 5 年内碘供应正常。儿童剂量为 1 岁以下 125mg，1 ~ 4 岁 250mg，5 ~ 9 岁 750mg，10 岁以上儿童同成人量。

（3）在青春发育期、妊娠期和哺乳期经常用海带或其他海产品佐餐。

（4）常保持心情舒畅，勿动气郁怒。

第二节 甲状腺炎

甲状腺炎（thyroiditis）分急性化脓性甲状腺炎、亚急性甲状腺炎和慢性淋巴细胞性甲状腺炎三类，其中急性化脓性甲状腺炎临床少见。甲状腺炎属中医“瘿痈”的范畴。

一、急性化脓性甲状腺炎

急性化脓性甲状腺炎（acute suppurative thyroiditis）较少见，在甲状腺结构异常的基础上，如结节性甲状腺肿、梨状窦瘘等，由于机体免疫功能不全，病原菌传播至甲状腺所引起。致病菌以葡萄球菌为多见，其次为链球菌和肺炎球菌。感染途径包括：血源性播散、甲状舌骨囊肿或瘘、甲状腺周围组织感染、食管穿孔。

【临床表现】

起病急，突发高热、寒战、头痛、颈部疼痛并向耳枕部放射，甲状腺一侧叶肿胀、疼痛、灼热感，局部红斑或皮温升高，脓肿形成后局部红肿并有波动感。脓肿偶可破入气管或食管及深入纵隔，引起气促、咳嗽、吞咽困难，甚至窒息死亡。

【实验室及其他检查】

血白细胞及中性粒细胞比值升高、血沉加快，C 反应蛋白增高；除非甲状腺因化脓有广泛坏死，甲状腺功能测定一般正常；B 超可发现甲状腺单叶脓肿或脓肿形成；X 线检查可了解气管偏移或受压情况，有时可发现甲状腺及甲状腺周围组织中由产气细菌产生的游离气体；甲状腺扫描大多为凉结节或冷结节；CT 或 MRI 可发现纵隔脓肿；颈部穿刺有助于确定感染细菌。

【治疗】

治疗早期使用适当抗生素可使炎症消退，有效抗生素的使用至少持续 14 天，一旦脓肿形成应及时穿刺置管引流或切开引流，清除坏死组织。积极治疗，本病愈后良好，不会导致甲状腺功能低下的后遗症。

二、亚急性甲状腺炎

亚急性甲状腺炎（subacute thyroiditis）又称亚急性非化脓性甲状腺炎、De Quervain 甲状腺炎、巨细胞性甲状腺炎等。表现为疼痛性甲状腺肿，是暂时性的甲状腺炎，大多伴有全身症状。多发生于 30～40 岁的女性，男女发病之比为 1∶（3～4）。

【病因病理】

病因不明确，因其常在上呼吸道感染、病毒性感冒、病毒性腮腺炎后 2～3 周发病，故目前多认为是病毒感染所致，亦有人认为其与遗传因素和自身免疫异常有关。

甲状腺呈炎性反应，轻度不规则肿大，常不对称，质略硬，包膜与周围组织轻度粘连。切面见病变呈灰白或淡黄色，质实，象皮样。病变早期滤泡上皮破坏，胶质外溢，炎性细胞浸润。随后因外溢的胶质激起炎症反应，在其周围有异物巨细胞出现和结核样肉芽肿形成，在病变滤泡周围出现巨细胞性肉芽肿是其特征。病变处淋巴细胞、浆细胞和嗜酸性粒细胞浸润。本病常在数周至数月（一般为 3 个月左右）自然消退。愈合时表现为滤泡上皮再生和间质纤维化，有时愈后可再复发。由于甲状腺滤泡被破坏，甲状腺激素的突然释放可引起一过性的甲状腺功能亢进症状；继而由于甲状腺激素合成障碍，约有 10%的患者可表现一定程度的甲状腺功能低下。

【临床表现】

颈部疼痛，甲状腺触痛，全身炎症反应，部分病人可出现甲亢。

初起多数表现为甲状腺突然肿胀、质地较硬、疼痛并向患侧耳、颞枕部处放射。病人体温增高，可出现颈部淋巴结肿大。有一过性甲状腺功能亢进症状，一般 3～4 天或 1～2 周达到高峰后缓解消退。后期偶有甲状腺功能减退的表现。病程约为 3 个月，愈后甲状腺功能多不减退。有时愈后可复发。

【实验室及其他检查】

（1）血沉增快。

（2）血清 T_3、T_4 早期升高，^{131}I 摄取率降低，呈分离现象。

（3）彩色多普勒超声检查可发现甲状腺体积增大，腺体内病灶呈低回声或不均匀融合，边界不清，形态不规则。

（4）CT 检查甲状腺一侧肿大，片状密度降低且界限不清，包膜完整。

【诊断与鉴别诊断】

病前有上呼吸道感染史。病后 1 周内因部分滤泡破坏可表现基础代谢率略高，但甲状腺摄取 ^{131}I 量显著降低，这种分离现象和泼尼松实验治疗有效有助于诊断。

需注意与原发性甲状腺功能亢进症、慢性淋巴细胞性甲状腺炎、结节性甲状腺肿继发甲亢等相鉴别。

【治疗】

肾上腺皮质激素是治疗本病最有效的药物，可选用泼尼松每日 4 次，每次 5mg，两周后逐渐减量，维持 1～2 个月以上；同时加用甲状腺干制剂效果较好，甲状腺素片每日 120～200mg，症状缓解后减量维持 2～3 个月。阿司匹林、止痛药有助于减缓病理进程，缓解疼痛。停药后如果复发则予放射治疗，效果较持久。抗生素治疗无效。由于本病系自限性疾病，而且手术治疗极易导致甲状腺功能低下，故为禁忌证。

三、慢性甲状腺炎

慢性甲状腺炎（chronic thyroiditis）主要包括慢性淋巴细胞性甲状腺炎、慢性侵袭性甲状腺炎。80% 以上的病例为女性，发病年龄 35～55 岁。两种慢性甲状腺炎区别很大。产后及流产后甲状腺炎与慢性甲状腺炎基本相似，可能是一过性免疫反应，目前已越来越引起学者们的关注。

（一）慢性淋巴细胞性甲状腺炎

慢性淋巴细胞性甲状腺炎（chronic lymphocytic thyroiditis）又称自身免疫性甲状腺炎，是一种以自身甲状腺组织为抗原的慢性炎症性自身免疫性疾病。由日本九州大学 Hashimoto 报道，故又称为桥本（Hashimoto）甲状腺肿或桥本病（Hashimoto sdisease），是各种甲状腺炎中最多见的一种，也常致甲状腺肿合并甲状腺功能减退。多见于 30～50 岁女性，男女发病之比为 1∶（10～20）。青少年也不少见。具有甲状腺内淋巴细胞浸润和血清中抗体出现的特点。

【病因病理】

1. 病因 病因不明确。多数学者认为本病由于遗传因素与非遗传因素相互作用而产生。免疫学因素认为，本病可能是基因决定的抗原物特异性抑制 T 淋巴细胞（T_8）的缺乏，导致细胞毒性 T 淋巴细胞无控制地侵犯滤泡上皮细胞；同时辅助 T 淋巴细胞（T_4）功能活跃，促使 B 淋巴细胞产生大量自身抗体。血清中可检测出抗甲状腺球蛋白抗体（TGA）、抗甲状腺微粒体抗体（TMA）、甲状腺刺激抗体（TSAb）等多种抗体。与患者有血缘关系的人群中约有 50% 抗甲状腺抗体呈阳性，说明与遗传因素有一定的关系。近期研究提示，不同种族之间存在对慢性淋巴细胞性甲状腺炎的不同基因易感。

2. 病理 甲状腺对称性弥漫性肿大，质韧而有弹性，与周围无粘连，包膜完整。切面呈黄灰或灰白色均质性肉样组织。组织学显示甲状腺滤泡广泛被淋巴细胞和浆细胞浸润，并形成淋巴滤泡及生发中心，这是本病的特异表现。晚期甲状腺萎缩伴广泛纤维化。病程初期常有不同程度的甲亢表现，随着病变的发展，甲状腺组织被破坏，遂出现不同程度的甲状腺功能低下。

【临床表现】

本病多见于女性，起病缓慢，呈无痛性、弥漫性、对称性甲状腺肿，一侧肿大明显者少见；肿块质硬，表面光滑，病程较长者可扪及结节；多伴甲状腺功能减退，早期可有甲亢表现，但不久便会减轻或消失；较大的甲状腺肿可有压迫症状。

【实验室及其他检查】

抗甲状腺球蛋白抗体（TGAb）与抗甲状腺微粒体抗体（TMAb）均呈阳性；基础代谢率低；甲状腺摄 ^{131}I 量减少；针吸活检可见淋巴细胞成堆。

NOTE

【诊断】

对于慢性淋巴细胞性甲状腺炎诊断标准尚未明确，1975 年 Fisher 提出 5 项指标诊断方案：①甲状腺弥漫性肿大，质韧硬，表面不平或者结节感；② TGAb、TMAb 阳性；③血 TSH 升高；④甲状腺扫描有不规则浓缩或稀疏；⑤过氯酸钾排泌试验阳性。5 项中具有两项可拟诊为慢性淋巴细胞性甲状腺炎，具有 4 项可确诊。一般临床上，甲状腺弥漫性肿大、韧硬，结合血清中多种抗甲状腺抗体可帮助诊断。抗甲状腺抗体测定对本病的诊断有特异性。疑难时可行穿刺活检以确诊。

【治疗】

常用甲状腺激素替代疗法和免疫抑制治疗。

1. 甲状腺激素替代疗法 三碘甲状腺原氨酸（T_3）每日 50 ~ 75μg；或甲状腺片从小量开始，每日 40mg，逐渐加至每日 120 ~ 200mg，甲状腺缩小后维持在每日 80 ~ 120mg，成人多须终生服药。长期用甲状腺干制剂治疗多有疗效。

2. 免疫抑制治疗 泼尼松每日 15 ~ 30mg，一般用药 1 ~ 2 个月，缓慢减量后停药，不宜长期应用。

3. 手术治疗

外科手术指征是：①甲状腺弥漫性肿大有压迫症状者；②甲状腺内结节，可疑恶性者；③颈部淋巴结肿大并有粘连，FNAC 或组织活检证实为恶性者；④甲状腺明显肿大，药物治疗效果不明显，病人要求手术者。病理证实为本病可行甲状腺腺叶部分切除或峡部切除手术，以解除压迫。病理确诊合并恶性肿瘤者，按甲状腺癌的处理原则治疗。手术后大多继发甲低，须长期服用甲状腺制剂。

（二）慢性侵袭性甲状腺炎

慢性侵袭性甲状腺炎（chronic invasive thyroiditis）又称硬化性甲状腺炎、Riedel 甲状腺炎，是甲状腺慢性进行性纤维增生并侵犯邻近组织的炎症性疾病。男女之比约为 1∶3，以 30 ~ 60 岁者多见。本病罕见，为甲状腺炎中最少见者。

【病因病理】

1. 病因 病因不明。因常与其他部位的纤维性疾病同存，如特发性纵隔纤维化、后腹膜纤维化、乳腺纤维化、泪腺纤维化、硬化性胆囊炎等，提示可能与纤维化疾病有关。

2. 病理 组织切面灰白或黄白色，质坚韧。病变部位的甲状腺组织完全被破坏而由纤维瘢痕组织所代替，致密的纤维组织压迫使滤泡萎缩、血管壁增厚。有血管周围炎，伴有淋巴细胞、浆细胞、多核细胞浸润。纤维组织可越过甲状腺包膜侵入邻近的组织与食管、气管及胸锁乳突肌等广泛粘连。侵犯甲状腺的一部分、多侵犯周围组织及病灶内无淋巴滤泡形成、主要为瘢痕组织为其病理特征。病变多累及一叶，也可两侧发病。

【临床表现】

起病缓慢，部分患者有疼痛感。甲状腺大小正常或轻、中度肿大，单侧或双侧肿块，质硬超过癌的质地。常与周围组织紧密粘连，颈部压迫症状有时很明显。偶有甲低表现。

【实验室及其他检查】

甲状腺功能 BMR、PBI、T_3、T_4、TSH 及摄 ^{131}I 率均可在正常水平，晚期 TSH 可升高，而其余的均降低；ESR 增快；白细胞正常或轻度升高；抗甲状腺抗体一般不高；甲状腺扫描病灶部位多为冷结节。

【诊断与鉴别诊断】

1. 诊断　根据甲状腺无痛性肿块，固定，质硬，抗甲状腺抗体一般不高，即可做出诊断。但须与慢性淋巴细胞性甲状腺炎及甲状腺癌（特别是未分化癌）区别。

2. 鉴别诊断

（1）慢性淋巴细胞性甲状腺炎：甲状腺弥漫性肿大，质地较硬；摄 ^{131}I 率正常或下降，T_3、T_4 正常或下降；血清中多种抗甲状腺抗体呈阳性。

（2）甲状腺癌：病史短，病程进展快，早期多为单发结节，结节生长快、质硬、表面不光滑，颈部淋巴结常肿大，不能随吞咽动作上下移动；甲状腺扫描为冷结节，穿刺抽吸细胞学检查能帮助确定癌的诊断。

【治疗】

可用肾上腺皮质激素，但疗效不肯定。伴有甲低时可适当给予甲状腺激素。

有明显压迫症状时可手术治疗，可行甲状腺峡部切除或局限性肿块切除。由于粘连紧密，切除腺体时应避免损伤邻近组织。本病是一种自限性疾病，术后病变消退或不再发展，很少需要再次手术者。

四、甲状腺炎的中医治疗

（一）急性、亚急性甲状腺炎

多因风温、风火客于肺胃，或内有肝郁胃热、积热上壅，夹痰蕴结，以致气血凝滞，郁而化热而成。

1. 辨证治疗

（1）气滞痰凝证

证候：肿块坚实，皮色不红或者微红，轻度肿胀，重按才感疼痛，其痛牵引耳后枕部，或有喉间梗塞感，痰多，一般无全身症状；苔黄腻，脉弦滑。

治法：疏肝理气，化痰散结。

方药：柴胡清肝汤加减。

（2）风热痰凝证

证候：局部结块，红肿疼痛明显，伴恶寒发热、头痛、口渴、咽干；苔薄黄，脉浮数或滑数。

治法：疏风清热，化痰消瘿。

方药：牛蒡解肌汤加减。

2. 中医外治

（1）初期宜用箍围药，如金黄散、四黄散、双柏散，水或蜜调制外敷，每日 1～2 次。

（2）若成脓宜切开排脓，八二丹药线引流，金黄膏外敷。

（二）慢性淋巴细胞性甲状腺炎

1. 辨证治疗　本病辨证分型观点尚未统一，较有代表性的有尚德俊主编的《新编中医外科学》将本病分为血瘀痰凝证和脾肾阳虚证；王永炎等主编的《今日中医外科学》将本病分为四型，即肝郁气滞证、气阴两虚证、血瘀痰凝证和脾肾阳虚证。治疗实证多用理气活血、化痰散

NOTE

结药物加减，虚证宜益气养阴、健脾温肾治疗。

2. 中医外治

（1）单药治疗：可选用雷公藤、昆明山海棠、蜂毒等。

（2）灸法：隔药灸，在药粉中加入活血化瘀、益气温阳药物。

第三节 甲状腺功能亢进症的外科治疗

甲状腺大部切除术对中度以上的甲状腺动能亢进（简称“甲亢”）仍是目前最常用且有效的疗法，能使90%～95%的病人获得痊愈，手术死亡率低于1%。手术治疗的缺点是有一定的并发症和4%～5%的病人术后甲亢复发，也有少数病人术后发生甲状腺功能减退。

1. 手术治疗指征 ①中度以上的原发性甲亢。②继发性甲亢，或高功能甲状腺腺瘤。③胸骨后甲状腺肿并发甲亢；腺体较大伴有压迫症状的甲亢。④抗甲状腺药物或 ^{131}I 治疗后复发，或不适宜药物及 ^{131}I 治疗的甲亢。⑤妊娠早、中期的甲亢患者又符合上述适应证者。

2. 手术禁忌证

（1）青少年患者。

（2）症状较轻者。

（3）老年病人或有严重器质性疾病不能耐受手术者。

3. 术前准备 甲亢患者在代谢高亢的情况下手术危险性很大，因此，为了保证手术顺利进行和预防术后并发症，术前必须做好充分而完善的术前准备。术前开始准备的基础条件是：①甲亢症状基本控制、情绪稳定、睡眠好转、食量稳定、体重增加等；②脉率稳定在90次/分以下；③ BMR 正常；④连续两次测定 T_3、T_4 正常；⑤抗甲状腺药物已是维持量阶段。

（1）一般准备：首先要消除病人的顾虑和恐惧心理，精神过度紧张或失眠者可适当应用镇静和安眠药。心率过快者可口服利血平（利舍平）0.25mg 或心得安 10mg，每日3次。发生心力衰竭者应予以洋地黄制剂。

（2）术前检查：除全面体格检查和必要的化验检查外，还应包括：①颈部X线透视或摄片，了解有无气管受压或移位；②详细检查心脏有无扩大、杂音或心律不齐等，并常规做心电图检查；③喉镜检查，确定声带功能；④测定基础代谢率；⑤了解甲亢程度，选择手术时机。

（3）药物准备：是术前用于降低基础代谢率的重要环节。常用以下三种方法：

①抗甲状腺素药物与碘剂联合准备法：先用硫氧嘧啶类药物，如甲硫氧嘧啶、丙硫氧嘧啶、甲巯咪唑（他巴唑）、卡比马唑（甲亢平）等，待甲亢症状得到基本控制后，即予停服，并改服1～2周的碘剂，常用的碘剂是复方碘化钾溶液（Lugol 液），每日3次。第1日每次3滴，第2日每次4滴，以后逐日每次增加1滴，至每次16滴为止，然后维持此剂量，3～7日内施行手术。抗甲状腺素药物能使甲状腺肿大和导致动脉性充血，手术时极易发生出血，增加了手术的困难和危险，因此，服用抗甲状腺素药物后必须改用或加用能使甲状腺缩小变硬、血管数减少而利于手术的碘剂。碘剂的作用在于抑制蛋白水解酶，减少甲状腺球蛋白的分解，从而抑制甲状腺素释放，其作用2～3周达高峰，此时是最佳手术时期，若服碘剂超过4周以上，基础代谢率将又复升，症状重新出现，甚至恶化，不宜手术，故应预计好服碘剂的时间，凡不

NOTE

准备施行手术治疗的病人一律不要服用碘剂。

②碘剂准备法：开始就单用碘剂，2～3周后甲亢症状得到基本控制，便可进行手术。但少数病人服用碘剂两周后后症状减轻不明显，可在继续服用碘剂的同时加用硫氧嘧啶类药物，直至症状基本控制，停用硫氧嘧啶类药物后继续单独服用碘剂1～2周，再进行手术。

③心得安准备法：对于常规应用碘剂或合并应用抗甲状腺素药物不能耐受或效果不佳的病例，可与碘剂合用或单用心得安（普萘洛尔）做术前准备。剂量为每6小时口服给药1次，每次20～60mg，一般在4～7日后脉率即降至正常水平，可以施行手术。因心得安在体内的有效半衰期不到8小时，故最末一次口服心得安需在术前1～2小时，术后4～6小时开始继续口服心得安4～7日。此外，术前不能用阿托品，以免引起心动过速。

4. 术中和术后注意事项

（1）麻醉：一般可用局麻或颈丛神经阻滞麻醉，以了解病人发音情况，避免损伤喉返神经。但精神异常紧张、胸骨后甲状腺肿压迫气管的甲亢病人应选用气管内麻醉，以保证呼吸道通畅和手术的顺利进行。

（2）手术操作应轻柔、细致，严格止血，充分暴露甲状腺腺体，注意保护甲状旁腺和喉返神经。切除腺体的多少应根据腺体大小或甲亢程度决定，常须切除腺体的80%～90%，并同时切除峡部，每侧残留腺体以如成人拇指末节大小为恰当（3～4g）。腺体切除过少容易引起复发，过多又易发生甲状腺功能低下（黏液水肿）。必须保存两叶腺体背面部分，以免损伤喉返神经和甲状旁腺。

（3）术后观察和护理：术后当日应密切注意病人呼吸、体温、脉搏、血压的变化，预防手术的并发症甲亢危象的发生。床旁常规配备气管插管、气管切开包、吸引器和供氧设备等。手术野常规放置的橡皮片引流，术后24～48小时拔除，及时引流切口内的积血，预防术后气管受压。病人采用半卧位，以利呼吸和引流切口内积血。帮助病人及时排出痰液，保持呼吸道通畅。术后须继服复方碘化钾溶液，每日3次，每次10滴，共1周左右；或由每日3次、每次16滴开始，逐日每次减少1滴，至每次5滴止。

5. 常见的手术并发症及其防治原则

（1）术后呼吸困难和窒息：多发生在术后48小时内，是术后最危急的并发症。常见原因为：①血肿压迫气管：因手术时止血不完善，或血管结扎线滑脱所引起。②喉头水肿：主要是手术创伤所致，也可因气管插管引起。③气管塌陷：是气管壁长期受肿大甲状腺压迫，发生软化，切除甲状腺体的大部分后软化的气管壁失去支撑的结果。④双侧喉返神经损伤：临床表现为进行性呼吸困难、烦躁、发绀，甚至发生窒息。

如颈部肿胀，切口渗出鲜血时，多为切口内出血所引起。发现上述情况时必须立即行床旁抢救，及时剪开缝线，敞开切口，迅速除去血肿；如此时病人呼吸仍无改善，则应立即施行气管切开；情况好转后，再送手术室做进一步的检查、止血和其他处理。因此，术后应常规地在病人床旁放置无菌的气管切开包和手套，以备急用。若系喉头水肿，则快速滴注20%甘露醇250mL、氢化可的松100～200mg，以减轻水肿。气管软化者应在术中做气管悬吊或气管切开。

（2）喉返神经损伤：发生率约0.5%。大多数是因手术处理甲状腺下极时不慎将喉返神经切断、缝扎或挫夹、牵拉造成永久性或暂时性损伤所致。少数也可由血肿或瘢痕组织压迫或牵拉而发生。喉返神经含支配声带的运动神经纤维，一侧喉返神经损伤可引起声音嘶哑，术后虽可由健侧声带代偿性地向患侧过度内收而恢复发音，但喉镜检查显示患侧声带依然不能内收，因此不能恢复其原有的音色。双侧喉返神经损伤可导致失音或严重的呼吸困难，甚至窒息，需立即行气管切开。由于手术切断、缝扎、挫夹、牵拉等直接损伤喉返神经者，术中立即出现症状；而因血肿压迫、瘢痕组织牵拉等所致者，则在术后数日才出现症状。切断、缝扎引起者属永久性损伤，常需行神经吻合或拆除缝扎线；挫夹、牵拉、血肿压迫所致则多为暂时性，经理疗等及时处理后，一般可能在3～6个月内逐渐恢复。故在结扎甲状腺下动脉时应尽量离开腺体背面，靠近颈总动脉结扎其主干，以避免损伤喉返神经。

（3）喉上神经损伤：多发生于处理甲状腺上极时离腺体太远，分离不仔细，将神经与周围组织一同大束结扎所引起。喉上神经分内（感觉）、外（运动）两支。若损伤外支会使环甲肌瘫痪，引起声带松弛，音调降低，说话费力。内支损伤则喉部黏膜感觉丧失，进食特别是饮水时容易误咽发生呛咳。若非双侧切断，一般经理疗、针灸治疗多可自行恢复。

（4）手足抽搐：手术时甲状旁腺被误切、挫伤或血供障碍，致血钙浓度降低，引起手足抽搐。血钙浓度可降低至2.0mmol/L以下，严重者可降至1.0～1.5mmol/L（正常为2.25～2.75mmol/L），神经肌肉的应激性显著增高，多在术后1～3天出现手足抽搐。轻者只有面部、唇部或手足部的针刺样麻木感或强直感，经过2～3周后，未受损伤的甲状旁腺增生肥大，起到代偿作用，症状便可消失。重者可出现面肌和手足伴有疼痛感觉的持续性痉挛，每天发作多次，每次持续10～20分钟或更长，严重者可发生喉和膈肌痉挛，引起窒息死亡。切除甲状腺时应注意保留腺体背面部分的完整。切下甲状腺标本时要立即仔细检查其背面甲状旁腺有无误切、发现时设法移植到胸锁乳突肌中等，均是避免此并发症发生的关键。

发生手足抽搐后应限制肉类、乳品和蛋类等食品的摄入（因含磷较高，影响钙的吸收）。抽搐发作时立即静脉注射10%葡萄糖酸钙或氯化钙10～20mL。症状轻者可口服葡萄糖酸钙或乳酸钙2～4g，每日3次；症状较重或长期不能恢复者可加服维生素D_3，每日5万～10万U，以促进钙在肠道内的吸收。口服双氢速甾醇（双氢速变固醇）（DT_{10}）油剂能明显提高血中钙含量，降低神经肌肉的应激性，是最有效的治疗。还可用显微外科的方法行同种异体带血管的甲状腺－甲状旁腺移植。

（5）甲状腺危象：是甲亢的严重并发症，发病机理尚不完全清楚，多因甲状腺素过量释放引起的暴发性肾上腺素机能兴奋现象。其发生多与术前准备不够、甲亢症状未能很好控制及手术应激有关。多发生在术后12～36小时内，表现为高热（＞39℃）、脉快（＞120次/分），同时合并神经、循环及消化系统严重功能紊乱，如烦躁、谵妄、大汗、呕吐、水泻等，若不及时处理，可迅速发展至昏迷、虚脱、休克甚至死亡，死亡率20%～30%。治疗包括：①肾上腺素能阻滞剂：可选用利血平1～2mg肌注或胍乙啶10～20mg口服。前者用药4～8小时后危象可有所减轻；后者在12小时后起效。还可用心得安（普萘洛尔）5mg加入5%～10%葡萄糖溶液100mL中静脉滴注，以降低周围组织对肾上腺素及儿茶酚胺的反应。②碘剂：口服复方碘化钾溶液，首次为3～5mL，或紧急时用10%碘化钠5～10mL加入10%葡萄糖溶液500mL中静脉滴注，以降低血液中甲状腺素水平，或抑制外周T_4转化为T_3。③氢化可的松：每日200～400mg，分次静脉滴注，以拮抗过多甲状腺素的反应。④镇静剂：常用苯巴比妥钠100mg，或冬眠合剂Ⅱ号半量，肌肉注射6～8小时1次。⑤降温：用退热剂、冬眠药物和物理降温等综合方法，保持病人体温在37℃左右。⑥静脉输注大量葡萄糖溶液补充能量。⑦有

NOTE

心力衰竭者加用洋地黄制剂。⑧吸氧，以减轻组织的缺氧。

（6）甲状腺功能减退：多因甲状腺组织切除过多或残留腺体的血液供应不足所致。表现为皮肤和皮下组织水肿，面部尤甚，按之不留凹痕，且较干燥；毛发疏落；常感疲乏，性情淡漠，反应较迟钝，动作缓慢，性欲减退；脉率慢，体温低，基础代谢率降低。行甲状腺大部切除术时应保留足够的甲状腺组织（如拇指末节）及残留腺体的血液供应。发生甲状腺功能减退时应给予甲状腺素制剂。

第四节 甲状腺肿瘤

甲状腺肿瘤分良性和恶性两类，良性多为腺瘤，恶性多为癌。属中医“肉瘿”“石瘿”范畴。

一、甲状腺腺瘤

甲状腺腺瘤（thyroid adenoma）是最常见的甲状腺良性肿瘤。本病多发生于40岁以下的妇女。约占甲状腺疾病的60%，有恶变倾向，恶变率在10%左右。临床特点是颈前无痛性肿块，多为单发，质地柔韧，光滑，边界清楚，随吞咽动作上下移动，生长缓慢。本病属中医“肉瘿”范畴。

【病因病理】

1. 西医病因病理 病因不明，可能与慢性促甲状腺素的刺激及缺碘、摄入致甲状腺肿物质等因素有关。按形态学可分为滤泡状和乳头状囊性腺瘤两种。

（1）滤泡状腺瘤：多见，约占甲状腺腺瘤的90%，发生于滤泡上皮细胞，呈圆形或卵圆形结节状肿物，直径2～5cm，有完整包膜，表面光滑，生长缓慢。合并出血时瘤体可迅速增大，伴局部疼痛。

（2）乳头状腺瘤：少见，瘤体较小，直径为1～2cm，有完整包膜。由滤泡上皮细胞发生，常形成囊腔，囊腔内形成乳头状结构，故又称甲状腺乳头状囊腺瘤，有恶变可能，应注意与乳头状腺癌区分。

2. 中医病因病机

（1）肝郁气滞：情志抑郁或恼怒伤肝，致肝郁气滞，疏泄失司，木旺侮土，脾失健运，痰浊内生，气痰互结，积于喉下，发为肉瘿。

（2）痰凝血瘀：体虚外邪侵入或痰气互结于喉下，脉络受阻，日久致气血运行不畅，瘀滞喉下，发为本病。

（3）肝肾亏虚：颈部为任脉所主，督脉之络所辖。任督之脉系于肝肾，痰气互结于此，久则耗损气血，伤及肝肾之阴。反之，肝肾不足，肝失所养，木旺气滞，侮土生痰，痰气互结于喉下，发为本病。

【临床表现】

多以颈前无痛性肿块为首发症状，常偶然发现。颈部出现圆形或椭圆形结节，质韧有弹性，表面光滑，边界清楚，无压痛，多为单发，随吞咽上下移动。多数病人无任何症状。腺瘤生长缓慢。当乳头状囊性腺瘤因囊壁血管破裂发生囊内出血时，肿瘤可在短期内迅速增大，局部出现胀痛，触痛，因张力较大，肿瘤质地较硬。肿物较大时可有压迫感，有时可压迫气管移位，但很少造成呼吸困难，罕见喉返神经受压表现。可引起甲亢及发生恶性变。

【诊断与鉴别诊断】

根据典型的临床表现诊断不难。应与以下疾病进行鉴别：

1. 结节性甲状腺肿　与结节性甲状腺肿的单发结节较难鉴别。甲状腺腺瘤见于非单纯性甲状腺肿流行地区，多年保持单发；结节性甲状腺肿的单发结节经过一段时间后可演变为多发结节。超声波检查及病理提示包膜完整，周围组织正常，分界明显多为腺瘤，而结节性甲状腺肿的单发结节包膜常不完整。

2. 甲状舌骨囊肿　青少年多见，肿块位于颈中线，呈半球形或球形，有囊性感，伸舌时肿块内缩。

3. 甲状腺癌　可发生于任何年龄；早期多为单发结节，病史短，进展快，结节硬，表面不光滑，不能随吞咽动作上下移动；甲状腺扫描为冷结节，穿刺抽吸细胞学检查能帮助确定癌的诊断。

【治疗】

1. 西医治疗　手术治疗的应用是因甲状腺瘤有引起甲亢（发生率约为20%）和恶变（发生率约为10%）的可能，原则上应早期切除，行包括腺瘤的患侧甲状腺大部或部分切除。切除标本必须立即行冰冻切片检查，以判定有无恶变。

2. 辨证治疗

（1）肝郁气滞证

证候：颈部肿块不红、不热、不痛；伴烦躁易怒，胸胁胀满；舌苔白，脉弦。

治法：疏肝解郁，软坚化痰。

方药：逍遥散与海藻玉壶汤加减。

（2）痰凝血瘀证

证候：颈部肿物疼痛，坚硬；气急气短，吞咽不利；舌质暗红有瘀斑，脉细涩。

治法：活血化瘀，软坚化痰。

方药：海藻玉壶汤与神效瓜蒌散加减。

（3）肝肾亏虚证

证候：颈部肿块柔韧；常伴性情急躁，易怒，口苦，心悸，失眠，多梦，手颤，月经不调；舌红，苔薄，脉弦。

治法：养阴清火，软坚散结。

方药：知柏地黄丸与海藻玉壶汤加减。

3. 针灸疗法

（1）取定喘穴，隔日针刺1次。

（2）沿甲状腺瘤周围针刺，强刺激，不留针，1日或隔日1次，连针15～30日。

NOTE

二、甲状腺癌

甲状腺癌（thyroid carcinoma）是最常见的甲状腺恶性肿瘤，约占全身恶性肿瘤的1%，占癌症死亡病例的0.4%。好发于女性。临床特点是颈前正中或两侧出现质硬、表面高低不平肿块，不随吞咽动作而上下移动。本病属中医“石瘿”范畴。

【病因病理】

1. 西医病因病理　甲状腺癌的病因尚未明了，其发生与多种因素有关，如放射性损害（X线外照射）、致甲状腺肿物质、TSH的刺激、遗传等。除髓样癌起源于滤泡旁细胞外，绝大部分甲状腺癌起源于滤泡上皮细胞。甲状腺癌的病理类型可分为：

（1）*乳头状癌*：起源于甲状腺滤泡上皮细胞，多见于中青年人，约占成人甲状腺癌的70%。分化好，生长缓慢，恶性程度低，虽有多中心性发生倾向且较早出现颈部淋巴结转移，但预后较好。

（2）*滤泡状癌*：发生率仅次于乳头状癌，约占15%，多见于50岁左右妇女，肿瘤生长较快，且有血管侵犯倾向及颈部淋巴结转移，属中度恶性，病人预后不如乳头状癌。

（3）*未分化癌*：占5%~10%，多见于老年人，生长迅速，呈广泛浸润性生长，可侵犯气管、食管、喉返神经，可有颈部淋巴结转移及血运转移，高度恶性，预后很差。

（4）*髓样癌*：约占5%。来源于甲状腺滤泡旁细胞（C细胞），可分泌降钙素。肿块质硬，为灰白或灰红色，细胞排列呈巢状、束状、带状或腺管状，无乳头或滤泡结构，呈未分化状。可有颈淋巴结侵犯和血行转移。预后不如乳头状癌，较未分化癌略好。

2. 中医病因病机

（1）*气郁痰凝*：忧思恼怒之气在胸膈不能消散，搏结于肺脾，经络痞塞；或肝郁不舒，肝脾不和，气结痰凝，循经上逆而结于颈部，正气日耗而邪气日坚，久而导致石瘿。

（2）*瘀热伤阴*：痰湿、气郁、瘀血蕴结，蕴久化热，热盛灼津，阴液亏损而发为本病。

【临床表现】

1. 甲状腺肿块　通常表现为甲状腺结节，多为单发，亦有多发或累及双侧者。结节质硬、不规则、表面不光滑、边界欠清、活动度较差。早期多无明显症状，多为偶然发现。甲状腺内肿块质硬而固定、表面不平是各型癌的共同表现。腺体在吞咽时上下移动性小。未分化癌可在短期内出现上述症状，除肿块增长明显外，还伴有侵犯周围组织的特性。

2. 压迫症状　晚期可压迫喉返神经、气管、食管，出现声音嘶哑及呼吸、吞咽困难；颈交感神经节受压引起霍纳（Horner）综合征（表现为患侧上眼睑下垂、睑裂狭窄、瞳孔缩小、眼球凹陷及面部无汗等）。侵犯颈丛出现耳、枕、肩等处疼痛。颈静脉受压或受侵的可出现患侧面部浮肿、颈静脉怒张等。

3. 转移及扩散　局部转移常在颈部，出现硬而固定的肿大淋巴结；远处转移多见于扁骨（如颅骨、椎骨、盆骨）和肺。颈淋巴结转移在未分化癌发生较早。有的病人甲状腺肿块不明显，以颈、肺、骨骼的转移癌为突出症状而就医时，应想到甲状腺癌的可能，仔细检查甲状腺。

4. 其他　髓样癌常有家族史，癌肿可产生5-羟色胺和降钙素，临床上可出现腹泻、心悸、脸面潮红和血钙降低等症状。

【实验室及其他检查】

1. 血清生化检查

（1）甲状腺球蛋白（TG）测定：TG＞10ng/mL 为异常，因任何甲状腺疾病活动期如单纯性甲状腺肿、甲状腺癌等均可发现血清 TG 升高，故 TG 不能作为肿瘤标志物进行定性诊断，但可作为特异性肿瘤标志物，用于 ^{131}I 术后的动态观察，了解体内是否有甲状腺癌的复发或转移。

（2）降钙素测定：用于诊断甲状腺髓样癌。

2. 放射性同位素检查 常用的有 ^{131}碘、^{99}锝、^{131}铯、^{32}磷等，大约 70% 的甲状腺癌表现为冷或凉结节，热结节罕见。

3. 影像学检查

（1）X 线检查：甲状腺恶性肿瘤钙化率高，细小的沙粒状钙化是恶性肿瘤的特点。检查对诊断颈部有无转移及气管、血管有无受累有帮助。

（2）B 型超声波检查：可检测甲状腺肿块的形态、大小、数目，可确定其为囊性还是实性。

（3）CT：甲状腺癌表现为甲状腺内边界模糊，不均匀的低密度区，有时可见钙化点，除观察肿块数目、范围外，主要用于观察临近器官如气管、食管、颈部血管侵犯情况，以及周围淋巴结情况。

4. 穿刺细胞学检查与病理切片 甲状腺可以切除的肿块一般不做术前活检，必要时手术中行快速冰冻切片。较大肿块需明确诊断者，若患者无明显呼吸困难，可行针吸或切取活检。颈部疑为因转移而肿大的淋巴结可做切除或切取活检。

【诊断与鉴别诊断】

1. 诊断 根据甲状腺发现硬而固定的肿块，与周围器官粘连。局部淋巴结肿大或出现对周围器官的压迫症状时，或存在多年的甲状腺肿块，在短期内迅速增大者，均应怀疑为甲状腺癌。血清降钙素测定可协助诊断髓样癌。

2. 临床分期（见表 15-1）

表 15-1 甲状腺癌临床分期

分期	乳头状癌或滤泡状癌		髓样癌	未分化癌
	年龄 <45 岁	年龄 >45 岁	任何年龄	任何年龄
Ⅰ	任何 TNM_0	$T_1N_0M_0$	$T_1N_0M_0$	—
Ⅱ	任何 TNM_1	$T_{2\sim3}N_0M_0$	$T_{2\sim4}N_0M_0$	—
Ⅲ		$T_4N_0M_0$ 或任何 TN_1M_0	任何 TN_1M_0	—
Ⅳ		任何 TNM_1	任何 TNM_1	全部

注：T，原发肿瘤大小（$T_1 \leq 1cm$，$1cm<T_2 \leq 4cm$，$T_3>4cm$，T_4 即肿瘤超出甲状腺包膜）；N_0 无区域淋巴结转移，N_1 有区域淋巴结转移；M_0 无远处转移，M_1 有远处转移。

3. 鉴别诊断 甲状腺癌应与慢性淋巴性甲状腺炎、结节性甲状腺肿、甲状腺腺瘤等鉴别。

（1）慢性淋巴性甲状腺炎：表现为甲状腺弥漫性肿大，腺体虽硬，但表面较平，无明显结节，可摸到肿大的锥体叶。颈部多无肿大的淋巴结。虽也可压迫气管、食管，引起轻度呼吸困

NOTE

难或吞咽困难，但一般不压迫喉返神经或颈交感神经节。鉴别困难时可行穿刺细胞学检查。

（2）结节性甲状腺肿：病史较长，多数为双侧腺叶弥漫性肿大，有多个大小不等的结节，表面光滑，质韧或较软，可随吞咽上下移动，B超检查多为囊性，可有明显钙化区，肿块很少产生压迫症状。

（3）甲状腺腺瘤：甲状腺肿块局限，表面光滑，界限清楚，质坚韧，活动度好，能随吞咽动作上下移动，生长缓慢，预后好。

【治疗】

不同类型的甲状腺癌其恶性程度和转移途径不同，故其治疗原则亦不尽相同，除未分化癌以外，各型甲状腺癌的基本治疗方法是手术，并辅助应用核素、甲状腺激素及放射外照射等治疗。

1. 西医治疗

（1）手术治疗：包括甲状腺本身的手术，以及颈淋巴结清扫。甲状腺的切除范围目前仍有分歧，范围最小的为腺叶加峡部切除，最大至甲状腺全切除。可根据肿瘤临床特点来选择手术切除范围。

①甲状腺乳头状癌：其恶性程度低，癌灶尚在腺体包膜内，且无颈淋巴结肿大者，做患侧腺体全切加峡部及对侧腺体大部分切除，无须行颈淋巴结清除术；术后5年治愈率可达90%。如已有颈淋巴结肿大者，则应同时清除患侧的颈部淋巴结。

②甲状腺滤泡状癌：早期手术切除的原则与乳头状癌相同。如有颈淋巴结转移，多数已有远处转移，颈廓清术意义不大，应做甲状腺全部切除后用放射性碘治疗。对摄取放射性碘很少的腺癌，放射性碘治疗的效果不好，应早期给予足量的甲状腺干制剂，通过对垂体前叶的负反馈作用，可使转移灶缩小。

③未分化癌：发展迅速，恶性程度高，浸润较广泛，通常在发病2～3个月后即出现压迫或远处转移的症状，手术及放射性碘治疗的疗效均不满意，一般不宜手术治疗，通常采用外放射治疗。

④髓样癌：应积极采用手术切除或同时清除颈部淋巴结，仍有较好疗效。

（2）内分泌治疗：甲状腺激素可以抑制TSH的分泌，从而减少TSH对甲状腺组织的刺激，使增生或术后遗留的微小癌灶处于抑制状态。甲状腺乳头状癌和滤泡癌术后应常规给予甲状腺素，对预防复发及转移灶的治疗均有一定疗效，但对未分化癌和髓样癌无效。一般用干燥甲状腺素制剂80～120mg/d或左旋甲状腺素100μg/d，需终生用药。

（3）外放射治疗：主要用于未分化型甲状腺癌。

（4）放射性核素治疗：对乳头状腺癌、滤泡状癌，术后应用适合于45岁以上病人、多发性癌灶、局部侵袭性肿瘤及存在远处转移者。

（5）化学治疗：分化型甲状腺癌对化疗多不敏感，使用反而无益。临床主要应用于失去手术机会或有转移的未分化腺癌。常用药物有阿霉素、长春新碱、顺铂、博来霉素等，可单独用药或联合用药。阿霉素最为有效。

2. 辨证治疗

（1）气郁痰凝证

证候：颈前肿块无痛，坚硬如石，生长较快，表面高低不平，肤色不变；伴性情急躁或郁闷不舒，胸胁胀满，口苦咽干，纳呆食少；舌质淡暗，苔白或腻，脉弦滑。

治法：理气开郁，化痰消坚。

方药：海藻玉壶汤和逍遥散加减。

（2）气血瘀滞证

证候：肿块增长快，坚硬如石，表面不光滑，活动度差或消失，疼痛，或有皮肤青筋暴露；伴形体渐瘦，神疲乏力，或有音哑；舌质红，有瘀斑，苔黄，脉弦数。

治法：理气化痰，活血散结。

方药：桃红四物汤与海藻玉壶汤加减。

（3）瘀热伤阴证

证候：肿块坚硬如石，推之不移，局部僵硬；形体消瘦，皮肤枯槁，声音嘶哑，腰酸无力；舌质红，少苔，脉细沉数。

治法：养阴和营，化痰散结。

方药：通窍活血汤与养阴清肺汤加减。

【预防与调护】

（1）肉瘿患者久治不愈，或结节迅速增大变硬，宜及早手术切除。

（2）保持心情舒畅，树立战胜疾病的信心。

第十六章　胸部疾病

第一节　原发性支气管肺癌的外科治疗

原发性肺癌（primary lung cancer）多数起源于支气管黏膜上皮，因此也称为支气管肺癌（bronchiogenic carcinoma）。近 50 年来全世界肺癌的发病率明显增加，据统计，在发达国家和我国大城市中，肺癌的发病率已居男性各种肿瘤的首位。肺癌病人多数为男性，男女之比（3～5）∶1，近年来，女性肺癌的发病率也明显增加，发病年龄大多在 40 岁以上。

【外科治疗】

肺癌的治疗多为综合治疗，有外科手术治疗、放疗、化疗、免疫及生物治疗、靶向治疗、中医药治疗等。目前外科手术仍是可切除肺癌病例首选的治疗方式。手术治疗的基本原则是尽可能彻底切除肺部原发肿瘤，以及相应引流区域的淋巴结，并尽可能保留健肺和发挥余肺的代谢功能，减少手术创伤，提高术后生存期和术后生活质量。

小细胞肺癌和非小细胞肺癌在治疗方法的选择和模式上有很大不同。一般来讲，非小细胞肺癌 T_1 或 $T_2N_0M_0$ 病例以完全性切除手术治疗为主；而Ⅱ期和ⅢA 期病人则应加做术前后化疗、放疗等，以提高疗效；ⅢB 期和Ⅳ期病人则以综合治疗为主。

小细胞肺癌常较早阶段就已经发生远处转移，手术很难治愈。可采用化疗→手术→化疗，化疗→放疗→手术→化疗，或化疗→放疗→化疗，以及附加预防性全脑照射等积极地综合治疗。

1. 手术适应证　所有 0 期、Ⅰ期、Ⅱ期、ⅢA 期的非小细胞肺癌，只要没有手术禁忌证，都应采取手术治疗，也有学者对部分ⅢB 期肺癌行扩大根治手术治疗。

2. 手术禁忌证

（1）远处有转移，如肝、脑、骨骼系统等处转移。

（2）胸外淋巴结转移，如锁骨上淋巴结、腋部淋巴结转移。

（3）广泛肺门和纵隔淋巴结转移，如上腔静脉阻塞综合征、喉返神经麻痹、膈神经麻痹等。

（4）肺内、胸膜广泛转移和心包腔内转移。

（5）严重的心、肺、肝、肾功能障碍，全身情况差，不能承受手术的病人。

3. 手术方法

手术切除的范围，取决于病变的部位和大小。主要术式有：

（1）肺叶切除手术：是目前肺癌外科治疗首选的手术方式，适用于病变局限在一个肺叶内的大多数周围型肺癌和一部分中央型肺癌。标准的手术应包括肺叶切除加系统性肺门和纵隔淋巴结清除术。

（2）全肺切除术：适用于中央型肺癌超出肺叶切除范围者。

（3）袖式肺叶切除术：主要适用于上叶中央型肺癌侵及上叶支气管开口或中间支气管者，将患病肺叶及相连的一段主支气管一同切除，再用支气管成形将余肺支气管与主支气管近端吻合，如此可以保留有用的肺组织。

（4）肺段或肺楔形切除术：对肺功能差，肿瘤位于肺周围的Ⅰ期（$T_1N_0M_0$）病变，可考虑做肺段或肺楔形切除术。

（5）电视胸腔镜手术（VATS）：是近年来已经成熟的胸部微创手术技术，患者在无手术禁忌证的情况下，推荐使用VAST及其他微创手段。

无论哪种手术方式，都应常规行系统性肺门和纵隔淋巴结清除术，如确实清除困难太多，可以用金属夹标记，便于术后放射定位。

4. 手术途径 目前肺癌手术的标准术式是胸部后外侧切口。标准的后外侧切口长20～30cm，要切断背阔肌、前锯肌和斜方肌，必要时还要横断菱形肌和斜方肌，并要切除一根肋骨。但是这种手术途径创伤大，出血多，开胸和关胸时间长，使一些高龄及肺功能较差的患者不能耐受手术而失去手术机会。

随着手术技术的提高，辅助器械的完善，麻醉技术的发展，使微创手术治疗肺癌成为可能。现代微创手术治疗主要有两种：电视胸腔镜手术（VATS）和微创肌肉非损伤性开胸术（MST）治疗肺癌。

5. 术后并发症及其处理

（1）胸腔内出血：胸内出血往往是因为手术时胸膜粘连紧密、止血不彻底或血管结扎线脱落所致。如每小时胸腔引流量>200mL，伴有失血性休克征象，考虑剖胸探查止血。

（2）肺不张：术后肺不张主要应注意预防，如双腔气管插管防止术中呼吸道分泌物流入对侧呼吸道、术毕拔除气管插管前充分吸痰、术中减少肺断面漏气等。

（3）支气管胸膜瘘：目前肺切除术后早期支气管残端瘘少见，常发生在术后第5～7天，多见于病灶累及支气管残端，或切除广泛造成残端缝合后张力过大，或术前曾接受新辅助化疗患者。

（4）术后早期肺功能不全：多发生于术前肺功能不良或切除肺超过术前估计范围的患者。对肺功能不良的患者，应用呼吸机支持辅助呼吸，帮助患者度过手术，一般术后第5～7天可停用呼吸机。

第二节　食管癌的外科治疗

食管癌（esophageal carcinoma）是最常见的消化道恶性肿瘤之一。全球新发患者数约40万人。其发病率和死亡率各国差异很大。我国食管癌的发病率和死亡率居世界第一。男性多于女性，发病年龄多在40岁以上。

【外科治疗】

食管癌应强调早期发现、早期诊断和早期治疗，其治疗原则是以手术为主的综合治疗。手术是治疗食管癌的首选方法。对全身情况良好，有较好的心肺功能储备，无明显远处转移征象者，可考虑手术治疗。

1. 手术适应证 全身情况良好，各主要脏器功能能耐受手术；无远处转移；局部病变估计有可能切除；无顽固性胸背部疼痛；无声音嘶哑及刺激性咳嗽。

2. 手术禁忌证

（1）恶病质患者。

（2）有严重心、肺功能不全，不能耐受手术者。

（3）肿瘤明显外侵，有侵入邻近脏器征象和远处转移。

3. 手术切除可能性评估

（1）病变越早，切除率越高。

（2）髓质型及蕈伞型切除率较缩窄型及溃疡型高。

（3）下段食管癌切除率高，中段次之，上段较低。

（4）病变周围有软组织块影较无软组织块影切除率低。

（5）食管轴有改变者较无改变者低。

4. 手术方法 手术方法要根据病变的部位及病人的具体情况而定。

（1）*根治性食管癌切除*：对于早、中期食管癌患者应强调切除食管全部肿瘤并彻底清除周围淋巴结，可视为根治性手术。

（2）*姑息手术*：已属晚期的食管癌不能施行根治性手术并有高度梗阻患者，可行食管胃转流（旁路）手术或食管腔内置管术。

（3）*非开胸食管内翻剥脱术*：对于早期食管癌，全身情况差或心肺功能不全不能耐受开胸手术的患者，可分别经颈、腹部切口用剥脱器行食管内翻剥脱术，于颈部施行食管胃吻合。

食管癌切除术后代食管器官常用的是胃，有时用结肠或空肠。食管胃吻合处的部位，取决于食管切除的长度，可在主动脉弓平面以下、主动脉弓上方或颈部吻合。

5. 手术途径

食管癌切除术的手术途径根据癌肿部位及范围决定，常用的手术途径是：

（1）*左侧胸部切口*：经左胸后外侧第 6 或第 7 肋间或肋床切口进胸游离食管，再切开膈肌游离胃，是施行下段食管癌切除行主动脉弓下或弓上食管胃吻合术最常见的手术途径（图 16–1）。

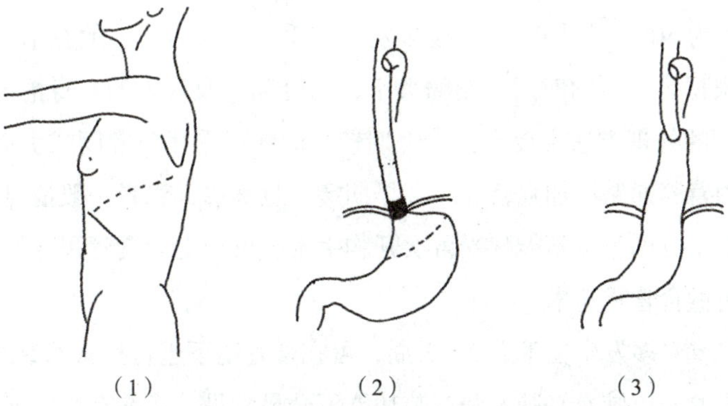

图 16–1 左胸切口行食管癌切除术（主动脉弓下吻合）

（1）左胸侧后切口 （2）食管、胃切除范围 （3）主动脉弓下吻合

（2）*右胸及腹部切口*：胸部切口常采用右前胸第 3 或第 4 肋间切口，腹部则采用上腹正中切口。游离食管和胃后，经膈肌食管裂孔将胃提到右侧胸膜腔做食管胃吻合术，这种途径适用

于食管中段或中下段癌，胸腹腔暴露都较好，操作较为方便（图 16–2）。

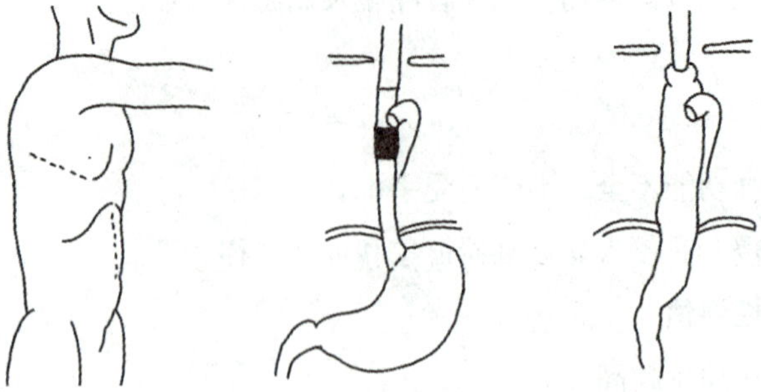

（1）　　（2）　　（3）

图 16–2　右胸及腹部切口行食管癌切除术（主动脉弓上吻合）

（1）右胸及腹部切口　（2）食管、胃切除范围　（3）主动脉弓上吻合

（3）经颈部、右胸、腹部三切口食管癌切除术：此法适用于食管中上段癌患者。右前胸第 4 肋间进胸游离食管，上腹部正中切口进腹游离胃，经膈肌食管裂孔将胃提到颈部，在左颈部胸锁乳突肌内侧行斜切口完成食管胃吻合术，这种手术途径创伤大，需时较长（图 16–3）。

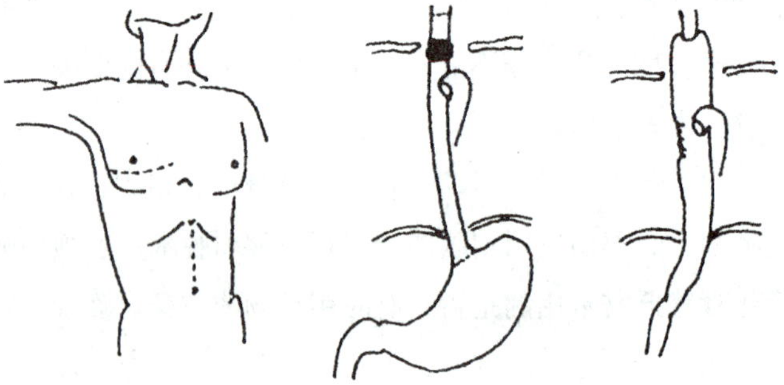

（1）　　（2）　　（3）

图 16–3　右胸、腹及颈部切口行食管癌切除术（颈部吻合）

（1）胸、腹、颈部切口　（2）食管、胃切除范围　（3）颈部食管吻合术

6. 术后并发症及其处理

（1）吻合口瘘：食管胃（肠）胸腔内吻合口瘘是食管癌术后最严重的并发症之一，发生率 3%～5%，死亡率为 50%。早期吻合口瘘多发生在手术两天后，一般在术后 5～7 天。一旦发生吻合口瘘，应根据瘘发生的时间，瘘的大小、吻合部位及病人的全身情况采取不同的处理。对胸腔内吻合口瘘的处理方法主要有：①晚期较小的瘘可采用胸腔闭式引流并确保引流通畅，同时及早建立肠内营养通路以加强营养。②早期瘘一旦确诊，患者一般情况允许，尽早再次剖胸探查。③如情况十分严重，不能耐受再次开胸手术，可行上段食管颈部外置及胃造瘘术，待患者情况好转后再做食管重建术。

（2）吻合口狭窄：多发生在术后 2～3 周，可在食管镜下进行扩张术或腔内激光治疗。

（3）肺部并发症：以肺炎、肺不张、肺功能不全最常见。术前有慢性气管炎或不同程度的肺气肿等肺部疾病。其治疗关键在于促进呼吸道潴留痰液的排出，术后鼓励病人用力咳嗽排痰，应用广谱抗生素，对并发症采取及时有效的处理，预防比治疗更重要。

（4）其他并发症：如乳糜胸、脓胸、胃扭转、膈疝、喉返神经损伤等。

第十七章 乳房疾病

乳房疾病是发生在乳房的各种疾病的总称。由于女性乳房有其特殊的生理和病理特点，发病率明显高于男性。

成年女性的乳房是两个半球形的性征器官，位于前胸第 2 或第 3 至第 6 肋骨水平的浅筋膜浅、深层之间。内缘至胸骨旁，外缘达腋前线，甚至腋中线。乳房内侧 2/3 位于胸大肌表面，外侧 1/3 越过胸大肌腋缘，位于前锯肌表面。在乳房的外上方，腺体向腋窝呈角状伸延，为乳腺的腋尾部，此部分也可以发生病变，应予注意。乳头在乳房前方中央突起，周围的色素沉着区称为乳晕。乳晕的表面有多个散在的小结节，为乳晕腺。一般年轻未生育或生育未授乳的妇女乳房紧张而有弹性，双侧基本对称，但大小绝非完全相等。泌乳期的乳房可增大一倍左右，已哺乳的乳房趋于下垂而稍扁平，年老妇女乳腺萎缩，乳房体积缩小而松软。

女性乳房主要是由乳腺、脂肪及结缔组织构成。乳腺被脂肪组织和致密结缔组织分为 15 ~ 20 个叶，名为腺叶。每一个腺叶又分为若干个小叶。小叶由许多腺泡所组成。腺叶间、小叶间和腺泡间有结缔组织间隔。在乳腺小叶间垂直走行并互相连成网状的纤维组织束称为乳腺悬韧带，即库柏（Cooper）韧带，在解剖上起着固定乳腺于皮肤的作用，使乳房既在皮下有一定的活动度，直立时又不致明显下垂。各小叶内的腺管逐渐汇集成腺叶内乳管，每一腺叶有一汇总的大乳管，又称输乳管。各大乳管以乳头为中心，呈轮辐状排列，汇集于乳晕，开口于乳头。大乳管靠近开口的 1/3 段略为膨大成壶腹部，是乳管内乳头状瘤的好发部位。乳管内衬有上皮细胞，基底层是一层基底细胞（生发层），导管瘤或乳腺囊性增生时，导管上皮可明显增生。正常乳房的外上象限乳腺组织最多，此处患病的机会也最多。

乳房的血液供应主要来自胸廓内动脉的第 1 ~ 4 个穿支，肋间动脉的穿支也部分进入乳房和胸肌。腋动脉的分支由内向外排列，依次为胸最上动脉、胸肩峰动脉、胸外侧动脉、肩胛下动脉，主要营养乳房上外侧。乳房的静脉回流有多种途径，如经乳房内静脉的穿支流入胸廓内静脉，然后汇入无名静脉；又如经腋下静脉、锁骨下静脉直接入无名静脉；经肋间静脉与椎静脉相通，流入奇静脉。以上静脉的血液都汇入腔静脉流回心脏，再由心脏流经肺血管网后流向全身。乳房内含有丰富的淋巴管网，并互相吻合成丛。乳房的淋巴液输出主要有 4 个途径：①乳房约 75% 的淋巴液沿胸大肌外侧缘淋巴管流至腋窝淋巴结，继而流向锁骨上淋巴结。但一部分乳房上部的淋巴液可不经腋窝而直接通过胸大肌的淋巴管流向锁骨下淋巴结，继续流向锁骨上淋巴结。②一部分（约 25%）乳房内侧和中央区的淋巴液通过肋间淋巴管流向胸骨旁淋巴结（主要在第 2、第 3 肋间，沿胸廓内动、静脉分布），继而流至锁骨上淋巴结。③由于两侧乳房在皮下有一些交通淋巴管，一侧乳房的淋巴液可流向另一侧乳房或腋下。在淋巴管和小静脉之间亦有许多吻合存在，淋巴液可不经局部淋巴结而直接进入血流，在临床上有少数乳腺癌在腋窝淋巴结未发现转移时，已发生了远处转移，即使早期乳腺癌也可能如此。④乳房深部淋巴网可与腹直肌鞘和肝镰状韧带的淋巴管相通，从而通向肝脏和横膈。

正常乳房的生长、发育和分泌功能是在大脑皮质和丘脑下部的调节下进行的，多种内分泌激素发挥着重要作用，以卵巢激素和腺垂体激素对乳腺的影响最大，其次是肾上腺激素。甲状腺素、睾酮、胰岛素等也有一定的影响。妊娠和哺乳时乳腺明显增生而腺管伸长，腺泡分泌乳汁；哺乳以后，乳腺又处于相对静止状态。平时在月经周期的不同阶段，乳腺的生理状态也在各种激素的影响下呈现周期性的改变。

男性乳房多位于第4肋间，主要由无腺泡的小导管、结缔组织及脂肪所组成。在发生学上，其原基与女性相类似；幼年时期，男女乳房无差异；在性成熟期，女性乳房迅速发育、增大，而男性乳房则不发育。

乳房检查的最佳时间是月经正常的妇女在月经来潮的第7～10天，因此时雌激素对乳腺的影响最小，乳腺处于相对静止状态，容易发现病变。检查时室内光线充足，检查体位一般采取坐位，两臂自然下垂或置于膝上，充分暴露双乳，先检查健侧后检查患侧。对于肥胖或乳房较大的患者坐位检查后还应采取卧位检查，并在肩下垫一枕头使胸部隆起，这样乳房较为平坦，不易漏掉较小的肿块。

乳腺的检查方法主要包括视诊、触诊及腋窝淋巴结的检查三个方面。

1. 视诊

（1）外形轮廓：在充分暴露双乳后首先观察乳房的发育情况，两侧乳房是否对称，大小是否相似，如大小明显异常应排除是否为先天性原因所致。因疾病所致的乳房大小不一，多数是疾患一侧乳房较大。乳房内有较大肿块时，外形可出现局限性隆起。乳房表面若有局限性凹陷（酒窝征），常是深部癌肿或脂肪坏死灶侵及Cooper韧带而使之收缩所致。这一现象在病人双臂交叉于颈后或前俯上半身时，或用手抬高整个乳房时尤为明显。每人各时期的正常乳房外形虽然形态多样，但其外形轮廓都应始终浑圆，在任何角度观察外缘曲线应光滑平整。所以这种外形轮廓任何一处的隆起或凹陷都说明该处乳房内有病变的可能。

（2）乳房皮肤：乳房皮肤的红、肿、热、痛多见于急性炎症。双侧浅静脉扩张可见于妊娠后期和哺乳期，局部深静脉扩张多见于炎症、外伤、肉瘤或癌症。一侧乳房表浅静脉扩张可能是晚期乳癌或肉瘤的征象。如乳房表面浅静脉广泛扩张而不成放射状排列且延及胸壁，多数应为上、下腔静脉或门脉阻塞后形成侧支循环所致。乳房皮肤出现橘皮征而无表面炎症现象则可能为乳腺癌的特征之一。乳房局部皮肤出现小酒窝征，说明该处皮下结缔组织纤维束缩短，可见于乳腺癌、结核或术后瘢痕挛缩及外伤性脂肪萎缩。若大范围皮肤发红充血伴水肿时，应警惕炎性乳癌的可能。表浅慢性炎症病灶（如结核等）常可见皮肤为暗红色。

（3）乳头：正常乳头应位于乳房圆顶中央的最高点。如果乳头附近有癌肿或慢性炎症，乳头可被牵向病灶侧；乳头深部有癌肿可使乳头内陷。乳头内陷也可由发育不良所致，临床上要注意区别。初产妇哺乳时乳头常被婴儿咬破或强力吮吸而出现皲裂，尤其是乳头因发育缺陷而内陷者。皲裂部分或内陷乳头周围沟内常有炎性渗出物存在，应与乳头湿疹样癌鉴别。

2. 触诊 医生坐在病人侧面进行触诊，或让患者仰卧，肩下垫一软枕进行检查。重点是了解乳内肿块的有无及性质。正确的检查方法是用手掌或手指掌面（手指末二节的掌面最敏感）循序轻柔触按乳房内上、外上（包括乳腺的腋尾部）、外下、内下、中央（乳晕、乳头）各区。切忌用手指抓捏乳房，否则会把捏抓到的正常乳腺组织误认为乳房肿块。检查内侧象限时患者双手应上举过头顶，使胸大肌紧张再行触诊。检查乳房外侧时嘱病人上臂略放下，与胸壁成45°角，这样乳腺的腋尾部将下移，不易漏诊。中央区的小肿块不易触到，可用左手将乳房托起，然后用右手触按。乳房下部肿块常因乳房下垂而被掩盖，可托起乳房或让病人平卧举臂，然后进行检查。乳房深部肿块如果触按不清，可让病人前俯上半身再行检查。检查乳房以后，必须检查区域淋巴结。

（1）乳房肿块：若已触到乳内肿块，应注意其部位、大小、形状、硬度、边缘是否清晰、表面是否光滑、有无压痛、与周围组织是否粘连等情况。轻轻捏起肿块表面的皮肤就可知肿块是否与皮肤粘连。如有粘连而无炎症表现，应警惕乳癌的可能。乳房中央区肿块即使是良性的，因被大乳管穿过，也多与乳晕区皮肤粘连，且使乳头弹性受限。扪诊乳房肿块时还应注意肿块是否与深部组织粘连。先分别在水平方向和垂直方向测试肿块的活动度，然后嘱病人以患侧上肢用力叉腰，使胸大肌紧张，再行测试。比较两次测试时肿块在胸大肌表面的活动度，可知肿块是否与胸大肌筋膜、胸肌粘连。乳房外下象限已超越胸大肌下缘，检查此处肿块的活动度时，可让病人把患侧上肢放在检查者的肩上用力下压，借以紧张乳房深部前锯肌再做测试。

正常乳房触诊时也可触及均匀散在的柔软小结，不可误诊为病变。前胸壁乳房所在范围的肿块并非完全都来自乳房，有时肋软骨炎（好发于女性，常表现为肋骨与肋软骨连接处肿痛，尤以第2肋多见）和乳房后方的胸壁疾病（如胸壁结核、肋骨肿瘤）都可被误诊为乳房肿块。但这些肿块由于不来自乳房，所以在推动乳房时肿块不能随乳房位置的改变而移动。

（2）乳头溢液的检查：乳头溢液是指非哺乳期的乳头异常分泌。首先应检查患者胸前内衣上有无乳头溢液沾染的痕迹，如有说明为自溢性溢液。再由乳腺周围向乳头方向轻轻按压，而后挤压乳晕和乳头，注意有无液体排出。若有，应注意液体的颜色及其排出口的位置。

（3）腋窝淋巴结：检查者坐在患者的对面，先以左手检查患者右腋，再以右手检查其左腋。检查时嘱病人将肘关节屈曲90°，前臂放在检查者的前臂上，使腋窝前缘的胸大肌和背阔肌松弛。然后检查者用食、中指的掌面进行触摸。先从腋窝顶部开始，用稳定的滑移动作在胸壁侧面自上而下地触摸中央区组、腋窝前壁胸肌组。再站在其身后，让患者上臂向前上方抬起，触摸背阔肌前内面的肩胛下组。最后站在其前面，检查锁骨上下组淋巴结。站在前面检查锁骨上淋巴结时患者的头必须倾向检查侧，使皮肤放松，才能触及深部。也可站在患者身后，以四指紧贴颈根部进行滑动触诊锁骨上区淋巴结。锁骨下区淋巴结不易摸到，但可见该区比较饱满。扪及肿大的淋巴结时，应注意其数目、大小、硬度、表面是否光滑、活动度、是否互相粘连融合、有无压痛等。

3. 辅助检查　乳房的辅助检查对乳房部位的恶性疾病的早期诊断有很大的帮助。其方法主要有病理检查、X线检查、B型超声波、CT检查、乳腺磁共振成像检查、乳腺导管内窥镜检查等。

（1）病理检查：常用方法有细胞学检查、活体组织检查等。

①细胞学检查

a. 针吸细胞学检查：用细针进行乳房肿块穿刺抽吸，将抽吸取得的组织液行细胞涂片检查，可以判断细胞的良性或恶性，方法简便，在乳腺癌诊断中，应用较为广泛，诊断符合率达80%～90%。但由于本法假阴性率达10%～20%，故当细胞学报道为阴性时，如临床仍怀疑为恶性，要重复针吸或取活检，以求正确诊断。

b. 乳头溢液细胞学检查：女性乳头溢液有时是最早或唯一的症状，临床上凡有乳头溢液者均应行溢液涂片检查。尚未绝经的妇女采取检查标本的日期最好在正常月经周期的第 4 周，此期间由于卵巢黄体的作用，分泌物较多，易于检查。采取分泌物时，须先用手轻轻按触检查乳腺内有无触及的肿块，然后将乳头洗净，用食指腹由患处顺乳腺导管方向向乳头轻轻按摩乳腺，将所获得的分泌物行涂片检查。

c. 细胞学刮片或抹片：患者有乳头糜烂、溃疡或有结痂时，可将痂皮撕下，就其糜烂面刮取或蘸取，或用棉球擦抹再涂于玻璃片上，固定染色，进行细胞学结查。由于癌细胞之间黏着力低、易脱落，乳头湿疹样癌的脱落细胞学检查的阳性率可达 72.7%，为早期诊断的依据。

d. 细胞学印片：手术切除标本，在进行冰冻切片以前，将新鲜组织印片，快速染色，显微镜检查。细胞学形态与针吸细胞学相同，作为一种冰冻前的辅助诊断方法，具有快速（5 ~ 10 分钟）、清晰等优点。

②活体组织切片检查

为组织学检查，是迄今确定肿块性质最可靠的方法。活组织切取法促使癌细胞转移的机会较大，故不宜用于乳房肿块。采用活组织切除法进行活检才比较安全可靠，方法是连同少许邻近组织完整地切下肿块送活检，或 X 线或 B 超引导下空心针定位穿刺活检。有条件者可做快速冰冻切片。

（2）X 线检查：常用钼靶 X 线摄片。钼靶 X 线的穿透性较弱，故便于区别乳房内各种密度的组织，可发现较小的肿块并较为清晰地观察其形态和结构。对于诊断乳腺良恶性肿瘤准确率达 85% 以上。良性肿瘤摄片见到的块影密度均匀，周围常有一透亮度较高的脂肪圈；如有钙化影，常较粗大而分散，周围组织有受推移现象。恶性肿瘤的块影多呈不规则或分叶状，中心区密度较高，有些肿块的边缘呈毛刺状，如有钙化影，多细小而密集，并可见于肿瘤范围以外的组织中；有时可见增粗的血管影；肿块周围组织可因肿瘤浸润而扭曲变形。邻近皮肤则可有增厚凹陷。

（3）B 超检查：是一种无创伤性的检查，能显示乳房内肿块的细微结构，并能比较精确地测量肿块的大小。它能检测到 X 线检查在致密型乳腺中所不能排除的肿物，尤其在区分实质性肿块和囊肿方面更具有特性。超声检查配合介入性超声的针吸活检，可获得最后的细胞学或组织学诊断。在 B 超基础上，用彩色多普勒血流显像及彩色多普勒能量图对乳腺良、恶性肿瘤周围及内部血流状况均可做较细致的观测。血流动力学参数也有一定的鉴别诊断价值，如恶性肿瘤常常出现高速高阻血流，峰值流速一般大于 20cm/s，阻力指数大于 0.7。

（4）CT 检查：不宜作为乳腺病变的首先诊断手段，但 CT 在某些方面有一定的优势，例如致密性乳腺中病变的检测；通过强化扫描对良、恶性肿块的鉴别；判断有无腋窝、内乳区淋巴结或胸内转移；对乳腺癌术后局部复发的观察；以及对硅酮乳房成形术后的观察等。

（5）乳腺磁共振成像检查（MRI）：MRI 技术由于具有极好的软组织分辨力和无辐射等特点，非常适合乳腺的影像学检查，在某些方面能够弥补乳腺 X 线和超声检查的局限性。对致密型乳腺及乳腺 X 线和超声检查不能明确诊断的病变，MRI 可为检出病变和定性诊断提供有价值的依据，避免漏诊和不必要的活检。MRI 还适用于对腋下淋巴结肿大患者评价乳腺内是否存在隐性乳腺癌、乳腺癌术前分期、乳腺术后或放疗后患者、乳腺癌高危人群普查等。

（6）乳腺导管内窥镜检查：对于乳头溢液尤其是单孔溢液的患者可选择乳腺导管内窥镜检查。可在镜下直接观察乳腺导管内的病变情况，对于导管内乳头状瘤、乳腺癌、乳腺导管扩张症等有较高的诊断价值。

第一节　急性乳腺炎

急性乳腺炎（acute mastitis）是乳腺的急性化脓性感染，最常见于哺乳期妇女，尤其是初产妇。常发生于产后1个月以内。此外，妊娠期、非妊娠期和非哺乳期亦可发生本病。临床特点是乳房结块，红肿热痛。本病属中医“乳痈”范畴。发生于哺乳期的称“外吹乳痈”，占到全部病例的90%以上；发生于妊娠期的称“内吹乳痈”，临床上较为少见；不论男女老少，在非哺乳期和非妊娠期发生的称为“不乳儿乳痈”，则更少见。本节主要介绍哺乳期急性乳腺炎。

【病因病理】

1. 西医病因病理　本病的发病原因主要有乳汁淤积和细菌入侵两个方面。

（1）乳汁淤积：乳汁淤积有利于入侵细菌的生长繁殖。乳汁淤积的原因有：乳头过小或内陷妨碍哺乳，孕妇产前未能及时矫正乳头内陷，婴儿吸乳时困难，甚至不能哺乳；乳汁过多，排空不完全，产妇不了解乳汁的分泌情况，多余乳汁不能及时排出而保留在乳房内；乳管不通，造成乳管不通的原因很多，常见的有乳管本身的炎症、肿瘤及外在压迫，这些均会影响正常哺乳。

（2）细菌入侵：致病菌以金黄色葡萄球菌为主，少数可为链球菌感染。感染的途径有：①乳儿含乳头而睡或婴儿患口腔炎等有利于细菌直接侵入乳管，上行到腺小叶。腺小叶中若有乳汁潴留时，使得细菌容易在局部大量繁殖，继而扩散到乳腺实质。金黄色葡萄球菌常引起乳房脓肿，感染可沿乳腺纤维间隔蔓延，形成多房性脓肿。②细菌也可直接由乳头表面的破损、皲裂侵入，沿淋巴管蔓延到腺叶或小叶间的脂肪、纤维组织，引起蜂窝组织炎。金黄色葡萄球菌感染常引起深部脓肿，而链球菌感染常常引起弥漫性蜂窝组织炎。

2. 中医病因病机　本病多因妇女产后乳头损伤、外邪入侵、乳汁过多、情志内伤、饮食不节等导致乳汁蓄积，乳络阻塞，气血凝滞，热毒蕴结，毒盛则可化腐成脓。

（1）肝胃蕴热：产后伤血，肝失所养，若愤怒郁闷，肝气不舒，则肝之疏泄失畅，乳汁分泌或排出失调；或饮食不节，胃中积热，或肝气犯胃，肝胃失和，郁热阻滞乳络，均可导致乳汁淤积，气血瘀滞，热盛肉腐，终成乳痈。

（2）乳汁淤积：是最常见的病因。因乳头破碎怕痛拒哺、乳头内陷等先天畸形影响乳汁排出，或乳汁多而少饮，或初产妇乳络不畅，或断乳不当，均可引起乳汁淤滞，宿乳蓄积，化热酿脓，而成乳痈。

（3）外邪侵袭：新产体虚，汗出腠理疏松，授乳露胸，容易感受风邪；或外邪从乳头等皮肤破碎处乘隙而入；或乳儿口气焮热，含乳而睡，热气从乳孔吹入，均可使邪热蕴结于肝胃之经，闭阻乳络，变生乳痈。

【临床表现】

1. 乳房肿胀疼痛 初起时患乳肿大，胀痛或触痛，翻身或吮乳时痛甚，疼痛部位多在乳房的外下象限。伴乳汁排泄不畅。病情发展到成脓阶段时，患部疼痛加剧，呈持续性搏动性疼痛或刺痛。脓成溃破后脓流通畅，则逐渐肿消痛止；若脓流不畅，肿势不消，疼痛不减，多为有袋脓现象或脓液波及其他乳腺叶而引起病变。

2. 发热 初起时可出现恶寒发热，化脓时可有高热、寒战。若感染严重，并发脓毒症者，常可在突然的剧烈寒战后出现高达40℃～41℃的发热。

3. 其他症状 初起时可出现骨节酸痛、胸闷、呕吐、恶心等症状。化脓时可有口渴、纳差、小便黄、大便干结等症状。

4. 乳房检查 初起时患部压痛，结块或有或无，皮色微红或不红。化脓时患部肿块逐渐增大，结块明显，皮肤红热水肿，触痛显著，拒按。脓已成时肿块变软，按之有波动感。若病变部位较深，则皮肤发红及波动感均不甚明显。已溃者创口流脓黄白而稠厚，若脓肿向乳管内穿破，可自乳头流出脓液。患侧腋下常可扪及肿大的淋巴结，并有触痛。

【实验室检查】

血常规检查可有白细胞总数及中性粒细胞数增加。B超检查可帮助辨别乳房深部脓肿，有利于准确切开排脓。脓液细菌培养及药敏试验则有助于明确致病菌种类，指导选用抗生素。

【诊断与鉴别诊断】

1. 诊断 急性乳腺炎根据病史和查体均能做出正确的诊断，凡在哺乳期的年轻妇女出现乳房局部的胀痛，甚至出现寒战、高热等情况时，急性乳腺炎的诊断是比较容易的。血常规检查成脓期白细胞总数及中性粒细胞数升高。局部穿刺和B超检查有助于诊断是否已成脓。

2. 鉴别诊断

（1）炎性乳腺癌：炎性乳腺癌临床虽不多见，但也多发生在年轻妇女，尤其是在妊娠期或哺乳期。患乳迅速肿胀变硬，常累及整个乳房的1/3以上，尤以乳房下半部为甚。病变局部皮肤呈暗红或紫红色，毛孔深陷呈橘皮样，局部不痛或轻度压痛。同侧腋窝淋巴结明显肿大，质硬固定。病变可迅速波及对侧乳房，全身炎症反应较轻；血液白细胞总数及中性粒细胞比值无明显升高，抗感染治疗无效。本病进展较快，预后不良。

（2）乳腺导管扩张症：多有先天性乳头凹陷畸形，乳头孔有粉刺样或油脂样物溢出。在急性期，其表现类似急性乳腺炎，主要表现为乳房红肿疼痛、乳头溢液（浆液或脓液）、乳头内陷、乳房肿块与皮肤粘连，溃后疮口经久不敛或愈合又复发，形成多个通向乳头孔的瘘管。抗感染治疗疗效不佳。

（3）哺乳期外伤性乳房血肿：有乳房外伤史；局部可见红肿热痛，偶可触及边缘不清的肿块；局部穿刺吸出物为血液。

【治疗】

急性乳腺炎是一种急性化脓性感染，根据其病因和病变过程，可分为急性炎症期、脓肿形成期和溃烂后期三个阶段，宜分别采用相应的方法治疗。急性炎症期应积极选用青霉素等抗生素控制炎症的发展；脓肿形成后主要的措施是及时切开排脓，同时内服清热解毒、托里透脓的中药；溃烂后期除积极换药、清创外，还可应用九一丹、五五丹等提脓祛腐中药，内服清热解毒、托里透脓的汤剂。由于乳汁淤积是本病发生发展的主要因素，乳汁是细菌的良好培养基，在治疗过程中始终要注重促使乳汁排出通畅，控制炎症的发展。

1. 西医治疗

（1）应用足量抗菌药物。可选用青霉素、红霉素、头孢菌素类抗生素等。

（2）脓肿形成后宜及时切开排脓。切开引流时应注意以下各点：①为避免手术损伤乳管而形成乳瘘，切口应以乳头为中心循乳管方向做放射状切口，至乳晕处为止。深部或乳房后脓肿可沿乳房下缘做弧形切口，经乳房后间隙引流，既有利于引流排脓，又可避免损伤乳管。乳晕下脓肿应沿乳晕边缘做弧形切口。②若炎症明显而波动感不明显者，应在压痛最明显处进行穿刺，及早发现深部脓肿。③切开后应以手指探入脓腔，轻轻分离多房脓肿的房间隔膜，以利引流。④为有利于引流通畅，可在探查脓腔时找到脓腔的最低部位，另做切口做对口引流（图17–1、17–2）。

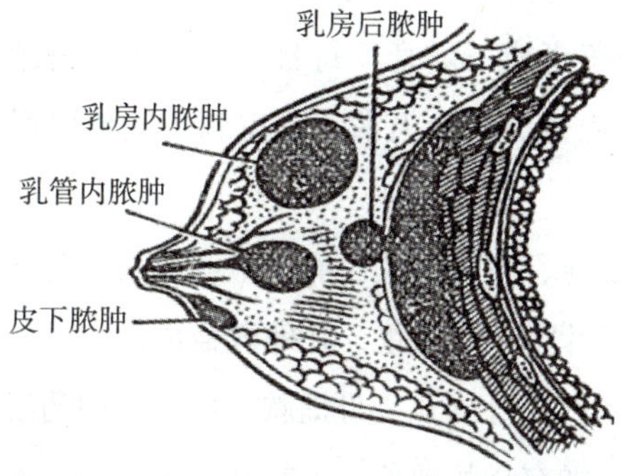

图 17–1　乳房脓肿的不同部位

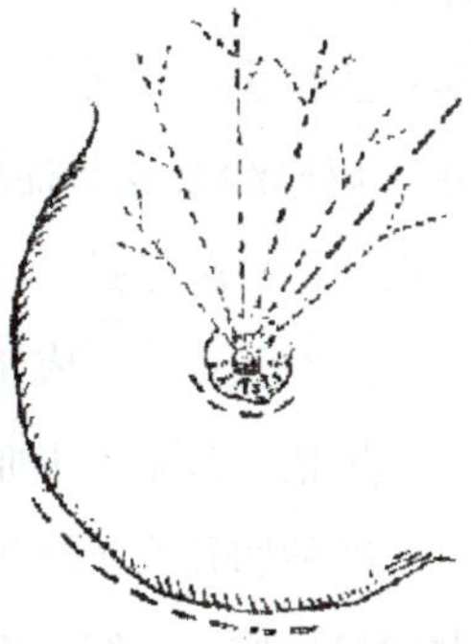

图 17–2　乳腺脓肿的切口

（3）感染非常严重或脓肿切开引流损伤乳管者，可终止乳汁分泌。其方法可选用：①溴隐亭：每次口服 2.5mg，2 次 / 日，共 5 ~ 7 日；②苯甲酸雌二醇：每次肌肉注射 2mg，每日 1 次，共 3 ~ 5 日。

2. 辨证治疗

（1）肝胃郁热证

证候：乳房肿胀疼痛，结块或有或无，皮色不变或微红，排乳不畅。伴有恶寒发热、头痛骨楚、胸闷泛恶、食欲不振、大便秘结等。舌质正常或红，苔薄白或薄黄，脉浮数或弦数。

治法：疏肝清胃，通乳消肿。

方药：瓜蒌牛蒡汤加减。若乳汁壅滞太甚，加路路通、漏芦、鹿角霜活络通乳；若炎性肿块较大者，加夏枯草、浙贝母软坚散结；产后恶露未净者，加益母草、川芎、丹参活血祛瘀；若为断乳时乳汁壅滞或产妇不哺乳，加炒山楂、生麦芽等消胀退乳。

（2）热毒炽盛证

证候：乳房肿痛加重，结块增大，皮肤焮红灼热，继之结块中软应指。或切开排脓后引流不畅，红肿热痛不消，有“传囊”现象。伴壮热不退，口渴喜饮。舌质红，苔黄腻，脉洪数。

治法：清热解毒，托里透脓。

方药：瓜蒌牛蒡汤或五味消毒饮合透脓散加减。若高热不退，加石膏、知母清热泻火；大便秘结者加生大黄、枳实泻热通腑。

NOTE

（3）正虚毒恋证

证候：溃脓后乳房肿痛虽轻，但疮口流脓清稀，淋沥不净，日久不愈，或乳汁从疮口溢出，形成乳漏，伴面色少华，神疲乏力，或低热不退，食欲不振。舌质淡，苔薄，脉弱无力。

治法：益气和营，托毒生肌。

方药：托里消毒散加减。若脓腐难脱者，加路路通、王不留行、薏苡仁化瘀祛腐；若口渴、便秘者，加沙参、肉苁蓉生津通便。

（4）气血凝滞证

证候：大量使用抗生素或过用寒凉中药后，乳房结块，质硬不消，微痛不热，皮色不变或暗红，日久不消，无明显全身症状。舌质正常或瘀紫，苔薄白，脉弦涩。

治法：疏肝活血，温阳散结。

方药：四逆散加鹿角片、桃仁、白芷、丹参等。

3. 外治疗法

（1）初起：急性炎症期外敷金黄散、金黄膏或玉露膏，每日 1 换。或用芒硝 60g 溶解于 100mL 开水中，以厚纱布或药棉蘸药液热敷患处。将仙人掌（去皮刺）适量捣烂如泥，调成糊，直接涂于患处，并保持湿润。

（2）成脓：急性乳腺炎形成脓肿后，于皮薄、波动感及压痛点最明显处及时切开排脓或火针洞式烙口引流排脓。若脓肿小而浅者，可用针吸穿刺抽脓，并外敷金黄膏。

（3）溃后：脓肿切开或刺烙排脓后，可用八二丹或九一丹提脓祛腐，并用药线引流，脓净后改用生肌散收口，均可以红油膏纱布盖贴。如有袋脓现象，可在脓腔下方用垫棉法加压，使脓液不致潴留。如有乳汁从疮口流出，可在患侧用垫棉法束紧，促使收口。

（4）推拿按摩：此法适用于早期乳汁淤滞阶段。患者取坐位，先在患乳部搽以少量润滑剂，以一手托起乳房，另一手五指从乳房周边向乳头方向进行揉、推、挤、抓，再用手轻轻挤压乳头数次，以扩张乳头部的输乳管，直至宿乳呈喷射状排出，结块消失、乳房松软、淤乳排净、疼痛明显减轻为度。治疗前如先行热敷或涂冬青油膏，效果更佳。

（5）针灸治疗：选用肩井、内关、足三里（双侧）、乳根（患侧）等穴位，施强刺激手法，留针 10 ~ 15 分钟，以理气通络、散结止痛。适用于急性乳腺炎早期尚未化脓者。

【预防与调护】

（1）妊娠后期常用温水清洗乳头，或用 75%酒精擦洗乳头，并及早纠正乳头内陷。

（2）培养良好的哺乳习惯，注意乳头清洁。每次哺乳后排空乳汁，防止淤积。

（3）及时治疗乳头破碎及身体其他部位的化脓性疾病，并保持乳儿口腔清洁，积极防治口腔炎。注意不要让小儿含着乳头睡觉。

（4）患乳用三角巾或乳罩托起，减少疼痛，防止袋脓。

（5）若体温过高（≥ 38.0℃），或乳汁色黄，应停止哺乳，但必须用吸奶器吸净乳汁。

（6）断奶时应先逐渐减少哺乳次数，然后再行断乳。

NOTE

第二节 乳腺增生

乳腺增生（mammary hyperplasia）是指乳腺上皮和纤维组织增生，乳腺组织导管和乳小叶在结构上的退行性病变及进行性结缔组织的生长，是一种乳腺组织既非炎症也非肿瘤的良性增生性状态。乳腺增生也称慢性囊性乳腺病，或称纤维囊性乳腺病。本病是妇女的常见病之一，多发生于 30 ~ 50 岁妇女。临床特点是乳房胀痛、乳房肿块及乳头溢液，属中医“乳癖”范畴。

【病因病理】

1. 西医病因病理

（1）病因：本病的症状常与月经周期有密切关系，一般多认为其发病与卵巢功能失调有关。可能是黄体酮的减少及雌激素的相对增多，致使两者比例失去平衡，使月经前的乳腺增生变化加剧，疼痛加重，时间延长，月经后的“复旧”也不完全，日久就形成了乳腺增生病。也有研究说明高泌乳素血症是导致乳腺增生病的重要原因。

（2）病理

①大体形态：一侧或双侧乳腺组织内有大小不等、软硬不均的囊性结节或肿块。囊肿大小不一，大囊肿直径可达 1 ~ 5cm，呈灰白色或蓝色，又称蓝色圆顶囊或蓝顶囊肿，小囊肿多见于大囊周围，直径仅 2mm，甚至肉眼见不到，只有在显微镜下可见。切开大囊肿可见囊肿内容物为清亮无色、浆液性或棕黄色液体，有时为血性液体。

②组织学形态：可见 5 种不同的病变。

a. 囊肿：末端导管和腺泡增生，小导管扩张和伸展、末端导管囊肿形成。末端导管上皮异常增殖形成多层从管壁向管腔作乳头状生长，占据管腔大部分，以致管腔受阻，分泌物潴留而扩张，而形成囊肿。囊肿可分为单纯性囊肿，只有囊性扩张，而无上皮增生；另一种为乳头状囊肿，囊肿上皮增生呈乳头状。

b. 乳管上皮增生：扩张的导管及囊肿内上皮呈不同程度的增生，轻者上皮层次增多，重者呈乳头状突起，或彼此相连呈网状或筛状、实体状、腺样。若囊肿上皮增生活跃，常见不典型增生，有可能发展为癌。

c. 乳头状瘤病：即在乳头状囊肿的囊性扩张基础上，囊壁上皮细胞多处呈乳头状增生形成乳头状瘤病。根据乳头状瘤病受累范围的乳头密度及上皮细胞增生程度，可把乳头状瘤病分为轻度、中度及重度。

d. 腺管型腺病：小叶导管或腺泡导管化生并增生，增生的上皮细胞呈实性团块，纤维组织有不同程度的增生，而导管扩张及囊肿形成不明显，称为腺病形成。

e. 大汗腺样化生：囊肿壁被覆上皮化生呈高柱状，胞浆丰富，其中有嗜酸性颗粒，似大汗腺细胞，此种细胞的出现，常是良性标志。此外，囊壁、导管、腺泡周围纤维组织增生，并形成纤维条索挤压周围导管产生阻塞，导致分泌物潴留，再引起导管扭曲或扩张。

其中囊肿性乳管上皮增生，乳头状瘤病、腺管型腺病所致的不典型增生，易导致癌变。

2. 中医病因病机 本病多因肝气不舒、冲任失调，致使乳房气滞血瘀、痰瘀凝结而成。

（1）肝气不舒：乳头属肝，乳房属胃。由于情志不遂，久郁伤肝，或受到精神刺激，急躁恼怒，导致肝气郁结，气机阻滞于乳房胃络，经脉阻塞不通，不通则痛，而引起乳房疼痛；肝气郁久化热，热灼津液为痰，气滞痰凝血瘀即可形成乳房肿块。如《疡科心得集》指出："妇人思虑忧郁，损于肝脾……良由肝气不舒，郁结而成。"

（2）冲任失调：冲为血海，任主胞胎，冲任又隶属于肝肾。因肝肾不足，冲任失调，下不能通盛胞宫而致月经失调，上不能滋养乳房而致气血凝滞，痰瘀凝结而成本病。或脾肾阳虚，痰湿内结，经脉阻塞，而致乳房结块、疼痛，常伴月经不调。

【临床表现】

1. 乳房肿块　患者常常以乳房肿块为主诉就诊。肿块可发生于单侧或双侧，好发于外上象限，也可局限于乳房的任何象限或分散于整个乳房。肿块常为多发性，呈结节状、片块状、条索状，形态不规则，大小不等，质韧而不硬，与皮肤和深部组织之间无粘连，推之能移，但与周围组织分界并不清楚。肿块在月经来潮后可能有所缩小、变软。少数乳房肿块发生恶变时，可迅速增大、变硬。

2. 乳房疼痛　常见乳房胀痛，程度不一，轻者不被病人所介意，重者可影响工作和生活，也有为乳房刺痛或灼痛。疼痛有时可向同侧腋下或肩背部放射。疼痛具有周期性，常发生或加重于月经前期。但部分病人乳房疼痛缺乏周期性。

3. 乳头溢液　若病变与大导管相通，或导管内有多发性乳头状增生及乳头状瘤病，常可出现乳头溢液，多呈黄绿色、棕色或血性，偶为无色浆液。有5%～15%的乳腺增生病患者可有乳头溢液，多为多孔溢液。如果溢液为浆液血性或纯血性时，往往标志着乳管内乳头状瘤。

4. 其他症状　常可伴有胸闷不舒、心烦易怒、失眠多梦、疲乏无力、腰膝酸软、经期紊乱、经量偏少等表现。

5. 乳房触诊　乳房内可扪及多个形态不规则的肿块，多呈片块状、条索状或颗粒状结节，也可各种形态混合存在。片块状肿块乳房脂肪较多的患者常扪摸不清，而在小乳房则可扪摸清楚，肿块为厚薄不等的片块状，表面一般平滑，但有的可扪及许多小结节，呈砂粒状隆起，大者可呈黄豆大小，质地中等，或软而有韧性。结节状肿块常为圆形、椭圆形或梭形，表面光滑或稍感毛糙，中等硬度。各种形态的肿块边界都不甚清楚，与皮肤及深部组织无粘连，推之能活动，多有压痛。

【辅助检查】

1. 乳腺钼靶 X 线摄片　X 线表现为大小不等的结节影，絮状或团块样密度增高影，密度均匀；X 线所见肿块大小与临床触诊相仿。

2. B 超　B 超显示乳腺质地稍紊乱，回声分布不均匀。呈低回声区以及无回声的囊肿。

3. 切除（或切取）活检能明确诊断。

【诊断与鉴别诊断】

1. 诊断

（1）患者多为中青年妇女，常伴有月经不调。

（2）乳房胀痛，有周期性，常发生或加重于月经前期，经后可减轻或消失，也可随情志的变化而加重或减轻。

（3）双侧或单侧乳房内有肿块，常为多发性，呈数目不等、大小不一、形态不规则的结节状，质韧而不硬，推之能移，有压痛。

NOTE

（4）部分病人可有乳头溢液，呈黄绿色、棕色或血性，少数为无色浆液。

（5）钼靶 X 线乳房摄片、B 超检查、活体组织病理切片检查等有助诊断。

2. 鉴别诊断

（1）乳腺纤维腺瘤：多为单个发病，少数属多发性；肿块多为圆形或卵圆形，表面光滑，边缘清楚，质地坚韧，活动，常在检查时的手指下滑脱；生长缓慢；多见于 20 ~ 30 岁妇女。

（2）乳腺癌：肿块多为单发性，质地坚硬，活动性差，无乳房胀痛；主要应依据组织病理切片检查进行鉴别。

【治疗】

西医尚无确切有效的治疗方法。由于少数病例可发生癌变，确诊后应注意密切观察、随访。若疑有癌变可能者应及时手术治疗。中医采用疏肝解郁、化痰散结、行气活血、调理冲任的方法治疗，疗效比较好。同时，在治疗过程中还应注意疏导情志。

1. 西医治疗

（1）药物治疗：他莫昔芬 10mg，每日 2 次；或托瑞米芬 60mg，每日 1 次，对乳腺增生病的治疗有效率为 80% ~ 96%，但对子宫内膜等有不良影响，不宜久服。

（2）手术治疗：对可疑病人应及时进行活体组织切片检查，如发现有癌变，应及时行乳腺癌根治手术。若病人有乳癌家族史，且切片检查发现乳腺上皮细胞增生活跃，可考虑施行单纯乳腺腺体切除手术。

2. 中医治疗

（1）辨证治疗

①肝郁痰凝证

证候：多见于青壮年妇女。乳房肿块随喜怒消长，伴有胸闷胁胀，善郁易怒，失眠多梦，心烦口苦。苔薄黄，脉弦滑。

治法：疏肝解郁，化痰散结。

方药：逍遥蒌贝散加减。胸闷胁胀，善郁易怒者加川楝子、八月札；失眠多梦，心烦口苦者加合欢皮、黄连。

②冲任失调证

证候：多见于中年妇女。乳房肿块月经前加重，经后缓减，伴有腰酸乏力，神疲倦怠，月经失调，量少色淡，或闭经。舌淡，苔白，脉沉细。

治法：调摄冲任。

方药：二仙汤合四物汤加减。月经量少者加益母草、鸡血藤；经前乳痛明显者加柴胡、川楝子。

（2）中成药

①乳增宁，每次 3 片，每日 3 次。

②小金丹，每次 0.6g，每日 2 次。

③乳癖消，每次 3 片，每日 3 次。

④逍遥丸，每次 4.5g，每日 2 次。

（3）外治疗法

中药局部外敷于乳房肿块处，如用阳和解凝膏掺黑退消或桂麝散盖贴；或以生白附子或鲜

NOTE

蟾蜍皮外敷，或用大黄粉以醋调敷，对外敷药过敏者忌用。

【预防与调护】

（1）应保持心情舒畅，情绪稳定。

（2）应适当控制脂肪类食物的摄入。

（3）及时治疗月经失调等妇科疾患和其他内分泌疾病。

（4）对发病高危人群要重视定期检查。

第三节　乳腺纤维腺瘤

乳腺纤维腺瘤（fibroadenoma of breast）是青年女性最常见的一种由乳腺纤维组织和腺管构成的良性肿瘤。乳腺纤维腺瘤发病率占乳房良性肿瘤的3/4。本病主要发生在年轻女性，好发于15～30岁，尤以25岁以前者为多见，绝经后妇女少见。临床特点是乳房肿块，圆形，表面光滑，质地坚韧，推之移动。本病属中医“乳核”“乳中结核”的范畴。

【病因病理】

1. 西医病因病理

（1）病因：乳腺纤维腺瘤的病因及发病机制尚不甚清楚。一般认为，本病的发生与卵巢机能旺盛、雌激素作用活跃有密切关系。好发年龄在性功能的旺盛时期、妊娠期肿块增长特别快、动物实验证明雌激素注射可促其发病等现象，都说明雌激素在乳房纤维腺瘤的发病中有很重要的作用。

①雌激素水平失衡：如雌激素水平相对或绝对升高，雌激素的过度刺激可导致乳腺导管上皮和间质成分异常增生，形成肿瘤。

②乳腺局部组织对雌激素过度敏感：正常乳腺的各部组织对雌激素敏感性的高低不一，以致敏感性高的局部组织易患本病。另外由于局部解剖、生理特性的差异，致使不同妇女乳腺组织对雌激素刺激的敏感性不同，对雌激素刺激敏感的妇女才得病。

③饮食因素：高脂饮食可以改变肠道菌群，使来自胆汁的类固醇在结肠中转化为雌激素，进而刺激乳腺导管上皮及间质纤维组织增生引起本病。

（2）病理：根据肿瘤中纤维组织和腺管结构的相互关系，在病理上可分为3种类型：

①管内型：也称管型纤维腺瘤，为乳管和腺泡的上皮下纤维组织增生变厚所发生的肿瘤，可累及一个或数个乳管系统，呈弥漫性增生，增生组织逐渐向乳管突入充填挤压乳管，将管腔压扁，腺上皮呈密贴的两排，上皮下平滑肌组织也参与生长，无弹力纤维成分。

②管周型：也称乳管及腺泡周围性纤维腺瘤。病变主要为乳管和腺泡周围的弹力纤维层外的纤维组织增生，其中弹力纤维亦增生，但无平滑肌，也不呈黏液性变，乳腺小叶结构部分或全部消失。

③腺瘤型：其特点是腺管增生明显，腺体形态仍保持管泡状结构，而腺体间纤维层外的纤维组织增生，此型是青春期患者多见的乳房纤维腺瘤的瘤体。

2. 中医病因病机　本病多因情志太过，郁怒伤肝，忧思伤脾，导致肝脾两伤。肝气郁结，气机阻滞，则气滞血瘀；脾气结滞，运化失调，则痰浊内生，以致郁气、痰浊、瘀血互结于乳房而发病。或因冲任失调、气滞痰凝而成本病。

（1）肝脾两伤：情志内伤，郁怒伤肝，忧思伤脾，以致肝脾两伤。气机阻滞，气血逆乱，则气滞血瘀；脾气结滞，运化失调，则痰浊内生，致使无形之气滞与有形之血瘀、痰浊互结于乳中而发为本病。

（2）冲任失调：冲为血海，任主胞胎，“冲任二经，上为乳汁，下为经水”，隶属于肝肾。肝肾亏虚则冲任失调，乳房失其滋养而致气滞血瘀，阴血亏虚而生虚火，灼津为痰，气郁、痰浊、瘀血结聚于乳中而成乳核。

【临床表现】

1. 乳房肿块　肿块多发生于乳房外上象限，约75%为单发，少数属多发性（同时或不同时）。肿块圆形，光滑，大小不等，小如黄豆、弹丸，大者如禽蛋，个别的直径可超过10cm，称为巨大纤维瘤。肿块不会化脓溃破，增长速度缓慢，可数年无变化。月经周期对肿瘤生长多无影响，但在妊娠期或哺乳期可迅速增大，若不是在前述两个时期里出现肿块突然迅速增大时，应考虑有恶变的可能。

2. 乳房轻微疼痛　大多数患者无乳痛，少数病人可有轻微刺痛或胀痛。

3. 其他症状　部分病人可有情志抑郁、心烦易怒、失眠多梦等症状。

4. 乳房触诊　乳房内可扪及单个或多个圆形或卵圆形肿块，质地坚韧，表面光滑，边缘清楚，无粘连，极易推动。患乳外观多无异常，腋窝淋巴结不肿大。

【辅助检查】

1. B超检查　肿瘤为圆形或卵圆形，实质性，边界清楚，内部为均质的弱光点，后壁线完整，有侧方声影，后方回声增强。B超可以发现乳腺内多发肿瘤。

2. 钼靶X线摄片　可见边缘整齐的圆形或椭圆形致密肿块影，边缘清楚，光滑整齐，四周可见透亮带，偶见规整粗大的钙化点。

3. 针吸细胞学检查　乳腺纤维腺瘤针吸细胞学检查的特点是可以发现裸核细胞或有黏液，诊断符合率可达90%以上。

4. 切除活检　既是一种诊断手段，又是一种治疗手段。快速冰冻病理监测下行肿瘤切除活检，适用于患者年龄偏大，或同侧腋下有肿大淋巴结者；乳腺特殊检查疑有恶性可能者；有乳腺癌家族史者；针吸细胞学有异形细胞或有可疑癌细胞者。

【诊断与鉴别诊断】

1. 诊断

（1）多发于15～30岁女性，尤其是25岁以前。

（2）肿块呈圆形或椭圆形，边界清楚，质地坚实，表面光滑，活动度大，触诊常有滑脱感。一般无疼痛感，少数可有轻微胀痛，但与月经无关。

（3）B超、钼靶X线摄片等检查可以帮助诊断。

2. 鉴别诊断　本病主要应与乳腺增生病、乳腺癌、乳腺囊肿等相鉴别，参照乳腺增生病的鉴别诊断内容。

【治疗】

1. 西医治疗　本病属良性肿瘤，一般发展缓慢，但也有发生恶变的可能。目前尚无很理想的药物治疗能将肿块消除，根治本病的方法是行手术切除。经临床观察发现，手术治疗时的年

NOTE

龄越小，术后肿块的复发率越高。多数专家认为，25岁以前的多发性乳腺纤维腺瘤患者只要肿块无增大变硬，可暂不手术，25岁以后可考虑手术切除。另外，由于乳腺纤维腺瘤可在妊娠期或哺乳期迅速增大，故可在怀孕以前行手术切除。

手术的方法应根据病情而定。切除的范围要稍大一些，应将整个肿块及其周围的部分正常组织一并切除，或将受累部分的乳腺组织做区段切除，以免增加复发的机会。肿块切除后需常规行病理切片检查，排除恶性病变可能。若术前就怀疑肿瘤有恶变，在手术切除时送快速冰冻切片，如为恶性，行进一步手术。

2. 辨证治疗 西医保守治疗期间及对多发或复发性纤维腺瘤用中药治疗有控制肿瘤生长、减少肿瘤复发的作用。

（1）肝气郁结证

证候：肿块较小，发展缓慢，不红不热，不觉疼痛，推之可移，伴胸闷叹息；舌质正常，苔薄白，脉弦。

治法：疏肝解郁，化痰散结。

方药：逍遥散加减。

（2）血瘀痰凝证

证候：肿块较大，坚硬木实，重坠不适，伴胸闷牵痛，烦闷急躁，或月经不调、痛经等；舌质暗红，苔薄腻，脉弦滑或弦细。

治法：疏肝活血，化痰散结。

方药：逍遥散合桃红四物汤加山慈菇、海藻。月经不调兼以调摄冲任。

【预防与调护】

（1）调摄情志，避免郁怒；不经常触摸肿块，以免刺激肿块生长。

（2）定期检查，发现肿块及时诊治。

（3）少食厚味炙煿之品。

第四节 乳腺癌

乳腺癌（breast cancer）是指起源于乳腺导管、小叶的恶性肿瘤。乳腺癌是女性最常见的恶性肿瘤之一，我国与多数欧美国家相比，虽属乳腺癌低发区，但近年来发病率有增高的趋势，在部分大城市已列居女性恶性肿瘤的首位。男性乳腺癌较罕见，其发病率占乳腺癌的1%。本病属中医“乳岩”“乳疳”等范畴。古代文献中的“乳石痈”“妒乳”“石榴翻花发”等，也与乳腺癌类似。

【病因病理】

1. 西医病因病理

（1）病因：乳腺癌发病原因尚不完全清楚，可能与内分泌、生育因素、饮食、电离辐射及遗传等因素相关。月经初潮年龄和绝经年龄与乳腺癌的发病有关。初次足月产的年龄越大，乳腺癌发病的危险性越大。哺乳总时间与乳腺癌危险性呈负相关。有乳腺癌家族史、高脂饮食、肥胖、外源性雌激素过多摄入可增加发生乳腺癌的危险。

NOTE

乳腺癌的高危人群：有明显的乳腺癌遗传倾向者；既往有乳腺导管或小叶中重度不典型增生或小叶原位癌患者；既往行胸部放疗的淋巴瘤患者。

（2）病理：为便于临床确定治疗方案和判断预后，将乳腺癌进行病理分类分级非常重要。国内乳腺癌病理分类多采用1997年6月由中华医学会病理学分会、《中华病理学杂志》主办的“全国乳腺病理专题学术研讨会”时经专家、学者充分讨论提出的有关乳腺组织学分类的推荐方案。

①非浸润性癌

是乳腺癌的早期阶段，当癌瘤局限在乳腺导管或腺泡内，未见突破其基底膜时称非浸润性癌。

a. 导管内癌：癌细胞局限于导管内，未突破管壁基底膜。多发生于中小导管，较大导管少见，一般为多中心散在性分布。

b. 小叶原位癌：发生于小叶导管及末梢导管上皮细胞的癌，多见于绝经前妇女，发病年龄较一般乳腺癌早5～10年。小叶增大，管、泡增多，明显变粗，充满无极性的癌细胞。

②早期浸润癌

a. 导管癌早期浸润：导管内癌的癌细胞突破管壁基底膜，开始生芽、向间质浸润。

b. 小叶癌早期浸润：癌组织突破管壁基底膜，开始向小叶间质浸润，但仍局限于小叶范围内。

③浸润性癌

a. 普通型：浸润性导管癌（包括单纯癌、硬癌、非典型髓样癌、腺癌），分高、中、低三级；浸润性小叶癌（包括经典型和非经典型，后者包括组织样细胞型、印戒细胞型及腺泡型）。

b. 特殊型：乳头状癌；小管癌；黏液腺癌；印戒细胞癌；髓样癌伴淋巴细胞浸润；富脂腺癌；分泌型癌；大汗腺癌（包括少见类型如富于糖原的透明细胞癌、嗜酸细胞癌）；涎腺型癌（包括囊性腺样癌、黏液表皮样癌、腺肌上皮癌等）；神经内分泌癌（神经内分泌细胞应占肿瘤的50%以上，其分类与消化道和呼吸道神经内分泌癌及类癌相同；神经内分泌细胞占50%以下者称神经内分泌分化）；化生性癌（包括鳞状细胞癌、梭形细胞癌、癌肉瘤，伴巨细胞、骨、软骨化生性癌，化生成分占50%以上；50%以下者称伴某种成分化生）；Paget病（伴或不伴导管内癌及浸润性导管癌）；炎性乳腺癌（为临床类型，临床呈炎症表现。可有较多淋巴管内瘤栓）；难以分类的癌（难以归入上列类型的癌）。

（3）乳腺癌的TNM分期（T：原发肿瘤，N：区域淋巴结，M：远处转移）：由国际抗癌联盟（Union for International Cancer Control，UICC）和美国癌症联合会（American Joint Committee on Cancer，AJCC）制定的TNM分类分期经过多次修改，已逐渐完善、全面和客观，对指导临床治疗和判断预后起到了重大作用。我国目前的乳腺癌临床分期采用2009年10月UICC和AJCC合作制定的第7版肿瘤TNM分期。

T——原发肿瘤。原发肿瘤的临床分期标准定义与病理分期标准一致。原发瘤的临床测量（cT）体检和影像学技术（乳腺X线摄影、B超和MRI）可用于临床测定肿瘤大小，需要注意的是有些特殊类型的癌影像学难以准确判断大小，也难以区分浸润癌与原位癌。

T_x：原发肿瘤无法评估。

T_0：无原发肿瘤证据。

NOTE

T_{is}：原位癌。

T_{is}（DCIS）：导管原位癌；

T_{is}（LCIS）：小叶原位癌；

T_{is}（Paget）：不伴肿瘤的乳头 Paget 病（伴有肿块时按肿瘤大小分期）。

T_1：肿瘤最大直径≤ 20mm，乳房皮肤正常。

T_1mi 微小浸润最大直径≤ 1mm；

T_{1a} 肿瘤最大直径＞ 1mm 而≤ 5mm；

T_{1b} 肿瘤最大直径＞ 5mm 而≤ 10mm；

T_{1c} 肿瘤最大直径＞ 10mm 而≤ 20mm。

T_2：最大直径＞ 20mm 而≤ 50mm，与皮肤无粘连，与胸大肌无固定。

T_3：最大直径＞ 50mm，癌肿与胸大肌固定。

T_4：不论肿瘤大小，直接侵犯胸壁或皮肤（胸壁包括肋骨、肋间肌、前锯肌，但不包括胸肌）。

T_{4a}：侵犯胸壁（包括肋骨、肋间肌和前锯肌，不包括胸肌）；

T_{4b}：乳房皮肤水肿（包括橘皮样变）、溃疡或同侧乳房皮肤卫星结节，但不满足炎症型乳腺癌诊断标准。

T_{4c}：T_{4a}+T_{4b}。

T_{4d}：炎症型乳腺癌。

N——区域淋巴结

N_X：区域淋巴结无法评估（已切除）。

N_0：区域淋巴结无转移。

N_1：同侧Ⅰ、Ⅱ级腋窝淋巴结转移，可移动。

N_2：同侧Ⅰ、Ⅱ级腋窝淋巴结转移，互相融合或与其他组织固定；或有同侧内乳淋巴结转移临床征象*，而没有Ⅰ、Ⅱ级腋窝淋巴结转移临床征象。

N_{2a}：同侧Ⅰ、Ⅱ级腋窝淋巴结转移，淋巴结彼此间或与其他组织结构固定、融合；

N_{2b}：有内乳淋巴结转移临床征象*，而没有Ⅰ、Ⅱ级腋窝淋巴结转移临床征象。

N_3：同侧锁骨下淋巴结转移伴或不伴腋窝淋巴结转移；或有临床证据显示同侧内乳淋巴结转移；或同侧锁骨上淋巴结转移，伴或不伴腋窝淋巴结或内乳淋巴结转移。

N_{3a}：同侧锁骨下淋巴结转移；

N_{3b}：同侧内乳淋巴结转移伴腋窝淋巴结转移；

N_{3c}：同侧锁骨上淋巴结转移。

M——远处转移

M_0：临床及影像学检查未见远处转移。

cM_0（i+）：临床及影像学检查未见远处转移证据及征象，而组织学或分子技术检测到骨髓、血液或其他器官中≤ 0.2mm 的转移灶。

M_1：临床及影像学检查发现远处转移，或组织学发现＞ 0.2mm 的转移。

注：* 有临床征象 = 临床检查或影像学检查发现的淋巴结转移（不包括淋巴闪烁造影术）。

乳腺癌临床分期见表 17–1。

NOTE

表 17-1　乳腺癌临床分期

临床分期	TNM 分期	临床分期	TNM 分期
0 期	T_{is}、N_0、M_0*	ⅢA 期	T_0、N_2、M_0
ⅠA 期	T_1、N_0、M_0		T_1、N_2、M_0
ⅠB 期	T_0、N_1mi、M_0		T_2、N_2、M_0
	T_1、N_1mi、M_0		T_3、N_1、M_0
ⅡA 期	T_0、N_1、M_0		T_3、N_2、M_0
	T_1、N_1、M_0	ⅢB 期	T_4、N_0、M_0
	T_2、N_0、M_0		T_4、N_1、M_0
ⅡB 期	T_2、N_1、M_0		T_4、N_2、M_0
	T_3、N_0、M_0	ⅢC 期	任何 T、N_3、M_0
		Ⅳ期	任何 T、任何 N、M_1

注：*M_0 包括 M_0（i+）；T_1 包括 T_1mi。

（4）乳腺癌的转移：主要有以下四种方式：

①直接浸润性转移：肿瘤可直接侵及皮肤、筋膜、胸肌等周围组织。晚期癌肿可因直接侵犯肌膜造成肿块粘连固定在胸壁而使移动消失，这也是晚期癌肿在临床局部检查时的一个体征特点。

②淋巴浸润性转移：可根据乳房淋巴液的引流输出途径扩散，主要途径有两个：一是癌灶在乳房的外侧部分，癌细胞一般情况下先经胸大肌外侧缘淋巴管转移至同侧腋窝淋巴结，然后逐渐累及锁骨上淋巴结。肿大的淋巴结早期为散在、孤立、无痛、活动度良好，以后逐渐增多，粘连成团状，因而活动度消失。癌细胞可阻塞腋窝下淋巴管，以至影响同侧上肢淋巴液的回流，使上肢的远端出现肿胀，逐渐向近心端蔓延。二是癌灶在乳房的内侧部分，癌细胞还可以向内侧浸润胸骨旁淋巴结，继而达到锁骨上淋巴结。一般前者较多，而后一种转移途径较少，若一旦发生内侧淋巴结的转移，其预后不如前者。

③血运转移：癌细胞起初可经过上述淋巴结引流途径进入静脉，也可以直接进入血液循环。但是往往有些在临床上诊断为早期乳腺癌者乳房的肿块很小，或者甚至摸不到明确包块却已有腋下淋巴结转移或远处血运转移病灶。现已被证实，只要有癌细胞浸润侵犯至基底膜者，就有可能发生血运转移，将这种现象称之为生物行为恶性乳癌。常见的血运远处转移脏器的规律依次为肺、骨骼、肝脏。在骨骼中则依次为肱骨、骨盆、股骨。

④种植性转移：种植性转移病灶以往认为并不常见，从现在临床上看，因手术时在切除过程中造成癌细胞脱落在创面或切口处，然后直接在切除癌肿的创面上或切口上形成转移病灶已不少见。所以在手术过程中应尽量减少对癌肿组织的挤压与破损，以减少这种种植性转移的机会。

2. 中医病因病机　乳岩的发病，是情志失调，饮食失节，冲任不调，以及外感风寒之气或先天禀赋不足引起机体阴阳平衡失调，脏腑失和而发病。

（1）情志失调："女子以肝为先天"，肝主怒，性喜条达而恶抑郁，情志不畅，所愿不遂，肝失条达，气机不畅，气郁则瘀；肝郁克犯脾土，运化失职则痰浊内生，肝脾两伤，经络阻塞，痰瘀互结于乳房而发病。

（2）饮食失节：久嗜厚味炙煿则湿热蕴结脾胃，化生痰浊，随气流窜，结于乳中，阻塞经络，气血不行，日久成岩。

（3）冲任不调：冲为血海，任主胞胎，冲任隶属于肝肾。冲任失调，则气血失和，月经不行，气郁血瘀，阻塞经络，结于乳中而成乳岩。乳岩多发于绝经期前后，故与冲任失调有密切关系。

此外，在正气虚弱的情况下，感受风寒之气，阻塞经络，气滞血瘀，日久停痰结瘀，亦可导致乳岩。

【临床表现】

1. 乳腺肿块 为乳腺癌最常见的症状。常为无痛性，大多数患者在无意中发现。一般单侧乳房的单发肿块较常见，肿块绝大多数位于乳房外上象限，大小不一，形态多不规则。有一些特殊型癌，因浸润较轻，即使较大的肿块，也可表现为边界较清楚及活动度较好，如髓样癌、小叶癌、高分化腺癌等。肿块质地大多为实性，较硬，甚至硬如石。但富含细胞的髓样癌及小叶癌常较软，黏液癌质地韧，囊性乳头状癌则可有波动感。与良性肿块相比，乳腺癌的活动度较差。如侵犯胸大肌筋膜，则活动度更小。肿块较小时，活动度仍较大，肿块常与周围软组织一起活动。

2. 乳头溢液和乳头改变 少数乳腺癌表现为乳头溢液。多为血性溢液，可自行溢出，亦可挤压而被动溢出。可伴有或不伴有乳腺肿块。当病灶侵犯乳头或乳晕下区时，可引起乳头偏向肿瘤一侧、扁平、回缩、凹陷、糜烂等。乳头糜烂、结痂等湿疹样改变常是Paget’s病的典型症状。

3. 乳房皮肤改变 一些部位浅在的早期癌即可侵犯乳房悬韧带使其挛缩，或肿瘤与皮肤粘连使皮肤外观凹陷，酷似酒窝，临床称为“酒窝征”。癌细胞堵塞皮下淋巴管，可出现皮肤水肿，呈“橘皮样变”。肿瘤侵入皮内淋巴管，可在肿瘤周围形成小癌灶，称为“卫星结节”。晚期皮肤可出现完全固定甚至破溃，呈“菜花样”，经久不愈。炎性乳癌时局部皮肤呈炎症样表现，颜色由淡红到深红，开始时比较局限，不久即扩大到大部分乳腺皮肤，同时伴有皮肤水肿，触之感皮肤增厚、粗糙、皮温增高，酷似妊娠哺乳期乳腺炎，临床应注意鉴别。

4. 淋巴结肿大 乳腺癌可转移至腋窝淋巴结，表现为腋窝单发或多发淋巴结肿大。而锁骨上及颈部淋巴结肿大为乳腺癌晚期症状。隐匿性乳腺癌以腋窝淋巴结肿大作为首发症状而就诊，而未找到乳腺原发灶。

几种常见乳房肿块的鉴别见表17–2。

表17–2 几种常见乳房肿块的鉴别

鉴别点	乳腺纤维腺瘤	乳腺增生病	乳腺癌	乳腺肉瘤	乳腺结核	乳汁淤积	急性乳腺炎
年龄（岁）	20～25	25～40	40～60	中年	20～40	哺乳期	20～40
病程	缓慢	缓慢	快	快	缓慢	长短不一	快
疼痛	无	周期性	不明显	无	不明显	无	明显
肿块数目	常为单个	常为多个	常为单个	单个	不定	常为单个	单个
肿块边界	清楚	不清	不清	清楚	不清	清楚	不清

NOTE

续表

鉴别点	乳腺纤维腺瘤	乳腺增生病	乳腺癌	乳腺肉瘤	乳腺结核	乳汁淤积	急性乳腺炎
移动度	不受限	不受限	受限	不受限	受限	不受限	不受限
转移灶	无	无	淋巴转移	血运转移	无	无	无
肿块形成	无	无	无	无	冷脓肿	无	有
乳头溢液	无	可有	可有可无	无	无	无	可有可无
皮肤改变	无	无	橘皮样改变	无	窦道或溃疡	无	红肿热痛
乳头改变	无	无	内陷或抬高	无	可有内陷	无	无
病理改变	纤维组织或腺组织	增生导管，大小不等囊肿	癌组织	肉瘤组织	结核结节	囊性组织	炎性组织

【辅助检查】

1. 实验室检查　乳腺癌的肿瘤标记物在诊断方面只作参考。在术后复发和转移的监测方面可能有一定价值。常用的有 CA153、CEA、CA125 等。

2. 影像学检查

（1）乳腺 X 线摄影：是乳腺癌影像诊断最基本的方法，可检出临床触诊阴性的乳腺癌。常规摄片体位包括双侧乳腺内外侧斜位（MLO）及头足位（CC），必要时可采取一些特殊摄影技术，包括局部加压摄影、放大摄影或局部加压放大摄影，使病灶更好地显示。不建议对 40 岁以下、无明确乳腺癌高危因素、临床体检未发现异常的妇女进行乳腺 X 线检查。美国放射学会（ACR）制定了乳腺影像报告及数据系统（BI - RADS）分类（见表 17-3）。

（2）乳腺超声检查：超声成像简便、经济，无辐射，可用于所有怀疑为乳腺病变的人群，是评估 40 岁以下妇女、青春期、妊娠期及哺乳期妇女乳腺病变的首选影像检查方法。可同时进行腋窝超声扫描，观察是否有肿大淋巴结。

表 17-3　乳腺影像报告及数据系统（BI-RADS）分类

分类	意义
BI － RADS 0 类	需要结合其他检查
BI － RADS 1 类	阴性
BI － RADS 2 类	良性
BI － RADS 3 类	良性可能，需短期随访
BI － RADS 4 类	可疑恶性，建议活检
4A	低度可疑
4B	中度可疑
4C	高度可疑，但不肯定
BI － RADS 5 类	高度恶性
BI － RADS 6 类	已经病理证实恶性

NOTE

（3）细胞学及病理组织检查

①细胞学及组织学检查：对乳头溢液做细胞学涂片检查，乳头糜烂疑为 Paget's 病时可行糜烂部位的刮片或印片细胞学检查；细针穿刺吸取细胞学检查简便易行，应用广泛，假阳性率约为 1%。针吸细胞学检查对预后无影响。活组织检查分切除和切取活检。除非肿瘤很大，一般均应做切除活检。

②粗针穿刺组织学检查：可在 B 超、乳腺 X 线像引导下进行，粗针穿刺检查可获得组织学证据，并可进行 ER、PR、Her-2、ki-67 等免疫组化检测，为制定治疗计划提供依据。

【诊断与鉴别诊断】

1. 诊断　临床见浸润性生长的无痛性乳腺肿块、与皮肤粘连、有乳头血性溢液、较大肿块引起乳腺皮肤水肿、橘皮样变、乳头回缩、患侧乳腺抬高等，结合钼靶 X 线检查、B 超等检查可做出初步诊断。肿块较小，临床表现不典型时，须借助多种影像学检查方可诊断。建议治疗前采用粗针穿刺检查，以获得病理组织学证据，并进行 ER、PR、Her-2 等免疫组化检测。

2. 鉴别诊断

（1）乳腺增生病：好发于 30～40 岁女性，有程度不等的自觉疼痛或触痛，其症状、体征常随月经周期而变化。亦可引起乳房腺体增厚和数个颗粒样、片块样结节，质不硬，不与皮肤及胸壁粘连，一般无腋窝淋巴结肿大。钼靶 X 线摄片及组织或细胞学检查可资鉴别。

（2）乳腺纤维腺瘤：多发于 20～25 岁年轻妇女。肿块缓慢增大，多数单发，其形态大多呈圆形或椭圆形，部分为结节状，边界清楚，表面光滑而有包膜感，活动度大，质地韧而呈橡皮感。

（3）乳腺结核：多发生于 20～40 岁女性，常有结核病史及结核病症状，抗结核治疗有效。如果脓肿尚未形成，肿块质地坚硬，边界不清，往往和皮肤有粘连，有时可有乳头内陷、乳头溢液、橘皮样变及同侧腋窝淋巴结肿大等。包块成脓后变软，溃破后形成瘘管，经久不愈。病理学检查可明确诊断。

（4）浆细胞性乳腺炎：起病突然，病变进展迅速，乳腺弥散性肿胀，肿块增长速度较乳腺癌快。伴炎症表现，反复发病，缠绵不愈。病理学检查可明确诊断。

【治疗】

乳腺癌是全身疾病的局部表现。乳腺癌的治疗包括手术、放疗、化疗、内分泌治疗、分子靶向治疗及中医药疗法等多种治疗手段，个体化综合治疗是乳腺癌治疗的发展趋势。治疗前应对疾病有一个准确的评估，当病变局限于局部或区域淋巴结时，以局部治疗为主，辅以术前术后的全身治疗。当病变较广泛或已有远处转移时，则以全身治疗为主，局部治疗为辅。

1. 西医治疗

（1）手术治疗：对于临床分期Ⅱ期以下而无手术禁忌证的病人宜首选手术治疗。术后根据病理情况选择合适的综合治疗手段。对于Ⅲ期乳腺癌，应先术前化疗（新辅助化疗）再手术。常见的手术方式有：

①乳腺癌改良根治术，是目前最常用的手术方式，适用于Ⅰ、Ⅱ期及Ⅲ期患者。

②乳腺单纯切除术，适用于乳腺原位癌。

③乳腺癌保留乳房手术（简称保乳术），是早期乳腺癌治疗发展趋势。保乳术适应证：a. 单发病灶或局灶性微小钙化灶；b. 肿块≤ 3cm；c. 乳房足够大，行肿瘤切除术后乳房外形无

明显改变；d. 病变位于乳晕区以外的部位；e. 无胶原血管性疾病及胸壁/乳腺长期照射史；f. 病人自愿。保乳术的绝对禁忌证：a. 不同象限两个或以上肿瘤；b. 弥漫性微小钙化（多发散在恶性钙化）；c. 肿瘤切缘连续多次阳性；d. 妊娠期乳腺癌；e. 既往接受过患侧乳腺或胸壁放疗。

手术后根据乳腺癌术后复发风险的分组（见表 17–4）和乳腺癌术后全身辅助治疗的选择（见表 17–5）配合其他治疗。

表 17–4　乳腺癌术后复发风险的分组

危险度	判别要点	
	转移淋巴结	其　他
低度	阴性	同时具备以下 6 条：①标本中病灶大小（pT）≤ 2cm；②分级 1 级[a]；③瘤周脉管未见肿瘤侵犯[b]；④ ER 和/或 PR 表达；⑤ Her–2 基因没有过度表达或扩增[c]；⑥年龄≥ 35 岁。
中度	阴性	以下 6 条至少具备一条：①标本中病灶大小（pT）＞ 2cm；②分级 2 ~ 3 级；③有瘤周脉管肿瘤侵犯；④ ER 和 PR 缺失；⑤ Her–2 基因过度表达或扩增；⑥年龄＜ 35 岁。
高度	1 ~ 3 个阳性	未见 Her–2 基因过度表达和扩增且 ER 和/或 PR 表达。
		Her–2 基因过度表达或扩增或 ER 和 PR 缺失。
	≥ 4 个阳性	

注：[a]：组织学分级/核分级；

[b]：瘤周脉管侵犯存在争议，它只影响淋巴结阴性的患者的危险度分级；但并不影响淋巴结阳性患者的分级；

[c]：Her–2 的测定必须是经由严格质量把关的免疫组化或 FISH 法、CISH 法。

表 17–5　乳腺癌术后全身辅助治疗的选择

危险级别	ER/PR 阳性	ER 和 PR 状况不明	ER 和 PR 阴性
低危	内分泌治疗或不用	内分泌治疗或不用	不适用
中危	单用内分泌治疗或化疗→内分泌治疗	化疗→内分泌治疗	化疗
高危	化疗→内分泌治疗	化疗→内分泌治疗	化疗

（2）放射治疗

①早期乳腺癌保乳术后均需放射治疗。无辅助化疗指征的患者放疗建议在术后 8 周内进行，接受辅助化疗的患者应在末次化疗后 2 ~ 4 周内开始，切口愈合后开始放疗。

②乳腺癌根治术或改良根治术后放疗的适应证是具有下列高危因素之一：原发肿瘤最大直径≥ 5cm，或肿瘤侵及乳腺皮肤、胸壁；腋窝淋巴结转移≥ 4 个。腋窝淋巴结转移 1 ~ 3 个的 T_1/T_2 患者，尤其是具有下列高危复发风险：年龄≤ 40 岁，腋窝淋巴结清扫数目＜ 10 个，腋窝淋巴结转移的比例＞ 20%，激素受体阴性，Her–2/neu 过表达时，也可以考虑放疗。原发肿瘤最大直径≤ 5 cm，或肿瘤侵及乳腺皮肤、胸壁；腋窝淋巴结转移≤ 4 个；淋巴结转移 1 ~ 3 个的 T_1/T_2 患者。其中包含至少下列一项因素的患者可能复发风险更高，术后放疗更有意义：年龄≤ 40 岁，腋窝淋巴结清扫数目＜ 10 个时转移比例＞ 20%，激素受体阴性，HER–2/neu 过表达等。

（3）化学治疗

①辅助化疗原则

a. 适应证：浸润性肿瘤＞ 2 cm；淋巴结阳性；激素受体阴性；HER-2 阳性（对 T_{1a} 以下患者目前无明确证据推荐使用辅助化疗）；组织学分级为 3 级。以上单个指标并非化疗的强制适应证，辅助化疗方案的制定应综合考虑上述肿瘤的临床病理学特征、患者生理条件和基础疾患、患者的意愿，以及化疗可能获益与由之带来的不良反应等。

b. 禁忌证：妊娠妇女、年老体衰且伴有严重内脏器质性病变患者。

c. 化疗方案：以含蒽环类联合化疗方案（4 ~ 6 个周期）为主。例如：AC 方案（环磷酰胺 $600mg/m^2$；阿霉素 $60mg/m^2$；21 天为一周期）；上述方案基础上增加紫杉醇，对于部分患者可以提高疗效，可与蒽环类药物联合或序贯，共 6 ~ 8 周期。不含蒽环类的联合化疗方案，适用于老年、低风险、蒽环类禁忌或不能耐受的患者，常用的有 TC 方案及 CMF 方案。不建议减少周期数和剂量。

②辅助内分泌治疗原则

适用于激素受体（ER 和或 PgR）阳性的乳腺癌。一般在化疗之后应用，但可以和放射治疗及靶向治疗同时应用。

绝经前患者辅助内分泌治疗方案首选三苯氧胺（他莫昔芬）20mg/d×5 年。治疗期间注意避孕，并每年行 1 次妇科检查。加或不加卵巢去势（手术或药物）。绝经后患者辅助内分泌治疗首选芳香化酶抑制剂单独应用，或与三苯氧胺序贯，不能耐受芳香化酶抑制剂的患者可选择三苯氧胺。治疗时间为 5 年。视患者耐受情况，可适当将内分泌治疗延长至 10 年。一线内分泌治疗失败后后，可考虑使用氟维司琼等新型内分泌治疗药物。

③术后辅助曲妥珠单抗（Herceptin）治疗临床指南

适用于 Her-2/neu 基因过表达的肿瘤＞ 1cm 各期可手术的乳腺癌。禁忌证为治疗前左心射血分数（LVEF）＜ 50%，同期正在进行蒽环类药物化疗。曲妥珠单抗治疗失败的患者可考虑使用拉帕替尼等二线治疗药物。

④新辅助化疗

适用于临床分期为Ⅲ A（不含 T_3、N_1、M_0）、Ⅲ B、Ⅲ C 期的乳腺癌患者；临床分期为Ⅱ A、Ⅱ B、Ⅲ A（仅 T_3、N_1、M_0）期，对希望缩小肿块、降期保乳的患者，也可考虑新辅助化疗。禁忌证为未经组织病理学确诊的浸润性乳腺癌（推荐获得 ER，PR，Her-2/neu 等免疫组化指标，不推荐将细胞学作为病理诊断标准）；妊娠早、中期妇女；年老体衰且伴有严重心、肺器质性病变等预期无法耐受化疗者。

新辅助化疗以含有蒽环类和紫杉类的方案（序贯或联合）为主，2 ~ 6 个治疗周期；建议每两个周期进行疗效评估。应从体检和影像学两个方面评价乳腺原发灶和腋窝淋巴结转移灶疗效。无效的患者建议暂停该方案化疗，改用手术、放疗或者其他全身治疗措施（更换化疗方案或改行新辅助内分泌治疗）。

⑤晚期乳腺癌的化疗、内分泌治疗

晚期乳腺癌包括复发和转移性乳腺癌，是不可治愈的疾病。治疗的主要目的是缓解症状、提高生活质量和延长患者生存期。一线化疗方案根据既往治疗方案选择含蒽环和 / 或紫杉类方案。二线方案根据一线方案选择含吉西他滨、卡培他滨、铂类、长春瑞滨等方案。三线或以上方案可选择对晚期乳腺癌有效的其他药物，包括铂类、丝裂霉素、足叶乙苷等。

对于ER和/或PR阳性患者，根据辅助内分泌治疗的情况，给予三苯氧胺（绝经前）、去势治疗（绝经前）或芳香化酶抑制剂（绝经后）。其他有效的内分泌治疗还包括孕激素、托瑞米芬、雄激素等。内分泌治疗和化疗交替应用，也可作为化疗后的维持治疗。

Her-2过表达者，可根据情况在化疗或内分泌治疗的基础上联合曲妥珠单抗（Herceptin）靶向治疗，或靶向治疗单独使用。

2. 辨证治疗

（1）肝郁痰凝证

证候：情志抑郁，或性情急躁，胸闷胁胀，或伴经前乳房作胀或少腹作胀。乳房部肿块皮色不变，质硬而边界不清；苔薄，脉弦。

治法：疏肝解郁，化痰散结。

方药：神效瓜蒌散合开郁散加减。经前乳痛者加八月札、石见穿。

（2）冲任失调证

证候：经事紊乱，素有经前期乳房胀痛，或婚后从未生育，或有多次流产史，乳房结块坚硬；舌淡，苔薄，脉弦细。

治法：调摄冲任，理气散结。

方药：二仙汤合开郁散加减。乳房结块坚硬者加山慈菇、制南星、蜂房等。

（3）正虚毒炽证

证候：乳房肿块扩大，溃后愈坚，渗流血水，不痛或剧痛；精神萎靡，面色晦暗或苍白，饮食少进，心悸失眠；舌紫或有瘀斑，苔黄，脉弱无力。

治法：调补气血，清热解毒。

方药：八珍汤加半枝莲、龙葵、石见穿、夏枯草等清热解毒之品。

（4）气血两亏证

证候：多见于癌肿晚期或手术、放化疗后，病人形体消瘦，面色萎黄或㿠白，头晕目眩，神倦乏力，少气懒言，术后切口皮瓣坏死糜烂，时流渗液，皮肤灰白，腐肉色暗不鲜。舌质淡，苔薄白，脉沉细。

治法：补益气血，养心安神。

方药：香贝养荣汤加味。疮口不愈合者加生黄芪、党参。

（5）脾虚胃弱证

证候：手术或放化疗后，食欲不振，神疲肢软，恶心欲呕，肢肿怠倦；舌质淡，苔薄白，脉细。

治法：健脾和胃。

方药：参苓白术散或理中汤加减。食欲不振者加炒麦芽、鸡内金、炒山楂；恶心呕吐者加姜半夏、姜竹茹、陈皮；口腔黏膜糜烂、牙龈出血等者加黄连、生地、一枝黄花。

（6）气阴两虚证

证候：多见于手术、放疗、化疗后，形体消瘦，气短自汗或潮热盗汗，口干欲饮，纳谷不馨，夜寐易醒；舌红少苔，脉细或细数。

治法：益气健脾，养阴清热。

方药：生脉散加减。口干欲饮者加生地、南沙参；纳谷不馨者加炒麦芽、鸡内金、六曲。

NOTE

（7）邪毒旁窜证

证候：多见于晚期或手术、放疗、化疗后，形体消瘦，神疲乏力；局部或对侧乳房皮肤结节，质硬不移，或骨骼持续性疼痛，如针扎锥刺，行动不便；或胸痛，咳嗽，痰中带血或咯血，或鼓胀，面目俱黄，胁痛腹胀，纳少呕恶，溲赤便结，或头痛，呕吐，神昏目糊，抽搐甚者昏迷。

治法：扶正祛邪，化浊解毒。

方药：随证选用调元肾气丸加减，或六味地黄汤合百合固金汤加减，或茵陈蒿汤合归芍六君子汤加减，或羚羊钩藤汤加减。常加半枝莲、蛇六谷、龙葵、干蟾皮等。

3. 中医外治 适用于有手术禁忌证，或已有远处转移而不适应手术者。肿块初起，用太乙膏掺阿魏膏粉或黑退消散贴敷；溃后用海浮散、红油膏外敷；坏死组织脱落后，改用生肌散、生肌玉红膏外敷。

总之，乳腺癌是一种全身性疾病。根据病程不同，其治疗重点亦异。早期乳腺癌应以局部手术治疗为主，全身治疗为辅；晚期乳腺癌常发生远处转移，此时应以全身治疗为主，兼局部姑息治疗。乳腺癌是否发生复发和转移，取决于肿瘤细胞的活性，也与机体免疫能力有关。临床要处理好扶正与祛邪的关系。针对局部癌灶和亚临床型转移灶，采取局部和全身治疗方法，杀灭癌细胞，可以达到抗癌的目的，但也要考虑这些措施对机体的免疫功能和抗病力的影响，通过中医药疗法、免疫疗法及支持疗法，扶正与祛邪相结合，攻补兼施，可达到祛邪不伤正、扶正能祛邪的治疗目的，提高生命质量，延长生存期。

【预防与调护】

（1）普及防癌知识宣传，推广和普及乳房自我检查。

（2）重视乳腺癌高危人群的定期检查。

（3）积极治疗乳腺良性疾病。

（4）患病后要乐观开朗，积极配合治疗并定期复查。

（5）谨慎使用激素替代疗法及有关保健食品和用品。

NOTE

第十八章　胃与十二指肠疾病

胃十二指肠溃疡（gastroduodenal ulcer）是消化系统的常见病。数十年来，其总的发病率呈下降趋势，这主要归功于不断推出的高效 H_2 受体拮抗剂和质子泵抑制剂的应用。此外，饮食结构的改变与卫生知识的普及也是相关因素之一。胃十二指肠溃疡中发生于胃的溃疡约占20%，好发部位是胃的小弯侧及胃幽门前区；发生于十二指肠的溃疡约占 80%，主要是十二指肠球部。胃与十二指肠均发生溃疡则称为复合性溃疡，占总数的 3% ~ 5%。随着人们对胃酸分泌机制的深入探讨，对幽门螺杆菌（helicobacter pylori，Hp）在溃疡病发生中起着重要作用的认识，以及纤维胃镜的广泛应用，目前对本病的诊断和治疗已发生了很大的变化。绝大多数的胃十二指肠溃疡经过严格的内科治疗，症状可以改善和缓解，溃疡可以愈合。只有少部分病人经内科治疗效果不满意，或者发生了一些并发症，如穿孔、出血、梗阻甚至癌变而需外科治疗。根据本病的症状、体征，当属中医“胃脘痛”“肝胃气痛”“心痛”“吐酸”“嘈杂”等范畴。

第一节　胃十二指肠溃疡急性穿孔

胃十二指肠溃疡急性穿孔（acute perforation of gastroduodenal ulcer）是指溃疡活动期逐渐向深部侵蚀，将胃、十二指肠壁穿破，其内容物进入腹腔。为溃疡病常见的严重并发症之一，占所有溃疡病例的 5%左右。病人的年龄多在 30 ~ 60 岁，以青壮年居多，但老年人的发病率有逐渐增高的趋势，男性发病率显著多于女性。

胃十二指肠溃疡急性穿孔发病急、变化快，需紧急处理，如不及时治疗可因腹膜炎、感染性休克而危及生命。

【外科治疗】

对本病的治疗目前主要有非手术疗法和手术疗法两类。非手术疗法主要是采用中西医结合的治疗措施。临床上应根据病人的具体情况，本着个体化治疗原则来选择治疗方法，以达到闭合穿孔、消除腹腔感染、修复或根治溃疡的目的。

1. 手术适应证

（1）不适合非手术治疗的患者。

（2）经过非手术治疗 6 ~ 12 小时，症状、体征不见缓解者。

2. 手术方法

（1）单纯穿孔缝合术：缝闭穿孔，中止胃肠内容物继续外漏，并彻底地清除腹腔内的渗出液，对溃疡穿孔引起严重腹膜炎者有确切的疗效。其优点是操作简单、危险性小。但约有 2/3

的病人以后仍有溃疡病症状，或部分须再次施行根治手术。近年来开展了经腹腔镜行穿孔缝合术。

（2）急诊根治性手术：根治性手术包括胃大部切除术、十二指肠穿孔行迷走神经切断加胃窦切除术、缝合穿孔后行迷走神经切断或胃空肠吻合术、高选择性迷走神经切断术等。其优点是一次手术同时解决了穿孔和溃疡两个问题，可免除以后再次手术；但相对来说操作较为复杂，术后并发症多，因此需要严格掌握适应证。一方面要考虑施行手术的必要性，另一方面也要注意考虑病人对手术的耐受性。

选择手术的方式应根据病人的耐受性、穿孔的部位和大小、是否为复杂性穿孔及腹腔污染的程度等条件来决定。如病人一般情况好，有幽门梗阻或出血史，胃溃疡穿孔有恶变可能，穿孔在 12 小时以内而腹腔内炎症和胃十二指肠壁水肿较轻，腹腔渗液少于 1000mL 者，可行根治性手术，否则做穿孔缝合术。

第二节 胃十二指肠溃疡大出血

胃十二指肠溃疡出血是溃疡病的常见严重并发症之一，约占溃疡病住院病人的 1/10，溃疡出血多于溃疡穿孔。溃疡灶的渗血和小量出血不足以引起临床症状，只在检查大便隐血试验时才会出现阳性。如一次性出血量大于 500mL 时，称为大出血。临床上除了可能呕血外，主要症状是解柏油样大便，同时伴有不同程度的贫血和休克症状，死亡率在 8% 左右，与溃疡的发病率相似，男女发生溃疡大出血的比例为（4～5）：1。对于年龄大于 60 岁的患者，由于年老血管脆弱硬化，收缩与舒张功能低下，出现大出血后难以自愈，往往需要手术的干预；对于年老反复多次出血者，由于循环系统的代偿功能差，也应早期采用手术治疗。本病属中医的“呕血”“便血”范畴。

【外科治疗】

1. 急诊手术的适应证

（1）急性大出血，短期内出现休克征象者；

（2）反复多次出血，尤其近期反复大出血者；

（3）出血后经 6～8 小时内输血 600～1000mL，休克症状无明显好转或虽一度好转，但很快又重新出现休克症状者；

（4）在内科严格治疗期间出现大出血者；

（5）大出血合并有梗阻、穿孔，或者曾有梗阻、穿孔病史者；

（6）患者年龄偏大（50 岁以上），有高血压、动脉硬化及肝肾疾病，估计出血难以自愈者；

（7）近期胃镜或钡餐检查证实溃疡位于胃小弯侧及十二指肠球部后壁，或检查发现溃疡基底部出血呈喷射状者。

2. 手术方式的选择 一旦决定手术，即应准备或先输入大量的血液，以纠正低血容量性休克。待休克好转，血压、心率等指标稳定以后再进入手术室。当手术中间发现活动性动脉出血伴有休克症状时，应先做暂时性止血，纠正休克后继续进行手术。

手术方式的选择应从以下几个方面综合考虑：

（1）若病人耐受力良好，则可考虑行根治性手术，即胃大部切除术，除了切除出血部位外，连同溃疡病灶一并切除，可达到根治目的。

（2）若病人情况很差，估计较难忍受长时间手术者，则尽量采用简单有效的方法，如切开胃前壁，对出血部位的血管做“8”字缝合，确定不再出血后再将前壁缝合。

（3）若病人耐受力尚可，但估计难以承受胃大部切除术者可以选择溃疡局部切除术，也可施行迷走神经切断加幽门成形或胃空肠吻合及溃疡出血点缝扎术。

总之，手术的目的一是止血，二是预防再次出血，第三是治疗溃疡本身，但有一个先决条件，即是在保证病人生命安全的基础上施行手术。只有在综合考虑了以上各方面的因素后，才能最后做出采取哪种正确方法的决定。

第三节　胃十二指肠溃疡瘢痕性幽门梗阻

幽门梗阻（pyloric obstruction）是胃十二指肠溃疡病常见的并发症之一，80% 的幽门梗阻由慢性十二指肠溃疡或幽门管溃疡引起。幽门梗阻比消化道出血和穿孔较少见，但在手术治疗的溃疡病患者中瘢痕性幽门梗阻占 5% ~ 20%。幽门梗阻常由两种原因所致：一是瘢痕挛缩引起幽门管狭窄、扭曲变形；二是由于幽门口的水肿所造成。后者所致梗阻经非手术治疗往往能获得较满意的疗效，但即使可一时缓解，以后还会反复发作，最终约有 3/4 的病人需手术治疗。

【外科治疗】

主要采用手术治疗，目的在于解除梗阻，使食物和胃液进入小肠，从而改善全身营养及纠正水、电解质与酸碱失衡。同时，减少胃酸分泌以去除溃疡病形成的原因也是治疗的目的。

1. 手术前处理　处理的初期包括胃肠减压，洗胃，纠正血容量及水、电解质和代谢紊乱，减少胃酸分泌，并开始肠外营养支持。对已明确诊断的幽门梗阻，应当在胃肠减压后用大量生理盐水予以冲洗，目的在于：①洗净胃内潴留液与食物残渣，减轻术中污染；②生理盐水或适当浓度的盐水使胃壁幽门部的组织水肿减轻或消退，利于术中胃肠道的缝合重建。针对幽门梗阻后体内所产生的低钾、低氯性碱中毒，应补充大量的含氯化钾的生理盐水，严重低血钾时额外补充氯化钾，但应严格控制输钾的速度与浓度，因而应当避免经中心静脉输注。对术前长期不能进食的患者，应当输注适当的血浆和白蛋白，并且给予足量的肠外营养支持。

2. 手术方式　国内目前仍以胃大部切除术为主，也可采用迷走神经干切断加胃窦部切除。对全身情况极差的患者和老年患者，可以做胃空肠吻合术以解除梗阻，也可加做迷走神经干切断术以减少胃酸的分泌。

第四节　胃　癌

胃癌（gastric carcinoma）是全世界最常见的恶性肿瘤，据我国部分医学院恶性肿瘤尸检资料的统计，其病例居消化道恶性肿瘤的第一位，居全身癌肿的第三位。我国胃癌男性多于女性，男女之比约为2∶1。好发于50岁以上人群，但40岁以下者仍占15%～20%。我国胃癌平均死亡年龄为61.9岁，男性为61.1岁，女性为62.2岁。

【外科治疗】

外科手术是治疗胃癌的主要手段，也是目前能治愈胃癌的唯一方法。胃癌根治术应遵循以下三点要求：①充分切除原发癌灶；②彻底廓清胃周围淋巴结；③完全消灭腹腔游离癌细胞和微小转移灶。近年由于麻醉和围术期处理的发展，手术的安全性已有相对提高，但因为目前尚缺乏能在术前正确判断胃癌切除可能性的诊断方法，所以除确已有远处转移或恶病质外，均应争取手术治疗。要做好充分术前准备，改善营养状态，纠正水、电解质平衡紊乱。如术中发现有广泛转移（肝、腹膜、肠系膜等）、腹水或癌肿明显固定，应放弃根治性手术。若仅肝左叶或横结肠有局限性浸润，并非根治性手术切除的禁忌。

1. 根据TNM分期指导外科手术的原则 按照国际胃癌TNM分期法对早、中、晚期病例手术范围归纳意见如下：

（1）早期胃癌（I_0，ⅠA）：D_1术式：胃次全切除并清扫第一站淋巴结的标准术式。若为黏膜内的小胃癌（直径≤1cm）或微小胃癌（直径≤5mm），手术范围还可相应缩小。范围较大的黏膜内表浅扩散型癌或已侵及黏膜下层的早期胃癌，则考虑D_2手术。

（2）中期胃癌（Ⅱ、ⅢA期）：强调首次切除的彻底性；幽门窦癌采取远端近全胃切除术；胃底、胃体区采取全胃切除术加D_2术；怀疑有脾门或脾动脉淋巴结等多个淋巴结转移，以及肿瘤侵及胰体、尾时，应合并脾脏及胰体、尾切除术（D_3），也有的提倡D_1术式。

（3）晚期胃癌（ⅢB、Ⅳ期）：对ⅢB期胃癌，应力争按中期癌原则行根治手术。对Ⅳ期病例则应积极提倡姑息性切除术，同时辅以综合疗法。

2. 根治性切除手术 彻底切除胃癌原发灶、转移淋巴结及受浸润的组织是胃癌根治手术的基本原则，也是目前能达到治愈目的的主要手段。目前一般存在两种术式，即根治性胃次全切除及根治性全胃切除术。

常见的胃窦癌根治手术切除范围是：小弯侧切除游离癌肿上缘7～8cm，下缘达幽门下方3～5cm，大弯侧切除点约位于脾门下，在腹腔动脉处结扎胃左动脉，从而整块切除连同淋巴结在内的大、小网膜组织（图18-1）。

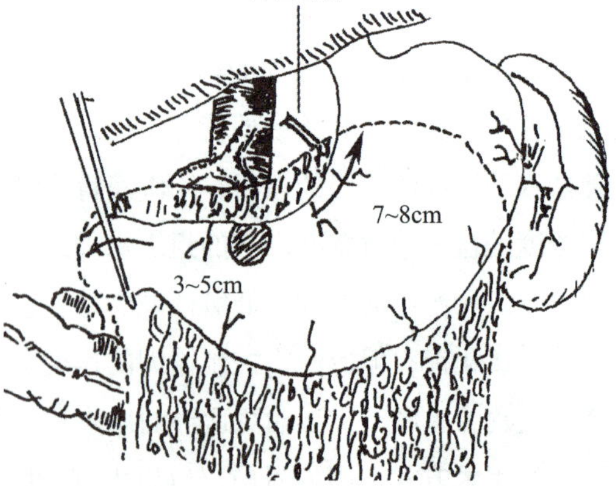

图18-1 胃窦癌根治手术切除范围

全胃切除术虽有利于淋巴结的彻底清扫及防止胃残端因切除不彻底而复发，但手术死亡率较高，且术后并发症与远期营养障碍等后遗症较多，因此，胃窦癌一般选用胃次全切除手术。对小弯侧须切除到贲门附近，大弯侧已结扎部分胃短血管又必须切除脾时，仍须设法保留部分胃底。小弯高位胃癌和贲门癌可根据切除标准施行下端食管和近端胃的胃大部分切除术。对于失去根治条件的晚期癌肿但伴有幽门梗阻者，可考虑胃空肠吻合术以解决进食问题。关于切除淋巴的范围，目前将16组淋巴结按常规转移的早晚顺序分为三站。沿胃小、大弯各组淋巴结为第一站，腹腔、胃左、肝总、脾动脉周围的各组淋巴结为第二站，其余为第三站。但精确分站要根据胃癌位置而定（见表 18–1）。如常见的胃窦癌第一站淋巴结为③、④、⑤、⑥，第二站为①、⑦、⑧、⑨，其余为第三站。

表 18–1　胃癌部位与淋巴结组（站）的关系

胃癌部位	第一站（N1）	第二站（N2）	第三站（N3）
全胃	①②③④⑤⑥	⑦⑧⑨⑩⑪	⑫⑬⑭
胃窦部	③④⑤⑥	①⑦⑧⑨	②⑩⑪⑫⑬⑭
胃体	①③④⑤⑥	②⑦⑧⑨⑩⑪	⑫⑬⑭
贲门部	①②③④	⑤⑥⑦⑧⑨⑩⑪	⑫⑬⑭

根据淋巴结清扫的范围，可依次分为 4 种不同的清除术式：D_0（未完全清除第一站淋巴结）、D_1（清除了全部第一站淋巴结）、D_2（清除到全部第二站淋巴结）和 D_3（清除全部三站淋巴结）。现一般认为淋巴结切除应该清除到第二站，即 D_2 根治术式；对于早期未超出黏膜内范围的胃癌，可施行 D_1 术式。

3. 内镜黏膜切除术　将早期胃癌在内镜下完全切除是 20 世纪 80 年代内镜治疗技术的重要进展。该手术能否成功的关键取决于病变早期且无淋巴结转移，能在内镜下将病变完全切除。下列情况下的早期胃癌一般不会有淋巴结转移：①直径＜5mm 的早期胃癌；②直径＜2.5cm 的隆起型早期胃癌；③直径＜2cm 的无溃疡凹陷型早期胃癌；④直径＜1.5cm 的混合型早期胃癌。尤其是上述情况下分化较好、浸润较浅的更不易发生转移。

目前内镜下早期胃癌黏膜切除的适应证尚未完全统一，一般认为下列情况可以考虑：①无瘢痕的黏膜内癌；②Ⅰ型、Ⅱ型早期胃癌；③直径小于 1.5cm 的早期胃癌。对于某些有手术禁忌证的早期胃癌或患者拒绝手术者也可考虑。

NOTE

第十九章　原发性肝癌

肝脏肿瘤（tumors of liver）是指发生在肝脏的肿瘤，有良性及恶性之分。但肝脏良性肿瘤不多见。根据瘤组织来源不同，将肝脏肿瘤进行分类，来源于上皮的有：肝细胞腺瘤、腺瘤样增生、胆管腺瘤、胆管囊腺瘤、微错构瘤；来自中胚层的有：海绵状血管瘤、幼儿血管内皮细胞瘤；混合瘤有畸胎瘤等。肝脏的恶性肿瘤主要是原发性肝癌和继发性肝癌，其他恶性肿瘤如肝肉瘤、恶性血管内皮细胞瘤均少见，本章主要介绍原发性肝癌的外科治疗。

原发性肝癌（简称肝癌，Liver cancer）是我国常见的恶性肿瘤，年死亡率占肿瘤死亡率的第二位。肝癌病人的年龄大多为 40～50 岁，男性比女性多见，东南沿海地区发病率较其他地区高。

本病早期诊断，早期治疗，根据不同病情进行综合治疗，是提高疗效的关键；而早期施行手术切除仍是目前首选的、最有效的治疗方法。

【手术治疗】

1. 部分肝切除　目前，肝切除仍是治疗肝癌首选的和最有效的方法。总体上，肝癌切除术后 5 年生存率为 30%～40%，微小肝癌切除术后 5 年生存率可达 90% 左右，小肝癌为 75% 左右。大多数医生仍然采用传统的开腹肝切除术。如果技术条件允许，可有选择地采取经腹腔镜肝切除术。

手术适应证为：

（1）病人一般情况：①较好，无明显心、肺、肾等重要脏器器质性病变；②肝功能正常，或仅有轻度损害，按肝功能分级属 A 级；或属 B 级，经短期护肝治疗后，肝功能恢复到 A 级；③肝外无广泛转移性肿瘤。

（2）下述情况可做根治性肝切除：①单发的微小肝癌；②单发的小肝癌；③单发的向肝外生长的大肝癌或巨大肝癌，表面较光滑，周围界限较清楚，受肿瘤破坏的肝组织少于 30%；④多发性肿瘤，但肿瘤结节少于 3 个，且局限在肝的一段或一叶内。

（3）下述情况仅可做姑息性肝切除：① 3～5 个多发性肿瘤，局限于相邻 2～3 个肝段或半肝内，影像学显示无瘤肝组织明显代偿性增大，达全肝的 50% 以上；如肿瘤分散，可分别做局限性切除；②左半肝或右半肝的大肝癌或巨大肝癌，边界较清楚，第一、二肝门未受侵犯，影像学显示无瘤侧肝代偿性增大明显，达全肝组织的 50% 以上；③位于肝中央区（肝中叶，或Ⅳ、Ⅴ、Ⅷ段）的大肝癌，无瘤肝组织明显代偿性增大，达全肝的 50% 以上；④Ⅰ或Ⅷ段的大肝癌或巨大肝癌；⑤肝门部有淋巴结转移者，如原发肝肿瘤可切除，应做肿瘤切除，同时进行肝门部淋巴结清扫；淋巴结难以清扫者，术后可进行放射治疗；⑥周围脏器（结肠、胃、膈肌或右肾上腺等）受侵犯，如原发肿瘤可切除，应连同受侵犯脏器一并切除；远处脏器单发转移性肿瘤（如单发肺转移），可同时做原发肝癌切除和转移瘤切除术。

NOTE

肝癌合并胆管癌栓、门静脉癌栓和（或）腔静脉癌栓时，如癌栓形成时间不长，病人一般情况允许，原发肿瘤较局限，应积极手术。切除肿瘤，取出癌栓。伴有脾功能亢进和食管胃底静脉曲张者，切除肿瘤同时切除脾，重度曲张者需做断流术。

2. 根治性切除术后复发肝癌的再手术治疗　对根治性切除术后病人进行定期随诊，监测甲胎蛋白和B超等影像学检查，早期发现复发，如一般情况良好、肝功能正常，病灶局限允许切除，可施行再次切除。

3. 肝癌破裂出血的治疗　如全身情况较好、病变局限，在技术条件具备的情况下，可行急诊肝切除治疗。如病情重，条件不允许，术中行肝动脉结扎或栓塞术，同时可做射频或微波治疗；情况差者只做填塞止血，尽快结束手术。对出血量较少，血压、脉搏等生命体征尚稳定，估计肿瘤不可能切除者，应在严密观察下进行输血、补液，条件许可时行经肝动脉化疗栓塞（TACE）治疗。

4. 肝移植　由于同时切除肿瘤和硬化的肝脏，因此可以获得较好的长期治疗效果。鉴于供肝匮乏和治疗费用昂贵，原则上选择肝功能C级的小肝癌病例行肝移植。国际上大多按照米兰肝移植标准选择肝癌病人行肝移植（米兰标准：1个肿瘤＜5cm；2个或3个肿瘤，直径均＜3cm，无血管侵犯或肝外转移）。

近年来，有经腹腔镜切除位于边缘部位的微小或小肝癌的报告，其实用性及疗效有待进一步观察。

【介入治疗】

介入治疗，是指在X线、B超、CT等影像系统的监视下，经皮或经腔插入穿刺针或引入导丝、导管做抽吸注射、引流、造瘘或对管腔、血管等做成形、灌注、栓塞等诊断与治疗的微创技术。

（1）B超引导下经皮穿刺肿瘤行射频、微波或注射无水乙醇治疗，以及体外高能超声聚焦疗法等。这些方法适用于瘤体较小而又不能或不宜手术切除者，特别是肝切除术后早期肿瘤复发者。它们的优点是：安全、简便、创伤小，有些病人可获得较好的治疗效果。

（2）经肝动脉化疗栓塞（TACE）对未经手术而估计不能切除或肝癌切除术后者，可行放射介入治疗，即经股动脉做超选择性插管至肝动脉，注入栓塞剂（常用如碘化油）和抗癌药行化疗栓塞，常用化疗药物为氟尿嘧啶、丝裂霉素、顺铂、卡铂、表阿霉素（表柔比星）、阿霉素等，有一定姑息性治疗效果，常可使肿瘤缩小，部分病人可因此获得手术切除的机会；也可作为肝癌化疗的一种途径。

【放射治疗】

对一般情况较好，肝功能尚好，不伴有肝硬化，无黄疸、腹水，无脾功能亢进和食管静脉曲张，癌肿较局限，尚无远处转移而又不适于手术切除或手术后复发者，可采用放射为主的综合治疗。

【生物治疗】

主要是免疫治疗。常用的有免疫核糖核酸、干扰素、白细胞介素-2、胸腺肽等，可与化疗等联合应用。还有应用肿瘤浸润淋巴细胞（TIL）等免疫活性细胞，行过继性免疫治疗等，但多在探索之中。

NOTE

【分子靶向治疗】

分子靶向药物治疗在控制原发性肝癌的肿瘤增殖、预防和延缓复发转移以及提高患者的生存质量等方面具有独特的优势。近年来，应用分子靶向药物治疗原发性肝癌已成为新的研究热点，受到高度的关注和重视。

【中医药治疗】

多根据不同病情辨证施治，采取攻补兼施的方法，常与其他疗法配合应用，以提高机体抗病力，改善全身状况和症状，减轻化疗、放射不良反应等。

以上各种治疗方法，多以综合应用效果为好。

随着原发性肝癌早期诊断、早期治疗和肝外科的发展，我国的肝癌手术切除率已大大提高，手术死亡率大大降低，总体疗效显著提高。但总体上讲，肝癌即使获得根治性切除，5 年内仍有 60% ~ 70% 的病人出现转移复发，故肝癌病人治疗后应坚持随诊，术后用 AFP 检测及超声波检查定期观察，以早期发现转移复发。有资料表明，根治性切除后复发性肝癌再切除术后 5 年生存率可达 53.2%。

第二十章　门静脉高压症

门静脉高压症（portal hypertension）是指门静脉血液回流受阻和内压增高而引起的疾病。门静脉压力正常值为 1.27～2.36kPa（13～24cmH_2O），比肝静脉压力的 0.45～0.88kPa（5～9cmH_2O）要高。如其压力高于此界限，则定义为门静脉高压症。其主要表现有脾大、脾功能亢进、腹水、食管胃底静脉曲张继而破裂引起消化道出血等。本病属中医学“鼓胀”“瘕”“单鼓胀”范畴。

【解剖概要】

1. 门静脉与其他部位静脉相比有三个特点

（1）门静脉主干的两端均为毛细血管，一端为胃肠道、脾、胰腺、胆道等的毛细血管，另一端为肝小叶内的毛细血管网（肝窦）。

（2）门静脉主干中少有静脉瓣存在（但婴儿时可达 50% 左右）。

（3）门静脉与腔静脉系统之间存在多处交通支。这些交通支在正常情况下都很细小，血流量也少，甚至处于闭合状态；但门静脉压力增高时，交通支扩张成为血液分流的渠道。

2. 门静脉与腔静脉之间有四个交通支（图 20–1）

（1）胃底、食管下段交通支：是门－腔静脉之间的主要交通支。门静脉血流可经胃冠状静

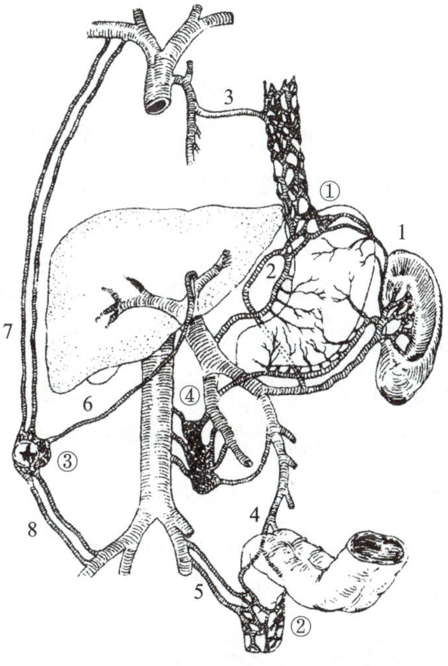

图 20–1　门静脉与腔静脉之间的交通支

1. 胃短静脉　2. 胃冠状静脉　3. 奇静脉　4. 直肠上静脉　5. 直肠下静脉肛管静脉　6. 脐旁静脉　7. 腹上静脉　8. 腹壁下深静脉　①胃底、食管下段交通支　②直肠下端、肛管交通支　③前腹壁交通支　④腹膜后交通支

NOTE

脉和胃短静脉，通过食管静脉丛与奇静脉相吻合，流入上腔静脉。

（2）直肠下端肛管交通支：门静脉血流经过肠系膜下静脉、直肠上静脉，与直肠下静脉和肛管静脉相吻合，流入下腔静脉。

（3）前腹壁交通支：门静脉（左支）血流经脐旁静脉与腹壁上和腹壁下的深静脉相吻合，分别流入上、下腔静脉。

（4）腹膜后交通支（Ketzius 静脉）：肠系膜上、下静脉有许多个小分支，在腹腔后与下腔静脉相吻合。

另外，还有肝膈部分交通支（Sappey 静脉）：在肝脏膈顶部无腹膜区，肝静脉与膈静脉（腹腔静脉系统）之间有交通支相吻合。

在这些交通支中，最为重要的是胃冠状静脉与奇静脉间交通支。胃冠状静脉有 3 支，即胃支、食管支与高位食管支（或异位高位食管支），这些交通支主要分布在胃底黏膜下和食管下端的黏膜下层。在门脉压力增高的情况下，或有黏膜糜烂等症时，由于这些交通支距门静脉主干近，压力差相对较大，容易发生上消化道大出血。

【病理生理及病机】

1. 病理变化 门静脉无瓣膜，其压力通过流入的血量和流出阻力形成并维持。门静脉血流阻力增加和高动力循环是门静脉高压症发生、发展的两个决定性因素。前者是门静脉高压症形成的启动因素，而后者对门静脉高压症的维持和发展有重要作用。近年来我国应用彩色多普勒流速剖面技术检测表明，肝硬化病人门静脉是处于阻力增高和高动力循环并存状态，但不同部位有不同的侧重表现。

肝脏由肝动脉和门静脉共同供血，肝脏血流平均每分钟 1500mL，占心排出量的 1/4，其中 20% ~ 30% 来自肝动脉，70% ~ 80% 来自门静脉。门静脉系统血流的调节主要发生在两个部位，即内脏的毛细血管前部分和肝血窦前部分。前者决定门脉的血流量，后者决定门脉血流在肝内所受到的阻力。门脉压力决定于门脉的血流量和阻力及下腔静脉的压力。肝动脉的血液在肝窦内与门静脉的血液混合。肝血窦相当于其他组织的毛细血管，管壁内皮细胞间空隙极大，通透性高，故大量血浆蛋白质可渗出血窦，肝淋巴蛋白质含量是各器官淋巴中最高的。门静脉分支进入肝血窦处口径狭小，有一定阻力，故正常门静脉比一般静脉压稍高。在正常情况下肝动脉的压力为门脉的 8 ~ 10 倍。肝动脉进入肝窦前先经过多次分支形成毛细血管，因而使其压力大幅度下降。终末门小静脉和终末肝小静脉均有平滑肌内皮细胞，可以调节进入肝窦的血流量和阻力。肝窦壁的 Kupffer 细胞及其出口处的内皮细胞均可扩张收缩以改变其突出于腔内的程度，调节流出至肝静脉血液的流量和阻力。毛细血管进入肝窦后突然变宽。肝血窦轮流开放，平时只有 1/5 的肝血窦有血流通过。肝总血流增加时，更多的肝血窦开放，以容纳更多的血液，起缓冲作用，减少门脉压力变化。肝血窦血流变缓有利于细胞与血液间的充分物质交换。

门脉高压症形成后，可以发生下列病理变化（图 20–2）。

（1）门体静脉开放，交通支扩张：门静脉无静脉瓣，上述 4 个门 – 体静脉交通支平日关闭。当门静脉压力增高时，则交通支出现扩张、开放、扭曲形成静脉曲张。临床上最有意义的是曲张的食管下段、胃底静脉，它离门静脉主干最近，压力差最大，因而经受门静脉高压的影响也最早、最显著。加之胃与食管交界处5cm长的远段食管其静脉主要位于固有层而不是黏膜下层，这是形成曲张静脉的组织结构基础。门脉高压时血管内血容量增加，管壁张力增大，覆盖表面的黏膜就变薄。肝硬化病人易发生胃酸增多，胃酸的刺激腐蚀，或坚硬粗糙食物机械性磨损，可造成局部反流性食管炎或黏膜糜烂，当恶心、呕吐、咳嗽、负重等使腹压突然增加时，门静脉压力也随之不成比例地大幅度增高，使食管下段、胃底静脉破裂而引起急性上消化道大出血。

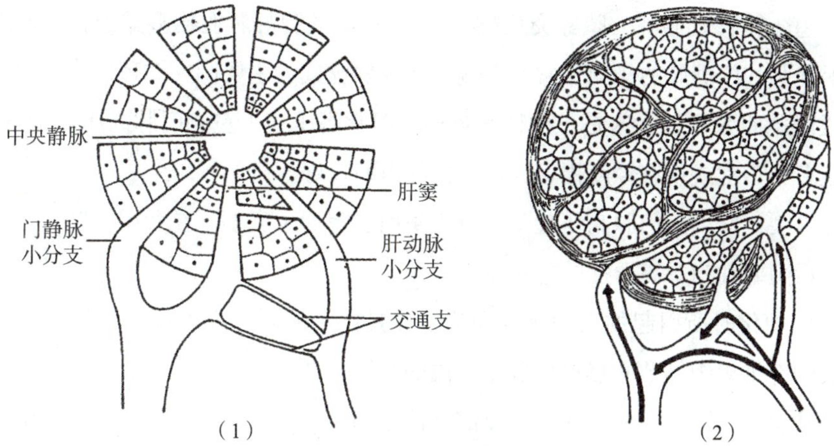

图20–2 门静脉、肝动脉小分支间的交通支在门脉高压症发病中的作用

（1）正常时，门静脉、肝动脉小分支分别流入肝窦，其交通支细而不开放

（2）肝硬化时，交通支开放，压力高的肝动脉注入压力低的门静脉，使门脉压更高

（2）脾大（splenomegaly）、脾功能亢进（hypersplenism）：门静脉血流受阻，脾脏长期处于充血，水肿状态，首先出现充血性脾大；继而脾窦扩张，脾内纤维组织增生，单核、吞噬细胞增生。由于脾功能亢进对红细胞破坏功能增加，临床上出现外围血细胞减少，即白细胞及血小板减少。长期脾大可出现慢性脾周围炎，侧支血管形成。

（3）腹水：导致腹水的病理变化有以下几方面：

①门静脉系统毛细血管床滤过压增加：腹腔内血液仅有5%经腔静脉回流，其余均经门静脉回流。门静脉压力增高使门静脉系统毛细血管床的滤过压增加，同时肝动脉血流增加，动–静脉短路开放使血流动力学改变。

②低蛋白血症：肝硬化可引起低蛋白血症。由于血浆胶体渗透压下降及淋巴液的生成增加，导致体液从肝表面及肠系膜漏入腹腔而形成腹水。

③继发性醛固酮及抗利尿激素增高：肝动脉血流增加，动–静脉短路导致高血流动力的改变，血流量增加，阻力增大，但中心血流量却是下降的，继发性刺激醛固酮及抗利尿激素分泌增高，导致钠、水潴留而加剧腹水形成。

约有20%的病人并发门静脉高压性胃病（portal hypertensive gastropathy），约占门静脉高压症合并上消化道出血的5%。门静脉高压症时，胃壁淤血、水肿，胃黏膜下层的动–静脉短路，交通支广泛开放，胃黏膜微循环障碍，导致其防御屏障功能被破坏，形成一系列症状、体征，称门静脉高压性胃病。另外由于动–静脉短路开放，肝外门体静脉分流造成大量门静脉血流绕过肝细胞，或由于肝细胞功能严重受损，使有毒物质（如氨、硫醇和γ–氨基丁酸素）不能代谢和解毒而直接进入体循环，从而对脑产生毒性作用并出现精神神经综合征，称为肝性脑病（hepatic encephalopathy）或门体性脑病（portosystemic encephalopathy）。自发性肝性脑病的发生率不到10%，常因胃肠道出血、感染、过量摄入蛋白质、镇静药、利尿剂而诱发。

2. 门静脉高压症的分型 按照静脉阻力增加的不同部位，可分为肝前型、肝内型和肝后型。

（1）肝前型：常见原因为：①肝外门静脉血栓形成（如脐炎、腹腔感染、急性阑尾炎、急性胰腺炎及腹部创伤等所致，或瘤栓）；②先天性畸形（门脉干闭锁、狭窄或海绵样变等）；③外在的压迫（转移性癌肿、胰腺炎症或肿瘤）。单纯的脾静脉血栓多见于胰腺炎或肿瘤，此时肠系膜上静脉和门静脉的压力正常，左侧胃网膜静脉成为主要侧支循环血管，胃底静脉曲张较食管下段静脉曲张显著，这是一种特殊类型的门脉高压症（左侧门脉高压症）。这种类型病人的肝功能多半正常或仅有轻度损害，预后比肝内型较好。

（2）肝内型：肝内型门脉高压症又可分为窦前、窦后和窦型。在我国，肝炎后肝硬化是引起肝窦和窦后阻塞性门脉高压症的常见原因。

肝炎后肝硬化时所引起的门静脉高压症首先是由于肝小叶发生纤维组织增生与肝细胞再生，已形成的纤维组织结节必然挤压肝小叶内的肝窦，使其变窄或闭塞。这种肝窦或窦后的阻塞可使门静脉血流受阻，门静脉压力也就随之而增高。其次，由于位于肝小叶间汇管区的肝动脉小分支与门静脉小分支之间存在着许多平时不开放的动静脉交通支，当肝窦受压或阻塞时即出现大量的开放，致使压力增高8～10倍的肝动脉血不再向前流动，直接反流注入压力较低的门静脉小分支，使门静脉压力增加，形成门脉高压症。

（3）肝后型：肝后型门脉高压症发病常见原因有Budd-Chiari综合征（Budd-Chiari Syndrome）、缩窄性心包炎、严重的右心衰竭等。

3. 中医病因病机 本病多因饮食不洁、情志所伤，肝瘅之后，肝体积损，肝络瘀滞；或长期纵酒，酒毒湿热内伤肝脾；或感染蛊毒，虫毒结聚，使肝脾受伤，络脉瘀塞；或因心阳不振，行血无力，血瘀于肝。多因素引起肝、脾、肾三脏受损，病机涉及全身而非独肝之疾。病之早期多属肝脾气滞、血瘀，实证为主，当属肝积；至中、后期腹水已成，多属脾虚肝弱，气血凝滞，阻于肝脾脉络，水湿停聚不化，为正虚邪实之证；及至晚期，多累及肾，或脾肾阳虚，或脾肾阴虚，或阴阳俱虚，病邪多已深结而积重难返。气滞、血瘀、水停可成积聚、鼓胀；或久病入络，血脉瘀阻，血不循经而导致吐血、便血。

【临床表现】

1. 症状 门静脉高压症多发生于中年男性，病情发展比较缓慢。其临床症状因病因不同而有所差异，但主要表现为脾大、脾功能亢进、呕血或柏油样黑便、腹水及非特异性全身症状（如乏力、嗜睡、厌食、腹胀等）。肝硬化病人中仅有40%出现食管胃底静脉曲张，而这些病人中有50%～60%并发大出血。一旦血管破裂，则为突发性急性大出血。由于肝功能损伤，凝血机制障碍，血小板减少，往往出血不易自止。大出血更加重肝组织缺血缺氧，可致肝性脑病。

2. 体征 查体可触及脾大，肿大可达脐下。如有黄疸、腹水和前腹壁静脉曲张特征，提示门静脉高压严重，肝细胞损害严重，可触及肝质地硬、边缘钝而不规则，或肝脏缩小难以触到。可见蜘蛛痣、肝掌、男性乳房增生及睾丸萎缩等。

【实验室及其他检查】

1. 血象　脾功能亢进时，白细胞记数减少至 3×10^9/L 以下；血小板计数减少至（70～80）$\times10^9$/L 以下。

2. 肝功能　血浆蛋白降低而球蛋白增高，白蛋白 / 球蛋白倒置。凝血酶原时间延长。天冬氨酸转氨酶和丙氨酸转氨酶若超过正常值的 3 倍，提示有明显肝细胞坏死；碱性磷酸酶和谷氨酸转肽酶显著升高，提示有淤胆。在没有输血因素影响下，血清总胆红素超过 51μmol/L（3mg/dL），血浆蛋白低于 30g/L，说明肝功能严重失代偿。肝功能储备可用 Child 肝功能分级方法评价（见表 20–1）。

表 20–1　Child 肝功能分级

项目	A	B	C
血清胆红素（μmol/L）	＜21	21～34	＞34
血浆白蛋白（g/L）	≥35	30～35	≤30
凝血酶原时间延长（s）	1～3	4～6	＞6
SGPT（金氏单位）	＜100	100～120	＞200
SGPT（赖氏单位）	＜40	40～80	＞80
腹水	无	少量，易消退	大量，不易控制
肝性脑病	无	轻	昏迷
营养情况	好	尚可	差（消耗性）

3. X 线检查　上消化道造影显示食管及胃底静脉曲张，表现为食管、胃底黏膜紊乱，呈蚯蚓状或蚕食样。

4. 内镜检查　最好在出血 24 小时内进行，阳性率高，可观察食道及胃底静脉曲张程度、范围及曲张静脉数目等。必要时可行硬化疗法，也可测定曲张静脉的压力，如超过 4kPa 时易发生曲张静脉破裂出血。

5. B 超检查及多普勒测定　肝脏弥漫性改变或体积缩小。脾大，门静脉及脾静脉直径增宽，并可显示有无腹水。体外测定门静脉直径和血流速度即可得出门静脉血流量。可反复检查，是目前最方便的测定方法。

6. 特殊检查

（1）肝活检：仅能测定肝病的活动性，不能了解门静脉高压症的严重程度。

（2）免疫学检查：IgA 升高多见于酒精性肝硬化，IgG 升高多见于自身免疫性较差的肝炎活动期，IgM 升高多见于原发性胆汁性肝硬化。大多数原发性胆汁性肝硬化病例存在抗线粒体抗体，而自身免疫性慢性肝炎的活动期存在抗核抗体、抗平滑肌抗体和抗线粒体抗体。

（3）脾静脉造影：在左侧第 9 或第 10 肋间与腋中线交叉点经皮穿刺脾脏，行脾静脉造影。可确定脾静脉有无阻塞及其阻塞部位，即可以确定是肝内型或肝外型。但由于充血肿大的脾髓质极脆，凝血功能障碍，穿刺后易引起出血，所以脾穿刺静脉造影往往在手术前进行，以防

NOTE

意外。

有人提倡若术前准备做脾－肾分流术，应行肾排泄性造影。由于脾、肾静脉吻合术后可能影响左肾功能，所以手术前应首先了解双肾功能。

7. 门静脉压力的测定 术前及术中测定门静脉压力对诊断、选择手术方法及其预后判断均有帮助。

（1）手术前后测定方法：①经皮脾穿刺脾髓测压（SP）：用针经皮刺入脾脏内测压。门静脉有阻塞时压力可升高。②经皮肝穿刺肝内门静脉分支测压（PVP）：肝前性门静脉高压症其压力不高，肝内或肝后型门静脉高压症其门脉压均升高。③肝静脉插管测压：穿刺股静脉将导管经下腔静脉插至肝静脉主干；或穿刺肘静脉插导管经右心房、下腔静脉至肝静脉主干，此时测得的压力为游离肝静脉压（FHVP）。继续插入导管，至导管头堵住肝静脉开口，所测得的压力为肝静脉楔压（WHVP），正常值为 1.33 ~ 3.99kPa（10 ~ 30mmHg）。由于肝静脉直通肝血窦，所以肝静脉楔压反映肝血窦压。正常人的游离肝静脉压与肝静脉楔压或脾内压接近。窦前阻塞时肝静脉楔压不升高，窦后阻塞时则肝静脉楔压升高。肝静脉楔压与肝静脉压之差提示肝血窦压增高的程度，称为肝静脉压梯度。

（2）术中测压方法：①门脉压：直接穿刺门静脉主干（FPP）或门静脉分支，如大网膜静脉。②术中暂时钳夹门静脉，测得压力为肝侧门静脉闭锁压（HOPP），正常为 0.49 ~ 0.98kPa（50 ~ 100mmH_2O）；在阻断脏侧门静脉测得的压力为脏侧门静脉闭锁压（SOPP），正常值为 3.92 ~ 5.58kPa（400 ~ 600mmH_2O）。SOPP 与 HOPP 的压力差相当于门静脉入肝血流的最大灌注压（MPP），反映门静脉入肝的血流量。HOPP ＞ SOPP 时门静脉血离肝逆流，门静脉高压时 SOPP 与 FPP 之差代表门静脉侧支开放的程度，差值愈小分流愈大，向肝血流量愈小。

正常	FHVP 约等于 WHVP，约等于 FPP（SP）
肝前梗阻	FHVP 约等于 WHBP，＜ FPP（SP）
肝内窦前梗阻	FHVP 约等于 WHVP，＜ FPP（SP）
肝内窦后梗阻	FHVP ＜ WHVP 约等于 FPP（SP）

【鉴别诊断】

1. 出血的鉴别 凡有急性大量消化道出血者，首先要考虑到胃十二指肠溃疡、食管胃底曲张静脉破裂出血和胃癌这三个最常见的原因，其次为胃黏膜的急性炎症病变等。

（1）溃疡病大出血：有典型的溃疡病史，出血前往往有突然加重或失去原来的疼痛规律。胃溃疡以呕血为主，最终会出现柏油样便。而十二指肠溃疡以柏油样便为主，往往有大量呕血，呕吐的血多为咖啡色，出血量大时便血呈紫红色，出血后上腹部的疼痛可以缓解或减轻。病人的肝功能应为正常，很少有腹水；钡餐造影和胃镜检查可以明确诊断。

（2）胃癌出血：一般病史较长，有类似溃疡病史，食欲减退、消瘦、贫血、上腹部隐痛可逐渐加重。早期持续小量出血，粪便潜血试验持续阳性，侵犯大血管时可发生呕血、便血及休克。有时可在上腹部触及包块及左侧锁骨上淋巴结肿大。往往病人在呕血前有较长时间的便血史。若有腹水，可在腹水中找到癌细胞；钡餐摄片可见钡影残缺、癌性龛影、胃壁僵硬、蠕动和黏膜皱襞消失。胃镜下可见到典型的恶性溃疡和肿瘤表现，活检可以明确诊断。胃癌病人出血后原来的症状持续存在或进一步加重。

（3）胆道出血：有肝胆疾病或外伤病史，例如胆道感染、肿瘤、胆道系统血管损伤等。并有典型的胆绞痛发作史，可有黄疸，但一般很少有肝硬化。当胆绞痛发作时，肝区疼痛加剧。呕血、便血均可发生，但以柏油样便为主，多在胆绞痛发作之后出现；可有周期性反复出血，间隔期多为 1 周左右。出血后肝区的疼痛不仅不减轻，反而加重，但肿大的胆囊可缩小。病人右上腹部可有明显的压痛，有时可以出现肌紧张。白细胞可有明显的升高，中性淋巴细胞比例也升高。胆道造影可以明确病变的部位及出血的原因。B 超与 CT 检查对诊断有很大的帮助。

（4）急性胃黏膜病变：一般有重症感染、损伤、烧伤等病史。可有呕血或血便，但以呕血为主，反复出现，间歇期可达数日。出血前常在原有的重症感染与损伤基础上出现非特异性胃肠道症状。出血后胃肠道症状不仅不减轻，反而可加重。钡餐检查多无阳性发现，气钡双重造影可见黏膜呈斑块状糜烂，局限或广泛的出血灶，呈片状或条索状分布，有时可见黏膜明显的水肿。

（5）Mallory-Weiss 综合征：Mallory-Weiss 综合征简称为 M-W 综合征，在消化道出血中所占的比例有上升的趋势。其在临床上典型的表现为酗酒呕吐后随之而来的呕血。多为食道内压力急剧上升，食管与胃连接部的黏膜撕裂伤所致。表现为大量的无痛性出血，可伴有胸骨后烧灼样感，频繁地呕吐，解柏油样便。往往易与上消化道出血的其他疾病相混淆，给临床诊断带来一定的困难。多须剖腹探查方能够明确诊断。但是近年来内窥镜技术的应用和不断完善给本病的诊断与治疗提供了很大的帮助。所有遇到胃内有积血而又无原发病灶时，就应考虑到本病的可能。要结合其他辅助检查和门静脉高压症所致的食管下段、胃底静脉曲张破裂出血进行鉴别。

2. 脾大和脾功能亢进的鉴别 可分为原发性和继发性两大类。原发性有原发性血小板减少性紫癜、先天性溶血性贫血、原发性白细胞减少症和全血性血细胞减少症，一般先有某些血细胞减少，继而脾大，但骨髓涂片则有相应的血细胞增生过盛现象。继发性脾功能亢进一般均有某些前驱疾病，如血吸虫病、疟疾、黑热病、白血病等引起脾大后，因脾功能亢进而有不同的血细胞减少现象，无肝病，肝功能正常。如果不能确诊为肝硬化的早期表现或肝后型门脉高压症，有时需要做肝活检和门脉压力测定。

3. 腹水的鉴别 门静脉高压性腹水一般为漏出液，应与腹腔炎症渗出性腹水、肿瘤恶性腹水、心源性及肾性腹水相鉴别。

（1）心源性腹水：如风湿性心脏病所致二尖瓣狭窄、缩窄性心包炎等心脏病在发生心力衰竭时往往出现腹水，易与肝硬化腹水相混淆；但若详细地询问病史，细致地进行心脏听诊，再结合心电图及 X 线检查，一般进行鉴别并不太困难。

（2）肾源性腹水（慢性肾炎）：慢性肾炎很容易发生腹水而被误诊为肝硬化。但慢性肾炎合并有全身浮肿、血尿、高血压、尿中有大量蛋白、管型，结合病史，诊断并不困难。

（3）腹腔内肿瘤：腹腔内肿瘤可以压迫门静脉或癌栓在门静脉内形成栓塞而使血液回流受阻，致使门静脉出现高压及腹水。此时大部分已属肿瘤晚期，可有血液及淋巴远处转移。也可有腹腔内大量种植。要详细询问病史及查体，钡餐造影、B 超、CT 检查有鉴别价值。同时进行腹水内查找癌细胞更有助于诊断。

【治疗】

外科治疗主要是针对门静脉高压症的并发症的处理。最常见的是食管胃底静脉破裂出血

NOTE

的处理，其治疗方案要根据门静脉高压症的病因、肝功能的储备、门静脉系统主要血管的可利用情况和医师的操作技能及经验来制订。评价肝功能储备可预测手术的效果和非手术病人的预后。常用 Child 肝功能分级评价肝功能储备。A 级、B 级、C 级病人的手术死亡率分别为 0～5%、10%～15% 和超过 25%。

1. 非手术治疗 食管胃底曲张静脉破裂出血，尤其是肝功能储备 Child C 级病人，尽可能采用非手术治疗。

（1）补充血容量：严密观察血压、脉搏变化，同时立即输液、输血，防治休克。收缩压低于 0.7kPa（80mmHg），估计失血量超过 800mL，应快速输血。

（2）应用血管活性药物

①血管加压素：使内脏小动脉收缩，门静脉血流量减少。每分钟 0.2～0.4U 持续静脉滴注，出血停止后减至每分钟 0.1U，维持 24 小时。使门静脉压力下降约 35%，一半以上者均可控制出血。与硝酸甘油联合应用可以减轻血管加压素的副作用。

②生长抑素：可收缩内脏血管，减少门静脉血流，对控制曲张静脉出血与血管加压素效果相似，但无后者对心血管系统的副作用。

（3）内镜治疗

①经纤维内镜注射硬化剂：国内多选用鱼肝油酸钠，直接注入曲张静脉腔内，使曲张静脉闭塞，其黏膜下组织硬化，以治疗食管静脉曲张出血和预防再出血。长期疗效优于血管加压素和生长抑素。主要并发症有食管溃疡、狭窄或穿孔。食管穿孔是最严重的并发症，其发生率约为 1%，但死亡率却高达 50%。

②经内镜食管曲张静脉套扎术：比硬化疗法操作相对简单和安全。方法是经内镜将要结扎的曲张静脉吸入到结扎器中，用橡皮圈套扎在曲张静脉基底部。硬化剂注射疗法和套扎术对胃底曲张静脉无效。

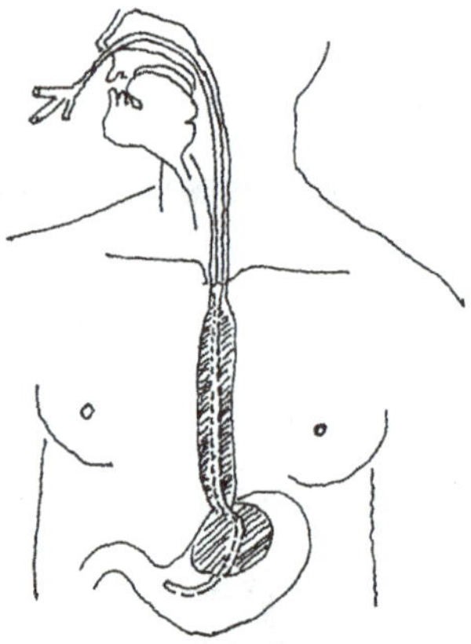

图 20-3 三腔管压迫止血法

（4）三腔管压迫止血（图 20-3）：三腔管压迫止血是暂时控制出血的有效方法，一般不超过 24 小时，在等待行内镜治疗或放射介入治疗（TTPS）期间，气囊压迫常作为过渡治疗措施。原理是利用充气的气囊分别压迫胃底和食管下段的曲张静脉，以达止血目的。通常用于对血管加压素或内镜治疗无效的病人。该管有三腔，一腔通圆形气囊，充气后压迫胃底；另一腔通椭圆形气囊，充气后压迫食管下段；还有一腔通胃腔，可进行吸引、冲洗和注入止血药。Minnesota 管还有第四个腔，用以吸引充气气囊以上的口咽分泌物。

用法：首先向气囊充气约 150mL，检查是否均匀膨胀，弹性良好，并置于水中，证实无漏气。证实无漏气后，再抽空气囊，涂上液状石蜡，从病人鼻孔慢慢送入胃中，边插管边让病人做吞咽动作，直至插入 50～60cm、抽出胃内容物为止。先向胃囊充气 150～200mL 后，将管向外提拉感到轻度阻力时予以固定，或利用滑车装置在管端悬以重量约 0.5kg 的物品，或牵引压迫。接着观察止血效果，如仍有出血，再向食管气囊充气 100～150mL（压力 1.3～5.3kPa）。放置三腔管后应抽出胃内容物，并用盐水反复灌洗，观察有无鲜血吸出。如无鲜血，同时脉搏、血压渐趋稳定，说明出血已基本控制。

三腔管压迫可使 80% 的患者出血得以控制，但约一半病人排空气囊后再次出血。另外，气囊压迫装置的并发症发生率也有 10%～20%。并发症有吸入性肺炎、食管破裂及窒息，故应用三腔管止血的病人应进行监护，注意以下事项：①病人应侧卧或头部侧弯，便于吐出痰液，吸净病人咽喉部分泌物，防止发生吸入性肺炎；②要严密观察，慎防气囊上滑堵塞咽喉引起窒息；③三腔管一般放置 24 小时，如出血停止，可先排空食管气囊，再排空胃气囊，再观察 12～24 小时，如确已止血再拔管。放置三腔管时间不宜超过 3～5 天，否则使食管胃底黏膜受压太久而发生溃烂、坏死和食管破裂。因此每隔 12 小时应排空气囊 10～20 分钟；如出血再充气压迫。

（5）*经颈静脉肝内门体分流术*（transjugular intrahepatic portosystemic shunt，TIPS）：是采用介入放射方法，经颈静脉途径在肝内肝静脉与门静脉主要分支间建立通道，置入支架，实现门体分流（图 20–4），展开后的支架口径通常为 7～10mm。TIPS 适用于食管胃底曲张静脉破裂出血，经药物和内镜治疗无效，肝功能失代偿，不宜行急诊门体分流手术的病人。主要并发症包括肝性脑病和支架狭窄或闭塞。由于 TIPS 一年内支架狭窄和闭塞发生率高达 50%，因此限制了它在预防再出血中的应用。

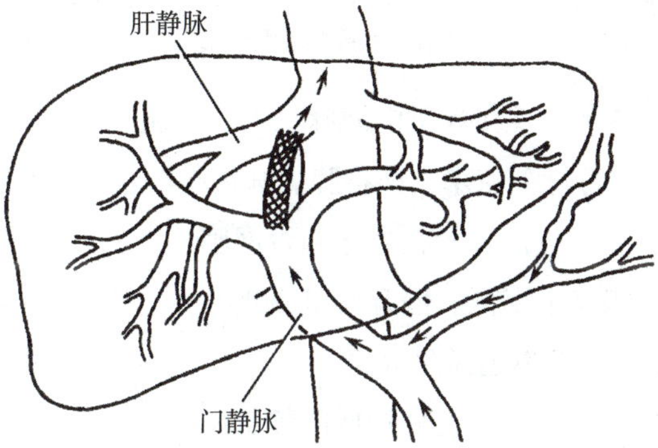

图 20–4　肝内门、体通道建立后，门脉血分流进入肝静脉

2. 手术疗法　可在急性大出血时进行急诊手术，也可择期手术。手术方法大体分两类：①通过各种分流术降低门静脉压力；②阻断门奇静脉间反常血流，而达到止血目的。

（1）*分流术*：可分为非选择性门体分流术和选择性门体分流（包括限制性分流）术两类（图 20–5）。

①非选择性门体分流术：将肝的门静脉血完全流入体循环，代表术式是门静脉与下腔静脉端侧分流术，该手术将门静脉肝端结扎，防止发生离肝门静脉血流；也可采用门静脉与下腔静脉侧侧分流术，该手术将离肝门静脉血流一并转流入下腔静脉，降低肝窦压力，有利于控制腹水形成。非选择性门体分流术治疗食管胃底曲张静脉破裂出血效果好，但肝性脑病发生率高达 30%～50%，易引起肝衰竭。由于破坏了第一肝门的结构，为日后肝移植造成困难。非选择性门体分流术还包括肠系膜上静脉与下腔静脉“桥式”（H 型）分流术和中心性脾－肾静脉分流术（切除脾，将脾静脉近端与左肾静脉端侧吻合）（图 20–5），但术后血栓发生率较高。

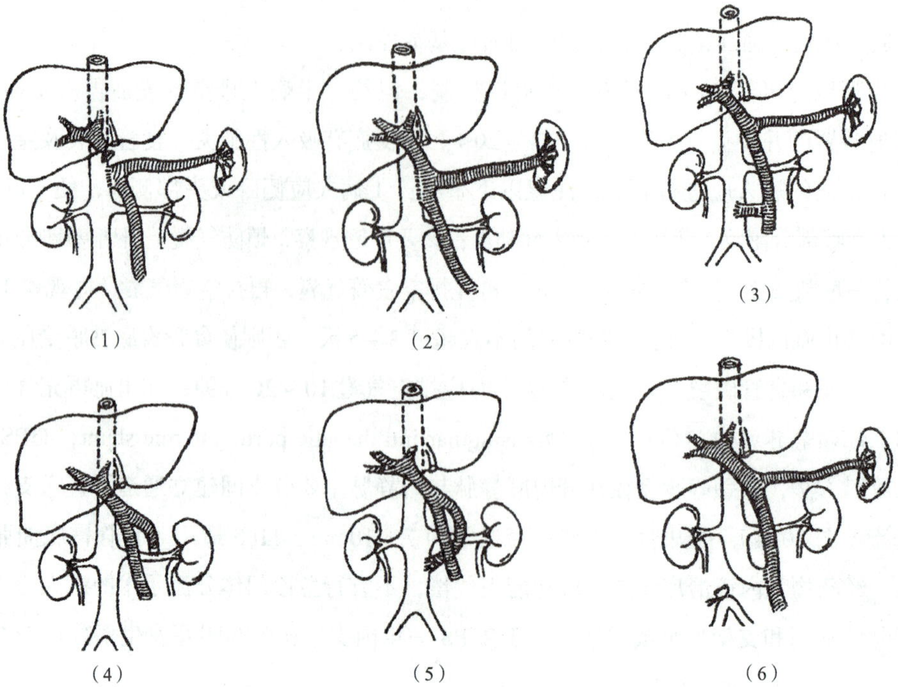

图 20-5 降低门静脉压力的分流手术

（1）门－腔静脉端侧分流术 （2）门－腔静脉侧侧分流术 （3）下腔静脉－肠系膜上静脉间桥式吻合术
（4）脾－肾静脉端侧分流术 （5）脾－腔静脉端侧分流术 （6）下腔静脉－肠系膜上静脉端侧分流术

②选择性门体分流术：旨在保留门静脉的入肝血流，同时降低食管胃底曲张静脉的压力。代表术式是远端脾－肾静脉分流术，即将脾静脉远端与左肾静脉进行端侧吻合（图 20-6），同时离断门－奇静脉侧支，包括胃冠状静脉和胃网膜静脉。优点是肝性脑病发生率低。但有大量腹水及脾静脉口径较小的病人一般不选择此术式。

③限制性门体分流：目的是充分降低门静脉压力，防止食管胃底曲张静脉出血，同时保证入肝血流。代表术式是限制性门腔静脉分流（侧侧吻合口在 10mm）和门腔静脉“桥式”（H 型）分流（桥式人造血管口径为 8～10mm）。前者随着时间的延长，吻合口径可增大，如同非选择性门体分流术；后者近期可形成血栓，需要进行取血栓或溶栓治疗。

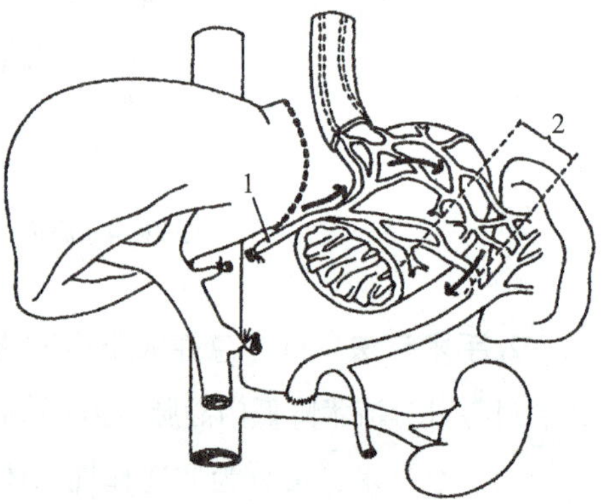

图 20-6 远端脾－肾静脉分流术

1. 胃冠状静脉 2. 胃短静脉

（2）断流术：断流手术的方式很多，阻断部位和范围有所不同，其中贲门周围血管断流术最有效，不仅离断食管胃底静脉侧支，还保留门静脉入肝血流。这一术式还适合于门脉循环中没有任何可供体静脉吻合的选用静脉，肝功能差，既往分流手术和其他非手术疗法失败而又不适合分流手术的病人。

在实行此手术时，了解贲门周围解剖十分重要。贲门周围血管可分成四组：①冠状静脉：包括胃支、食管支和高位食管支。胃支较细，沿着胃小弯行走，伴着胃右静脉。食管支较粗，伴着胃左静脉在腹膜后注入脾静脉；其另一端在贲门下方和胃支吻合而进入胃底和食管下段。高位食管支源自冠状静脉食管支的凸起部，距贲门右侧 3～4cm 处，沿食管下段右后侧行走，于贲门上方 3～4cm 或更高处进入食管肌层。特别指出的是：有时还出现“异位高位食管支”，它与高位食管支同时存在，起源于冠状静脉主干，也可起源于门静脉左干，距贲门右侧更远，在贲门以上 5cm 或更高处才能进入肌层。②胃短静脉：一般为 3 ~ 4 支，伴行胃短动脉，分布于胃底前后壁，注入脾静脉。③胃后静脉：起始于胃底后壁，伴同名动脉下行，注入脾静脉。④左膈下静脉：可单支或分支进入胃底或食管下段左侧肌层。

门静脉高压症时，上述静脉显著扩张，高位食管支的直径常达 0.6 ~ 1.0cm。彻底切断上述静脉，包括高位食管支或同时存在的异位食管支，同时结扎、切断与静脉伴行的同名动脉，才能彻底阻断门 – 奇静脉间的反常血流，称“贲门周围血管离断术”（图 20–7）。

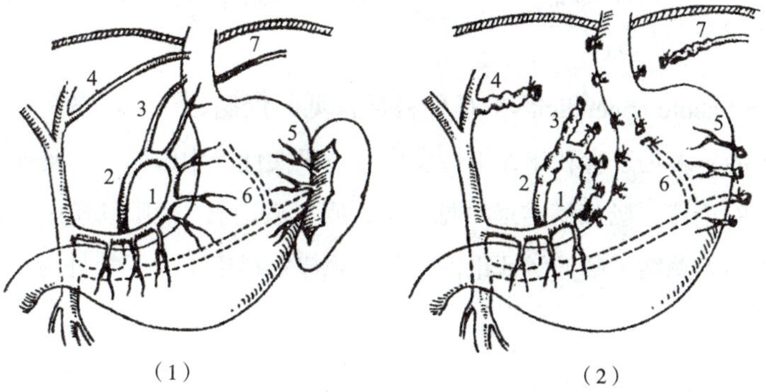

图 20–7 贲门周围血管离断术示意图

（1）贲门周围血管局部解剖 （2）离断贲门周围血管

1. 胃支 2. 食管支 3. 高位食管支 4. 异位高位食管支

5. 胃短静脉 6. 胃后静脉 7. 左膈下静脉

（3）转流术：对于肝硬化引起的顽固性腹水，有效的治疗方法是肝移植。其他疗法包括 TIPS 和腹腔 – 静脉转流术。放置腹腔 – 静脉反流管，有窗孔的一端插入腹腔，通过一个单向瓣膜使腹腔内的液体向静脉循环单一方向流动，管的另一端插入上腔静脉。尽管放置腹腔 – 静脉反流管并不复杂，然而有的报道手术死亡率高达 20%。放置腹腔 – 静脉反流管后腹水再度出现说明分流闭塞。如果出现弥散性血管内凝血、曲张静脉破裂出血或肝功能衰竭，就应停止转流。

3. 辨证治疗

（1）瘀血内结证

证候：腹部积块明显，硬痛不移，面暗消瘦，纳减乏力，时有寒热，女子或见月事不下；舌边黯紫或见瘀点，苔薄，脉弦涩。

治法：祛瘀软坚，兼调脾胃。

方药：膈下逐瘀汤加减。

（2）寒湿困脾证

证候：腹大胀满，按之如囊裹水，甚则颜面浮肿，脘腹痞满，得热稍舒，精神困倦，怯寒懒动，小便少，大便溏，或身目发黄，面色晦暗；舌苔白腻，脉缓。

治法：温中健脾，行气利水。

方药：实脾饮加茵陈。

（3）气随血脱证

证候：患者突然大量吐血及便血后出现面色苍白，四肢厥冷，汗出；舌淡，苔白，脉微。

治法：益气固脱。

方药：独参汤。

NOTE

第二十一章　急腹症

第一节　急性阑尾炎

急性阑尾炎（acute appendicitis）是外科最常见的疾病之一，居各种急腹症发病的首位。可发生于任何年龄，多见于青壮年，男性发病率高于女性。中医归于“肠痈”范畴，在历代医学文献中有详尽的论述，肠痈病名最早见于《素问·厥论》：“少阳厥逆……发肠痈不可治，惊者死。”《金匮要略》总结了肠痈辨证论治的基本规律，提出了大黄牡丹汤等有效方剂，至今仍为临床所应用。

【解剖生理】

阑尾是位于右髂窝，起自盲肠的根部，附于盲肠的内侧壁，位于三条结肠带的会合点。是一个蚯蚓状盲管，可分为基底、体、尖端三部分。长短、粗细变异很大，平均长 6 ~ 8cm，直径约 0.5 ~ 0.7cm。基底与盲肠相通，两者交界处有阑尾瓣。但其尖端可指向任何方向，常见有回肠后位、盲肠后位、盆腔位、盲肠内侧位等（图 21–1）。阑尾系膜短于阑尾本身，故使阑尾呈弧形或袢状改变，并容易扭曲。

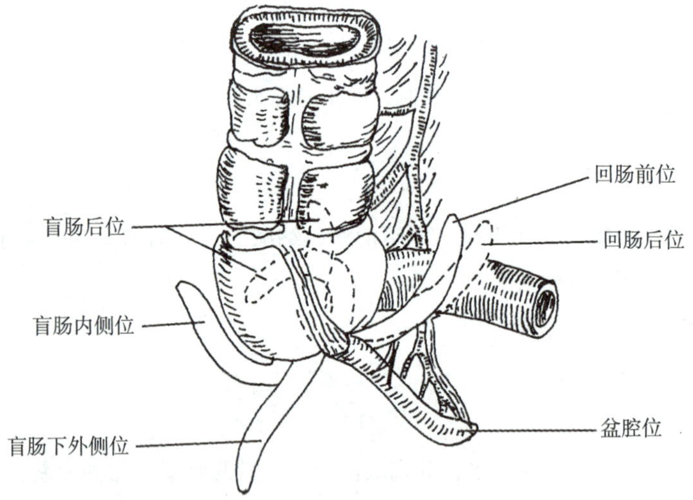

图 21–1　阑尾的不同位置

阑尾壁的组织结构与结肠相同，分为黏膜层、黏膜下层、环肌层、纵肌层及浆膜层。阑尾系膜内有阑尾动脉、静脉、淋巴和神经。阑尾动脉多起自回结肠动脉，主干只有一条，无交通支，沿系膜达阑尾尖端，故血运障碍时阑尾容易坏死（图 21–2）。阑尾静脉经回结肠静脉流入肠系膜上静脉，最后汇合入门静脉进入肝脏，因此阑尾化脓性炎症时，细菌栓子可进入门静脉、肝脏，引起门静脉炎和肝脓肿。

NOTE

阑尾的淋巴相当丰富，在黏膜下层有较多集合淋巴滤泡，壁内有丰富的淋巴网，淋巴液沿阑尾系膜血管方向回流到回结肠淋巴结，故阑尾壁不但有蠕动功能，而且有分泌功能。童年和青年时期的阑尾，其发达的淋巴组织能转输具有免疫活性的淋巴细胞，所以在机体的免疫功能上能起一定的作用。但到成年后，这种免疫功能被全身淋巴结和脾脏所代替，故阑尾切除后对人体并无明显影响。

阑尾在腹壁上的投影是在右侧髂前上棘与脐部连线的中、外 1/3 交点处，临床上称之为阑尾点或麦氏（McBurney）点（图 21-3）。

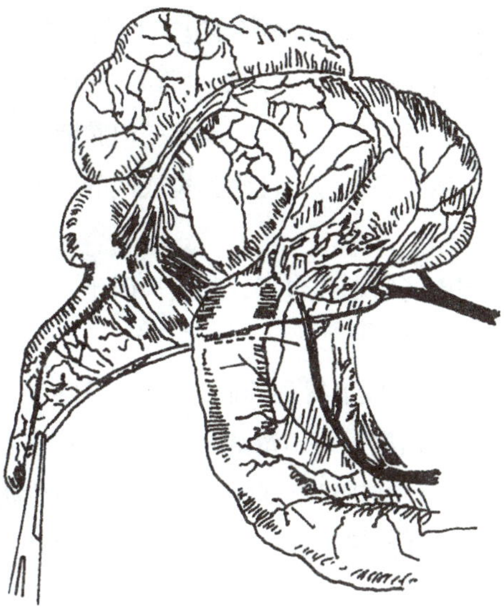

图 21-2　阑尾系膜的构成和阑尾血管的分布

三角形的阑尾系膜，在末段回肠的后面与回肠系膜合二为一，系膜中的阑尾动脉是回肠结肠动脉的一支，自回肠末端的后面行走，分出几条终末血管分布到阑尾

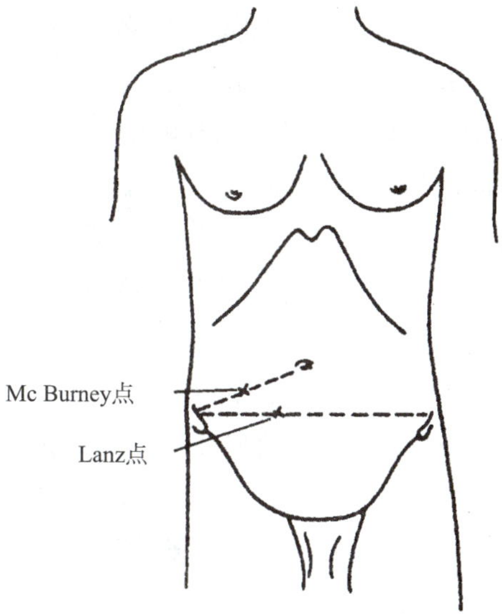

图 21-3　急性阑尾炎的腹部压痛点

【病因病理】

1. 西医病因病理

（1）病因：急性阑尾炎的发病过程往往是复杂的，其发病有三种学说：

①阑尾腔梗阻学说：该机制在阑尾炎的发病机理中占重要地位。阑尾管腔细长，开口狭小，因种种原因极易造成阑尾腔的梗阻。常见的原因有：淋巴滤泡增生压迫；粪石与粪块；阑尾扭曲；管腔狭窄；寄生虫及虫卵堵塞管腔。一旦梗阻，腔内压力增高，血运障碍，有利于细菌的繁殖及炎症的发生，导致阑尾炎。手术发现，在化脓和坏疽性阑尾炎中，80%～90%可发现阑尾腔梗阻。

②细菌感染学说：阑尾炎的病理改变为细菌感染性炎症，致病菌多为各种革兰阴性杆菌和厌氧菌。当机体抵抗能力低下，阑尾腔内的细菌直接侵入损伤黏膜或细菌经血循环到达阑尾而产生炎症。

③神经反射学说：该学说认为阑尾炎的发病和神经系统的活动有着密切的关系。神经调节失调导致消化道功能障碍，包括运动机能障碍和血液供应障碍，可使管腔梗阻加重，组织抵抗力减弱，给细菌感染创造条件。

上述三种因素在急性阑尾炎的发病过程中可相继出现，且互相影响，互为因果。

（2）病理：急性阑尾炎在不同的发展阶段可出现不同的病理变化，可归纳为四种临床类型：

①急性单纯性阑尾炎：炎症局限于阑尾黏膜及黏膜下层，逐渐扩展至肌层、浆膜层。阑尾轻度肿胀，浆膜充血，有少量纤维素性渗出物。阑尾壁各层均有水肿和中性粒细胞浸润，黏膜上有小溃疡形成。

②化脓性阑尾炎：炎症发展到阑尾壁全层，阑尾显著肿胀，浆膜充血严重，附着纤维素渗出物，并与周围组织或大网膜粘连，腹腔内有脓性渗出物。此时阑尾壁各层均有大量中性粒细胞浸润，壁内形成脓肿，黏膜坏死脱落或形成溃疡，腔内充满脓液。此型亦称蜂窝组织炎性阑尾炎。

③坏疽或穿孔性阑尾炎：病程进一步发展，阑尾壁出现全层坏死，变薄而失去组织弹性，局部呈暗紫色或黑色，可局限在一部分或累及整个阑尾，极易破溃穿孔，阑尾腔内脓液黑褐色而带有明显臭味，阑尾周围有脓性渗出。穿孔后感染扩散可引起弥漫性腹膜炎或门静脉炎、败血症等。

④阑尾周围脓肿：化脓或坏疽的阑尾被大网膜或周围肠管粘连包裹，脓液局限于右下腹而形成阑尾周围脓肿或炎性肿块。

以上各型阑尾炎如能得到及时治疗，阑尾炎能在不同阶段上得到控制，趋向好转或痊愈。根据炎症的程度和范围不同，大致有如下转归：轻者痊愈后阑尾可不留解剖上的改变；重者阑尾病理程度变化较大，痊愈后可遗留无腔阑尾和阑尾被完全破坏吸收而自截；部分病人急性炎症消退后，可因阑尾腔狭窄、部分梗阻，或阑尾周围粘连、扭曲而管腔引流不畅，成为再发的基础。

2. 中医病因病机

（1）饮食不节：由于暴饮暴食，嗜食膏粱厚味，或恣食生冷，致脾胃功能受损，导致肠道功能失调，传导失司，糟粕积滞，生湿生热，遂致气血瘀滞，积于肠道而成痈。

（2）寒温不适：由于外感六淫之邪，外邪侵入肠中，导致经络阻塞，气血凝滞，郁久化热而成。

（3）情志不畅：由于郁闷不舒，致肝气郁结，气机不畅，肠道传化失职，易生食积，痰凝瘀积壅塞而发病。

（4）暴急奔走或跌仆损伤：由于劳累过度，或饱食后暴急奔走、跌仆损伤，致气血违常，败血浊气壅遏肠中而成痈（图 21–4）。

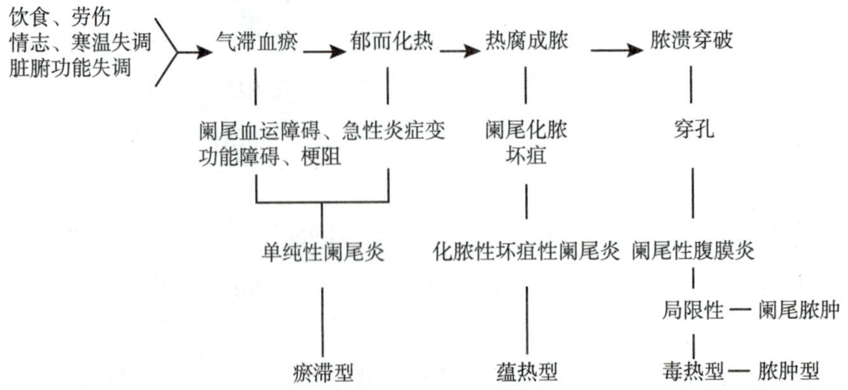

图 21–4　急性阑尾炎病机图

病机图中肠痈病位在肠腑，属里、热、实证。因饮食不节或寒温不适、情志失调等，致肠道传化失司，气机痞塞，瘀血停聚，湿热内阻，血肉腐败而成肠痈。其总的病机为气滞、血瘀、湿阻、热壅，进而热毒炽盛，结于阳明或侵入营血，严重者可致阴竭阳脱之危候。

【临床表现】

1. 主要症状

（1）转移性右下腹疼痛：约有 70%急性阑尾炎病人具有这种典型的腹痛，腹痛多起始于上腹部或脐周围，呈阵发性隐痛或胀痛，数小时甚至 1～2 天后疼痛转移至右下腹部。这种特点主要是由于早期炎症只侵犯阑尾黏膜及黏膜下层，刺激内脏神经而反射性引起脐上或脐周疼痛。当炎症波及阑尾浆膜时，刺激体神经所支配的壁腹膜而出现定位痛，引起阑尾所在的右下腹呈持续性疼痛。询问病史关于腹痛症状，要注意以下问题：①关于腹痛转移：不是所有病人都有转移性右下腹痛；②关于转移时间：通常 6～12 小时转移到右下腹，但也可以延长到数天；③关于转移部位：90% 以上都转移到右下腹，但阑尾属于后肠，从左下腹旋转而来，若旋转不全，有些病人转移到右上腹或右中腹；④关于腹痛性质：早期单纯炎症，仅表现为隐痛或胀痛；若梗阻或化脓，阑尾腔内压力增高，可以为绞痛；但要特别注意，阑尾坏疽穿孔后，腹痛可以突然缓解；⑤关于腹痛部位：早期在上腹部或脐部；转移并固定后在右下腹；坏疽穿孔后扩展到整个下腹部。

（2）胃肠道症状：发病初期常伴有恶心、呕吐，呕吐物多为食物，并多数伴有便秘、食欲减退。盆腔位阑尾炎刺激直肠可有腹泻和里急后重感。弥漫性腹膜炎时可出现麻痹性腹胀。

（3）全身症状：早期一般并不明显，体温正常或轻度升高，可有头晕、头痛、乏力、汗出、口干、尿黄、脉数等症状。当体温升高至 38℃～39℃，应注意到阑尾有化脓、坏疽穿孔的可能性。少数坏疽性阑尾炎或导致门静脉炎时，可有寒战高热，体温高达 40℃以上。

2. 主要体征

（1）压痛：右下腹局限性显著压痛是阑尾炎最重要的特征。体检时有关压痛要注意：①压痛点：通常 70%～80% 在麦氏点（McBurney point），但有些病人在麦氏点周围；②压痛点的固定性：对于不同的病人，压痛点可以不同，但对于一个病人，阑尾炎的压痛点是固定的；③压痛的程度：仅有压痛多是单纯炎症，压痛并肌紧张和反跳痛多是化脓性或坏疽性炎症；④压痛范围：仅局限在右下腹某一点多是单纯炎症，范围扩展到整个右下腹或下腹部多是化脓性或坏疽性炎症。

（2）反跳痛（Blumberg 征）：将手指放在右下腹阑尾部位或腹部其他象限，并逐渐缓慢地压迫至深部，然后迅速抬手放松，若患者感到该区腹内剧痛为阳性。为炎症波及壁腹膜时的表现。

（3）腹肌紧张：腹膜壁层受到刺激后可出现防御性腹肌紧张，其程度及范围大小是区别各型阑尾炎的重要依据。急性单纯性阑尾炎多无腹肌紧张，轻型化脓性阑尾炎可有轻度腹肌紧张，严重化脓、坏疽穿孔性阑尾炎腹肌紧张显著。但须注意，衰竭病人、老人、小儿、孕妇、肥胖及盲肠后位阑尾炎时，腹肌紧张可不明显；对触觉敏感的病人往往容易出现假性腹肌紧张，临床上须反复做细致轻柔的检查，方能做出准确的判断。

（4）右下腹包块：若阑尾周围脓肿形成，右下腹可扪及痛性包块，边界不清且固定。

（5）下列检查方法可协助阑尾炎的定性、定位诊断

①结肠充气试验（Rovsing 征）：一手按压左下腹降结肠，另一手沿结肠逆行挤压，如出现右下腹疼痛为阳性，可提示阑尾炎的存在。

②腰大肌试验（Psoas 征）：患者左侧卧位，医生用左手扶住患者右髋部，右手将右下肢向后过伸，引起右下腹疼痛者为阳性，提示炎性阑尾贴近腰大肌，多见于盲肠后位阑尾炎。

③闭孔内肌试验（Obturator 征）：患者平卧，将右髋和右膝屈曲 90°，并内旋髋关节，以拉紧右侧闭孔内肌，如右下腹疼痛者为阳性，提示炎性阑尾位置较低，贴近闭孔内肌，为盆腔位阑尾炎。

④直肠指诊：直肠右侧前上方有触痛，提示炎性阑尾位置较低。如有灼热、压痛、饱满或波动感，提示有盆腔脓肿。

⑤经穴触诊：在急性阑尾炎的病人中，60%～80%会出现足三里与上巨虚穴之间的阑尾穴有压痛，尤以右侧明显而多见。

【实验室及其他检查】

1. 血常规　多数病人白细胞升高，中性粒细胞比例也有不同程度的升高。白细胞计数常（10～15）$\times 10^9$/L，当出现阑尾穿孔合并腹膜炎或门静脉炎时，白细胞计数可高达 20×10^9/L 以上。

2. 尿常规　由于阑尾炎刺激输尿管、膀胱，部分患者可在尿中出现少量红细胞与白细胞，但应与泌尿系疾病相鉴别。

3. 影像学检查　超声和 CT 检查有助于了解急性期阑尾炎的性质；X 线钡灌肠可以了解慢性期阑尾的性质。

【诊断与鉴别诊断】

1. 诊断　根据转移性右下腹疼痛的病史和右下腹局限性压痛的典型阑尾炎的特点，一般即可做出诊断。但症状不典型的阑尾炎或异位阑尾炎的诊断则有一定的困难，应根据详细的病史和仔细的体检，辅以化验及特殊检查，全面分析，才能提高阑尾炎的诊断率。

2. 特殊类型急性阑尾炎

（1）小儿急性阑尾炎：发病率较成人为低，多发生在上呼吸道感染和肠炎的同时，病情发展快且较为严重。腹肌紧张不明显，压痛范围一般较广而不局限，容易发生阑尾穿孔及其他严重并发症。病人高热、恶心呕吐出现早而频，常可引起脱水和酸中毒。

（2）老年人急性阑尾炎：因老年人对痛觉迟钝，反应性差，故症状和体征常不典型，转移性右下腹痛常不明显，腹膜刺激征多不显著；有时虽炎症较重，但白细胞计数和中性粒细胞比例仍可在正常范围。阑尾坏疽穿孔和其他并发症的发生率都较高。由于临床表现和病理变化往往不相符合，容易延误诊治，尤应警惕。

（3）妊娠期急性阑尾炎：临床上也较常见。其特点是随着妊娠的月数增加而阑尾压痛点不固定，腹肌紧张和压痛均不明显，穿孔后由于胀大的子宫的影响，腹膜炎症不易局限，炎症刺激子宫可致流产或早产。

（4）异位急性阑尾炎：症状及体征多不典型，有盆腔内、盲肠后、腹膜外、肝下、左下腹等不同部位的阑尾炎。

NOTE

3. 鉴别诊断

需与急性阑尾炎相鉴别的疾病主要有：

（1）胃十二指肠溃疡穿孔：多有上消化道溃疡病史，突然出现上腹部剧烈疼痛并迅速波及全腹。部分病人穿孔后，胃肠液可沿升结肠旁沟流至右下腹，出现类似急性阑尾炎的转移性右下腹痛，但腹膜刺激征明显，多有肝浊音界消失，肠鸣音消失，可出现休克，X线检查常可发现膈下游离气体。必要时可行诊断性腹腔穿刺加以鉴别。

（2）急性胃肠炎：多有饮食不洁史，可出现与急性阑尾炎相似的表现，但腹部压痛部位不固定，肠鸣音亢进，一般无腹膜刺激征，大便检查可有脓细胞及未消化食物。

（3）急性肠系膜淋巴结炎：腹痛常与上呼吸道感染并发，或腹痛前有头痛、发热、咽痛或其他部位淋巴结肿痛病史，早期即可有高热、白细胞数增高，但腹痛、压痛相对较轻且较广泛，部位较阑尾点为高且接近内侧，在肠系膜区域内有时可触及肿大淋巴结。

（4）右肺下叶大叶性肺炎或右侧胸膜炎：早期可引起右下腹反射性疼痛，甚至出现右下腹压痛和肌紧张，体温升高，但常有右侧胸痛及呼吸道症状，腹部无固定性显著压痛点。胸部听诊可闻及啰音、摩擦音、呼吸音减弱等阳性体征。胸部X线检查有鉴别意义。

（5）急性胆囊炎、胆石病：右上腹持续性疼痛，阵发性加剧，可伴有右肩部放射痛，腹膜刺激征以右上腹为甚，墨菲（Murphy）征阳性，部分病人可出现黄疸。当发生高位阑尾炎时，腹痛位置较高，或胆囊位置较低位，腹痛点比正常降低时，应注意鉴别。必要时可借助超声波和X线等检查。

（6）右侧输尿管结石：常突然出现剧烈绞痛，向会阴部及大腿内侧放射，但腹部体征不明显，有肾区叩击痛，可伴有尿频、尿急、尿痛或肉眼血尿等症状，一般无发热。X线摄片常可发现阳性结石。

（7）妇产科疾病：①宫外孕破裂：常有急性失血症状和下腹疼痛症状，有停经史，妇科检查阴道内有血液、阴道后穹隆穿刺有血等。②急性附件炎：腹部检查时压痛部位以下腹两侧为主，并有白带增多，或阴道有脓性分泌物，分泌物涂片检查可见革兰阴性双球菌。盆腔B超、阴道检查或肛门指诊有助于诊断。③卵巢滤泡或黄体破裂和出血：卵巢滤泡破裂多在两次月经的中期；黄体破裂多在月经中期以后下次月经前14天以内。临床表现与宫外孕相似，必要时行腹腔或阴道后穹隆穿刺。

【治疗】

急性阑尾炎的治疗一般可分为手术疗法和非手术疗法两类。原则上应强调以手术治疗为主，但对于急性单纯性阑尾炎或右下腹出现包块即阑尾周围脓肿者，采用中药治疗效果较好。六腑以通为用，通腑泄热是治疗肠痈的大法，清热解毒、活血化瘀法的及早应用可以缩短疗程。

1. 西医治疗 对诊断明确的急性阑尾炎，一般主张尽早采用手术疗法，尤其是老年人、小儿、妊娠期急性阑尾炎。其主要方法是阑尾切除术。对腹腔渗液严重，或腹腔已有脓液的急性化脓性或坏疽性阑尾炎，应同时行腹腔引流；对阑尾周围脓肿，如有扩散趋势，可行脓肿切开引流。近年来对急性单纯性阑尾炎和慢性阑尾炎开展了经腹腔镜阑尾切除术。

对较大和脓液多的阑尾周围脓肿，除药物治疗外，可进行脓肿穿刺抽脓，或在合适的位置放入引流管，以减少脓肿的张力，改善血循环，并能进行冲洗或局部应用抗生素，利于脓肿的

NOTE

吸收消散。应用超声或 CT 可以准确地选择穿刺点。

2. 辨证治疗

（1）瘀滞证

证候：转移性右下腹痛，呈持续性、进行性加剧，右下腹局限性压痛或拒按；伴恶心纳差，可有轻度发热；苔白腻，脉弦滑或弦紧。

治法：行气活血，通腑泄热。

方药：大黄牡丹汤合红藤煎剂加减。气滞重者，加青皮、枳实、厚朴；瘀血重者，加丹参、赤芍；恶心加法半夏、竹茹。

（2）湿热证

证候：腹痛加剧，右下腹或全腹压痛、反跳痛，腹皮挛急，右下腹可摸及包块；壮热，恶心纳差，便秘或腹泻；舌红苔黄腻，脉弦数或滑数。

治法：通腑泄热，利湿解毒。

方药：大黄牡丹汤合红藤煎剂加败酱草、白花蛇舌草、蒲公英。湿重者，加藿香、佩兰、薏苡仁；热甚者，加黄连、黄芩、生石膏；右下腹包块，加炮山甲、皂角刺。

（3）热毒证

证候：腹痛剧烈，全腹压痛、反跳痛，腹皮挛急；高热不退或恶寒发热，恶心纳差，便秘或腹泻；舌红绛苔黄厚，脉洪数或细数。

治法：通腑排毒，养阴清热。

方药：大黄牡丹汤合透脓散加减。若持续性高热或寒热往来，热在气分者，加白虎汤，热在血分者，加犀角地黄汤；腹胀加青皮、厚朴；腹痛剧烈者，加延胡索、广木香；口干舌燥，加生地黄、玄参、天花粉；大便秘结，加甘遂末 1g，冲服。

3. 药物外敷 常用双柏散（大黄、侧柏叶各 2 份，黄柏、泽兰、薄荷各 1 份，研成细末），以水蜜调成糊状热敷右下腹，每日 1 次。或用消炎散（芙蓉叶、大黄、黄芩、黄连、黄柏、泽兰叶、冰片，共研细末），以黄酒或 75%酒精调成糊状，按照炎症范围大小敷于患处，每日 2 次。

4. 针刺治疗 取足三里、上巨虚、阑尾穴，配合右下腹压痛最明显处的阿是穴，每日 2 次，强刺激，每次留针 30 ~ 60 分钟。加用电针可提高疗效。

5. 中药灌肠 采用通里攻下、清热化瘀的中草药煎剂 200mL 或通腑泄热灌肠合剂（大黄、龙胆草、山栀子、芒硝、莱菔子、忍冬藤、虎杖）250mL 做保留灌肠，每日 2 次。能充分发挥中药的局部和整体的治疗作用，抗炎消肿，并能促进肠蠕动，预防肠粘连和并发症的发生。

【预防与调护】

（1）避免饮食不节和食后剧烈运动，养成良好的排便习惯。

（2）初期可根据食欲及病情给予清淡饮食。

（3）卧床休息或半坐卧位。

（4）保守治疗症状消失后，仍需坚持服药。

第二节　肠梗阻

肠梗阻（intestinal obstruction）是以肠内容物不能正常顺利通过肠道为特征的疾病。是外科常见急腹症之一，具有病因复杂、病情严重、发展迅速等特点，并可引起一系列局部和全身的病理变化，若处理不当可危及生命。属中医“关格”“腹痛”“肠结”的范畴。近数十年来，随着中西医结合治疗急腹症的广泛开展，对肠梗阻病理生理的认识不断加深和治疗方法的改进，使治疗效果得到了显著提高，但严重的绞窄性肠梗阻的死亡率仍在10%左右。

【解剖生理】

1. 小肠解剖　小肠包括十二指肠、空肠和回肠，成人小肠平均长度为3～5m，但个体差异很大。空肠和回肠完全位于腹膜腔内，仅通过小肠系膜附着于腹后壁，具有活动性大的特点，是小肠容易发生扭转的解剖基础。小肠肠壁分为四层，由外向内依次为浆膜层、肌层、黏膜下层和黏膜层。小肠系膜由两层腹膜组成，其中有血管、神经、淋巴组织和脂肪。因小肠系膜根部长度只有15cm，远不如小肠的长度，故小肠系膜呈扇形。小肠的血液供应来自肠系膜上动脉，静脉血经肠系膜上静脉回流入门静脉。小肠神经起源于腹腔神经丛。交感神经兴奋使肠蠕动减弱，血管收缩；迷走神经兴奋使肠蠕动增强和肠腺分泌增加，对血管收缩并无明显影响。

2. 小肠生理　小肠的主要生理机能为食物的消化与吸收。小肠黏膜腺体分泌的含有多种酶的碱性肠液与胰液、胆汁一起将食糜分解为葡萄糖、氨基酸、脂肪酸等而被吸收，消化液中的水和大量电解质也在小肠内吸收入血循环中。小肠的运动功能包括了使食糜在肠腔内向下传输的蠕动，使食糜混合并与肠黏膜密切接触以利于吸收的局部运动，即有节律的分节运动和紧张性收缩。

3. 结肠解剖　结肠包括盲肠、升结肠、横结肠、降结肠和乙状结肠，成人结肠的平均长度为150cm。在回肠与盲肠之间有一环形肌所组成的回盲瓣，它能阻止小肠内容物过快地进入大肠，从而得到充分消化和吸收；又能限制结肠内容物的逆流。升结肠和降结肠分别在腹腔右外侧和左外侧，均固定于后腹膜。横结肠位于升、降结肠之间，横结肠与升结肠的交界处称为肝曲，与降结肠的交界处称为脾曲。降结肠以下、直肠以上为乙状结肠，其系膜长而基底部较窄，活动度大而易发生扭转。结肠的外层纵肌排列为三个纵行的结肠带，其之间有结肠袋，附近有脂肪垂。肠系膜上动脉供应右半结肠的血液，肠系膜下动脉供应左半结肠的血液，结肠静脉血液通过肠系膜上静脉流入门静脉，以及通过肠系膜下静脉流入脾静脉。

4. 结肠生理　结肠的功能是吸收水分和储存粪便。除水分外，葡萄糖和无机盐也可以在结肠内吸收，吸收功能以右半结肠为主。结肠黏膜所分泌的黏液可使黏膜滑润，不致因粪便通过而受损伤。结肠的运动迟缓，而且不常出现。粪便一般储存在乙状结肠内，平时直肠内无粪便，仅在排便前或排便时才有粪便充盈。

【分类】

由于肠梗阻是病因复杂，并且又可发生在肠管的任何部位，故可以把肠梗阻分为以下多种类型。

1. 按发病的基本原因分类

（1）机械性肠梗阻（mechanical ileus）：最为常见，是由于机械因素而使肠腔狭窄，甚至完全阻塞，引起肠内容物通过障碍。其原因有：

①肠腔堵塞：如蛔虫团、粪便、异物、结石等。

②肠壁病变：如炎症狭窄、肿瘤、肠套叠、肠道先天畸形等。

③肠管受压：如肠管扭转、粘连带、嵌顿疝、肠道外肿瘤压迫等。

（2）动力性肠梗阻：亦称神经性肠梗阻，是因支配肠道正常运动的神经功能发生障碍，使肠的收缩与舒张功能失常，致肠内容物不能正常运行，但无器质性的肠腔狭窄。可分为：

①麻痹性肠梗阻（paralytic ileus）：常因急性弥漫性腹膜炎、腹部大手术、腹膜后血肿、低血钾等引起。有一种特殊类型的腹部手术后肠梗阻，不同于通常的腹部手术创伤后的肠麻痹，往往在胃肠功能恢复后再次发生，现在称之为术后早期炎性肠梗阻，原因与手术创伤有关，病理是肠管水肿、渗出、粘连造成机械性梗阻和动力性梗阻并存。

②痉挛性肠梗阻：较少见。多为暂时性的，如肠道功能紊乱和慢性铅中毒引起的肠痉挛。

（3）血运性肠梗阻：因肠系膜血管血栓形成或栓塞，引起肠管血循环障碍而发生肠麻痹，甚至肠坏死与肠穿孔。

2. 按肠壁有无血运障碍分类

（1）单纯性肠梗阻：只有肠内容物通过受阻而无肠管血运障碍。

（2）绞窄性肠梗阻（strangulated ileus）：肠梗阻的同时伴有肠壁血运障碍。可因肠系膜血管受压、血管内血栓形成、栓塞或肠管高度扩张所致。

3. 按梗阻部位分类

（1）高位肠梗阻：发生在空肠上段的小肠梗阻，呕吐症状典型。

（2）低位肠梗阻：发生在回肠下段和结肠的梗阻，腹胀症状典型。

4. 按梗阻程度分类

（1）完全性肠梗阻：肛门完全停止排气、排便，而且往往腹痛、腹胀和呕吐症状典型。还有一种特殊类型的完全性肠梗阻，即闭袢性梗阻，是由于某一段肠管两端均发生阻塞所致（如肠扭转、结肠肿瘤等）。

（2）不全性肠梗阻：肛门可以有少量排气、排便，往往无明显的腹痛、腹胀和呕吐。

5. 按梗阻进展速度分类

（1）急性肠梗阻：多见于饱餐或剧烈运动后，素有腹部粘连，腹部手术史；也见于饱餐或剧烈运动后肠扭转。

（2）慢性肠梗阻：多见于肿瘤生长过程中逐渐压迫，也常见于慢性肠套叠。

上述分类不是绝对的，由于肠梗阻不断出现不同的病理变化，类型也可以互相转化，如不完全性变为完全性、单纯性变为绞窄性等。

【病因病理】

1. 西医病因病理

（1）局部病理生理改变

①肠蠕动变化：机械性肠梗阻表现为梗阻近端肠管的蠕动增强，这是机体试图克服通过障碍的一种抗病反应。麻痹性肠梗阻则肠蠕动减弱或消失。

NOTE

②肠腔膨胀、积气积液：肠腔内的气体70%是咽下的，30%则由血液弥散至肠腔内和肠腔内细菌发酵所产生。液体来源于胃、肠、胆、胰所分泌的消化液和饮入的液体。梗阻进一步发展，这些气体、液体不能顺利通过肠道，以及肠黏膜吸收功能障碍，造成梗阻上段肠管大量积液和积气，肠管随之逐渐扩张，肠壁变薄，梗阻以下肠管则塌陷空虚。

③肠壁充血水肿、通透性增加：若梗阻进一步发展，肠内压力逐渐增高，压迫肠壁血管，致肠壁静脉回流受阻，引起肠壁充血水肿。由于血运障碍，肠壁通透性增高，肠壁出现小出血点，并有血性渗出液渗入肠腔和腹腔。

④肠壁坏死穿孔：当出现动脉血运受阻，血栓形成，肠管可发生缺血坏死、溃破及穿孔。

（2）全身病理生理改变

①体液丧失：是肠梗阻很主要的病理生理改变。正常胃肠道每天的分泌液约8000mL，绝大部分被肠道再吸收回到全身循环系统。肠梗阻时大量的液体潴留在肠腔，以及肠壁静脉回流受阻使肠壁水肿和血浆渗出于肠腔或腹腔内，同时正常的再吸收功能丧失，可迅速导致血容量减少和血液浓缩，甚至出现休克。

②电解质紊乱和酸碱平衡失调：液体大量丢失的同时，也带来大量电解质的丢失和酸碱平衡失调。其变化可因梗阻部位的不同而有区别。一般低位的小肠梗阻丧失的液体多为碱性或中性，钠、钾离子的丢失较氯离子为多，在低血容量和缺氧情况下酸性代谢产物增加，加之缺水、少尿，可引起严重的代谢性酸中毒。大量的钾离子丢失可加重肠麻痹，并可引起肌无力、心律失常等。

③感染和中毒：梗阻肠腔内的细菌大量繁殖，并产生多种毒素，通过变薄或坏死穿孔的肠壁渗入腹腔引起严重的腹膜炎，导致全身感染中毒，甚至因休克及多器官功能衰竭而死亡。

2. 中医病因病机　本病多因饮食不节、寒邪凝滞、热邪郁闭、气血瘀阻、燥屎内结等多种因素导致肠道通降功能失常，肠腑传化障碍，食下之水谷精微不升，浊气不降而积于肠内，引起肠梗阻。

（1）饮食不节：由于暴饮暴食，嗜食膏粱厚味，或过食油腻，致湿邪食滞交阻，使肠道气机失其疏利，通降功能失常，壅滞上逆而引起。

（2）寒邪凝滞：寒邪凝滞肠间，血不得散，导致肠管气血痞结，通降功能失常，壅滞上逆。

（3）热邪郁闭：由于外邪侵入肠中，导致经络阻塞，气血凝滞，瘀积日久，化热化火，热邪郁闭肠腑，或肠腑瘀久化热，伤阴损阳而致。

（4）气血瘀阻：气血运行于周身，循环全身而不息，若情志不畅，郁怒伤肝，气机逆乱致脏腑功能失调，络脉瘀滞而成。

（5）燥屎内结：过食辛辣厚味致肠胃积热或热性病后余热留恋，津液不足致肠道燥热，或病后、产后及年老体弱，气血亏虚，气虚则大肠传导无力，血虚则津枯不能润肠，因而大肠干枯，燥屎内结，致肠腑气血痞结，肠腑传化障碍，食下之水谷精微不升，浊气不降，积于肠内而成。

（6）蛔虫聚团：由于蛔虫堵塞肠道，引起肠腑通过障碍，气机逆乱而成。

总之，本病的病机演变可有痞结－瘀结－疽结三个阶段。病之初为肠腑气机不利，滞塞不通，痰饮水停，呈现痛、吐、胀、闭四大症状；病变进展，肠腑瘀血阻滞，痛有定处，胀无休止，甚至瘀积成块或血不归经而致呕血、便血；进一步发展则气滞血瘀，郁久而化热生火，热与瘀血瘀积不散，热甚肠坏，血肉腐败，热毒炽盛，邪实正虚，正不克邪而产生亡阴亡阳之厥证（图 21–5）。

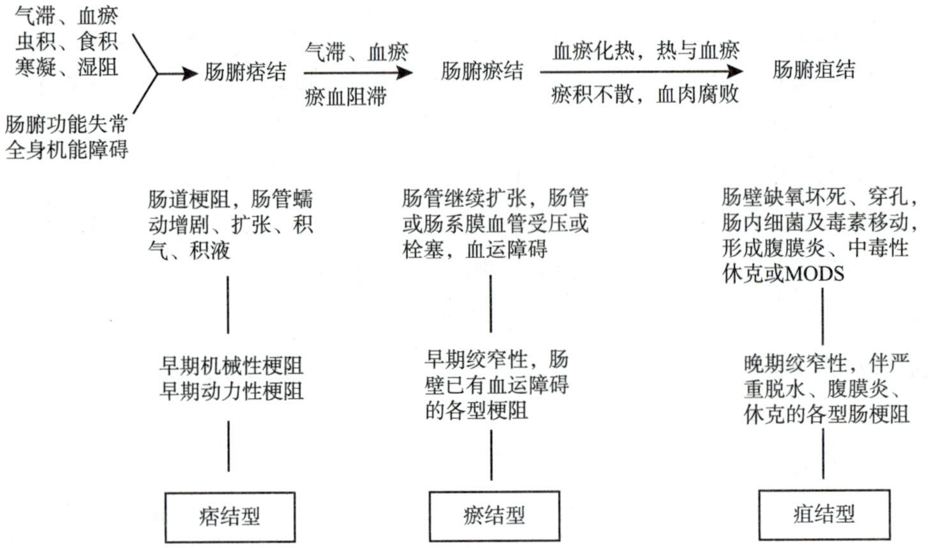

图 21–5　肠梗阻病机图

【临床表现】

1. 症状　痛、呕、胀、闭是各类肠梗阻共同的四大症状。

（1）腹痛：单纯性机械性肠梗阻腹痛具有以下特点：①性质为剧烈绞痛，是梗阻以上部位肠管强烈蠕动所致；②发作特点呈阵发性，每次疼痛发作均由轻到重，之后逐渐减轻或消失，间歇一段时间后再度发作；③腹痛部位多在腹中部或脐周围；④腹痛发作时可感到有气体下降到某一部位时突然停止，此时腹痛最为剧烈，如果气体通过，则腹痛立即减轻或消失；⑤腹痛发作时可出现肠型或肠蠕动波型；⑥腹痛时可听到肠鸣音亢进、气过水声或金属音。单纯性机械性肠梗阻发展到绞窄性肠梗阻时，腹痛发作特点则由阵发性转变为持续性，而且程度加重。麻痹性肠梗阻多呈持续性胀痛；术后早期炎性肠梗阻往往腹痛轻微。在有些不全性肠梗阻和动力性肠梗阻中，可以没有腹痛发生，没有腹痛不代表没有肠梗阻。

（2）呕吐：几乎所有肠梗阻类型都可出现呕吐，只是呕吐出现的时间、呕吐的性质和呕吐的内容物有所区别。机械性肠梗阻呕吐呈反射性，吐出物为食物或胃液；麻痹性肠梗阻呕吐多呈溢出性，吐出物为陈旧腐败的肠内容物；血运障碍性肠梗阻呕吐物呈棕褐色或血性。高位肠梗阻呕吐出现早且频繁，吐出物为胃及十二指肠内容物；低位肠梗阻时呕吐出现迟而少，吐出物呈粪汁样。

（3）腹胀：其程度与梗阻部位有关。高位肠梗阻腹胀不明显；低位肠梗阻、麻痹性肠梗阻和炎性肠梗阻则全腹膨胀。因肠扭转或腹内疝等引起的闭袢性梗阻时，腹胀常不对称。

（4）停止排气排便：完全性肠梗阻发生后，排气排便即停止，但少数病人由于梗阻以下肠管尚有残存粪便或气体，仍可在发病早期排出，不能因此而排除肠梗阻的诊断。不完全性肠梗阻可有少量的排气排便，但梗阻症状不能缓解。结肠癌梗阻或某些绞窄性肠梗阻可排出少量的黏液血便。

2. 体征

（1）全身情况：单纯性肠梗阻的早期一般无明显变化。梗阻晚期有脱水表现，出现唇干舌燥、眼窝内陷、皮肤弹性消失、尿少。严重脱水或绞窄性肠梗阻可出现休克表现。

（2）腹部体征

①望诊：主要可见腹部膨胀和肠型及肠蠕动波。不同类型的肠梗阻，腹部膨胀表现有所不同，高位梗阻腹胀不明显，低位肠梗阻及麻痹性肠梗阻腹胀显著，并遍及全腹；闭袢性肠梗阻腹部膨胀呈不对称性。机械性肠梗阻多可见肠型及肠蠕动波；动力性和血运性很少能见到。

②触诊：单纯性肠梗阻可有轻压痛；绞窄性肠梗阻则出现压痛、反跳痛、肌紧张等腹膜刺激征。肠套叠和蛔虫团梗阻时，常可触及腊肠样或条索状肿物；肠扭转或腹外疝嵌顿引起梗阻时，可触及痛性包块；癌肿引起梗阻时常可触及质硬而不平滑的肿块。

③叩诊：肠胀气时一般呈鼓音，当绞窄性肠梗阻时腹腔有渗液，可出现移动性浊音。

④听诊：肠鸣音亢进，呈高调金属音或气过水声；麻痹性肠梗阻时，则肠鸣音减弱或消失。

（3）直肠指检：作为常规检查，应重视。直肠肿瘤引起肠梗阻时，可触及直肠内肿物；肠套叠、绞窄性肠梗阻时，指套可染有血迹。

【实验室及其他检查】

1. 实验室检查

（1）血液：严重失水，血液浓缩时，血红蛋白及红细胞压积升高；肠绞窄伴腹膜炎时，白细胞总数及中性粒细胞比例升高。血钾、钠、氯离子及二氧化碳结合力、血气分析等测定能判断电解质、酸碱平衡紊乱情况。

（2）尿液：脱水时尿量减少，尿比重升高。

（3）呕吐物及粪便检查：如有大量红细胞或潜血试验阳性，多表示肠管有血运障碍或出血性的病变。

2. X 线检查　腹部立位 X 线透视或平片检查是肠梗阻常用的检查方法，肠管的气液平面是肠梗阻特有的 X 线表现。X 线检查一般在肠梗阻发生 4～6 小时后进行。小肠梗阻者一般显示小肠扩张积气，并有大小不等的阶梯状液平面；小肠高位梗阻者空肠黏膜环状皱襞常呈“鱼骨刺”样；结肠梗阻者盲肠、升结肠膨胀显著。麻痹性肠梗阻时大肠、小肠皆广泛扩张；当怀疑肠套叠、乙状结肠扭转或结肠肿瘤时，应做钡剂灌肠，可见到钡剂通过受阻，呈杯口形、鸟嘴形、狭窄等不同特征。

【诊断和鉴别诊断】

1. 诊断　典型的肠梗阻具有痛、呕、胀、闭四大症状，腹部可见肠型及肠蠕动波，肠鸣音亢进，可出现全身脱水等体征；结合腹部 X 线检查，明确诊断并不困难。但有时并不完全具有这些典型表现，如某些绞窄性肠梗阻的早期，易与急性坏死性胰腺炎、输尿管结石、卵巢囊肿蒂扭转等疾病混淆，临床上应予以注意。

2. 机械性与动力性肠梗阻的鉴别　机械性肠梗阻具有上述典型的症状及体征，早期腹胀不明显。麻痹性肠梗阻则腹胀显著，多无阵发性腹部绞痛，肠鸣音减弱或消失，常继发于腹腔内严重感染、腹膜后出血、腹部大手术后等，X 线检查可显示大、小肠全部均匀胀气。而机械性肠梗阻胀气限于梗阻以上的肠管，即使晚期并发肠绞窄和肠麻痹，结肠也不会全部胀气。

3. 单纯性与绞窄性肠梗阻的鉴别 这一区别极为重要，因为两者在预后和处理上截然不同。绞窄性肠梗阻肠管存在血运障碍，若不及时手术处理，必导致肠坏死、腹膜炎而出现感染性休克，危及生命。单纯性肠梗阻多考虑采用非手术治疗。当肠梗阻有下列临床表现时，应考虑到绞窄性肠梗阻的可能。

（1）腹痛发作急骤，剧烈，呈持续性并有阵发性加重。

（2）呕吐出现早而频繁，呕吐物为血性或肛门排出血性液体，或腹穿抽出血性液体。

（3）早期出现脉率加快，体温升高，白细胞增高，甚至出现休克。

（4）腹膜刺激征明显且固定，肠鸣音由亢进变为减弱，甚至消失。

（5）腹胀不对称，有局部隆起或可触及孤立胀大的肠袢。

（6）X 线检查可见孤立胀大的肠袢，位置固定，不随时间而改变，或肠间隙增宽，提示有腹腔积液。

（7）经积极非手术治疗后症状体征无明显改善。

4. 高位肠梗阻与低位肠梗阻的鉴别 高位小肠梗阻的特点是呕吐发生早而频繁，腹胀不明显；低位小肠梗阻的特点是腹胀明显，呕吐出现晚而次数少，并可吐出粪样物。结肠梗阻与低位小肠梗阻的临床表现相似，通过 X 线检查有助于鉴别诊断。低位小肠梗阻时，扩张的肠袢在腹中部，呈阶梯状液平，而结肠内无积气；结肠梗阻扩大的肠袢分布在腹部周围，可见结肠袋，胀气的结肠阴影在梗阻部位突然中断，盲肠胀气最显著，小肠内胀气不明显。并可借助钡剂灌肠造影明确诊断。

5. 完全性肠梗阻与不完全性肠梗阻的鉴别 完全性肠梗阻呕吐频繁，如为低位梗阻腹胀明显，完全停止排气排便。不完全性肠梗阻呕吐与腹胀都较轻或无呕吐，尚有少量排气排便。

6. 肠梗阻病因的鉴别 肠梗阻的病因应根据患者年龄、病史、体征、X 线检查等多方面进行分析。新生婴儿以肠道先天性畸形最多见，2 岁以下小儿则肠套叠多见，3 岁以上儿童以蛔虫团堵塞所致的肠梗阻居多，老年人则以肿瘤及粪块堵塞常见。临床上最为常见的是粘连性肠梗阻，多发生在以往有过腹部手术、损伤或炎症病史的患者。嵌顿或绞窄性腹外疝也是常见的肠梗阻原因。肠系膜血管栓塞病人的动脉栓塞可能由于左心瓣膜病变，心内膜炎的血栓、赘生物脱落，或主动脉粥样钙化斑脱落引起；静脉血栓形成可因腹腔手术或创伤造成。麻痹性肠梗阻以弥漫性腹膜炎为其主要原因。

【治疗】

肠梗阻的治疗原则是解除局部的梗阻和纠正因梗阻所引起的全身生理紊乱。具体的治疗方法要根据梗阻的病因、性质、部位、发展趋势和病人的全身情况而定。但不论采用手术疗法还是非手术疗法，纠正水、电解质和酸碱平衡的紊乱，积极防治感染和有效的胃肠减压，是治疗肠梗阻的基础疗法。

1. 非手术治疗

（1）适应证

①机械性肠梗阻的单纯性粘连性肠梗阻；蛔虫团、粪便、结石性肠梗阻；不能手术治疗的肿瘤性肠梗阻；肠道炎性病变如结核、克罗恩病性不全性肠梗阻；肠套叠早期。

②动力性肠梗阻。

③术后早期炎性肠梗阻。

NOTE

（2）方法

①禁食与胃肠减压：是治疗肠梗阻的重要方法之一。通过禁食及胃肠减压，吸出胃肠内的气体和液体，降低肠腔内压力，减轻腹胀，减少肠腔内的细菌和毒素，改善肠壁血循环，从而使局部和全身症状减轻。

②纠正水、电解质和酸碱平衡紊乱：也是一项极为重要的措施。输液的量和种类需根据病人的呕吐、腹胀情况、脱水征象、血液浓缩程度、尿量及比重，并结合血清钾、钠、氯和二氧化碳结合力、血气分析等结果而定。最常用的是静脉输注平衡盐溶液，酌情补充必要的电解质，对高位肠梗阻出现频繁呕吐者，补钾尤为重要。代谢性酸中毒者应用碱剂纠正。病程较长的单纯性肠梗阻和绞窄性肠梗阻应输血浆或全血，以补充丧失至腹腔或肠腔内的血浆和血液，维持有效的血液循环。

③营养支持：若梗阻时间较长，除纠正水、电解质和酸碱平衡紊乱外，尚须补充适当的氨基酸和脂肪乳，提供必需的能量，有利于肠管蠕动功能恢复。

④生长抑素：生长抑素 0.1mg 皮下注射，每 6～8 小时一次。作用机制在于减少胃肠道分泌，减轻梗阻近段肠腔内液体的淤积和肠腔的扩张，有利于肠壁水肿的消退、循环的改善，肠腔的再通。

⑤泛影葡胺：76% 泛影葡胺 100mL，口服或胃管注入，泛影葡胺是一种水溶性高渗液体，可将细胞外液体包括组织间的液体及血管内液体渗入肠腔，增加梗阻处的压力梯度，并减轻肠管水肿，加快肠蠕动，有利于通过狭窄段肠腔，促进肠梗阻缓解。

⑥抗生素：梗阻上段肠道细菌数量增加并大量生长繁殖，应用抗生素有利于防治细菌感染和减少毒素的产生，对绞窄性肠梗阻更为重要。

⑦颠簸疗法：适用于早期肠扭转的病人。病人取胸膝位，充分暴露腹部，医生站立在病床一侧，双手轻置于病人腹部两侧，由上而下或左右震荡，幅度由小渐大，以病人能耐受为度，每次 5～10 分钟，根据情况反复进行。

⑧灌肠疗法：常用温水或温肥皂水灌肠，以刺激肠蠕动和粪便排出；对于肠套叠者可用空气或钡剂灌肠，既可明确诊断，亦是有效的复位方法。

2. 手术治疗

（1）适应证

①绞窄性肠梗阻。

②有腹膜刺激征或弥漫性腹膜炎征象的各型肠梗阻。

③应用非手术疗法后经 6～8 小时观察，病情不见好转，或腹痛、腹胀加重，肠鸣音减弱或消失，脉搏加快，血压下降或出现腹膜刺激征者。

④肿瘤及先天性肠道畸形等不可逆转的器质性病变引起的肠梗阻。

（2）方法

①解除梗阻病因：如粘连松解术、束带切断术、肠套叠和肠扭转复位术等。

②切除病变肠管行肠吻合术：对已有坏死的肠管、肠道肿瘤或判断已无生机的肠管予以切除行肠吻合术。

③短路手术：如不能切除病变的肠管，则可将梗阻近、远两侧肠袢做侧侧吻合手术，以恢复肠腔的通畅。

④肠造口术或肠外置术：对一般情况极差的病人或局部病变不能切除的低位结肠梗阻可行肠造口术，暂时解除梗阻。如已有肠坏死，宜切除坏死肠段并将断端处置做造口术，待以后二期手术再解决结肠病变。原因是结肠内细菌多，特别是左半结肠，且血液供应不如小肠丰富，行一期结肠吻合容易引起愈合不良而发生肠瘘。

3. 辨证治疗

（1）气滞血瘀，阴虚肠燥证

证候：腹痛阵作，胀满拒按，恶心呕吐，无排气排便，或大便少许干燥；小便短赤，舌红少津，脉弦或涩。此型相当于各种类型的早期单纯性不全性肠梗阻，炎性肠梗阻。

治法：行气活血，润肠通下。

方药：桃仁承气汤加减。若气滞较甚者，加炒莱菔子、乌药、川楝子行气止痛；血瘀重者，加赤芍、牛膝、当归活血祛瘀；肠燥重者，加火麻仁、柏子仁润肠通便。

（2）肠腑热结证

证候：腹痛腹胀，痞满拒按，恶心呕吐，无排气排便；发热，口渴，小便黄赤，甚者神昏谵语；舌质红，苔黄燥，脉洪数。此型相当于各种类型的完全性肠梗阻，麻痹性肠梗阻。

治法：活血清热，通里攻下。

方药：复方大承气汤加减。

（3）虫积阻滞证

证候：腹痛绕脐阵作，腹胀不甚，腹部有条索状团块，恶心呕吐，呕吐蛔虫，或有便秘；舌质淡红，苔薄白，脉弦。此型相当于蛔虫引起的肠梗阻。

治法：消导积滞，驱蛔杀虫。

方药：驱蛔承气汤加减。

（4）气阴亏虚证

证候：腹痛缓解，肛门恢复排便排气，但便后乏力，体质虚弱，面白神疲，肢倦懒言；舌红少苔，脉细弱。此型相当于肠梗阻缓解后恢复期，肠梗阻手术后早期。

治法：健脾益气，养阴润肠。

方药：黄芪汤合增液汤加减。

4. 中药敷脐治疗 脐为任脉之神阙穴，任脉乃奇经八脉之一，交叉贯穿于十二经脉之间，气通百脉，布五脏六腑。脐部外敷药物，可通络活血，行腹部气机，消除腹胀。①芒硝200～300g，装入棉布袋内，封闭后平铺于脐部，用宽胶布或敷贴、腹带固定。棉布袋潮湿或芒硝结块后即予更换，一般每日1～2次。②大黄300g、芒硝200g磨成粉状，充分混匀后用食醋调成糊状，装入布袋内，封闭后平铺于脐部，用宽胶布或敷贴、腹带固定。每日1～2次。③吴茱萸30g，研为细末，加米醋适量调为稀糊状，贴敷于肚脐处，用宽胶布或敷贴、腹带固定。每日1～2次。

5. 中药灌肠 ①大黄20g，200mL开水中浸泡5分钟，芒硝20g冲下。臀部抬高20cm，导尿管或吸痰管，插入肛门深度30cm，上连接一次性输液器和无菌输液瓶，温度39℃，滴入速度60滴/分，滴入后保留药液30分钟。每日2次。②大承气汤或复方大承气汤，煎汤200mL。方法同上。

6. 针刺疗法 体针取足三里、内庭、天枢、中脘、曲池、合谷为主穴。呕吐加内关；腹痛加内关、章门；痉挛者耳穴取神门、大肠、胃、小肠。得针感后强刺激，留针 30～60 分钟，4～6 小时 1 次。

7. 推拿治疗　病人仰卧，术者双手掌涂上滑石粉，轻而有力地紧贴腹壁按摩。先按顺时针或逆时针方向进行短时间，然后按病人自觉舒服乐于接受的方向继续进行。如疼痛反而加剧，应立即改变推拿方向。

第三节　胆道感染及胆石症

肝内、外胆道系统胆道感染和胆石病两者的病因发病学常互有联系和互为因果，临床表现和治疗又密切相关，故合并论述。

据我国资料统计，本病的发病率在急腹症中占第二位；可发生于任何年龄，但以 30～50 岁多见，女性多于男性，约为 2∶1；任何季节均可发病。

中西医结合诊治可提高本病的治愈率，降低手术率，并在控制感染和排出结石方面取得了较大进展。但是，由于本病的病情复杂、快速多变，目前还有不少问题尚未解决，如辨证的准确性和规范性、结石的排净率和重型胆道感染的治疗效果等，至于对本病的预防更要深入研究。

【中医病因病机】

胆为六腑之一，主贮藏和疏泄精汁（胆液）而不传化水谷和糟粕，因而称“奇恒之腑”。胆液来源于肝，肝与胆相表里，共司疏泄功能，以“中清不浊”和“通降下行”为顺。一般来说，人体肝胆气机紊乱和整体机能失调是本病发病的内因；而饮食不节、蛔虫上扰或情志刺激等因素是发病的外因，外因通过内因而起作用。本病发病以后病机发展变化多端，常是气郁、血瘀、湿热和实结四个病理环节互相兼夹，互相转化，并多反复发作，迁延缠绵，甚至变证百出。

本病的病因常见的有以下三种：

1. 饮食不节　脾胃共司水谷精微的运化。若饮食不节，恣食油腻，则能损伤脾胃，致使运化失健，湿浊内生。脾胃之湿浊可阻碍肝胆气机疏泄，肝胆气郁，进而化热。肝胆郁热再与脾胃湿浊蕴蒸，即促成本病。

2. 蛔虫上扰　蛔虫具有喜温恶寒的习性，蛔虫病患者若因各种因素导致脾胃虚寒，蛔虫遇寒则躁动不安，上扰入“膈”，致肝胆气机不畅。肝胆气郁而化热，其热与脾虚所生之湿热蕴蒸，可酿成本病。

3. 情志刺激　肝主疏泄，性喜条达。胆附于肝，肝胆经脉互相络属而为表里，以疏泄通畅为顺。若情志刺激，导致肝胆疏泄不畅，肝胆气郁，一方面克犯脾胃，脾失健运，湿浊内生；一方面气郁化热，肝胆之热与脾胃之湿蕴蒸，则发为本病。

【胆系结石的分类及分布】

1. 胆固醇结石　组成成分以胆固醇为主，含量占 80% 以上。呈白黄、灰黄或黄色，形状和大小不一，小者如沙粒，大者直径达数厘米，呈多面体、圆形或椭圆形，质硬，表面多光滑呈颗粒状，剖面呈放射性条纹状。X 线检查多不显影。80% 的胆固醇结石位于胆囊内。有小部分排入胆管内形成混合结石。

2. 胆色素结石 分为两种，一种是无胆汁酸、无细菌、质硬的黑色胆色素结石，由不溶性的黑色胆色素多聚体、各种钙盐和黏液糖蛋白组成，几乎均发生在胆囊内，常见于溶血性贫血、肝硬化、心脏瓣膜置换术后病人；另一种有胆汁酸、有细菌、质软易碎的棕色胆色素结石，主要发生在胆管。形状大小不一，可呈颗粒状、长条状、甚至呈铸管形，一般为多发。

3. 混合性结石 由胆红素、胆固醇、钙盐等多种成分混合组成。根据其所含成分的比例不同而呈现不同的形状和颜色。剖面呈层状，有的中心呈放射状而外周呈层状。因含钙盐较多，X线检查常可显影。混合性结石约60%发生在胆囊内，40%在胆管内（图21-6）。

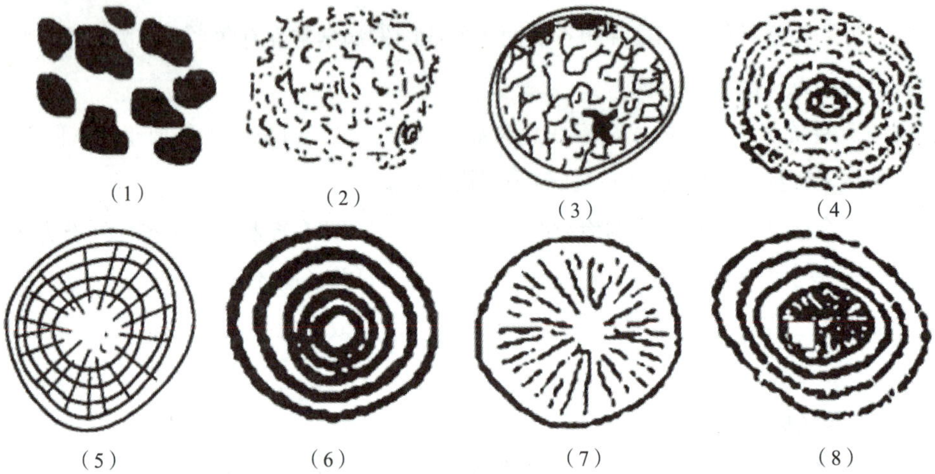

图 21-6 胆结石的类型

（1）黑色石 （2）~（4）胆色素结石 （5）~（7）胆固醇结石 （8）混合性结石

【胆系疾病的特殊检查方法】

目前常用的特殊检查主要有：

1. 超声检查 属无创性检查。B型超声（B超）检查图像清晰，分辨率高，是一种安全、快速、简便、经济而准确的检查方法，现已作为诊断胆道疾病的首选方法。B超检查可准确地测定胆囊大小、胆囊壁厚度、胆管的直径和厚度及胆结石的大小、数量和位置。

胆囊结石表现为强回声光团伴声影，并随体位改变而在胆囊内移动，能检测出直径2mm以上大小的结石，诊断准确率达95%以上。胆囊息肉虽也为强回声光团，但不能随体位改变而在胆囊内移动。肝外胆管结石表现为胆管腔内的强光团伴声影，较恒定，有立体感，探头加压不变形，光团与管壁间分界明显，胆管可有扩大和增厚，诊断准确率为80%左右。肝内胆管结石表现为沿门静脉旁的胆管分支内有强光团伴声影，形状及大小各异，诊断准确率为60%~90%。但须与肝内钙化灶相鉴别，后者无远端胆管扩张。肝内胆管正常时，B超不能显示，如肝内胆管显示，胆管上段＞5mm，中下段胆管＞10mm，即表示胆管扩张。结石呈光团伴声影，肿瘤呈不均匀增强回声或低回声，不伴声影。

临床上可在B超引导下行经皮肝穿刺胆管造影、引流和取石等。

术中B超检查是利用特制探头放置在肝和胆管表面进行直接检查，因其不受脏器组织和胃肠气体的干扰，可提高肝胆疾病的诊断率，并及时发现残留结石，指导手术取石，降低术后结石残留率。

2. 放射学检查

（1）腹部平片：仅有 15% 的胆囊结石可在腹部平片上显示，瓷化胆囊则可显示整个或大部分胆囊钙化。但单纯腹部平片对胆道疾病的诊断价值有限。口服法胆道造影临床上已基本为超声检查所取代。

（2）静脉法胆道造影：缓慢静脉注射 30% 胆影葡胺 20mL；或将 30% 胆影葡胺溶于 10% 葡萄糖液 250mL 中缓慢静脉滴注，于 120 分钟内滴完，造影剂经肝分泌入胆汁进入胆道系统。正常时 15 ~ 30 分钟胆管显影，60 分钟时更清晰；1 ~ 2 小时内胆囊亦显影。可观察胆管有无狭窄、扩张、充盈缺损等病理改变。本法显影常不清晰，且受多种因素影响，现已为核素胆道造影、经皮肝穿刺胆管造影、内镜逆行胰胆管造影所代替。

（3）经皮肝穿刺胆管造影（percutaneous transhepatic cholangiography，PTC）：是在 X 线电视或 B 超监视下，利用特制穿刺针经皮穿入肝内胆管，再将造影剂直接注入胆道而使肝内外胆管迅速显影的一种顺行性胆道直接造影方法。本法可清楚地显示肝内外胆管的情况，包括病变部位、范围、程度和性质等，有助于胆道疾病特别是梗阻性黄疸的诊断和鉴别诊断。本法操作简便，成功率高，有胆管扩张者更易成功，检查结果不受肝功能和血胆红素浓度的影响，且并发症少，是当前胆道外科的一项重要诊断技术，已在临床广泛应用。本法为有创性检查，有可能发生胆汁漏、出血、胆道感染等并发症，术前应检查凝血功能及注射维生素 K_1 2 ~ 3 天，必要时应用抗菌药物，特别是有感染症状者。应做好剖腹探查前的各项准备工作，以备及时处理胆汁性腹膜炎、出血等紧急并发症。另外，必要时可通过造影管行胆管引流（PTCD）进行治疗。

（4）内镜逆行胰胆管造影（endoscopic retrograde cholangiopancreatography，ERCP）：是在纤维十二指肠镜直视下通过十二指肠乳头将导管插入胆管和（或）胰管内进行造影。本法可直接观察十二指肠及乳头部的情况和病变，可以获得胆囊、胆管和胰管的清晰影像。对胆道疾病，特别是黄疸的鉴别诊断有较大价值，尤其适用于不适合 PTC 检查者。但可诱发急性胰腺炎和胆管炎，术后应密切观察。ERCP 亦可用于治疗，如行鼻胆管引流治疗胆道感染；行 Oddi 括约肌切开治疗 Oddi 括约肌狭窄，以及胆总管下端结石取石及胆道蛔虫病取虫等治疗。

（5）CT、MRI 或磁共振胆胰管造影（MRCP）：具有成像无重叠、对比分辨力高的特点。能清楚显示肝内外胆管扩张的范围和程度、结石的分布、肿瘤的部位、大小、胆管梗阻的水平及胆囊病变等。CT 及 MRI 检查无损伤、安全、准确，目前已成为一种极为重要的诊断方法。

（6）术中及术后胆管造影：胆道手术时可经胆囊管插管、胆总管穿刺或置管行胆道造影，了解有无胆管狭窄、结石残留及胆总管下端通畅情况，有助于确定是否需行胆总管探查及手术方式。凡行胆总管 T 管引流或其他胆管置管引流者，拔管前应常规经 T 管或置管行胆道造影。

（7）核素扫描检查：静脉注射 ^{99m}Tc 标记的二乙基亚氨二醋酸（^{99m}Tc-EHIDA），可被肝细胞清除并分泌，与胆汁一起经胆道排泄至肠道，其在胆道系统流过径路的图像可用 γ 相机或单光子束发射计算机断层扫描仪（SPECT）定时记录行动态观察。正常时，3 ~ 5 分钟肝影清晰，约 10 分钟胆管、十二指肠相继显影，胆囊多在 15 ~ 30 分钟内显影，且均不应迟于 60 分钟。胆道梗阻时显像时间延迟和延长，有助于黄疸的鉴别诊断。胆囊管梗阻时胆囊不显影。本法为无创检查，辐射物剂量小，对病人无损害，诊断急性胆囊炎的敏感性达 97%，特异性达

87%。突出优点是在肝功能损伤、血清胆红素中度升高时亦可应用。

3. 胆道镜检查

（1）术中胆道镜检查：经胆总管切开处，采用纤维胆道镜进行检查。用于：①疑有胆管内结石残留；②疑有胆管内肿瘤；③疑有胆总管下端及肝内胆管主要分支开口狭窄。术中可通过胆道镜利用网篮、冲洗等取出结石，还可行活体组织检查。

（2）术后胆道镜检查：可经T管瘘管或皮下空肠盲袢插入纤维胆道镜行胆管检查、取石、取虫、冲洗、灌注抗菌药物及溶石药物。有胆管或胆肠吻合狭窄者可置入气囊行扩张治疗。胆道出血时，可在胆道镜下定位后，采用电凝和（或）局部用药止血。还可经胆道镜采用特制器械行Oddi括约肌切开术。

一、急性胆道感染

【病因】

引起胆道感染的原因很多，主要为各种因素造成的胆道梗阻、功能障碍、胆道寄生虫、其他病原微生物的感染、胆道损伤和血运障碍等。

1. 梗阻因素 胆石病和胆管狭窄是造成胆道梗阻引起胆道感染的重要原因。胆石病、胆管狭窄和胆道感染常同时并存，互为因果，互相影响。急性胆囊炎中有80%是由胆囊结石引起。急性胆管炎有78%～92%由肝内外胆管结石引起。胆石常造成胆囊管或肝内外胆管梗阻，使胆汁淤积，而后继发细菌感染。随着胆管狭窄严重程度的不同，胆道可出现不完全性或完全性梗阻。另外，胆道寄生虫病、粘连、十二指肠乳头炎及胆囊功能性病变都可因梗阻使胆汁潴留，这时胆酸浓度过高，尤其是结合胆酸有显著的致炎性，从而引起胆道的急性炎症；胆胰共同道路梗阻，胰液逆流入胆道，被激活的胰酶也会因其消化作用使胆囊发生严重的病变。在我国胆道蛔虫症发病率较高，致病菌随蛔虫进入胆道更易在梗阻基础上发生严重的胆道感染。

2. 感染因素 包括寄生虫感染、细菌感染等。亚洲地区的胆管炎常伴有胆道寄生虫感染并常继发肝内外胆管结石、胆管狭窄等。胆道蛔虫病较多见。正常情况下胆道内可能存在少量细菌而不发病，在胆道梗阻、胆汁淤积时细菌得以停留和繁殖并引起胆道感染。致病菌可经血行播散、经十二指肠乳头逆行感染或经淋巴系统进入胆道。其中逆行感染受到更多的重视。

3. 局部供血障碍 胆道局部供血障碍是胆道感染或炎症的另一重要原因。严重创伤、烧伤、大量失血、休克、心衰、贫血、动脉硬化和胆道内压力增高等可造成胆道血液灌注量不足。局部缺血、缺氧则使胆道对致病因素如化学性刺激、细菌感染等更为敏感，因而极易招致胆道感染，甚至出现胆管壁或胆囊的坏疽、穿孔。

胆囊动脉基本属于终末动脉，胆囊血管功能不良或使用血管活性药物（如去甲肾上腺素、多巴胺等），交感神经兴奋性增高，引起血管收缩，以及肝动脉化疗或栓塞疗法、糖尿病性动脉血栓、炎症性血管栓塞等均可导致胆囊动脉闭塞并很快引起胆囊缺血坏死。胆囊血管系统的病理改变是急性非结石性胆囊炎（acute acalculous cholecystitis AAC）的主要原因。

4. 其他 胆道畸形、胆道创伤和胆道运动功能障碍也可致急性胆道感染。

总之，上述各种因素往往同时存在，互相影响而致胆道感染。

【病理】

1. 急性胆囊炎（acute cholecystitis）

根据胆囊壁的病变程度和范围常分为以下三种类型：

（1）急性单纯性胆囊炎：一般为急性胆囊炎的早期表现，多由胆汁淤积，浓缩的胆盐和溶血卵磷脂刺激胆囊黏膜产生的化学性炎症反应，此时细菌培养阳性率约为50%，主要为黏膜层的炎症，如黏膜充血、水肿、浆液性渗出、中性粒细胞浸润，胆囊可有轻度扩张。大部分急性胆囊炎属于这种类型。

（2）急性化脓性胆囊炎：急性单纯性胆囊炎继续发展，梗阻因素未能解除或继发严重的感染，炎症性病理改变侵犯胆囊壁全层，除水肿充血外，黏膜可有坏死或溃疡形成，胆囊腔内和浆膜出现纤维素性或脓性渗出物，胆囊内胆汁呈黏稠灰白色，或胆囊积脓。胆囊明显扩张，长径可达15cm，张力升高。胆囊呈灰白色或蓝绿色，表面敷有脓苔。渗出物增多可形成胆囊周围积液、积脓，如胆囊周围炎。胆囊也可被大网膜、结肠、十二指肠包裹，形成粘连。胆囊淋巴结和胆总管周围淋巴结肿大。胆囊炎症也可侵及肝外胆管和胆囊床附近的肝实质，并形成局部的小脓肿。化脓性胆囊炎或胆囊积脓的发生率约为20%。急性化脓性胆囊炎反复发作或在急性期过后形成胆囊积水、萎缩性胆囊炎、胆囊壁钙化（瓷胆囊）等慢性胆囊炎表现。

（3）急性坏疽性胆囊炎：为急性胆囊炎的晚期表现。由于胆囊腔内压持续升高，压迫胆囊壁或因严重感染，胆囊壁内血管血栓形成，胆囊壁呈片状或广泛坏疽，常同时伴有胆囊壁内脓肿破溃而出现胆囊穿孔、胆汁性腹膜炎。此时胆囊常呈紫红色，甚至蓝黑色，胆囊周围组织常有胆汁染色，胆囊穿孔部位多位于胆囊颈部和胆囊底部。如果与周围组织粘连紧密，可穿通周围肠管，形成胆肠内瘘，最常穿入的肠管为十二指肠和结肠。胆囊穿孔后还可形成膈下脓肿，产生败血症、感染性休克等一系列并发症。胆囊坏疽和穿孔的发生率占急性胆囊炎的10%～13.5%。胆囊穿孔后的病死率可高达30%以上。

2. 急性胆管炎（acute cholangitis）

（1）急性单纯性胆管炎：胆管壁黏膜充血水肿，胆汁淤积非脓性，略黏稠，胆管压力轻度升高。

（2）急性化脓性胆管炎：胆管壁黏膜糜烂，出现溃疡，胆管明显扩张，胆汁淤积，胆管内压力增高，管腔内充满脓性胆汁。致病菌多为大肠杆菌和厌氧菌，感染途径可经血行、淋巴管或逆行进入胆道。胆管炎可分别发生在左、右肝管，也可发生在肝外胆管而影响整个胆管系统，后者几乎均有黄疸。

（3）急性重型胆管炎（acute cholangitis of severe type，ACST）：原称急性梗阻性化脓性胆管炎（acute obstructive suppurative cholangitis，AOSC），是胆道感染中最严重的一种类型，占胆道疾病的10%～20%。该病来势迅猛，病情凶险，进展迅速，即使在积极手术引流的情况下，病死率仍可高达20%～50%。一般在入院后1～4天死于败血症、中毒性休克、胆源性肝脓肿、胆道出血、多器官功能衰竭（MOF）等继发病变。由此可见，ACST所造成的危害是全身性的，常与急性重型胰腺炎（APST）、急性绞窄性肠梗阻（ASIO）合称为腹部三大危重病症。

ACST时厌氧菌感染率很高，可达80%～100%，且多与需氧菌形成多菌种混合感染。胆管梗阻、内压增高是急性重型胆管炎的主要病理基础。在急性化脓性胆管炎的病理变化基础上，胆管内压力显著增高，多在2.94～3.92kPa（30～40cmH_2O）以上，肝脏分泌胆汁的功能

NOTE

完全停止，胆管内仅有白色脓液，无绿色胆汁。如为胆道下端梗阻，胆总管可极度扩张。管腔直径可超过 3cm，切开时立刻见脓液喷出。严重者可出现胆管壁坏疽、穿孔，并引起胆汁性腹膜炎、膈下脓肿。胆小管破裂形成胆小管门静脉瘘，可在肝内形成多发性肝脓肿及引起胆道出血。由于胆管内压超过肝胆汁分泌压，含有大量细菌、胆红素颗粒和内毒素的脓性胆汁可经坏死肝细胞间隙进入肝血窦或由胆小管与肝静脉或门静脉分支瘘入血，造成脓毒症（Sepsis）、感染性休克，甚至多器官功能衰竭而死亡。

【临床表现】

1. 急性胆囊炎

（1）症状：多数病人发作前曾有胆囊疾病的表现。急性发作的典型过程表现为突发右上腹阵发性绞痛，常在饱餐、进油腻食物后或在夜间发作。疼痛常放射至右肩部、肩胛部和背部。伴恶心呕吐、厌食等。如病变发展，疼痛可转为持续性并阵发性加剧。病人常有轻度发热，通常无畏寒，如出现明显寒战高热，表示病情加重或已产生并发症，如胆囊积脓、穿孔等，或有急性胆管炎。10%～25% 的病人可出现轻度黄疸，可能是胆色素通过受损的胆囊黏膜进入循环，或邻近炎症引起 Oddi 括约肌痉挛所致。若黄疸较重且持续，表示有胆总管结石并梗阻的可能。

（2）体征：右上腹可有不同程度、不同范围的压痛、反跳痛及肌紧张，Murphy 征阳性。有的病人可扪及肿大而有触痛的胆囊。如胆囊病变发展较慢，大网膜可粘连包裹胆囊，形成边界不清、固定的压痛性包块；如病变发展快，胆囊发生坏死、穿孔，可出现弥漫性腹膜炎表现。

2. 急性梗阻性化脓性胆管炎（AOSC）

（1）症状：病人以往多有胆道疾病发作史和胆道手术史。本病发病急骤，病情进展快，除具有一般胆道感染的 Charcot 三联征（腹痛、寒战高热、黄疸）外，还可出现休克、中枢神经系统受抑制表现，即 Reynolds 五联征。

起病初期即出现畏寒发热，严重时伴寒战，体温持续升高。疼痛依梗阻部位而异，肝外梗阻者明显，肝内梗阻者较轻。绝大多数病人可出现较明显黄疸，但如仅为一侧肝内胆管梗阻可不出现黄疸；行胆肠内引流术后病人的黄疸较轻。神经系统症状主要表现为神情淡漠、嗜睡、神志不清，甚至昏迷；合并休克时也可表现为躁动、谵妄等。

（2）体征：体格检查时病人体温常持续升高达 39℃～40℃或更高。脉搏快而弱，达 120 次 / 分以上，血压降低。呈急性重病容，神志改变，可出现皮下瘀斑或全身青紫、发绀。剑突下及右上腹部有不同范围和不同程度的压痛或腹膜刺激征，可有肝大及肝区叩痛，有时可扪及肿大的胆囊。

【实验室及其他检查】

1. 急性胆囊炎

（1）化验室检查：85% 的病人有轻度白细胞升高（12～15）×10^9/L。血清转氨酶轻度升高，AKP 升高较常见，1/2 的病人有血清胆红素升高，1/3 的病人血清淀粉酶升高。

（2）影像学检查：B 超检查可显示胆囊增大、囊壁增厚甚至有“双边”征，以及胆囊内结石光团，其对急性结石性胆囊炎诊断的准确率为 65%～90%。

此外如 ^{99m}Tc-EHI-DA 检查，急性胆囊炎由于胆囊管梗阻胆囊不显影，其敏感性几乎达 100%。

NOTE

2. 急性梗阻性化脓性胆管炎

（1）实验室检查：白细胞计数升高，多高于 $20\times10^9/L$，中性粒细胞升高，胞浆内可出现中毒颗粒。血小板计数降低，最低可达（10～20）$\times10^9/L$，表示预后严重。凝血酶原时间延长，肝功能有不同程度的受损。肾功能损害、低氧血症、失水、酸中毒、电解质紊乱也较常见，特别是老年人和合并休克者。

（2）影像学检查：以B超最为实用，能及时了解胆道梗阻的部位、病变性质、肝内外胆管扩张等情况，对诊断很有帮助。若病人情况允许，必要时可行CT检查。

【诊断与鉴别诊断】

1. 诊断　典型的临床表现，结合实验室和影像学检查，诊断一般无困难。

2. 鉴别诊断　应与消化性溃疡穿孔、急性胰腺炎、高位阑尾炎、肝脓肿、胆囊癌、结肠肝曲癌或小肠憩室穿孔，以及右侧肺炎、胸膜炎和肝炎等疾病鉴别。

【治疗】

1. 一般治疗　包括禁食，输液，纠正水、电解质及酸碱代谢失衡，全身支持疗法；选用针对革兰阴性、阳性细菌及厌氧菌均有作用的广谱抗菌药物或联合用药。使用维生素 K_1、解痉止痛药等对症处理。对于急性重症胆管炎要重视恢复血容量，改善和保证组织器官的良好灌流和氧供，包括纠正休克、使用肾上腺皮质激素，必要时使用血管活性药物、改善通气功能、纠正低氧血症等，以改善和维持各主要脏器功能。因老年人发病率较高，应注意及时发现和处理心、肺、肾等器官的并存病，维护重要脏器的功能。非手术疗法既可作为治疗，也可作为术前准备。非手术疗法期间应密切观察病人全身和局部变化，以便随时调整治疗方案。大多数病人经非手术疗法治疗后病情能够控制，待以后行择期手术。如病情严重或治疗后病情继续恶化者，应紧急手术治疗。对于休克者，也应在抗休克的同时进行手术治疗。

2. 针刺疗法　用于止痛、止吐、排石。可选用足三里、内关、期门、胆俞、中脘等穴。耳针可刺交感、神门、肝胆区。一般留针30分钟至1小时，每日针刺2～3次。也可采用足三里穴位注射盐酸消旋山莨菪碱注射液等以解痉止痛。

3. 手术治疗　急诊手术适用于：①发病在48～72小时以内者；②经非手术治疗无效且病情恶化者；③怀疑有胆囊穿孔、弥漫性腹膜炎、急性化脓性胆管炎、急性坏死性胰腺炎等并发症者。其他病人，特别是年老体弱的高危病人，应争取在病人情况处于最佳状态时行择期手术。

手术方法包括：①胆囊切除术：首选腹腔镜下胆囊切除术（LC），也可应用传统的或小切口的胆囊切除。②部分胆囊切除术：如估计分离胆囊床困难或可能出血者，可保留胆囊床部分胆囊壁，用物理或化学方法破坏该处的黏膜，胆囊其余部分切除。③胆囊造口术：对高危病人或局部粘连解剖不清者，可先行造口术减压引流。3个月后再行胆囊切除。④超声或CT导引下经皮经肝胆囊穿刺引流术（percutaneous transhepatic gallbladder drainagre，PTGD）：可减轻胆囊内压，急性期过后再择期手术。适用于病情危重又不宜手术的化脓性胆囊炎病人。

4. 辨证治疗

（1）蕴热证（肝胆蕴热）

证候：胁腹隐痛，胸闷不适，肩背窜痛，口苦咽干，腹胀纳呆，大便干结，有时低热；舌红苔腻，脉平或弦。

治法：疏肝清热，通下利胆。

方药：金铃子散合大柴胡汤加减。

（2）湿热证（肝胆湿热）

证候：发热恶寒，口苦咽干，胁腹疼痛难忍，皮肤黄染，不思饮食，便秘尿赤；舌红苔黄，脉弦数滑。

治法：清胆利湿，通气通腑。

方药：茵陈蒿汤合大柴胡汤加减。

（3）热毒证（肝胆脓毒）

证候：胁腹剧痛，痛引肩背，腹拘强直，压痛拒按，高热寒战，上腹饱满，口干舌燥，不能进食，大便干燥，小便黄赤，甚者谵语，肤黄有瘀斑，四肢厥冷，鼻衄齿衄；舌绛有瘀斑，苔黄开裂，脉微欲绝。

治法：泻火解毒，通腑救逆。

方药：黄连解毒汤合茵陈蒿汤加减。

【预防与调护】

（1）保持乐观情绪，做到饮食有节，不暴饮暴食，不过食油腻和过量饮酒。

（2）严密观察患者体温、血压、脉搏、尿量变化，做好详细记录，高热时采用物理降温。

二、胆石症

胆石症（cholelithiasis）包括发生在胆囊和胆管的结石，是常见病、多发病。随着人民生活水平的提高，我国胆石症的特点发生了明显变化。从1992年全国胆石病的调查资料显示，胆石症的收治率约占普通外科住院病人的11.5%，女性和男性的比例约为2.57∶1。我国胆囊结石的发病率有上升趋势，与胆管结石的比例从十年前的1.5∶1增至目前7.36∶1，其中胆固醇结石与胆色素结石的比例也由1.4∶1上升到3.4∶1。

【病因病理】

1. 西医病因

（1）胆汁淤滞：胆道系统形态结构上的异常（如扭曲、狭窄、先天性胆管囊肿等），在结石形成中不仅可延长胆汁在胆道内的滞留时间，使某些成分易于淤滞沉淀，而且还为胆结石的形成提供了动能，后者目前被认为也是结石形成的必要条件。

（2）胆道感染：细菌感染一方面可改变胆汁成分，有利于胆色素类结石的形成；另一方面又因造成胆道组织的损害形成狭窄而继发胆汁淤滞，从而形成感染与梗阻（胆汁淤滞）互为因果的恶性循环，更利于胆石的形成与生长。

（3）胆道异物：胆道的寄生虫感染（如蛔虫及其残骸）是最常见的胆道异物。此外，外科缝合的线结、金属针、食物残渣等均可作为胆道异物。胆道异物的作用在于通过异相成核而促进胆红素钙沉淀和胆固醇结晶的生成。

（4）代谢因素：体内的代谢紊乱是形成致石性病理胆汁的重要因素，尤其是胆汁酸、胆固醇、胆红素的代谢紊乱是产生形成胆固醇类与胆色素类结石的致石胆汁的重要基础。造成代谢紊乱的原因既可有先天性方面的代谢缺陷（如某些限速酶缺陷），也有后天体内某些脏器疾病所累及而致的因素。此外，饮食习惯、食物结构、药物、手术治疗等均可通过影响和改变体内代谢致使胆汁代谢紊乱或胆汁丧失稳定性而致石。

2. 中医病因病机 情志不遂，饮食失节，或蛔虫上扰，肝胆气机不畅，肝失疏泄，郁久化热，湿热蕴蒸于肝胆，湿热浊毒与胆汁互结，日久而成砂石，阻塞胆道而发病。久病耗伤，劳欲过度，或由于各种原因引起的精血亏损，水不养木，肝阴不足，疏泄失常，累及胆腑，精汁通降不畅，久积成石。若胆汁逆溢肌肤或湿热熏蒸肌肤而发黄；热积不散，热毒炽盛，扩入营血而致热扰营血，出现神昏谵语之症。由于胆石系胆汁久瘀，经久煎熬而成，沙石又可阻塞胆道，从而由病理产物转为致病因素，致使胆石为病，缠绵反复，难于彻底治愈。

【临床表现】

胆石症的临床表现取决于结石所在部位、胆道阻塞的程度及有无感染。也有一部分胆石症没有明显的症状，称为无症状结石。

1. 胆囊结石 胆囊结石阻塞胆囊管时可引起右上腹疼痛。疼痛为阵发性绞痛，可向右肩胛部放射，称为胆绞痛，常伴有恶心呕吐。高脂肪餐、暴饮暴食、过度疲劳可诱发胆绞痛。如同时合并急性胆囊炎，则腹痛转为持续性胀痛，伴有阵发性加重，常有发热或寒战发热。约有20% 病人可出现轻度黄疸，系因炎症波及胆管所致。

查体时右上腹部有程度不同的压痛。严重病例可有反跳痛和腹肌紧张，Murphy 征阳性，有时可扪到肿大的胆囊。

2. 肝外胆管结石 发作期间可表现典型的 Charcot 三联征，即腹痛、寒战高热和黄疸。

（1）腹痛：在急性发作时约有 90% 的病人出现上腹部或右上腹剧烈疼痛，疼痛为阵发性绞痛，并向右肩或右肩胛下角放射。

（2）发热：胆石病急性发作时有 70% 左右的病人出现寒战与发热，体温可 39℃ ~ 40℃。

（3）黄疸：多出现在疼痛、发热之后，黄疸的深浅与结石嵌顿的程度及胆管炎症的轻重有关，胆红素多不超过 17μmol/L。

（4）其他：常伴有恶心呕吐，但不严重。病情严重者可有中毒性休克、肝性脑病等表现。

查体时上腹部及右上腹有压痛，结石位于肝总管则触不到胆囊，结石位于胆总管以下时常可触到胀大的胆囊，可有肝脏增大、肝区叩击痛，炎症严重者可出现腹膜刺激征。

3. 肝内胆管结石 急性发作时肝区疼痛，寒战发热，体温为弛张热型，可有轻度黄疸，肝脏可有不对称增大，肝区有叩击痛。

在不发作期间症状不典型，常表现有上腹隐痛、恶心、嗳气反酸、食欲不振等，也可无任何症状。

【实验室及其他检查】

1. 血常规 急性发作期白细胞增高，中性粒细胞比例增高，多数病人白细胞增高的程度与合并感染的轻重相并行。

2. 肝功能 胆石病反复发作可引起轻重不同的肝脏损害，肝功能试验可发现异常，例如血清谷丙转氨酶（SGPT）、谷胺酰转酞酶（γ-GT）增高，血清胆红素增高。

3. 影像学检查 胆道造影、BUS、CT 或 MRI 检查可见到胆囊或 / 和胆管扩张和结石影像。

【诊断和鉴别诊断】

1. 诊断 根据典型的临床表现，结合实验室和影像学检查，可以明确诊断。

NOTE

2. 鉴别诊断

（1）消化道溃疡穿孔：胆囊结石发病率女性高于男性，消化道溃疡发病男性高于女性，两者临床表现相似，有时不易鉴别，须注意性别与疾病的关系。胃镜和 BUS 可提供鉴别依据。

（2）传染性肝炎：以肝区及右上腹隐痛、胀痛为主，偶有类似胆绞痛的症状，可有发热，常有肝炎接触史及食欲不振、疲乏无力等症状，检查肝脏肿大并有触痛。黄疸性肝炎须与胆石性梗阻性黄疸鉴别，黄疸性肝炎以间接胆红素增高为主，GPT 明显增高；胆石性梗阻以直接胆红素增高为主，GPT 增高不如肝炎显著。传染性肝炎周围血象一般不高，有时淋巴细胞可增加，胆石性梗阻则因伴有不同程度的感染而见白细胞和中性粒细胞比例增加。BUS 和 CT 检查在胆石病中多有胆管扩张和结石影像，可资鉴别。对淤胆性肝炎可试用激素做试验性治疗。

（3）壶腹周围癌：必须与胆石所致的梗阻性黄疸相鉴别。同为梗阻性黄疸，恶性肿瘤多有进行性消瘦，黄疸发生缓慢，无痛且多进行性加重，很少波动，常伴有皮肤瘙痒，完全梗阻者大便呈陶土色；胆石性梗阻多为腹痛后出现黄疸，完全梗阻者甚少，因此黄疸程度可有波动，患者的一般状况优于恶性肿瘤。低张力十二指肠造影、BUS、PTC、ERCP、CT、MRCP 可帮助鉴别诊断。

【治疗】

1. 一般治疗 ①应用抗菌药物，应根据敏感细菌选择用药，经验治疗可选用胆汁浓度高的、主要针对革兰阴性菌的抗菌药物；②解痉；③选用疏肝利胆中药、中成药；④纠正水、电解质及酸碱平衡紊乱；⑤加强营养支持和补充维生素，禁食病人应使用肠外营养；⑥护肝及纠正凝血功能异常的治疗。

2. 中医外治 芒硝 30g，生大黄 60g，均研细末，大蒜头 1 个，米醋适量，共捣成糊状，布包外敷于胆囊区。

3. 手术治疗 对于有症状和（或）并发症的胆囊结石，首选腹腔镜胆囊切除（laparoscopic cholecystec-ystectomy，LC）。没有腹腔镜条件也可做开腹胆囊切除；肝内胆管结石的手术方式有胆管切开取石、胆肠吻合术、肝切除术；肝外胆管结石手术治疗主要有胆总管切开取石、T 管引流术，胆肠吻合术。术中应尽量取净结石，解除胆道狭窄和梗阻、去除结石部位和感染病灶、术后保持胆汁引流通畅，防止结石的复发。中医药在胆石症手术患者的围术期干预可明显降低残石率及减少复发率，提高手术疗效，减少并发症发生，且能明显提高患者生存、生活质量。

4. 辨证治疗

（1）肝郁气滞证

证候：右上腹间歇性绞痛或闷痛，有时可向右肩背部放射，右上腹有局限性压痛；伴低热、口苦，食欲减退；舌质淡红，苔薄白或微黄，脉弦紧。

治法：疏肝利胆，理气开郁。

方药：金铃子散合大柴胡汤加减。

（2）肝胆湿热证

证候：右上腹有持续性胀痛，多向右肩背部放射，右上腹肌紧张，有压痛，有时可摸到肿大之胆囊；伴高热、恶寒、口苦咽干、恶心呕吐、不思饮食，部分病人出现身目发黄；舌质红，苔黄腻，脉弦滑或弦数。

治法：疏肝利胆，清热利湿。

方药：茵陈蒿汤合大柴胡汤加减。

（3）肝胆脓毒证

证候：右上腹硬满灼痛，痛而拒按，或可触及肿大的胆囊，黄疸日深，壮热不止；舌质红绛，苔黄燥，脉弦数。严重者四肢厥冷，脉细数。

治法：泻火解毒，养阴利胆。

方药：茵陈蒿汤合黄连解毒汤加味。

（4）肝阴不足证

证候：胁肋隐痛，绵绵不已，可向右肩背部放射，遇劳加重，口干咽燥，心中烦热，两目干涩，头晕目眩；舌红少苔，脉弦细。

治法：滋阴柔肝，养血通络。

方药：一贯煎加减。

5. 其他疗法

（1）排石疗法

①中药排石

适应证：a. 胆管结石直径＜ 1cm，胆管下端无狭窄；b. 胆管或肝管多发小结石；c. 手术后胆管残余结石；d. 较小的胆囊结石，胆囊舒缩功能较好者。

中药排石目的在于控制胆道感染，促进胆汁分泌和改善胆道功能，以促进胆石的排出。目前用于排石的常用方剂有：

a. 胆道排石汤（天津南开医院方）：用于各型胆石病，可随证略作加减。

方剂组成：金钱草、茵陈、郁金各 30g，木香、枳壳各 10g，生大黄（后下）6 ~ 10g。

b. 排石汤 5 号（遵义医学院方）：用于胆石病的缓解期。

方剂组成：金钱草 30g，木香、枳壳、黄芩、川楝子各 10g，大黄 6g。

c. 排石汤 6 号（遵义医学院方）：用于胆石病发作期。

方剂组成：虎杖 30g，或三棵针、木香各 15g，枳壳 10g，金钱草 30g 或茵陈、栀子各 12g，延胡索、大黄各 15g。

②电针排石：电针除了能消炎止痛，使胆道感染的症状得以控制外，也可促使排出胆石。

主要穴位：右侧耳穴有神门透腹、交感，胆囊、胆囊下（在胆囊穴下约 0.2cm）透十二指肠，左侧耳穴胰透十二指肠。同时针刺双侧体穴阳陵泉及胆囊（体虚者取足三里）；或在胆经上找压痛点，进行针刺，有恶心呕吐者加内关。当针刺有针感后，用电针仪通电 20 ~ 45 分钟，负极接耳针，正极接体针，逐渐加大电量和强度，以患者能耐受为限，一般每日针 1 次，连续 3 ~ 5 次为 1 个疗程。用电针的同时可口服 33% 硫酸镁溶液 40mL 或 100mL，每日 1 次。

针刺日月、期门两穴后接电针仪，通电 60 分钟，电流强度以病人最大耐受量为度，每日针 1 次，重者针 2 次。针后服 50% 硫酸镁溶液 30mL，排石率达 84.6%。

③“总攻”排石疗法

该疗法是以中药排石汤为主，配合其他对胆道有影响的药物进行综合排石疗法，希望在一个较短的时间内促使胆石排出的方法。是我国胆石病治疗的特色之一。

应用疏肝利胆的中药促进胆汁大量分泌，造成一时性的胆汁潴留，胆囊胀大，内压升高，继而再用药物或针灸等促使 Oddi 括约肌突然舒张，胆囊有力地收缩，借助于胆汁迅速排出的

NOTE

冲洗作用，促进结石的排出。

综合排石疗法的具体实施：遵义医学院最早提出中西医结合“总攻”排石方案（见表 21-1）。该疗法一般排石率在 70% 左右，排净率在 20% 左右，其中胆管结石排石率较高，而胆囊结石则较低，这与胆囊的解剖特点有关。由于排石需要胆囊的作用，因此胆囊功能良好者排石率高，而胆囊功能不良者排石率较低。严格掌握适应证是“总攻”排石疗法成功的关键。小块结石排出时患者往往无反应，大块结石排出时可出现胆绞痛、发热、黄疸等症状，称为排石反应。排石反应后突然腹痛消失，体温恢复正常，黄疸消退，是结石排出的现象。排石反应持续加重应及时中止“总攻”排石，必要时转行手术治疗。“总攻”排石费时，而且消耗患者的体力，可根据患者的身体状况每周进行 1 ~ 3 次，4 ~ 6 次为 1 个疗程。“总攻”排石疗法可起到因势利导的作用，有助于结石排出，但病情危重者禁用。

表 21-1 胆石病的中西医结合“总攻”排石方案

时间	措施
08:30	胆道排石汤 6 号 200mL，芒硝 6g 冲服
09:30	吗啡注射液 5mg 皮下注射
10:10	硫酸阿托品注射液 0.5mg 皮下注射
10:15	33% 硫酸镁溶液 40mg 口服
10:20	5% 稀盐酸 30mg 口服
10:25	脂餐（油煎鸡蛋 2 ~ 3 个）
10:30	电针右胆俞（阴极）、日月、梁门或太冲（阳极）

（2）*碎石疗法*：体外冲击波碎石（ESWL）是利用液电、压电或磁电效应产生冲击波，经介质传导和聚焦，进入人体后粉碎体内结石的一种新技术，已成为肾结石治疗史上划时代的转折，开创了治疗结石病的新纪元。目前在 ESWL 治疗胆结石上也进行了大量的研究。

适应证：①症状性胆囊结石；②口服胆囊造影检查显示胆囊功能正常；③阴性胆结石；④胆囊内直径 0.5 ~ 2cm 的单颗结石；或直径 0.5 ~ 1cm 的多发结石，但不得超过 5 颗结石；⑤单发胆管阴性结石且定位准确。

禁忌证：①口服胆囊造影检查胆囊未显影或显影的胆囊位置过高或有畸形因素而使结石定位困难；②阳性胆结石；③胆囊或胆管的急性炎症期；④凝血机制障碍者；⑤有严重心、肺、肾疾病和胃十二指肠溃疡；⑥妊娠期；⑦ B 超显示胆囊萎缩或胆囊壁粗糙，增厚达 5mm 以上者；⑧胆管有狭窄或畸形病变需手术者；⑨ 3 次碎石无效者；⑩肝内外胆管的充满型结石病。

据上海中山医院 637 例患者的资料统计，结石破碎率 96.2%，再碎石治疗率 28.4%，6 个月结石消失率 46.2%，1 年结石消失率 52.4%。并未发现严重的不良反应。随着国产碎石机的普及，全国有多家医院开展这项治疗工作，在碎石后的辅助性治疗措施上也大有发展和创新。

（3）*取石疗法*：利用机械取石，手术后经 T 管窦道置入纤维胆道镜，可在直视下清除肝胆管结石。经皮肝穿刺胆道（PTCS）以及经十二指肠镜 Oddi 括约肌切开取石（EST）等方法都有相当的疗效。此外，经上述途径导入激光、超声波、电力液压碎石探头直接接触胆石使之粉碎，可提高机械取石的疗效。

NOTE

【预防与调护】

（1）调节饮食，避免过食肥甘厚味。

（2）进行“总攻”疗法或估计有结石排出时，应留大便查石，最好对结石进行成分鉴定。

（3）结石发作绞痛、并发感染时，宜观察血压、脉搏、体温，特别是腹痛情况变化，以便及时更改治疗方法。

（4）手术取石病人按一般外科术后护理。

第四节　急性胰腺炎

急性胰腺炎（acute pancreatitis AP）是指多种病因引起的胰酶激活，继以在胰腺局部发生炎症反应为主要特征，伴有或不伴有其他脏器功能改变的全身性疾病。急性胰腺炎是外科常见的急腹症，轻症急性胰腺炎（MAP）易于治疗，重症急性胰腺炎（SAP）病情凶险，复杂多变，病死率极高，此为外科急腹症中最为棘手的疾病之一。本病可发生于任何年龄，但多见于 20 ~ 50 岁的青壮年，其中女性略多于男性。临床上，大多数急性胰腺炎的病程具有自限性，但有 20% ~ 30% 的患者其临床经过凶险，预后不良，总体病死率为 5% ~ 10%。近 30 年来，经国内外学者的共同努力，对本病的认识逐渐加深，同时采用了中西医结合治疗，其疗效有了显著提高。

【病因与发病机制】

1. 早期发病的始动因素　急性胰腺炎是指胰酶被异常激活后，对胰腺自身组织及其周围器官产生消化作用所引起的炎症性疾病。这就是所谓的“自我消化作用”。在正常状态下，胰腺具有一系列的保护机制，足以避免胰酶对其自身组织所产生的损害作用。一旦这些保护机制遭到破坏，即可成为 AP 发病的始动因素。这些保护机制主要包括：①胰腺细胞中的胰酶大部分以未活化的酶原形式存在，而这些酶原又存在于腺泡细胞的酶原颗粒中；②这些酶原只有在微碱性条件下才能被激活，而酶原颗粒中的 pH 呈弱酸性，足以维持这些胰白酶原的稳定；③正常情况下，在胰腺实质与胰管之间，胰管与十二指肠之间，以及胰管中的胰液分泌压与胆管中的胆汁分泌压之间均存在着正常的压力梯度，不会发生异常反流；④胆道口括约肌和胰管括约肌均可防止反流。总之，保持酶原的非激活状态是胰腺维持正常生理功能的关键。否则，任何原因造成酶原不适时的提前激活，或上述保护机制遭到破坏，即可成为发生 AP 的始动因素。

（1）胰酶异常激活因素

①胆汁反流（梗阻因素）

为本病常见的原因。约有 78% 的正常人群，其主胰管与胆总管在进入十二指肠前先形成一共同通道。所谓“共同通道学说”是指胆 – 胰管壶腹被结石嵌顿或其他原因引起共同通道阻塞后，使胆汁反流入胰管将引起胰腺炎的发生。因此，在十二指肠乳头或胆 – 胰管壶腹被阻塞的情况下，一方面胆汁反流入胰管，致使胰酶激活，从而介导一系列炎性介质释放；另一方面，胰液流出道受阻则造成胰管内压力升高，超过了一定阈值后即破坏了胰管系统的完整性，使其丧失了正常生理条件下的保护机制，致使活化的胰酶和炎性介质穿透血胰屏障进入胰腺实

NOTE

质，介导急性胰腺炎的发生。

临床研究证明，胆道感染、胆道结石、胆道蛔虫、炎症狭窄及胆道肿瘤等均可造成共同通道的痉挛或梗阻，致使胆汁反流入胰管，从而引发胰腺炎，这是临床的常见类型，将其称为胆源性胰腺炎。

②十二指肠液反流

这是导致胰酶异常激活的第二大因素，也是临床上不可忽略的重要因素。当十二指肠内压力增高，致使十二指肠液向胰管内反流，其中的肠激酶等活性物质可激活胰液中的多种蛋白水解酶和磷脂酶原 A，从而导致 AP。造成十二指肠内压增高的因素有：穿透性十二指肠溃疡、十二指肠憩室、环状胰腺、十二指肠炎症狭窄、胰腺钩突部肿瘤、胃大部切除术后输入袢梗阻及其他梗阻因素。

（2）酒精中毒因素：在西方国家过量饮酒是 AP 发病的主要因素。在我国因过量酗酒而引发的 AP 亦并不少见。进入血液的酒精除了直接损伤胰腺组织外，尚能间接刺激胰液分泌，并可引起十二指肠乳头水肿和胆 – 胰管壶腹部括约肌痉挛，其结果足以造成胰管内压力增高及其细小胰管破裂，胰液进入胰腺组织间隙。此时胰蛋白酶原被胶原酶激活，从而生成具有活性的胰蛋白酶，胰蛋白酶又可激活磷脂酶 A、弹力蛋白酶、糜蛋白酶及胰血管舒缓素等，并造成一系列酶性损害及其胰腺的自我消化，从而引发 AP。

（3）高脂血症（HL）：近年来高脂血症与 AP 的关系逐渐引起人们的重视，高脂血症已上升为 AP 的第三大病因。高脂血症以高甘油三酯（TG）血症为主。AP 与 TG 的关系较之与胆固醇更为密切，故将高脂血症性胰腺炎称之为高甘油三酯性胰腺炎。高脂血症性胰腺炎（HL-AP）的病因是甘油三酯异常增高所致。高脂血症性胰腺炎起病急骤，多属于暴发性急性胰腺炎（FAP）范畴。临床研究提示：TG ＞ 11.30mmol/L 者易于发生 AP，而＜ 5.65mmol/L 则不会发生 AP。高脂血症性胰腺炎的发病机制和病情演变较为复杂，目前尚不十分明确，理论虽然很多，但最可能的是 TG 在胰脂肪酶的作用下生成的游离脂肪酸（FFA），损伤胰腺腺泡细胞和小血管，从而导致 AP 发生；另一方面是由于高脂血症所致的血液黏稠度增高，也可加重胰腺病变和其他脏器的功能损害。近年来，急性重症胰腺炎合并高脂血症的病人越来越多，这是由于人们生活水平提高而饮食配伍尚不合理，导致高脂血症的发病率明显增高有关。

HL-AP 的一个显著特征是通常不伴有血、尿淀粉酶的显著增高；另一显著特征是病人的血 TG ≥ 11.30mmol/L，或血 TG 虽在 5.65 ~ 11.30mmol/L 范畴，但血清呈乳状，凡遇此类情况应高度警惕高脂血症性胰腺炎存在。

（4）其他因素：AP 早期的发病因素很多，也很复杂，除上述常见的病因外，还有很多其他高危致病因素，其中包括暴饮暴食的饮食因素；创伤和手术有关的创伤因素；腮腺炎病毒、肝炎病毒、伤寒杆菌等病原体感染有关的感染因素；与肥胖、糖尿病、妊娠、甲状旁腺功能亢进等有关的代谢与内分泌因素；与长期服用皮质激素、雌激素、避孕药、磺胺药、利尿药等有关的药物因素。另外，低血压、心肺旁路、动脉栓塞、血管炎及血液黏度增高等因素均可造成胰腺血液循环障碍而诱发急性胰腺炎。

除上述病因外，少数急性胰腺炎找不到确切原因，称为特发性胰腺炎。

2. 后期病情加重的因素

（1）胰腺微循环障碍：虽然在动物实验中采用直接阻断血供的方法能够诱发典型的急性胰

腺坏死，但在一般情况下，胰腺的微循环障碍则属于病情加重的因素。其发生机制既有损伤病因的直接参与，也有活化胰酶的自身消化作用。这些因素足以造成胰腺微血管结构的破坏及其通透性改变，同时也有炎症反应和缺血再灌注损伤机制的共同参与。

（2）白细胞过度激活和全身性炎症反应：急性胰腺炎时白细胞过度激活是导致病情加重的关键因素，而全身炎症反应综合征（SIRS）和血流动力学改变，既是重症急性胰腺炎（SAP）最主要的病理生理改变，又是病情加重的促进因素。它们之间互为因果，相互促进，并形成恶性循环。SIRS 是指机体对不同的损伤所产生的全身性炎症反应。这些损伤可以是感染，也可以是非感染性损伤因子，如严重创伤、烧伤和 AP 等均可造成不同程度的全身性炎症反应，进而导致继发性多器官功能障碍综合征（MODS）。在急性胰腺炎的发病过程中，启动病因刺激单核巨噬细胞合成和释放多种细胞因子，如 TNF-α、IL-1 和 IL-6 等。粒细胞在这些细胞因子的作用下活化，与内皮细胞黏附，向病灶趋化，并吞噬异物和坏死组织残片，吞噬颗粒在溶酶体酶的作用下消化降解，在粒细胞过度激活的状态下，吞噬囊泡形成前，就有大量的溶酶体酶和炎性介质释放，并向细胞间质逸出，从而加重胰腺的损伤。这些炎症反应和细胞因子足以引发和加重全身组织器官损害，并可导致多器官功能障碍综合征。

（3）感染：既往认为胰腺坏死是 AP 的严重所在，也是病死的主要原因。现今认识到：胰腺坏死感染和全身脓毒症才是重症急性胰腺炎后期的主要问题，并由此而构成了 AP 病死的第二个高峰期（第一个高峰期为早期的 AODS）。为进一步探索感染的原因，大量的临床资料分析发现胰腺继发感染通常发生在发病的两周后，其致病菌通常为多种肠道细菌和真菌，往往为混合感染。在感染早期以 G^- 需氧菌居多，而后期以 G^+ 需氧菌、厌氧菌和真菌明显增多，且具有广泛的、较高的耐药性。胰腺继发感染和全身脓毒症发生的机制主要包括：①血流灌注改变之后的缺血－再灌注损伤所引起肠黏膜屏障破坏，导致肠道菌群移位；②另一方面，由于较长时间的禁食也增加了肠黏膜屏障破坏的可能性。总之，肠黏膜屏障一旦破坏，细菌和内毒素极易移位到胰腺及其胰腺外的坏死组织内，从而引起胰腺的继发性感染，胰腺脓肿及全身脓毒症。

3. 中医病因病机　本病多因饮食不节，情志不畅，蛔虫上扰，或外感风寒湿邪，以致肝脾不和，气机升降失司而引起。

（1）饮食不节：由于暴饮暴食，嗜食肥甘、醇酒厚味，损伤肝脾，积滞于中，化湿生热，湿热之邪互结，导致肝脾不和，阳明腑实，蕴结肝胆，则身目悉黄，水热互结，形成湿热结胸。

（2）蛔虫内扰：素有虫积，蛔虫窜入肝胆之道，肝胆蕴结，胰腑中焦之气液不得宣泄，气滞湿阻壅塞，瘀阻不通，故腹痛，胆汁逆溢郁于皮肤则肌肤黄染。

（3）情志不畅：情志不遂，恼怒发作，肝郁气滞，横逆犯脾，升降失常，则腹痛，呕吐。

（4）外感风寒湿邪：风寒湿邪侵入腹中，使脾胃运化功能失调，气机阻滞，传导失职，腑气不通，不通则痛，故而引起腹痛。

总之，饮食不节，蛔虫上扰，情志不畅，外感风寒湿邪，均可导致肝胆、脾胃功能紊乱，气机升降失常等为本病的病机特点，若病情发展，热毒内陷，伤阴损阳，正虚邪陷，还可发生虚脱。

【病理生理与病理类型】

1. 病理生理 正常情况下，胰液中的酶原不具活性，只有在十二指肠内被激活后才具有消化功能。在上述致病因素的作用下，各种胰酶将通过不同途径相继在胰管或腺泡内被激活，这些具有活性的胰酶将产生局部和全身损害。在局部对胰腺及其周围组织产生“自身消化”，各种胰蛋白酶和脂肪酶均可造成组织细胞坏死，特别是磷脂酶A可产生具有细胞毒性的溶血性卵磷脂，后者可溶解破坏细胞膜和线粒体膜的脂蛋白结构，致使细胞死亡。弹力蛋白酶可破坏血管壁和胰腺导管，使胰腺出血和坏死；胰血管舒缓素可使血管扩张，通透性增加；脂肪酶将脂肪分解成脂肪酸后，与钙离子结合而形成脂肪酸钙，可使血钙降低。此外，细胞内胰蛋白酶造成细胞内的自身消化也与胰腺炎发生有关。胰液中的各种酶被激活后发挥作用的共同结果是胰腺及其周围组织广泛充血、水肿甚至出血、坏死，并在腹腔和腹膜后渗出大量液体，因此，病人可在早期出现休克。到了疾病后期所产生的坏死组织又将因为细菌移位而继发感染，在腹膜后、网膜囊或游离腹腔形成脓肿。

由于大量胰酶及有毒物质被腹膜吸收入血，可导致心、脑、肺、肝、肾等器官损害，从而引起多器官功能障碍综合征。细菌及其类毒素入血后还可触发体内的单核巨噬细胞、中性粒细胞和淋巴细胞产生并释放内源性介质，这将加重全身损害和多器官功能障碍。急性胰腺炎时由于血流动力学发生改变，如血液黏度增高、红细胞聚集增加和红细胞变形能力下降，这些变化足以加重胰腺的血液循环障碍，促使病情恶化，可使水肿性胰腺炎向出血坏死性胰腺炎转化。

2. 病理 在病理类型上，AP可分为急性水肿性胰腺炎和急性出血坏死性胰腺炎。但事实上这两种病理变化并不能截然分开，一般认为后者是前者的发展。不过，两者的病理特点还是很明确的。前者的基本病理特点是胰腺间质性的水肿和炎症反应，而后者主要的病理特点为胰腺实质的出血和坏死。

（1）急性水肿性胰腺炎：胰腺充血、肿胀、变硬，被膜紧张，其下可有积液；腹腔内有淡黄色渗液，网膜和肠系膜可见散在粟粒状或斑片状的黄白色皂化斑。镜下见间质充血、水肿，并有炎性细胞浸润，偶有轻度出血和局灶性坏死。此型胰腺炎占AP的绝大多数（约80%），其预后良好。

（2）急性出血坏死性胰腺炎：病变以胰腺实质出血、坏死为特征。胰腺肿胀，呈紫褐色，分叶结构模糊，坏死灶呈灰黑色而犹如葡萄状鼓出；病变严重者整个胰腺变黑。腹腔内可见皂化斑和脂肪坏死灶，并有暗红色血性液体或血性混浊渗液，其内含有大量的淀粉酶；腹膜后可出现广泛的组织坏死，并有暗红色血性液体或血性混浊渗液。镜下可见脂肪坏死和腺泡破坏，腺泡小叶结构模糊不清；间质小血管壁坏死，呈现片状出血，炎性细胞浸润。晚期坏死组织继发感染则形成胰腺或胰腺周围脓肿。

【临床表现】

由于病变的程度不同，其临床表现和病情演变也有很大差异。

1. 临床症状

（1）腹痛：此为本病最主要的症状，也是最早发生的症状。常于饱食或饮酒后突然发生，非常剧烈，非一般止痛剂所能缓解。腹痛多位于中上腹部偏左，而胆源性胰腺炎者可始发于右上腹，后来亦可转至正中偏左，并向左肩及左腰背部放射。病变累及整个胰腺时，疼痛范围增宽，并呈“束带状”向腰背部放射。

（2）腹胀：几乎与腹痛同时存在，此为大多数 AP 所共有的症状。早期为腹腔神经丛受到刺激而产生肠麻痹的结果，然而腹腔积液、继发感染及腹膜后炎症刺激可加重腹胀。腹胀进一步加重为病情恶化的客观标志。部分病例表现为腹腔内高压（IAH），严重时可引起多器官功能障碍，临床上将此类情况称为腹腔间隔室综合征（ACS）。

（3）恶心、呕吐：早期即可出现，常与腹痛伴发，呕吐频繁而剧烈。呕吐物为十二指肠内容物，偶可呈咖啡色。一般是呕吐越重而腹胀也越重，且呕吐后腹痛并不缓解为其特征。

（4）发热：AP 早期仅有轻度发热，体温通常在 38℃左右。胆源性胰腺炎伴有胆道梗阻者常有寒战、高热。胰腺坏死继发感染时，持续高热为其主要症状之一。

（5）黄疸：仅见于少数病例，其程度一般较轻。如有结石嵌顿、十二指肠乳头炎，或是因水肿的胰头压迫胆总管所致梗阻者，其黄疸一般都较明显。

（6）休克或多器官功能障碍：重症急性胰腺炎（SAP）可出现休克和多器官功能障碍。出血坏死性胰腺炎病人早期发生休克的主要原因是有效循环血量急剧减少所致，后期继发感染使休克的原因复杂化且难以纠正。合并急性呼吸功能衰竭时可有呼吸困难和发绀。有胰性脑病者可出现中枢神经系统症状，如感觉迟钝、意识障碍乃至昏迷。

（7）其他：胃肠道出血时可发生呕血和便血。血钙降低时可出现手足抽搐。严重者可有 DIC 表现。

2. 体格检查 MAP 病人仅有腹痛，而无休克表现；腹部检查有轻度腹胀，上腹部正中偏左有压痛，无肿块及腹膜炎体征。

SAP 多有不同程度的休克表现，而且腹胀和腹膜刺激征均较明显。根据胰腺坏死的程度和感染的范围不同，腹膜刺激征可局限在上腹部，或延及全腹，左侧腰背部常有水肿及触痛。腹部叩诊有移动性浊音，听诊肠鸣音减弱或消失。通常左侧胸腔有反应性积液。胆源性胰腺炎或肿胀的胰头压迫胆总管及肝功能损害者黄疸明显。腹膜后坏死组织感染可出现腰部皮肤水肿、发红和压痛。少数病人因胰液外溢到皮下组织、腰部、脐周，致使皮下脂肪溶解及毛细血管破裂出血，而在局部皮肤呈现大片青紫色瘀斑，此为病情较重的客观标志之一；于腰部、季肋部和腹部皮肤出现者称为 Grey-Turner 征，出现在脐周者称为 Cullen 征。

【实验室检查及其他检查】

1. 实验室检查

（1）血、尿淀粉酶测定：此为 AP 常用而主要的诊断方法。血清淀粉酶一般于发病 2 小时后开始升高，24 小时达高峰，4～5 天后逐渐下降；尿淀粉酶于发病后 24 小时开始升高，48 小时达到高峰，持续 1～2 周才缓慢下降。但要注意与其他急腹症所引起的淀粉酶增高相鉴别，例如胃肠道穿孔、急性肠梗阻、胆道疾病、异位妊娠等（其次，病毒性肝炎、肾功能不全及胃肠道恶性肿瘤等也可增高）。因此，一般认为血、尿淀粉酶测定值升高超过正常值上限的 3 倍才有诊断价值，而且其测定值愈高，其诊断的准确性也愈高。

值得注意的是：①临床强调血清淀粉酶测定具有重要价值，而尿淀粉酶的变化仅作参考（受肾功能影响）；②血清淀粉酶活性高低与病变严重程度不呈相关性；③腹腔穿刺液呈血性，测定其淀粉酶高于血、尿淀粉酶水平，提示胰腺坏死严重，但应注意与胃肠道恶性肿瘤和绞窄性肠梗阻所致者相鉴别；④病人是否开放饮食或病情程度的判断，不能单纯依赖血清淀粉酶是否降低来界定。

（2）血清脂肪酶测定：血清脂肪酶活性测定为诊断AP的客观指标之一。血清脂肪酶一般于发病后24～72小时开始升高，7～10天后逐渐下降，故对早期诊断的意义不大，但当血清淀粉酶活性已经下降至正常，或其他原因引起血清淀粉酶活性增高者，此时做血清脂肪酶活性测定具有互补性。同样，血清脂肪酶活性与疾病的严重程度不呈正相关。与此同时，应测定血脂及甘油三酯的变化。

（3）血清标志物测定：临床推荐采用C反应蛋白（CRP）测定，发病后72小时CRP＞150mg/L提示胰腺有坏死感染的可能。动态测定血清降钙素和白细胞介素-4（IL-4），其浓度增高提示胰腺坏死感染预后不良。测定血清或（和）尿液中胰蛋白酶原-2升高是诊断急性胰腺炎的灵敏指标。

（4）血清钙测定：一般于发病2～3天后血钙降低，这与脂肪组织坏死与组织内皂化斑的形成有关。如血清钙低于2mmol/L，多预示病情严重。

（5）血糖测定：早期血糖升高为机体的应激反应或/和胰高血糖素的代偿分泌所致，一般为轻度升高。后期由于胰岛（B）细胞坏死，胰岛素分泌不足所致。若在长期禁食的情况下，血糖仍然超过11.0mmol/L，提示胰腺广泛坏死，预后不良。

（6）动脉血气分析：此为AP治疗过程中务必观察的重要指标之一。一方面，动脉血气分析可反映水、电解质与酸碱平衡失调的情况；另一方面，对于早期诊断呼吸功能不全具有重要价值。当PaO_2＜60mmHg（8kPa），即可考虑急性呼吸窘迫综合征（ARDS）发生之可能。

2. 影像学诊断

（1）B型超声波检查：可作为AP首选的影像学诊断方法。一般在发病初期的24～48小时行B超检查，可发现胰腺肿大和胰周积液等征象。胰腺水肿时显示为均匀低回声，出现粗大强回声则提示有出血、坏死的可能。同时还有助于判断胆道有无病变，以及胆管有无扩张。但由于受胃肠道积气的干扰，故对AP多不能做出准确诊断。

（2）胸、腹部X线平片：胸片可显示左肺下叶不张，左侧膈肌抬高，左侧胸腔积液等征象；腹部平片可见十二指肠环扩大、充气明显及出现哨兵肠袢和横结肠截断等征象。

（3）CT和MRI检查：临床推荐CT扫描作为诊断AP标准的影像学诊断方法。对于胰腺及其胰周组织坏死的判断，有必要行增强CT（CE-CT）或动态增强CT检查。MRI检查可提供与CT相同的诊断信息。CT检查不仅为临床确诊提供客观依据，并为临床治疗提供有力决策。急性水肿性胰腺炎表现为胰腺弥漫性增大、密度不均、边界模糊、包膜掀起和胰周渗出；重症急性胰腺炎则在肿大的胰腺内出现皂泡状的密度减低区，此密度降低区与周围胰腺实质的对比在增强后更为明显，常伴有不同程度的胰外坏死。因此，增强CT检查是鉴别水肿性胰腺炎亦或胰腺及其周围组织有无坏死的可靠方法。但是，CT在鉴别胰腺坏死液化、胰腺脓肿和胰腺假性囊肿时常有困难，有时需要借助于MRI检查。MRCP还有助于判断胆管和胰管的情况。

【诊断与鉴别诊断】

1. 轻症急性胰腺炎（MAP）　多为急性水肿性胰腺炎。具备急性胰腺炎的临床表现和生化改变。临床表现为急性腹痛，恶心、呕吐；腹膜刺激征较轻，且局限于上腹部；血、尿淀粉酶明显升高，并超过正常值上限的3倍。影像学检查提示胰腺有/无形态学改变，并排除其他疾

NOTE

病者。临床未发现胰腺坏死的全身及局部并发症，病人仅有轻度代谢紊乱。该型对液体治疗反应良好，临床经过呈自限性。预后判断标准（Ranson）评分＜3，或急性生理学和慢性健康评分标准（APACHE-Ⅱ）评分＜8，或CT分级系统为A、B、C。

2. 重症急性胰腺炎（SAP） 多为出血坏死性胰腺炎。具备急性胰腺炎的临床表现和生化改变，相继发生多器官功能障碍及局部并发症（胰腺坏死、胰腺脓肿、假性囊肿），或两者兼有。该型除临床症状较重外，腹胀明显，腹膜刺激征的范围和程度较宽、较重，肠鸣音减弱或消失。有时可扪及腹部包块，偶见腰肋部或脐周皮下有青紫色瘀斑。腹腔穿刺液呈血性或脓性，测定其淀粉酶显著增高。多有休克或/和多器官功能障碍及严重的代谢紊乱。实验室检查：白细胞增多（$\geqslant 16\times10^9$/L），血糖升高（≥11.1mmol/L），血钙降低（＜1.87mmol/L），血尿素氮或肌酐增高，并有酸中毒；PaO_2下降（＜60mmHg/8kPa），应考虑并发ARDS；甚至出现DIC或急性肾衰竭（ARF）等。该型对液体复苏无反应或反应不良。预后判断标准（Ranson）评分≥3，或急性生理学和慢性健康评分标准（APACHE-Ⅱ）评分≥8，或CT分级系统为E、D。

3. 暴发性胰腺炎（FAP） 指发病特别迅猛，来势凶险，一般于发病后24小时内即可发生多器官功能障碍，常规治疗手段包括充分地液体复苏，仍然不能有效地控制病情发展，病死率高达30%～60%，故将此类归属于特重型胰腺炎范畴。

最新研究发现红细胞压积＞0.44、体重指数（BMI）＞30%、胸部X线平片出现胸腔积液是评价急性胰腺炎严重程度的敏感指标。

4. 鉴别诊断 急性胰腺炎应与消化性溃疡穿孔、急性胆囊炎、急性肠梗阻、肠系膜血管栓塞及急性心肌梗死等疾病鉴别。

【病程分期】

AP的病程大体上分为三期，但不是所有病人都有三期病程的表现。

1. 急性反应期 自发病到两周左右，此期可合并休克、呼吸衰竭、胰性脑病等。

2. 全身感染期 一般于发病后两周～两个月，主要表现为全身性细菌感染、深部真菌感染（后期）或是双重感染。

3. 残余感染期 一般在发病2～3个月以后，属于手术后病人后期的特殊表现，如全身性营养不良，腹膜后或腹腔内有残腔存在，常常引流不畅，窦道经久不愈，有的尚有消化道瘘存在。

【治疗】

一般根据急性胰腺炎的分型、分期和病因选择适当的治疗方法。

1. 非手术治疗 非手术治疗适应于胰腺炎的急性反应期，以及水肿性和尚无感染的出血坏死性胰腺炎。治疗的原则是尽可能地减少胰液分泌，即胰腺休息疗法，防止感染、阻断病情发展，此为急性胰腺炎的基础治疗。MAP经此治疗即可治愈，SAP经非手术治疗无效或病情反而恶化者，应尽快手术治疗。临床实践证明，非手术治疗不仅是MAP治疗的主要方法，而且也是SAP初始阶段或手术前后辅助治疗中不可取代的内容。非手术治疗的目的是纠正水、电解质紊乱，补充营养及全身支持，防止局部及全身并发症。非手术治疗的具体措施如下：

（1）禁食、胃肠减压：持续有效的胃肠减压既可防止呕吐，减轻腹胀，降低腹内压，增加

NOTE

回心血量，并能减少促胰酶素和胰酶的分泌，从而减少胰酶和胰液分泌，使胰腺得到休息。

（2）补液扩容：静脉输液是为了补充水、电解质，纠正酸碱平衡失调，预防治疗低血容量，维持循环稳定，改善微循环。补液量应包括基础需要量和渗出到腹腔、腹膜后及流入到组织间隙的液体量。补充足够的血容量以防止休克的发生，同时应注意输入适量的胶体液和补充维生素、微量元素等。

（3）解痉镇痛：疼痛剧烈时可考虑解痉镇痛治疗。在诊断明确和严密观察下，对于疼痛剧烈者可予以解痉镇痛治疗。但不主张将阿片类药物或胆碱能受体拮抗剂单独应用，因前者会收缩胆管口括约肌，后者会诱发或加重肠麻痹。一般主张将两者联合应用，以避免各自的副作用。

（4）抑制胰液分泌：H_2受体拮抗剂和质子泵抑制剂（PPI）可通过抑制胃酸分泌而间接抑制胰液分泌。除此之外，该类药物还可预防应激性溃疡的发生。生长抑素及其类似物：奥曲肽（善得定或善宁），它具有与天然生长抑素类似的药理作用，但作用时间更为持久。奥曲肽能抑制胃肠胰内分泌系统肽的病理性分泌，它抑制生长激素、胰高血糖素和胰岛素的作用较天然生长抑素更强，且对前两者具有明显的选择抑制作用，同时可降低 Oddi 括约肌痉挛而减轻腹痛及局部并发症。

（5）胰酶抑制剂：该类药物主张早期、足量应用。目前临床常用的胰酶抑制剂包括：①蛋白酶抑制剂：乌司他定（天普洛安）系人尿中提取的糖蛋白，具有抑制胰蛋白酶等多种胰酶的作用。此外，尚有稳定溶酶体膜，抑制溶酶体酶及炎性介质的释放和抑制心肌抑制因子产生等作用。②磷脂酶 A 抑制剂：加贝酯（福埃注射剂，FOY）具有抑制胰蛋白酶、弹力蛋白酶、胰血管舒缓素和凝血酶原的作用，尤其对磷脂酶 A 抑制作用较强。该药主要用于水肿性胰腺炎。③胰肽酶：为多种蛋白酶抑制剂。用药前做过敏试验，阴性者方可用药。情好转后酌情减量。

（6）应用血管活性药：由于微循环障碍在急性胰腺炎，尤其是 SAP 发病中起重要作用，故推荐应用改善胰腺和其他脏器微循环的药物，如前列腺素 E_1、血小板活化因子拮抗剂及丹参制剂等。

（7）应用抗生素：一般来说，对轻症非胆源性急性胰腺炎不主张常规使用抗生素，但对于胆源性急性胰腺炎或（和）SAP 则应常规应用抗生素。见于胰腺感染的致病菌主要为 G^- 杆菌和厌氧菌等肠道常住菌，后期也可能并发真菌感染。抗生素的应用应遵循：抗菌谱应以 G^- 杆菌和厌氧菌为主、脂溶性强、有效透过血胰屏障为三大原则。故推荐甲硝唑联合喹诺酮类药物作为一线药，必要时可联合第三代头孢菌素类抗生素或亚胺培南等药物。经验性使用抗生素的时间不宜超过 3～5 天，一旦获得细菌培养及药敏试验的结果应以此来指导用药，抑或降级治疗即改用单种抗生素治疗，疗程一般为 7～14 日，特殊情况可适当延长用药时间；同时要注意真菌感染的诊断，当临床上无法用细菌感染来解释发热等表现时，应考虑到真菌感染的可能性，此时可经验性使用抗真菌药物，同时做血液、尿液或体液真菌培养。

（8）营养支持：对于 MAP 患者只需短期禁食，不需肠内或肠外营养。SAP 患者应常规实施肠外营养，一般为 7～14 日，对于病情趋于稳定者可考虑实施肠内营养。无论是肠内或肠外营养均应注意谷氨酰胺的补充。值得注意是，对于高脂血症者应减少脂类物质的补充。进行肠

NOTE

内营养时，应注意病人的腹痛、肠麻痹、腹部压痛等胰腺炎的症状及体征是否加重，并定期测定血清电解质、血脂、血糖、胆红素、白蛋白、血常规和肝肾功能，以评价机体的代谢情况，从而调整肠内营养的剂量。当上述情况明显改善或基本稳定后可恢复膳食。

（9）预防和治疗肠道功能衰竭：对于 SAP 患者，密切观察腹部体征、肠鸣音的变化和排便情况极为重要。及早给予促肠道动力药物，包括生大黄、硫酸镁、乳果糖等很有必要。给予微生态制剂调节肠道菌群，补充精氨酸、谷氨酰胺、ω-3 多不饱和脂肪酸和益生菌以保护或增强肠黏膜屏障和免疫功能等也至关重要。

（10）腹腔灌洗引流：在 B 超引导下行腹腔穿刺直管，然后用平衡盐液行腹腔灌洗引流术，可有效地将含有胰酶及各种毒性物质的腹腔渗液及时清除，这对于避免和减少因其所致的腹腔内高压（IAH）、中度感染、休克及多器官障碍综合征的发生具有不可低估的作用和确切的效果。

（11）器官功能保护：如出现全身炎症反应综合征（SIRS）和多器官功能障碍表现应给予持续血液滤过治疗；如出现呼吸功能障碍表现应给予呼吸机治疗。

2. 辨证治疗

（1）肝郁气滞证

治法：疏肝理气，通腑止痛。

方药：可用柴胡清肝饮、大柴胡汤或清胰汤加减。如有发热，加山栀子、金银花清热解毒，若腹胀较重者，加枳实、厚朴理气行滞。

（2）脾胃实热证

治法：通里攻下，泄热导滞。

方药：大陷胸汤和清胰汤加减。腹胀明显而服用上药仍不通便者，可加甘遂末 1～2g 冲服；热重加金银花、青黛；热极动风而抽搐者，加钩藤、水牛角末（3g 冲服）；内闭外脱，面色苍白，汗多肢冷者，可用小承气汤和四逆汤治疗。

（3）脾胃湿热证

治法：清热利湿，通腑泄热。

方药：龙胆泻肝汤、茵陈蒿汤或清胰汤加减。

（4）蛔虫上扰证

治宜泄下驱虫，方用桃仁承气汤及乌梅丸等。

3. 中医外治法　在用上述方药内治的同时，可以辅以局部外敷药物。实践证明行之有效的局部外敷药物包括：①活血止痛散：大黄 30g，青黛 30g，乳香、没药各 30g，王不留行 30g，菖蒲 15g，研末，以鸡蛋清调敷。②栀黄散：生大黄粉、生山栀子粉各 10g，加冰片少许，用蓖麻油或蜂蜜调成糊状外敷痛处。③对急性重症胰腺炎、胰腺脓肿或囊肿者，可辅以如意金黄散或芒硝于腹部外敷。

4. 针刺疗法　一般根据病情和病人的具体情况而酌情选用针刺疗法：①体针：足三里、下巨虚；呕吐重者加内关，疼痛重者加上脘、中脘；强刺激，留针 1 小时，亦可用电针，每日 2～3 次。②穴位注射：取双侧足三里或下巨虚的压痛点，选用 654-2、10% 的葡萄糖溶液或普鲁卡因溶液 1～2mL 局部注射。③耳针：取胆、胰、交感、神门穴，针刺后留针 30 分钟。

NOTE

也可埋针。

5. 手术治疗

（1）手术适应证：①不能明确病因的其他急腹症，而腹膜刺激征较为明显者；②暴发性胰腺炎经短时间（24 小时）积极地非手术治疗而多器官功能障碍仍不能得到纠正者；③急性胰腺炎并发腹腔间隔室综合征经常规治疗无效者；④伴有胆总管下端梗阻或胆道感染者；⑤并发胰腺及其周围组织坏死继发感染者；⑥合并胃肠道穿孔、大出血或胰腺假性囊肿＞ 6cm 者。

（2）手术方式：通常采用坏死组织清除术加腹腔引流术。手术应彻底清除胰腺、胰周和腹膜后的坏死组织，以及渗液和脓液，彻底冲洗后，放置多根引流管行广泛引流或灌洗引流；酌情行胃或空肠营养性造口及胆道引流术。合并肠瘘者，可将瘘口外置或行近端造瘘术。胰腺假性囊肿者，可酌情行内、外引流术。

（3）胆源性胰腺炎的处理：合并胆道下端梗阻或胆道感染的重症病人，应及早手术。手术原则是取出结石，酌情切除胆囊，解除胆道梗阻，保证术后胆汁引流通畅；与此同时须按上述方法清除胰腺及胰周坏死组织，并做广泛引流或灌洗引流术。如有条件也可采用纤维十二指肠镜行 Oddi 括约肌切开、取石及鼻胆管引流术。胆源性胰腺炎如经非手术治疗后病情缓解者，可于急性胰腺炎治愈后 2 ~ 4 周行胆道手术。

第五节　急腹症的诊断与鉴别诊断

急腹症（acute abdomen）是一类以急性腹痛为突出表现，需要早期诊断和及时处理的腹部疾病。可分为外科急腹症、内科急腹症、妇科急腹症。

凡具有急性腹痛，并在一定阶段可能出现腹膜炎体征的疾病，均属于外科急腹症的范围。外科急腹症具有发病急、病情变化快、病情重、病种繁杂、常常需要紧急手术治疗等特点。常见的外科急腹症包括：①炎症性疾病：急性阑尾炎、急性胆囊炎、急性胰腺炎等；②穿孔性疾病：溃疡病穿孔、肠肿瘤或肠伤寒继发肠穿孔；③梗阻性疾病：急性肠梗阻、胆石病等；④外伤性疾病：实质性器官破裂、空腔器官穿孔等。急腹症多属于中医的腹痛、胁痛、肠痈、黄疸、关格、肠结、蛔厥等范畴。

【病因病理】

1. 西医病因

（1）腹部病变

①腹膜刺激或炎症：包括细菌感染或化学刺激（如穿孔所致的胃液、肠液、胆汁、胰液的外漏及内脏破裂出血等）引起的病变。

②空腔脏器的梗阻：包括膈疝、贲门、胃与十二指肠、小肠、结肠、胆管、胰管等部位的梗阻；可因炎症、溃疡、蛔虫、结石、肿瘤等引起。

③供血失常：栓塞与血栓形成；扭转或压迫性阻塞，包括绞窄性疝、肠扭转、囊肿蒂扭转等。

④支持组织的紧张与牵拉：如肝包膜张力的剧增、肠系膜或大网膜的牵拉等。

⑤腹壁肌肉的损伤或炎症。

（2）腹外邻近器官的病变

①胸腔病变：如肺炎常有上腹部的牵涉痛；心冠状动脉供血不足常有胸骨后、剑突下疼痛并放射至左臂。

②盆腔病变：包括输尿管、膀胱、生殖系。例如，输尿管结石的疼痛常在腹部两侧，向后腰及腹股沟放射。

③胸腰椎病变：有时疼痛在上腹部，并可因增加脊柱的屈曲度而加重，仔细检查常可发现脊柱的畸形与压痛。

（3）新陈代谢紊乱与各种毒素的影响：糖尿病酸中毒，尿毒症，化学毒物如砷、铅中毒均可引起腹痛。此外，卟啉病或一些过敏性疾病亦可发生腹痛。

（4）神经源性

①器质性：如脊柱结核、带状疱疹、末梢神经炎等均可表现腹痛症状。

②功能性：包括中空脏器的痉挛、肠运动功能失调及精神性腹痛等，均须与急腹症加以鉴别。

2. 西医病理 常见急腹症的基本病理变化可归纳为五类，即机能障碍、炎症、穿孔、梗阻与出血。

（1）机能障碍：是神经 – 体液调节失常而出现的脏器功能紊乱，临床上表现为急性腹痛，但往往查不到形态学的改变，但病程发展可以转化为器质性病变。临床上常因精神刺激、寒温不适、饮食不调等引起调节机能的障碍，致胆道运动及胃肠道收缩与舒张功能的失调，出现胆绞痛、肠绞痛、腹胀、呕吐、腹泻、消化不良等症状。

（2）炎症：当腹内脏器受到细菌感染而发生炎症时，除有红、肿、热、痛及功能障碍外，全身还可出现发热、白细胞计数增加及随之而来的系统机能的变化。炎症按渗出物的特性和累及组织的深浅可分为三类：单纯性炎症、化脓性炎症、坏疽性炎症。

（3）穿孔：常是空腔脏器原有病变恶化的结果，也可由于受到外界致病因子的刺激而诱发，或受到强大的外力作用而发生。穿孔发生后机体通常有抗御穿孔和进行修复的内在功能，如大网膜的覆盖、周围组织的粘连、创面肉芽组织生长等。穿孔对机体的影响不仅与机体的抗病力强弱有关，还与原发病的性质、穿孔的大小、流出物的量与化学性质及病原微生物的毒力等因素有关。部分可自愈，有的需手术修补穿孔，有的可形成脓肿、内瘘，导致严重的弥漫性腹膜炎。

（4）梗阻：是指空腔器官及管道系统阻塞不通。急腹症中以梗阻为主要病理变化的疾病有肠梗阻、阑尾炎、胆道梗阻、胰管梗阻和尿路梗阻等。梗阻发生时，梗阻以上的管腔平滑肌收缩明显加强，故肠梗阻病人可有阵发性的肠蠕动加强而伴有肠鸣音亢进及肠绞痛；胆道梗阻的病人，胆管收缩加强而出现胆绞痛。当梗阻迅速发展，梗阻以上管腔的压力增高，肠梗阻时会出现腹胀、呕吐；胆道梗阻时会出现黄疸。进一步发展可导致血运障碍，管壁坏死、穿孔。如梗阻为慢性持续性发展，则可使梗阻以上的管腔扩大、管壁肥厚；实质脏器因长期受压，细胞变性坏死，结缔组织增生，发生硬化或萎缩（如肝、肾的硬化及萎缩）。梗阻对代谢功能也有影响，可引起胃肠道的消化吸收障碍，水、电解质及酸碱平衡的失调。

NOTE

（5）出血：如胃十二指肠溃疡出血、胆道出血、肝脾等实质脏器破裂出血等，这一类疾病出血的机理主要是血管破裂。另一类是由于毛细血管损伤而发生的渗血，见于绞窄性肠梗阻、重症胰腺炎等。出血时机体会出现一系列代偿性反应，如心率加快、血管收缩、组织间液向血管内渗入、肾滤过率下降等。出血的后果决定于出血的数量及速度，如失血量达总量的 1/4 时，可发生休克，若不及时抢救，则可危及生命。

3. 中医病因病机 早在2000年前的《内经》就有了许多关于“急腹症”的记载，后世医家也进一步阐明“急腹症”的基本病因有外因与内因两大类。外因包括外感六淫（风、寒、暑、湿、燥、火）、劳伤过度、饮食不节、虫积等；内因则为七情所伤（喜、怒、忧、思、悲、恐、惊）。如《素问·痹论》曰：“痛者，寒气多也，有寒故痛也。”《诸病源候论》曰：“肠痈者，由寒温不适，喜怒无度，使邪气与荣卫相干，在于肠内，遇热加之，气血蕴积，结聚成痈，热积不散，血肉腐坏，化而成脓。”近年来，我国各地积极开展了急腹症的研究，总结出急腹症的常见病因主要为气、血、寒、热、湿、食、虫七类。急腹症的病位多在六腑，中医学认为六腑的功能特点是“传化物而不藏”“以通为用，以降为顺”，任何原因引起的六腑通降失常、滞塞不通，都可致急腹症的发生。而六腑与五脏又通过经络互相联系，在功能上互相配合，所以六腑的病变也会影响到五脏的功能。

在急腹症的发展过程中，正邪相争的消长变化一直贯穿在各个不同的阶段中，急腹症初期，正盛邪轻，其病理改变主要是气滞血瘀或兼有一些实热（或湿热）；中期，正盛邪实，病理改变主要为实热或湿热；后期，可有两种转归，一是经治疗好转，邪去正复或邪去正衰；另一种是病情恶化，邪陷正虚，表现为热毒炽盛、热入营血，甚至发生亡阴亡阳的危证。

【诊断与鉴别诊断】

能否及时准确地做出诊断、及早给予有效的治疗，直接影响到疾病的预后。由于急腹症具有发病急骤，病情复杂多变的特点，所以，急腹症的诊断应以安全、准确、迅速为原则，以询问病史、体格检查为主，结合其他辅助检查做出诊断。

1. 病史 全面、详细、客观地采集病史，将腹痛作为重点，包括腹痛的诱因，始发的部位、性质、转变等。

（1）年龄与性别：婴幼儿以先天性消化道畸形、肠套叠、绞窄性疝为多见；儿童以蛔虫性肠梗阻、嵌顿性疝常见；青壮年以急性阑尾炎、胃十二指肠溃疡穿孔、急性胆囊炎、胆石症为多见；老年人以消化道癌肿穿孔或梗阻、乙状结肠扭转、胆道感染为多见。胃十二指肠溃疡穿孔以男性居多，急性胰腺炎又以女性略多。

（2）腹痛情况：腹痛是急腹症共有的症状，对腹痛的详细了解和分析是诊断急腹症的关键。

①腹痛发生的诱因：腹痛的发生常与饮食有关，如暴饮暴食后引发胃十二指肠溃疡病穿孔、急性胰腺炎；油腻食物可诱发胆囊炎、胆石症。剧烈运动后可发生肠扭转。

②腹痛的部位：一般规律是腹痛开始部位或疼痛最明显部位即为病变所在部位。如胃十二指肠溃疡穿孔，疼痛始于上腹部，后波及全腹（见表 21–2）。但要注意以下情况：

牵涉痛或放射痛，如胆囊炎、胆石症出现右上腹或剑突下的疼痛，但同时可有右肩或右肩胛下角处疼痛。急性胰腺炎的上腹痛同时可伴左肩痛或左右肋缘至背部疼痛等。腹腔以外的疾病，由于病变刺激肋间神经和腰神经而引起腹部的反射性疼痛，如肺炎、胸膜炎等。

转移性腹痛，如阑尾炎的腹痛可始于上腹部或脐周，再转移至右下腹。

异位内脏病变，如左下腹阑尾、全内脏转位等。

表 21-2 腹痛部位的鉴别诊断

腹痛部位		腹内病变	腹外病变
上腹部	右上	十二指肠溃疡穿孔、急性胆囊炎、胆石症、急性肝炎、急性腹膜炎、右膈下脓肿等	右下肺及胸膜炎症、右肾结石或肾盂肾炎
	中上	胆道蛔虫症、溃疡病穿孔、胃痉挛、急性胰腺炎、阑尾炎早期、裂孔疝等	心绞痛、心肌梗死、糖尿病、酸中毒
	左上	急性胰腺炎、胃穿孔、脾曲综合征、脾周围炎、脾梗死、左膈下脓肿等	左下肺及胸膜炎症、左肾结石或肾盂肾炎、心绞痛
脐周		小肠梗阻、肠蛔虫症、小肠痉挛症、阑尾炎早期、回肠憩室炎、慢性腹膜炎等	各种药物或毒素引起的腹痛
下腹部	右下	阑尾炎、腹股沟嵌顿疝、局限性肠炎、肠系膜淋巴结炎、小肠穿孔、肠梗阻、肠结核、肠肿瘤等	右输尿管结石
	下腹	宫外孕破裂、卵巢囊肿扭转、盆腔及盆腔脏器炎症、盆腔脓肿、痛经等妇科疾病往往偏重于一侧	尿潴留、膀胱炎、急性前列腺炎等
	左下	腹股沟嵌顿疝、乙状结肠扭转、菌痢、阿米巴性结肠穿孔、结肠癌等	左输尿管结石

③腹痛发生的缓急：腹痛开始时轻，随后逐渐加重，多为炎症性病变；腹痛突然发生，迅速恶化，多见于实质性脏器破裂、空腔脏器穿孔和急性梗阻等。

④腹痛的性质：腹痛的性质反映了腹腔内脏器病变的性质，持续性腹痛一般是腹腔内炎症或出血，如阑尾炎、腹内实质脏器破裂出血等；阵发性腹痛多为空腔脏器梗阻或痉挛所致，如胆道蛔虫症、机械性肠梗阻、胆石症等；持续性腹痛伴阵发性加重多因炎症和梗阻同时存在，如胆总管结石并感染等。不同性质的疾病又可引起不同特点的腹痛，常可分为隐痛、钝痛、绞痛、刺痛、刀割样痛、钻顶样痛等。

⑤腹痛的程度：腹痛的程度一般反映腹内病变的轻重，但因个体对疼痛敏感程度不同而有差异，且缺少客观的指标，应予注意。功能性疾病的疼痛可以比较剧烈，但病变组织坏死时，腹痛表现反而可以不严重。

（3）消化道症状：急腹症常伴有不同程度的恶心、呕吐和排便异常等消化道症状。

①恶心、呕吐：急腹症常先出现腹痛，继而出现恶心、呕吐，其原因是由于胃肠道疾病所致。早期多为反射性呕吐；晚期多为逆流性呕吐，是因肠梗阻所致。呕吐物的颜色、性质及呕吐的量与梗阻的部位密切相关，上消化道出血时呕出鲜血或咖啡样物；低位肠梗阻呕吐物为粪水样；高位小肠梗阻呕吐物为胆汁样。

②排便情况：腹痛病人应注意有无排便、排气、便秘或腹泻、大便颜色和性状、有无腹胀等。腹痛伴有停止排气排便，可能是肠梗阻所致；腹腔炎性病变可引起腹胀、便秘；肠道炎症可致腹泻伴里急后重；排柏油样便则为上消化道出血；排果酱样血便是小儿肠套叠的特征。

NOTE

（4）其他伴随症状：腹腔内感染性疾病均可出现不同程度的发热，发热程度与感染严重程度有关，严重感染可出现寒战、高热。急腹症往往是先腹痛后发热，而内科疾病多先发热后腹痛。腹痛伴有尿频、尿急、尿痛、血尿或排尿困难，应考虑到泌尿系疾病；腹痛伴有阴道异常出血，应考虑妇科疾病。

（5）既往史：不少急腹症是慢性病的急性发作。如疑为溃疡病急性穿孔，应询问有无溃疡病史；阑尾炎、胆道疾病、泌尿系结石等常有过去类似发作史；粘连性肠梗阻病人常有腹部手术、炎症或外伤史；月经史对诊断与鉴别诊断也十分重要。

2. 体格检查

（1）全身检查：首先应对病人全身状况做一个全面的了解。包括体位、表情、神志、肤色、重要器官的功能状态，还要检查体温、脉搏、呼吸、血压，观察有无脱水、酸碱平衡失调和休克征象。胆道病人可有巩膜及皮肤黄染；心率快伴低血压，说明存在低血容量；高热则考虑感染性疾病。

（2）腹部检查：急腹症的病人应重点做腹部检查，范围包括上至乳头、下至腹股沟区。

①视诊：观察有无手术瘢痕，腹部轮廓是否对称，腹式呼吸的强弱，有无胃肠型、肠蠕动波、包块、静脉曲张等。注意两侧腹股沟区有无肿物或疝。如急性腹膜炎病人的腹式呼吸可减弱或消失；全腹膨隆多表示有气腹、腹水、低位肠梗阻；有肠型、蠕动波提示机械性肠梗阻。

②触诊：腹部触诊在急腹症的诊断中尤为重要。检查时病人取仰卧屈膝位，使腹部处于松弛状态，应先从无痛区开始，后查病变部位，一般先让病人自己用一手指点出腹部疼痛最明显的部位。重点检查有无压痛、肌紧张和反跳痛等腹膜刺激症状，波及的范围、程度，腹膜刺激征的存在表示炎症已波及腹膜。如胃十二指肠溃疡穿孔、胆囊穿孔，腹膜受到胃液、胰液、胆汁等强酸强碱的强烈刺激，会出现腹壁高度肌紧张而呈“板样强直”。老年人、幼儿、经产妇、肥胖的病人，腹膜刺激征常较实际病情为轻，不能如实反映病变的轻重，应加以注意。另外，还要检查有无包块，确定其位置、大小、形状、质地、活动度和有无压痛。如急性胆囊炎可触及肿大压痛的胆囊；胃肠道的晚期癌肿可扪及质硬的腹部肿块；肠套叠可触及“腊肠样”肿块。

③叩诊：先从无痛区开始，用力要均匀。叩诊时重点检查肝浊音界是否消失、有无移动性浊音。肠梗阻时叩诊呈鼓音；肝浊音界缩小或消失，提示胃肠道穿孔引起气腹；移动性浊音表示腹腔内有炎性渗出液、内出血、消化道穿孔等。

④听诊：腹部听诊有助于对胃肠蠕动功能做出判断。肠鸣音亢进为急性肠炎、机械性肠梗阻的表现；有气过水声、金属音是肠梗阻特有的体征，音调越高亢，说明梗阻越完全；肠鸣音减弱或消失为麻痹性肠梗阻的表现；幽门梗阻、急性胃扩张可出现震水音。

（3）直肠、阴道指诊：急腹症病人该检查应给予足够重视。检查时注意有无肿块、触痛、波动感及指套染血。已婚妇女怀疑有妇科疾病时，须做腹壁阴道双合诊，以协助诊断。

3. 辅助检查　通过详细收集病史和仔细的体格检查，大多数急腹症可得出正确或基本正确的诊断，但有时为了进一步确定疾病的部位、性质、程度及做鉴别诊断，往往需要选择应用一些有关的辅助检查。

（1）实验室检查：白细胞计数检查可提示有无炎症；红细胞计数、血红蛋白和红细胞压积的动态观察，如出现进行性下降则提示有内脏活动性出血。检查尿中的红细胞、白细胞、蛋白、糖、酶等对诊断泌尿系统疾病、急性胰腺炎有重要意义。粪便检查对急腹症的诊断有较大的意义，上消化道出血可出现柏油样便或潜血试验阳性；肠道炎症时可见大便中白细胞增多；大便时排出鲜红色血性液体应考虑结肠溃疡、肿瘤、痔疮出血等。急性胰腺炎时血、尿或腹腔穿刺液淀粉酶均可升高；肝胆道疾病应做血清胆红素、肝肾功能测定；肠梗阻的病人应了解血清钾、钠、氯、二氧化碳结合力等；中老年病人应常规检查血糖。

（2）X线检查：平片检查可排除胸部疾病引起的腹痛，有助于诊断胃肠道穿孔、肠梗阻、腹腔内积液及脓肿、胆道和尿路结石；X线造影检查对胆道疾病、泌尿系疾病、胃肠道疾病亦有重大价值，如可以诊断肠梗阻、肠套叠、消化道肿瘤、胆道结石、泌尿系结石等。气钡灌肠造影在低位结肠梗阻中具有诊断价值。

（3）B型超声波检查：特别是对肝、胆、脾、胰、肾的疾病有较大的诊断意义，对了解腹腔脓肿、膈下脓肿的部位、大小及定位穿刺引流也较为常用。

（4）内窥镜检查：消化道出血病人可通过胃镜、十二指肠镜、结肠镜等检查了解出血部位及原因；胆管胰腺疾病可通过十二指肠镜做逆行胰胆管造影（ERCP）；结肠的疾病常使用纤维结肠镜进行检查。

（5）CT、MRI检查：常用于肝、胆、脾、肾、腹膜后、盆腔等疾病及实质性脏器破裂的诊断。

（6）选择性动脉造影：对部分消化道出血或肝破裂出血等有一定的诊断价值，部分病变还可同时行栓塞止血。

（7）腹腔穿刺及腹腔灌洗：对诊断不确切的急腹症具有重要的诊断价值。

4. 诊断原则

对急腹症，在诊断方面必须依次回答以下三个问题：

（1）有无外科情况需要紧急处理：在不能明确此点之前，绝不能掉以轻心，并要慎用麻醉性镇痛剂，以免影响诊断，延误及时治疗。

（2）是器质性还是功能性腹痛：原则上要首先除外器质性疾病，不要轻率诊断功能性腹痛。

（3）腹痛最后的病因是什么：不论何种腹痛，最后总要归结到病因问题。只有弄清病因，才能有最正确的处理。故不能满足于对症处理，要争取尽早弄清诊断。

5. 鉴别诊断

（1）内科疾病：大叶性肺炎、胸膜炎、心绞痛等都可引起反射性腹痛和上腹腹肌紧张，通过追问疼痛的情况，细致地检查胸部体征，无明确腹部体征，再借助心电图及胸部X线检查即可鉴别。急性胃肠炎、痢疾、急性肾盂肾炎、糖尿病酮症酸中毒等常有急性腹痛伴恶心呕吐等症状，但均无腹膜刺激征，且内科疾病常先有发热后才腹痛，而外科疾病常先腹痛后发热，不难做出鉴别。

（2）胃十二指肠溃疡穿孔：常有溃疡病病史，突然发生上腹部刀割样疼痛，以上腹部为主的全腹腹肌紧张呈“板状腹”，肝脾浊音界缩小或消失，反跳痛明显。腹部X线检查常可见膈下游离气体，诊断并不困难。

（3）急性阑尾炎：有转移性右下腹痛的病史，腹痛呈持续性且逐渐加重，以右下腹为主的腹痛突然范围扩大，甚至波及全腹，伴有反跳痛，肌紧张，体温持续性升高，白细胞增高，要考虑阑尾炎穿孔的可能。盆腔阑尾炎可经直肠指检触及右前腹壁处有明显触痛，腹腔穿刺有脓液。

（4）急性肠梗阻：多数急性肠梗阻初期具有典型的“痛、胀、呕、闭”的临床表现及肠鸣音亢进，无固定压痛点与肌紧张等特征。但如梗阻不解除，疼痛可从间歇性发展成持续性，无发热或低热发展成高热，肠鸣音亢进或有气过水声发展成肠鸣音消失，腹胀渐加重，全腹出现压痛、反跳痛、腹肌紧张，应考虑为绞窄性肠梗阻所致。可通过腹腔诊断性穿刺和腹部 X 线检查予以区别，必要时做剖腹探查进行明确诊断。

（5）急性胆道感染、胆石病：既往多有反复发作的腹痛史，腹痛以右上腹为主，向右肩部放射，可出现腹痛、寒战、高热、黄疸并存的 Charcot 三联征。腹膜刺激征可累及全腹，但以右上腹为最明显，胆囊肿大时可触及胆囊，墨菲征阳性。肝胆胰 B 超可有助于确诊。

（6）急性胰腺炎：多有暴饮暴食史，持续性左上中腹疼痛，可向肩部放射，可伴有腹胀，血、尿淀粉酶明显升高。CT 示胰腺弥漫性肿大，密度不均，胰腺坏死时呈皂泡征，胰周积液，可确诊。

（7）宫外孕破裂：多有明显停经史，常有下腹剧烈疼痛，阴道流血，有明显内出血表现，甚至出现休克。腹膜刺激征以下腹部为主，血色素下降，尿妊娠试验阳性，腹部或阴道后穹隆穿刺可抽出不凝固的血液。

第二十二章 腹外疝

体内脏器或组织离开其正常解剖部位，通过人体先天或后天的薄弱点、缺损或孔隙进入另一部位，即称为疝（hernia）。是外科最常见的疾病之一，疝可发生在人体各部位，最多发生于腹部，分腹外疝和腹内疝，以腹外疝多见。腹外疝是腹腔内的脏器或组织经过腹壁或盆壁的薄弱点或缺损向体表突出而形成。腹内疝则因腹腔内脏器或组织进入原有的或因病变或手术而形成的腹内孔隙而形成。属中医“疝气”的范畴，包括水疝、寒疝、气疝、狐疝、巅疝、血疝、筋疝七疝。

【病因病理】

1. 病因 腹外疝的发病原因有腹壁强度降低和腹内压增高两大因素。

（1）腹壁强度降低：潜在的腹壁强度降低最常见于某些组织穿过腹壁的部位，如精索或子宫圆韧带穿过腹股沟管、股动脉穿过的股管、脐血管穿过的脐环等处，其他腹白线因发育不良也可成为腹壁的薄弱点。此外，手术切口愈合不良、外伤、感染、腹壁神经损伤、老年、久病、肥胖所致肌肉萎缩等也是腹壁强度降低的原因。

（2）腹内压力增高：常见的原因有慢性咳嗽、慢性便秘、排尿困难（如包茎、膀胱结石、前列腺增生）、腹水、妊娠、举重、婴儿经常啼哭等。正常人虽时有腹内压增高的情况，但如腹壁完整而维持一定的强度，则不会发生疝。

2. 病理解剖 典型的腹外疝由疝囊、疝内容物和疝外被盖组成（图 22-1）。

①疝囊：是壁腹膜经疝环向外突出形成的囊袋。可分为疝囊颈、体和底三部分。疝囊颈是疝囊体与腹腔之间的狭窄部分，其位置相当于疝环。也称疝门，它是疝突向体表的门户，亦即腹壁薄弱点或缺损所在。各种疝通常以疝环所在部位作为命名依据，如腹股沟疝、股疝、脐疝、切口疝等。疝囊体是疝囊扩大部分，疝囊底为其最低部分。②疝内容物：是进入疝囊的腹腔内脏器或组织，以小肠最为多见，大网膜次之。此外，如盲肠、阑尾、乙状结肠、横结肠、膀胱等均可进入疝囊，但较少见。③疝外被盖：是指疝囊以外的各层组织。

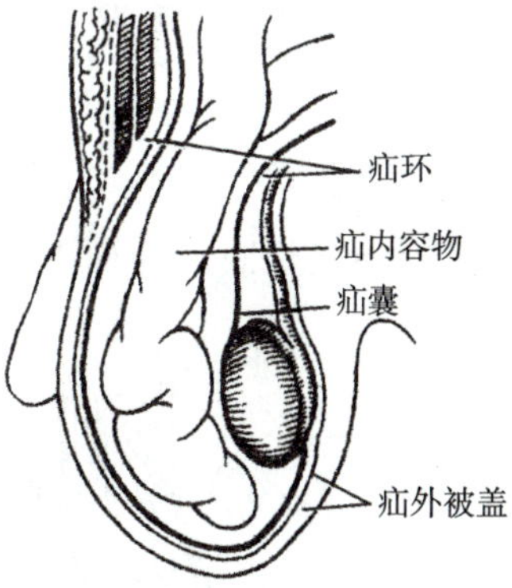

图 22-1 疝的构成

【临床类型】

腹外疝有易复性、难复性、嵌顿性、绞窄性等类型。

1. 易复性疝 病人在站立、行走、劳动或腹内压骤增时突出，在平卧、休息或用手向腹腔推送时又可回纳腹腔内，这种疝内容物容易还纳入腹腔的疝称为易复性疝。

2. 难复性疝 疝内容物不能还纳入腹腔内，但并不引起严重症状者，称为难复性疝。有些腹外疝的内容物反复突出，致疝囊颈受摩擦而损伤，并产生粘连，使内容物不能完全回纳。这种疝的内容物多为大网膜。此外，有些病程长、腹壁缺损大的巨大疝因内容物较多，腹壁已经完全丧失抵挡内容物突出的作用，也常难以回纳。

少数病程较长的疝因内容物不断进入疝囊时产生的下坠力量将疝囊颈上方的腹膜逐渐推向疝囊，尤其是髂窝区后腹膜与后腹壁结合部极为松弛，更易被推移，以致盲肠（包括阑尾）、乙状结肠或膀胱随之下移而形成疝囊壁的一部分，这种疝称为滑动性疝。因其内容物不能完全还纳，也属难复性疝。（图 22-2）。

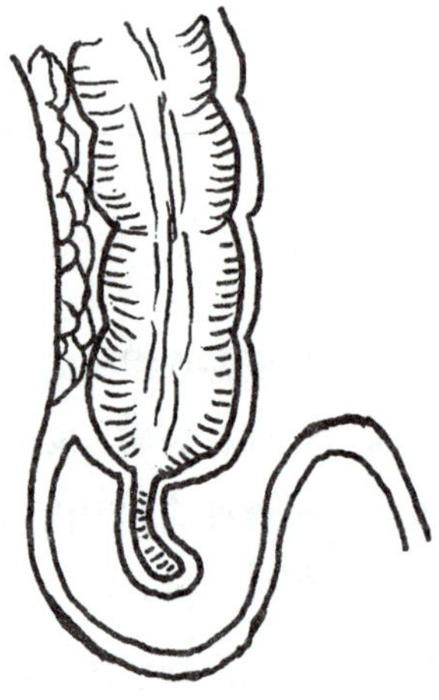

图 22-2　滑动疝

（盲肠成为疝囊的组成部分）

3. 嵌顿性疝　疝环颈较小而腹内压突然增高时，疝内容物可强行扩张囊颈而进入疝囊，随后因囊颈的弹性收缩，又将内容物卡住，使其不能回纳，这种疝称为嵌顿性疝。疝发生嵌顿后，如其内容物为肠管，则因肠管及其系膜在疝环处受压，先使静脉回流受阻，导致肠壁淤血和水肿，疝囊内的肠壁及其系膜渐增厚，颜色由正常的淡红逐渐转为深红，囊内可有淡黄色积液积聚，于是肠管受压情况加重而更难回纳，此时肠系膜内动脉搏动尚能扪到。嵌顿如能及时解除，病变肠管可恢复正常。

4. 绞窄性疝　嵌顿疝如不及时解除，肠管及其系膜受压情况不断加重可使动脉血流减少以至完全阻断，即为绞窄性疝。此时肠系膜动脉搏动消失，肠壁逐渐失去光泽、弹性和蠕动能力，最终变黑坏死。疝囊内积液为紫红色或暗红色，或成脓性。感染严重还可以引起疝外被盖组织的蜂窝织炎。积脓疝囊可自行穿破或误被切开引流而发生粪瘘。嵌顿性疝和绞窄性疝实际上是一个病理过程的两个阶段，嵌顿性疝发展到肠壁动脉血流障碍阶段，即为绞窄性疝。临床上很难截然分开。

肠管受压或绞窄时，临床上还可同时伴有急性机械性肠梗阻症状。有时嵌顿的内容物仅为部分肠壁，系膜侧肠壁及其系膜并未进入疝囊，肠腔并无完全梗阻，这种疝称为肠管壁疝或 Richter 疝（图 22-3）。如嵌顿的是小肠憩室（常为 Meckel 憩室）则称 Littre 疝。有些嵌顿的肠管可包括几个肠袢，或成“W”形，疝囊内各嵌顿肠袢之间的肠管可隐藏在腹腔内，这种情况称为逆行性嵌顿疝（图 22-4）。肠管发生绞窄时，不仅疝囊内的肠管可坏死，腹腔内的中间

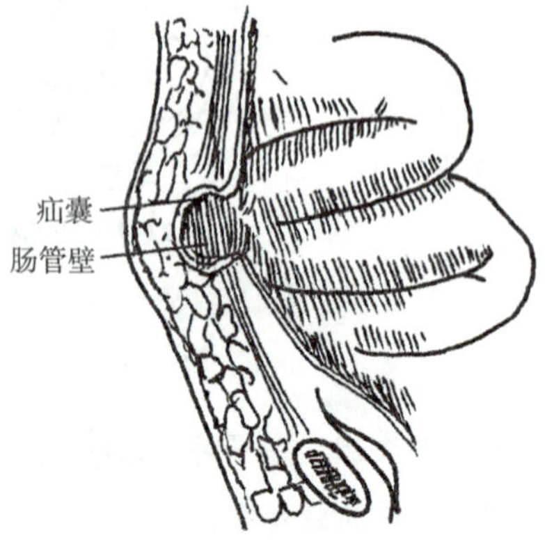

图 22-3　肠管壁疝

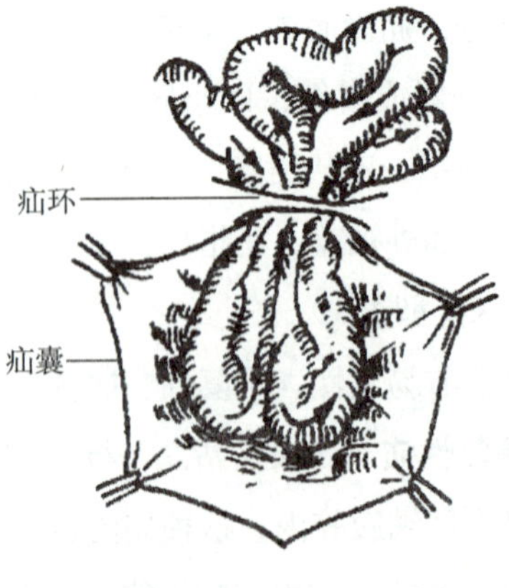

图 22-4　逆行性嵌顿疝

肠袢也可发生坏死，有时甚至疝囊内的肠袢尚存活，而腹腔内的肠袢已坏死。所以，在手术处理嵌顿或绞窄性疝时，必须把腹腔内有关肠袢牵出检查，以防止遗漏中间坏死的肠袢。

儿童的疝因疝环组织一般较柔软，嵌顿后很少发生绞窄。

第一节　腹股沟斜疝

经过腹壁下动脉外侧的腹股沟管内环突出，在腹股沟管内由深到浅向内下斜行，穿出腹股沟管皮下环，常进入阴囊的疝，称腹股沟斜疝（indirect inguinal hernia）。腹股沟斜疝的发病率占腹股沟疝的85%～95%。男多于女，男女之比约为15∶1。因右侧睾丸下降比左侧晚，故右侧较左侧多见。

【腹股沟管解剖】

正常腹股沟管解剖并非呈管形，而是腹股沟区肌层间一个潜在的裂隙。位于腹股沟韧带中点上方2cm处，与韧带平行。成人腹股沟管长4～5cm，内有精索或子宫圆韧带通过。有内、外两口及前、后、上、下四壁。内口即内环（腹环），外口即外环（皮下环），其大小一般可容一指尖。前壁为皮肤、皮下组织、腹外斜肌腱膜，外侧1/3部分尚有腹内斜肌；后壁为腹膜与腹横筋膜，内侧的1/3尚有联合腱；上壁为腹内斜肌和腹横肌下缘；下壁为腹股沟韧带和腔隙韧带。在腹外斜肌与腹内斜肌之间有髂腹下神经和髂腹股沟神经通过（图22-5）。

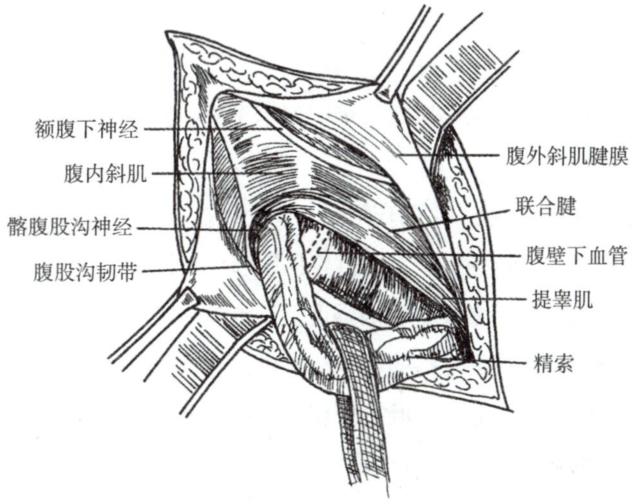

图22-5　腹股沟管解剖

【发病机制】

有先天性和后天性两种，以前者多见。

1. 先天性解剖异常　胚胎期睾丸位于腹膜后第2～3腰椎旁，在发育过程中逐渐下降，在下降至腹股沟管内环处带动腹膜、腹横筋膜以及各肌肉一起下降，于外环处推动皮肤继续下降而形成阴囊。在下降过程中腹膜所形成的鞘状突，婴儿出生后不久其下段与睾丸紧贴成为睾丸固有鞘膜，其余部分则萎缩而成一纤维索带。如鞘状突不闭锁或闭锁不完全，就成为先天性斜疝的疝囊。右侧睾丸下降较晚，鞘状突闭锁也较迟，故右侧腹股沟疝较多见。

2. 后天性腹壁薄弱或缺损 正常人有两种保持腹股沟管完整并防止腹内容物经内环膨出的机制。一是腹横肌和腹内斜肌在内环的括约肌作用。当腹横筋膜和腹横肌收缩时，内环内侧的凹间韧带和内环一起被牵向内上方，从而在腹内斜肌深面关闭了内环，阻止了疝的形成。二是腹横弓和腹内斜肌弓状下缘的开闭作用。腹壁松弛时，弓向上突出，当腹压增高时，腹内斜肌和腹横肌同时收缩，不仅使腹股沟管的前后壁紧紧靠拢，而且弓被拉直变平，并向腹股沟韧带靠拢，使弓状缘下方的半月形缺口接近消失，从而加强了腹股沟管区。如果腹内斜肌和腹横肌发育不全，营养不良或下缘过高，不但使腹股沟区更加薄弱，而且丧失了保护性机制，易发生后天性斜疝（图 22–6）。

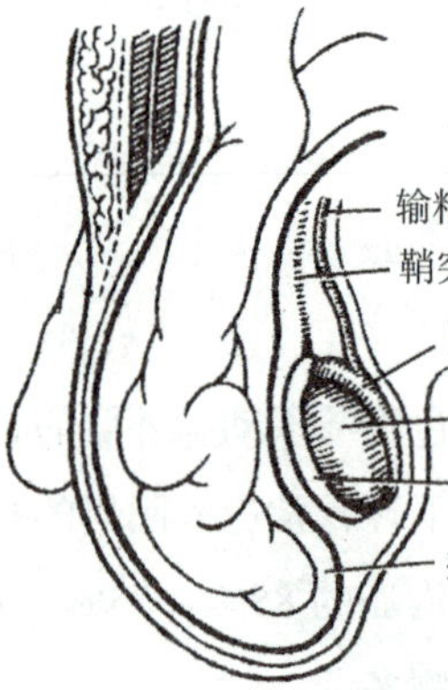

图 22–6 后天性腹股沟斜疝

【临床表现】

1. 易复性斜疝 此型斜疝病人站立、行走、咳嗽或劳动肿块出现，多呈带蒂状的梨形，并可降至阴囊或大阴唇。平卧或用手法将包块向腹环处推挤，包块可回纳消失。再以手指尖经阴囊皮肤伸入外环，可发现外环扩大，局部腹壁软弱；此时需嘱患者咳嗽，指尖有冲击感。包块消失后用手指紧压腹股沟管腹环处，让患者咳嗽、站立或鼓腹，包块不再出现；若移去手指，肿块则可突出。若疝内容物为小肠，则包块柔软、光滑、有弹性，叩诊呈鼓音，听诊可闻及肠鸣音，当包块回纳进入腹腔时，可听到“咕噜”声；若内容物为大网膜，则包块叩诊呈浊音，听诊无肠鸣音，回纳缓慢。

2. 难复性斜疝 此型斜疝除坠胀感、牵引痛稍重外，其主要表现为包块不能完全回纳，尚有消化不良和便秘等症状。

滑动性斜疝也属难复性疝，多见于青壮年男性，右多于左，其比例约为 6∶1。虽不多见，但滑入疝囊内的盲肠或乙状结肠在疝手术时容易误当疝囊切开，应予注意。

3. 嵌顿性斜疝 此型斜疝常发生在高强度劳动或剧烈咳嗽及严重便秘等腹内压骤增时，主要表现为包块突然增大，伴有明显疼痛，包块变硬无弹性，触痛明显，不能回纳；如疝内容物为肠管，可出现腹部绞痛、恶心、呕吐、便秘、腹胀等急性肠梗阻或绞窄性肠梗阻症状；若疝内容物为大网膜，局部触痛常较轻。

4. 绞窄性斜疝 疝一旦嵌顿则自行回纳的机会很少，在临床上嵌顿和绞窄是不能完全分开的两个发展阶段。嵌顿如不及时解除，肠管及其系膜受压情况不断加重，最后可使动脉血流导致完全阻断，发生肠壁坏死。此时肠系膜动脉搏动消失，肠壁失去光泽、弹性和蠕动能力，疝囊内渗液为淡红色或暗红色。一般认为，嵌顿疝超过 24 ~ 48 小时，全身出现毒血症及严重水、电解质紊乱与酸碱失衡表现，局部有包块皮肤水肿、发红等症状者，应考虑为绞窄性疝。当然，临床上也有绞窄性疝在肠袢坏死穿孔时，疼痛可因疝囊内压力骤降而暂时缓解的，所以疼痛减轻而包块仍存在者，不应认为是病情好转。绞窄时间越长者，其疝内容物越易发生感染。感染侵及周围组织，可引起疝外被盖组织的急性炎症，严重者可发生脓毒症。

【诊断与鉴别诊断】

1. 诊断　腹股沟斜疝多见于儿童和青中年男性。当患者哭啼或站立腹压增高时，腹股沟上段内侧（腹环处）由外上向内下前斜行突现一圆形或梨形囊性包块。平卧时包块可自行回缩消失。病人仅有局部轻度坠胀感，此时诊断较为困难；如肿块不断增大进入阴囊或大阴唇，此时除坠胀感外可有明显牵引痛，诊断较容易。

2. 鉴别诊断

（1）睾丸鞘膜积液：其包块仅限于阴囊内，多呈卵圆形，上缘可清楚地扪及精索；而斜疝多呈梨形，上缘有蒂柄通向腹股沟管。睾丸鞘膜积液时睾丸位于积液中央，包块呈囊性，不能扪及睾丸；而斜疝可在包块后方扪及睾丸。睾丸鞘膜积液包块从不回纳或消失；斜疝包块可回纳消失或缩小。睾丸鞘膜积液透光试验多呈阳性，斜疝则多呈阴性，但婴幼儿斜疝时因其组织薄，透光试验可呈阳性。

（2）交通性鞘膜积液：其包块外形与睾丸鞘膜积液相似，但常在起床后或站立一段时间后包块才缓慢地出现并逐渐增大；平卧或挤压包块时，因液体被挤入腹腔，包块可慢慢缩小或消失，透光试验阳性。易复性斜疝时其包块出现或消失都比较快，而且回纳后压住腹环，嘱病人站立，鼓腹后包块不再出现。

（3）精索鞘膜积液：其包块一般较小，在腹股沟管内，因此牵拉同侧睾丸时可见包块上下移动。

（4）隐睾：其包块较小，挤压时患者有特殊的胀痛感觉；患侧睾丸缺如有助诊断。

（5）急性肠梗阻：肠管被嵌顿可伴有急性肠梗阻，易因诊断为肠梗阻而忽略了疝的存在，这种情况临床时有发生，尤其在病人比较肥胖而疝块比较小时，更易发生漏诊而导致治疗上的错误。

【治疗】

腹股沟斜疝一般均应尽早施行手术治疗。若不及时治疗，疝块逐渐增大，终将影响生活；也可发生嵌顿绞窄而危及病人生命，因此确诊后应及时治疗。

1. 非手术疗法　1岁以内的婴儿因其腹肌可随身体发育逐渐强壮，疝有消失的可能，故暂不手术，可用棉线束带或绷带压住腹股沟管内环，这样可防止疝块突出，发育中的腹肌加强腹壁有可能自愈（图22–7）。

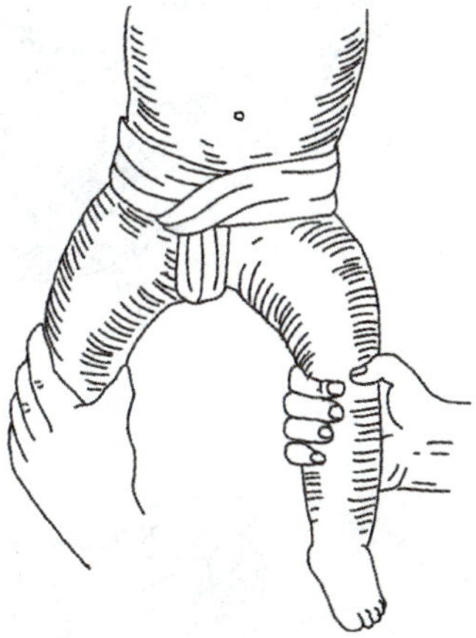
图22–7　婴幼儿棉线束带压迫法

老年体弱或因故不适于手术者可用疝带治疗。但长期使用可以刺激致疝颈肥厚、硬韧；疝内容物与疝壁粘连，容易造成嵌顿或绞窄。发生嵌顿如时间较短（不超过2～4小时），且局部压痛不明显，腹部无压痛及腹肌紧张等腹膜刺激症状，估计无肠管绞窄坏死时，可以试行手法复位，手法切忌粗暴；复位后观察24～48小时，注意有无腹膜炎出现及肠梗阻是否解除。

2. 手术疗法　手术疗法效果确切，但对合并慢性咳嗽、便秘、排尿困难、腹水、妊娠等有腹内压增高者，务必先行处理，以免术后复发。手术方法可归纳为传统的疝修补术、无张力疝修补术和经腹腔镜疝修补术等。

腹股沟斜疝的手术方法很多，其手术目的是切除疝囊和加强腹股沟管薄弱部分，通常有三类。

（1）疝高位结扎：指在疝颈部结扎疝囊。可视疝囊大小，对其远端疝囊给予切除或留于原位，这样就堵住了腹内脏器或组织进入疝囊内的通道。结扎应尽量在高的水平进行，如结扎偏低，那只是把一个较大的疝囊转化成一个较小的疝囊，给疝复发创造了条件。单纯的疝囊高位结扎术只有在腹股沟管薄弱部于发育过程中能够逐渐加强时，疗效才确切，所以该术式多用于婴幼儿。对其他年龄段及绞窄性斜疝患者，如因局部有严重感染，修补易失败时亦可应用（图 22-8）。

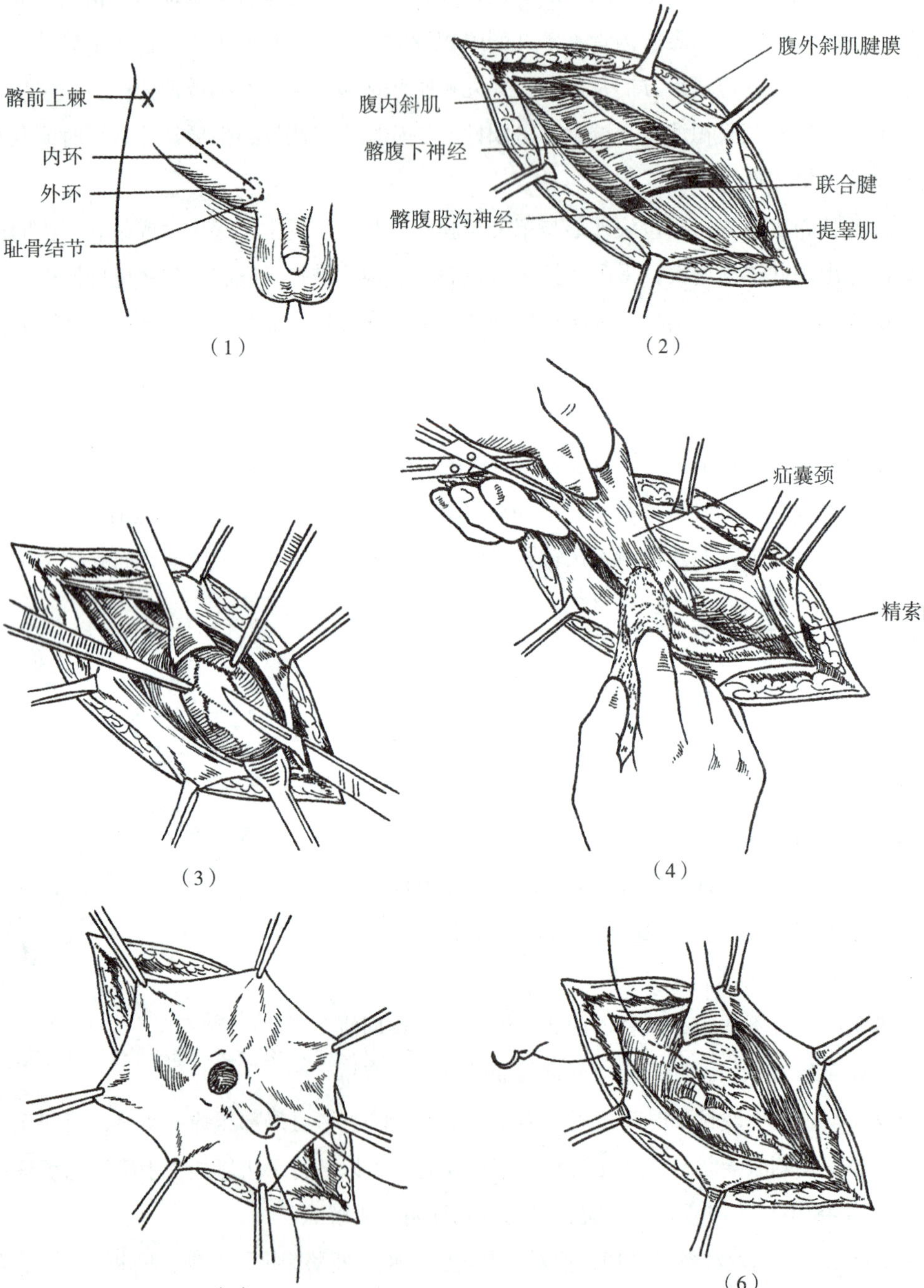

图 22-8　腹股沟斜疝疝囊高位结扎术

（1）皮肤切开（斜切口）（2）切开腹外斜肌腱膜，显露神经、腹股沟韧带内面及联合腱
（3）切开疝囊　（4）疝内容物回纳，剥离疝囊至颈部　（5）疝囊内荷包缝合，结扎疝囊颈
（6）切除荷包缝线以远的疝囊组织，荷包线悬吊在腹内斜肌上

NOTE

（2）疝修补术：适用于腹股沟管缺损不大，附近肌腱比较完整的成年患者。其方法是在疝高位结扎的基础上视薄弱或缺损部位而决定内环修补和腹股沟管壁修补。

①内环修补：适用于内环扩大的病例。如内环仅轻度扩大，将内环的下缘间断缝合数针，能容小指尖通过即可

②腹股沟管壁修补：其方法很多，通常可分为加强腹股沟管前壁或后壁两类。

a. 弗格森（Ferguson）法：是加强腹股沟管前壁最常用的方法。高位结扎疝颈后，不游离精索；将腹内斜肌下缘和联合腱在精索浅面缝于腹股沟韧带上，以消灭弓状下缘与腹股沟韧带之间的空隙。此方法适用于腹股沟管后壁发育尚健全的儿童和青年人较小的斜疝。

b. 巴西尼（Bassini）法：是修补腹股沟管后壁的方法。在高位疝囊颈结扎后，将精索游离提起，在精索深面将腹内斜肌下缘和联合腱缝于腹股沟韧带上，精索位于腹内斜肌与腹外斜肌腱膜之间（图 22-9）。适用于成人斜疝和腹壁一般性薄弱者。临床应用最广泛。

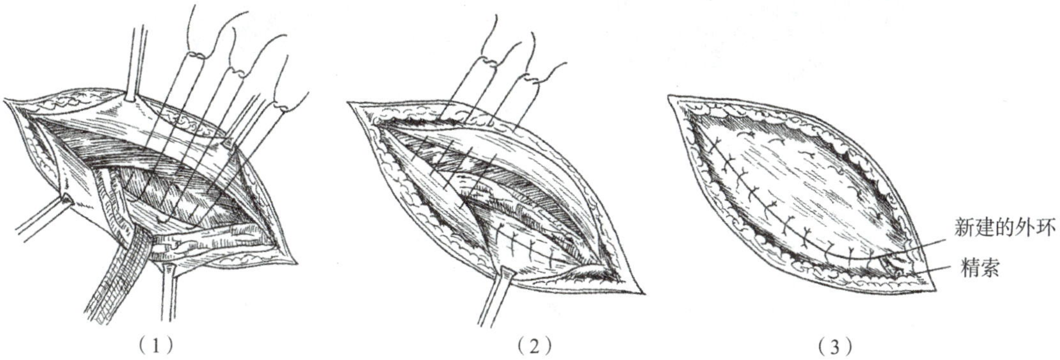

图 22-9 巴西尼（Bassini）腹股沟疝修补法

（1）提起精索，在其后将联合腱和腹内斜肌缝在腹股沟韧带上
（2）在精索前方缝合腹外斜肌腱膜 （3）腹外斜肌腱膜缝合后，其内下方新建外环

c. 麦可威（Mcvay）法：是修补腹股沟管后壁的方法。在巴西尼（Bassini）法的基础上，在精索深面将腹内斜肌下缘和联合腱缝于耻骨梳韧带上，可同时加强腹股沟三角和间接封闭股环。多用于腹壁重度薄弱的较大斜疝和复发性疝（图 22-10）。

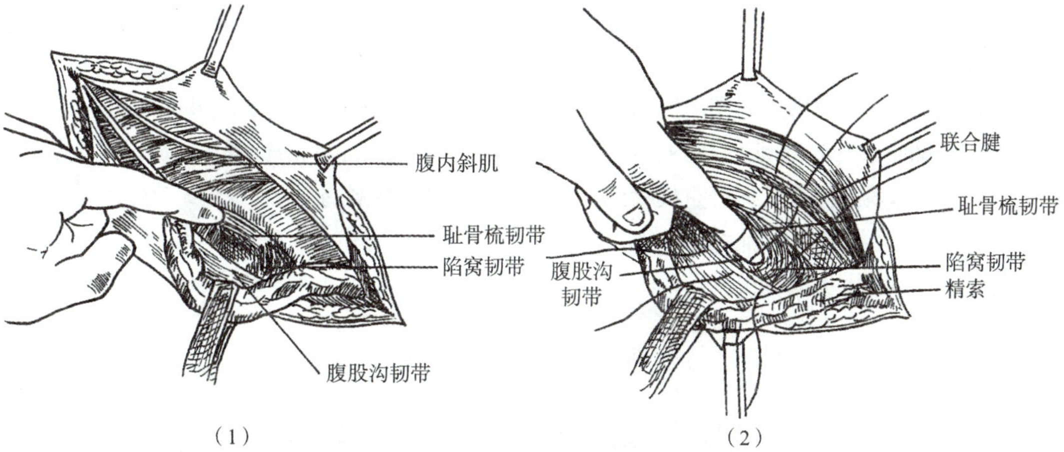

图 22-10 麦可威（Mcvay）腹股沟疝修补法

（1）显露耻骨梳韧带 （2）将联合腱和腹内斜肌缝合在耻骨梳韧带和腹股沟韧带上

NOTE

d. Shouldice 法：将其自耻骨结节处向上切开至内环，然后将切开的两叶重叠缝合先将外下叶缝于内上叶的深面，再将内上叶的边缘缝于髂耻束上，然后按 Bassini 法将腹内斜肌下缘和联合腱缝至腹股沟韧带深面。

③无张力疝修补术（tension-free hernioplasty）：分离出疝囊后，如疝囊较小，无需高位结扎或切除，将其内翻送入腹腔。然后将用人工材料制成一个圆形花瓣形的充填物填充在疝的内环处以填补缺损，再将一个合成纤维网片缝合于腹股沟管后壁而替代传统的张力缝合（图 22-11）。具有术后疼痛轻、恢复快、复发率低等优点。

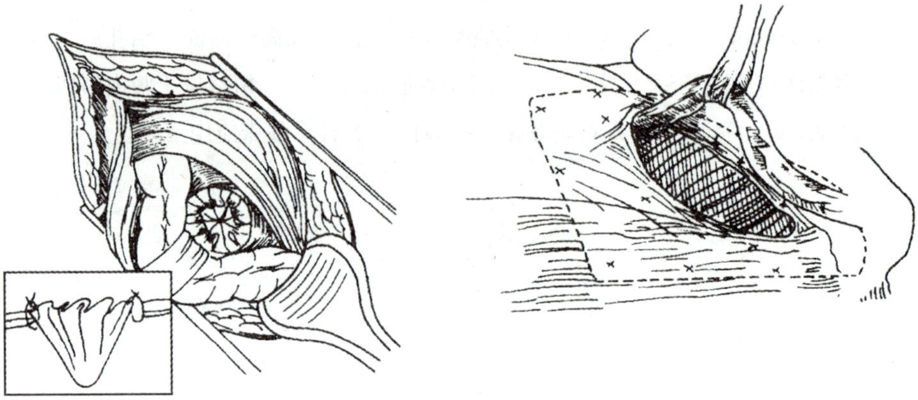

图 22-11 无张力（填充式）疝修补术

（3）疝成形术：巨型疝或复发性疝、腹股沟管后壁严重缺损等无法利用局部组织进行修补者，应施行疝成形术。基本术式按巴西尼法进行。传统上是将同侧腹直肌前鞘瓣向外下翻转，在精索深面缝至腹股沟韧带上，或用自体阔筋膜移到腹股沟管后壁。近年来人工材料涤纶网、四氟乙烯网、尼龙网等的出现为在无张力状态下进行疝修补创造了条件，主要用于修复腹股沟区的腹横筋膜缺损。手术要点是切除软弱损坏的腹横筋膜及腹膜外组织，将合成纤维网固定于缺损的腹横筋膜边缘深面及腹股沟韧带上。这种方法克服了传统术式张力大、术后局部牵扯感、疼痛较重和组织间愈合差等缺点。

除以上方法外，尚可利用腹腔镜等设备进行手术。

由于腔镜手术具有创伤小、恢复快和对人体侵扰小的优点，该技术渗透到外科学各专业领域，包括腹外疝的手术治疗。

3. 嵌顿性疝处理原则 原则上应紧急手术治疗，但下列情况可试行手法复位。

（1）嵌顿时间在 3 ~ 4 小时以内，局部压痛不明显，也无腹膜刺激征者；

（2）年老体弱或伴有其他严重疾病而估计肠袢尚未绞窄坏死者；

（3）疝块大，病史长，疝环松弛者；

（4）当地没有手术条件者。

第二节 腹股沟直疝

疝囊经腹壁下动脉内侧，直接由腹股沟三角向前突出的疝称腹股沟直疝（direct inguinal hernia）。

【局部解剖】

腹股沟三角：其外侧边是腹壁下动脉，内侧边为腹直肌外侧缘，底边为腹股沟韧带。此区内无腹肌覆盖，腹横筋膜又比其他部位薄弱，易发生疝，故又称直疝三角（图 22–12）。

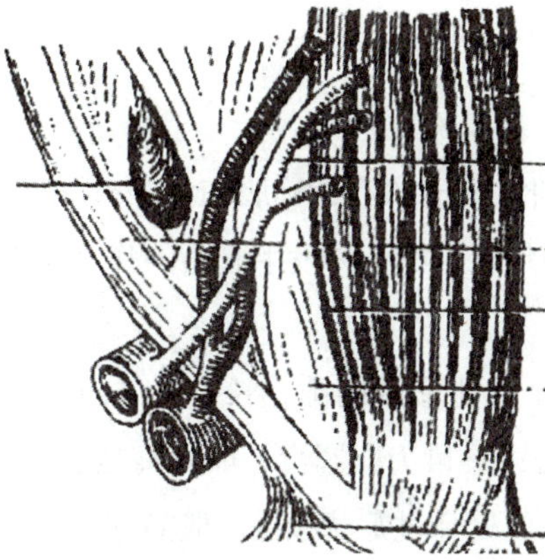

图 22–12　直疝三角（后面观）

【发病机理】

先天性因素是腹横肌与腹内斜肌下缘组成的联合腱止点偏高；后天性因素是肌肉退化、萎缩和长期咳嗽、排尿困难等原因引起的腹内压增高。故直疝多见于老年人，常两侧发生。

【临床表现】

多见于老年男性体弱者，其基本表现与斜疝相似，但其包块位于腹股沟内侧和耻骨结节的外上方，多呈半球状，从不进入阴囊，不伴有疼痛及其他症状。起立时出现，平卧时消失。因其基底部较宽，容易还纳，极少发生嵌顿。还纳后指压内环不能阻止其出现。如以食指经外环插入腹股沟管内，可触及后壁明显缺损。疝内容物常为小肠或大网膜，膀胱有时可进入疝囊，成为滑动性直疝；如发生粘连，膀胱即成为疝囊的一部分，手术时应注意。

【诊断与鉴别诊断】

结合病史和体征，腹股沟直疝诊断并不困难，但需要与腹股沟斜疝相鉴别（见表 22–1）。

表 22–1　腹股沟斜疝与直疝鉴别

	斜疝	直疝
年龄	多见于儿童及青壮年人	多见于老年人
突出途径	经腹股沟管突出可进阴囊	由直疝三角突出，不进阴囊
疝块外形	椭圆形或梨形，上部呈蒂柄状	半球形，基底部宽
回纳疝块后压住内环	疝块不再突出	疝块仍可突出
精索与疝囊的关系	精索在疝囊后方	精索在疝囊前外方
疝囊颈与腹壁下动脉的关系	疝囊颈在其外侧	疝囊颈在其内侧
嵌顿机会	较多	较少

【治疗】

早期可试用疝带治疗，但手术加强腹股沟三角仍是最有效的治疗手段。常用手术方法是在精索深面将腹内斜肌下缘和联合腱缝合至耻骨梳韧带上。如疝囊颈偏小者，也可采取高位结扎；巨大的疝囊则须连续缝合，以关闭腹腔，然后决定是否应用人工材料进行修补。

第三节 股 疝

疝囊通过股环，经股管向卵圆窝突出的疝，称股疝（femoral hernia）。女性骨盆宽广，股管上口宽松，加上妊娠等因素，中年以上妇女易发生股疝。其发病率约占腹外疝的 3% ~ 5%。

【股管解剖】

股管是腹股沟韧带下内侧一个漏斗形的间隙，长 1 ~ 1.5cm，直径约 1.5cm，有上、下两口。上口为股环，有股环隔膜覆盖；下口为卵圆窝，卵圆窝是股部阔筋膜上的一个薄弱部分，其浅面有筛状板覆盖，大隐静脉在此处穿过筛状板进入股静脉。股管前壁是腹股沟韧带，后壁是耻骨梳韧带，内侧是陷窝韧带，外侧是股静脉。股管内被脂肪、疏松结缔组织充填。

【病因病理】

腹内压力增高时，下坠的腹腔脏器被推向下方，给对着股环上方的腹膜一定压力，使其经股管向外突出形成股疝。疝块逐渐发展，即由股管下口突破筛状板而至皮下。股疝内容物常为小肠或大网膜。

【临床表现】

常在腹股沟韧带下方卵圆窝处出现一半球形肿块，一般约核桃大小，除部分病人在久站或咳嗽时感到患处胀痛外，无明显其他症状，尤其肥胖病人易被忽视。由于股环狭小，同时疝内容物进入股管呈垂直而下，突出卵圆窝后向前转折，构成锐角，因此极容易发生嵌顿和绞窄，这时可出现剧烈疼痛和急性肠梗阻症状。由于局部表现不明显，易被误诊为腹内原因所致的急腹症。但在肠壁性绞窄性股疝时可无肠梗阻表现，待肠壁坏死、穿孔，局部形成脓肿或蜂窝织炎时，常被切开引流而形成肠瘘。

【诊断与鉴别诊断】

诊断并不困难，但须与下列疾病鉴别。

1. 腹股沟斜疝 疝块位于腹股沟韧带上方，而股疝则位于腹股沟韧带下方。股疝还纳后用手指压住腹股沟管浅环，嘱患者咳嗽，肿块仍能出现。也可用手指探查浅环是否扩大，有助于鉴别。

2. 腹部脂肪瘤 脂肪瘤为逐渐增大，并无疼痛和压痛，脂肪瘤基底不固定，活动度较大；而股疝基底固定，不能推动。

3. 股部淋巴结炎 单个肿大的淋巴结应与股疝嵌顿鉴别。淋巴结肿大时同侧下腹一般可找到原发性病灶，肿块呈椭圆形；股疝常为半球形，嵌顿时可伴有急性机械性肠梗阻表现。

4. 大隐静脉曲张的结节 大隐静脉曲张的结节状膨大位置较浅，壁薄，下肢伴有曲张静脉，在平卧或抬高下肢后肿块消失。

5. 髂腰部结核性脓肿 腰椎或骶髂关节结核所致的寒性脓肿可沿腰大肌流至腹股沟区，其包块多位于腹股沟的外侧部分、偏髂窝处，且有波动感。X 线摄片有助于鉴别。

NOTE

【治疗】

股疝不能自愈，容易嵌顿，一旦嵌顿可迅速发展为绞窄性，因此股疝确诊后应及时给予手术治疗。对嵌顿或绞窄性股疝更应施行急诊手术。常用的方法有两类，即腹股沟上修补法和腹股沟下修补法。

1. 腹股沟上修补法 基本手术是 Mcvay 修补法，在切开腹股沟管后壁腹横筋膜后，用纱布推开腹膜外脂肪，找出股静脉，并在其内侧分离疝囊颈部，边分离边向上提出疝囊，必要时在卵圆窝处向上推压，有助于疝囊的完全游离。将疝囊高位结扎切断，将耻骨韧带、陷窝韧带及腹股沟韧带缝合在一起，借以关闭股环；也可采用人工合成材料及腹腔镜修补术。本法适用于较大股疝或嵌顿性股疝。

2. 腹股沟下修补法 在卵圆窝处做 6 ~ 7cm 直切口或斜切口。切开皮下层及筛状板后，在股静脉内侧显露出疝囊；其外常有一层脂肪，有时不容易分离，易损伤外侧的股静脉和大隐静脉。切开疝囊、回纳内容物后，疝囊颈部行高位结扎，然后将腹股沟韧带与耻骨梳韧带间断缝合，封闭股环。缝合内侧时应包括陷窝韧带，缝合外侧时勿损伤压迫股静脉。此法适用于较小股疝或老年体弱者。

第四节 其他疝

一、切口疝

切口疝（incisional hernia）是指发生于腹部手术切口处的疝，临床上较多见，其发病率仅次于腹股沟斜疝。尤其是腹部手术切口感染和伤口裂开患者，其发生率可高达 10% ~ 25%。

【病因病理】

（1）除腹直肌外，腹壁所有层次，包括肌肉和筋膜，其纤维大体都沿着水平方向走行。腹部切口，特别是纵向切口，不但切断了这些纤维，而且切口缝合后总处于紧张状态下，缝线极易从纤维间滑脱，致使切口开裂；切口处神经被切断也可降低局部肌肉的强度。这是发生切口疝的解剖基础。

（2）切口过长，被切断的肋间神经过多，操作粗暴损伤过大，切口缝合层次错位致对合不佳，浅麻醉下强行缝合引起组织撕裂，止血不彻底所致术后切口积血，引流物从同一腹部切口引出或留置过久及切口污染或感染，等等，都是切口疝发生的诱因。

（3）其他原因如高龄、肥胖、贫血、低蛋白血症，以及术后腹胀、剧烈咳嗽、排尿困难、便秘等引起腹内压升高的因素。

切口疝一般发生在手术后几个月内，纵切口较横切口者多见，下腹部比上腹部多见。切口疝一般疝环较大，疝囊不完整，因此极少发生嵌顿，但疝内容物易与腹膜外组织粘连而形成难复性疝，常伴有不完全性肠梗阻。

【临床表现】

腹壁切口处逐渐膨隆，出现包块，患者站立及鼓腹时明显，平卧时缩小或消失。较小的切口疝可无其他症状，较大的切口疝可出现腹部不适和牵拉感，也可出现食欲减退、恶心、腹部隐痛或便秘等。检查时可见切口处有包块，疝囊壁薄弱者可见肠型及蠕动波，包块回纳后可清楚扪及疝环边缘。如系腹壁肋间神经损伤引起的腹壁薄弱所致的切口疝，包块边缘不清，常无明确疝环存在。

【治疗】

切口疝不能自愈，原则上应手术治疗。术前应明确其发生的原因，有针对性地治疗。既要降低腹内压力，又要修补薄弱的疝环。对有手术禁忌证和暂不宜手术的病人，可试用腹带、弹性绷带包扎以减轻不适。

手术治疗术式应根据疝的大小、形态及发病部位而定。中、小型切口疝单纯修补即可，缺损较大的切口疝则须行疝成形术，也可采用人工合成材料进行修补。不管采用何种方法，都应在无张力的情况下进行，否则容易复发。

二、脐疝

腹内脏器或组织通过脐环突出于体表者，称脐疝（umbilical hernia）。脐疝多见于婴幼儿。脐环未闭或闭锁不全及脐部感染引起局部瘢痕组织薄弱者，在腹内压力升高时，即可发生脐疝。其包块直径一般为 1～2cm，多能自行回纳，很少发生嵌顿和绞窄。未闭锁的脐环一般在两周岁以后自行闭合，脐疝也随之消失。因此除发生嵌顿或绞窄外，两周岁以内的婴幼儿可先采用非手术治疗。具体方法是：用一块纱布或硬币、纸片压住脐环，然后用胶布或绷带固定。如两岁以后脐环直径仍大于 1.5cm，则应手术治疗。

成人脐疝少见，多发生于中年肥胖的经产妇女，也常见于慢性咳嗽、肝硬化腹水等病人。成人脐疝一般疝环狭小，周围组织较坚韧，因此易发生嵌顿或绞窄，故应采用手术治疗。

脐疝手术仍是切除疝囊，缝合疝环。成人疝环较大的也可采用横向、分层重叠缝合疝环旁组织。手术治疗应保留脐眼，以免给病人造成心理影响。

三、白线疝

发生在腹壁正中的疝称白线疝（linea alba hernia），可发生在腹壁正中的任何部位，但以上腹部多见，故又称为腹上疝。腹白线由两侧腹直肌前后鞘的纤维斜形相互交叉构成。这一结构适应了躯体活动功能，但神经、血管穿过白线处留下的若干薄弱点为腹内压力增高时疝的发生创造了条件。早期的白线疝并无疝囊，只是腹膜外脂肪向外突出。如继续发展，突出的脂肪逐渐扩大白线的薄弱点，并牵拉腹膜向外形成疝囊。白线疝较小，其内容物多为大网膜，易和疝囊粘连，成为难复性疝。

早期疝小而无症状，不易被发现。其后逐渐因腹膜受牵拉而出现上腹疼痛，并伴有恶心、呕吐等消化道症状；在腹白线处可扪及包块，平卧或加压时包块可缩小或消失，常在该区扪及缺损的孔隙（疝环）。

疝小而无症状者无需治疗，疝较大而有明显症状者应手术治疗。无疝囊者仅切除突出的脂肪，修补白线缺损即可；有疝囊者应高位结扎疝囊颈，切除疝囊，缝合疝环，必要时可重叠缝合腹直肌前鞘；缺损过大者也可采用人工材料修补。

第二十三章 小肠、大肠与肛门疾病

小肠、大肠与肛门有较多的外科疾病发生，但其中有一部分如胃十二指肠疾病、急性阑尾炎等分别在相应章节中描述，本章仅包括常见的克罗恩病、痔、肛隐窝炎、肛周脓肿、肛瘘、肛裂、脱肛、结直肠息肉、结直肠肿瘤、溃疡性结肠炎、便秘等病。

【解剖与生理】

1. 小肠解剖与生理 小肠包括十二指肠、空肠和回肠，成人小肠平均长度为 3 ~ 5m，但个体差异很大。十二指肠为小肠起始段，成“C”形包绕胰头，由近及远依次分为上部、降部、水平部及升部，除始、末两端外，均位于腹膜后间隙。上部近端为十二指肠球部，与胃的幽门相连；降部位于脊柱第 1 ~ 3 腰椎右侧下行，其中下 1/3 交界内后侧壁有十二指肠大乳头，为肝胰壶腹开口；水平部横过第 3 腰椎前方至脊柱左侧向左上斜形移行为升部，水平部前方有十二指肠上动、静脉跨过；升部约 2 ~ 3cm，通过十二指肠空肠曲续为空肠。空肠和回肠为小肠主要肠道，近端于十二指肠空肠曲与十二指肠相连，远端借回盲瓣与盲肠相连，空、回肠无明显分界，一般近端 2/5 为空肠，远端 3/5 为回肠。空、回肠为腹膜内位器官，全长被腹膜包裹，仅通过小肠系膜附着于腹后壁，具有活动性大的特点，是小肠容易发生扭转的解剖基础。小肠肠壁分为四层，由外向内依次为浆膜层、肌层、黏膜下层和黏膜层。小肠系膜由两层腹膜组成，其中有血管、神经、淋巴组织和脂肪。因小肠系膜根部长度只有 15cm，远不如小肠的长度，故小肠系膜呈扇形。小肠的血液供应来自肠系膜上动脉，静脉血经肠系膜上静脉回流入门静脉。小肠接受交感和副交感神经双重支配，来自腹腔丛和肠系膜上丛，同时有内脏感觉神经分布。交感神经起于脊髓 9 ~ 11 胸节，交感神经兴奋使肠蠕动减弱，血管收缩；迷走神经兴奋使肠蠕动增强和肠腺分泌增加，对血管收缩并无明显影响；内脏感觉神经传入脊髓 9 ~ 12 胸节和延髓，痛觉冲动传入脊髓，故小肠病变引起的牵涉痛表现为脐周痛。

小肠是食物消化与吸收的主要部位。小肠黏膜腺体分泌的含有多种酶的碱性肠液与胰液、胆汁一起将食糜分解为葡萄糖、氨基酸、脂肪酸等而被吸收，消化液中的水和大量电解质也在小肠内吸收入血循环中。小肠的运动功能包括了使食糜在肠腔内向下运动的蠕动，使食糜混合并与肠黏膜密切接触以利于吸收的局部动作，即有节律的分节运动和紧张性收缩。

2. 大肠、肛门解剖与生理 结肠起于回盲瓣，止于直肠，其特点是有结肠带、结肠袋和肠脂垂，依次为盲肠、升结肠、横结肠、降结肠和乙状结肠。成人的结肠长 120 ~ 200cm，平均为 150cm。其直径在盲肠部最大，以后逐渐变细，至乙状结肠末端最窄。结肠肠壁由黏膜层、黏膜下层、肌层及浆膜层四部分组成。与小肠相比，结肠的肠管管径大，大部分位置比较固定，其纵肌层是完整的一层，除了远端的乙状结肠，其他部位聚集增厚形成 3 条纵带，每条宽 0.5 ~ 1cm，统称为结肠带。其中一条位于横结肠系膜附着处，称系膜带；另一条附着于大网膜，称网膜带；两者之间的一条为独立带。由于结肠带比结肠全长短，使结肠壁皱

NOTE

褶形成结肠袋。结肠肠管游离面散在许多大小不等、形状不定的脂肪凸起，称为肠脂垂，它是由肠壁浆膜下的脂肪组织积聚而成。结肠的主要功能是吸收水分和溶于水分的物质。直肠位于大肠末端，上连乙状结肠，下连肛管，全长 12～15cm，无结肠带、结肠袋和肠脂垂。

（1）盲肠：为结肠的起始部，多为腹膜内位器官。长约 6cm，直径约 7cm。一般位于右髂窝，偶见于肝下或盆腔内，是结肠壁最薄、位置最浅的部分。在盲肠和升结肠移行处的左后壁有回肠末端的开口，口的上下缘各有一半月形黏膜皱襞，称回盲瓣，由回肠的黏膜、黏膜下层及环形肌凸入结肠腔内形成，其作用为防止进入结肠的内容物反流至回肠，同时也可控制食糜不致过快进入大肠，使食糜得到充分的消化和吸收。肠梗阻时，若回盲瓣关闭完全，肠内容物不能逆流入回肠，则形成闭袢性肠梗阻；若回盲瓣关闭不全，结肠内容物可以部分逆流入回肠，减轻结肠梗阻的胀气，此时临床表现类似低位小肠梗阻，在 X 线检查中也常误诊为小肠梗阻。

（2）升结肠：是盲肠的延续，为腹膜间位器官，长 12～20cm，直径约 6cm。其下端平右髂嵴，上端在右第十肋处横过腋中线（即肝右叶下方），向左弯成结肠右曲（肝曲）续于横结肠。升结肠前面和两侧有腹膜覆盖，后面借疏松的结缔组织与腹后壁相贴，位置较固定。升结肠的外侧与后腹膜壁相贴而融合成筋膜，该处无血管走行。在升结肠手术时，沿此筋膜层分离，可不出血。升结肠的内侧与十二指肠降部及小肠袢相邻，内后方尚有输尿管及精索血管，手术分离时容易损伤。结肠右曲（肝曲）在右侧第 9 和第 10 肋软骨的深面，后面与右肾前面下外侧部相邻；上面与前外侧和肝右叶的下面接触；内侧前方紧靠胆囊底；内侧后方有十二指肠降部。在右半结肠切除时，应注意防止损伤十二指肠。

（3）横结肠：起于升结肠，续于降结肠，为腹膜内位器官，长 40～50cm，直径约为 5cm，是结肠中活动性最大的部分。其自结肠右曲开始，横行于腹腔中部，于脾门下方弯成锐角，形成结肠左曲（脾曲），向下续于降结肠。横结肠全部被腹膜包绕并形成较宽的横结肠系膜，此系膜在肝曲及脾曲逐渐变短，而中间较长，致使横结肠作弓状下垂。其下垂程度可因生理情况的变化而有所差别，其最低位可达脐下，甚至可下降到盆腔。横结肠系膜根部与十二指肠下部、十二指肠空肠曲和胰腺关系密切，在胃、十二指肠及胰腺等手术时，应注意防止损伤横结肠系膜内的中结肠动脉，以免造成横结肠的缺血坏死。分离横结肠右半时，应防止损伤十二指肠和胰腺。横结肠上方有胃结肠韧带连于胃大弯，下方续连大网膜。结肠脾曲位置较肝曲高且偏后，约在第 10、11 肋平面。侧方有膈结肠韧带将其悬吊于膈肌上，后方有横结肠系膜将其连于胰尾，是大肠中除直肠外最为固定的部分。由于脾曲位置较高且深，上方与脾、胰紧邻，因此，在左半结肠切除时，须注意对脾、胰的保护。此外，脾曲弯曲的角度一般比肝曲小，故在纤维结肠镜检查时，脾曲比肝曲更难通过。

（4）降结肠：自结肠脾曲开始，垂直向下续于乙状结肠，为腹膜间位器官，腹膜覆盖其前面及两侧，偶尔有降结肠系膜。长 25～30cm，直径约为 4cm。降结肠的后面有股神经、精索或卵巢血管及左肾等，内侧有左输尿管，前方有小肠。在降结肠切除术时，应注意防止左肾及输尿管的损伤。

（5）乙状结肠：起于降结肠，续于直肠，为腹膜内位器官。乙状结肠的长度变化很大，短的 13～15cm，长的可达 90cm，一般为 25～50cm。乙状结肠的肠脂垂多而明显，腹膜包绕全部乙状结肠，并形成乙状结肠系膜。乙状结肠系膜呈扇形，系膜根部附着于盆壁，呈“人”字形，其特点是系膜在乙状结肠中部宽大，两端逐渐变短，故乙状结肠与降结肠和直肠相连处固定不移动，中部活动范围较大，可降入盆腔，或高置肝下，也可移至右髂部。乙状结肠前方与膀胱或子宫之间有小肠，后方在腰大肌内侧缘越过左侧输尿管及左髂外动脉，手术时应避免损伤。过长的乙状结肠，特别是系膜的根部较窄时，易发生肠扭转。

（6）直肠：直肠位于盆腔后部，直肠上端约在第三骶椎平面与乙状结肠相接，下端在尾骨尖稍上方与肛管相连，长 12 ~ 14cm，其上下两端狭小，中间部分膨大，膨大部分称为直肠壶腹。直肠前面上 2/3 有腹膜遮盖，并向前反折形成直肠膀胱陷凹或直肠子宫陷凹。直肠两侧上 1/3 有腹膜遮盖，且向两侧形成腹膜反折。直肠前面下 1/3、直肠两侧下 2/3 及直肠后壁无腹膜遮盖。直肠壁由黏膜层、黏膜下层、肌层及部分浆膜层组成。黏膜层丰厚，黏膜下层疏松，因此易与肌层分离而造成直肠黏膜脱垂。直肠腔内有 3 个半月形的皱襞，称为直肠瓣，其主要作用是防止粪便的逆行。

3. 肛门与肛管　肛门位于人体消化道末端，是通于体外的出口，位于臀部正中线、会阴与尾骨之间，两侧坐骨结节横线的交叉点上，中医称作“魄门”。肛管上至齿线，下至肛门缘，长 1.5 ~ 2cm。肛管平时由于括约肌处于收缩状态，故管腔呈前后位纵裂状；排便时则扩张成管状。肛管的上界平面：在男性，相当于前列腺尖水平；在女性，相当于会阴体水平。肛管周围有内外括约肌、联合纵肌和肛提肌包绕。肛管的长轴指向脐，与直肠壶腹之间形成向后开放的夹角，称肛直角，为 90° ~ 100°。肛管的前方与会阴体接触：在男性，借会阴体与尿道膜部、尿道球和尿生殖膈后缘相邻；在女性，借会阴体与阴道前庭、阴道下 1/3 部相邻。后方借肛尾韧带连于尾骨。两侧为坐骨直肠间隙。

4. 齿线及周围组织　齿线又名梳状线，是由直肠柱与肛瓣的游离缘联合而成，是皮肤与黏膜的交界处，是内外胚层的移行区。齿线上下两方的上皮、血管、淋巴及神经的来源完全不同，其临床意义十分重要（见表 23–1）。

表 23–1　齿线及周围组织的临床意义

	齿线以上	齿线以下
胚胎来源	内胚层	外胚层
组织结构	黏膜，立方或柱状上皮 癌变为直肠腺癌	皮肤，复层扁平上皮。 癌变为鳞状上皮癌
供血动脉	肠系膜下 A→直肠上 A 髂内 A→直肠下 A	髂内 A→阴部内 A→肛门 A
静脉回流	直肠上 V→肠系膜下 V→脾 V→门 V 直肠下 V→髂内 V→下腔 V 直肠癌肝转移多见	肛门 V→阴部内 V→髂内 V→下腔 V 肛管癌可转移至肺、脑、肾等
淋巴回流	腹主动脉旁淋巴结	腹股沟淋巴结
神经支配	植物神经系统，痛觉迟钝	躯体神经系统，痛觉敏锐

（1）齿线上区

①直肠柱：或称肛柱，为肠腔内壁垂直的黏膜皱襞，有 6 ~ 12 个，长 1 ~ 2cm，宽

NOTE

0.3～0.6cm，在儿童比较显著。直肠柱是肛门括约肌收缩的结果，当肛门括约肌松弛，直肠扩张时此柱可消失。直肠柱上皮对触觉和温觉刺激的感受比齿线下部的肛管更敏感。

②肛瓣：各直肠柱下端之间借半月形的黏膜皱襞相连，这些半月形黏膜皱襞称为肛瓣，有6～12个，肛瓣是比较厚的角化上皮，它没有“瓣”的功能。当大便干燥时，肛瓣可受硬便损伤而被撕裂。

③肛隐窝：或称肛窦，是位于直肠柱与肛瓣之间向上开口的袋状间隙，有6～8个，深0.3～0.5cm，呈漏斗形，上口朝向肠腔的内上方，窝底伸向外下方，在窝底有肛腺的开口。

④肛腺：开口于肛隐窝内，成人有4～10个。不是每个肛隐窝都与肛腺相连，有半数以上的肛隐窝内没有肛腺开口，多数肛腺集中于肛管后部，两侧较少，前部缺如。肛腺开口于肛窦底，分泌的液体存在肛窦内，排便时可起润滑大便的作用。由于该处常存积粪屑杂质，容易发生感染，引发肛隐窝炎。有95%的肛瘘起源于肛腺感染，因此认为肛腺是感染侵入肛周组织的门户。

⑤肛垫：位于齿线上方宽约1.5cm的直肠柱区，借“Y”形沟分割成右前、右后及左侧三块。1975年Thomson首先提出“肛垫”概念，并认为它是人体的正常结构。肛垫由窦状静脉（动静脉吻合部）、结缔组织和Treitz肌三部分组成。它的主要功能是协助括约肌关闭肛门。Treitz肌是由联合纵肌穿过内括约肌进入黏膜下层的纤维，在内括约肌的内侧面，形成一层有胶原纤维、弹性纤维与平滑肌纤维相混合的纤维肌性组织。肛垫内动静脉吻合调节障碍，Treitz肌退行性变性，可导致肛垫肥大或脱垂等，即谓内痔。

（2）齿线下区

①肛乳头：直肠柱下端的三角形小隆起，沿齿线排列，有2～6个，表面灰白色，长不超过0.2cm。肛乳头由纤维结缔组织组成，含有血管和毛细淋巴管，表面覆以皮肤。肛乳头的出现率为13%～47%，多数人缺如。局部的炎症刺激可使其增生，称为肛乳头肥大或肛乳头瘤。

②括约肌间沟：又称肛门白线，距肛缘上方约1cm，宽0.6～1.2cm，指诊可触到明显的环形沟。由于此沟为内括约肌下缘与外括约肌皮下部的交界处，因此临床上常用其来作为标志。

③栉膜：是齿线与括约肌间沟之间的肛管上皮，宽0.5～1.5cm，是皮肤与黏膜的过渡区，皮薄而致密，色苍白而光滑。上皮是移行上皮，固有层内没有皮肤的附属结构，如毛囊、皮脂腺及汗腺等。栉膜区是肛管的最狭窄地带，先天和后天造成的肛管狭窄症、肛管纤维样变和肛裂等好发于此。

5. 肛门直肠周围肌肉

（1）肛门内括约肌：是直肠环肌延续到肛管部增厚变宽而成。其下缘距肛缘约1cm，属于平滑肌，受自主神经支配，上起肛管直肠环平面，下到括约肌间沟，环绕肛管上2/3部。肛门内括约肌维持一定的肛管静息压力，使大便不外溢，其容易过度痉挛，引起排便困难和痉挛性疼痛，如肛裂。

（2）肛门外括约肌：可分为皮下部、浅部和深部三部分，属于随意肌，受脊神经支配。皮下部为环形肌束，位于肛管下部皮下层内，此肌束上缘与内括约肌下缘相邻，形成括约肌间沟，直肠指诊可扪及。浅部为椭圆形肌束，起于会阴中心腱，在肛管前方分为两束后，绕行其两侧并在其后方会合组成肛尾韧带与尾骨相连。深部为环状肌束，在浅部的上方，后方与耻骨直肠肌密切相连。浅部、深部均参与肛管直肠环的组成，因而有协助排便及括约肛门的作用。

NOTE

（3）肛提肌：根据肌纤维的排列，可分为两部分：髂骨尾骨肌和耻骨尾骨肌，两侧肛提肌左右对称排列，中线联合呈向下的漏斗状，形成盆膈，承托盆腔脏器，并将骨盆直肠间隙与坐骨直肠间隙分隔开，此肌是随意肌。

（4）耻骨直肠肌：起自耻骨内面，形成“U”形肌束包绕直肠末端，像一条吊带将直肠肛管交界处向前上方牵引形成肛直角，对盆底起到类似“吊床”的支持作用，其在排便时扩张，大便后收缩，是维持肛门自制的关键性肌肉之一，并参与组成前列腺的悬带组织。

（5）联合纵肌：是直肠穿过盆膈时，其纵肌层与肛提肌、耻骨直肠肌及其筋膜汇合，走行于内、外括约肌之间，包绕肛管，止于皮肤，形成一个平滑肌、横纹肌与筋膜纤维混合的筒状纤维肌性复合体。其主要作用是悬吊、支持肛管和协助排便。

（6）肛管直肠环：由外括约肌浅部和深部、内括约肌的一部分、耻骨直肠肌及联合纵肌环绕肛管直肠连接处所形成的肌环。指诊时，手指由括约肌间沟向上移动，至肛管上端突然向后触到一清楚的边缘，后侧及两侧有“U”形绳索感，即为此环。该环对维持肛门的括约功能及控制排便有重要作用，手术中误将此环切断后，可引起肛门失禁。

6. 肛门直肠周围间隙　肛门直肠周围有许多潜在性间隙，间隙中富有脂肪组织，容易发生感染，形成肛周脓肿及肛门直肠瘘。以肛提肌为界，可分为上、下两组。肛提肌以上为高位间隙，肛提肌以下为低位间隙。

（1）肛提肌上间隙

①骨盆直肠间隙：在直肠两侧，左右各一。此间隙容积很大，因其位置较深，顶部及内侧均为软组织，即使是大量积脓，亦仅呈全身感染症状，而局部症状常不明显，所以易于误诊。直肠指检可及侧壁病变区域隆起。

②直肠后间隙：又称骶前间隙，位于直肠后方的直肠深筋膜与骶前筋膜之间。上为腹膜反折，下为肛提肌。直肠后间隙脓肿易向前溃入直肠内，或向下穿破肛提肌，还可向腹膜后间隙扩散。

③直肠黏膜下间隙：位于直肠黏膜下与直肠肌肉之间，感染后易形成直肠黏膜下脓肿。

（2）肛提肌下间隙

①坐骨直肠间隙：位于肛管两侧，左右各一，为成对楔状腔隙。是肛提肌下间隙中最大的间隙。发生感染后若积脓过多或张力过高时，脓液可经肛管后深间隙向对侧的坐骨直肠间隙蔓延，从而形成低位蹄铁形肛周脓肿或瘘管。

②肛管前间隙：肛管前间隙通过会阴体将其分为肛管前浅间隙和肛管前深间隙。肛管前浅间隙位于会阴体的浅面与皮下之间。一般感染仅限于局部。肛管前深间隙位于会阴体的深面，上部为肛提肌，两侧可与坐骨直肠窝相通。虽然该间隙感染向两侧坐骨直肠窝扩展形成前蹄铁形肛瘘的概率较小，但可向 Colles 筋膜蔓延，形成类似高位脓肿或肛瘘，常影响排尿功能，注意治疗时不同于高位肛瘘。

③肛管后间隙：位于肛门及肛管后方，外括约肌浅部将此间隙分为深浅两部。肛管后浅间隙位于肛尾韧带浅层与皮肤之间，常因肛裂引起皮下脓肿，感染时，只限于皮下组织，不影响坐骨直肠间隙及肛管后深间隙；肛管后深间隙位于肛尾韧带深层，上为肛提肌并与两侧坐骨直肠间隙相通，所以坐骨直肠间隙脓肿可通过肛管后深间隙蔓延到对侧，形成低位蹄铁形脓肿或瘘管。

④肛周皮下间隙：位于外括约肌皮下部与肛周皮肤之间，此间隙的感染化脓后，可形成肛周皮下间隙脓肿或瘘管。

7. 结肠、直肠、肛管的血管分布

（1）结肠动脉血管：主要来自肠系膜上、下动脉。

①肠系膜上动脉：主要分为右结肠动脉、中结肠动脉及回结肠动脉。右结肠动脉在后腹膜的深面横行向右，至升结肠附近分为升支和降支，分别与中结肠动脉右支和回结肠动脉的结肠支吻合，并沿途分支至升结肠。中结肠动脉分为左右两支，右支分布于横结肠右半部（或1/3），左支分布于横结肠的左半部（或2/3）。回结肠动脉分为结肠支和盲肠支。结肠支与右结肠动脉的降支吻合，主要营养升结肠；盲肠支分为前后两支，分布于盲肠。

②肠系膜下动脉：主要分为左结肠动脉、乙状结肠动脉、直肠上动脉。左结肠动脉经腹膜后向左上走向脾曲，分为升、降两支。升支部分进入横结肠系膜与中结肠动脉吻合，降支下行进入乙状结肠系膜与乙状结肠动脉吻合，沿途分支，分布于降结肠和脾曲。乙状结肠动脉常为1～4支，经后腹膜深面斜向左下方，进入乙状结肠系膜内，每支又分为升支和降支，互相吻合成动脉弓，分支分布于乙状结肠。直肠上动脉为肠系膜下动脉发出乙状结肠动脉后向下的延续部分，经乙状结肠系膜两层之间下降，至第3骶椎高度分为两支，沿直肠两侧下行与直肠下动脉的分支吻合。结肠边缘动脉紧贴肠壁平行走行，是由回结肠动脉、右结肠动脉、中结肠动脉、左结肠动脉的主干和分支在肠系膜内末端形成联结、吻合，并发出直小动脉和短动脉供应结肠。当主要的结肠动脉发生阻塞或狭窄时，边缘动脉可以扩张，并代偿形成侧支循环。

（2）结肠的静脉回流：主要通过肠系膜上静脉和肠系膜下静脉汇入门静脉，肠系膜上静脉收集中肠的血液（盲肠、阑尾、升结肠和右2/3横结肠），肠系膜下静脉收集后肠的血液（左横结肠、降结肠、乙状结肠、直肠和肛管上部）。

（3）直肠、肛管动脉：直肠的动脉供应来自直肠上动脉、直肠下动脉、肛门动脉和骶中动脉的直肠支。直肠上动脉（痔上动脉）来自肠系膜下动脉，是直肠血管最大、最主要的一支，在第三骶骨水平的直肠上端后面分为左右两支，循直肠两侧下行，穿过肌层到齿线上方的黏膜下层，分出数支在齿线上方与直肠下动脉、肛门动脉吻合。齿线上右前、右后、左侧（即截石位3、7、11点）有三个主要分支，是内痔的好发部位。直肠中动脉是髂内动脉的前支，经直肠侧韧带达直肠下段的前壁，这条动脉经常缺如，主要为直肠中段和下段的肌肉提供血供。直肠下动脉（痔中动脉）来自髂内动脉，位于骨盆两侧，通常有两个或几个分支，在骨盆直肠间隙内沿直肠侧韧带分布于直肠前壁肌肉，在黏膜下层与直肠上动脉、肛门动脉吻合。主要供给直肠前壁肌层和直肠下部各层。肛门动脉来自阴部内动脉，在会阴两侧，经坐骨直肠间隙分成数支至肛门内、外括约肌及肛管末端，有的分支通过内、外括约肌之间或外括约肌深、浅两部之间到肛管黏膜下层与直肠上、下动脉吻合。骶中动脉起自腹主动脉分叉部上方后壁约1cm处，行于直肠的后面，提供直肠后方的血供。

（4）直肠、肛管静脉回流：主要来自两组静脉丛，即直肠上静脉丛和直肠下静脉丛，二者分别汇入门静脉与下腔静脉。直肠上静脉丛：位于齿线以上直肠的黏膜下层，静脉丛呈横行环状排列，在肛管的右前、右后、左侧三个静脉丛较显著，为内痔的好发部位。静脉丛汇合成5～6支静脉垂直向上，穿出直肠壁后汇合成直肠上静脉，经肠系膜下静脉汇入门静脉。直肠下静脉丛：位于齿线的下方，由直肠壁外静脉、肛周静脉、肛管内壁静脉汇合而成肛门静脉后，最终流至下腔静脉。直肠下静脉丛在齿线部与直肠上静脉丛相吻合，因此当肝硬化门静脉回流障碍时，血液还可以反流至下腔静脉。

8. 结肠、直肠、肛管的淋巴回流

（1）结肠淋巴组织：以回盲部最多，乙状结肠次之，肝曲和脾曲较少，降结肠最少。分为壁内丛、中间丛和壁外丛。

①壁内丛：包括结肠黏膜、黏膜下层、肌间和浆膜下淋巴网。有小淋巴管互相交通，并与其上方和下方的淋巴网相连。其上下交通不如围绕肠壁交通丰富，因此，结肠癌围绕结肠壁环形蔓延比上下纵行蔓延快，容易造成肠梗阻。

②中间丛：即连接壁内丛与壁外丛的淋巴管。

③壁外丛：是结肠壁外的淋巴管和淋巴结，包括：结肠上淋巴结、结肠旁淋巴结、结肠间淋巴结和结肠终端淋巴结 4 群。结肠上淋巴结是位于结肠浆膜面的微小淋巴结，有时位于肠脂垂内。结肠旁淋巴结位于升结肠和降结肠的内侧缘及横结肠和乙状结肠的系膜缘。结肠间淋巴结沿结肠动脉排列。结肠终端淋巴结毗邻肠系膜上、下动脉的主干，并注入位于其相应的主动脉前淋巴结附近。

结肠淋巴回流方向有一定顺序，常由壁内丛到壁外丛的结肠上淋巴结，再到结肠旁淋巴结，然后经各结肠动脉附近的中间淋巴结至中央淋巴结。故结肠各部癌肿的淋巴结转移范围，通常按上述方式扩散，手术方式的选择亦应考虑结肠的淋巴回流规律。

盲肠、升结肠和横结肠近端的淋巴输出管回流至肠系膜上动脉淋巴结，横结肠远端、乙状结肠和直肠的淋巴输出管回流至肠系膜下动脉淋巴结。此外，如果横结肠远端或结肠脾曲血供来自于中回肠动脉，附近的淋巴回流至肠系膜上淋巴结。

（2）直肠淋巴：回流起自直肠及齿线上肛管的淋巴管向上，起初行于直肠壁内，之后形成直肠表面的淋巴管网，最后注入直肠系膜内的直肠上淋巴结。

9. 结肠、直肠、肛管的神经分布　结肠的神经支配为自主神经，其含有交感神经和副交感神经两种纤维。右半结肠由迷走神经发出的副交感神经纤维和由肠系膜上神经丛发出的交感神经纤维供应。左半结肠由盆神经发出的副交感神经纤维和由肠系膜下神经丛发出的交感神经纤维供应。交感神经有抑制肠蠕动和使内括约肌收缩的作用，副交感神经增加肠蠕动，促进分泌，使肌肉松弛。

直肠的神经支配与结肠相同。交感神经来自上腹下丛（骶前神经丛）和下腹下丛（盆丛）。随着直肠上动脉和直肠下动脉分布到直肠肌层和黏膜层。上腹下丛在腹膜后第 4 腰椎至第 1 骶椎前面分出一对腹下神经，在直肠两侧，向下向外至膀胱底后方的下腹下丛，并与副交感神经相连，由此发出的神经纤维，分布到直肠和肛门内括约肌、膀胱、外生殖器。有抑制肠蠕动，使内括约肌收缩的作用。副交感神经来自第 2、3、4 骶神经。随着骶神经前根，穿出骶前孔，组成盆神经，直接入下腹下丛与交感神经相连，这些神经纤维在前列腺、膀胱底和直肠之间构成盆丛，随着直肠下动脉分布到直肠、膀胱、阴茎、阴蒂和肛门内括约肌。有增强肠蠕动，促进分泌，使内括约肌松弛的作用。

肛管神经分为自主神经和脊髓神经，主要由阴部神经和肛门神经支配。自主神经：肛管和肛周皮肤的交感神经，主要来自骶尾神经节，分布于肛周皮肤内的腺体和血管。支配肛管的副交感神经，由上方直肠壁内肠肌丛延续而来，形成联合纵肌神经丛，分布到肛门周围皮肤。黏

NOTE

膜下丛与肛门周围皮肤的神经丛相连，分布于皮内汗腺、皮脂腺和大汗腺。脊髓神经：主要由第3、4、5骶神经和尾神经的一小支而来。肛门神经是阴部内神经的一支，与肛门血管伴行，通过坐骨直肠间隙，分布于外括约肌。再有内括约肌之间进入肛管，在黏膜下层分为上、下两支，上支分布于齿线下方肛管，下支分布于肛门皮肤、会阴、阴囊。阴部神经支配尿道括约肌，第3、4骶神经分布到膀胱、前列腺、子宫、阴道、尿道，与肛门神经有密切关系。因此，肛门部手术后疼痛，可引起泌尿、生殖系统的反射性机能紊乱，出现排尿困难、尿潴留、月经失调和痛经等。肛管和肛周皮肤神经丰富，痛觉敏感，因此，炎症或手术刺激肛周皮肤，可使外括约肌和肛提肌痉挛收缩，引起剧烈疼痛。

10. 结肠、直肠、肛管的生理功能 大肠的功能是传化糟粕。传，即传送。化，即变化。大肠把经过小肠泌别清浊后的食物残渣变化成粪便，传送至直肠，并经肛管及肛门排出体外，在这一过程中吸收多余的水液。故又称大肠为“传导之官”。

【检查体位】

检查肛门直肠时，为了方便检查，充分暴露病变位置，临床上常采用以下几种体位。可根据病人情况和检查、治疗要求选择适当体位。

1. 侧卧位 病人侧卧，两腿屈曲贴近腹部。是检查肛门直肠疾病及治疗时最常用的体位。尤其适用于年老体弱者。

2. 膝胸位 病人双膝跪伏床上，胸部着床，臀部抬高。是乙状结肠镜检查的常用体位。

3. 截石位 病人仰卧，两腿放在腿架上，屈髋屈膝，将臀部移至手术台边缘。

4. 俯卧位 病人俯卧，双下肢分开，将臀部垫高。这种体位适合手术操作。

5. 蹲位 病人下蹲用力增加腹压。是检查内痔脱出、直肠脱垂和息肉脱出的常用体位。

6. 弯腰扶椅位 病人向前弯腰，双手扶椅，暴露臀部。是普查肛门直肠疾病的常用体位。

【实验室及其他检查】

1. 视诊 嘱病人侧卧于检查床上，对好灯光，查看肛门部有无红肿、血液、脓液、黏液、粪便、瘢痕、结节、溃疡、湿疹及肛门形态等，以了解肛门局部病变情况。

2. 直肠指诊 操作方法：先戴上指套，涂上润滑剂，轻轻按摩肛门缘，使肛门括约肌松弛，然后再以指腹为先慢慢将手指探入肛门直肠内。切忌暴力插入，以免肛门括约肌因突然受刺激而痉挛产生疼痛，使病人惧怕指诊而影响检查效果。检查时注意有无括约功能、肛门松弛、肛门狭窄、疼痛、肿块、结节、凹陷、条索状物，指套上有无血迹和脓液等，这样可以依据不同的表现帮助发现肛裂、痔疮、肛瘘、直肠癌等。

3. 肛镜检查 操作方法：病人取侧卧位，先将肛镜外套及塞芯装在一起，涂上润滑剂，嘱病人张口呼吸，然后用肛门镜头部按摩肛缘，使括约肌放松，再向病人腹部方向缓慢插入，待通过肛管后，再向尾骨方向推进，待肛镜全部插入后抽去塞芯，在灯光下仔细观察直肠黏膜有无溃疡、息肉及肿瘤等，再将肛镜退至齿线附近，查看有无内痔、肛瘘内口、肛隐窝炎、肛乳头肥大等。

4. 探针检查 主要用于肛瘘检查。操作方法：病人取侧卧位，将探针从瘘管外口轻轻插入，沿管道走行至内口，另一手示指伸入直肠内引导探针的尖端通过。如果探针通过受阻，可能是管道狭窄、阻塞或弯曲，此时应调整变换探针方向，切忌强行探入，造成假道，影响诊断及治疗。

5. 乙状结肠镜检查　操作方法：镜筒慢慢插入肛内，不断调转方向，可以放入30cm深度。检查时注意黏膜颜色，注意有无充血、出血点、分泌物、息肉、结节、瘢痕、溃疡、肿块等病理改变。对于息肉、溃疡、肿块可做活体组织检查，以便进一步明确诊断。

6. 结肠镜检查　常用的结肠镜有纤维结肠镜、电子肠镜、超声内镜等。结肠镜不仅可以诊断大肠及回肠末段疾病，还可用来治疗一些大肠疾病，如结肠息肉摘除、肠扭转复位等。操作方法：通过反复注气抽气、钩拉取直、旋镜、变换体位等进镜到达盲肠，边退边看，上、下、左、右各个方位均应仔细观察，遇有异常，应及时摄取图像并记录病变部位、范围、数目，必要时取组织活检及内镜下治疗。

7. 实验室检查　根据病人的具体情况，必要时可做实验室检查，如血常规、出凝血时间、大便检查、血沉、肝功能或其他免疫学检查。

8. X线检查　钡剂灌肠可以看清肠管的形状、有无缺损、狭窄、梗阻及肠腔外部病变对直肠和结肠的影响；全消化道造影及示踪剂检查，可观察肠内容物通过是否顺利及在单位时间内运行的速度等；其他如骶骨前畸胎瘤可以通过X线摄片见直肠移位；高位复杂性肛瘘瘘管不清、内口不明可做碘造影。

9. 超声诊断　分为腹部结、直肠超声检查和直肠腔内超声检查。腹部结、直肠超声检查因准确性不高，目前仅用于肛肠疾病的普查筛选。直肠腔内超声检查可以探测直肠的肿瘤、肛门直肠周围的深部脓肿、肛瘘瘘管的走行病变的范围、位置、密度及其与周围脏器的毗邻关系等情况。

10. 磁共振成像　盆腔MRI主要用于肛管直肠肿瘤的诊断，也是肛门直肠畸形术前评价的最好方法，可用于肛瘘，尤其是复杂性肛瘘的诊断与瘘管及内口的准确定位，对内口的确诊率极高。

11. 排粪造影　在符合生理状态下对肛直部及盆底肌进行静态和动态X线观察的一种检查方法。主要用于诊断直肠内脱垂、直肠前突、会阴下降综合征、盆底痉挛综合征及小肠或乙状结肠疝、会阴疝等排便障碍性疾病，为临床诊断和治疗提供可靠的客观依据。

12. 结肠传输试验　是X线诊断结肠慢传输性便秘的一种主要检查方法。根据大肠生理学研究，正常人应间隔24～48小时进行一次排便。临床诊断便秘以大便次数每周少于3次为标准，即第3天（72小时）未排便即为便秘，所以肠道传输试验正常界限为72小时，超过72小时应考虑为结肠传输功能迟缓。结肠传输试验是标志物随结肠内容物一起自然运行，X线可跟踪观察了解结肠传输功能的一种结肠动力学检查方法。

13. 盆底肌电图检查　是评价耻骨直肠肌、肛门内括约肌和肛门外括约肌功能状态、自主收缩功能及神经支配的有效检查方法。随着电子技术和计算机技术的发展，电脑化的肌电图分析结果日趋可靠准确，已经广泛用于盆底疾患的诊断、治疗、手术检测和预后评价等方面。

14. 肛管直肠测压　用生理压力测试仪检测肛管直肠内压力和肛管直肠的生理反射，以了解肛管直肠的功能状态，目前主要用于排便障碍性疾病的研究。肛管直肠测压与结肠传输试验、排粪造影、盆底肌电图检查结合，能提供盆底、肛门括约肌生理病理的研究、诊断和治疗。

【中医病因病机】

肠道疾病中常见的致病因素有风、湿、热、燥、气虚、血虚等。

NOTE

1. 风 《证治要诀·肠风脏毒》说“血清而色鲜者，为肠风”，《见闻录》说“纯下清血者，风也”。说明风邪可引起便血。因风多夹热，热伤肠络，血不循经而下溢，风又善行而数变，故由风邪引起的便血其色泽鲜红，下血暴急呈喷射状。

2. 湿 湿性重浊，常先伤于下，故肛门疾病中因湿而发者较多。又因湿性秽浊，热伤肠道脉络，则下血色如烟尘，正如《见闻录》所说“色如烟尘者，湿也”。湿与热结，致肛门气血纵横，经络交错而发痔；湿热蕴结肛门，阻塞经络，使气血凝滞，热盛肉腐而成脓，易形成肛痈；湿热下注大肠，肠道气机不利，经络阻滞，瘀血凝聚，则易发为肠瘤。

3. 热 《丹溪心法·痔疮》说：“痔者，皆因脏腑本虚，外伤风湿，内蕴热毒。”热积肠道，耗伤津液，致热结肠燥，大便秘结，使气血不畅，瘀血阻滞，结而为痔；热盛灼伤肠络或迫血妄行，血不循经，下溢而为便血；热与湿结，蕴结肛门腐蚀血肉而发为肛痈。

4. 燥 《医宗金鉴·外科心法要诀·痔疮》说：“肛门围绕，折纹破裂，便结者，火燥也。”燥邪伤津，大肠失润，则大便干结；或素体阴血虚，肠道失于濡润，大便干燥，排便努挣，常使肛门裂伤或擦伤痔核而致便血等。

5. 气虚 《疮疡经验全书·痔漏图》说：“又有妇人产育过多，力尽血枯，气虚下陷及小儿久痢，皆能使肛门突出。”说明气虚也是肛门直肠疾病发生的因素之一。因脾胃本虚，功能失调；或因妇人生育过多，小儿久泻久痢，年老气血衰退，以及某些慢性疾病等导致中气不足，气虚下陷，无以摄纳而引起直肠脱垂不收，内痔痔核脱出不纳；气虚，统摄失司则下血。

6. 血虚 失血过多；或脾胃虚弱，生化无源；或忧思抑郁，皆可导致血虚。血虚生燥，无以濡润肠道，则大便燥结。因气血同源，无论气虚还是血虚最终均可导致气血两虚，使抗病能力降低，肛周易于感染，每易发生肛痈，其初起症状不明显，酿脓慢，溃后脓水稀薄，久不收口。

上述致病因素既可单独致病，也可多因素并存，亦可相互转化。如风多夹热、湿热相兼等。在病程中有实证、虚证，也有由实转虚或虚中夹实者。故临证时宜审证求因，全面分析。

【辨症状】

肛门直肠疾病的常见症状有便血、肿痛、脱垂、流脓、便秘、分泌物等。由于病因各异，表现的症状轻重程度也不同。

1. 便血 便血是内痔、肛裂、直肠息肉、直肠癌等疾病的常见症状。血仅附于大便表面与大便不相混，或滴血，或射血，便血多而无疼痛者，多为内痔；便血少而有肛门疼痛者，多为肛裂；儿童便血，大便次数和性质无明显改变者，多为直肠息肉；血与黏液相混，色晦暗，肛门有重坠感，应考虑有直肠癌的可能。便血鲜红呈喷射状，伴口渴、便秘、尿赤、舌红脉数等，多为风热肠燥所致；便血色淡，伴面色无华、心悸、神疲乏力、舌淡脉沉细等，多为血虚肠燥所致。

2. 肿痛 常见于外痔、内痔嵌顿、肛门周围脓肿、肛裂等。便时即发，呈周期样，痛如刀割，多为肛裂；便时用力努挣，突发刺痛，肛缘可见青紫肿块，多为血栓性外痔；肛门肿痛、灼热，伴恶寒发热，多为肛门周围脓肿；肛门肿痛，肛旁有异物感，多为炎性外痔；肛门剧烈疼痛，伴肿物脱出不纳，多为内痔嵌顿。肿胀高突，疼痛剧烈，伴胸闷腹胀，体倦身重，食欲不振，发热，苔黄腻，脉濡数，为湿热瘀阻；微肿微痛，伴发热，神疲乏力，头晕心悸，便溏或结，舌淡红，苔黄或腻，脉濡细，多为气血不足兼湿热下注之虚中夹实证。

3. 脱垂　常见于内痔脱出、直肠外脱垂、直肠息肉脱出等。脱出物呈颗粒状，多为内痔脱出；脱出物较长，呈环状或柱状，多为直肠外脱垂；脱出物呈长圆形而带蒂，多为直肠息肉。脱出伴面色无华，头晕眼花，心悸气短，自汗盗汗，舌淡，脉沉细弱，为气血两虚，中气下陷；脱出伴局部肿痛、糜烂，伴恶寒发热，口干喜饮，大便秘结，小便短赤，舌红，苔黄或腻，脉弦数，为湿热下注，气血瘀滞。

4. 流脓　常见于肛瘘、肛周脓肿等。脓出黄稠或带粪臭，多为肛门周围化脓性感染；脓出稀薄，夹有干酪样组织者，多为结核性肛瘘。脓出黄稠带粪臭味，伴发热，口苦，身重体倦，食欲不振，小便短赤，苔黄或腻，脉弦或数，多为湿热蕴结、热腐血肉所致；脓出稀薄不臭，或微带粪臭，伴低热，面色萎黄，神疲纳呆，自汗盗汗，舌淡红，脉濡细，为气血虚弱所致。

5. 便秘　常见于内痔、肛裂、直肠癌等。惧怕大便而引发出血者，为内痔；惧怕大便而引发疼痛者，为肛裂；便秘，粪便变细变扁，带有黏液或血液者，多为直肠癌。腹满胀痛拒按，大便秘结，伴面赤，口臭，身热，心烦，小便短赤，舌红，苔黄燥，脉数有力，为燥热内结、津伤肠燥所致；腹满作胀，喜按而大便燥结，伴有面白无华，头晕心悸，神疲乏力，舌淡，脉细数无力，为血虚肠燥所致。

6. 分泌物　常见于内痔脱出、直肠外脱垂、肛瘘等。肛门潮湿，有局部肿痛，口干，食欲不振，胸闷不舒，便溏或结，小便短赤，舌红，苔黄或腻，脉弦滑或数，为湿热下注或热毒蕴结所致。

【辨部位】

因肛门直肠疾病的发病部位有一定的规律，通过辨别疾病发生的部位，可以大致确定疾病种类及性质，为进一步治疗创造条件。一般取膀胱截石位，以肛门为中心，按时钟面的 12 个点来描记，即将肛门分为 12 个方位，前正中线（会阴部）为 12 点，后正中线（骶尾部）为 6 点，左侧正中为 3 点，右侧正中为 9 点，其余依次类推。内痔好发于肛门齿线以上 3、7、11 点处，结缔组织外痔好发于 6、12 点处，血栓性外痔好发于肛缘 3、9 点，肛裂好发于 6、12 点处。肛瘘瘘管外口发生于 3、9 点前面，距肛缘 5cm 以内的，其管道多为直行，内口多在与外口相对应的肛隐窝内；发生于 3、9 点后面，或距肛门 5cm 以外的，其管道往往弯曲，内口多在 6 点处附近。一般瘘管外口距肛缘近的其管道亦短（指通向肛门）；瘘管外口距肛缘较远的，则其管道亦长。环肛而生的马蹄形瘘，其内口往往在 6、12 点处附近。

第一节　克罗恩病

克罗恩病（Crohn's disease，CD）是一种慢性、复发性、原因不明的肠道炎症性疾病，也称局限性肠炎、节段性肠炎、肉芽肿性肠炎、瘢痕性肠炎等。CD 病因至今尚未明确，病理特征主要为肠壁全层受累、病变跳跃性发生和非特异性肉芽肿形成。发病 15 ~ 30 岁，30 岁为发病高峰，发病率随年龄的增长而下降。小儿 CD 中，女孩多于男孩。在过去的 10 年中，男性发病率高于女性，但男女发病率正逐渐趋于平衡。CD 可侵及消化道的任何部位，以回肠末端和右半结肠居多。临床上以腹痛、腹泻、腹部肿块、瘘管形成和肠梗阻为特点。病程长，反复发作，难治难愈。欧美国家发病率较高，我国较少，近年来，对此病发病有所认识后，发病率有所增加。本病属中医“伏梁”范畴。

【病因病理】

1. 西医病因病理

（1）病因：自从 Crohn 等 1932 年发现该病后，时至今日病因尚未清楚，其病因学说包括食物、化学、损伤、精神心理等因素，但均未得到证实，目前认为可能性最大的是感染因素和免疫因素。

①感染因素：有研究发现，一部分克罗恩病病人切除的肠段和肠系膜淋巴结中培养出堪萨斯分枝杆菌或副结核分枝杆菌，且此种菌能致动物内脏产生肉芽肿。目前，有人认为本病发生与肠道共栖菌群的某些产物有关。本学说仍有争议。麻疹病毒是另一个备受关注的病原微生物，妊娠期患过麻疹的母亲所生子女本病发病几率增高。一般认为，病原微生物、食物及其他抗原均可作为本病的促发因素。

②免疫因素：利用免疫酶标法在病变组织中能发现抗原抗体复合物和补体 C_3 等。其外周血和肠黏膜的 T 细胞活性增强及免疫反应增高。炎症病变中淋巴细胞、浆细胞、巨噬细胞和肥大细胞都有增加。同时应用免疫抑制剂可缓解病情，而且本病有肠外表现。推测本病可能与免疫因素有关。

（2）病理：本病最初被认为是末端回肠部位的病变，现已认识到它可发生于从口腔到肛门的任何消化道部位。病变可以是单发或多发。其病理累及肠壁全层，以肉芽肿性增殖性炎变为特征，往往呈跳跃式分布，中间可有正常肠管，并侵犯肠系膜和局部淋巴结，典型病变有如下四种：

①溃疡：早期为浅小溃疡，后成纵行或横行的溃疡，深入肠壁的纵行溃疡形成较为典型的裂沟，沿肠系膜侧分布。肠壁可有脓肿形成。

②卵石状结节：由于黏膜下层水肿和细胞浸润形成小岛突起，加上溃疡愈合后纤维化和瘢痕的收缩，使黏膜表面似卵石状。

③肉芽肿：多见于黏膜下层，但肠壁各层及肠系膜，局部淋巴结，甚至肝脏、骨骼和肌肉均可出现。小的肉芽肿直径小于 200μm，肉眼不易发现。肉芽肿由类上皮细胞组成，常伴朗罕巨细胞，但无干酪样变，有别于结核病。但克罗恩病中 20% ~ 30% 病例并无肉芽肿形成。

④瘘管和脓肿：肠壁的裂沟实质上是贯穿性溃疡，使肠管（段）与肠管（段）、肠管（段）与脏器或组织（如膀胱、阴道、肠系膜或腹膜后组织等）之间发生粘连和脓肿，形成内瘘管。溃疡如穿透肠壁，经腹壁或肛门周围组织而通向体外，即形成外瘘管。

其病程变化可分为急性炎症期、溃疡形成期、狭窄期和瘘管形成期（穿孔期）。也可分为急性期、亚急性期和慢性期。急性期以肠壁水肿、炎症为主；慢性期肠壁增厚、僵硬，受累肠管外形呈管状狭窄，肠管狭窄上端可见肠管扩张，可出现穿孔、肠梗阻。

2. 中医病因病机

（1）外感湿邪：外感湿邪包括寒湿之邪或湿热之邪。外来湿邪，最易困阻脾土，以致升降失调，清浊不分，水谷杂下而引发该病。寒湿或湿热之邪亦能直接损伤胃肠，使大、小肠传化失常，升降失调，清浊不分。

（2）饮食所伤：饮食不节，停滞肠胃；或恣食肥甘，湿热内生；或过食生冷，寒邪伤中；或误食腐馊不洁，食伤脾胃肠，化生食滞、湿热、寒湿之邪，致运化失职，升降失调，清浊不分，而发生泄泻。

（3）脾胃虚弱：素体脾胃虚弱，或它病迁延日久而致脾胃虚弱。内因之中脾虚最为关键。中医认为CD病位在脾、胃、肠，大肠的传导变化和小肠的分清别浊功能可以用脾胃的运化和升清降浊功能来概括，脾主运化水湿，脾虚则健运失职，清气不升，浊气不降，清浊不分，遂成本病。

（4）脾肾阳虚：多因年老体弱，肾气不足；或久病之后，肾阳受损；或房室无度，命门火衰，致脾失温煦，运化失职，水谷不化，升降失调，清浊不分，而成本病。也可因本病反复发作，迁延不愈，终至命门火衰，脾肾阳虚。

本病的病性为本虚标实，虚实夹杂，寒热错杂并互相转化。初起时以标实为主，标实的关键为湿热或寒湿内困及气血瘀滞于脾胃和肠腑，进一步发展致使脾胃虚弱，久病迁延终至脾肾阳虚。

【临床表现】

1. 消化道症状

（1）腹痛：是病人最常见的症状。急性期症状和慢性期表现有所不同，急性期腹痛发作较急，类似急性阑尾炎的症状，多位于右下腹或脐周；慢性期腹痛表现为腹部隐痛，多为间歇性发作，往往没有固定位置。若腹痛伴有腹胀、肛门不排气排便，进餐后加重，便后或排气后缓解，常为继发肠梗阻所致。若腹痛突然发作，剧烈，并迅速遍及满腹，并出现肌紧张，则考虑急性肠穿孔。

（2）腹泻：亦为本病常见症状。呈间歇后持续发作，粪便多为糊状，如病变涉及下段结肠或肛门直肠者，可有黏液血便及里急后重。主要由病变肠段炎症渗出，蠕动增加及继发性吸收不良引起。

（3）腹部包块：当有慢性溃疡穿透、肠系膜淋巴结肿大、肠内瘘和粘连形成时，可出现腹内包块。包块多位于右下腹。

（4）便血：31%的病人可以发生便血，便血量往往不多，13%病人大便潜血阳性。

（5）瘘管形成：是CD特征性临床表现，由炎症穿透肠壁至肠外组织或器官形成。可分为内瘘和外瘘，内瘘可通向其他肠段、肠系膜、膀胱、输尿管、腹膜后等处，外瘘可通向腹壁或肛周。

（6）肛门周围病变：包括肛门周围脓肿、肛瘘等病变，有时这些病变可为本病的首发或突出临床表现。

2. 体征

（1）腹部体征

①望诊：多数情况下无特殊，当合并肠梗阻时可见胃肠型及其蠕动波。

②触诊：包括触及腹部压痛和腹部肿块。急性发作时可触及右下腹压痛，容易误诊阑尾炎；合并肠穿孔时可以触及整个下腹部的压痛、反跳痛和肌紧张。有慢性溃疡穿透、肠内瘘和粘连形成时，可触及腹内包块。

③叩诊：通常无特殊，合并肠梗阻时叩诊鼓音；合并肠穿孔时叩诊有移动性浊音。

④听诊：当听诊肠鸣音次数增多时，往往有不全肠梗阻发生；次数增加且亢进时往往有完全性肠梗阻发生。

（2）全身体征

①发热：5%～40% 患者可出现，多为低热，或中等度热，少数呈弛张高热伴毒血症。个别患者以发热为主要症状。

②营养障碍和贫血：因慢性腹泻、食饮减退及慢性消耗而致。

③肠外表现：肠外表现与 UC 相似。

（3）并发症：常见瘘管、腹腔脓肿、肠狭窄、肠梗阻及肛周病变，消化道大出血、急性穿孔较少见，病程长者可发生癌变。

【实验室及其他检查】

1. 血液化验 可见贫血、低蛋白血症，活动期白细胞升高，血沉快。但 ESR、CRP、血清黏蛋白水平不能完全反映炎症和疾病活动度。血清维生素 B_{12} 下降提示吸收不良。活动性 IBD 患者的血清铁蛋白可升高，但在严重铁缺乏时可处于正常范围。转铁蛋白饱和度亦可用于贫血的评估。

2. 粪便常规 可见红、白细胞，便潜血阳性。

3. 影像学检查 结肠以钡剂灌肠检查可见肠道炎性病变，黏膜皱襞增粗、紊乱，呈多发结节样及呈鹅卵石样改变，以及纵行溃疡或裂沟，假息肉、多发性狭窄、瘘管形成等征象。由于病变肠段激惹及痉挛，钡剂很快通过，不停留该处，此现象称为跳跃征；钡剂通过迅速而遗留一细线条状影，此现象称为线样征，该征亦可能由肠腔严重狭窄所致。

CT 或 MR 肠道显像（CT/MR 、CTE/MRE）：CTE 或 MRE 是迄今评估小肠炎性病变的标准影像学检查。该检查可反映肠壁的炎性反应改变、病变分布的部位和范围、狭窄的存在及其可能的性质（炎性反应活动性或纤维性狭窄）、肠腔外并发症如瘘管形成、腹腔脓肿或蜂窝织炎等。活动期 CD 典型的 CTE 表现为肠壁明显增厚（>4 mm）；肠黏膜明显强化伴有肠壁分层改变，黏膜内环和浆膜外环明显强化，呈“靶征”或“双晕征”；肠系膜血管增多、扩张、扭曲，呈“木梳征”；相应系膜脂肪密度增高、模糊；肠系膜淋巴结肿大等。盆腔 MRE 有助于确定肛周病变的位置和范围，了解瘘管类型及其与周围组织的解剖关系。

4. 内镜检查

（1）结肠镜检查：结肠镜检查和活检应列为 CD 诊断的常规首选检查，镜检应达末段回肠。镜下一般表现为节段性、非对称性的各种黏膜炎性反应，其中具特征性的内镜表现为非连续性病变、纵行溃疡和卵石样外观。无论结肠镜检查结果如何（确诊 CD 或疑诊 CD），均需选择有关检查，明确小肠和上消化道的累及情况，为诊断提供更多证据及进行疾病评估。

（2）小肠胶囊内镜（SBCE）检查：对发现小肠黏膜异常相当敏感，但对一些轻微病变的诊断缺乏特异性，且有发生滞留的危险。主要适用于疑诊 CD 但结肠镜及小肠放射影像学检查阴性者。SBCE 检查阴性，则倾向于排除 CD；阳性结果则需综合分析并进一步检查证实。

（3）小肠镜检查：目前我国常用的是气囊辅助式小肠镜（BAE）。该检查可直视下观察病变、取活检及进行内镜下治疗，但为侵入性检查，有一定并发症的风险。主要适用于其他检查（如 SBCE 或放射影像学）发现小肠病变或尽管上述检查阴性而临床高度怀疑小肠病变需进行确认及鉴别者或已确诊 CD 需要 BAE 检查以指导或进行治疗者。小肠镜下 CD 病变特征与结肠镜所见相同。

NOTE

5. 黏膜病理组织学检查 黏膜病理组织学检查需多段（包括病变部位和非病变部位）、多点取材。CD 黏膜活检标本的病理组织学改变有：①固有膜炎性反应细胞呈局灶性不连续浸润；②裂隙状溃疡；③阿弗他溃疡；④隐窝结构异常，腺体增生，个别隐窝脓肿，黏液分泌减少不明显，可见幽门腺化生或潘氏细胞化生；⑤非干酪样坏死性肉芽肿；⑥以淋巴细胞和浆细胞为主的慢性炎性细胞浸润，以固有膜底部和黏膜下层为重，常见淋巴滤泡形成；⑦黏膜下淋巴管扩张；⑧神经节细胞增生和（或）神经节周围炎。

【诊断与鉴别诊断】

1. 诊断　本病目前尚无统一诊断标准。对青壮年患者有慢性反复发作性右下腹疼痛与腹泻、腹部包块或压痛、发热等表现，X 线或（和）结肠镜检查发现肠道炎性病变主要在回肠末段与邻近结肠且呈节段性分布者，应考虑本病的诊断。

诊断要点：在排除其他疾病基础上，可按下列要点诊断。①具备上述临床表现者可临床疑诊，安排进一步检查；②同时具备上述结肠镜或小肠镜（病变局限在小肠者）特征以及影像学（CTE 或 MRE，无条件者采用小肠钡剂造影）特征者，可临床拟诊；③如再加上活检提示 CD 的特征性改变且能排除肠结核，可做出临床诊断；④如有手术切除标本（包括切除肠段及病变附近淋巴结）可根据标准做出病理确诊；⑤对无病理确诊的初诊病例，随访 6 ~ 12 个月以上，根据对治疗反应及病情变化判断，符合 CD 自然病程者，可做出临床确诊。如与肠结核混淆不清但倾向于肠结核者应按肠结核做诊断性治疗 8 ~ 12 周，再行鉴别。

WHO 曾提出 6 个诊断要点的 CD 诊断标准（见表 23–2），该标准最近再次被世界胃肠病学组织（WOG）推荐，可供参考。

表 23–2　WHO 推荐的 CD 诊断标准

项目	临床	放射影像	内镜	活检	手术标本
①非连续性或节段性改变		+	+		+
②卵石样外观或纵行溃疡		+	+		+
③全壁性炎性反应改变	+	+	+		+
	腹部包块	狭窄	狭窄		
④非干酪性肉芽肿				+	+
⑤裂沟、瘘管	+	+			+
⑥肛周病变	+			+	+

具有①、②、③者为疑诊；再加上④、⑤、⑥三者之一可确诊；具备第④项者，只要加上①、②、③三者之二亦可确诊。应用现代技术 CTE 或 MRE 检查多可清楚显示全壁炎而不必仅局限于发现狭窄。

2. 鉴别诊断

（1）急性阑尾炎：①腹泻少见；②常有转移性右下腹疼痛且右下腹固定压痛；③先腹痛后发热；④内镜检查肠黏膜正常。

（2）肠结核：①多发生于回盲部，且淋巴结或肉芽肿内可发现干酪样坏死或结核菌；②结核菌素试验多为阳性；③抗结核治疗有效；④多继发于开放性肺结核。

（3）溃疡性结肠炎：①大便有黏液、脓血或鲜血，里急后重，有时伴中毒性巨结肠征；②腹部无肿块；③无瘘管；④很少发热；⑤肠壁不增厚、无肉芽肿形成；⑥小肠不被累及；⑦无肠梗阻征；⑧腹痛轻。

此外还应与缺血性回结肠炎、小肠恶性淋巴瘤、结肠憩室炎等鉴别。

【治疗】

治疗的目标为诱导缓解和维持缓解，防治并发症，改善生存质量。目的是控制病情活动及防治并发症。目前仍以支持疗法和药物疗法为主，中西医结合治疗该病取得了一定的成效，要优于单纯西药治疗。有并发症时采取手术治疗。

1. 支持治疗

（1）要求患者必须戒烟：继续吸烟会明显降低药物疗效 、增加手术率及术后复发率。

（2）营养支持：CD 患者营养不良常见，注意检查患者的体重及 BMI，铁、钙等物质及维生素（特别是维生素 D、维生素 B_{12}）的缺乏，并做相应处理。对重症患者可予肠外或肠内营养。

2. 药物治疗方案的选择

（1）根据疾病活动严重程度选择治疗方案：包括不同程度活动性 CD 和特殊部位 CD 的治疗。

①轻度活动性 CD 的治疗：a. 氨基水杨酸类制剂，适用于结肠型。美沙拉嗪可用于末段回肠型和回肠结肠型。b. 布地奈德，病变局限在回肠末段、回盲部或升结肠者，可选布地奈德。

②中度活动性 CD 的治疗：对上述治疗无效的轻度活动性 CD 患者视为中度活动性 CD，按中度活动性 CD 处理。a. 激素是治疗的首选。病变局限在回盲部者，为减少全身作用激素相关不良反应，可考虑选用布地奈德，但该药对中度活动性 CD 疗效不如全身作用激素。b. 激素与硫嘌呤类药物或甲氨蝶呤（MTX）合用。激素无效或激素依赖时加用硫嘌呤类药物或 MTX。有研究证明这类免疫抑制剂对诱导活动性 CD 缓解与激素有协同作用，但起效慢。AZA 要在用药达 12 ~ 16 周才达到最大疗效，因此其作用主要是在激素诱导症状缓解后，继续维持撤离激素的缓解。AZA 与 6-MP 同为硫嘌呤类药物，两药疗效相似，开始选用 AZA 还是 6-MP，主要是用药习惯的问题，我国医师使用 AZA 的经验较多。使用 AZA 出现不良反应的患者转用 6-MP 后，部分患者可以耐受。硫嘌呤类药物无效或不能耐受者，可考虑换用 MTX。c. 生物制剂。IFX 是我国目前唯一批准用于 CD 治疗的生物制剂。IFX 用于激素及上述免疫抑制剂治疗无效或激素依赖者，或不能耐受上述药物治疗者。d. 其他。氨基水杨酸类制剂对中度活动性 CD 疗效不明确，美沙拉嗪局部治疗在有结肠远段病变者必要时可考虑。环丙沙星和甲硝唑仅用于有合并感染者。其他免疫抑制剂、沙利度胺、益生菌、外周血干细胞移植或骨髓移植等治疗 CD 的价值尚待进一步研究。

③重度活动性 CD 的治疗：重度患者病情严重、并发症多、手术率及病死率高，应及早采取积极有效措施处理。a. 确定是否存在并发症：局部并发症如脓肿或肠梗阻，全身并发症如机会感染。强调通过细致检查尽早发现并做相应处理。b. 全身作用激素：口服或静脉给药，剂量为相当于泼尼松 0.75 ~ 1 mg/（kg · d）。c. IFX：视情况，可在激素无效时应用，亦可一开始就应用。d. 手术治疗：激素治疗无效者应考虑手术治疗。手术指征和手术时机的掌握应从治疗开始就与外科医师密切配合共同商讨。

NOTE

④综合治疗：合并感染者予广谱抗菌药物或环丙沙星和（或）甲硝唑。视病情予输液、输血及输白蛋白。视营养状况及进食情况予肠外或肠内营养支持。

（2）治疗药物的使用方法

①氨基水杨酸制剂：柳氮磺吡啶是治疗本病的常用药物。活动期 2～6g/d，分 4 次口服，3～4 周见效；维持量 2g/d，维持 1～2 年。

②肠道抗生素：如甲硝唑、环丙沙星等对控制症状也有作用，但机理尚未明确。非单纯控制肠道感染，可能与杀灭肠道细菌后减少大量肠道抗原产生有关。

③糖皮质激素：对活动期效果较好。常用药物为泼尼松 30～60mg/d，重症者可达 60mg/d，病情缓解后一般以每周递减 5mg 的速度将剂量逐渐减少至 5mg 停用。病情重者可选用糖皮质激素静脉给药，病变在左半结肠者可用糖皮质激素保留灌肠。

④免疫抑制剂及其他药物：上述药物治疗不佳者可选用。常用药物有硫唑嘌呤 2mg/（kg·d）或硫嘌呤 1.5mg/（kg·d），维持用药 1～2 年，3～6 个月显效。近期也有应用环孢素 A、FK506 等治疗该病。

⑤生物制剂：IFX 是目前我国唯一批准用于 CD 治疗的生物制剂。IFX 用于激素和上述免疫抑制剂治疗无效或激素依赖或不能耐受上述药物治疗者。

⑥细胞因子及其抗体：如 IL-10、TNF-α 等，可以抑制免疫反应，控制症状发作。

⑦营养支持：使肠道得到休息，有利于病变的静止。

3. 手术治疗

（1）手术适应证

① CD 并发症：a. 肠梗阻，由纤维狭窄所致的肠梗阻视病变部位和范围行肠段切除术或狭窄成形术。短段狭窄肠管（一般指＜ 4 cm）可行内镜下球囊扩张术。炎性狭窄引起的梗阻如药物治疗无效可考虑手术治疗。b. 腹腔脓肿，先行经皮脓肿引流及抗感染，必要时再行手术处理病变肠段。c. 瘘管形成，肛周瘘管处理如前述。非肛周瘘管（包括肠皮瘘及各种内瘘）的处理是一个复杂的难题，应由内、外科密切配合进行个体化处理。d. 急性穿孔，需急诊手术。e. 大出血，内科治疗（包括内镜止血）无效、出血不止危及生命者，须急诊手术。f. 癌变。

②内科治疗无效：a. 激素治疗无效的重度 CD，见前述。b. 内科治疗疗效不佳和（或）药物不良反应已严重影响生存质量者，可考虑外科手术。

（2）手术方式：根据患者全身情况、病灶情况及性质而定。

①病变一期肠管切除和吻合术：适用于病变局限于肠管一处，手术应切除病变部位包括近远侧肉眼观正常肠管 10cm，做肠端端吻合。

②短路及旷置术：适用于粘连严重或局部脓肿形成，不能切除，可在病变近侧 3cm 处切断正常肠管，内翻缝合远侧断端，近侧断端与横结肠行端侧吻合，使肠内容物完全分流，病变肠管得到休息，待条件允许时行二期肠管切除和吻合术。

③狭窄整形术：适用于曾经肠切除术后复发，有单个或多个短的小肠纤维性狭窄。

④合并周围器官形成内瘘的处理：切除克罗恩病变肠袢后，周围器官只需做瘘管修补缝合，无需切除。

⑤合并肠外瘘的处理：短路及旷置术后，同时行脓肿切开引流。

⑥误诊为阑尾炎在手术中发现为此病的处理：是否行阑尾切除尚有争论，如盲肠和末段回

肠病变不明显，可以切除阑尾防止日后复发；如盲肠和末段回肠病变明显，切除阑尾后容易发生残端瘘。

4. 辨证治疗

（1）湿热积滞证

证候：腹部胀痛，痞满拒按，泻下急迫，或泻而不爽，粪色黄褐，气味臭秽，便后腹痛暂缓，肛门灼热，小便短赤，身热自汗，苔黄燥或黄腻，脉滑数。此型多见于CD急性炎症期或溃疡期合并脓肿形成。

治法：清肠化湿。

方药：葛根黄芩黄连汤合芍药汤。

（2）寒湿内阻证

证候：腹痛拘急，痞满拒按，泄泻清稀，甚则如水样，或纯为白冻，里急后重，脘闷食少，头身困重，舌苔白腻，脉濡缓。此型多见于CD亚急性炎症期或溃疡期未形成脓肿。

治法：温中燥湿，调气和血。

方药：不换金正气散。

（3）脾虚湿阻证

证候：大便时溏时泻，因稍进油腻食物或饮食稍多，大便次数即明显增多而发生泄泻，伴有不消化食物，饮食减少，食后脘闷不舒，面色萎黄，形体消瘦，神疲乏力，舌质淡，苔薄白腻，脉细弱或濡弱。此型多见于CD慢性期或肉芽肿、卵石状结节形成阶段。

治法：健脾止泻，益气止痛。

方药：参苓白术散加减。腹中冷痛、手足不温者，加吴茱萸、肉桂；疼痛明显者，加柴胡、白芍；便稀甚者加白头翁。

（4）脾肾阳虚证

证候：病久迁延，反复腹泻，肠鸣即泻，泻下完谷，泻后痛减，黎明腹痛，喜按喜温，形寒肢冷，腰膝酸软；舌质淡，苔白，脉沉细。此型多见于CD慢性期肠壁增厚、僵硬，受累肠管外形呈管状狭窄阶段。

治法：温补脾肾，止泻祛痛。

方药：附子理中汤合四神丸加减。

（5）气滞血瘀证

证候：腹部积块，固定不移，腹部胀痛或刺痛，大便溏泻，胃纳不振，形体消瘦，神疲乏力；舌质青紫或紫暗有瘀点瘀斑，脉细涩。此型多见于CD亚急性炎症期或慢性期。

治法：疏肝理气，活血化瘀。

方药：柴胡疏肝汤合少腹逐瘀汤加减。

5. 中医外治 中药灌肠有较好疗效，以黄连、苍术、苦参、槐花、大黄等药物水煎后灌肠。

【调护】

（1）加强锻炼，增强体力和自身防病能力。

（2）饮食避免刺激性食物，宜清淡。戒烟。

（3）调整心理，保持乐观情绪，避免剧烈活动。

第二节　痔

痔是发生于肛管处的常见疾病。临床上根据发病部位、病理特点及临床表现又将其分为内痔、外痔、混合痔。

一、内痔

内痔是由齿线以上静脉丛迂曲扩张、纤维支持组织松弛断裂所致肛垫下移而形成病理性肥大的柔软团块。好发于截石位 3、7、11 点，又称为母痔。其余部位发生的内痔，称为子痔。临床以便血、脱出为主要表现。

【病因病理】

1. 西医病因病理

（1）病因：本病发生的确切病因目前尚不是十分明确，许多学者通过研究和观察发现影响因素有：①解剖因素：肛门直肠位于人体躯干最下部，其血管及其分支压力增大，血管曲张，加之地心引力的作用，影响了肛门直肠血液回流；痔静脉无瓣膜，容易受粪块挤压，影响肛门周围的血液回流。②感染因素：痔静脉丛的血管内膜炎和静脉周围炎可导致部分血管壁纤维化、脆化、变薄，使得局部静脉曲张。③排便因素：粪便不易排空，对直肠下段、肛管部产生较大的压力，使血管受压；排便次数过多，腹压增加，肛门直肠静脉回流障碍。

此外，还有饮食因素、遗传因素、妊娠和分娩、慢性疾病、职业和年龄等。

（2）发病机理：目前对于本病的发病机理仍不明确，主要的学说有：①静脉曲张学说：认为与人体直立、痔静脉缺少瓣膜、括约肌痉挛及粪便嵌塞等有关，导致肛门直肠静脉回流障碍，痔静脉曲张，而形成痔。②血管增生学说：一般认为齿线以上的黏膜下组织含有大量的窦状血管、平滑肌、弹力纤维和结缔组织等，组成直肠海绵体，随着年龄的增加出现增生、肥大，而形成痔。③肛垫下移学说：齿线以上的黏膜及黏膜下存在着静脉丛、Treitze 肌、结缔组织，统称为“肛垫”，是正常的解剖组织。当“肛垫”增生、肥大，或因肛门直肠壁的支持固定功能发生改变而松弛，或肛门括约肌的紧张度发生改变使得肛垫向下移位而成本病。④肛管狭窄学说：认为纤维带收缩造成肛管狭窄，致使粪便通过时括约肌不能完全松弛，粪便只能在压力下被挤出，致使痔静脉丛在纤维带与粪块之间受到挤压，血液回流障碍，久之引起痔静脉迂曲扩张而成痔。

关于痔发病机制，除了以上四种学说外，常见的还有感染学说、痔静脉泵功能下降学说、痔动脉分布学说、压力梯度学说、痔疝形成学说等。目前对内痔的发病机制尚未有统一的认识，各学说均从一个侧面反应了痔组织的病理变化，但都没有反应痔的全貌，痔或许是一种多病因和多发病机制的疾病。

2. 中医病因病机　中医学认为，痔形成的原因与饮食不节、腹泻便秘、久坐久立、妊娠分娩、房劳过度、六淫外侵、情志失调、父母遗传、脏腑虚弱等有关，从而导致脏腑功能失调，风燥湿热下迫，瘀阻魄门，瘀血浊气，结滞不散，久则筋脉横解而成痔。

NOTE

【临床表现】

内痔的主要临床表现是便血和脱出，可并发血栓、嵌顿、绞窄及排便困难。

1.便血　是内痔最主要的症状。早期内痔以便血为主，晚期内痔因痔黏膜表面纤维化加重，便血反而减少。便血可发生于排便的全过程。血色鲜红量少者，仅大便带血丝；量多者可见滴血或喷血，便血量多或时间久者可继发贫血。

2.脱出　是内痔发展的中晚期的主要表现。可在排便时脱出，便后自行回纳，或需手托后方能回纳。甚者在活动、久立、咳嗽时也可脱出，有时脱出后用手不能托回肛内，成为嵌顿痔。

3 肛周潮湿、瘙痒　痔核反复脱出，肛门括约肌松弛，常有分泌物溢出肛外，故自觉肛门潮湿；分泌物长期刺激肛周皮肤易发生湿疹，导致瘙痒不适。

4.疼痛　单纯内痔无痛，如内痔嵌顿，发生水肿、感染或血栓形成可引起不同程度的疼痛。

【专科检查及实验室检查】

Ⅰ、Ⅱ期内痔肛门指诊时多无异常；对反复脱出的Ⅲ、Ⅳ期内痔，肛门指诊于齿线上可触及柔软、表面光滑、无压痛的黏膜隆起，截石位 3、7、11 点的黏膜隆起处深部可及明显的动脉搏动；肛门镜检查可见齿线上 3、7、11 点处或其他钟点位置黏膜隆起，呈粉红色或暗红色，直径超过两个钟点位置，痔核较大时随肛门镜的退出而脱出肛门外，或可见黏膜表面糜烂。

血常规检查红细胞、血红蛋白值如果下降，多为长期便血所致。

【诊断与鉴别诊断】

1.诊断　内痔根据其症状的严重程度分为 4 期（见表 23–3）：

表 23–3　内痔的分期

分期	临床表现
Ⅰ期	便时带血、滴血，便后出血可自行停止；无痔脱出。
Ⅱ期	常有便血；排便时有痔脱出，便后可自行还纳。
Ⅲ期	可有便血；排便或久站及咳嗽、劳累、负重时有痔脱出，需用手还纳。
Ⅳ期	偶有便血；痔持续脱出不能还纳或还纳后易脱出。

2.鉴别诊断

（1）直肠息肉：多见于儿童，脱出息肉一般为单个，头圆而有长蒂，表面光滑，质较痔核稍硬，活动度大，容易出血，但多无射血、滴血现象。

（2）肛乳头肥大：呈锥形或锤状，灰白色，表面为上皮，一般无便血，常有疼痛或肛门坠胀，过度肥大者便后可脱出肛门外。

（3）直肠脱垂：直肠黏膜或直肠全层环状脱出，有螺旋状皱褶，表面光滑，无静脉曲张，一般不出血，脱出后有黏液分泌。

（4）直肠癌：多见于中老年人，粪便中混有脓血、黏液、腐臭的分泌物，大便习惯改变，里急后重，晚期大便变细。指检常可触及菜花状肿物或凸凹不平的溃疡，质地坚硬，不能推

NOTE

动，触之易出血。

（5）下消化道出血：溃疡性结肠炎、克罗恩病、大肠血管瘤、憩室病、家族性息肉病等常有不同程度的便血，乙状结肠镜、纤维结肠镜、结肠低张力双重对比造影对诊断有意义，对炎症性肠病、肿瘤性疾病需要病理学检查方能确诊。

（6）肛裂：便鲜血，量较少，肛门疼痛剧烈，呈周期性，多伴有便秘，局部检查可见6点或12点处肛管有梭形裂口。

【治疗】

1. 西药治疗

（1）局部药物治疗：含有角菜酸黏膜修复保护和润滑成分的栓剂、乳膏对痔具有较好的治疗作用。含有类固醇衍生物的药物可在急性期缓解症状，但不应长期和预防性使用。

（2）全身药物治疗：常用药物包括静脉增强剂，如微粒化纯化的黄酮成分、草木犀流浸液片、银杏叶萃取物等，可减轻内痔急性期症状，但数种静脉增强剂合用无明显优越性；还有抗炎镇痛药，能有效缓解内痔嵌顿所导致的疼痛。

2. 手术治疗

（1）注射疗法

①适应证：Ⅰ、Ⅱ、Ⅲ期内痔，内痔兼有贫血者，混合痔的内痔部分。

②禁忌证：外痔；内痔伴肛门周围急、慢性炎症或腹泻；内痔伴有严重肺结核或高血压、肝肾疾病或血液病患者；因腹腔肿瘤引起的内痔和临产期孕妇。

③常用药物：4%～6%明矾液、消痔灵（硬化萎缩剂）等。

④操作方法：局部麻醉消毒后，在肛门镜下或将痔核暴露于肛外，检查内痔的部位、数目，并做直肠指检，确定母痔区有无动脉搏动。黏膜消毒后用不同浓度的消痔灵液分4步注射：第一步为痔核上方的痔上动脉区注射，用1:1浓度注射1～2mL。第二步为痔黏膜下层注射，用1:1浓度在痔核中部进针，刺入黏膜下层后行扇形注射，使药液尽量充满黏膜下层血管丛中。注入药量多少的标志以痔核弥漫肿胀为度，一般为3～5mL。第三步为痔核黏膜固有层注射，当第二步注射完毕后，缓慢退针，多数病例有落空感，可作为针尖退到黏膜肌板上的标志，注药后黏膜呈水泡状，一般注射1～2mL。第四步为窦状静脉区注射，用1:1浓度的药液在齿线上0.1cm处进针，刺入痔体的斜上方0.5～1cm呈扇形注射，一般注药1～3mL，1次注射总量15～30mL。注射完毕，肛内放入凡士林纱布条，外盖纱布，胶布固定。本疗法是目前治疗内痔较好的注射方法。

⑤注意事项：注射时必须注意严格消毒，每次注射都须消毒。必须用5号针头进行注射，否则针孔过大，进针处容易出血。注射药液宜缓慢进行，进针的针头勿向各方乱刺，以免过多地损伤痔内血管，引起出血，致使痔核肿大，增加局部的液体渗出，延长痔核的枯脱时间。勿将药液注入外痔区，或注射位置过低使药液向肛管扩散，造成肛门周围水肿和疼痛。操作时应先注射小的痔核，再注射大的痔核，以免小痔核被大痔核挤压、遮盖，从而遗漏或增加操作困难。7天左右为痔核脱落时期，防止便秘努挣撕脱痔核而引起大出血。

（2）结扎疗法：关于痔结扎疗法，早在《太平圣惠方》中就有记载："用蜘蛛丝，缠系痔鼠乳头，不觉自落。"目前是用丝线或药制丝线缠扎在痔核的根部，阻断了痔核的气血流通，使痔核坏死脱落，创面经修复而愈的治疗方法。

NOTE

①适应证：Ⅱ~Ⅳ期内痔，对纤维型内痔更为适宜。

②禁忌证：肛门周围有急性脓肿或湿疮者；内痔伴有痢疾或腹泻患者；因腹腔肿瘤引起的内痔患者；内痔伴有严重肺结核、高血压、肝脏、肾脏疾患或血液病患者；临产期孕妇。

③操作方法：局麻或腰俞穴位麻醉后消毒肛管及直肠下段，再用双手示指进行扩肛，使痔核暴露，用弯血管钳夹住痔核基底部，用丝线于钳下结扎或进行“8”字形贯穿缝扎。结扎完毕后，用弯血管钳挤压被结扎的痔核，在结扎线上方0.5cm切除痔核，再将痔核送回肛内，并用红油膏少许涂入肛内，用纱布橡皮膏固定。

④注意事项：结扎内痔时，先结扎小的痔核，后结扎大的痔核。缝针贯穿痔核基底时，不可穿入肌层，否则结扎后可引起肌层坏死，或并发肛周脓肿。结扎紧线时，夹住痔的止血钳要随紧线缓慢放松退出。同时结扎多个痔核时，应避免在同一平面，导致肛门狭窄。结扎术后当天不宜大便，若便后痔核脱出，应立即将痔核送回肛内，以免发生水肿，加重疼痛反应。在结扎后的7天左右，为痔核脱落阶段，嘱患者减少活动，大便时不宜用力努挣，以避免大出血。

（3）器械治疗

①胶圈套扎法：是通过套扎器或双钳将小乳胶圈套扎在痔核基底部，利用胶圈较强的弹力阻止血液循环，致使痔核缺血、坏死、脱落，从而治愈内痔。

适应证：Ⅱ~Ⅳ期内痔及混合痔的内痔部分。

禁忌证：肛门周围有急性脓肿或湿疮者；内痔伴有痢疾或腹泻患者；因腹腔肿瘤引起的内痔患者；内痔伴有严重肺结核、高血压、肝肾疾患或血液病患者；临产期孕妇。

操作方法：套扎器套扎法：让患者排便后，取膝胸位或侧卧位。先做直肠指检以排除其他病变。插入肛门镜，显露齿状线和内痔，检查痔核位置与数目，选定套扎部位，痔核区域消毒。将负压吸引接头与外源负压抽吸系统相接，并确定负压释放开关处于关闭状态，经肛门镜置入枪管并对准痔核，在负压抽吸下将组织目标吸入枪管，当负压值到达0.08~0.1MPa时转动棘轮，直至弹力线环套释放。如果是4代套扎器，再转动推线管释放轮到相适应的位置后弹出推线管后，助手帮助持枪，术者左手持推线管，右手捏紧弹力线尾部并用力对抗牵引，收紧弹力线前段环套，确认弹力线环套收紧后，术者接过套扎器，打开负压释放开关，释放被套组织。稍往后抽拉推线管，露出弹力线前端，于打结处剪断，留下长4~5mm。

注意事项：先套扎小的痔核，再套扎大的痔核，以免遗漏小痔。可在套扎痔中注入硬化剂，防止脱落和出血。同时套扎多个痔核时，应避免在同一平面，导致肛门狭窄。在套扎后的7天左右，为痔核脱落阶段，嘱患者减少活动，大便时不宜用力努挣，以避免大出血。

②吻合器痔上黏膜环切钉合术（PPH术）

适应证：以脱出为主要症状的内痔，尤以环形脱出内痔为宜。

禁忌证：肛管严重狭窄、直肠黏膜严重纤维化、以外痔为主的混合痔和肛门失禁，余同其他手术禁忌证。

手术方法：麻醉并适当扩肛后放入扩张器，于齿线上3~4cm黏膜下缝一荷包，放置痔疮吻合器钉头，收紧荷包线，旋紧吻合器并击发后环形切除痔上黏膜。

③吻合器痔上黏膜部分切除钉合术（TST术）

适应证：同PPH术。

禁忌证：同PPH术。

NOTE

手术方法：麻醉并适当扩肛后，根据痔体的大小和位置选择不同的扩张器型号，放入扩张器，于齿线上 2.5～3cm 部分黏膜下缝 N 个荷包，放置痔疮吻合器钉头，收紧荷包线，旋紧吻合器并击发后，部分切除痔上黏膜。

④多普勒引导下的痔动脉结扎术

利用多普勒专用探头，于齿状线上方 2～3cm 探测到痔上方的动脉，直接进行结扎，阻断痔的血液供应，以达到缓解症状的目的。适用于Ⅱ～Ⅳ期内痔。

⑤物理治疗：包括激光治疗、冷冻疗法、直流电疗法和铜离子电化学疗法、微波热凝疗法、红外线凝固治疗等。主要适应证为Ⅰ、Ⅱ、Ⅲ期内痔。主要并发症有出血、水肿、创面愈合延迟及感染等。

（4）手术后的常见反应及处理方法

①疼痛：手术后用 1% 盐酸普鲁卡因 10mL 在中髎或下髎穴封闭（每侧 5mL），或口服止痛片，必要时肌注苯巴比妥钠 0.1g 或盐酸哌替啶 50～100mg。

②小便困难：首先应消除患者精神紧张；下腹部热敷或针刺三阴交、关元、中极等穴，留针 15～30 分钟；或用 1% 盐酸普鲁卡因 10mL 长强穴封闭；肌注新斯的明 1mg；因肛门敷料过多或压迫过紧引起者，可适当放松敷料；必要时采用导尿术。

③出血：内痔结扎不牢而脱落，或内痔枯萎脱落时可出现创面出血，甚至小动脉出血。对于创面渗血，可用凡士林纱布条填塞压迫，或用桃花散外敷；至于小动脉出血，必须显露出血点，进行缝合结扎，彻底止血；如出血过多，面色苍白，血压下降者，给予快速补液、输血、抗休克。

④发热：一般因组织坏死、吸收而引起的发热不超过 38℃，除加强观察外，无需特殊处理。局部感染引起的可应用清热解毒药或抗生素等。

⑤水肿：以朴硝 30g 煎水熏洗，每日 1～2 次，或用 1∶5000 高锰酸钾溶液做热水坐浴后，外敷消痔膏，也可用热水袋外敷。

⑥肛门直肠狭窄：由于痔术后有肛门狭窄的可能，手术时应注意保留肛管皮肤。治疗措施包括扩肛和肛管成形术。

⑦肛门失禁：过度扩肛、肛管括约肌损伤、内括约肌切开等治疗易发生肛门失禁。患者原有肛管功能不良、肠易激综合征、产科创伤、神经疾患等疾病时，可增加肛门失禁发生的危险。

⑧其他并发症：手术创面延迟愈合、直肠黏膜外翻、肛周皮赘、感染等并发症，需注意防治。

3. 辨证治疗

（1）风伤肠络证

证候：大便带血、滴血或射血，血色鲜红，大便干结，肛门瘙痒，口干咽燥。舌红、苔黄，脉浮数。

治法：凉血祛风。

方药：凉血地黄汤加减。

（2）湿热下注证

证候：便血色鲜红，量较多。肛门肿物外脱、肿胀、灼热疼痛或有滋水。便干或溏，小便

NOTE

短赤。舌质红，苔黄腻，脉滑数。

治法：清热燥湿。

方药：槐花散加减。

（3）气滞血瘀证

证候：肿物脱出肛外、水肿，内有血栓形成，或有嵌顿，表面紫暗、糜烂、渗液，疼痛剧烈，触痛明显，肛管紧缩。大便秘结，小便不利。舌质紫暗或有瘀斑，脉弦或涩。

治法：活血消肿。

方药：活血散瘀汤。

（4）脾虚气陷证

证候：肿物脱出肛外，不易复位，肛门坠胀，排便乏力，便血色淡。面色少华，头晕神疲，食少乏力，少气懒言。舌淡胖，苔薄白，脉细弱。

治法：益气升提。

方药：补中益气汤加减。

4. 中医外治

（1）熏洗法：以药物加水煮沸，先熏后洗，或用毛巾蘸药液做湿热敷，具有活血止痛、收敛消肿等作用，常用五倍子汤、苦参汤等。

（2）外敷法：将药物敷于患处，具有消肿止痛、收敛止血、祛腐生肌等作用。应根据不同症状选用油膏、散剂，如消痔膏、五倍子散等。

（3）塞药法：将药物制成栓剂，塞入肛内，具有消肿、止痛、止血等作用，如痔疮栓。

（4）枯痔法：即以药物如枯痔散、灰皂散敷于Ⅱ、Ⅲ期能脱出肛外的内痔痔核的表面，具有强腐蚀作用，能使痔核干枯坏死，达到痔核脱落痊愈的目的。此法目前已少采用。

【预防与调护】

（1）养成每天定时排便的良好习惯，防止便秘，蹲厕时间不宜过长，以免肛门部瘀血。

（2）注意饮食卫生，多喝开水，多食蔬菜，少食辛辣食物。

（3）避免久坐久立，进行适当的活动或定时做提肛运动。

（4）发生内痔应及时诊疗，防止进一步发展。

二、外痔

外痔位于齿线以下，根据其病理变化分为炎性外痔、血栓外痔、结缔组织性外痔和静脉曲张性外痔。外痔表面盖以皮肤，以疼痛和有异物感为主要症状。

【病因病理】

1. 西医病因病理　西医学认为，外痔多由于局部的感染、损伤等因素导致肛缘皮肤皱襞发炎，或肛缘皮下静脉破裂，血液凝结，血栓淤滞，引致肛缘皮肤结缔组织增生、肥大，或由各种原因导致痔下静脉丛迂曲扩张所形成的肿块。

2. 中医病因病机　中医学认为，本病多与湿、热、瘀有关，使得局部气血运行不畅，筋脉阻滞，日久瘀结不散所致。局部气血瘀滞，肠道气机不畅，不通则痛，且湿性重着，常犯于下，湿热蕴阻肛门，经络阻滞，瘀结不散而发本病，或年高、体弱多病者，脾胃功能失常，中气不足，脾虚气陷，无力摄纳，而致肛门坠胀，肿物难以消退。

【临床表现及分型】

1. 炎性外痔　肛门部皮赘红肿隆起，痒热灼痛，行走或排便时加重。检查时可见肛门部皮赘或皱襞红肿充血，甚至鲜红发亮，皮肤纹理变浅或消失，触痛明显，可有少量分泌物。

2. 血栓外痔　肛缘皮下忽起一圆形或椭圆形肿块，疼痛，排便或活动后加重。肿块位置比较表浅多于皮下，色紫暗，稍硬，界限清楚，可移动，触痛明显。单发而且肿块小者，3 天后疼痛减轻，并逐渐吸收；多发而且肿块大者则难以吸收。若渗血广泛，皮肤张力较大者，可以溃破，出血不止，甚则偶有感染化脓者。

3. 结缔组织外痔　一般无明显不适感，或仅有轻微异物感。检查时可见肛缘存在散在的、鸡冠状、环状或不规则形状的皮赘，表皮皱褶增多、变深，常伴色素沉着，触之柔软无疼痛。在女性患者，结缔组织外痔常见于肛门前位；肛裂伴发的结缔组织外痔多位于肛门前后正中位。

4. 静脉曲张性外痔　无明显不适或仅有肛门坠胀不适。检查时可见肛门截石位 3、7、11 点有柔软的半圆形隆起，表皮较松弛，隆起可在排便时、久蹲久立后出现或增大，卧床休息后缩小，有弹性，无触痛。

【专科检查及实验室检查】

可通过局部望诊、指诊等检查确诊。

【诊断与鉴别诊断】

1. 诊断

（1）炎性外痔：肛门疼痛，肛缘皮肤肿胀，色泽潮红光亮，触之疼痛明显，有弹性而无硬结。

（2）血栓性外痔：肛缘突发性隆起肿块，疼痛明显并呈持续性，皮肤表面可现紫色暗斑，皮下可触及硬结。

（3）结缔组织性外痔：临床以异物感为主要症状，肛缘皮肤增生状如皮赘，形态不规则。

（4）静脉曲张性外痔：皮肤表面可见迂曲扩张的血管团，质地柔软，无压痛，便时加重，好发于截石位 3、7、11 点。

2. 鉴别诊断

（1）肛门周围脓肿：肛门周围肿块，色红，疼痛剧烈，3～5 天后有波动感，伴有发热，自溃或切排引流后肿退痛减，体温下降，易形成肛瘘。

（2）内痔嵌顿：齿线上内痔脱出、嵌顿，疼痛时间较长，皮肤水肿，消退缓慢，痔核表面糜烂，伴有感染时有分泌物和臭味。

（3）肛乳头肥大：呈锥形或鼓槌状，灰白色，表面为上皮，一般无便血，常有疼痛或肛门坠胀。过度肥大者，便后可脱出肛门外，其蒂部在齿线。

（4）内痔外脱：内痔脱出组织为黏膜，易出血。静脉曲张性外痔增加腹压时隆起的组织为皮肤，不易出血，应与其相鉴别。

（5）肛管癌：肛门部持续性疼痛，触诊肿块质地坚硬，不能推动，且表面高低不平，溃烂时可有脓血、黏液、腐臭的分泌物，病至后期常见肛管狭窄，大便变细或排便困难，多见于中老年患者。

（6）尖锐湿疣：皮肤表面淡红色或污秽色、柔软的表皮赘生物，大小不一，单个或群集分布，表面分叶或呈棘刺状，湿润，基底较窄或有蒂，常表现为点状、菜花状、蕈状等不同形态。常无自觉症状，部分患者可出现局部疼痛或瘙痒，疣体易擦破出血，醋酸白试验阳性，组织病理学检查有特异性。结缔组织外痔应注意与其鉴别。

【治疗】

1. 西药治疗

（1）*局部药物治疗*：对急性期肿胀疼痛者，可用含有类固醇衍生物的药物外敷以缓解症状，但不应长期和预防性使用。

（2）*全身药物治疗*：常用药物包括静脉增强剂，如草木犀流浸液片、银杏叶萃取物等，可减轻外痔急性期症状；抗炎镇痛药的使用，能有效缓解炎性物质的刺激所导致的疼痛，以及预防感染的发生。

2. 手术治疗

（1）*外痔切除术*

①适应证：结缔组织性外痔。

②禁忌证：各种急性疾病，肛门周围急、慢性炎症或腹泻，痔伴有严重肺结核、高血压、肝肾疾病或血液病患者，因腹腔肿瘤引起的内痔和临产期孕妇等。

③手术方法：取截石位或侧卧位，在局麻或腰俞麻醉下，常规肛门消毒，用组织钳提起外痔组织，以剪刀环绕其痔根四周做一放射状梭形切口，再用剪刀将皮肤及皮下组织一并切除，止血后用凡士林纱布条敷于创面引流，无菌纱布包扎。

（2）*外痔静脉丛剥离术*

①适应证：静脉曲张性外痔。

②禁忌证：同外痔切除术。

③手术方法：取截石位或侧卧位，在局麻或腰俞麻醉下，常规消毒，在痔中心自下缘至齿线处做放射状梭形切口，用剪刀分离皮下曲张的静脉丛，将皮肤及皮下组织一并切除，修剪创缘，保持引流通畅。在两切口之间，应尽可能保留皮桥，并适当延长切口，保持引流通畅，以免形成环形瘢痕，导致术后肛门狭窄。

（3）*血栓外痔剥离术*

①适应证：血栓性外痔。

②禁忌证：同外痔切除术。

③手术方法：取截石位或侧卧位，在局麻或腰俞麻醉下，常规消毒，在肿块中央做放射状梭形切口，用止血钳将血块分离，并摘除，然后修剪伤口两侧皮瓣，使切口敞开，或缝合1～2针。止血后用凡士林纱布条敷于创面引流，无菌纱布包扎。

3. 辨证治疗

（1）*血热瘀结证*

证候：肛缘肿物凸起，其色暗紫，疼痛剧烈难忍，肛门坠胀；伴口渴便秘；舌紫，苔薄黄，脉弦涩。

治法：清热凉血，活血散瘀。

方药：凉血地黄汤合活血散瘀汤加减。

（2）*湿热下注证*

证候：便后肛缘肿物隆起不缩小，坠胀明显，甚则灼热疼痛，便秘溲赤；舌红，苔黄腻，脉滑数。

治法：清热利湿，散瘀消肿。

方药：萆薢化毒汤合活血散瘀汤加减。

4. 中医外治

（1）敷药法：马应龙麝香痔疮膏、肛泰膏、黄连膏、九华膏等外敷于患处，可与熏洗法配合使用。

（2）熏洗法：苦参汤、硝矾散剂先熏后洗，每日 2～3 次，每次 20 分钟。

【预防与调护】

（1）保持大便通畅，注意局部清洁卫生，避免过食辛辣刺激的食物，症状多可控制和缓解。

（2）若不及时治疗，或治疗不当，或反复发作，可使肿痛加剧，局部破溃、糜烂，甚至坏死。

三、混合痔

混合痔是指内痔与外痔在同一方位的相互贯通融合，形成一整体，括约肌间沟消失。混合痔多发于 3、7、11 点处，且以 11 点处最为多见。

【临床表现】

具有内痔和外痔各自的特点。

【专科检查及实验室检查】

混合痔部位括约肌间沟消失，肛镜检查内痔与外痔相连一体，无明显分界。

【诊断与鉴别诊断】

参照内、外痔的相关部分。

【治疗】

1. 西药治疗

参照内、外痔的相关部分。

2. 手术治疗

（1）外剥内扎术

①适应证：混合痔。

②禁忌证：各种急性疾病，肛门周围急、慢性炎症或腹泻，痔伴有严重肺结核、高血压、肝肾疾病或血液病患者，因腹腔肿瘤引起的内痔和临产期孕妇等。

③手术方法：取截石位，常规消毒，局部浸润麻醉或腰俞穴麻醉，将混合痔充分暴露，在其外痔部分做“V”字形皮肤切口，至齿线上。然后用弯血管钳夹住内痔基底部，在内痔基底正中用圆针粗丝线贯穿做“8”字形缝扎，在结扎线上方 0.5cm 切除痔核，修剪创缘，使创面在肛门部呈一放射状切口。同法处理其他痔核，创面外用桃花散，凡士林纱条，塔形纱布加压包扎。

④注意事项：外痔剥离时要选好切口，照顾外痔部分的整体关系，手术中注意保留适当的黏膜和皮肤，且结扎后痔核残端不要在同一平面上，以防术后肛门直肠狭窄。外痔切除剥离时与齿线距离应适宜，约 0.5cm，过短时疼痛明显，过长时残端易出血。

（2）分段结扎术

①适应证：环形混合痔。

②禁忌证：同外剥内扎术。

③手术方法：根据环状混合痔的自然形状将其划分为若干个区域，采用分区域分别施行“外痔剥离内痔结扎术”，区域之间尽可能保留正常皮肤和黏膜组织，结扎的痔核应尽可能避免处于同一平面上。适当延长其外围的创面，以减少张力，保持引流通畅。如肛周创面皮肤完好，较为松弛者，可予以部分对位缝合，3～5天后拆线，可减少疼痛，加速愈合。术后排便应控制在每日1～2次，并调整为成形软便，既可缓解疼痛，又可进行早期的扩肛。

3. 中医治疗　参照内痔、外痔的相关部分。

【预防与调护】

有关内容与“内痔”“外痔”章节相同。

第三节　肛隐窝炎

肛隐窝炎是指肛隐窝、肛门瓣发生急、慢性炎症性疾病，又称肛窦炎。其临床主要表现是肛门部不适、坠胀疼痛，甚至有分泌物及潮湿、瘙痒等。现代医学研究认为，约85%的肛门直肠周围脓肿、肛瘘、肛乳头肥大等是由肛隐窝感染所引起的，因此对本病的早期诊断、治疗有积极的意义。

【病因病理】

1. 西医病因病理　肛窦因窦底在下，开口朝上，呈袋状，引流差，且容易受到损伤。发生炎症时，局部易充血、水肿、分泌物增多和组织增生。由于炎症的慢性刺激，常可并发肛乳头炎、肛乳头肥大，甚者可通过肛腺管状分支及联合纵肌纤维蔓延，形成肛门直肠周围脓肿。

2. 中医病因病机　中医学认为，本病为湿、热所患，虚实夹杂，有标实而本未虚者，亦有本虚标实者。多因饮食不节，过食醇酒厚味，辛辣炙煿；或虫积骚扰，湿热内生，下注肛部；或因肠燥便秘，破损染毒；或因郁热邪毒灼伤津液，阴津亏损而成。

【临床表现】

自觉肛门部坠胀，欲便不尽，时轻时重，卧位时症状减轻，伴有潮湿瘙痒，排便时可因粪便压迫肛隐窝，而感觉肛门疼痛，一般不甚剧烈，数分钟内消失。若括约肌受刺激而挛缩则疼痛加剧，常可出现不排便时的短时间阵发性刺痛。严重者疼痛可通过阴部内神经、骶神经、会阴神经出现放射性疼痛。急性期常伴便秘，粪便中可带少许黏液，此种黏液常在粪便前流出，有时混有血丝。炎症可刺激肛乳头增生，肥大的肛乳头可从肛门内脱出，加重肛门潮湿瘙痒的症状。

【专科检查及实验室检查】

（1）肛门指检：肛门口有紧缩感和灼热感。病变肛隐窝处有明显的压痛、硬结或凹陷，可触及肿大、有压痛的肛乳头。

NOTE

（2）肛门镜检查可见病变肛隐窝及肛瓣部位充血、水肿，肛乳头肥大，隐窝口有脓性分泌物或有红色肉芽组织。

（3）采用钩探针探查肛隐窝，从肛门内向外倒钩，常可探入病变肛隐窝较深的部位，并伴有少量的脓液排出。

【诊断与鉴别诊断】

1. 诊断

（1）肛门内有异物感和下坠感，甚者有灼热、刺痛；伴有不同程度的肛门潮湿、瘙痒。

（2）直肠指检肛隐窝处有明显的压痛、硬结或凹陷。

2. 鉴别诊断

（1）*肛裂*：疼痛剧烈，有特殊的疼痛周期和疼痛间歇期，伴有便血，肛管皮肤有纵行裂口、溃疡；病程较长者，可见局部呈病理性改变。

（2）*直肠息肉*：如肛隐窝炎伴发肛乳头肥大，应与直肠息肉相鉴别。直肠息肉是直肠黏膜部位一个或多个新生物，颜色鲜红，质地柔软，根蒂细长，无触痛，无明显症状。

（3）*肛瘘*：肛瘘内口多在肛隐窝处，触诊时内口下可摸到条索状物。

【治疗】

1. 西药治疗　有效抗生素的运用可控制局部的炎症，缓解症状。本病一般多为大肠杆菌感染所致，也有变形杆菌、结核杆菌等。可根据感染细菌的不同种类，给以相应的药物，必要时可做药敏试验。

（1）*局部药物治疗*：洗必泰痔疮栓纳肛。

（2）*全身药物治疗*：选用的药物有甲硝唑、氟哌酸（诺氟沙星）、庆大霉素、磺胺类、链霉素等。

2. 手术治疗

（1）*适应证*：反复发作的肛隐窝炎或肛隐窝成脓者，或有内盲瘘形成者，本病伴肛乳头肥大者，非手术治疗无效者。

（2）*手术方法*

①肛隐窝切开引流术

手术方法：取截石位或侧卧位，肛门部常规消毒，局麻或腰俞穴位麻醉，在分叶肛门镜下暴露病灶，用钩探针倒钩该肛隐窝，沿肛隐窝做纵向切口，使引流通畅，创口用红油膏纱条或黄连膏纱条压迫止血、引流。术后每天便后坐浴、常规换药。

②肛隐窝切除术

手术方法：准备同上，在分叶肛门镜下暴露病灶，围绕病变肛隐窝、肛门瓣、肛乳头做梭形切口，完整剥离后，用弯血管钳夹住基底部，贯穿结扎并切除，创口用药及术后处理同上。

3. 辨证治疗

（1）*湿热下注证*

证候：肛门坠胀不适，或可出现灼热刺痛，便时加剧，粪便夹有黏液，肛门湿痒；伴口干、便秘；舌质红，苔黄腻，脉滑数。

治法：清热利湿，活血止痛。

方药：止痛如神汤加减。

（2）阴虚内热证

证候：肛门不适，隐隐作痛，便时加重，肛门黏液溢出；伴盗汗，口干、大便秘结；舌质红，苔黄或少苔，脉细数。

治法：滋阴清热，凉血止痛。

方药：凉血地黄汤加减。

4. 中医外治

（1）熏洗法：用苦参汤、祛毒汤等煎汤，先熏后洗，洗时注意向上托柔肛门，有利于肛隐窝的引流，每天两次。

（2）塞药法：马应龙麝香痔疮栓等，每天坐浴后塞入肛内，每天两次，或用红油膏、九华膏揲入肛内。

（3）灌肠法：可用金黄散调制成糊状保留灌肠，通常在排便后进行，每天 1～2 次。

（4）物理疗法：除急性期以外，均可用红外线、微波、小功率激光等做局部照射，抑制细菌生长，促进血液循环，改善和缓解症状。如能进入肛门内部治疗，疗效更佳。

【预防与调护】

（1）保持排便通畅及肛门清洁。

（2）及时治疗便秘、腹泻等疾病。

（3）肛门有痔疮、肛裂、肛瘘病变时应及时治疗。

第四节　肛周脓肿

肛管直肠周围软组织或其周围间隙发生急慢性化脓性感染并形成脓肿的疾病，称为肛管直肠周围脓肿或肛门直肠周围脓肿，简称肛周脓肿。中医称为肛门周围痈疽，简称肛痈。由于发生的部位不同，可有不同的名称，如肛门皮下脓肿、坐骨直肠间隙脓肿、骨盆直肠间隙脓肿等。中医学对本病也有不同的称谓，如生于大肠尽处，有脏毒、悬痈、坐马痈、跨马痈等；生于尾骨前长强穴者名涌泉疽、鹳口疽等。因肛窦肛腺感染所致的瘘管性脓肿最多，占肛周脓肿 95% 左右，可发生于任何年龄，青壮年居多，尤以男性为多见。其特点是发病急骤，疼痛剧烈，伴发热，自行破溃或手术切开引流后可形成肛瘘。若不根治或处理不当，即进入脓肿－肛瘘－脓肿－肛瘘的恶性循环而经久不愈，使病情复杂化。

【病因病理】

1. 西医病因病理　现代医学认为，本病的发生主要是与肛门直肠的解剖结构和局部感染有关。肛门直肠周围脓肿多由肛窦炎和肛腺炎所引起，肛窦、肛腺导管、肛腺是感染的主要途径。患有全身性疾病如糖尿病、白血病、再生障碍性贫血、营养不良导致机体抗感染能力低下也易发肛周脓肿。有学者认为，发此病与雄激素变化、胚胎发育及免疫学因素等有关。

另外有些病灶感染并非来自肛腺，而是来自肛管和肛门皮肤擦伤等异物损伤，肛裂、血栓性外痔破裂、直肠狭窄、结核病、溃疡性结肠炎或克罗恩病等，也可来自于肛门手术如内痔或直肠脱垂药物注射、油质麻醉剂或酒类注射治疗肛门瘙痒症等。肛周脓肿的病原菌主要有需氧菌和厌氧菌两大类。

2. 中医病因病机　中医学认为，本病的发生与气血的关系极为密切，气血壅滞是肛痈的基本病机，多由湿热下注，湿热火毒之邪壅遏气血，经络阻隔，瘀血凝滞，热盛肉腐发为痈疽。其中有虚实之分，实证多因过食醇酒厚味，湿浊不化而生；虚证多因肺、脾、肾亏损，湿热乘虚下注而成，或病后体虚并发。具体包括饮食不节、房事失调、外感六淫、情志失调、负重远行、勤劳辛苦、妊娠、虚痨久嗽、便秘等。

【临床表现及分型】

根据脓肿发生的部位深浅不同，其临床表现各异。肛提肌以上间隙的脓肿，位置深，腔隙大，表现为全身感染症状重、局部症状轻，一般肛门周围多无异常，但直肠指诊可发现在直肠壁外有压痛、隆起或质韧肿物，甚至有波动感。肛提肌以下间隙的脓肿，部位浅而易见，局部红肿热痛明显，全身症状轻。

现将各类脓肿的症状及体征分述如下：

1. 肛提肌以上间隙脓肿

（1）骨盆直肠间隙脓肿：骨盆直肠间隙脓肿是一种少见的类型，位于肛提肌以上，位置深隐，发病缓慢，自觉直肠内有沉重坠胀感，有时排便不畅，排尿困难。肛门周围多无异常，指诊可及直肠内灼热，直肠侧壁饱满隆起，有压痛和波动感，直肠腔内B超或配合局部穿刺可明确诊断。

（2）直肠后间隙脓肿：直肠后间隙脓肿位于骶骨与直肠之间，这类脓肿可向上穿入盆腔，向下穿入坐骨直肠间隙内。初始临床表现也以全身感染症状为主，如畏寒、发热、头痛、疲倦和食欲下降，但直肠内常有重坠感，骶尾部有酸痛并可放射到臀部及两侧大腿股部后方。指诊时发现直肠后方有隆起、压痛和波动感。

（3）直肠黏膜下脓肿：直肠黏膜下脓肿位于直肠黏膜和肌层间的结缔组织内，较少见，一般较小，多位于直肠下部的后方或侧方。肛门外无明显病症，肛门内有沉重坠胀感，排便、行走时疼痛加重。指检直肠壁上可及卵圆形隆起，有触痛和波动感，脓肿可向上下蔓延，常自行破溃，由肛窦或直肠黏膜穿入肠腔形成内瘘。

2. 肛提肌以下间隙脓肿

（1）坐骨直肠间隙脓肿：较为常见，占肛门直肠周围脓肿的15%～25%。脓肿可为单侧或双侧，初起时有肛门直肠疼痛坠胀感，继而有头痛、倦怠、食欲不振进而发热恶寒等较为明显全身症状。随着炎症的加剧，臀部红肿逐渐明显，范围逐渐增大，触痛逐渐加剧，排便时疼痛剧烈，可有反射性排尿困难。

（2）肛管前间隙脓肿：肛管前间隙脓肿有浅、深两种。浅部脓肿感染仅局限于皮下组织，表现多为局部皮肤红肿疼痛。肛管前深间隙与两侧坐骨直肠间隙相通，当感染处理不当时，可发生前蹄铁型脓肿。

（3）肛管后间隙脓肿：肛管后间隙脓肿也有浅、深两种。浅部脓肿是位于肛尾韧带和皮肤之间的肛管后浅间隙感染所致。其表现是肛门与尾骨之间皮肤红肿和疼痛，患者端坐受限，排便时疼痛，可以穿破皮肤形成肛门后位浅表的肛瘘。深部脓肿是肛尾韧带与肛提肌之间的肛管后深间隙感染化脓而成。其表现为肛门直肠后部钝痛和坠胀，排便时加剧。由于感染位置较深，因此皮肤表面红肿不显著，指检肛管后上方饱满，有时可触及波动感。脓肿可穿破皮肤形成肛瘘，也可向一侧或两侧坐骨直肠间隙扩展形成蹄铁型脓肿。

NOTE

（4）肛周皮下间隙脓肿：是最常见的脓肿，占肛门直肠周围脓肿的40%～45%。此型脓肿距肛缘较近，常位于肛门两侧皮下。肛门局部红肿并持续性坠胀、胀痛，排便、活动后疼痛加剧，成脓后常有跳痛感。全身感染症状常不明显。脓肿初起时，红肿区域较局限，局部发硬和明显触痛，继而有波动应指感。脓肿自行破溃后可形成低位肛瘘，若自隐窝内破溃，易形成“内盲瘘”。

【实验室及其他检查】

1. 一般检查 根据白细胞总数及分类计数，可判断感染的程度。将抽取的脓液进行细菌培养和药敏试验，为术后选择抗生素治疗提供依据。

2. 超声检查 超声检查对肛周脓肿早期诊断有重要意义，操作简单，使用方便。体表超声可避免腔内超声的痛苦。采用普通探头也可以对脓腔定位，采用高频探头时可以准确地判断脓肿位置、大小、分布，甚至对微小脓肿也能发现，如未探及脓肿则不可盲目切开。腔内超声检查可以判断高位肌间脓肿的位置、容积、脓肿与周围组织的解剖关系，甚至找到脓肿内口。其超声表现为肛管直肠周围软组织低回声或液性暗区，为圆形或椭圆形，亦有不规则形，边界模糊不清。低回声区内有时可见血流。

3. X 线检查 如高位脓肿定位不准确，可先穿刺抽脓，然后向脓腔内注入造影剂进行摄片，有助于了解脓肿的位置、深浅、大小、形状和扩散途径。

4. MRI 检查 对于诊断不明确的病例，如有条件，也可行 MRI 检查，可以无损伤准确快捷地对患者病灶的部位、大小、范围做出判定，指导后续治疗。

5. 病理学检查 如疑有特异性感染或恶性肿瘤，术中可取脓腔壁进行病理学检查，以明确病变性质。

【诊断与鉴别诊断】

1. 诊断 肛周脓肿根据其病史、症状、体征，结合实验室检查，多能做出诊断。确诊为肛周脓肿后，常需对脓肿的部位及性质等做出判断，方能全面掌握病情，指导治疗。

（1）局部红肿疼痛，指诊可触及压痛性肿块或有波动感，局部穿刺可抽出脓液，且无明显全身症状者，多位于肛提肌以下间隙，属低位肛管直肠周围脓肿。

（2）出现寒战、高热、乏力、脉数等全身症状，血白细胞总数及中性粒细胞增高，局部红肿不明显者，多位于肛提肌以上间隙，属高位肛管直肠周围脓肿。

2. 鉴别诊断

（1）肛门周围皮肤感染：肛门周围毛囊炎和疖肿等皮肤感染范围局限，顶端有脓栓，感染与肛门直肠无关，与肛窦无病理联系，所以没有直肠或肛管坠胀感，排便影响不大，破溃后不形成肛瘘。肛旁皮脂腺囊肿感染，也可见肛旁红肿热痛，但追问病史一般在感染前局部即有肿物，呈圆形，肿块中央有堵塞的粗大毛孔形成的小黑点，肿物与皮肤粘连，本病肛内无原发内口，故肛内无压痛点，溃后也不形成肛瘘。

（2）骶前囊肿和囊性畸胎瘤感染：成年人骶前囊肿和隐匿性骶前畸胎瘤感染也常被误诊为肛周脓肿。详细询问病史一般都能发现某些骶前肿物的迹象。骶前畸胎瘤：较小的畸胎瘤，其症状与直肠后脓肿早期相似，但指诊可于直肠后有肿块，光滑，分叶，无明显压痛，有囊性感，X 线检查，将直肠推向前方或一侧，可见骶骨与直肠之间的组织增厚，内有不定型的散布不均匀钙化阴影和尾骨移位。

NOTE

（3）盆腔骨结核：少数骶髂关节结核、耻骨坐骨支结核造成的流注性结核性脓肿可以出现在肛周。一旦发生感染就容易和肛周脓肿混淆。脓肿初显时炎症表现不明显，病程长，有全身症状，骨质有变化，炎症与肛门直肠无病理联系。

（4）肛门会阴部急性坏死性筋膜炎：肛门或会阴部由于细菌感染而使肛门周围大面积组织坏死，有的形成瘘管。此病病变范围广，发病急，常蔓延至皮下组织及筋膜，向前可侵及阴囊、腹壁，也可波及下肢，处理不及时可有生命危险。

（5）化脓性汗腺炎：多在肛门周围皮下，脓肿较浅而病变范围广，病变区皮肤变硬，急性炎症与慢性瘘管并存，脓液黏稠，呈白粉粥样，有臭味，炎症及瘘管与肛门直肠无病理联系。

（6）克罗恩病：克罗恩病发生肛门脓肿占20%左右，肛门常有肛裂与瘘口。局部红肿，多能自溃，但无明显疼痛及全身症状，病理可明确诊断。

此外，还应与泌尿生殖器官炎症、结核性脓肿、肛管直肠癌、血栓外痔、子宫内膜异位症、阴茎海绵体炎、平滑肌瘤等疾病鉴别。

3. 分类　肛周脓肿有多种分类方法，常用的分类方法有：

（1）根据脓肿的病因及病势分类：分为瘘管性脓肿及非瘘管性脓肿。凡经肛窦、肛腺感染所致并发展为肛瘘者为瘘管性脓肿；若感染与肛窦、肛腺无关，不发展为肛瘘的为非瘘管性脓肿。

（2）根据病原菌性质可分为非特异性脓肿和特异性脓肿两类。临床上非特异性致病菌感染所致肛周脓肿占多数，而特异性致病菌如结核杆菌、淋病双球菌、梅毒螺旋体、放线菌等所致感染常被忽略，需引起重视。

（3）根据病变的部位分类：以肛提肌为界，分为低位脓肿、高位脓肿、高低复合位脓肿。其中低位脓肿包括肛门皮下间隙脓肿、坐骨直肠间隙脓肿、肛管前（浅、深）间隙脓肿、肛管后（浅、深）间隙脓肿及低位马蹄型脓肿。高位脓肿分为骨盆直肠间隙脓肿、直肠后间隙脓肿、直肠黏膜下间隙脓肿、高位括约肌间隙脓肿及高位马蹄形脓肿。若肛提肌上下各有一个或多个间隙发生感染，则称为高低复合位脓肿。

【治疗】

1. 西药治疗　有效抗生素的运用可控制炎症的局限或获得暂时好转。

（1）局部药物治疗：洗必泰痔疮栓纳肛。

（2）全身药物治疗：选用的药物有甲硝唑、氟哌酸、庆大霉素、磺胺类、链霉素等。

2. 手术治疗　对于因腺性感染所致的肛周脓肿可参考下列方法治疗，而非腺性感染所致的肛周脓肿要在治疗脓肿的同时，注意对原发疾病的处理。

（1）单纯切开引流术

①适应证：适用于脓腔位置、感染部位或原发疾病不明确的肛管直肠周围脓肿。

②手术方法：局麻或静脉复合麻醉后，在脓肿中心对应肛门呈放射状切口，将脓尽量放净后，脓腔内填塞油纱条，外盖纱布，胶布固定。

（2）根治性切开引流术

①适应证：适用于低位肛管直肠周围脓肿。

②禁忌证：高位肛管直肠周围脓肿。

③手术方法：骶管麻醉下，先行脓肿切开引流，再彻底冲洗脓腔，充分打开脓腔间隔，然

后持球头探针从切口处向肛内探入，仔细寻找内口，并由内口探出，于探针下引入有槽探针，切开内外口之间的组织，修剪创缘，使之引流通畅，查无活动性出血，凡士林纱布条嵌入创面，塔形纱布包扎，丁字带固定。

（3）一次切开挂线术

①适应证：适用于高位肛管直肠周围脓肿。小儿脓肿也采用此法。

②手术方法：骶管麻醉下，于脓肿中心行放射状切口或弧形切口，用止血钳钝性分离组织，充分引出脓汁，以示指分离脓腔间隔，冲洗脓腔，用球头探针自切口插入，轻柔仔细地向肛内探查，同时以另一示指在肛内做引导，寻找内口。若未探通，在黏膜最薄处穿出，并带橡皮筋，一端从内口进入，另一端从脓腔穿出，切开欲挂线部位表面皮肤后，将橡皮筋两端合拢，松紧适宜后，在靠近结扎组织的表面用丝线结扎。修剪创缘防止桥形愈合，查无活动出血点，脓腔内嵌入凡士林纱布条，塔形纱布压迫，丁字带固定。

（4）放射状多切口引流术

①适应证：马蹄型脓肿（多间隙脓肿），如肛管后间隙脓肿合并单侧或双侧坐骨直肠窝脓肿、直肠后间隙脓肿合并骨盆直肠间隙脓肿等。

②手术方法：骶管麻醉下，视脓腔范围在肛缘外 2 ~ 2.5cm 处，即肛门括约肌外侧选 2 ~ 5 处行放射状切口，切开脓腔，放出脓液。食指进入脓腔，分开脓腔间隔使各引流切口互通。探针寻找内口或可疑肛窦，确认内口后，经内口穿出，沿探针切开内口，与外切口相连，作为主引流口。如脓肿位于肛提肌以上，可给予挂线。清除脓腔坏死组织，但脓腔不宜过度搔挂，以免出血。适当修剪切口使引流通畅。双氧水、生理盐水冲洗脓腔，脓腔内放置凡士林纱条，塔形纱布压迫，丁字带固定。

（5）术后处理：每日患者便后可用硝矾洗剂熏洗坐浴，按时换药，注意创面彻底引流，不留死腔，防止假性愈合，挂线的适度缚紧橡皮筋。

3. 辨证治疗

（1）火毒蕴结证

证候：肛周突然肿痛，持续加重，肛周红肿，触痛明显，质硬，表面焮热；伴有恶寒，发热，便秘，尿赤；舌红，苔薄黄，脉数。

治法：清热解毒。

方药：仙方活命饮合黄连解毒汤加减。

（2）热毒炽盛证

证候：肛门肿痛剧烈，持续数日，痛如鸡啄，难以入寐；肛周红肿，按之有波动感或穿刺有脓；伴有恶寒发热，口干便秘，小便困难；舌红，苔黄，脉弦滑。

治法：清热解毒透脓。

方药：透脓散加减。

（3）阴虚毒恋证

证候：肛门肿痛，皮色暗红，成脓时间长，溃后脓出稀薄，疮口难敛；伴有午后潮热，心烦口干，夜间盗汗；舌红，苔少，脉细数。

治法：养阴清热解毒。

方药：青蒿鳖甲汤合三妙丸加减。

4. 中医外治

（1）初起：实证可选用黄连膏外敷；位置深隐者可用金黄散调糊灌肠；虚证用冲和膏或阳和解凝膏外敷。

（2）成脓：宜早期切开引流，并根据脓肿部位深浅和病情缓急选择手术方法。

（3）溃后：可用硝矾洗剂便后熏洗创面。另外对于脓未净的创面，用油纱条蘸提脓祛腐的九一丹引流；脓净的创面，改用油纱条蘸生肌敛疮的生肌散外敷；日久成漏者，按肛瘘处理。

【预防与调护】

（1）少食辛辣、油炙煎炒、肥腻、酒等刺激性食物，防止便秘和腹泻。

（2）注意肛门清洁卫生，锻炼身体，增强抗病能力。

（3）积极预防和治疗痢疾、肠炎、肛裂、肛窦炎、肛腺炎、肛乳头炎、直肠炎、内痔、外痔等肛门直肠疾病，以防感染形成脓肿。

（4）肛门会阴部损伤应及时处理。

（5）如有肛门坠胀、疼痛不适、分泌物等症状，应及时检查，早期治疗。

（6）患病后应注意卧床休息，减少活动，积极配合治疗。

第五节　肛　瘘

肛管或直肠因肛门周围间隙感染、损伤、异物等病理因素形成的与肛门周围皮肤相通的一种异常通道，称为肛管直肠瘘，简称为肛瘘，中医称为肛漏。肛瘘的临床表现主要为肛门局部硬结，反复疼痛、破溃流脓、潮湿、瘙痒。肛瘘是一种常见的肛门直肠病，复发率较高，在我国其发病率占肛门直肠疾病的1.67%～3.6%，国外为8%～25%。本病可发生于不同性别、年龄，以20～40岁的青壮年多见，婴幼儿发病者亦不少见。男性多于女性，男女比例为（5～6）:1。

【病因病理】

腺性感染所致的肛瘘一般由原发性内口、瘘管和继发性外口三部分组成，也有仅具内口或外口者。内口绝大部分位于肛窦，为原发性感染病灶，外口在肛门周围皮肤上，为继发性，可有一个或多个；瘘管是指连接内、外口之间的纤维性管道，可有一条或多条，但主管常为一个，瘘管可以穿过内、外括约肌和肛提肌向直肠、肛管周围间隙穿通。大多数肛瘘可触及或探及瘘管管道走形方向。

1. 西医病因病理　现代医学认为，肛瘘和肛周脓肿分别属于肛周间隙化脓性感染的两个病理阶段，急性期为肛周脓肿，慢性期为肛瘘。肛周脓肿成脓后，经肛周皮肤或肛管直肠黏膜破溃或切开排脓，脓液充分引流后，脓腔随之逐渐缩小，脓腔壁结缔组织增生，使脓腔缩窄，形成或直或弯的管道，即成肛瘘。少数肛瘘是由其他疾病，如肠结核、炎症性肠病、直肠癌、外伤等并发直肠周围脓肿破溃后形成。

2. 中医病因病机　中医学认为，本病多为肛痈溃后久不收口，湿热余毒未净；或痨虫内侵，肺、脾、肾三脏亏损；或因肛裂损伤日久染毒而成。包括外感风、寒、湿、热等邪，饮食不节，肺、脾、肾三阴亏损，负重奔走，劳碌不停，妇女生产用力，房劳过度，体弱病衰，虚劳久嗽等，导致机体阴阳失调，经络壅塞，气血不畅，正气内伤，毒邪乘虚而入；或脾胃功能受损，内生湿热，湿热下注，郁久不化，热腐成脓，穿肠穿臀而成脓肿、肛瘘。故宋《太平圣惠方》说："夫痔瘘者，由诸痔毒气，结聚肛边……穿穴之后，疮口不合。时有脓血，肠头肿疼，经久不瘥，故名痔瘘也。"漏管久不敛口，邪气留恋，耗伤气血。

【临床表现与分类】

通常在肛门周围皮肤上可见肛瘘外口。肛瘘在不同阶段有不同的临床表现。静止期内口暂时闭合，局部炎症消散，可以无任何症状或只有轻微不适；慢性活动期因有感染物不断从内口进入，或管道引流不畅，而呈持续感染状态，可见外口流脓、肛门潮湿、瘙痒等症状；急性炎症期因外口闭合，或引流不畅，而感染物不断从内口进入，脓液积聚所形成，临床可见发热、局部红肿热痛等症状，破溃或切开引流后，症状缓解。专科查体肛门皮肤可见一个或多个溃破或肉芽增生性外口、硬结，并可触及或探及条索状瘘管往肛管、直肠方向潜行。

根据国家中医药管理局颁布的《中医病证诊断疗效标准》(1994 年)，本病分为：

1. 低位单纯性肛瘘 内口在肛隐窝，仅有一个瘘管通过外括约肌皮下部或浅部，与皮肤相通。

2. 低位复杂性肛瘘 有两个以上内口或外口，肛瘘瘘管在外括约肌皮下部和浅部。

3. 高位单纯性肛瘘 内口在肛隐窝，仅有一个瘘管，走行在外括约肌深部以上。

4. 高位复杂性肛瘘 有两个以上外口，通过瘘管与内口相连或并有支管空腔，其主管通过外括约肌深部以上。

其他分类方法：按瘘管形状分为直瘘、弯瘘和蹄铁型肛瘘；或按病理变化分为化脓性肛瘘和特异性肛瘘；依据瘘管与括约肌关系可分为：皮下瘘、黏膜下瘘、外括约肌浅部与皮下部肌间瘘、外括约肌深部与浅部肌间瘘、肛提肌与外括约肌深部肌间瘘；只有外口下连瘘管而无内口者，称为单口外瘘，又称"外盲瘘"；若只有内口与瘘管相通而无外口者，称为单口内瘘，又称"内盲瘘"。

【实验室及其他检查】

在肛门直肠周围软组织中（间隙）因有瘘管穿过，故可触及肿块、索状物或硬结；在齿线处可发现因炎性刺激变硬的肛窦，即内口，以及充血或肿胀的黏膜。肛瘘一般通过询问病史，结合局部视诊和直肠指检即可明确诊断。但对于复杂性肛瘘如反复多次手术的肛瘘，或病因不明者，或瘘管走行、分支、内口位置不清者，或疑为囊肿性肛瘘如骶前囊肿、畸胎瘤，或骨结核、骨髓炎、炎症性肠病等并发的肛瘘，应做一些特殊检查，以提高诊断的准确率。

1. 一般检查 对于拟手术治疗的患者，术前常规应做以下检查：血常规、尿常规、大便常规、肝肾功能、凝血功能、输血前检查、心电图、胸片等检查。

2. 特殊检查

(1) X 线平片：骨盆部正、侧位片，可以显示骨盆及骶尾骨骨质。若为骨结核或骨髓炎，可见骨质破坏，有脓腔、死骨片等；若为畸胎瘤，可见钙化点、骨骼及牙齿，常有直肠向前移位。

(2) 碘油造影：显示瘘管走行、深浅，管道有无弯曲、分支，内口位置，瘘管与直肠的关系、与周围脏器的关系等。造影前，直肠内插入橡胶管标记直肠，肛门缘放置金属丝标记肛门口。首先用球状冲洗针或硅胶管从外口缓缓插入瘘管内，遇阻力时稍后退，并在外口处做一金属环标记。然后注入40%碘油或其他含碘造影剂，边注药边观察，满意时摄片，也可以待造影剂注满瘘管（溢出为度），堵塞外口，拍摄正、侧位片。若为骶前囊肿，可以显示囊腔的形态、大小、位置及与周围脏器的关系，为手术提供可靠的依据。因用水溶性造影剂经放射学方法来显示瘘管的技术被普遍认为其应用价值有限，临床大部分被腔内超声及磁共振所替代。

（3）病理学检查和细菌检查：如疑为结核性肛瘘，病情反复发作，久治不愈者，可取脓液做细菌学检查或手术时切取部分病变组织做病理学检查，以帮助诊断和指导治疗。

（4）直肠腔内彩超：可测定肛瘘范围、内口位置，管道、支管走行分布。腔内超声对内口位置及瘘管与括约肌关系的准确评估，对术中寻找内口并保留括约肌功能有重要意义。

（5）螺旋CT：螺旋CT多用于复杂性肛瘘临床辅助诊断。螺旋CT高级图像处理软件可以直观、立体地从任意角度显示瘘管病变二维、三维形态图像，瘘管和周围组织的相互关系。复杂性瘘管可显示其深度、形态、管道走向全景，其空间立体感强，解剖关系清晰，有利于手术前病灶定位、手术方案的设计，对各种治疗后疗效评价也有重要指导价值。其良好的软组织分辨率、图像无重叠等优点，克服了X线造影检查的局限性。

（6）磁共振成像（MRI）：MRI软组织分辨率高，能直接三维成像，显示肛瘘瘘管的走行及括约肌的关系，准确描绘肛门的解剖结构并对术后疗效评估提供依据。

（7）结肠镜检查：排除肛周克罗恩病、溃疡性结肠炎、肠道结核等情况。

【诊断与鉴别诊断】

1. 诊断

（1）有肛周脓肿病史，病灶有外口、管道、内口。

（2）病情常反复发作，病程较长，最长者可达几十年。

（3）主要症状有局部反复肿痛，破溃流脓、肛周潮湿、瘙痒、排便不畅等。

（4）局部肛门视诊可见肛周硬结，或破溃口或肉芽增生性外口，时有分泌物自破溃口流出；肛外指检可触及自外口向肛内走形的条索状物，肛内指诊可扪及齿线上内口处硬结、凹陷或疼痛；肛门镜检查可见内口处黏膜充血，或有分泌物自内口溢出。

2. 鉴别诊断

（1）化脓性汗腺炎：是一种皮肤及皮下组织的慢性炎性疾病，多见于肥胖患者。其病变范围较广泛，呈弥漫性或结节状，局部隆起变硬，皮肤色素沉着，常有多个窦道溃口，但不与肛门直肠相通。

（2）肛门周围毛囊炎和皮肤疖肿：初期局部红肿、疼痛，以后逐渐肿大，中央形成脓栓，脓出渐愈，病变浅表，不与肛门直肠相通。

（3）骶前畸胎瘤：是一种先天性疾病，因胚胎发育异常引起，多在青春期20～30岁发病。位于骶前间隙，可单囊或多囊，腔内有胶冻样黏液。囊肿较大时直肠指检可发现骶前膨隆，有囊性肿物，表面光滑，界限清楚；探针检查可向骶骨前直肠后方向深入，深者可达10cm以上，经X线碘油造影检查可见骶前间隙增宽，囊肿腔内壁光滑，呈梨形或多囊分叶形，破溃后可与直肠相通；术中可见腔内有毛发、牙齿、骨质等，病理检查可确诊。

（4）盆腔骨结核：发病缓慢，无急性炎症，破溃后流清稀脓液，创口凹陷，久不收口；有纳差、低热、盗汗等症状；瘘口距肛门较远，与直肠不相通；X线片可见骨质破坏或增生。

（5）肛门会阴部急性坏死性筋膜炎：肛门或会阴部、阴囊部由于细菌感染而出现肛门部周围大面积组织坏死，有的可形成瘘管。此病变的发病急，范围广，常蔓延至皮下组织及筋膜，向前侵犯阴囊、腹壁、下肢，由肛周脓肿感染者，可与肛管直肠相通。

（6）克罗恩病：多伴有腹痛、腹泻、体重减轻，须做进一步全消化道检查。

【治疗】

1. 西药治疗 急性发作期、诊断不明、不具备手术条件时可运用抗生素缓解全身症状。

（1）局部药物治疗：洗必泰痔疮栓纳肛，美辛唑酮红古豆醇酯拴、麝香痔疮栓等栓剂纳肛。

（2）全身药物治疗：选用的药物有甲硝唑、氟哌酸、庆大霉素、磺胺类、链霉素等。

2. 手术治疗 本病诊断明确后应以手术治疗为主。手术的治疗原则如下：确认瘘管，正确找到内口，予以切开或切除；切开瘘管，整个瘘管自外口至内口完全切开或切除；正确处理肛管直肠环，防止括约肌过多损伤造成术后大便失禁。手术成败的关键，在于正确寻找内口，并将内口切开或切除。若有必要切除部分瘘管组织做病理检查。外部切开应更宽，从而使创面愈合自底部开始，保持充分引流，防止创口边缘过早粘连闭合。必要时缝合肛管的切缘以促进创面恢复。目前常用的手术方法有：切开疗法、挂线疗法、隧道式对口拖线引流术等。

（1）肛瘘切开（除）术

①适应证：低位单纯性肛瘘、低位复杂性肛瘘、皮下瘘、内盲瘘等。

②禁忌证：高位肛瘘者，肛门周围湿疮者，伴有痢疾或腹泻的患者，伴有严重肺结核、高血压、糖尿病、心脑血管疾病、肝脏疾病、肾脏疾患或血液病的患者，妊娠期，恶性肿瘤等。

③操作要点：取截石位或侧卧位，骶管麻醉或局部浸润麻醉。先予以亚甲蓝染色，持探针从瘘管外口插入，内口探出，沿探针方向切开皮肤、皮下组织，完全敞开瘘管；如管道弯曲不能一次探出，应边探边切，逐步切开探针表面组织，直到整个瘘管完全切开为止。瘘管全部敞开后，用刮匙尽量将瘘管壁上染色的坏死组织和肉芽组织刮除，修剪创缘皮肤和皮下组织，形成一口宽底小的创面。查无活动性出血后，创面填塞红油膏纱条，外盖纱布，宽胶布压迫或丁字带固定。

（2）肛瘘挂线术

①适应证：瘘管主管贯穿外括约肌深层或耻骨直肠肌以上，包括骨盆直肠间隙瘘和直肠后间隙瘘、妇女会阴部及婴幼儿的肛瘘。

②禁忌证：肛门周围有皮肤病者，有严重肺结核、梅毒及身体极度虚弱者，癌症并发肛瘘者。

③手术方法：取截石位或侧卧位，骶管麻醉或局部浸润麻醉。持探针从瘘管外口插入，内口探出，沿探针方向切开皮肤，引入橡皮筋，张力适度，丝线结扎固定，修剪创缘皮肤，止血后，创面填塞红油膏纱条，外盖纱布后，用宽胶布压迫或丁字带固定。

（3）肛瘘隧道式对口拖线引流术

①适应证：瘘管位于外括约肌深层以下的多支管复杂性肛瘘。

②禁忌证：同肛瘘切开（除）术。

③手术方法：常规麻醉消毒铺巾。用探针探明肛瘘支管走行，并将探针穿出皮肤。在探针引导下将一束10股医用丝线引入支管内，两端打结使成圆环状，丝线保持松弛状态。主管仍予切开或切开挂线处理。以后每日换药，清洗创面后将提脓祛腐药如八二丹、九一丹放在丝线

上拖入管内蚀管 10 天，待引流创面及环线上无明显脓性分泌物后，逐步分批拆线。拆线后配合垫棉法压迫，直至创面愈合。

3. 辨证治疗

（1）湿热下注证

证候：肛周有溃口，经常溢脓，脓质稠厚，色白或黄，局部红、肿、热、痛明显，按之有索状物通向肛内；可伴有纳呆，大便不爽，小便短赤，形体困重；舌红，苔黄腻，脉滑数。

治法：清热利湿。

方药：萆薢渗湿汤加减。

（2）正虚邪恋证

证候：肛周瘘口流脓，脓质稀薄，肛门隐隐作痛，外口皮色暗淡，时溃时愈，按之较硬，多有索状物通向肛内；可伴有神疲乏力，面色无华，气短懒言；舌淡，苔薄，脉濡。

治法：扶正祛邪。

方药：托里消毒饮加减。

（3）阴液亏虚证

证候：肛周瘘口凹陷，周围皮肤颜色晦暗，脓水清稀，按之有索状物通向肛内；可伴有潮热盗汗，心烦不寐，口渴，食欲不振；舌红少津，少苔或无苔，脉细数无力。

治法：养阴托毒。

方药：青蒿鳖甲汤加减。

4. 中医外治

（1）熏洗法：适用于手术前后缓解症状，用沸水冲泡药品，先熏后洗，具有活血消肿止痛的作用。

（2）外敷法：肛瘘急性期局部肿痛者，可选用拔毒膏、金黄膏等，具有消肿止痛的作用。

【预防与调护】

（1）忌食辛辣香燥之品，如辣椒、酒等；经常保持肛门清洁，养成良好卫生及排便习惯。

（2）发现肛门周围脓肿宜早期治疗，以免感染范围扩散，形成复杂性肛周脓肿，后期形成复杂性肛瘘。

（3）肛瘘患者应及早治疗，避免外口堵塞后引起脓液积聚，排泄不畅，引发新的瘘管。

（4）脓肿术后换药宜认真仔细，防止创口假性粘连（桥形愈合），避免医源性肛瘘发生。

第六节 肛 裂

肛裂（Anal Fissure）是齿状线以下肛管皮肤层裂伤后形成的缺血性溃疡。临床特点是便时肛门疼痛、出血，伴有便秘，呈周期性发作。其发病率仅次于痔疮与肛瘘，以中青年多见。多发生于肛管的后方，其次是前方，侧方出现肛裂极少。肛裂属中医“脉痔”“钩肠痔”范畴，如隋代《诸病源候论·痔病诸候》中说：“肛边生疮，痒而复痛出血者，脉痔也。”《外科大成·下部后·痔漏》中说：“钩肠痔，肛门内外有痔，折缝破烂，便如羊粪，粪后出血，秽臭大痛。”

NOTE

【病因病理】

1. 西医病因病理

（1）病因：肛裂的病因尚未完全清楚，可能与便秘、腹泻、感染、肛管狭窄等因素有关。由于大便干硬、排便困难，加之用力过猛，可致肛管皮肤损伤、破裂，继发感染形成慢性溃疡所致。解剖上由于肛管外括约肌浅部在肛门后方形成的肛尾韧带较坚硬，伸缩性及血供均较差，而且肛门后方在排便时承受压力最大，故在后正中线上最易发生损伤而形成肛裂。近来研究认为肛管肛门内括约肌压力在静息期增高与肛裂发生关系密切。肛裂方向与肛管纵轴平行，长 0.5 ~ 1cm，呈椭圆形或梭形。因排便时产生剧烈疼痛而畏惧排便，则大便愈加燥结，排便更加困难，形成恶性循环。由于括约肌痉挛，细菌感染不易控制，形成慢性溃疡，导致肛裂经久不愈。

（2）病理：新鲜肛裂病程短，裂口边缘整齐，为鲜红色，底浅有弹性，无瘢痕形成。陈旧性肛裂病程较长，反复发作边缘不整齐且增厚、纤维化，肉芽呈灰白色，底深质硬形成较平整的灰白组织（栉膜带）。上端常有肥大肛乳头形成，下端皮肤因炎性水肿、淋巴回流障碍，形成袋状皮垂，似外痔，检查时因先看到外痔，后看到裂口，故称“前哨痔”或“裂痔”。由于肛裂、前哨痔、肛乳头肥大常同时存在，一般称为“肛裂三联征”。也有可能因感染并发肛乳头炎、肛窦炎、肛周脓肿或内盲瘘（图 23-1）。

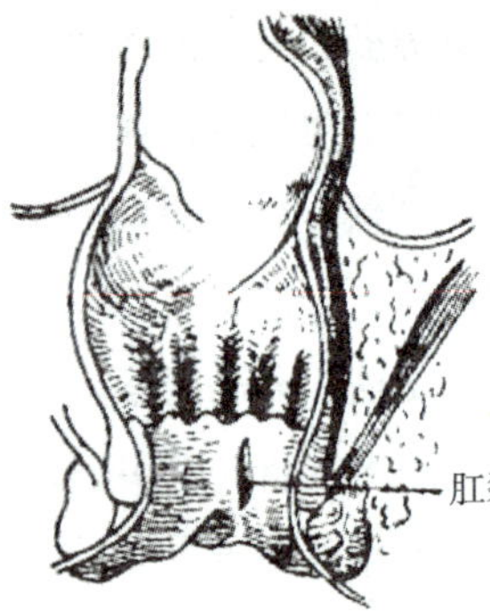

图 23-1　肛裂

2. 中医病因病机　《医宗金鉴·痔疮》云：“肛门围绕，折纹破裂，便结者，火燥也。”由于阴虚津液不足或脏腑热结肠燥，大便秘结，粪便粗硬，排便用力过度或过猛，致使肛门皮肤裂伤，湿热蕴阻，染毒而发本病。缘于热结肠燥，耗伤津液，水乏则行舟困难，或者因阴虚津乏、肠失濡养导致大便秘结，或因怕痛久忍不解，使燥结粪便愈加粗硬，排便更加困难，硬便强行排出，裂口再次裂伤而不愈。

【临床表现】

主要临床表现为便时疼痛、便血和便秘，且疼痛剧烈，具有典型的周期性表现。排便时因肛裂内的神经末梢受到粪便刺激立刻出现肛门灼痛或刀割样疼痛，称便时痛；便后数分钟疼痛减轻或停止，此时称为疼痛间歇期；此后，因肛门括约肌痉挛又出现剧烈疼痛，此期持续半小时到数小时，使之坐立不安，难以忍受，直到括约肌疲劳、松弛后疼痛才缓解。再次排便时又发生疼痛，以上表现临床称为肛裂疼痛周期。由于剧烈疼痛，害怕排便而形成便秘，大便干结必然加重肛裂，形成恶性循环。排便时在粪便表面或便纸上可见到少量新鲜血迹或滴鲜血；出血量的多少与肛裂大小、深浅有关，大出血少见。部分病人可有肛门皮肤瘙痒、分泌物等。

【实验室及其他检查】

若感染较重，并发肛周脓肿者可出现白细胞轻度升高。

【诊断与鉴别诊断】

1. 诊断

（1）有排便疼痛史，呈阵发性刀割样疼痛或灼痛，有典型疼痛间歇期和疼痛周期。

（2）大便时可见出血，一般为滴血，量少或仅附于粪便表面或手纸染血。

（3）患者常有习惯性便秘，因恐惧排便时的肛裂疼痛而故意延长排便时间，加重便秘，形成恶性循环。

（4）肛门视诊：肛管后方或前方可见皮肤裂口呈狭长形。根据创面基底深浅、颜色、边缘形状、柔软度，结合有无肛裂三联征或裂口、结缔组织性外痔、肛乳头肥大、肛乳头炎、肛窦炎和内盲瘘等陈旧性肛裂的特征性表现，即可确诊并分辨出早期肛裂或是陈旧性肛裂。

2. 鉴别诊断

（1）肛管皮肤擦伤：肛裂早期应与肛管皮肤擦伤相鉴别。通常肛管皮肤擦伤溃疡很浅，边缘平整无瘢痕，无肛乳头肥大，无前哨痔，病程短（仅 1～2 天），常可自愈，无需手术治疗。

（2）肛门皲裂：皲裂是发生于肛缘和肛管皮肤的浅表裂口，可发生在肛管任何部位，多表浅，局限于皮下，不波及肌层。是肛门皮肤病如肛门湿疹、肛门瘙痒症的皮损征象。便时虽有疼痛，但没有周期性表现，局部还可伴有丘疹、角质化及增生等皮肤病表现。

（3）结核性肛裂：特点是溃疡面可见干酪样坏死，色灰，底不平，呈椭圆形，疼痛不明显，出血量少，有脓性臭秽分泌物。脓液可培养出结核杆菌。

【治疗】

治疗原则是软化大便，保持大便通畅，解除括约肌痉挛，促使创面愈合。

1. 西药治疗

（1）保持大便通畅，口服缓泻剂（液状石蜡等），增加多纤维素食物，养成定时解便习惯。

（2）便后用 1∶5000 高锰酸钾液坐浴，保持局部清洁。

2. 手术疗法 经久不愈、非手术疗法无效者可以采用手术疗法。

（1）扩肛法

①适应证：急性或慢性肛裂不伴有肛乳头肥大及前哨痔者。

②手术方法：患者取侧卧位或截石位，局麻后先用两指用力扩张肛管，然后逐渐伸入两中指，维持扩张 5 分钟。此法操作简便、疗效快，扩张后解除了括约肌痉挛，可立即止痛，同时肛裂创面开放，引流通畅，有利于创面愈合（图 23–2）。

③注意事项：采用此法时，不要过度用力，否则可造成痔脱垂、短时大便失禁及出血、肛周脓肿等。

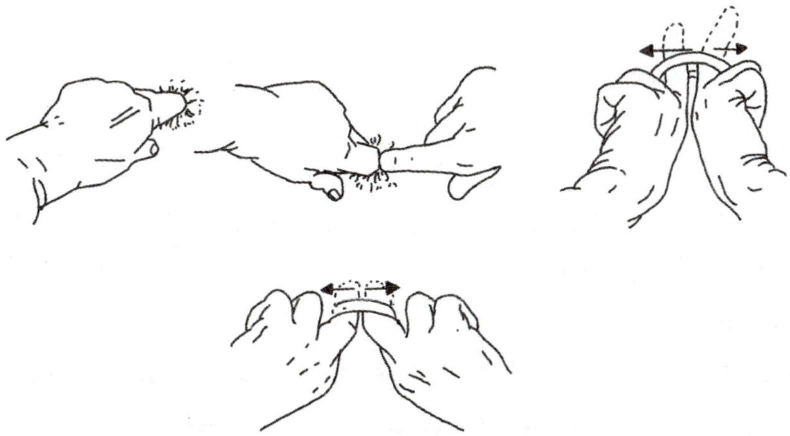

图 23–2 扩肛法

（2）肛裂切除术

①适应证：适用于陈旧性肛裂，伴有内盲瘘、结缔组织外痔及肛乳头肥大者。

②手术方法：在局麻或腰麻下，做梭形或扇形切口，全部切除结缔组织外痔、发炎的隐窝和不健康的组织、肥大的肛乳头，必要时垂直切开外括约肌皮下部或部分内括约肌，使创面敞开，引流通畅（图23-3）。

③注意事项：肛裂组织应切除完整，并适度扩肛。但缺点是创面大而愈合时间长。

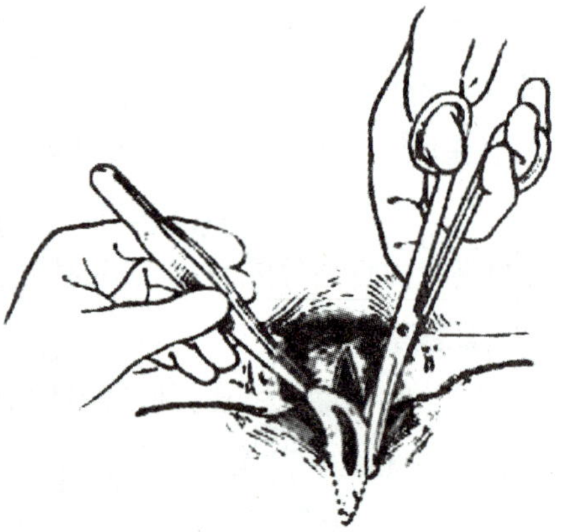

图 23-3 肛裂切除术

（3）内括约肌切断术

内括约肌为不随意环形肌，易发生痉挛收缩，是造成肛裂疼痛的主要原因，故切断内括约肌即可治愈肛裂。

①适应证：适用于陈旧性肛裂，或同时伴有内盲瘘、结缔组织外痔及肛乳头肥大者。

②手术方法：采用截石位或俯卧位，麻醉后用肛门镜显示肛裂，直接经肛裂处切断内括约肌下缘，自肛缘到齿状线处做长1～1.5cm的切口，在内、外括约肌间沟分离内括约肌至齿状线，剪断内括约肌；电灼或压迫止血，缝合创口。可同时切除肥大肛乳头、结缔组织外痔，数周后肛裂自行愈合。

③注意事项：本法治愈率高，但手术不当可造成肛门失禁。

3. 辨证治疗

（1）血热肠燥证

证候：大便干结，排便努挣，肛门疼痛，便时滴血或手纸染血，溲黄，肛门裂口色红；舌红，苔黄，脉弦数。

治法：清热润肠通便。

方药：凉血地黄汤合脾约麻仁丸加减。

（2）阴虚津亏证

证候：大便秘结，数日一次，便时疼痛，便时滴血，肛门裂口深红，口干咽燥，五心烦热；舌红，苔少或无苔，脉细数。

治法：养阴清热润肠。

方药：润肠汤。

（3）气滞血瘀证

证候：肛门刺痛，便时便后加重，肛门紧缩，裂口色紫暗；舌紫暗，脉弦或涩。

治法：理气活血，润肠通便。

方药：六磨汤加桃仁、红花、赤芍等。

4. 针灸疗法 用于肛裂疼痛较重者，通过刺激经络腧穴以疏通脉络、调畅气机，从而达到止痛、促进愈合的效果。常用穴位：承山、长强、三阴交、大肠俞等，每次选三四穴，留针10～20分钟，每日1次，7天为1个疗程。

NOTE

5. 中医外治

（1）*熏洗法*：可用苦参汤加减或熏洗方煎水，先熏后洗或便后坐浴。

（2）*局部敷药法*：新鲜肛裂可用生肌散、黄连膏或生肌玉红膏外搽；陈旧性肛裂可选用五五丹化腐，再用黄连油膏，最后用生肌散促使伤口愈合。

【预防与调护】

（1）养成良好的排便习惯，及时治疗便秘。

（2）饮食中应多含蔬菜水果及粗纤维食品，防止大便干燥，避免粗硬粪便擦伤肛门。

（3）注意肛门清洁，避免感染。

（4）一旦发病早期治疗，防止反复感染继发脓肿等其他疾病。

第七节　直肠脱垂

肛管、直肠甚至乙状结肠部分或全部向下移位，称为直肠脱垂（Rectal prolapse）。直肠黏膜下移或直肠壁部分下移，称直肠黏膜脱垂或不全脱垂；直肠全层脱出称完全脱垂。若下移的直肠在肛管直肠腔内称内脱垂，又称隐性脱垂；脱出肛门外者称外脱垂，又称显性脱垂。

直肠脱垂中医称为“脱肛”。脱肛之名首出《神农本草经》，晋代皇甫谧《针灸甲乙经》说：“脱肛者，肛门脱出也。”这是世界上最早对直肠脱垂的命名。在隋代《诸病源候论·痢病诸候·脱肛候》中对本病的症状做了形象的描述。

【病因病理】

1. 西医病因病理

（1）*病因*：直肠脱垂的病因目前尚未完全清楚，与下列因素有关：

①解剖因素：婴幼儿发育不良、年老体弱及营养不良的病人，易出现肛提肌和盆底筋膜薄弱无力；小儿骶骨弯曲度较浅，过直，并且盆底支持组织发育不全。多次分娩、手术、外伤损伤肛门直肠周围肌肉或神经等因素都可以减弱直肠周围组织对直肠的固定支撑作用，使直肠易脱出。

②腹压增加：长期便秘、排尿困难、慢性腹泻、慢性支气管炎、前列腺肥大、尿道狭窄等因素均可使腹内压增加。

③其他：直肠息肉、内痔反复脱出向下牵拉直肠黏膜，引起直肠黏膜脱出。

（2）*病理*：目前对直肠脱垂的发生有两种学说。一是肠套叠学说，正常时直肠上端固定于骶骨岬附近，若腹压增加或盆底松弛，固定部位也松弛，使与直肠交界处的乙状结肠发生套叠，套叠部分不断下移，最终使直肠向肛门脱出（图 23–4）。二是滑动疝学说，认为直肠脱垂是由于腹腔压力增高和盆底组织松弛，子宫直肠陷凹或膀胱直肠陷凹处的直肠前壁被迫向下推移，将直肠前壁压入直肠壶腹，最后经肛门脱出形成盆底疝（图 23–5）。

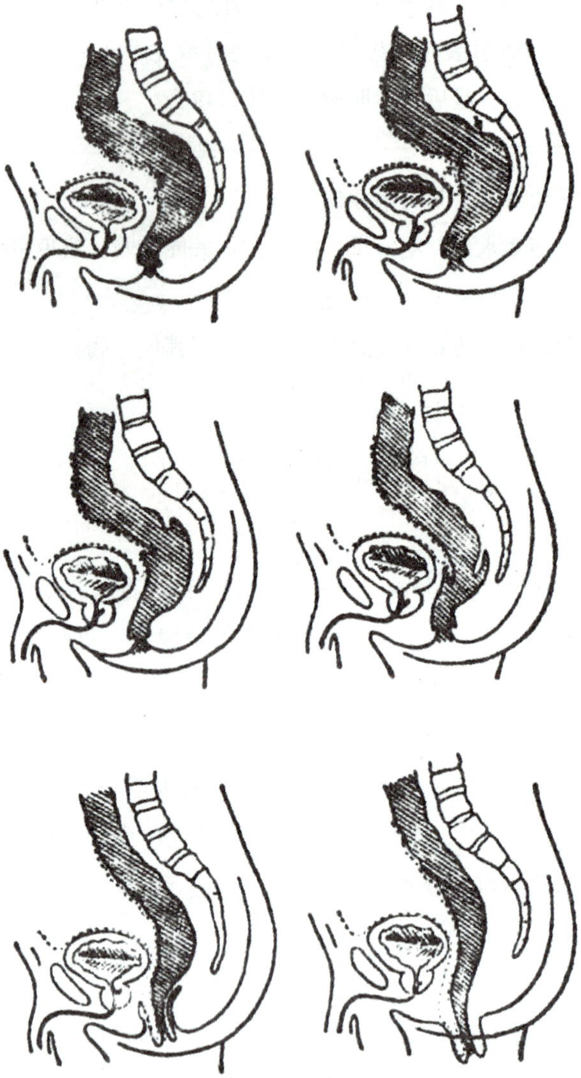

图 23-4　肠套叠示意图

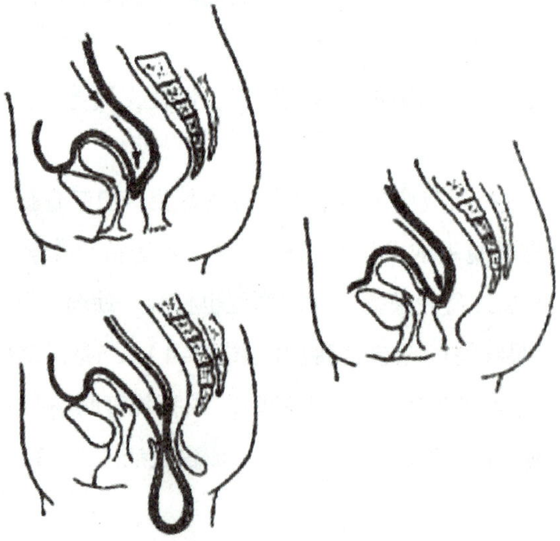

图 23-5　滑动疝学说示意图

直肠脱垂可以分为部分脱垂和完全脱垂两种。前者仅是直肠下端黏膜脱出，通常长度为2～3cm，一般在7cm以内，脱出部分为两层黏膜，脱垂的黏膜和肛门之间无沟状间隙，脱出黏膜呈放射状。后者则为直肠全层脱出。严重者直肠、肛管均可翻出肛门外，通常长度超过10cm，脱出部分为两层肠壁折叠，脱出黏膜呈环状。直肠指检发现肛门口扩大、肛管括约肌松弛无力，当肛管尚未脱出时，肛门与脱出物之间呈环形深沟。脱出之黏膜可发生炎症、糜烂、溃疡、出血，甚至嵌顿坏死。严重者因肛管括约肌持续性、被动性伸展而松弛，可发生肛门失禁，从而加重脱垂。婴幼儿直肠脱垂多为不全性脱垂，多数在5岁前可自愈。成人直肠脱垂若产生脱垂因素不能去除，脱垂会逐渐加重。

2. 中医病因病机　多因素体气血不足，或小儿血气未旺，老年人气血衰退，或妇人分娩过度耗气，或久泻久痢，或习惯性便秘，或长期咳嗽，或劳倦、房事过度，以致气血亏虚，中气下陷，固摄失司所致。

【临床表现】

多见于幼儿、老年人、久病体弱者及身高瘦弱者。发病女性高于男性，考虑与女性骨盆下口宽大及多次分娩等因素有关。本病发病缓慢，突出症状为有肿物从肛门脱出。早期仅在排粪时有肿块脱出，便后自行缩回。随病情发展，肛提肌及肛门括约肌收缩力缺乏，脱出变频，体积增大，下坠感明显，常需用手帮助才能回复，严重者在咳嗽、喷嚏、用力或行走甚至站立时亦可脱出，且不易回复。若未能及时复位，脱垂肠段可发生充血、水肿、糜烂、出血等，甚至有绞窄坏死的危险；也可因黏液流出而发生肛周皮肤潮湿瘙痒或湿疹样变；也常因大便排不净，次数增多，或出现便秘致使大便呈羊粪样。

【实验室及其他检查】

内脱垂者，需进行直、乙状结肠镜检查和消化道造影检查进一步明确诊断。

【诊断与鉴别诊断】

1. 诊断　直肠外脱垂诊断一般不难。检查时嘱病人下蹲后用力屏气，使直肠脱出。部分脱垂可见圆形、红色、表面光滑的肿物，黏膜皱襞呈“放射状”，脱出长度一般不超过3cm，指诊仅触及两层折叠的黏膜；直肠指诊时感到肛管括约肌收缩无力，嘱病人用力收缩时，仅略有收缩感觉；若为完全性直肠脱垂，表面有“同心环”皱襞，脱出较长，脱出部分分为两层肠壁折叠，触诊较厚；直肠指诊时可见肛门口扩大，感到肛管括约肌松弛无力；当肛管并未脱垂时，肛门与脱出肛管之间有环状深沟（图23-6）。

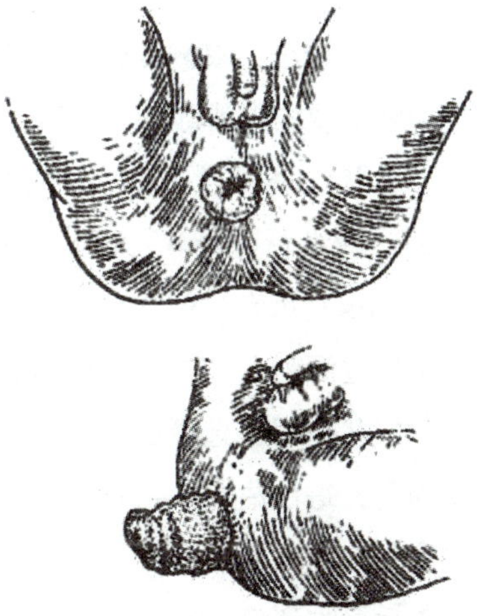

图23-6　直肠脱垂

直肠脱垂可分为三度：

（1）Ⅰ度脱垂：为直肠黏膜脱出，脱出物淡红色，长3～5cm，触之柔软，无弹性，不易出血，便后可自行回纳。

（2）Ⅱ度脱垂：为直肠全层脱出，脱出物长5～10cm，呈圆锥状，淡红色，表面为环状而有层次的黏膜皱襞，触之较厚，有弹性，肛门松弛，便后有时需用手回复。

（3）Ⅲ度脱垂：直肠及部分乙状结肠脱出，长达10cm以上，呈圆柱形，触之很厚，肛门松弛无力。

2. 鉴别诊断

（1）直肠黏膜脱垂应与环状内痔相鉴别。除症状、病史不同外，环状内痔脱出时有充血肿大的痔核出现，呈现“花圈状”，易出血，痔块之间有正常的黏膜凹陷。直肠黏膜脱垂时肛门指检可发现肛门括约肌松弛，环状内痔则肛门括约肌收缩有力，此为重要的鉴别依据。

（2）直肠内脱垂诊断比较困难，直肠内脱垂患者常以排便困难为主诉，即在排便时出现不畅感和肛门堵塞感，常须通过排粪造影或钡剂造影、内窥镜检查协助诊断。

【治疗】

直肠脱垂的治疗应依照年龄、病人体质状况、脱出的严重程度的不同，选择不同治疗方式，其重点在去除脱垂诱因，防止复发。

1. 西药治疗 选择相应药物，缓解或解除原发疾病引起的腹压增加因素，如咳嗽、便秘或排尿困难，以免加重直肠脱垂程度或治疗后复发。

2. 手术治疗 直肠脱垂的手术方法很多，有注射术、直肠悬吊固定术、冗长肠管切除术、盆底修补术、肛门或直肠紧缩术等。其优缺点、复发率各异。

（1）*注射疗法*：为治疗直肠脱垂的首选疗法，具有痛苦小、疗程短、疗效好等特点。

将药液注射到脱垂部位的黏膜下层内，使黏膜与肌层间产生无菌性炎性粘连，形成瘢痕而阻止肠管下移。此法尤其适用于儿童，但青壮年者易复发。主要有黏膜下注射法和直肠周围注射法。常用硬化剂有5%石炭酸植物油、5%盐酸奎宁尿素水溶液等，总量不超过10mL，消痔灵注射液，一般采用1∶1浓度，总量60～80mL。

操作方法：

①黏膜下注射法：此法是将药液注入直肠黏膜下层，使分离之直肠黏膜与肌层粘连而不脱出肛外。

适应证：直肠黏膜脱垂。

禁忌证：急、慢性直肠炎，腹泻，肛周炎及持续性腹压增加疾病。

操作方法：取侧卧位，常规消毒，局部麻醉，在肛镜下用碘液（如0.5%～0.55%聚维酮碘溶液）做肛内消毒。

点状注射：以20mL注射器装满药液，用7号长针头在齿线上1cm，环形选择2～3个平面，或纵行选择4～6行，每个平面或每行选择4～6个点，点与点之间相互交错，相距0.5～1cm，每点注药0.3～0.5mL，将药液注射到黏膜下层，一次注药总量为6～10mL。注药时不要过深刺入肌层，或太浅注入黏膜内，以免无效或造成坏死。

柱状注射：选择截石位3、6、9、12点齿线上1cm黏膜下层做柱状注射，长短视脱出长度而定，每柱注药2～3mL。注射完毕压以塔形纱布，胶布固定。注射当日应卧床休息，流质饮食，控制大便2～3天，两周内不宜剧烈活动。为防止感染，可酌情应用抗生素。一般1次注射后可收到满意效果，如疗效不佳，7～10天后可再注射1次。

②直肠周围注射法：此法是将药液注射入两侧骨盆直肠间隙及直肠后间隙内，通过药液引起无菌性炎症反应，产生纤维化，使直肠壁与周围组织（两侧直肠侧韧带和后方的骶前筋膜）粘连固定而不脱出肛外。

适应证：直肠全层脱垂合并部分乙状结肠脱垂的Ⅱ、Ⅲ度直肠脱垂。

禁忌证：急、慢性直肠炎，腹泻，肛周炎，盆底疝及持续性腹压增加疾病。

操作方法：取侧卧位，常规消毒，局部麻醉，在肛镜下用碘液（如 0.5% ~ 0.55% 聚维酮碘溶液）做肛内消毒。以 20mL 注射器装满药液，用 7 号长针头，选择截石位 3、6、9 点为进针点，分三步进行注射。

第一步：注射右侧骨盆直肠间隙。在截石位 9 点肛门缘外 1.5cm 处进针，先用针穿透皮层，经肛门外括约肌至肛提肌（进针 4 ~ 5cm 时针尖遇到阻力，即达肛提肌），当穿过肛提肌时有落空感，表示进入骨盆直肠间隙。此时用左手食指伸入直肠内，触摸针尖位置，证实针尖位于直肠壁外侧、未穿透直肠时，以左手食指触摸针尖感为引导，再将针深入 2 ~ 3cm，一般进针深度男性不超过 7.5cm，女性不超过 5.5cm，儿童 3 ~ 4cm。摆动注射器，以针尖在直肠壁外滑动为准，确保针尖不刺入直肠壁内，又未刺伤腹膜。回抽无血，准确定位，缓慢将药液注入直肠间隙，且边退针边注药，注药量约 12mL，并使药液呈扇形均匀分布于齿线上区域。

第二步：注射左侧骨盆直肠间隙。更换针头及手套后，在截石位 3 点距肛缘 1.5cm 处穿刺定位，依前法注射。

第三步：注射直肠后间隙。更换针头及手套后，在截石位 6 点、肛门与尾骨间皮肤中点处穿刺，沿骶骨曲进针。左手食指在直肠内做引导，进针 5 ~ 6cm，即到达直肠后间隙，并以针尖在直肠壁后活动为准，证实针尖未穿透直肠壁、未穿入骶骨前筋膜后，依前法注射，注药 4 ~ 5mL。注射完毕压以塔形纱布，胶布固定。

注意事项：严格执行无菌操作，注射完第一步、第二步后要更换手套；正确掌握操作方法，要反复熟悉肛管直肠及周围组织的解剖，注意绝不能将药液误注入肠壁肌层、骶前筋膜和腹腔内，不能穿透肠壁，是防止感染的关键步骤。药液要严格消毒，一般以低浓度、大剂量为好，高浓度易引起坏死、感染和大出血。术后应控制排便 5 ~ 7 天，第一次排便排出困难者可行温盐水灌肠。

（2）直肠悬吊固定术

①适应证：完全性直肠脱垂合并乙状结肠脱垂。

②禁忌证：急、慢性直肠炎，腹泻，肛周炎及持续性腹压增加疾病。

③手术方法：分为直肠后位悬吊术、直肠后方固定术、直肠前方固定术、腹直肌前鞘带直肠悬吊术等，是指游离直肠后，可选用多种方法将直肠、乙状结肠固定在周围组织上，其中骶前及两侧是重要的固定部位；也可同时将松弛的盆底、肛提肌进行缝合，切除冗长的乙状结肠和直肠；但应注意不要损伤骶前静脉丛及周围神经。

（3）肛门紧缩术

①适应证：适用于完全性直肠脱垂伴肛门松弛者。

②禁忌证：急、慢性直肠炎，腹泻，肛周湿疹及持续性腹压增加疾病。

③手术方法：在麻醉下于肛门后方切一“V”字形切口，显露肛尾三角，并用可吸收线将松弛的肛尾三角全层缝合，从而使肛管缩窄至直径 2.5cm 左右，利用自身的肌肉，恢复肛管的括约功能，以阻止直肠脱垂。然后缝合“V”字形切口，至肛缘时，再行一个“∧”切口，切去多余皮瓣，将呈梭形的创面皮瓣关闭。肛管直肠内留置一根引流管，以免分泌物污染创面。

NOTE

（4）脱出肠管切除术

①适应证：脱出肠管出现水肿、坏死或粘连不能还纳肛门。

②禁忌证：急、慢性直肠炎，腹泻，肛周湿疹及持续性腹压增加疾病。

③手术方法：将脱出肠管切除，然后将各层缝合；手术容易操作，术野清晰。但容易发生盆腔脓肿、直肠狭窄、膀胱炎及肾盂肾炎等并发症，且复发率较高。

3. 辨证治疗

（1）脾虚下陷证

证候：便后肛门有肿块脱出，轻重程度不一，严重者在步行、咳嗽、用力排尿时即可有肿块脱出，脱出物颜色淡红，伴有肛门坠胀，大便带血，神疲乏力，食欲不振，甚或头晕耳鸣，腰膝酸软；舌淡或有齿痕，苔白，脉弱。

治法：补中益气，升阳举陷。

方药：补中益气汤加减。腹胀纳呆者，加山药、焦三仙；气滞者，加木香、香附、川楝子；气虚夹热者，加黄芩、槐花；中气虚者，加炮姜、茯苓、五味子；久脱不收者，加五味子；脱出症状重者，加升麻、柴胡、党参、黄芪；腰膝酸软者，加山茱萸、覆盆子。本方具有益气升提之功效，用于气虚下陷之脱肛。也可用中成药补中益气丸或金匮肾气丸，每次6g，每日2～3次口服。

（2）气血两虚证

证候：直肠脱出，面色无华或面色萎黄，少气懒言，心悸健忘，失眠，头晕眼花；舌质淡，脉细弱。

治法：益气养血，滋润大肠。

方药：八珍汤加减。大便燥结者，加火麻仁、柏子仁；血虚有热而口干心烦者，加玉竹、生何首乌、知母；夜寐不安者，加酸枣仁、远志、夜交藤。本方有补益气血的作用，用于气血两虚之脱肛。也可用中成药十全大补丸，每次6g，每日2～3次口服。

（3）湿热下注证

证候：直肠脱出嵌顿，色紫暗或深红，甚或表面糜烂、破溃，不能自行还纳，红肿，肛门痉挛；面红身热，大便燥结，发热，口干口臭，小便短赤；舌红，苔黄，脉濡数。

治法：清热泻火，利湿通便。

方药：凉膈清肠散加减。肛门肿痛灼热刺痒者，加金银花、黄柏、栀子；大便秘结不通者，加火麻仁、草决明、生大黄；尿黄者，加滑石、车前草；出血多者，加地榆、槐花、侧柏炭。也可用中成药二妙丸，每次6g，每日2～3次口服。

4. 中医外治

（1）熏洗：苦参汤加石榴皮、明矾、五倍子煎汤熏洗，每日2～3次，每次20分钟。

（2）外敷：五倍子散或马勃散外敷，每日大便后1次。

5. 针灸疗法　针灸对部分患者有较好的效果，针刺后加灸法及电针刺激可以增强肛门括约肌收缩功能，改善局部症状。取穴：百会、长强、气海、关元、足三里、天枢、八髎、提肛穴。提肛穴位于肛门两侧，即肛门截石位3、9点，肛门旁开0.5寸位置。针刺时向同侧腹股沟方向刺入1.5～2寸，强刺激，使肛门有酸麻胀痛及紧缩感为好，也可加电针加大刺激量。

另外，可采用梅花针在肛门周围外括约肌部位点刺。

NOTE

【预防与调护】

（1）及时治疗腹泻，尤其小儿。

（2）一旦确诊尽早治疗，防止进一步加重病情。

（3）避免久行、负重、腹泻、便秘、慢性咳嗽等，防止腹压增高。

（4）慎食辛热之品，多食对直肠脱垂有预防作用的食物，如香菜、韭菜、木耳、鸡肉、茄子、山药、茴香、羊肉等。

（5）局部可采用丁字托带垫棉固定，或每天进行提肛锻炼。

第八节　溃疡性结肠炎

溃疡性结肠炎（Ulcerative colitis，UC）也称非特异性溃疡性结肠炎，是一种原因不明的直肠、结肠黏膜的浅表性、非特异性炎症性病变。人们通常将溃疡性结肠炎与 Crohn 病一起统称为非特异性炎症性肠病。非特异性溃疡性结肠炎的病变可以发生在结、直肠的任何部位，其中以直肠和乙状结肠最为常见，也可累及结肠的其他部位或整个结肠，少数情况下也可累及回肠末端，称为倒流性回肠炎。主要限于黏膜与黏膜下层，以溃疡为主，表现为黏膜的大片水肿、充血、糜烂和溃疡形成。临床特点为腹泻腹痛、黏液血便、里急后重和反复发作。可发病于任何年龄组，但 20～40 岁多见；男女发病率无差异，病程缓慢迁延。我国较欧美少见，但有逐年增加趋势。本病属中医“肠澼”“痢疾”“泄泻”“肠风”“滞下”等范畴。

【病因病理】

1. 西医病因病理

（1）病因：本病与克罗恩病相似，其病因及发病机制目前尚未清楚。但多数学者认为与免疫、遗传、环境、自由基损伤有关。

①免疫因素：溃疡性结肠炎发病机制与机体免疫功能异常关系密切，患者常伴有免疫功能异常的肠外并发症，如多发性动脉炎、干燥综合征、甲状腺炎、糖尿病等疾病。这些肠外表现与溃疡性结肠炎的病变范围、严重程度密切相关。随着溃疡性结肠炎的缓解，肠外并发症可自行缓解甚至消退。在部分溃疡性结肠炎患者血清中可检测到抗结肠上皮细胞抗体，如核旁型抗中性粒细胞胞质抗体与抗肌球蛋白抗体，这是溃疡性结肠炎患者中最常见的两种自身抗体。这些抗原可能与包括结肠细菌在内的内环境发生免疫反应，是潜在的免疫调节紊乱标志。同时实践中应用肾上腺皮质激素及免疫抑制剂可使病情缓解，也提示本病与免疫有关。有人研究发现正常结肠上皮有一种 40kD 抗原，在溃疡性结肠炎患者中可检出该抗原的特异性抗体；而在克罗恩病中则反之。该抗原只存在于结肠、皮肤和胆道，而后两个部位正好是溃疡性结肠炎肠外表现的好发部位。

②遗传因素：溃疡性结肠炎的发病有明显的家族聚集现象。患者的亲属发病率高于其他人群，尤其是一级亲属患病风险最高。同时不同种族间的发病率有明显的差异，比如犹太人中比非犹太人中更为常见。与克罗恩病相比，溃疡性结肠炎的发病率与 HLA 基因之间的联系更为紧密，基因组范围的扫描研究表明，溃疡性结肠炎的发生与 3、7、12 号染色体的某些区域之间存在一定联系。溃疡性结肠炎与克罗恩病共享某些遗传易感性基因，但一些独立的基因可能

NOTE

决定着疾病的严重、范围、类固醇需要量及肠道外症状。也有证据显示，肠黏液素的编码基因 MUC_3 的遗传多态性可能与溃疡性结肠炎发病机制有关。

③环境因素：溃疡性结肠炎可由环境因素导致。这些因素可以破坏遗传易感者对肠道细菌免疫反应的调节性限制，从而丧失对正常菌群的耐受性，导致疾病的发生。有研究表明，吸烟可预防溃疡性结肠炎的发病，考虑吸烟可影响细胞及体液免疫，增加结肠黏液的分泌，并能减少结肠运动；而非类固醇类抗炎药的应用可能使白细胞黏附及迁移增加，使有保护作用的前列腺素数量减少而加重溃疡性结肠炎的病情。此外，精神应激有可能通过免疫应答而增加易感性，大约 40% 的溃疡性结肠炎患者的发病均与精神应激有关。

④其他因素：溃疡性结肠炎时，肠黏膜中大量吞噬细胞耗氧量增加，通过一系列反应，产生大量氧自由基，其在引起脂质氧化的同时，可增加黏膜的通透性，使吞噬细胞活动进一步加强，产生更多氧自由基，从而导致组织细胞损伤。此外，研究表明 NO 及黏液素变异均与溃疡性结肠炎发病有一定作用。

（2）病理：病变位于大肠，呈连续性非节段分布。多始于直肠，后延及乙状结肠或可累及全结肠。

病变主要位于黏膜层，亦可累及黏膜下层，较少达肌层。首先出现黏膜水肿，充血与灶性出血，组织脆性增强，黏膜下层有淋巴细胞、浆细胞、嗜酸性及中性粒细胞浸润。渐出现肠腺隐窝脓肿、黏膜广泛浅溃疡、融合成大片溃疡。偶有严重病变出现穿孔；也极少有瘘管及肉芽肿产生。该病由于反复发作，所以有新生肉芽组织增生、炎性息肉出现，黏膜结构紊乱，纤维化出现。溃疡愈合可形成瘢痕，肌层增厚，肠管变狭窄，并可引起癌变。

本病依据发病情况可分为初发型、慢性复发型、慢性持续型、急性暴发型。其中慢性复发型最多见，病变范围小，间有缓解，预后较好。

从临床病变范围还可分为直肠炎、直肠乙状结肠炎、左半结肠炎（结肠脾曲以下）、广泛性或全结肠炎（病变扩展至结肠脾曲以上或全结肠）。病变并非从直肠连续扩展而呈区域性分布者，称区域性结肠炎，极罕见。

2. 中医病因病机 本病主要以脾胃失调为主。病因主要与感受外邪、饮食所伤、情志不畅等有关。

（1）感受外邪：如若感受湿热与暑湿之邪，湿热郁蒸，脾胃运化失常，湿热浸淫大肠，与气血相搏，大肠气血阻滞，化为脓血黏液，日久而发为本病。若感受寒湿之邪，内犯阳明，留滞大肠，腑气凝涩，气化不行，气滞血瘀，肉腐血败；或风由表入里，或直中肠胃，脾气受损，运化失调，升降失常而致病。

（2）饮食所伤：过食肥甘，嗜酒无度，偏食辛辣，饥饱失宜等，则胃肠蕴结湿热，致气血瘀滞肠腑，化为脓血，混杂而下；过食生冷制品，误食不洁之物，损伤脾阳，运化失职，水湿内停，伤及中阳，湿从寒化，寒湿滞肠，气血凝滞，化为白冻黏液，自便而出，发为本病。

（3）情志不畅：内伤七情尤以郁怒忧思与本病有关，如郁怒不解可致肝失疏泄，进而影响脾胃、肠道气机不利、血运不畅，忧思过度则脾气郁结，气机升降不利，致肠胃气结血瘀。其病久则反复发作，耗伤正气，脾胃虚弱，久则及肾，导致脾肾两虚。湿热尚能灼伤胃津，耗伤元阴之气，胃阴不足，气虚无力，伤络出血。寒湿也易损伤脾阳，伤元阳之气，脾肾阳虚、命门火衰、阳虚夹寒、阴虚夹热均可损伤胃络而出血。

情志不畅同时也是本病的重要诱发及加重因素，也是本病长期迁延不愈的临床表现。患者多有脾胃虚弱及湿热内蕴之证，因内伤七情而诱发加重。临床上可见患者因精神紧张、情绪波动及劳累等因素诱发发病，患者也常伴有精神抑郁、焦虑或偏执的表现。

本病病因有外感、脾虚、饮食、情志、劳倦等不同，临证亦有寒、热、虚、实之别，但脾虚湿蕴肠腑不利、气机瘀滞血络破损为本病的基本病机，脾肾虚衰为其必然转机。

【临床表现】

1. 症状

（1）消化系统表现：典型表现为腹泻、黏液脓血便、腹痛、里急后重等，同时具有两项或两项以上症状者占 80% 以上。

①腹泻：大多数病人都有此症状，黏液血便是本病活动期的重要表现。这是由于大肠黏膜对 Na^+、水吸收障碍，结肠运动功能失常及黏液细胞层受损伤导致血清渗出及细胞外液进入结肠所致，其中大肠黏膜对水和盐的吸收障碍，是导致腹泻的主要原因，这种障碍对大肠黏膜内的 Na^+-K^+-ATP 酶泵活性下降，以及黏膜渗透性增加，细胞膜磷脂改变有关。此外，溃疡性结肠炎的大肠黏膜内类脂类炎症介质浓度增高，这类介质能刺激正常结肠黏膜分泌氯化物，并可能通过增加黏膜的渗透性引起腹泻。患病轻者每日 3～4 次，重者 10 余次或更多，便量少，平均 10～20mL，很少有超过 200mL 者。

②血便、黏液血便：黏液便是由于黏膜炎性分泌增加所致，脓血便则是病变黏膜坏死组织，炎性分泌物与血液或粪质混合而成。少数出血量较大者可排出血凝块。通常黏液血便者病变位置低，多局限于直肠。若黏液与粪便混合，提示病变累及右侧结肠。个别由于腹泻而使病变直肠排空障碍，反倒出现便秘。

③腹痛：位置在左下腹或下腹，呈阵发性痉挛性绞痛（缓解期可能疼痛不明显或仅有腹部不适感），可涉及全腹。有疼痛然后出现便意、便后缓解的特点。如并发中毒性结肠扩张或炎症波及腹膜，则有持续剧烈疼痛。

④里急后重：当结肠受累严重时，可出现里急后重，这是由于发炎的结肠顺应性降低及储存粪便能力丧失所致。粪质多为混有大量黏液的糊状便，多带有脓血。因直肠受炎症刺激，常有骶部不适。

⑤其他症状：由于病变刺激胃肠的运动及神经反射性等因素，患者出现食欲不振、恶心、呕吐等症状，同时可伴有腹胀。

（2）全身表现：多发生于中度或重度患者，可有发热、消瘦、低蛋白血症、贫血等表现。

①发热：是由炎症活动或合并感染所致，多数患者为轻度或中度发热。重症患者可有高热、心率加快等中毒症状。

②消瘦和低蛋白血症：多发生在重症患者或者慢性反复发作者。其发生与营养物质摄入不足、蛋白合成减少、机体高代谢状态消耗过多及胃肠道丢失有关。

③贫血：常见于重症及慢性迁延不愈的患者，因失血或慢性炎症导致骨髓抑制或与药物所致骨髓抑制有关。

④水与电解质平衡紊乱：是因为病变肠管吸收水、电解质能力下降，同时伴有分泌物增多，使患者出现脱水、低钠血症、低钾血症。

NOTE

⑤水肿：多继发于贫血和低蛋白血症。

（3）肠外表现：据临床观察发现，我国病例主要以消化系统表现为主，6.1% 的患者出现肠外表现，远比国外的 40% ~ 50% 的发生率低，这可能与我国以轻型病例为主有关。常见的肠外表现有骨关节病变、皮肤病变、眼病、肝胆疾病等。其发生机制目前尚不清楚，可能与自身免疫、细菌感染、毒物吸收及治疗药物的不良反应有关。但在临床实践中仍应高度重视肠外表现的发生，避免误诊。

①血栓栓塞症：溃疡性结肠炎患者易合并血栓形成，可累及腹腔、下肢、脑内、心脏等部位，肠系膜及黏膜下微血栓更为常见。经过研究调查发现，活动期溃疡性结肠炎患者约有 50% 伴有血小板活化和高凝状态，国内常对此类患者常规应用止血敏（酚磺乙胺）、止血环酸（氨甲环酸）等促凝药物治疗便血，往往进一步加重高凝状态和增加血栓闭塞症。因此，此类患者可应用肝素类药物抗凝治疗。部分患者还合并动脉炎，可致肺部弥漫性浸润病变、肾小球肾炎、多脏器的缺血梗死等。

②皮肤病变：可发生结节性红斑、坏疽性脓皮病、Hallopeau 增殖性脓皮炎、Sweet 综合征。部分患者皮肤病变是由于患者对治疗药物过敏所致。

③眼病：有时患者伴有巩膜外层炎、前葡萄膜炎、结膜炎、角膜炎、虹膜炎等。

④口腔疾病：患者可发生口腔复发性溃疡。

⑤肝胆疾病：胆管周围炎、脂肪肝、慢性肝炎、肝硬化、原发性硬化性胆管炎、胆管癌等。

⑥骨关节病：可有急性关节炎、骶髂关节炎、强直性脊柱炎、肥大性骨性关节炎伴杵状指（趾）等。

⑦神经系统病变：脑梗死、周围神经病变、功能性眩晕等。

⑧肺部病变：有报道溃疡性结肠炎可累及肺部，发生肺部损害。

⑨肾脏病变：肾盂肾炎和肾石病在本病中发生较多。

2. 体征 轻型甚至中型患者多无阳性体征，部分患者受累肠段可有轻度压痛。直肠指诊有时可感觉黏膜肿胀、肛管触痛，指套染血。重型和急性暴发型可有鼓肠、腹肌紧张、腹部压痛或 / 和反跳痛。有的患者可触及痉挛或肠壁增厚的乙状结肠或降结肠。

3. 并发症

（1）中毒性结肠扩张：也称中毒性巨结肠，是本病的严重并发症。表现为病情恶化、发热、心率快、反应迟钝，呈中毒状态，腹胀痛，大便次数减少，排气少或不排气，肠鸣音减弱或消失。血细胞计数增加，X 线片示结肠扩大，结肠袋消失。可并发肠穿孔。

（2）直肠、结肠癌变：国内发生率低，国外为 2% ~ 15% 的发病率，全结肠炎者及幼年起病者多并发。

（3）结肠大出血：发生率在 3%。

【实验室及其他检查】

1. 粪便检查 是实验室检查中最常用也是最基本的指标，因为要诊断溃疡性结肠炎，应确立肠道有炎症存在，肠道的炎症细胞可能渗入肠腔，大便检查即可证实粪便中白细胞或红细胞存在。是最基础简单而又有效的证实肠道存在炎症的检查。感染性病因所致肠炎的临床表现往往与溃疡性结肠炎难以区分。因此任何一个初诊或复发病例均应行病原学（细菌与寄生虫）或血清学检查；对于有近期住院或应用抗生素史者，应进行难辨梭状芽胞杆菌的检查，以排除假膜性肠炎的可能。①粪便常规检查：活动期患者中，粪便外观常为脓血，亦可见到较多黏液，呈糊状，显微镜下见到红细胞、白细胞和脓细胞，红细胞数量有时多于脓细胞，如果在合并有肠道感染时脓细胞可多于红细胞。根据病情的轻重，粪便镜下红细胞数量是随着病情的严重性和病变累及肠管的长度而增加的，溃疡性结肠炎的暴发型，则以鲜血便为主，此时，显微镜下是遍布视野的红细胞；②病原学检查：包括溶组织阿米巴原虫、血吸虫卵孵化，致病细菌和真菌培养均呈阴性。

2. 血液检查 由于慢性失血引起的缺铁性贫血最常见，常发生低血红蛋白性、小细胞性贫血；也可能与溶血有关。急性期末梢血白细胞增多，有时可在增多的中性粒细胞中出现中毒颗粒，在长期应用糖皮质激素时白细胞亦可增加。

3. 血沉检查 血沉（ESR）多见轻、中度增高，与病变活动有关，随着疾病的缓解，血沉逐渐恢复正常。

4. 高凝状态检查 由于第Ⅴ、Ⅶ、Ⅷ因子的活动性增加和纤维蛋白原增加，而且血小板数可明显升高，常引起血栓性栓塞现象，尤以肺栓塞和内脏血栓形成较为多见，轻、中度患者临床上还是很少发生栓塞的。

5. 电解质检查 由于患者出现腹泻和进食减少，易出现低血钾、低血钠和低血氯，严重者出现酸中毒。在暴发型及重型溃疡性结肠炎时，低钾低钠易发生结肠扩张，毒素吸收增加，病情加重。

6. 血清蛋白检查 在重型或暴发型患者中，常可发生血清蛋白降低，肠蛋白丢失过多可影响血清白蛋白水平，致血清白蛋白下降，A/G 比值下降，α_2- 球蛋白和 γ- 球蛋白增加，但重症患者中 α_2- 球蛋白增加，γ- 球蛋白下降，因此，γ- 球蛋白的下降预示着病情有可能加重且预后不良。在溃疡性结肠炎的缓解期如发现 α_2- 球蛋白升高，则常常是病情复发的先兆。C-反应蛋白（C reactive protein，CRP）、血清类黏蛋白（ORM）和血清淀粉样物质 A 均可随着疾病严重性而增加。

7. 免疫学检查 包括血清免疫球蛋白、抗大肠黏液抗体、细胞免疫检查、淋巴细胞毒试验、外周血 T 淋巴细胞亚群测定及抗中性粒细胞胞浆抗体等检查，对溃疡性结肠炎的诊断及预后都有一定意义。

8. 尿液检查 原理为肠道炎症时肠黏膜通透性升高，口服一定量含乳果糖与鼠李糖溶液后，如果小肠通透性增高，即可在尿液中检出乳果糖。测定收集的 5 小时尿液中的乳果糖与鼠李糖比率，即可判断疾病的活动性，敏感性为 80%，特异性为 61%，可见此项检查为非特异性检查指标，因在非肠道疾病时也可升高。

9. X 线检查 钡剂灌肠。早期病变者见结肠黏膜紊乱，结肠袋形加深，肠壁痉挛，溃疡所引起的外廓小刺或锯齿阴影；晚期见结肠袋消失、管壁强直呈水管状、管腔狭窄、结肠缩短、息肉所形成的充盈缺损影等。气钡双重造影效果最佳。急性期或病情加重时不宜行此检查。

10. 内镜检查 活动期早期肠黏膜弥漫性充血、水肿，血管纹理紊乱，腔内有大量黏液或脓血分泌物。以后黏膜面粗糙呈砂纸样，接触易出血，进一步发展出现糜烂，伴许多散在分布的黄色斑点，拭去黄色斑点，可见许多相同小溃疡，不久溃疡交错融合，形成镜下典型特征，即溃疡小而表浅、形态不规则，如针尖样、线样、斑块状。周围黏膜明显出血、充血、糜烂，几乎不能看见正常黏膜残存，类似于地图样。急性暴发型者，还可见到有大量黏膜剥离形成的假膜。重度炎症导致黏膜上皮脱落时，可产生融合性的大溃疡。倒灌性回肠炎内镜表现为末端回肠黏膜的弥漫性充血、水肿、脆性增加，溃疡少见。病变常位于末端回肠 2～3cm，亦可更广泛些。缓解期黏膜则以黏膜萎缩和炎性假息肉为主。

Roth 将溃疡性结肠炎活动期内镜表现分为以下 4 级：

Ⅰ级：黏膜充血，黏膜下血管纹理模糊，有瘀斑。

Ⅱ级：黏膜充血、水肿，呈颗粒状，质脆，有浅小溃疡形成。

Ⅲ级：黏膜粗糙呈粗颗粒状，有自发出血，浅小溃疡融合，覆盖少量黏液性及血性渗出物。

Ⅳ级：黏膜明显凹陷，溃疡汇集成片，伴有大量黏液性及血性渗出液。

【诊断与鉴别诊断】

1. 诊断　[中华医学会消化病学分会炎症性肠病学组《炎症性肠病诊断与治疗的共识意见》（2012 年）]

溃疡性结肠炎的诊断主要结合临床、内镜和组织病理学表现进行综合分析，在排除感染性和其他非感染性结肠炎的基础上做出诊断。

（1）临床表现：UC 最常发生于青壮年期，高峰年龄为 20～49 岁，性别差异不大，男女比（1.0～1.3）∶1。临床表现为持续或反复发作的腹泻、黏液脓血便伴腹痛、里急后重和不同程度的全身症状，可有皮肤、关节、眼等肠外表现。黏液血便是 UC 的最常见症状。超过 6 周的腹泻病程可与多数感染性肠炎鉴别。

（2）结肠镜检查：结肠镜检查并活检是 UC 诊断的主要依据。UC 病变多从直肠开始，呈连续性、弥漫性分布，表现为：①黏膜血管纹理模糊、紊乱或消失、充血、水肿、质脆、自发或接触出血和脓性分泌物附着，亦常见黏膜粗糙、呈细颗粒状；②病变明显处可见弥漫性、多发性糜烂或溃疡；③可见结肠袋变浅、变钝或消失以及假息肉和桥黏膜等。

（3）组织学检查：活动期：固有膜内弥漫性急、慢性炎细胞浸润，包括中性粒细胞、淋巴细胞、浆细胞和嗜酸性粒细胞等，有隐窝脓肿和隐窝周围炎；隐窝结构的改变：隐窝大小不一、排列不规则、分支状，杯状细胞减少等。缓解期：黏膜糜烂或溃疡愈合；固有膜内中性粒细胞浸润减少或者消失，淋巴细胞、浆细胞浸润，尤其在隐窝基底部。淋巴滤泡形成；隐窝结构改变：隐窝减少、萎缩，腺体缩短，大小不一，分支状，排列不规则，杯状细胞减少。有时可见腺体增生，异型增生（上皮内瘤变）以及潘氏细胞化生（结肠脾曲远端）。UC 活检标本的病理诊断标准：活检病变符合上述活动期或缓解期改变，排除感染性结肠炎和其他疾病后，可病理确诊，并应注明为活动期或缓解期。如有隐窝上皮异型增生，应注明异型增生程度，是否有癌变。

（4）影像学检查：结肠镜检查遇肠腔狭窄镜端无法通过时，要高度注意癌变。此时可应用钡剂灌肠检查或 CT 或 MRI 检查。钡灌肠检查主要改变为：①黏膜粗乱和（或）颗粒样改变；②肠管边缘呈锯齿状或毛刺样，肠壁有多发性小充盈缺损；③肠管短缩，袋囊消失呈铅管样。

（5）病理检查：手术标本一般为重度 UC 或疑为癌变的结肠。大体改变：病变多累及全结肠，连续到直肠，弥漫性分布。黏膜常常呈细颗粒状，有浅溃疡。浆膜一般正常。镜下改变：溃疡可达到黏膜下层，甚至形成脓肿；黏膜下水肿，淋巴管扩张和炎细胞浸润；中毒性巨结肠

NOTE

时可见深在溃疡甚至穿孔，重度炎症，出血和水肿等；发生异型增生者可见多发息肉或者腺瘤，并且可见不同程度异型增生或癌变。

诊断要点：在排除其他疾病基础上，可按下列要点诊断：①具有上述典型临床表现者为临床疑诊，安排进一步检查；②同时具备上述结肠镜或（及）放射影像特征者，可临床拟诊；③如再加上上述黏膜活检组织病理学特征或（及）手术切除标本病理检查特征者，可以确诊；④初发病例如临床表现、结肠镜及活检组织学改变不典型者，暂不确诊 UC，需随访 3～6 个月。

2. 鉴别诊断

（1）与感染性肠病鉴别

①细菌性痢疾：借助病原学检查鉴别，根据粪便、直肠拭子或内镜取材中培养出的痢疾杆菌予以确诊。也可应用分子杂交和 PCR 技术，检测到粪便中痢疾杆菌的核苷酸序列，快速做出鉴别诊断。

②肠结核：肠镜检查病变范围局限，当广泛累及时呈“跳跃式”分布；X 线检查黏膜皱襞粗乱、增厚、溃疡形成，有激惹征；肠壁或肠系膜淋巴结中找到干酪样坏死性肉芽肿，病理切片找到结核杆菌或病变处取材培养，结合杆菌阳性。结合肠结核特异性引物的 PCR 进行检测，予以鉴别。

③慢性阿米巴性结肠炎：病变多发生于盲肠和升结肠；内镜下溃疡孤立、分散、较深，形态多呈三角形；病变呈区域性分布；在病变部位活检或分泌物中以患者粪便中可查到溶组织内阿米巴滋养体或包囊；抗阿米巴治疗有效。

④结肠血吸虫病：有流行区疫水接触史，粪便可检出血吸虫卵或孵化毛蚴阳性。内镜下可见肠黏膜下黄色颗粒等典型病变，直肠黏膜活组织压片可找到虫卵。

⑤抗生素相关性结肠炎：有广谱抗生素应用史，严重腹泻、脱水、休克等症状。粪便涂片培养发现致病菌，粪便毒素检验阳性。

⑥肠道真菌病：根据易发人群、用药史、病变黏膜表现、局部刷取的渗出物中可找到念珠菌和菌丝或真菌培养找到念珠菌。

（2）非感染性因素引起的肠炎鉴别

①克罗恩病：根据病史、纤维结肠镜、放射学及病理学检查，该病有以下特点：起病缓慢；右下腹或下腹部腹痛较重；有腹泻，但脓血便较少见；病变多在末端回肠及回盲部，呈节段性分布；内镜下见孤立、分散的溃疡，有鹅卵石样改变；病理改变为节段性全结肠壁炎，有裂隙性溃疡、肉芽肿、淋巴细胞聚集等。应尽可能多取肠黏膜活检，以利于确定诊断。

②胶原性结肠炎：有典型的临床表现，即顽固性的水样腹泻；组织学上有特征性的改变，即结肠黏膜上皮下出现胶原性带状沉积物，胶原纤维增厚且超过 5μm。

③白塞综合征：病变溃疡一般多发，呈跳跃式分布，病变之间黏膜完全正常；溃疡可分布为主溃疡和副溃疡，主溃疡圆形或卵圆形，较大且深，呈穿透性，边缘清楚，副溃疡较小且表浅。病理表现为溃疡和小血管闭塞性炎症。

④缺血性肠炎：多有基础病变，病程短，1～2 周病变消失，多发于老年患者，起病急，腹痛剧烈，鲜血便，病变多在脾曲附近，一般不累及直肠。

【治疗】

迄今所有治疗仅能缓解病情，尚难使本病痊愈。对此西医已形成一套行之有效的治疗体系——基础治疗即柳氮磺吡啶与肾上腺皮质激素的使用及外科治疗。中医辨证论治口服加灌肠治疗对轻、中型的疗效可与西药媲美，且无副作用；对重症患者，中药作为辅助用药，可提高西药疗效。

1. 西药治疗

（1）氨基水杨酸制剂：常用药物为柳氮磺吡啶（SASP），用药方法为 2 ~ 6g/d，分 4 次服；用药 3 ~ 4 周，病情缓解后减量使用 3 ~ 4 周，维持量为 2g/d，维持 1 ~ 2 年。病变局限于直肠者可予 SASP 灌肠 3 ~ 4g/d。但该药口服耐受性差，不良反应多，目前常用 5– 氨基水杨酸制剂。

（2）糖皮质激素：对急性发作期或较重者有效，可有效控制炎症、抑制自身免疫反应、减轻中毒症状。一般给予氢化可的松 200 ~ 300mg/d，地塞米松 5 ~ 15mg/d，静脉给药，7 ~ 14 天后改为泼尼松口服 60mg/d，病情缓解后逐渐减量停药。病变在乙状结肠及直肠者可选用氢化可的松（不能用其醇溶制剂）100mg 或泼尼松龙 20mg 或地塞米松 5mg 加水 100mL 保留灌肠，1 次 / 日，好转后改为每周 2 ~ 3 次，治疗 1 ~ 3 个月。

（3）环孢素：对于使用糖皮质激素 7 ~ 10 天无效者可考虑使用环孢素静滴，2 ~ 4mg/（kg · d）。但本品具有明显的免疫抑制作用、肾毒性等其他不良反应，需严格掌握血药浓度。目前医学认为环孢素静脉滴注可作为手术前过渡的措施。

（4）肝素类药物：因溃疡性结肠炎患者便血主要由于肠黏膜微血栓形成及炎症引起，而非凝血时间延长所致。所以，应用肝素后，不仅便血症状不加重，相反的，因肝素的抗凝、抗血栓和抗炎作用，便血常常优先取得明显的缓解。另外，因患者多存在糖皮质激素耐药，使用肝素可使糖皮质激素逐渐减量甚至停用，避免了激素长期使用的不良反应。

（5）其他药物：如丁酸盐、硫糖铝、利多卡因胶、鱼油衍生物等灌肠可以使用。糖皮质激素无效或者依赖患者也可以用 6–MP 或硫唑嘌呤诱导缓解。若情绪压抑和身心疾病者，适当应用镇静剂也很必要。

（6）支持和对症处置：注意监测患者生命体征，适当输液、补充电解质，预防水盐平衡紊乱；若患者血红蛋白含量低于 90g/L 以下和持续出血不止，可考虑输血；纠正患者营养不良状态，对患者进行肠外营养支持，可以保持肠道休息、改善营养、纠正水和电解质紊乱，但仍需注意早期恢复无渣饮食；如患者病情较重，需暂缓进行纤维结肠镜检查及钡灌肠，防止诱发巨结肠和肠穿孔；对于已发生巨结肠者应进行胃肠减压，必要时肛管减压，促进体内气体排出；同时，止泻剂、镇静剂和抗胆碱药物有诱发巨结肠或肠梗阻危险，应避免使用。

（7）维持治疗：初次治疗缓解后未维持治疗者，约 30% 向近端发展，但尚无证据说明维持治疗可以预防这一过程。鉴于溃疡性结肠炎经治疗多可迅速缓解，数月甚至数年不复发，可停药长期观察。

2. 手术治疗 外科手术指征包括中毒性巨结肠、穿孔、出血、难以忍受的结肠外症状（坏疽性脓皮病、结节性红斑、肝功能损害、眼的并发症和关节炎）及癌变。另外，因结、直肠切除是治愈性的治疗，当病人出现顽固性的症状时也可考虑手术治疗。

NOTE

溃疡性结肠炎的手术治疗根据病情的不同分为两大类：急诊手术与择期手术。通常，急诊手术指征包括：大出血、中毒性巨结肠、中毒性结肠炎、肠穿孔和急剧的全身状态变化。择期手术指征包括：内科治疗无效的病变范围广泛的慢性反复发作的顽固性溃疡性结肠炎、激素严重依赖且副作用危险性较大者、全结肠型病例、严重局部并发症（狭窄、梗阻、直肠阴道瘘）、严重肠外并发症、患儿明显发育障碍及证实或疑有不典型增生或癌变者。

术式的选择需要全面评估以下方面：如病人的年龄与全身状况；病变的范围、程度和缓急；是否存在不典型增生和癌变；病人对排便节制的要求；肛管括约肌功能；疾病的确诊情况等。常用的术式有：

①全结肠、直肠切除及回肠造口术：能彻底切除病变及可能复发部位，也可防止癌变危险，是经典的手术。该术式适合老年人、合并直肠癌和不适宜做回肠贮袋手术者。

②结肠切除、回直肠吻合术：保留直肠肛管功能，但治疗不彻底和没有解除癌变的危险。一般来说，青年人应慎重选择此类型手术，术后定期复查肠镜以活检了解直肠黏膜有无不典型增生尤为重要。

③结直肠切除、回肠囊袋肛管吻合术（IPAA）：经腹结肠切除，直肠上、中段切除，直肠下段黏膜剥除，回肠经直肠肌鞘脱出与肛管吻合，该术式优点是病变黏膜切除，保留对膀胱和生殖器的副交感神经支配，避免永久性回肠造口，保留肛管括约肌环对大便的控制作用。从手术设计来看，该术式符合外科治愈溃疡性结肠炎所应追求的几乎所有目标，因此该术式是一种较为理想的术式。以下几种情形应视为该术式的禁忌证：肛门括约肌功能低下和远段直肠明显不典型增生，或癌变须切除肛管括约肌者，急诊手术条件下及 Crohn 病的病人。

3. 辨证治疗

（1）湿热蕴结证

证候：腹泻，黏液脓血便，肛门灼热，里急后重，小便黄赤或有发热；舌红，苔黄腻，脉滑数。

治法：清热燥湿，调和气血。

方药：芍药汤合槐花散加减。若湿重于热，则可酌加杏仁、白蔻仁、薏苡仁，以利湿导滞；热重于湿者，用白头翁汤加减以清热解毒利湿，凉血治理。若泻下脓血较多者，加半枝莲、生地榆。

（2）脾胃虚弱证

证候：大便溏薄，夹有不消化食物，纳呆，食后腹满，倦怠乏力，或见虚坐努责，大便不收；舌淡，苔白，脉沉缓。

治法：益气健脾，除湿升阳。

方药：参苓白术散加味。若兼有腹痛者，加陈皮、厚朴；腹胀明显者，加焦三仙。

（3）瘀血内停证

证候：左下腹疼痛，固定不移，按之硬满，可扪及硬块，泻下物多为紫黑血块；舌质紫暗或见瘀斑，脉沉涩。

治法：活血化瘀，行气止痛。

方药：少腹逐瘀汤加减。若兼见大便排泄不畅，腹痛重者，加枳实、大黄；腹部结块者，加穿山甲、鸡内金。

NOTE

（4）肝脾不和证

证候：腹痛即泻，泻后痛减，泻下物为少量黏冻，或为稀黄便，肠鸣矢气，胸满痞闷，精神抑郁或急躁易怒，纳差，病情随情志波动而变化；舌淡，苔薄白，脉弦细。

治法：调和肝脾，止泻缓急。

方药：痛泻要方合四逆散加减。

（5）脾肾阳虚证

证候：大便次数频多，质多稀薄，或滑脱不固，或夹紫暗脓血，腹喜暖怕凉，乏力神疲，四肢欠温，腰膝酸凉；舌淡，苔薄白，脉沉细。

治法：温补脾肾，固涩止泻。

方药：真人养脏汤合四神丸加减。若腹痛重者，加肉桂；寒滞小腹胀满者，加乌药、小茴香。

4. 灌肠疗法 应辨证局部用药，如湿热证可选用青黛、黄连、苦参等；肝脾不和者，选痛泻要方；瘀血内停者，可用桃红四物汤等保留灌肠治疗，缓解率较高。

5. 专病专方 目前口服药物有附子理中丸、香连化滞丸等，可辨证选用。

【预防与调护】

（1）充分休息、清淡营养饮食、调整情绪，保持心情舒畅。

（2）注意饮食卫生，进食清淡、富含营养饮食，避免过食油腻及刺激之品。

（3）慢性患者，阳虚证多，注意保暖。

第九节 结直肠肿瘤

结直肠肿瘤（Colorectal Carcinoma）是指肿瘤细胞起源于结直肠上皮组织的恶性肿瘤，俗称结直肠癌、结肠癌。由于其发病部位不同，临床上又分直肠癌、乙状结肠癌、横结肠癌等。早期无明显临床症状，中、晚期多表现为腹痛、腹胀、黏液或脓血便、里急后重等，是消化道常见的恶性肿瘤。据2001年中国卫生事业发展情况统计公告，结直肠肿瘤的发病率在我国位于恶性肿瘤的第三位，死亡率10.25/10万，并呈逐年上升态势，位于恶性肿瘤致死原因的第五位。流行病学方面，中国结直肠肿瘤与西方人比较有3个特点：①直肠肿瘤比结肠肿瘤发病率高，比例为（1.2～1.5）∶1；②中低位直肠肿瘤占直肠肿瘤比例高，约为70%，因此大多数直肠肿瘤可在直肠指诊时触及；③青年人（＜30岁）比例较高，占12%～15%。但近几十年来，随着人民生活水平的提高及饮食结构的改变，结肠肿瘤比例亦逐渐增多。直肠肿瘤的发病率比较稳定，而结肠肿瘤的发病率上升较快。属于中医“肠瘤”“锁肛痔”的范畴。

【病因病理】

1. 西医病因病理

（1）病因：西医学认为，发生肿瘤的真正原因目前尚不清楚，可能与下列因素有关：

①饮食与致癌物质：统计资料表明，结直肠肿瘤发病率高的国家，其人均动物蛋白、动物脂肪的消费量大，与结直肠肿瘤呈正相关。高脂高蛋白食物能使粪便中甲基胆蒽物质增加；动物实验已表明甲基胆蒽可诱发结直肠肿瘤。饮食纤维与结直肠肿瘤的发病率也有密切关系：调

NOTE

查资料显示饮食纤维的摄入可增加粪便的体积和重量，使粪便通过肠道速度加快，减少肠道中有害物质的形成及活性，缩短致癌物质与肠黏膜的接触时间。

肉类、鱼类食物高温烹调产生的热解物质中含有多种能诱发大鼠结直肠肿瘤的诱变剂和致癌物质。流行病学研究发现人群钙和维生素 D 摄入量与结直肠癌发生呈负相关。

②结直肠慢性炎症：如溃疡性结肠炎、血吸虫病肠黏膜反复破坏和修复而癌变。

③遗传因素：结直肠肿瘤遗传学背景比较突出，10% ~ 15% 的结直肠肿瘤病人为遗传性结直肠肿瘤，属于常染色体显性遗传病，常见的有家族性腺瘤性息肉病和遗传性非息肉病性结肠癌。

④癌前病变：如结直肠腺瘤，尤其是绒毛状腺瘤更为重要。人们已逐渐接受结直肠恶性肿瘤并非在结直肠黏膜上突然发生的病变的观点，而是通过“正常黏膜 – 腺瘤 – 癌变”这样一种顺序发展的规律。

⑤其他：以往曾患结直肠恶性肿瘤的人群再次患病的风险较正常人高。在女性曾患乳腺癌、卵巢癌和宫颈癌的病人中，发生结直肠癌的风险亦较正常人高。妇科肿瘤病人接受过放疗者发生结直肠癌的机会较正常人高 2 ~ 3 倍，且 40 岁以后逐年上升。

（2）病理

①大体分型（图 23–7）

隆起型：肿瘤的主体向肠腔内突出，呈节状、息肉状或菜花状隆起，境界清楚，有蒂或广基，表面坏死、脱落可形成溃疡。该溃疡较浅，使肿瘤外观如盘状，是隆起型的亚型。溃疡底部一般高于周围肠黏膜。

溃疡型：最常见。此型肿瘤中间形成较深溃疡，溃疡底部深达或超过肌层。根据溃疡外形及生长情况又可分为两个亚型：一种是局限溃疡型，溃疡呈火山口状外观，中央坏死凹陷，边缘为围堤状，明显隆起于肠黏膜表面；另一种是浸润溃疡型，主要向肠壁浸润性生长，使肠壁增厚，继而肿瘤中央坏死脱落形成凹陷型溃疡。溃疡四周为覆以肠黏膜的肿瘤组织，略呈斜坡状隆起。

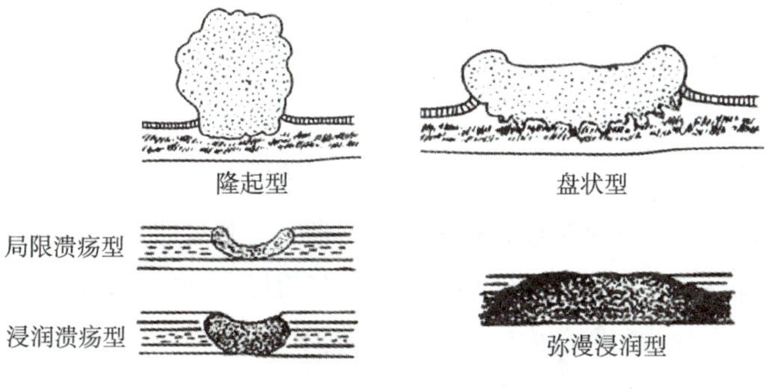

图 23–7　结直肠肿瘤病理分型

浸润型：以向肠壁各层呈浸润生长为特点。病灶处肠壁增厚，表面黏膜皱襞增粗、不规则或消失变平。早期多无溃疡，后期可出现浅表溃疡，如肿瘤累及肠管全周，可因肠壁呈环状增厚及伴随的纤维组织增生使肠管狭窄，即过去所谓的环状缩窄型。

胶样型：当肿瘤组织中形成大量黏液时，肿瘤剖面可呈半透明的胶状，称胶样型，此类型见于黏膜腺癌。胶样型的外形不一，可呈隆起巨块状，也可形成溃疡或以浸润为主。

隆起型较多见于早期阶段的肿瘤，浸润较浅，随着肿瘤体积的增大，中央形成深浅不一的溃疡，同时向肠壁深层浸润，遂成盘状型或局限溃疡型外观。浸润溃疡型则常为浸润型的后期表现。右半结肠的肿瘤以隆起型及局限溃疡型为多见，而左半结肠肿瘤则以浸润型为多见，而且可导致肠管的环形狭窄。

②组织学分类

腺癌：结直肠癌细胞主要是柱状细胞、黏液分泌细胞和未分化细胞，进一步分类主要为管状腺癌和乳头状腺癌，占75%～85%，其次为黏液腺癌，占10%～20%。管状腺癌：最为常见的组织学类型。癌细胞呈腺管或腺泡状排列。根据其分化程度可分为高分化腺癌、中分化腺癌和低分化腺癌。乳头状腺癌：癌细胞排列组成粗细不等的乳头状结构，乳头中心索为少量血管间质。黏液腺癌：由分泌黏液的癌细胞构成，癌组织内有大量黏液为其特征，恶性程度较高。印戒细胞癌：肿瘤由弥漫成片的印戒细胞构成，胞核深染，偏于胞质一侧，似戒指样，恶性程度高，预后差。未分化癌：癌细胞弥漫呈片状或团状，不形成腺管状结构，细胞排列无规律，癌细胞较小，形态较一致，预后差。

腺鳞癌：亦称腺棘细胞癌，肿瘤由腺癌细胞和鳞癌细胞构成。其分化多为中度至低度。腺鳞癌和鳞癌主要见于直肠下段和肛管。结直肠癌可以一个肿瘤中出现两种或两种以上的组织类型，且分化程度并非完全一致，这是结直肠癌的组织特征。

组织学 Broders 分级：按癌细胞分化程度分为四级。Ⅰ级：75%以上的癌细胞分化良好，属于高分化癌，呈低度恶性；Ⅱ级：25%～75%的癌细胞分化良好，属于中度分化癌，呈中度恶性；Ⅲ级：分化良好的癌细胞不到25%，属于低分化癌，高度恶性；Ⅳ级：未分化癌。

（3）扩散和转移

①直接浸润：结直肠肿瘤可向三个方向浸润扩散，即肠壁深层、环状浸润和沿纵轴浸润。结肠癌向纵轴浸润一般局限在5～8cm；直肠癌向纵轴浸润发生较少。本组大样本临床资料表明：直肠癌标本向远侧浸润超过2cm的在1%～3%。手术切除肿瘤的下切缘无癌细胞浸润的前提下，切缘的长短与5年生存率、局部复发无明显的相关性，说明直肠癌向下的纵向浸润很少，这是目前保肛术的手术适应证应当放宽的病理学依据。癌肿浸润肠壁一圈需1～2年，与肿瘤分化、年龄等因素相关。直接浸润可穿透浆膜层侵入邻近脏器如肝、肾、子宫、膀胱等。下段直肠癌由于缺乏浆膜层的屏障作用，易向四周浸润，侵入附近脏器如前列腺、精囊、阴道、输尿管等。

②淋巴转移：为主要转移途径。引流结肠的淋巴结分为四组：结肠上淋巴结、结肠旁淋巴结、中间淋巴结和中央淋巴结。通常淋巴转移呈逐级扩散。直肠癌的淋巴转移分三个方向：向上沿直肠上动脉、腹主动脉周围的淋巴结转移；向侧方经直肠下动脉旁淋巴结引流到盆腔侧壁的髂内淋巴结；向下沿肛管动脉、阴部内动脉旁淋巴结到达髂内淋巴结。大宗病例统计发现直肠癌平面以下的淋巴结阳性率占6.5%；肿瘤平面以下超出2cm的淋巴结阳性率为2%。表明直肠癌主要以向上、侧方转移为主，很少发生逆流性的淋巴转移。齿状线以下的淋巴引流有两条途径：向周围沿闭孔动脉旁引流到髂内淋巴结；向下经外阴及大腿内侧皮下注入腹股沟淋巴结。齿状线周围的癌肿可向侧方、下方转移，向下方转移可表现为腹股沟淋巴结肿大。淋巴转移途径是决定直肠癌手术方式的依据。

③血行转移：癌肿侵入静脉后沿门静脉转移至肝，也可转移至肺、骨和脑等。结直肠癌手术时有10%～20%的病例已发生肝转移。结直肠癌致结直肠梗阻和手术时的挤压，易造成血行转移。

④种植转移：腹腔内播散，最常见为大网膜的结节和肿瘤周围壁腹膜的散在沙粒状结节，亦可融合成团块，继而全腹腔播散。在卵巢种植生长的继发性肿瘤，称 Krukenberg 肿瘤。腹腔内种植播散后产生腹水。结直肠癌如出现血性腹水多为腹腔内播散转移。

Heald 于 1982 年提出，大部分直肠癌局部侵犯和淋巴转移都局限在直肠系膜内，残存的直肠系膜是直肠癌术后局部复发的重要原因。所以全结肠系膜切除是指完整切除盆腔脏层所包裹直肠的脂肪及其结缔组织、血管和淋巴组织。

（4）临床分期：结直肠癌 TNM 分期（AJCC 2010 年第 7 版）。

①原发肿瘤（T）：

T_x 原发肿瘤无法评价。

T_0 无原发肿瘤证据。

T_{is} 原位癌：局限于上皮内或侵犯黏膜固有层。

T_1 肿瘤侵犯黏膜下层。

T_2 肿瘤侵犯固有肌层。

T_3 肿瘤穿透固有肌层到达浆膜下层，或侵犯无腹膜覆盖的结直肠旁组织。

T_{4a} 肿瘤穿透腹膜脏层。

T_{4b} 肿瘤直接侵犯或粘连于其他器官或结构。

②区域淋巴结（N）：

N_x 区域淋巴结无法评价。

N_0 无区域淋巴结转移。

N_1 有 1 ~ 3 枚区域淋巴结转移。

N_{1a} 有 1 枚区域淋巴结转移。

N_{1b} 有 2 ~ 3 枚区域淋巴结转移。

N_{1c} 浆膜下、肠系膜、无腹膜覆盖结肠 / 直肠周围组织内有肿瘤种植（TD，tumor deposit），无区域淋巴结转移。

N_2 有 4 枚以上区域淋巴结转移。

N_{2a} 有 4 ~ 6 枚区域淋巴结转移。

N_{2b} 有 7 枚及更多区域淋巴结转移。

③远处转移（M）：

M_0 无远处转移。

M_1 有远处转移。

M_{1a} 远处转移局限于单个器官或部位（如肝，肺，卵巢，非区域淋巴结）。

M_{1b} 远处转移分布于一个以上的器官 / 部位或腹膜转移。

2. 中医病因病机 中医学认为，本病的发生多与寒温失节，外邪入侵，客于肠道；或恣食肥甘厚味，或误食不洁之物，损伤脾胃，湿热邪毒流注大肠；或忧思抑郁而致气机不畅，湿热邪毒乘虚而入，浸注肠道，瘀滞凝结而致。《灵枢・水胀》记载："寒气客于肠外，与卫气相搏，气不得荣，因有所系，癖而内著，恶气乃生，息肉乃生。" 指出机体外来因素的影响，是诱发本病的原因之一。

NOTE

【临床表现】

早期无明显症状，癌肿生长到一定程度，依其生长部位不同而有不同的临床表现。

1. 右半结肠癌

①腹痛：右半结肠癌有70%～80%病人有腹痛，多为隐痛；②贫血：因癌灶的坏死、脱落、慢性失血而引起，有50%～60%的病人血红蛋白低于100g/L；③腹部肿块：腹部肿块亦是右半结肠癌的常见症状。腹部肿块同时伴梗阻的病例临床上并不多见。

2. 左半结肠癌

①便血、黏液血便：70%以上可出现便血或黏液血便；②腹痛：约60%出现腹痛，腹痛可为隐痛，当出现梗阻表现时，亦可表现为腹部绞痛；③腹部肿块：40%左右的病人可触及左侧腹部肿块。

3. 直肠癌

①直肠刺激症状：便意频繁，排便习惯改变，便前有肛门下坠感，便里急后重，排便不净感，晚期有下腹痛；②肠腔狭窄症状：癌肿侵犯致肠管狭窄，初时大便变形、变细，严重时出现肠梗阻表现；③癌肿破溃感染症状：大便表面带血及黏液，甚至脓血便。

直肠癌症状出现的频率依次为便血80%～90%，便频60%～70%，便细40%，黏液便35%，肛门痛20%，里急后重20%，便秘10%。癌肿侵犯前列腺、膀胱时，可出现尿频、尿痛、血尿等表现；侵犯骶前神经可出现骶尾部持续性剧烈疼痛。

【实验室及其他检查】

1. 大便潜血检查　作为大规模普查或高危人群结直肠癌的初筛手段，阳性者需进一步检查。

2. 肿瘤标志物　对结直肠癌诊断和术后监测较有意义的肿瘤标志物是癌胚抗原（CEA）。但CEA用于诊断结直肠癌价值不大。血清CEA水平与TNM分期呈正相关，TNM Ⅰ期、Ⅱ期、Ⅲ期、Ⅳ期病人的血清CEA阳性率依次分别为25%、45%、75%和85%左右。CEA主要用于监测复发，但对于术前不伴有CEA升高的结直肠癌病人术后监测复发亦无重要意义。

3. 直肠指诊　是诊断直肠癌最重要的方法。我国直肠癌中约70%为低位直肠癌，大多能在直肠指诊中触及。因此，凡遇病人有便血、大便习惯改变、大便变形等症状均应行直肠指诊。

4. 内镜检查　包括直肠镜、乙状结肠镜和结肠镜检查，一般主张行电子结肠镜检查，可避免遗漏，同时能发现原发癌和其他腺瘤的存在。内镜检查时要取病理活检，以明确病变性质。结肠镜检查是结直肠癌诊断及筛查中最基本的检查手段。

5. 影像学检查

①钡剂灌肠：是结肠癌的重要检查方法，但对低位直肠癌的诊断意义不大。

②腔内超声：用腔内超声探头可探测癌肿浸润肠壁的深度及有无侵犯邻近脏器。

③CT：可以了解直肠和盆腔内扩散情况，以及有无侵犯膀胱、子宫及盆壁，是术前常用的检查方法。也可判断肝、腹主动脉旁淋巴结是否有转移。

④MRI：对直肠癌的T分期及术后盆腔、会阴部复发的诊断较CT优越。

【诊断与鉴别诊断】

1. 诊断　本病的最初诊断以直肠指诊、内镜检查及影像学检查为主，最终诊断以病理活检为准。

NOTE

2. 鉴别诊断　本病应与溃疡性结直肠炎、结直肠息肉、阿米巴痢疾、肠结核等病相鉴别。

【治疗】

1. 新辅助治疗

（1）化疗

①术前化疗：多用于局部晚期直肠癌，通常与放疗联合应用。也越来越多地应用于潜在可切除的结直肠癌肝转移病人。

②术后化疗：对 TNM Ⅲ期的根治性切除术后病人应采用辅助性化疗。化疗方案有多种，常用的方案为氟尿嘧啶类药物及甲酰四氢叶酸联合或不联合第三代铂类药物（奥沙利铂）。对 TNM Ⅱ期病人应该行术后辅助化疗。

（2）放疗：结直肠癌的放疗主要是针对中、下段直肠癌而言。直肠癌大多数为腺癌，对放射线敏感度较低。放射治疗主要用于：①根治性的辅助治疗；②体外照射加近距离照射用于有禁忌或拒做手术的直肠癌病人；③姑息性体外照射治疗用于晚期直肠癌的缓解疼痛、改善症状。术前治疗可以提高手术切除率，目前常采用的方法是“三明治”疗法，即术前外照射、手术加术后外照射。临床上取得较满意的效果。

（3）同期放化疗：对于 $T_{3\sim4}N_0$ 或 $T_XN_{1\sim2}M_0$ 的中低位直肠癌病人，目前常规在手术前同期给予化疗及放疗，亦成为新辅助放化疗。可使肿瘤缩小和降低，有利于提高保肛手术成功率，降低局部复发率，但对生存期提高不明显。

（4）分子靶向治疗：常用的靶向药物包括以表皮生长因子受体（EGFR）信号传导通路为靶点和以血管内皮生长因子（VEGF）为靶点的两类药物。针对晚期结直肠癌，靶向药物与化疗药物联合使用增加了疗效。靶向药物疗效与结直肠癌基因分型相关，因此靶向治疗药物的出现将结直肠癌的治疗推入个体化治疗水平。

（5）生物免疫治疗：仍处于临床研究阶段，在结直肠癌的综合治疗中起着重要的辅助作用。

附：直肠癌新辅助治疗方案：①短程快速分割放疗：25Gy/5F/1W 方案，放疗后 1 周内手术，此方案多应用于瑞典、荷兰；②长程放疗：45～50.4Gy/25～28F/5W 方案，多应用于美国及部分欧洲国家；③长程放化疗：放疗方案同长程放疗 45～50.4Gy/25～28F/5W 方案，同时辅以 5-FU 为基础化疗；④其他放疗方案：30～39Gy/10～13F/2～8W 或 40～50Gy/20～25F/4～5W，分散应用于欧洲。

2. 手术治疗　手术切除仍是结直肠癌的主要治疗方法。结肠癌手术切除的范围应包括肿瘤在内的足够的两端肠段，一般要求距肿瘤边缘 10cm，还应包括切除区域的全部系膜。直肠癌切除的范围包括癌肿在内的两端足够肠段（低位直肠癌的下切缘应距肿瘤边缘 2cm）、全部直肠系膜或至少包括癌肿下缘下 5cm 的直肠系膜、周围淋巴结及受浸润的组织。由于近年来保留盆腔自主神经（PANP）、全直肠系膜切除术（TME）等新观念的融入，以及直肠癌浸润转移规律的重新认识和吻合器的广泛使用，使直肠癌手术得到了不断完善和发展，低位直肠癌的保肛率也较以往明显提高，有效降低了直肠癌局部复发率，提高了病人的生存率和术后生存质量。

（1）结直肠癌的内镜治疗

①套圈切除：适用于有蒂、亚蒂或无蒂的早期结肠癌；②黏膜切除：包括内镜下黏膜切除术（EMR）和内镜黏膜下剥离术（ESD），主要用于切除消化道扁平息肉、T_1 期肿瘤；③经肛门

内镜纤维手术（TEM）：适用于距离肛门16cm以内的早期直肠癌。优点是切除后创面可以缝合，避免了术后出血、穿孔等并发症。在完成上述内镜下局部治疗后，应当高度重视对切除肿瘤基底面的病理学检查，若发现癌细胞，提示体内癌组织残余，需要再次进行根治性手术治疗。

（2）*右半结肠癌的手术*：右半结肠癌应包括盲肠、升结肠、结肠肝曲部癌，都应行右半结肠切除术。无法切除时可行回－横结肠侧侧吻合，解除梗阻。右半结肠的切除范围包括末端回肠10～20cm、盲肠、升结肠、横结肠右半部和大网膜。在根部结扎回结肠动脉、右结肠动脉和中结肠动脉右支。淋巴结的清扫范围包括结扎血管根部的淋巴结及其切除区域系膜的淋巴结（图23-8）。

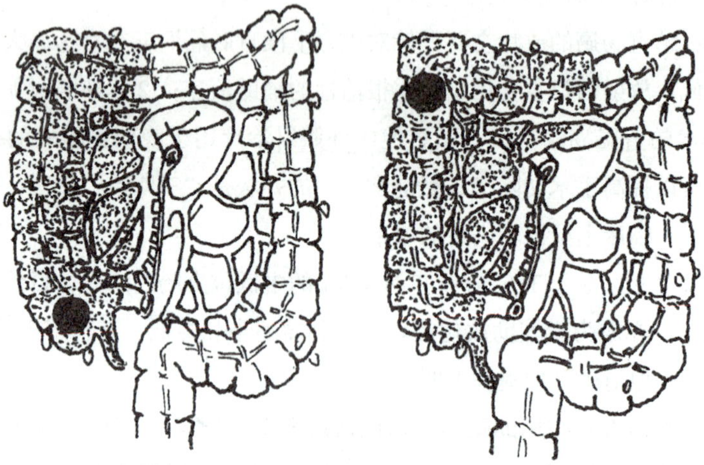

图23-8　右半结肠切除范围

（3）*横结肠癌的手术*：由于横结肠肝曲、脾曲癌在治疗上分别采取右半结肠切除术和左半结肠切除术，所以从治疗角度看，横结肠癌主要指横结肠中部癌。手术方式为横结肠切除术。切除范围包括横结肠及其系膜、部分升结肠和降结肠、大网膜（图23-9）。

（4）*左半结肠癌的手术*：左半结肠癌包括结肠脾曲、降结肠和乙状结肠癌。其常规手术方式是左半结肠切除术。部分乙状结肠癌如癌肿小，位于乙状结肠中部，而且乙状结肠较长，也可行单纯乙状结肠切除术。常规的左半结肠切除术的切除范围应包括横结肠左半、降结肠和乙状结肠及其相应的系膜、左半大网膜（图23-10）。

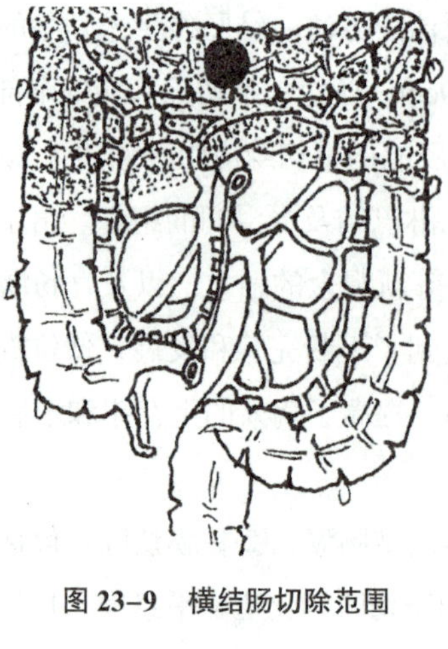

图23-9　横结肠切除范围

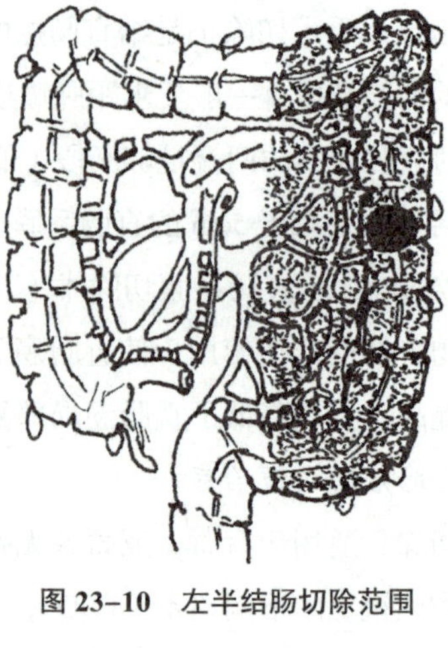

图23-10　左半结肠切除范围

（5）直肠癌的手术：切除的范围包括癌肿、足够的两端肠段、受侵犯邻近器官的全部或部分、四周可能被浸润的组织及全直肠系膜。如不能进行根治性切除，亦可进行姑息性切除，使病人的症状得到缓解。癌肿的减负荷（姑息性切除）手术已逐步得到临床医生的认可，为下一步的辅助治疗提供了条件。如伴有能切除的肝转移癌应同时切除。中低位直肠癌的手术应遵循 TME 原则，其具体要求是：①直视下锐性解剖直肠系膜周围盆筋膜壁层和脏层之间无血管的界面；②切除标本的直肠系膜完整无撕裂，或在肿瘤下缘 5cm 切断直肠系膜。

直肠癌根据其部位、大小、活动度、细胞分化程度等有不同的手术方式：

①局部切除术：是指完整地切除肿瘤及其周围 1cm 的全层肠壁。它区别于传统的直肠癌根治术，手术仅切除肿瘤原发病灶，不行区域淋巴结清除，多用于早期癌，亦有根治性切除的含义。

直肠癌具备如下条件者可考虑做局部切除：肿瘤位于直肠中下段；肿瘤直径在 2cm 以下占肠壁周径应＜ 30%；大体形态为隆起型，无或仅有浅表溃疡形成；肿瘤 T 分期为 T_1 期；组织学类型为高分化、中分化腺癌者。

局部切除术的手术入路：经肛途径；经骶后途径，包括经骶骨途径和经骶骨旁途径；经前路括约肌途径，经阴道后壁切开括约肌和肛管、直肠，显露并切除肿瘤。

②腹会阴联合直肠癌切除术（SPR）：即 Miles 手术，原则上适用于腹膜反折以下的直肠癌。切除范围包括乙状结肠远端、全部直肠、肠系膜下动脉及其区域淋巴结、全直肠系膜、肛提肌、坐骨直肠窝内脂肪、肛管及肛门周围约 5cm 直径的皮肤、皮下组织及全部肛管括约肌，于左下腹行永久性结肠造口（图 23-11）。

③直肠低位前切除术（LAR）：即 Dixon 手术，或称经腹直肠癌切除术，是目前应用最多的直肠癌根治术，原则上适用于腹膜反折以上的直肠癌。大样本的临床病理学研究提示，直肠癌向远端肠壁浸润的范围较结肠癌小，只有不到 3% 的直肠癌向远端浸润超过 2cm。是否选择 Dixon 手术，主要取决于病人的全身情况、肿瘤的分化程度、浸润转移范围及肿瘤下缘距齿状线的距离。应在术前做好评估，正确判断肿瘤浸润、进展的程度并结合术中具体情况个体化对待。一般要求癌肿距齿状线 5cm 以上，远端切缘距癌肿下缘 2cm 以上，以能根治、切除癌肿为原则。由于吻合口位于齿状线附近，在术后的一段时间内病人出现大便次数增多，排便控制功能较差，可通过行结肠“J”形贮袋改善排便功能（图 23-12）。

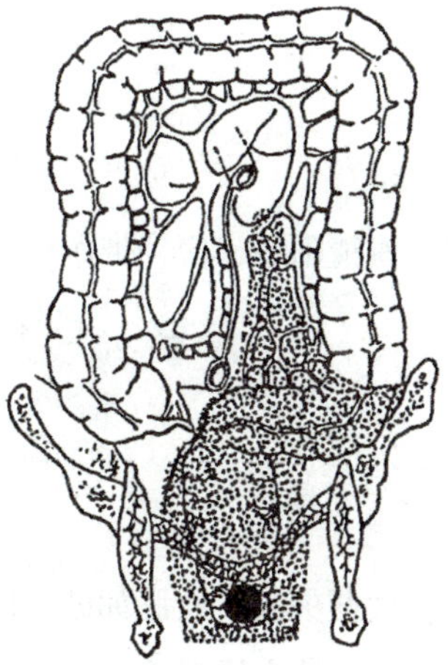

图 23-11　Miles 手术

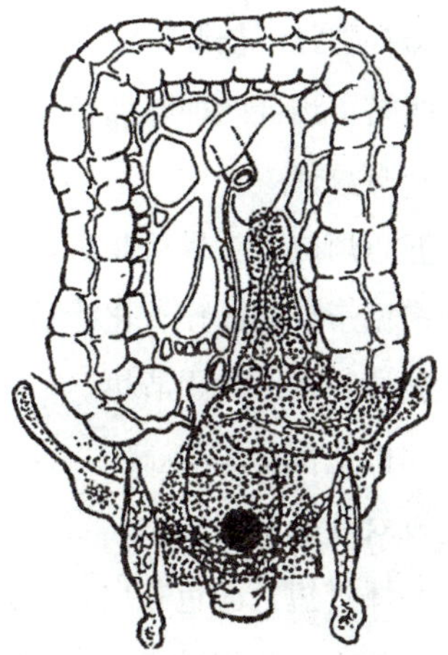

图 23-12　Dixon 手术

NOTE

④经腹直肠癌切除、近端造口、远端封闭手术：即 Hartmann 手术，适用于全身一般情况很差的直肠癌病人（图 23-13）。

直肠癌根治术有多种手术方式，但经典术式仍然是 Miles 手术和 Dixon 手术。若直肠癌侵犯子宫时，可一并切除子宫，称为后盆腔脏器清扫；若直肠癌侵犯膀胱时，可行直肠和膀胱（男性）或直肠、子宫和膀胱（女性）切除，这种手术称为全盆腔清扫。近十几年来，在腹腔镜下施行 Miles 手术和 Dixon 手术，取得了一定经验。腹腔镜手术具有创伤小、恢复快的优点，但对淋巴结清扫、周围被侵犯脏器的处理尚有争议。随着经验不断积累和大样本随机前瞻研究的陆续报道，腹腔镜手术必然会成为结直肠癌外科的主要术式。

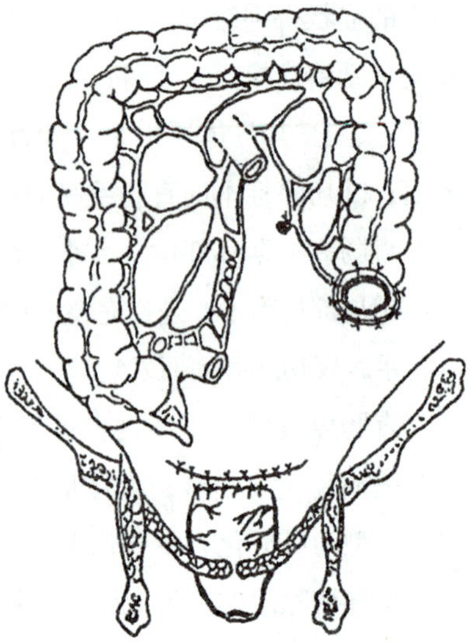

图 23-13　Hartmann 手术

3. 辨证治疗

（1）湿热蕴毒证

证候：腹痛拒按，腹胀，下痢赤白，里急后重，胸闷烦渴，恶心纳呆；舌红绛有瘀点，苔黄腻，脉弦数或弦滑。此时肿瘤正处于早中期的迅速发展阶段，正气尚未大衰，邪气正盛。

治法：清热解毒，化瘀导滞。

方药：白头翁汤和地榆槐角汤加减。

（2）脾虚湿盛证

证候：面色萎黄，气短乏力，食欲不振，腹痛腹胀，大便溏泻，里急后重，便下脓血；舌暗淡红，苔黄腻，脉滑数或沉细。此型多见于中期，正气虚衰，邪气旺盛。

治法：健脾化湿，清热解毒，以增强机体抵抗力、延缓癌变过程等。

方药：参苓白术散加减。

（3）脾肾两虚、寒湿凝滞证

证候：腹痛喜温，久泻久痢，肛门失禁，污浊频出，五更泄泻；舌暗淡，苔薄白，脉细弱。此型多因湿热瘀毒，久结下焦，肝肾受损，属正气衰败阶段。

治法：温补脾肾，祛湿化浊。

方药：四君子汤合四神丸加减。

（4）肝肾阴虚证

证候：五心烦热，头晕目眩，口苦咽干，腰酸腿软，遗精阳痿，便秘带血；舌红苔薄，脉细弦。此型多见于晚期放疗、化疗后或术后放化疗者。

治法：滋补脾肾，养阴清热。

方药：知柏地黄汤加减。

（5）气血双亏证

证候：心悸气短，面色苍白，形体消瘦，脱肛下垂，大便失禁，腹胀如鼓，四肢虚肿；舌淡苔薄，脉细无力。此型见于结直肠癌晚期，放化疗之后，身体衰竭者。

治法：补气养血，扶脾益肾。

方药：十全大补汤加减。

【预防与护理】

结直肠癌虽无积极的预防措施，但如果重视自己的排便前后情况和粪便内容，减少致癌物质的摄入和注意癌前病变的治疗，也可以减少发病和早期发现肿瘤。

（1）避免长期摄入高脂肪和刺激性强的食物。

（2）彻底治疗血吸虫病、结直肠息肉、结直肠炎症和慢性腹泻与便秘。

（3）养成经常观察自己大便的习惯，如大便颜色、排便习惯有无改变，大便粗细，粪便中有无带血液、黏液和脓液，有无大便不净感或里急后重，左下腹部有无肿痛。如有以上不适，应积极到医院做相应检查，本病的早期诊断与早期治疗可收到较好效果。

（4）养成每年定期 1 ~ 2 次大便潜血试验的检查，尤其是 45 岁以上的成年人，更应重视。

第十节　便　秘

便秘（constipation）是指大便秘结不通，排便时间延长，或欲大便而艰涩不畅，其不仅是一种疾病，还是多种疾病的病理过程引起的一种症状，又称“排便障碍”。一般认为正常人摄入食物，经消化吸收形成粪便排出体外需 24 ~ 48 小时，若超过 48 小时即可视为便秘。但随食物成分不同，饮食及排便习惯的不同，间隔时间可能有很大差异。当排便间隔延长，伴有大便干燥硬结、排出困难、排出后有残留感或不适感、腹满坠胀、头昏乏力等痛苦症状时，才称为便秘。排便有上述痛苦症状，即使每日排便 1 次或数次，也应列为便秘。流行病学调查证实，排便障碍性疾病与年龄、性别、饮食、职业、遗传、文化程度、家庭收入、地理分布、居住区域及种族、性格等多种因素有关。美国国立卫生咨询调查机构（National Health Interview Survey，NHIS）总结了 1957 ~ 1985 年每年超过 10 万人的调查结果，显示便秘的患病率为 2%；我国的研究结果显示便秘的患病率为 3.7%。有文献报道不发达国家便秘的患病率较发达国家低。本病相当于中医的“阴结”“阳结”“不更衣”“脾约”“大便难”“大便不通”“秘涩”“大便秘”等。

【病因病机】

1. 西医病因病理

（1）原发性因素

①肠道受到的刺激不足：饮食过少或食物中纤维素和水分不足，或以低残渣的罐头等所谓的“精饮食”为主，不能引起结直肠正常的反射性蠕动，而使食物残渣在肠道中停留时间延长，粪便干结，难以排出。

②排便动力不足：老年体弱者、久病或孕妇、懒于活动的人，可因膈肌、腹肌、肛门括约肌收缩力减弱，腹压降低而使排便动力不足，粪便不易排出，发生便秘。

③忽视便意：因工作过忙、情绪紧张、忧愁焦虑、旅行生活，或因患肛裂、痔疮，忽视定时排便或有意延长排便时间，久之使直肠对压力的感受性降低，形成习惯性便秘。

④水与电解质平衡失调：大量出汗、腹泻、呕吐、失血及发热后，可代偿性的使粪便

NOTE

干燥。

（2）继发性因素

①器质性改变使粪便通过困难：癌肿、慢性增生性肠道炎症、直肠脱垂、手术后肠粘连等器质性改变，使肠腔狭窄，粪便通过困难。

②大肠运动异常：过敏性结肠炎、大肠憩室炎、先天性巨结肠等疾病，致大肠痉挛运动失常，使粪便通过不畅，常见便秘或便秘与腹泻交替进行。

③神经系统障碍：脑血管意外、脑肿瘤、脊髓肿瘤、截瘫等致神经传导障碍，排便失常。

④内分泌紊乱：下垂体功能不全症、甲状腺功能减退症、糖尿病等内分泌功能紊乱性疾病，常可引起便秘。

⑤中毒及药物性影响：铅、汞、磷等中毒，服用碳酸钙、氢氧化铝、阿托品、普鲁苯辛等药物，影响肠蠕动，而出现便秘。

⑥长期滥用泻药：使肠壁神经感受细胞的应激性降低，即使肠内有足量粪便，也不能产生正常蠕动和排便反射，以致不应用刺激性泻药或灌肠就难于排便。

2. 中医病因病机　中医学认为，便秘一证虽发生在大肠，但与脏腑经络、气血津液、饮食情志等皆有密切关系。正如《素问·五脏别论》中说："魄门亦为五脏使，水谷不得久藏。"也就是说肛门启闭功能，赖五脏之气调整，而其启闭正常与否，又影响着脏腑气机的升降，故为五脏使。又如《济生方·秘结论治》说："素问云，大肠者，传导之官，变化出焉。平居之人，贵乎平顺，阴阳二气，贵乎不偏，然精液流通，肠胃益润，则传送如经矣。摄养乖理，三焦气涩，运掉不行，于是乎壅结于肠胃之间，遂成五秘之患。夫五秘者，风秘、气秘、湿秘、寒秘、热秘是也。"说明便秘是人体阴阳、脏腑、气血、情志失调的一种局部表现。

【临床表现】

1. 症状

（1）排便异常：经常三四日或六七日，甚至更长时间才排便一次，此为便秘的一般症状。有的虽三四日可排便一次，但排出干燥坚硬之粪便，排便时间长且排出困难，亦为便秘。

（2）伴随症状：排出努挣不已，气喘汗出尚不能将粪便排出，即使排出一些，还觉坠胀，似有排出未净之感；也有竭尽全力努挣，排出一段干硬燥结粪便，随后则是稀便；有的排便时肛门灼热疼痛，甚至撕裂出血，脱肛不收，因而久忍大便。长期便秘者常有食纳不佳、睡眠不好、头昏脑涨、心烦口干，甚者口臭唇疮、身热面赤、腹中胀满、小腹疼痛。还有长期依赖泻药排便、停药即便秘，养成习惯，为了排便而不断加大药量，导致顽固性便秘。便秘患者遇生活习惯和工作规律改变，或情绪紧张、忧郁焦虑可加重病情。

2. 分型

（1）慢传输型便秘（结肠型便秘）：是指粪便在结肠通过缓慢，水分被肠黏膜大量吸收，导致大便干燥，排出困难。又可分为三类：

①迟缓型：见于老年体弱，结肠蠕动缓慢者或结肠冗长者。表现为肠鸣音减少，自然排便次数减少，粪便量少。

②痉挛型：属于功能性便秘，因结肠运动过于强烈，引起结肠痉挛、肠腔过于狭窄，致使大便无法通过，又称肠道易激综合征。其特点是便秘与腹泻交替，或者是长期腹泻，多因精神

NOTE

因素所致。

③梗阻型：多见于一些器质性病变，由于肠内或肠外的机械性肠梗阻，使肠内容物运行障碍所引起。如结肠扭转、肿瘤、炎症等，表现为腹胀满、欲便不能、里急后重等。

（2）出口梗阻型便秘（直肠型便秘）：是由于肛门直肠附近的组织器官病理性改变导致的排便困难。主要有以下几型：

①直肠前突（RC）：多见于女性，由分娩产伤或不合理饮食结构及经常久蹲强努排便等原因损伤直肠阴道隔的强度引起，表现为直肠前壁黏膜呈袋状向阴道疝入。当排便时，粪便即陷入袋内，患者会感到粪便向阴道方向堆积而不能排空，自觉肛门下坠，便意频繁，有时须用手在阴道内向后方加压方能排便。

②直肠内脱垂（内套叠，IRI）：发病与老年体弱、营养不良、中气不足，或排便久蹲强努有关。造成直肠黏膜退行性变化，脱垂于直肠壶腹内。临床表现为排便前患者感觉会阴胀满，排便时下背部疼痛，多数患者有长期排便困难史，每次排便需费数小时，还须在肛周挤压以助排便。

③会阴下降综合征（DPS）：多见于老年或多产妇女。由于固定会阴中心腱的会阴浅横肌薄弱退变，整个会阴体下垂，肛门位置变浅，肛管变短，阴部内神经受损，致直肠感觉功能下降，盆底肌肉松弛下降，常与直肠前突、直肠黏膜内脱垂等症并存。其临床表现为会阴胀满，排便堵胀感。

④耻骨直肠肌综合征（PRMS）：病因与耻骨直肠肌周围感染如肛窦炎、肛裂、肛旁脓肿等炎症刺激有关。可刺激耻骨直肠肌产生痉挛、增生肥厚、肌纤维水肿、纤维化等病变。耻骨直肠肌是肛门括约肌群中最重要的肌组，其病变可使肛管延长、狭窄，肛门紧缩，表现为患者感到用力排便肛门也不放松，甚至反而收缩更紧。

⑤盆底肌痉挛综合征（PFSS）：本症常与耻骨直肠肌综合征同时存在，有人认为二者是同病的不同阶段。故共同表现为排便时盆底肌不能放松，甚至反而收缩，一致封闭盆底出口，引起排便困难。指诊可触及盆底肌肥大、肛管狭窄延长、肛管直肠环呈“搁板”样凸起、后方直肠呈袋状后坠，致肠腔相对增粗。

⑥内括约肌失弛缓（ASAI）：由于长期忽视便意、自主神经功能紊乱等原因导致在排便过程中内括约肌不能放松而引起的便秘。临床表现为无痛性排便困难（有别于肛裂引起的便秘），便意淡漠、粪便干燥、直肠及骶尾部坠胀或酸困感。

⑦子宫后倾位：正常子宫在膀胱与直肠之间呈前倾位。若子宫发育不全、产期保养不当、盆底炎症等原因会导致子宫向后下方倾斜，压迫直肠前壁，临床表现为排便不畅，便条细扁，便后尚有余便感。指诊可触及直肠前壁圆形光滑质硬的肿物，妇科阴道内诊可触及子宫后倾。

（3）混合型便秘：既有出口梗阻型便秘的症状，又有慢传输型便秘的症状特点。

需要强调的是，以上各类型经常不是单独存在，而是数症并存。它们的临床表现比较复杂，具有各类的共同特征。

【实验室及其他检查】

1. 肛门指诊　便秘患者，应先做肛门指诊，一般在直肠内能触及坚硬粪块，如直肠壶腹内无粪便，应注意感觉直肠黏膜是否松弛，耻骨直肠肌有无肥厚及盆底肌是否痉挛等。

2. 肛门镜检查　可查看有无内痔及直肠黏膜内脱垂等。

3. 钡灌肠造影　如系痉挛性便秘，可见肠腔紧张变细呈锯齿状或铅管状；如系弛缓型便秘，可见大肠变长、扩张或下垂；如系出口梗阻型便秘，可见直肠明显扩张；如系器质性便秘，可见肿瘤、扭转、憩室、息肉等。

4. 排粪造影　每次检查均拍摄排便过程中的静坐、提肛、强忍、力排及力排后的直肠侧位片，并测量每张的肛直角、肛上距、肛管长度、乙耻距、小耻距、骶直间距。

5. 大肠传输试验　通过观察不透光的X线标志物在肠道内存留、分布、通过和排出过程，以判断肠道传输功能的一种动力学检查方法。口服20粒标志物后，每24小时摄腹部平片以计算观察72小时标志物的排出量：排出达80%为大肠传输功能正常；仍留在结肠为大肠传输缓慢；仍留在直肠为出口梗阻。

6. 肛肠直肠测压　利用压力测定装置，通过测定肛管、直肠压力的异常变化，可以了解某些肌肉功能状况，有利于疾病的诊断。常用的方法是将气囊或灌注式测定导管置入肛管、直肠内，通过压力转换器，将信号传导到生理测压仪或电子计算机，测定静息压、收缩压、直肠顺应性及直肠肛门抑制反射等指标。

7. 盆底肌电图检查　主要用来了解肛门内、外括约肌及耻骨直肠肌的功能。是通过记录盆底肌肉在静息、排便状态下电活动变化，来了解盆底肌肉的功能状态及神经支配情况。该项检查在诊断盆底肌失弛缓症时，其诊断价值比排粪造影更大。

【诊断与鉴别诊断】

1. 诊断　有典型的大便干结、排便间隔时间延长、排便费力、排出不畅等病史。结合肛门指诊、肛门镜检查、钡灌肠、排粪造影、结肠传输试验等即可明确诊断。

2. 鉴别诊断　本病应与先天性巨结肠、肠道肿瘤、肠道狭窄等引起的便秘相鉴别。

【治疗】

治疗的原则：针对病因，以改善患者不良心理、生活、饮食和排便习惯，终止常服泻药或灌肠，帮助患者建立和恢复正常排便为主，必要时辅以药物治疗。长期指导与用药无效时，可考虑手术治疗。

1. 综合治疗

（1）*心理治疗*：目的是帮助患者了解排便生理，解除焦虑，改善不良生活、排便习惯，每日早晨定时如厕以培养、建立正常的排便习惯。

（2）*饮食治疗*：此法是习惯性便秘的基本治疗方法，对于习惯性便秘患者每天多食粗粮及多纤维蔬菜，以增加肠内容物的容量及软化大便，用以刺激便意的产生。对于较顽固者，可适当食用芝麻、核桃、蜂蜜及熟的凉牛奶。既可通便，又富有营养，对老人、儿童、孕妇、病后便秘尤为适宜。

（3）*药物治疗*：症状轻微者可给予膨胀性泻药、润滑性泻药，不缓解者可给予刺激性泻药（小量开始，不可久用）。针对焦虑精神紧张及肠痉挛者，可口服地西泮或阿托品。

（4）*生物反馈疗法*：生物反馈疗法（biofeedback therapy）是一种生物行为疗法，它是通过电子工程技术，把一些不能或不易被人体感知的生理和病理活动，转化为声音、图像等可被

NOTE

或易被感知的信息，利用生物反馈机制，让病人根据其观察到的自身生理活动信息来调整生理活动，以达到治疗疾病的目的。它包括肛肠测压反馈技术和肛肠肌电图反馈技术。1948 年 Amold kegel 首次报告利用会阴收缩力计训练盆底肌来治疗膀胱失禁。生物反馈作为一种重要的治疗方法用于功能性排便异常患者，在国外始于 1974 年，并获得了较好的疗效，国内近年来也已开展，该技术对于纠正消化运动障碍有明显疗效。

生物反馈疗法对慢传输型、出口梗阻型、混合型便秘均有效。但对出口梗阻型便秘的疗效较好。

2. 手术治疗　手术治疗的目的主要针对粪便在传输和排出过程中的两种缺陷：出口梗阻型便秘需依据出口梗阻的原因做出相应的处理，慢传输型便秘则须切除无传输力的结肠；有时两种病因同时存在，即混合型便秘，因此应谨慎选择手术方案。

（1）结肠切除术：主要有两种术式：①全结肠切除、回肠直肠吻合术；②结肠次全切除、盲肠直肠吻合术。主要用于结肠慢传输型便秘的治疗，手术效果肯定。

（2）直肠前突修补术：用于直肠前突的治疗。分闭式修补术和切开修补术两种，手术目的都是修补缺损的直肠阴道薄弱区。临床上以经直肠切开修补术的 Sehapayah 术较为常用，手术是在齿状线上方的直肠前正中做纵切口，深达黏膜下层，向两侧游离黏膜瓣后，用羊肠线间断缝合两侧肛提肌边缘 3 ~ 5 针，然后缝合黏膜切口。

（3）Delorme 手术：主要用于直肠内套叠的治疗。该术式可以完全环形切除直肠内套叠部位的多余黏膜，同时还可以修补并存的直肠前突。

（4）PPH 术：可用于直肠内套叠的外科处理。

（5）直肠固定术：主要用于直肠脱垂的治疗。方法有经肛直肠黏膜固定术和经腹直肠固定术。

（6）耻骨直肠肌部分切除术或挂线术：用于耻骨直肠肌综合征的治疗。

3. 辨证治疗

（1）胃肠燥热证

证候：大便干结，数日一行，小便短赤，心烦急躁或兼面赤，口干口臭，腹胀腹痛，夜寐不安；舌红苔黄燥，脉滑数。

治法：清热润肠通便。

方药：麻子仁丸加减。

加减：大便干硬者加芒硝，兼心烦易怒，目赤耳鸣者加龙胆草、山栀子；便后痔出血者，可加地榆、槐花；兼口干伤阴者，可加生地黄、玄参、天冬等。

（2）气机阻滞证

证候：大便干硬，欲便不得，嗳气频作，胸胁痞满，甚则腹中胀痛，纳食减少；舌苔薄腻，脉弦。

治法：顺气导滞通便。

方药：六磨汤加减。

加减：兼热象者，加龙胆草、黄芩；恶心嗳气者，加代赭石、半夏；两胁刺痛者，加桃仁、红花、延胡索；痰涎壅盛者，加皂荚、半夏、白芥子；口干口渴阴伤者，加玄参、天冬、麦冬；气虚者，加生黄芪。

（3）气血亏虚证

①气虚证

证候：虽有便意，临厕努挣乏力，挣则汗出短气，便后疲乏，大便并不干硬，面色㿠白，神疲气怯；舌淡嫩，苔薄白，脉弱。

治法：益气润肠通便。

方药：黄芪汤加减。

加减：气虚明显者，加党参、白术；若气虚下陷，肛门坠胀，加升麻、柴胡、桔梗、人参。

②血虚证

证候：大便秘结，面色无华，头晕目眩，心悸健忘；唇舌淡白，脉细涩。

治法：养血润肠通便。

方药：《沈氏尊生书》润肠丸加减。

加减：若血虚有热，兼见口干心烦，苔剥，脉细数，宜加生首乌、玄参、玉竹、知母。若津液已复大便仍干燥者，可用五仁丸。

（4）阴虚证

证候：大便干结，形体消瘦，或见颧红，眩晕耳鸣，心悸，腰膝酸软，大便如羊粪状；舌红少苔，脉细数。

治法：滋阴补肾通便。

方药：六味地黄丸加减。

（5）阳虚寒凝证

证候：大便干或不干，形寒怕冷，小便清长，口淡不渴，手足不温，面色青白，腰膝无力，腰腹冷痛；舌淡苔白，脉沉迟。

治法：温阳通便。

方药：济川煎加减。

加减：气虚者加黄芪，老人冷虚便秘尚可用半硫丸。

（6）痰湿阻滞证

证候：大便黏腻难以排净，便意频频，腹胀，胸脘痞闷，痰涎壅盛，头昏困倦，身重懒动，食欲不振，食后痞满；舌胖苔厚腻，脉濡。

治法：健脾化湿，祛湿通便。

方药：涤痰汤加减。

加减：痰湿甚者，加草豆蔻、白芥子、炒莱菔子；兼气滞者，加厚朴、砂仁。兼热者，加黄芩、山栀子；呃逆嗳气者，可加旋覆花、代赭石；大便黏腻不畅者，加熟大黄、槟榔；兼血瘀者，加当归、川芎、丹参；兼阴虚者，加天花粉、麦冬。

【预防与调护】

（1）预防之法，首先要消除病因。要使患者保持有规律的生活，起居有时，饮食有节，养成定时排便的良好习惯。饮食上要避免过度煎炒、酒类、辛辣，亦不可过食寒凉生冷，宜多食粗粮蔬菜，多饮水，生活起居避免久坐少动，宜多活动。避免过度七情刺激，保持精神舒畅。便秘不可滥用泻药，因使用不当，反使便秘加重。

（2）热病之后，由于进食甚少而不大便者，不必急于通便，只要抚养胃气，使饮食渐增，大便自能正常。

（3）大便干硬，伴有肛裂、痔疮者，可用蜜煎导、甘油柱等之类纳入肛中，使大便易于排出，避免局部损伤。身体极度虚弱，大便过于干硬，壅积于直肠，无力排出者，便前给服补气之药以防虚脱。对于年老体弱者，尤要注意细心护理，采用坐位便池，防止过度用力努挣引起虚脱，对合并有心脑血管疾病者，尤应防止排便时因用力而发生意外。

第十一节　结直肠息肉与结直肠息肉病

结直肠息肉（colorectal polyps）是指结直肠黏膜上所有的隆起性病变，又称大肠息肉，包括肿瘤性和非肿瘤性病变。在未确定其病理性质之前统称为息肉，明确病理性质后则按部位直接冠以病理诊断学名称，如结肠管状腺瘤、绒毛状腺瘤、结肠炎性息肉等。结直肠息肉的发病年龄除家族性及幼年性息肉可见于少年时期外，一般多见于中年以后，并随年龄的增长发病率有所增加。息肉发生率男性高于女性，国外报告为（1.6～2.6）:1，国内报告为（1.67～1.90）:1，其发病原因可能与饮食习惯、内分泌及遗传等因素有关。

结直肠息肉病（colorectal polyposis）与结直肠息肉的区别在于息肉或腺瘤数目之分，临床上常用标准为100枚以上；多与遗传因素密切相关。在中医学中结直肠息肉属于“息肉痔”“葡萄痔”“肠蕈”“樱桃痔”“悬胆痔”“垂珠痔”等范畴。

【病因病机】

1. 西医病因病理

（1）病因病理

①饮食因素：大肠息肉在不同地区，其发病率会有所不同。根据流行病学研究显示，高脂肪、高蛋白、低纤维素者大肠息肉及大肠癌的发生率相对较高，提示大肠息肉可能与饮食习惯有关。

②感染因素：肠黏膜长期受到慢性炎症刺激，可导致肠黏膜上皮异常增生形成息肉，或名息肉炎性肉芽肿。

③遗传因素：多见于家族性息肉病，它是一种常染色体显性遗传性疾病，患者的下一代中约有50%有受罹患的危险，其外显率为95%。

④物理刺激：长期干硬粪便或便中异物对肠黏膜的刺激甚至损伤，使肠黏膜上皮细胞在正常死亡、脱落、增生过程中发生异常改变，从而形成息肉。

（2）分类：根据1982年全国结肠癌协作组病理专业会议提出的统一的结直肠息肉分类方法（见表23-4）：

NOTE

表 23–4 结直肠息肉分类表

分类	单发	多发
新生物性（肿瘤性）	管状腺瘤 绒毛状腺瘤 管状绒毛状腺瘤	家族性（或非家族性）结肠腺瘤病 Gardner 综合征 Turcot 综合征
错构瘤性	幼年性息肉 Peutz–jeghers 息肉	幼年性息肉病 Peutz–jeghers 综合征
炎性	炎性息肉 血吸虫性息肉 良性淋巴样息肉	假息肉病 多发性血吸虫性息肉 良性淋巴样息肉病
化生性	化生性（增生性）息肉	化生性（增生性）息肉病
其他	黏膜肥大性赘生物	直肠下端，单发多见，表面细颗粒状，不癌变突出于黏膜表面，组织结构与正常黏膜相似

①结直肠息肉

新生物性息肉：结直肠内新生物性息肉就是腺瘤性息肉，是公认的癌前病变。一般认为结直肠癌大多数经过腺瘤的过程，摘除腺瘤性息肉可减少结直肠癌发生。结直肠腺瘤发生率与结直肠癌发生率的正相关已得到流行病学的证实。腺瘤分为三种类型，即管状腺瘤、绒毛状腺瘤和管状绒毛状腺瘤。其中以管状腺瘤最为多见，发生率分别为 75% ~ 90%、7% ~ 15%、5% ~ 10%。广基腺瘤的癌变率较有蒂腺瘤高；腺瘤越大，癌变的可能性越大；腺瘤结构中绒毛成分越多，癌变的可能性越大。

非肿瘤型息肉：a. 幼年性息肉：常见于幼儿，大多在 10 岁以下，成人亦可。60% 发生在距肛门 10cm 内的直肠内，呈圆球形，多为单发，病理特性为大小不等的囊腔，是一种错构瘤。b. 炎性息肉：最多见于溃疡性结肠炎、血吸虫病、克罗恩病、肠阿米巴等慢性炎症刺激所形成。

②结直肠息肉病

家族性腺瘤性息肉病：是常染色体显性遗传病，常在青春发育期出现结直肠腺瘤，逐渐增多，甚至可布满所有结直肠黏膜，如不及时治疗，终将发生癌变。

Peutz–jeghers 综合征：亦称黑斑息肉病，是一种少见的显性遗传性疾病，特点为胃肠道多发性息肉伴口腔黏膜、口唇、口周、肛周及双手指掌、足底黑色素沉着。以小肠息肉为主，约 30% 的病人有结直肠息肉。

2. 中医病因病机 中医认为，本病的发生多由于腑气不畅，湿热下注，移于大肠，导致肠道气机不畅、经络阻滞、气滞血瘀、浊气凝聚而形成；或因内伤饮食，感受寒热，湿邪迫于大肠，致肠道气机不利，脏腑功能失调，经络阻滞，气滞血瘀，浊气凝聚而成。久病则气虚下陷，肠蕈可随排粪而露于肛外，状如樱桃，故有“樱桃痔”之称。若燥粪伤及血络，则见便血鲜红。

【临床表现】

1. 症状　大多数大肠息肉起病隐匿，早期临床常无任何自觉症状，当发生并发症时，或是在行结肠镜检查时，或是X线钡剂灌肠造影时，或是因普查或尸检无意中发现。

（1）肠道刺激症状：腹泻或排便次数增多，严重者可出现水、电解质失衡，如有感染可见黏液血便。

（2）便血：是临床最常见的症状之一。在不同的发病部位，便血的颜色可有所不同，多呈鲜红色或暗红色。或仅为粪便潜血试验阳性，或黏附于粪便表面，出血量一般不多。大便带血是管状腺瘤最常见的症状，绒毛状腺瘤则多见黏液血便。一般引起下消化道大出血较少见。

（3）脱出：低位直肠息肉若蒂部较长，可脱出肛门外。高位的息肉如乙状结肠息肉也可外脱至肛门外。若息肉较大则须用手还纳，如不能还纳则可出现嵌顿、坏死，甚至蒂部撕裂引起大出血。

（4）全身症状：大肠息肉多数无明显全身症状，如为多发性息肉，且病程长，长期慢性的出血，可导致贫血、消瘦。儿童可致营养不良及发育迟缓等。反复腹泻，可发生低血钾症等电解质紊乱。

（5）其他：较大的结肠内息肉偶可使肠蠕动增强，从而引起肠套叠、出现腹部绞痛及肠梗阻等症状；若为多发性或息肉瘤体较大时，还可产生腹痛、便秘、腹泻及排便习惯改变等症状。若蒂部细长的息肉可发生蒂扭转，坏死而自行排出肛门。

2. 体征　腹部检查可触及包块伴压痛，大多属套叠肠袢、肠鸣音亢进等，亦可能无明显腹部体征。黑斑息肉病者可见口腔黏膜、口唇、口周、肛周及双手指掌、足底有斑点色素沉着。

【实验室及其他检查】

大肠息肉一般可以通过直肠指诊、大便潜血试验、结肠镜、气钡灌肠双重对比造影、病理活检等检查手段明确诊断。直肠和乙状结肠是大肠息肉的好发部位，约有2/3以上的大肠息肉发生在此范围内。直肠指检和乙状结肠镜检是发现和确诊大肠息肉的重要手段。

1. 直肠指检　是检查距肛门7～8cm以内下肠最简便可靠的方法。可触及黏膜面向腔内突出或隆起的肿物，有蒂或无蒂，质软，易活动。若触及硬结提示息肉有恶变倾向，若息肉部位较高则直肠指诊常不能触及。

2. 大便潜血试验　大便潜血试验是初筛的检查方法，简单易行。但要严格限制饮食，检查前3天不能食肉食，取大便中段里层，若连续3次大便潜血试验阳性，要注意排除有息肉的可能。

3. 内窥镜检查　内窥镜检查可了解整个大肠息肉的部位、大小、数目、形态，是大肠息肉最有确诊意义的检查手段，其不但可以作为明确诊断的手段，同时也是大肠息肉治疗的重要手段之一。

4. 影像学检查　钡剂灌肠对于大肠息肉的诊断有一定的局限性，但可以作为内窥镜检查的补充方法，提高对大肠息肉的检出率。

5. 结肠超声　是将结肠内逆行灌液后用超声对结直肠连续经腹超声的一种方法。该法敏感、经济、可靠、无副作用。报告可详细检查结直肠各段，检出大多数息肉及癌，有报道此法对＞0.7cm的息肉敏感性为91%，无假阳性。

NOTE

6. 活组织检查　可通过内窥镜钳取组织后，做病理学检查，或行息肉切除以确定息肉的性质。

【诊断与鉴别诊断】

1. 诊断　大多数结直肠息肉起病隐匿，早期临床常无任何自觉症状，随着病程的延长，息肉逐渐增大，可有黏液血便、息肉脱出等症状。大便潜血试验是最简便的初诊检查，大肠造影、内镜检查及活组织检查可明确诊断。

2. 鉴别诊断　本病应与单发有蒂息肉、肛乳头肥大、肛乳头状瘤、多发性息肉及直肠癌等相鉴别。

【治疗】

治疗原则：息肉一经发现，多应及时予以切除。

1. 治疗方法选择　对于幼年性息肉，一般不需治疗，常会逐渐缩小而自动脱落。错构瘤性息肉恶变率较低，一般予以对症治疗，仅在严重并发症如不能控制的出血或肠梗阻时才考虑手术治疗。其他根据息肉的组织学类型、大小、数目及部位等选取合适的治疗方式。

（1）组织学类型：增生性、错构瘤性和淋巴性息肉虽常为多发性，但很少有恶变倾向，尽可能经内窥镜摘除。管状腺瘤恶变率相对较低，宜行经肛门或内窥镜息肉摘除术。广基绒毛状腺瘤癌变概率高，宜考虑手术切除治疗。

（2）息肉的形状与大小：根据息肉的形状与大小相结合来选择治疗方式。若息肉带蒂，而直径在 2.0cm 以下，可经内窥镜摘除。若直径大于 2.0cm 时，宜考虑行不同路径的手术切除方式。

（3）息肉的数目：多个结直肠息肉，如数目超过 100 个以上，应考虑为息肉病，在详细追问家族史、病史及细致全面检查的同时，可先取 1 枚或数枚做病理组织学检查，然后再决定治疗方案。

（4）息肉的部位：根据息肉的位置，可选择经内窥镜摘除，经肛门、经骶尾部腹腔镜摘除，或开腹手术等方式。

2. 手术治疗

（1）经结肠镜息肉摘除术：术前应行肠道清洁准备，息肉摘除术禁用甘露醇做肠道准备，以防产生易燃气体甲烷，遇电火花时发生气体爆炸造成肠穿孔。如一定要用甘露醇做肠道准备，在行息肉摘除前，向肠腔内注入惰性气体二氧化碳或氮气等或者通过反复注气、吸气，达到换气的目的，从而避免出现甲烷等气体燃烧爆炸的危险。

①适应证：无蒂小息肉；息肉有蒂，长蒂、短蒂或亚蒂者，直径＜ 2.0cm。

②禁忌证：严重高血压、冠心病者；出血性疾病未治愈者；息肉恶变已浸润至基底部者；妊娠期患者。

③手术方法

a. 热活检钳钳除息肉法：多用于 0.5cm 大小的亚蒂息肉。首先调整高频电发生仪，用混合电流为 2.5 ~ 3.0 挡。用热活检钳钳夹息肉的头部并提起，使息肉基底部形成一细长假蒂，通电时假蒂部位的电流密度增大产生高温摘除息肉。钳杯内的息肉受电流影响小，可行病理组织学检查。

b. 电凝切除息肉法：调整高频电发生仪至凝固电流 2.0 ~ 3.0 挡。电凝器对准息肉头部，凝除息肉 2/3 才能达到治疗目的。但不宜凝除过深，以防组织坏死脱落后发生迟发性穿孔。

c. 圈套摘除息肉法：先清除息肉周围的粪水及黏液，以防导电击伤肠壁。必要时调整病人体位，充分显露息肉。将息肉暴露在3、6、9点位置，以便圈套。圈套丝应套住息肉颈部，小息肉提起悬空，大息肉使息肉头部广泛接触肠壁，切勿接触过少，以致电流密度大烧伤肠壁。高频电发生仪一般用混合电流2.5～3.5挡。接通电源，每次通电2～4秒。酌情可通电1次或多次。通电见圈套丝处发白或冒白烟时，方令助手逐渐收紧圈套器，边收紧圈套器边间断通电，逐渐切除息肉。

d. 注意事项：在摘除息肉过程中通电与收紧圈套器要配合得当。不要因通电不足，收紧圈套器过快而出血，也不要因通电时间过长或电流过大，收紧圈套器过慢而致肠穿孔；防止圈套丝尖端接触息肉旁正常肠壁发生肠穿孔；分叶摘除大息肉时，避免将摘下来的息肉接触还未摘掉的息肉而发生导电，烧伤肠壁；回收标本，单枚息肉可用篮式取出器套住息肉或用镜吸住息肉随镜退出。一次摘除多枚息肉者，如嘱患者自行排出，应记录息肉形态、数量，以便定位。标本应送病理检查，以确定其性质。

e. 术后处理：饮食控制2～3天；预防性使用抗生素及止血剂；术后1年复查结肠镜1次，如无异常以后可适当延长时间；若为腺瘤性息肉恶变，半年内1～2月复查1次，半年至1年应每3个月复查1次。如无异常，以后延长复查时间。

（2）经肛门行直肠下端息肉摘除术：术前准备同经结肠镜息肉摘除术。

①适应证：带蒂息肉能脱出肛门外者；距肛缘10cm以内的直肠息肉。

②禁忌证：严重高血压、冠心病者；出血性疾病未治愈者；息肉恶变已浸润至基底部者；妊娠期患者。

③手术方法：取俯卧位、膀胱截石位或侧卧位均可，麻醉方式可选择鞍麻、骶麻或局麻。麻醉起效后先扩肛，指诊检查息肉的准确位置、大小、形态等情况，然后用手或用组织钳将息肉牵出肛门外，或用双叶扩肛器显露直肠息肉，用血管钳钳住息肉蒂部，用7号丝线结扎，再用4号丝线在结扎线的远端贯穿缝扎，最后再切除息肉，常规检查残端有无渗血。如息肉位置较高，可经骶尾入路，切开直肠后壁，在直视下切除息肉，术中操作时应注意保护切口，术毕时应仔细修复直肠，切口宜用抗生素、盐水冲洗，必要时放置引流条，以除积血、积液，并配合应用抗生素以预防感染等。

（3）对于距肛缘10cm以上广基息肉直径＞2cm；或为胃肠道息肉综合征、家族性腺瘤性息肉病、息肉恶变时，应选择开腹进行息肉局部、部分肠段或全结肠切除手术。

（4）手术并发症的处理：

①肠穿孔：一旦发生应立即行剖腹探查，行肠穿孔修补术。

②出血：包括术中出血及术后出血。少量出血可经结肠镜用高频电刀电凝止血或内科保守治疗，如出血量大，应即行开腹手术探查。

③腹膜后气肿：应用抗生素，待其逐渐吸收，并注意心肺功能。

3. 辨证治疗

（1）湿热下注证

证候：便血，或滴血，又或带血，或伴有黏液，色鲜红或暗红，息肉脱出或不脱出肛外；兼有下腹胀痛、纳呆、大便不畅、小便黄、口干等；舌红，苔黄腻，脉滑数。

治法：清热利湿，理气止血。

方药：黄连解毒汤加减。大便不畅者，加麻子仁、郁李仁等。

（2）气滞血瘀证

证候：肿物脱出肛外，不能回纳，疼痛甚，息肉表面紫暗；兼有腹胀痛、纳呆、嗳气、大便不畅等；舌质暗红，苔黄，脉弦涩。

治法：行气活血，化瘀散结。

方药：少腹逐瘀汤加减。大便秘结者，加麻子仁、郁李仁；便血量多者，加槐花、地榆。

（3）脾气亏虚证

证候：肿物易于脱出肛外，表面增生粗糙，或有便血，肛门松弛；兼有腹痛绵绵，纳呆，便溏，面色萎黄，心悸，乏力；舌质淡，苔薄白，脉细弱。

治法：补益脾胃。

方药：参苓白术散加减。便血量多者，加茜草根、血余炭。

4. 中医外治

（1）单发息肉：用6%明矾液50mL保留灌肠，每日1次，有收敛止血、防止息肉发展之效。

（2）多发性息肉：用乌梅丸、五倍子、五味子、牡蛎、夏枯草、紫草、黄芩、黄连各15g，加水1000mL，浓煎300mL。每日两次，每次50mL保留灌肠，以清热利湿、收敛止血及抑制息肉发展。

【预防与调护】

（1）饮食上的调护不可忽视，不合理的饮食常加重腹泻、出血等症状。

（2）禁饮酒及辛辣刺激性食物，宜进食清淡易消化食物。

（3）息肉切除术后，应定期随访、复查，因为采用电灼、套扎等方法，不易彻底清除息肉组织，其残端极易再次增生形成息肉。

第二十四章　泌尿与男性生殖系统疾病

泌尿、男性生殖系统疾病指泌尿系统（肾、输尿管、膀胱）和男性生殖系统（睾丸、附睾、输精管、前列腺、精囊、阴囊、阴茎等）以及两者的同一通道即尿道的疾病。按照中医理论，尿道的功能有溺窍和精窍之别，表述其泌尿功能时称为溺窍；而表述其生殖功能时称为精窍。

中医学认为，溺窍与精窍均有肾所主，但与其他脏腑的功能亦关系密切。《素问·上古天真论》载："肾者主水，受五脏六腑之精而藏之，故五脏盛乃能泻。"《证治汇补》曰："精之主宰在心，精之藏制在肾。"《素问·灵兰秘典论》说：'"膀胱者，州都之官，津液藏焉，气化则能出矣。" 又说："三焦者，决渎之官，水道出焉。"《素问·经脉别论》云："饮入于胃，游溢精气，上输于脾，脾气散精，上归于肺，通调水道，下注膀胱。" 由此可见，精与溺的生成和排泄均与五脏六腑有关。其功能如此，其形态（即前阴各部）亦与脏腑相关，《外科真诠》划分为：玉茎（阴茎）属肝；马口（尿道）属小肠；阴囊属肝；肾子（附睾、睾丸）属肾；子系（精索）属肝。

本章主要包括泌尿生殖系感染、泌尿生殖器结核、泌尿系结石、泌尿生殖系肿瘤、泌尿生殖系损伤、泌尿生殖系畸形等泌尿系统疾病，以及前列腺增生症、睾丸鞘膜积液、精索静脉曲张、男性性功能障碍、男性不育等男性生殖系统疾病。

【病因病理】

1. 中医病因病机　中医学认为，泌尿生殖系统均由肾所主，湿、热、寒及疫疠是外感之邪中的主要致病因素，而饮食不节、情志内伤、劳逸失度及素体亏虚则是内伤的重要因素，内外合邪，发而为病。这些病理因素主要导致脏腑、气血和经络的功能失常。脏腑功能失调主要表现在肾、肝、心、脾、膀胱等的功能失调；气血失常主要表现在气血亏虚、气滞血瘀、阴虚血热等方面；经络病变体现在肝经湿热、寒凝肝脉、痰湿阻络等方面。脏腑、气血、经络在生理上相互联系，病机上相互影响，但肾有"脏腑之本"之称，故中医在诊治此类疾病时，主要针对肾与膀胱，并兼顾心、肝、脾、肺等脏腑。

2. 西医病因病理　西医学认为，泌尿系、男性生殖系疾病的病因较为复杂，诸多因素都会导致疾病的发生。主要有感染、创伤、泌尿系畸形、药物及食物影响、免疫功能异常、内分泌失调、精神心理的异常、环境因素的影响、其他疾病的影响。这些病理因素常常会导致泌尿系结石、泌尿系感染、泌尿系肿瘤、生殖器官畸形、生育和性功能障碍等。

【临床表现】

1. 排尿异常

（1）尿频（frequent urination）：为尿刺激症状，是最常见的泌尿症状。正常人白天排尿一般 4 ~ 6 次，夜间 0 ~ 1 次。尿频者是指排尿次数增多而每次尿量减少，严重时几分钟排尿一次，每次仅数毫升。引起尿频的原因很多，可以是生理性的，如多饮水、服用利尿食品等，有时也可以受精神因素影响，但主要是由于膀胱后尿道炎症刺激，膀胱容量减少和膀胱神经功能失调所致。炎症所致的尿频常伴有尿痛、尿急，临床上合称为膀胱刺激征。

（2）尿急（urgency）：是指突然有强烈的尿意而不能自制，需即刻排尿。膀胱功能和容量正常时，因环境条件不许可，有尿意时可延迟排尿。但有严重急性炎症或膀胱容量过小时则可出现尿急，常与尿频、尿痛同时存在。

（3）尿痛（odynuria）：可出现在尿初、排尿过程中、尿末或排尿后。程度由灼痛、刺痛至刀割样痛不等，常伴有尿频、尿急、血尿。尿初痛提示前尿道炎症；尿末痛提示病变发生在后尿道、膀胱颈或膀胱三角区。

（4）排尿困难（dysuria）：包括排尿延迟、费力、不畅、尿线无力、变细、滴沥等。排尿困难病因主要为膀胱颈以下尿路梗阻和中枢或周围神经损害。前者被认为是机械性因素，后者则认为是功能性因素，临床应予鉴别。

（5）尿失禁（incontinence）：尿液不能自控而自行排出。根据病因分成四大类：

①真性尿失禁：膀胱失去控制尿液排出能力，通常见于先天性或后天获得性神经源性疾病导致支配膀胱神经功能失调，以及尿道括约肌受损等。

②压力性尿失禁：当腹压增加如咳嗽、喷嚏、大笑时尿液不随意地流出。多见于中年经产妇，由于膀胱支持组织和盆底松弛所致。

③急迫性尿失禁：严重尿频、尿急时不能控制尿液。常见于逼尿肌亢进型神经源性膀胱、急性膀胱炎、近期前列腺摘除术后等疾病。

④充溢性尿失禁：膀胱过度充盈引起尿液不断溢出。常见于前列腺增生症慢性尿潴留时，膀胱内压超过尿道阻力所致。

（6）尿潴留（urinary retention）：指膀胱内尿液不能排出，分急性与慢性两类。急性尿潴留常由于膀胱颈以下严重梗阻，突然不能排尿，尿液潴留于膀胱内。慢性尿潴留是由于膀胱出口以下不完全性梗阻或神经源性膀胱所致。主要表现为排尿困难，膀胱充盈，可出现充溢性尿失禁。

（7）少尿与无尿：正常成人每日尿量 1000～1500mL。每日尿量在 400mL 以下为少尿，100mL 以下为无尿或称尿闭。少尿或无尿提示肾功能不全，其原因有肾前性、肾性、肾后性 3 种。

2. 尿液异常

（1）血尿（hematuria）：有血液随尿排出。根据尿液中血液含量分肉眼血尿和镜下血尿两类。肉眼能见到血色者称肉眼血尿，通常 1000mL 尿液中含 1mL 血液即呈肉眼血尿。仅在显微镜下见到红细胞多于正常者为镜下血尿。根据出血部位与血尿出现阶段的不同，肉眼血尿可有 3 种情况：①初始血尿：提示出血部位在尿道或膀胱颈部；②终末血尿：提示病变在后尿道、膀胱颈部或膀胱三角区；③全程血尿：提示病变在膀胱或以上部位。

血尿的原因很多，临床应予鉴别。如使用环磷酰胺、别嘌呤醇、肝素等的药物性血尿，输入血型不合或严重创伤引起的溶血性血尿，泌尿系先天性畸形或损伤引起的血尿等。尤其是有些血尿伴有相应的症状，如无痛性血尿，特别是发于中年以上者，应首先考虑泌尿系肿瘤；腰痛或肾绞痛后血尿提示上尿路结石，排尿中断并放射至阴茎头多系膀胱与尿道结石；血尿伴膀胱刺激征应考虑泌尿系感染，如尿培养阴性、抗感染治疗无效常提示泌尿系结核。

NOTE

（2）脓尿（pyuria）：是指尿液中含有大量的白细胞，又称白细胞尿。离心尿每高倍视野白细胞超过3个以上为脓尿，重者尿混浊呈脓状，提示有感染。致病菌通常为大肠杆菌、变形杆菌、葡萄球菌等，如为结核杆菌和淋球菌感染称特异性感染。

（3）乳糜尿（chyluria）：尿液中含乳糜或淋巴液，呈乳白色，如含大量红细胞，尿呈红褐色，称乳糜血尿。主要是胸导管阻塞，局部淋巴管炎症损害，致淋巴动力学的改变，淋巴液进入尿路，发生乳糜尿。另外有一部分患者与斑氏血丝虫病流行有关，由于丝虫进入淋巴管，造成淋巴管损害而成。

3. 尿道分泌物　血性分泌物提示尿道癌；外伤后尿道滴血提示尿道损伤。黄色、黏稠脓性分泌物提示淋菌性尿道炎；少量无色或白色稀薄分泌物提示支原体、衣原体引起的非淋菌性尿道炎；清晨排尿前或大便后尿道口少量黏稠分泌物提示慢性前列腺炎；当男性的阴茎受到刺激而兴奋时，从尿道流出的透明无色的黏稠状液体，由男性的尿道球腺分泌，呈弱碱性，称为尿道球腺液，属正常生理反应，又名预射精液（Pre–ejaculate）或考珀液（Cowper's fluid）。

4. 疼痛　肾盂、输尿管连接处或输尿管急性梗阻时可发生肾绞痛。常由于尿结石所致，疼痛位于肋脊角、腰部和上腹部，呈阵发性剧痛，并可放射至会阴部，多伴有恶心呕吐。膀胱疼痛位于耻骨上区域，急性尿潴留时症状明显，慢性尿潴留时症状轻微。睾丸、附睾及会阴痛大多是由相关器官或组织的炎症及充血所引起的钝痛或刺痛，严重时可引起剧痛。

5. 肿块　较严重的肾脏疾病上腹部触诊可及不同肿块。如晚期肾肿瘤可触及质硬、表面高低不平并且较固定的肿块；肾结核可触及肿大的肾脏，表面不光滑，质地不一，与周围组织粘连固定；肾积水表面光滑，有囊质感；多囊肾为双肾表面呈囊性结节；肾脏外伤可引起肾周出血和尿外渗，常可触及痛性肿块。隐睾可在痛侧腹股沟区触及近似睾丸的肿块；睾丸、附睾的炎症或肿瘤可在阴囊内扪及相应的肿块；肛门指诊前列腺部位扪及肿块应考虑前列腺癌的可能。

6. 性功能症状　主要有阳痿、早泄、血精、阴茎异常勃起等症。因男性性活动受精神心理因素影响较大，性功能障碍症状一般有精神心理因素和器质性病变两个方面原因引起。

【常用检查】

1. 体格检查　包括全面系统的全身检查和泌尿、男性生殖系的专科检查。

（1）肾脏检查：①视诊：注意肋脊角、腰部或上腹部有无隆起。②触诊：病人平卧位，检查者左手置于肋脊角并向上托起，右手在同侧上腹部进行双手触诊。正常肾一般不能触及，有时右肾下极在深呼吸时刚能触及。疑有肾下垂时，应取立位或坐位检查。③叩诊：炎症或结石时肾区有叩击痛。④听诊：肾动脉狭窄、动脉瘤及动静脉瘘在肾区可听到血管杂音。

（2）输尿管检查：沿输尿管行径进行深部触诊，炎症时有触痛。腹壁薄弱者，当发生输尿管肿瘤或结石时，偶可触及条索状肿块或结石。

（3）膀胱检查：平卧时观察下腹有无隆起或肿块。尿潴留尿量大于500mL时，耻骨上扪及球形、囊性的膀胱，叩诊时可呈浊音区。膀胱空虚状态时不能触及，可与腹内或盆腔其他肿块相鉴别。

（4）男性生殖系统检查：注意有无包茎或包皮过长，阴茎头有无糜烂、溃疡及肿块，尿道口是否红肿、有无分泌物，海绵体及尿道有无硬结与压痛；阴囊皮肤有无红肿、增厚等；双侧睾丸、附睾是否肿大，注意其大小、质地与形态，有无肿块与结节；精索是否增粗，静脉是否

NOTE

曲张，尤其是左侧精索静脉；阴囊内睾丸缺如时，应仔细检查同侧腹股沟。

前列腺与精囊检查可取侧卧位、膝胸卧位或站立弯腰体位做直肠指检。注意前列腺大小、质地、表面情况，是否有结节与肿块、中央沟是否存在、有无压痛等。检查前应排空小便，急性前列腺炎时禁忌前列腺按摩。

2. 实验室检查

（1）尿液检查：是泌尿系及某些全身疾病的实验室筛选性检查，为诊断、鉴别诊断提供重要线索。尿液收集以新鲜尿为宜，并应避免污染。尿培养以清洁中段尿为佳，女性亦可采用导尿标本。耻骨上膀胱穿刺留标本最为准确。

①尿常规检查：包括外观、比重、尿蛋白、尿糖、酸碱度、显微镜检查等。尿比重测定时，清晨第一次尿对了解肾功能有帮助，比重在 1.020 以上表示肾功能良好。高倍视野中红细胞超过 1 ~ 2 个，白细胞超过 3 ~ 5 个均属不正常。尿蛋白（＋＋）或（＋＋＋）以上，而白细胞不多，常提示非外科性肾脏疾病。颗粒管型、细胞管型多见于内科肾脏疾病。

②尿三杯试验：以最初 10 ~ 15mL 尿为第一杯，以排尿最后 10mL 为第三杯，中间部分为第二杯。收集时尿流应持续不断。若第一杯尿液异常，提示病变在尿道或膀胱颈部；第三杯尿液异常，提示病变在后尿道、膀胱颈部或三角区。若三杯尿液均异常，提示病变在膀胱或以上部位。

③尿细菌学检查：尿沉渣涂片革兰染色检查可初步提供细菌种类；尿沉渣抗酸染色涂片检查或结核菌培养可确定是否有结核菌感染；尿培养菌落计数超过 10^5/mL 提示尿路感染，对于有尿道症状者，菌落计数超过 10^2/mL 就有意义。

④尿细胞学检查：取新鲜尿沉渣离心沉淀后涂片染色，查找泌尿系移行肿瘤细胞，尤其以膀胱癌阳性率为高。

（2）男性尿道分泌物检查：将尿道分泌物收集在载玻片上，制成涂片并革兰染色，对诊断淋病性尿道炎既简便又准确。尿道分泌物直接镜检发现活动且带有鞭毛的滴虫，可诊断滴虫性尿道炎。

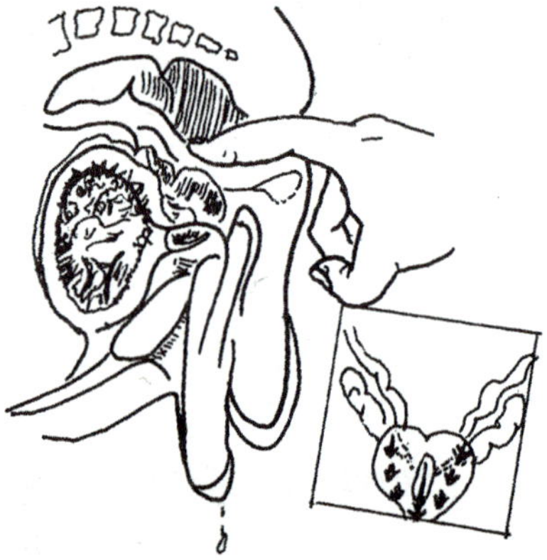

图 24-1　前列腺按摩

（3）前列腺液检查：施行前列腺按摩（图 24-1）可取得前列腺液，进行外观及镜下检查。正常前列腺液呈淡乳白色，较稀薄。涂片镜检可见多量磷脂小体，高倍视野白细胞计数不超过 10 个。前列腺炎时磷脂小体减少，白细胞数升高。

前列腺按摩法：让病人排尿后，采取膝胸位，检查者右手示指涂润滑剂后置于肛门外，可嘱病人张口吞气以放松肛门，待其适应后，再慢慢插入，直至触及前列腺，用力适中均匀，从前列腺的两侧向中线按压 2 ~ 3 次，然后由中线向肛门口按压 2 ~ 3 次，并挤压会阴部尿道，白色前列腺液便从尿道口流出。取样时，将流出尿道口的第一滴腺液弃去，再用玻璃片或玻璃管收集进行检验。

（4）精液常规检查：精液常规检查是男性不育症病人诊治过程中一项重要项目。精液分析可反映睾丸精子发生及附属性腺功能状况。①正常精液呈乳白色，半透明，有刺激性气味；②液化时间：＜ 30 分钟；③正常 pH 值：7.2 ~ 8.0；④精液一次排出量：2 ~ 6mL；⑤精子密度（每毫升精液中的精子数目）≥ 20×10⁶ / mL；⑥精子活率（精子总数中活精子所占的比例）≥ 75%；⑦精子活力：a 级≥ 25%、a 级＋ b 级≥ 50%；精子畸形率＜ 85%。

（5）肾功能检查：血肌酐与血尿素氮正常值分别为 60 ~ 130mmol/L 与 17 ~ 83mmol/L。当正常肾组织不少于双肾总量的 1/3 时，血肌酐仍保持正常水平。血尿素氮受分解代谢、饮食和消化道出血等多种因素影响，不如肌酐准确。此外，还可进行内生肌酐清除率、肾小球滤过率和有效肾血流量测定，以了解肾功能。

（6）前列腺特异性抗原（prostate specific antigen，PSA）：PSA 是由前列腺腺泡和导管上皮细胞产生的具有特异性的物质，是目前最常用的前列腺癌生物标记。健康男性血清 PSA ＜ 4ng/mL，如＞ 10ng/mL 应高度怀疑有前列腺癌可能。

（7）前列腺特异性酸性磷酸酶（prostatic acid phosphatase，PAP）：PAP 是酸性磷酸酶同工酶，由前列腺上皮细胞溶酶体产生，是一种由两个相同亚单位组成的糖蛋白，其分子量为 100kD，等电点 4.4 ~ 5.5，半衰期为 1.1 ~ 2.6 小时。男性血清中酸性磷酸酶主要来源于前列腺，而前列腺组织中酸性磷酸酶活力较其他组织高 1000 倍。正常值为 0 ~ 2.1μg/L。

临床意义：①前列腺癌患者血清 PAP 水平明显增高，且 PAP 水平随前列腺癌病情进展而升高，有转移者较未转移者升高更为明显。提示血清 PAP 检测对前列腺癌的分期及预后判断具有一定的临床意义。②血清 PAP 水平升高还可见于其他恶性肿瘤如骨肉瘤、多发性骨髓瘤以及其他癌的骨转移等。③在某些非肿瘤性疾病如前列腺增生、甲状旁腺功能亢进症、骨质疏松等亦可出现血清 PAP 水平升高，但测定值较低。需要检查的人群：有尿频、尿急、尿痛、血尿、骨头疼痛等症状的人群。

3. 器械检查

（1）导尿检查：导尿管以法制（F）为计量单位，以 21F 为例，其周径为 21mm，直径为 7mm。常用于诊断，如残余尿测定、注入造影剂、确定膀胱有无损伤；或用于治疗，如解除尿潴留、引流等。

（2）残余尿测定：排尿后立即插入导尿管，测量膀胱腔内有无尿液残留。正常时无残余尿。为防止导尿给病人造成不适或感染，现多采用 B 型超声波测定。

（3）尿道探条检查：用于探查尿道，同时有扩张尿道狭窄的作用。通常选用 18 ~ 20F 探条，轻轻试插，以防损伤尿道。太细的探条易损伤尿道，造成假道。

（4）膀胱镜检查：经尿道插入膀胱镜可直接窥视膀胱内病变，还可经输尿管口逆行插入输尿管导管，分别收集两肾盂的尿液，观察两肾功能与其他病变，同时可扩张输尿管和做逆行肾盂造影。通过膀胱镜还可取膀胱组织活检、钳取异物、破碎结石、切开或扩张输尿管口，应用电刀切除膀胱肿瘤和增生的前列腺。膀胱镜检查在泌尿外科应用很广，但在泌尿系感染、膀胱容量过小及尿道狭窄时不宜使用。

（5）尿流动力学测定：是借助流体力学及电生理学方法了解尿路输送、储存、排出尿液的能力。多用于下尿路动力学检查。通过尿流动力测定仪，分别或同步测定尿流率、膀胱压力容积、压力 / 流率、尿道压力和肌电图，亦可与影像学同步检查，全面了解下尿路功能。

4. 影像学检查

（1）B 型超声检查：常规用于肾、肾上腺、膀胱、前列腺、精囊、阴茎及阴囊等疾病的诊

NOTE

断。为肿块性质的确定、结石和肾积水的诊断、肾移植术后并发症的鉴别、残余尿测定及前列腺体积测量等，提供正确的信息。

（2）X 线检查

①尿路平片（KUB）：显示肾的轮廓、大小、形状、位置等，是诊断泌尿系结石的可靠依据。如不透光阴影部位不能确定时，可摄侧位片，有助于确诊。

②排泄性尿路造影：又称静脉肾盂造影（IVP）。静脉注射造影剂，经肾实质排出，充盈肾盂、输尿管、膀胱，使其显影，又称静脉尿路造影。通常在结肠粪便和积气排空、碘过敏试验确定阴性后，经静脉 1 ~ 2 分钟内注入 60% 或 76% 泛影葡胺 20 ~ 40mL，分别于注射后 5、15、30、45 分钟摄片。可了解泌尿系形态和功能，肾功能良好者 5 分钟即显影。一般剂量造影显影不良时，可用大剂量（双倍）快速注射造影。

③逆行肾盂造影：经膀胱镜向输尿管插入导管直达肾盂，注射 15% ~ 20% 泛影葡胺 4 ~ 8mL，能清晰显影。适用于排泄性尿路造影显影不清楚、肾功能不全或不能进行排泄性尿路造影者。应严格无菌操作，以防感染。

④经皮穿刺肾盂造影：用于以上造影不显影或失败，而又怀疑上尿路梗阻者。可在 B 型超声引导下进行，同时能收集尿液送检。

⑤膀胱、尿道造影：膀胱造影常规方法是排泄性尿路造影，待膀胱内造影剂充盈满意后摄片；也可经导尿管向膀胱腔内注入 6% 碘化钠 100 ~ 200mL 后摄片，观察膀胱病变。膀胱造影摄片成功后，嘱病人排尿时摄尿道片称顺行尿道造影；如将 6% ~ 10% 碘化钠 20mL 用注射器从尿道口缓慢注入尿道内，同时摄尿道片称逆行尿道造影，适用于尿道病变的诊断。

⑥肾动脉造影：经股动脉穿刺插管至肾动脉开口上方，注入造影剂，判断有无肾血管病变和肾实质肿瘤。

⑦ CT：有助于对肾实质性和囊性疾病的鉴别，肾、膀胱、前列腺癌的分期及肾上腺肿瘤的诊断，了解肾损伤范围和程度等。同时能显示腹部和盆腔转移而肿大的淋巴结。因其空间辨别力为 0.5 ~ 1.0cm，有时不能反映脏器病变全貌。

⑧磁共振成像（MRI）：对泌尿男性生殖系肿瘤的诊断和分期、肾囊肿内容性质鉴别、肾上腺肿瘤的诊断等，能提供较 CT 更为可靠的依据。其特点是组织分辨力高，无需造影剂，无放射损伤。此外，磁共振血管成像（MRA）、磁共振尿路成像（MRU）也具有良好的发展前景。

（3）放射性核素检查：是将特定的核素注入人体，经一定时间再经闪烁照相机摄取影像，既可提供泌尿道解剖上的评估，也可提供泌尿道功能上的评估，以及全面性肾功能检查测量肾功能，利尿性肾图检查评估上泌尿道梗阻。

第一节 泌尿系结石

泌尿系结石又称尿石症（urolithiasis），是肾结石、输尿管结石、膀胱结石和尿道结石的总称，是常见的泌尿外科疾病。本病多发生于青壮年，多数病人在 20 ~ 50 岁之间，男多于女，上尿路结石男女之比约为3∶1，下尿路为6∶1。尿石症的发生有明显的地区性，我国长江以南地区多见，特别是气候炎热地区多发，北方较少见。随着生活水平的不断提高、饮食结构的变化，在我国原发性膀胱结石的发病率已明显降低，而肾结石的发病率有增高趋势。

本病属中医“砂淋”“石淋”“血淋”范畴。

【病因病理】

1. 病因　尿石症的病因与发病机理尚未充分认识，尚待进一步研究完善，一般认为尿中晶体过多（超饱和状态、草酸盐、尿酸盐、磷酸盐等）或晶体聚会抑制物质（焦磷酸盐、黏多糖、多肽、尿素等）减少，以及成核基质的存在是形成结石的三个主要因素。

（1）全身性因素

①环境因素：自然环境与尿石症发病有密切关系。我国尿石症南方发病率最高，北方最低，中部在二者之间，表明气候条件起重要的影响。水质软硬对尿石症的发病也有影响，有人认为水中的钙可以与食物中草酸结合减少其吸收，硬水中镁等也可起一定的成石抑制作用。社会环境如社会制度和生产水平对人民生活和营养条件有重要影响，影响尿石症的发病率和种类。

②饮食结构：儿童因动物蛋白质、维生素A摄入不足而易形成膀胱结石。饮食中动物蛋白、精制糖摄入过多，纤维素摄入减少可促成上尿路结石。一般来说，饮食质量越高的人群，结石位置越高；营养状态差的人群结石位置越低。

③药物因素：长期服用乙酰唑胺、氨硫脲、索米痛片偶可形成结石；磺胺类药物易在酸性尿中析出结晶引起尿结石；维生素D摄入过多可引起上尿路结石；大量摄入维生素C会使尿中草酸含量明显增加而引起草酸钙结石。

④遗传因素：部分病例有家族倾向。与遗传有关的如先天性胱氨酸代谢紊乱所致的胱氨酸结石。

⑤代谢紊乱：高血钙、高尿钙（甲状旁腺功能亢进者）可使尿酸钙增加；痛风者尿酸增高，这种高浓度化学成分损害肾小管，使尿中基质增多，盐类析出，皆易形成结石。

（2）尿液因素

①尿中形成结石物质排出过多：如钙、草酸、尿酸排出量增加。长期卧床，骨质脱钙，尿钙升高，尿流不畅，并发感染，易成结石。

②尿pH值改变：尿液过酸易产生尿酸结石、胱氨酸结石；磷酸镁铵及磷酸钙结石易在碱性尿中形成。

③尿中抑制晶体形成的物质减少：枸橼酸、焦磷酸盐、酸性黏多糖、镁减少易产生结石。

④尿量减少：尿液浓缩使尿内成石物质浓度增高。

（3）局部因素

①尿液潴留：泌尿道解剖结构异常致尿路梗阻、尿流障碍，易使尿中晶体沉淀，形成结石。

②尿路感染：脓球、坏死组织、菌落可成为结石核心，有的细菌（葡萄球菌、链球菌、变形杆菌）能分解尿素产生氨，使尿pH值升高（碱性），易形成磷酸钙和碳酸钙结石。

③尿路异物：尿中结晶易附于异物形成结石。

NOTE

2. 病理

（1）基本病理损害：尿石症的病理损害有四个方面，即梗阻、直接损伤、感染和恶性变。结石在尿路各个部位均能造成梗阻，多数是不完全性梗阻，进而导致结石上端尿路积水，严重者可致患侧肾功能丧失。双侧尿路梗阻可出现尿闭、肾功能不全。结石停留易导致尿路上皮损伤，引起出血、感染。结石、梗阻和感染三者互为因果，结石引起梗阻，梗阻促进感染，感染使结石增大，严重者可引起肾积脓与肾周炎。结石在肾盂和膀胱内偶可引起恶变（图 24–2）。

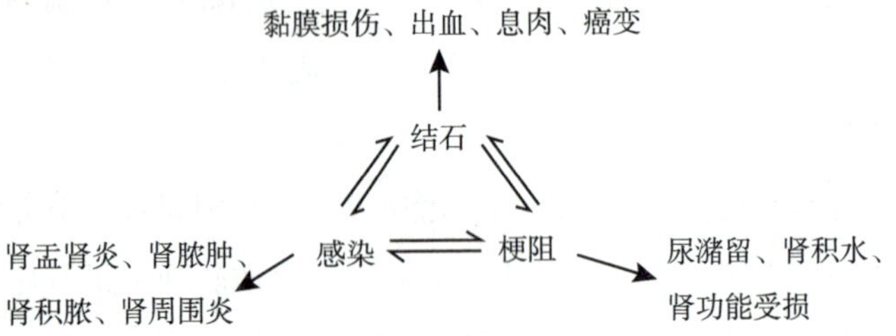

图 24–2　尿石症的病理改变

（2）结石的成分与性质

①草酸盐（钙）结石：在我国最常见，含钙多，棕褐色，坚硬，粗糙不规则，呈桑葚状，X 线片上显影佳，多在上尿路发生。

②磷酸盐结石（钙、镁、铵）：灰白色、黄色或棕色，质脆，表面粗糙，多形成鹿角状，X 线片上显分层影。

③尿酸盐结石：黄色或红棕色，质硬，表面光滑，X 线片上不显影，多在肾、输尿管发生。

④胱氨酸结石：淡黄或黄棕色，X 线片上不易显影。

⑤尿酸盐结石和胱氨酸结石：B 超下可见强光团。

3. 中医病因病机　基本病因为肾虚和下焦湿热，其中以肾虚为本，湿热为标。肾纳气主水，与膀胱相表里。肾虚气化不利，尿液生成与排泄失常，使水湿邪热蕴结于肾与膀胱。湿热蕴结，煎熬日久，形成砂石；结石阻塞尿路，不通则痛；热伤血络则出现血尿。肾虚、湿热及气、血、痰、湿交阻为其基本病理变化。湿热阻滞气机，气机运行失畅，血脉经络不通，腰腹疼痛即作；热伤血络，血溢脉外，下走阴窍，则出现血尿；湿热蕴结膀胱，则尿频急涩痛；脾肾亏虚，水湿不化，痰瘀交阻，可出现肾积水、肾功能受损。

【临床表现】

1. 上尿路结石　包括肾脏结石和输尿管结石。

（1）疼痛：①肾绞痛：多突然发作，剧痛难忍，面色苍白，伴恶心呕吐，呈阵发性发作，多见于肾盂内小结石；②腰腹部钝痛：疼痛可呈间歇性发作，多见于肾盂、肾盏内较大结石，有时只要不伴感染，到患肾无功能时亦无明显症状；③放射痛：疼痛由腰腹部放射至同侧睾丸或阴唇和大腿内侧，提示肾盂输尿管连接处或上段输尿管结石；若伴有膀胱刺激症状和尿路与阴茎头部放射痛，提示结石位于输尿管膀胱壁段或开口处。

（2）血尿：有镜下血尿和肉眼血尿，以镜下血尿最为多见。常继发于肾绞痛之后，有时也可出现活动后镜下血尿，均由于结石损伤黏膜所致。

（3）梗阻：根据梗阻的时间和程度，有急、慢性和完全性与不完全性之分。独肾和双肾结

NOTE

石易发生急性完全性梗阻，引起急性肾功能不全。慢性梗阻常为不完全梗阻，最终可发生严重肾积水和继发感染，此时可在肋下扪及肿大的肾脏，并有肾区叩击痛。

2. 下尿路结石　包括膀胱结石和尿道结石。

（1）膀胱结石：典型症状为排尿突然中断，并感疼痛，可放射至阴茎头部和远端尿道，改变体位后可缓解症状。小儿可烦躁不安，并用手牵拉阴茎。继发性结石常伴前列腺增生，有时可发生膀胱憩室，若结石位于憩室腔内，可无排尿梗阻症状，但易继发感染。

（2）尿道结石：表现为突发性尿线变细、排尿费力、呈点滴状、尿流中断，甚至出现排尿障碍而发生急性尿潴留。有时伴排尿痛，并放射至阴茎头部。部分尿道结石可在体表扪及。

【实验室及其他检查】

1. 实验室检查

（1）尿常规：可见红细胞，如合并感染可查到脓细胞；pH 值对判断结石成分有积极意义，如感染性结石呈强碱性，尿酸结石呈强酸性，草酸钙结石 pH 值可在正常范围。

（2）尿培养：在合并感染时，可确定致病菌，并通过药敏试验指导用药。

（3）血、尿生化：测定血与尿中的钙、磷、尿素氮及肌酐清除率等，如有异常时，有助于分析结石形成的原因，并了解结石对肾功能的影响。

（4）结石成分分析：将已排出或取出的结石进行成分分析，确定其类型，可为以后的防治提供参考。

2. 影像学检查

（1）腹部平片（KUB）：显示结石大小、个数、外形及透光程度，必要时可摄侧位片或断层片，以助确诊。

（2）静脉尿路造影（IVP）：观察肾功能，确定有无梗阻及结石与尿路的关系。与 KUB 结合检查是最好的方法，绝大部分尿路结石均可确诊。

（3）B 型超声波检查（BUS）：有助于阴性结石的诊断，同时可了解结石个数、大小及肾脏积水程度。

（4）放射性核素检查：可显示有无梗阻，梗阻的部位、程度及肾功能受损情况。

（5）逆行性肾盂造影：对于 IVP 不显影或显影不佳时，可选择此检查。有助于了解尿路是否通畅、是否有阴性结石存在，同时也有助于肿瘤的鉴别。

（6）CT 检查：怀疑阴性结石或肿瘤时，作为 BUS 的补充。

【诊断与鉴别诊断】

1. 诊断　首先必须确定是否有结石存在；有结石存在时，应考虑是否有并发症，如感染、梗阻、肾功能及恶变等；有时还应了解和确定可能的发病因素，以指导结石的防治。

（1）上尿路结石（肾、输尿管结石）

①突发腰腹部阵发性绞痛，疼痛向会阴部放射，或仅为腰腹钝痛。②患侧腰部叩击痛。③镜下血尿或肉眼血尿。④腹部 X 线平片多能发现结石的位置、大小和形态，如仍确诊困难，可结合其他影像学检查。

（2）膀胱结石

①排尿突然中断，并感到小腹疼痛且放射至阴茎头部和远端尿道，伴排尿困难和膀胱刺激征，经改变体位后疼痛缓解可继续排尿。② X 线平片、B 超检查可发现绝大多数结石，膀胱镜

NOTE

检查可直接看到结石。

（3）尿道结石

①小便不通或点滴而下，伴尿道刺痛。②直肠指检可扪及后尿道结石，前尿道结石用手指可直接触及。③金属尿道探条可触及结石，X线平片可确定结石的位置和大小。

2. 鉴别诊断

（1）胆囊炎：表现为右上腹疼痛，可牵引背部疼痛，疼痛不向下腹及会阴部放射，Murphy征阳性，经腹部X线平片、B超及血、尿常规检查，两者不难鉴别。

（2）急性阑尾炎：以转移性右下腹痛为主症，麦氏点压痛，可有肌紧张或反跳痛，疼痛不会向会阴部放射，经腹部X线平片、B超检查即可鉴别。

（3）卵巢囊肿蒂扭转：突发左或右下腹绞痛，但疼痛一般不放射至会阴部，尿常规一般无镜下血尿，B超检查可发现扭转肿胀的卵巢，腹部X线平片无结石影。

【治疗】

尿石症的治疗方法很多，临床上需根据结石的大小和所处的部位不同，以及患者的综合情况，采取合理的治疗手段。一般而言，结石直径小于1cm，且表面光滑，无严重肾功能损害者，可采用中药排石。对于较大结石可首先考虑体外冲击波碎石，或采用内窥镜下液电碎石、气压弹道碎石，或碎石钳碎石，再配合中药排石治疗。

1. 一般治疗

（1）大量饮水：保持每天尿量在2000mL以上，有利于减少晶体形成和促进结石的排出。是预防结石形成和增大的最有效方法。

（2）调节饮食与尿pH值：含钙结石应限制含钙、草酸成分丰富的食物。牛奶、奶制品、豆制品、巧克力、坚果含钙量高，浓茶、番茄、菠菜、芦笋等含草酸量高。尿酸结石不宜服用动物内脏等高嘌呤食物，避免高动物蛋白、高动物脂肪和高糖食物，宜食用含纤维素丰富的食物。对尿酸和胱氨酸结石者可口服枸橼酸钾、碳酸氢钠，以碱化尿液。感染性结石者可口服氯化铵酸化尿液，有预防作用。

（3）控制感染：结石梗阻时易继发感染，应进行尿液细菌学检查，并选择敏感抗生素抗感染治疗。

2. 肾绞痛的治疗　结石性肾绞痛疼痛剧烈，应及时处理。可选择下列方法：①消炎痛栓（吲哚美辛）1粒，塞肛；②阿托品0.5mg，肌注；③哌替啶50mg，肌注；④黄体酮20mg，肌注；⑤诊断明确的输尿管结石急性梗阻引起的绞痛，可急诊采用体外冲击波碎石，能起到立即止痛的效果。

3. 体外冲击波碎石（ESWL）　适用于直径≤2.5cm的上尿路结石。远端尿路梗阻、妊娠、出血性疾病、严重心脑血管病、安置心脏起搏器、血肌酐≥265μmol/L、急性尿路感染、育龄妇女下段输尿管结石等不宜使用。碎石前通过X线、B超对结石进行定位后，选择低能量，并限制每次冲击次数。碎石过程中应动态监测，及时修正偏差，了解碎石的效果，以提高疗效，减少近、远期并发症的发生。治疗后血尿较为常见，无需特殊处理；残余结石或“石街”引起的梗阻应严密观察，必要时采取相应措施。若需要再次治疗，原则上应至少在1周以后。

NOTE

4. 手术治疗　手术前必须了解双侧肾功能，若有感染应及时控制，同时还应确定结石位置。

（1）腔镜手术：有输尿管镜取石或碎石术、经皮肾镜取石或碎石术。前者适用于中、下段输尿管结石，平片不显影结石，因肥胖、结石硬、停留时间长不宜采用ESWL治疗者；后者适用于直径＞2.5cm的肾盂结石或肾下盏结石，对远端有梗阻而质硬的结石、残余结石、有活跃性代谢疾病及需要再次手术者尤为适宜。较小的膀胱结石可经膀胱镜碎石钳机械碎石，经膀胱镜液电效应、超声、弹道气压碎石也可选择。尿道结石原则上将结石推入膀胱，然后按膀胱结石处理。

（2）开放手术：常用的方法有肾盂、肾窦、肾实质切开取石术及肾部分切除术、肾切除术、输尿管切开取石术、膀胱切开取石术。

另外，双侧输尿管结石应先处理梗阻严重侧；一侧输尿管结石、另一侧肾结石时应先处理输尿管结石；双侧肾结石应先处理易于取出而安全的一侧；鹿角形结石应采取综合性治疗措施。

5. 辨证治疗　结石表面光滑，横径＜1cm，双侧肾功能正常，无尿路狭窄、畸形者，可采用本法治疗。本病以肾虚为本，膀胱湿热为标。主要治疗原则初起宜宣通清利、通淋排石为主；久则化瘀补肾为重。在不同的阶段及临证出现气滞、血瘀、湿热、肾虚等轻重程度不同而治则治法有所偏重，关键在于辨证加减。

（1）湿热蕴结证

证候：腰痛或小腹痛，或尿流突然中断，尿频、尿急、尿痛，小便混赤，或为血尿，口干欲饮；舌红，苔黄腻，脉弦数。

治法：清热利湿，通淋排石。

方药：三金排石汤加减。

（2）气滞血瘀证

证候：发病急骤，腰腹酸胀或隐痛，时而绞痛，疼痛向外阴部放射，局部有压痛或叩击痛，尿频，尿急，尿黄或赤，舌暗或有瘀斑，苔薄白或微黄，脉弦或弦数。

治法：行气活血，通淋排石。

方药：金铃子散合石韦散加减。

（3）肾气不足证

证候：病程日久，留滞不去，腰酸坠胀，疲乏无力，时作时止，遇劳加重，尿频或小便不利，夜尿多，面色无华或面部轻度浮肿，舌淡，苔薄白，脉细无力。

治法：补肾益气，通淋排石。

方药：济生肾气丸加减。

6. 中西医结合总攻疗法　人体泌尿系结石主要依靠尿液的冲刷作用和输尿管的蠕动，以及人体活动时结石的重力作用移动排出。而输尿管痉挛、炎症性水肿、排尿功能的减弱等为妨碍结石排出的因素，治疗时要做充分考虑。中西医结合治疗是从整体观念出发，在治疗结石上既看到结石的危害，也看到了人体泌尿系统的排石能力，治疗上充分调动和提高这种能力，就能提高结石排出率。“总攻疗法”综合了中、西医的各种有效方法，提高了疗效（见表24-1）。

NOTE

表 24-1 尿路结石总攻疗法

时间	方法步骤
7∶00	排石中药头煎 300mL，口服
7∶30	双氢可尿塞 50mL, 口服
8∶30	饮水 500 ~ 1000mL
9∶00	饮水 500 ~ 1000mL
9∶30	排石中药二煎 300mL, 口服
10∶30	阿托品 0.5mL，肌注
10∶40	针刺肾俞、膀胱俞（肾盂、输尿管中、上段结石）；肾俞、水道（输尿管中、上段结石）；关元、三阴交（膀胱、尿道结石）。先弱刺激，共 20 分钟
11∶00	跳跃

排石中药的组成与现代药理：

①利尿：金钱草、车前子、木通、萹蓄、瞿麦（海金沙、冬葵子）。

②调整输尿管蠕动：枳实、牛膝、大黄、甘草梢、滑石。

③抗感染：栀子、大黄、黄柏。

④止血：石韦、蒲黄、仙鹤草。

“总攻疗法”通常隔天 1 次，7 次为 1 个疗程，休息两周后可进行下一个疗程，一般不超过两个疗程。

【预防与调护】

（1）每天饮水量宜 2000 ~ 3000mL，若能饮用磁化水则更为理想，饮水宜分多次进行。

（2）应调节饮食，合理进食蛋白质饮食，有助于上尿路结石的预防。痛风患者应少食动物内脏、肥甘之品。菠菜、豆腐、竹笋、苋菜之类不宜进食太多。

（3）及时治疗尿路感染，解除尿路梗阻。

第二节 睾丸炎与附睾炎

睾丸炎（orchitis）是睾丸遭受感染后引起的炎性疾病，临床上可分为急性非特异性睾丸炎与腮腺炎性睾丸炎两种。附睾炎（epididymitis）是发生于附睾的非特异性感染，以中青年男性多见，临床有急、慢性之分。临床上急性附睾和睾丸炎症病变常互相影响，难以截然分开，故常合称或单称一种，如急性附睾睾丸炎，或急性附睾炎，或急性睾丸炎。

中医认为，睾丸炎、附睾炎属于“子痈”“子痛”范畴，急性腮腺炎性睾丸炎属“卵子瘟”范畴。14% ~ 35% 的急性流行性腮腺炎患者（特别是儿童）可并发睾丸炎，可导致睾丸萎缩以及睾丸生精功能永久性、不可逆转的破坏，进而引起男性的生育障碍。

【病因病理】

1. 西医病因病理

（1）病因：急性细菌性睾丸附睾炎常继发于尿道炎、膀胱炎、前列腺摘除术后及长期留置导尿管等，也可继发于全身性其他部位的感染。常见的致病菌有大肠杆菌、变形杆菌、葡萄球菌、粪链球菌和绿脓杆菌等。病毒性腮腺炎是导致腮腺炎性睾丸炎的主要原因。感染途径包括：

①逆行感染：致病菌经输精管逆行入附睾，累及睾丸引发炎症。

②尿液逆流：开放性前列腺切除术或经尿道前列腺电切术后，射精管向前列腺窝开口，排尿时压力增高使得尿液经输精管逆流至附睾及睾丸，引发炎症。

③淋巴感染：致病菌经淋巴管进入输精管的壁层和外鞘而感染附睾和睾丸。

④血行感染：致病菌通过全身各部位的感染进入血液导致睾丸附睾炎，临床少见。

（2）病理

①睾丸炎：急性非特异性睾丸炎时，睾丸可呈不同程度增大、充血，阴囊壁水肿。镜下见多个局灶性坏死，多核白细胞浸润。曲细精管有炎症、出血、坏死，甚至形成睾丸脓肿。腮腺炎性睾丸炎时，肉眼见睾丸明显肿大，呈蓝色，间质水肿，血管扩张；大量分叶核粒细胞、淋巴细胞、巨噬细胞浸润，曲细精管扩张，腔内有炎性细胞。慢性睾丸炎时出现睾丸肿大或硬化萎缩，生精小管的基底膜呈玻璃样变及退行性变，生精上皮细胞消失。生精小管四周可能有硬化，也可形成小的增生灶。

②附睾炎：急性附睾炎早期为蜂窝织炎，常首发于附睾尾部，小管上皮水肿，管腔内充满脓性分泌物，炎症进而蔓延体部及头部，导致整个附睾肿胀。肉眼见附睾绷紧、肿胀，表面满布充血的血管。血管周围有炎性细胞浸润，血管渗出增加，管腔内充满大量分泌物。后期可继发纤维化，瘢痕组织可使管腔狭窄，甚至闭合形成硬结。慢性附睾炎时，病变常局限在附睾尾部，纤维组织增生，呈结节性改变。镜下见附睾小管阻塞，白细胞与浆细胞浸润。

2. 中医病因病机　本病可由外感湿热或寒湿之邪，或饮食不调，嗜食辛辣肥腻之品，以致湿热内生，或房事不节，或情志不舒，肝郁化火，或外伤跌仆等引起。

本病与肝肾关系密切，病位在肾子。外感湿热之邪，下注肾子，阻滞经络，气滞血瘀，则肾子肿胀疼痛。湿热蕴结或火毒炽盛，热壅肉腐，发为脓肿，可见阴囊红肿，附睾或睾丸肿痛剧烈。或外感寒湿之邪，阻塞脉络，气血阻滞于宗筋，致肾子肿胀疼痛。或房事不节，情志不舒，肝气郁结，气滞血瘀，发于肾子而成结块。

【临床表现】

1. 急性非特异性睾丸炎　多发于单侧。睾丸肿痛，程度由轻微不适到剧烈疼痛不等，向腹股沟放射，阴囊皮肤发红、肿胀。伴寒战、高热、恶心呕吐等。可有头痛，肌肉酸痛。

2. 慢性非特异性睾丸炎　可由急性迁延而来，也可无急性期。因长期轻度感染而形成，临床表现为局部不适，睾丸呈均匀轻度增大，发硬与皮肤不粘连，输精管正常或稍发硬。局部体检：睾丸呈慢性肿大，质硬而表面光滑，有轻触痛，失去正常的敏感度。有的睾丸逐渐萎缩，严重者几乎找不到睾丸，显示附睾相对增大，多数病例炎症由附睾蔓延至睾丸，二者界限不清。

3. 腮腺炎性睾丸炎　临床表现与非特异性睾丸炎类似，症状较轻。常在腮腺炎后 4 ~ 7 天

NOTE

发病，可由单侧累及双侧。伴鞘膜积液时，透光试验阳性。

4. 急性附睾炎 突发性阴囊疼痛，坠胀不适，患侧阴囊肿胀，阴囊皮肤发红、发热、疼痛，沿精索放射至腹股沟，甚至放射至腰部，疼痛剧烈，伴畏寒、高热等全身症状。附睾肿大发硬，触痛明显，附睾、睾丸界限不清，形成脓肿时可有波动感，脓溃则有瘘管。下腹部及腹股沟可有压痛。

5. 慢性附睾炎 阴囊轻度坠胀不适，或疼痛，可放射至下腹部及同侧大腿内侧，休息后好转。患侧附睾局限性增厚、肿大，精索及输精管增粗，与睾丸界限清楚，前列腺变硬。

【实验室及其他检查】

1. 实验室检查

（1）血常规：急性期白细胞总数增高，中性粒细胞百分比增高。

（2）尿常规：急性期可见白细胞和脓细胞，慢性期合并前列腺炎时可见红细胞。细菌感染的尿液及鞘膜液培养多为阳性。

2. 影像学检查 B超检查可显示附睾与睾丸肿胀及炎症范围；彩色多普勒可见睾丸动脉血流增强；钼靶X线睾丸摄片、放射性核素 ^{99}锝可做睾丸显像。

3. 其他检查 血清免疫荧光抗体检查可检测血清中腮腺炎病毒抗体，对腮腺炎性睾丸炎的诊断有积极意义。

【诊断与鉴别诊断】

1. 诊断 结合典型临床表现及实验室检查可做出诊断。急性附睾炎全身症状以起病急、发热、寒战为主；局部症状以附睾肿大、疼痛、灼热，疼痛放射至下腹部及腹股沟为特征。血常规检查示白细胞总数明显增高。慢性附睾炎一般症状较轻，需结合病史、体征做出诊断。睾丸炎的诊断应结合病史及临床表现，腮腺炎与附睾炎病史对其诊断有参考价值。

2. 鉴别诊断

（1）睾丸扭转：常发生于青少年，局部症状明显，睾丸精索疼痛，放射至下腹部及腹股沟，阴囊皮肤可红肿发热。全身症状较轻，体温及白细胞偶有升高，尿常规检查正常。体检可见睾丸上移，有明显压痛，附睾不在正常位置，阴囊抬高试验阳性。

（2）结核性睾丸炎：多为慢性，附睾逐渐增大，疼痛不明显。寒性脓肿破溃后形成的窦道可长期不愈。

（3）睾丸肿瘤：多为无痛性肿块。肿瘤内出血时可引起睾丸及附睾疼痛。触诊可区分肿瘤与正常附睾，尿及前列腺液常规检查可正常。

（4）嵌顿性疝：腹股沟斜疝坠入阴囊引起嵌顿时，须与睾丸炎鉴别。疝块常在剧烈活动后嵌顿不能回纳，睾丸无触痛。

【治疗】

1. 西医治疗

（1）一般治疗：急性期应卧床休息，托起阴囊，口服止痛退热药物，避免性生活与体力活动；慢性期合并前列腺炎的患者，可配合采用热水坐浴等疗法。注意保持会阴部清洁，避免睾丸损伤。

（2）药物治疗：根据细菌培养及药敏试验选择有效抗生素，足量应用，以控制感染。常用抗生素有青霉素、氨苄西林、复方新诺明等。高热伴中毒症状明显者应加用激素治疗。腮腺炎性睾丸炎抗生素治疗无效，以对症治疗为主，必要时用退热止痛药。

（3）外治法：早期可用冰袋敷于阴囊，以防止肿胀；后期用热敷，可加速炎症消退。附睾疼痛严重的患者可用 0.5%利多卡因行精索封闭。

2. 辨证治疗

（1）湿热下注证

证候：一侧或双侧睾丸、附睾肿胀疼痛，阴囊皮肤红肿疼痛，痛引小腹；伴恶寒发热，头痛，口渴；舌红苔黄腻，脉滑数。

治法：清热利湿，解毒消肿。

方药：龙胆泻肝汤加减。

（2）火毒炽盛证

证候：睾丸肿痛剧烈，阴囊红肿灼热，若脓成则按之应指；高热，口渴，小便黄赤短少；舌红苔黄腻，脉洪数。

治法：清火解毒，活血透脓。

方药：仙方活命饮加减。

（3）寒湿凝滞证

证候：睾丸坠胀隐痛，遇寒加重，自觉阴部发凉；可伴腰酸、遗精；舌淡苔白润，脉弦紧或沉弦。

治法：温经散寒止痛。

方药：暖肝煎加减。

（4）气滞痰凝证

证候：睾丸、附睾结节，精索粗肿，轻微触痛；牵引少腹不适，一般无全身症状；舌红苔薄腻，脉滑。

治法：疏肝理气，化痰散结。

方药：橘核丸加减。

【预防与调护】

（1）急性期应卧床休息，用阴囊托或丁字带托起阴囊，局部冷敷有一定效果。

（2）急性腮腺炎发病后期给予流行性腮腺炎康复血清，可减少睾丸炎的发生。1 岁以后应用流行性腮腺炎稀释病毒疫苗可有效预防腮腺炎。

（3）急性感染期禁止性生活，慢性期也应节制性生活。

（4）若腮腺炎未愈，应隔离患者致腮腺完全消肿为止。在腮腺炎流行期间或接触过患者，可采用板蓝根、金银花煎水服，每日 1 剂，连服 3 天，有一定预防作用。

第三节　前列腺炎

前列腺炎（prostatitis）是指前列腺受到致病菌感染和（或）某些非感染性因素刺激而出现的一种以会阴、小腹坠胀，尿频、尿急、尿痛、排尿不适为主要表现的泌尿外科的常见疾病，多发于中青年。1995 年美国国立卫生研究院（NIH）将前列腺分为四型，即：Ⅰ型急性细菌

NOTE

性前列腺炎；Ⅱ型慢性细菌性前列腺炎；Ⅲ型慢性非细菌性前列腺炎（慢性盆腔疼痛综合征：Ⅲa炎性慢性盆腔疼痛综合征；Ⅲb非炎性慢性盆腔疼痛综合征）；Ⅳ型无症状的炎性前列腺炎。前列腺炎，临床上分为急性前列腺炎和慢性前列腺炎。急性前列腺炎以发病急、伴全身中毒症状为特点；慢性前列腺炎病程迁延，反复发作，缠绵难愈。根据本病的症状、体征，当属中医“少腹痛”“白浊”“精浊”“劳淋”等范畴。

【病因病理】

1. 西医病因病理

（1）病因：包括感染性和非感染性两种因素。

感染性因素是指多种致病菌，如大肠杆菌、淋球菌、链球菌等感染而致病。传播途径包括：①经血液感染：机体其他部位的感染，经血液传播到前列腺而发病。②经淋巴感染：某些部位感染可经淋巴管感染前列腺，如下尿路、结肠等。③经尿道逆行感染：致病菌还可经尿道口逆行向上感染前列腺。④由周围组织感染蔓延：如后尿道的感染、上尿路的感染等直接蔓延至前列腺。⑤急性前列腺炎治疗不彻底可导致慢性前列腺炎。

非感染性因素多见于各种原因引起的前列腺反复或不间断地充血、水肿。常见的有：①过度饮酒、过食刺激性食物。②性生活过度、性交中断、频繁手淫。③会阴部长期直接受压，如骑自行车、久坐等。

（2）病理

①急性前列腺炎的炎症反应导致部分或整个腺体明显炎症，腺泡内及周围聚集多形核细胞，伴有不同程度的淋巴细胞、巨噬细胞、浆细胞的组织浸润，腺管上皮细胞有增生和脱屑。炎症进一步发展，前列腺管和腺泡水肿及充血更加明显，前列腺小管和腺泡可形成小型脓肿。重症患者后期小脓肿可融合或增大形成前列腺脓肿。

②慢性前列腺炎的病理变化为腺泡、腺管及间质的炎症，有浆细胞、巨噬细胞和区域性淋巴细胞聚集，腺叶中纤维组织增生明显。部分患者腺管可被阻塞而引流不畅，导致腺泡扩张，后期腺体破坏而纤维化。前列腺纤维化严重者可出现腺体萎缩，累及后尿道可致膀胱颈硬化。腺体可因纤维化而质地变硬，体积缩小。

2. 中医病因病机 本病以肾虚为本，湿热为标，瘀滞为变。湿热下注，蕴结下焦，侵犯精室，导致膀胱气化失司，水道不利；湿热日久，致精道精室气滞血瘀，浊瘀败精阻于精室；热久伤阴，肾阴亏损，相火亢盛，内蕴精室；肾气衰弱，肾精亏虚，经脉失养或封藏失职，皆可导致本病。

【临床表现】

1. 急性细菌性前列腺炎

（1）全身症状：起病突然，发热，寒战，乏力，虚弱，厌食，恶心呕吐。

（2）局部症状：腰骶部、会阴或耻骨上、腹股沟处坠胀、疼痛，排便或久坐后加重，可向腰背、下腹部、大腿放射。

（3）尿路症状：尿频、尿急、尿痛、尿滴沥、排尿不净及尿道脓性分泌物，排尿时尿道灼热感，尿线变细或中断，甚至出现尿潴留。可出现初血尿、终末血尿或全程血尿，多为镜下血尿。

（4）直肠症状：直肠胀满，里急后重，用力排便时肛门疼痛，尿道口溢出白色黏液。

（5）前列腺触诊：可触及肿大前列腺，触痛明显，整个或部分腺体坚韧。按摩前列腺可自尿道口引出前列腺液。

2. 慢性前列腺炎

（1）疼痛：程度较轻，多为胀痛、抽痛，主要在会阴及腹股沟部，可放射至阴茎、睾丸、耻骨上和腰骶部，有时射精后疼痛和不适是突出特征。

（2）尿路症状：轻度尿频、尿急、尿痛，夜尿多，排尿时尿道内有异常感觉，如发痒、灼热、排尿不净。

（3）尿道口滴白：多在尿末或大便时尿道口溢出白色黏液。还可于早起及运动后发生。

（4）性功能障碍：阳痿，早泄，性欲减退，性交痛，可伴血精，或致不育。

（5）神经衰弱症状：头晕耳鸣，失眠多梦，神疲乏力，健忘，精神抑郁，自信心减弱。

（6）前列腺触诊：腺体大小多正常或稍大，两侧叶不对称，表面软硬不均，中央沟存在。严重时前列腺压痛阳性，腺体硬度增加或腺体缩小。

【实验室检查】

1. 前列腺液常规检查　直肠指检按摩前列腺取得前列腺液，于显微镜下检查，每高倍视野白细胞 10 个以上或少于 10 个，伴有成堆脓球，卵磷脂小体减少。

2. 前列腺液 pH 值测定　正常前列腺液的 pH 值为 6.7，呈弱酸性。慢性前列腺炎时 pH 值明显升高。

3. 前列腺液细菌培养及药敏实验　取前列腺液进行细菌培养，可以鉴别细菌性和非细菌性前列腺炎，同时通过药敏试验筛选出对相应细菌最为敏感的抗生素。

4. 尿三杯试验　将一次排出的尿液分成 3 份，最初 10 ~ 15mL 尿为第一杯，中间为第二杯，最后 10mL 为第三杯。离心，取各自沉淀做显微镜检查。前列腺炎患者第一杯尿有碎屑和脓尿；第二杯较清晰；第三杯混浊，其中细菌和白细胞增多。

【诊断与鉴别诊断】

1. 诊断

（1）急性前列腺炎：全身症状以起病急、发热、寒战为主；局部症状以会阴部胀痛不适、小腹隐痛、肛门坠胀、尿频、尿急、尿痛、前列腺压痛为主。

（2）慢性前列腺炎：明确病史、症状、体征，结合前列腺液检查，做出诊断。必要时做 B 超、组织学检查、膀胱镜检查、尿流率检查等辅助诊断。

2. 鉴别诊断　前列腺炎应与尿道炎、慢性膀胱炎、前列腺增生等病相鉴别。

【治疗】

1. 西医治疗　急性细菌性前列腺炎患者对抗生素反应较好。首选复方新诺明（TMP-SMZ）。该药能在前列腺液中保持较高浓度，抗菌效果显著。喹诺酮类抗生素治疗慢性前列腺炎效果较好，此类药物抗菌谱广，前列腺内浓度比血清高。

细菌性急、慢性前列腺炎，通过药敏试验筛选后，选择最敏感的抗生素进行抗菌治疗。

2. 辨证治疗

（1）湿热下注证

证候：尿频、尿急、尿痛，尿道灼热感，排尿不利，尿末或大便时滴白，会阴、少腹、睾丸、腰骶坠胀疼痛；伴发热、恶寒、头身痛楚等；舌红，苔黄腻，脉弦滑或数。

NOTE

治法：清热利湿。

方药：八正散或龙胆泻肝汤加减。

（2）气滞血瘀证

证候：病程长，少腹、会阴、睾丸坠胀疼痛，感觉排尿不净；指诊前列腺压痛明显，质地不均匀，可触及结节；舌质暗或有瘀斑，苔薄白，脉弦滑。

治法：活血化瘀，行气止痛。

方药：前列腺汤加减。

（3）阴虚火旺证

证候：腰膝酸软，头晕目眩，失眠多梦，五心烦热，遗精或血精，排尿或大便时有白浊，尿道不适；舌红少苔，脉细数。

治法：滋阴降火。

方药：知柏地黄汤加减。

（4）肾阳虚衰证

证候：腰膝酸软，手足不温，小便频数，淋沥不净，阳痿早泄；舌淡胖，苔白，脉沉。

治法：温补肾阳。

方药：济生肾气丸加减。

3. 针灸疗法 常用的穴位有：会阴、血海、足三里、关元、秩边、中髎、次髎、阴陵泉、肾俞、中极、气冲、冲门、曲骨等，可以选用针刺、艾灸、点线灸等治疗形式。

4. 中医外治

（1）前列腺按摩：慢性前列腺炎时按摩可改善局部血运，排出腺体内炎性分泌物。每周1次，动作宜轻柔，切忌暴力挤压。

（2）熏洗坐浴疗法：对充血性前列腺炎疗效肯定。温水坐浴和药物可促进盆腔的血运，改善局部微循环，促使炎症吸收。用42℃～46℃温水坐浴，每天两次，每次20分钟，20日为1个疗程。但是未婚或有生育要求者禁用。

（3）直肠给药治疗：直肠给药通常有栓剂及灌肠两种形式：

①栓剂：一类为抗菌消炎栓剂，如野菊花栓、洗必泰栓等，每次1枚，每日1～2次；对症治疗栓剂，如消炎痛栓，每次1枚，每日1～2次。

②灌肠剂：一般以中药内服药剂第三煎浓煎后做灌肠治疗，或以专门汤剂煎后灌肠治疗。

（4）物理治疗：如超声、中频电、微波、短波、超短波、直流电药物离子导入法、磁等。

【预防与调护】

（1）保持大便通畅，适量多饮水，避免久坐、久骑等。

（2）适当参加体育锻炼，多放松，不过劳。

（3）注意性卫生，克服不良的性习惯，有规律的性生活。

（4）合理安排生活起居，保持愉悦心情，养成积极向上、健康快乐的思维模式和良好生活习惯。

（5）注意饮食，科学用餐，戒烟限酒，减少辛辣，少食刺激性食物。

NOTE

第四节 良性前列腺增生

良性前列腺增生（benign prostatic hyperplasia，BPH）简称前列腺增生，俗称前列腺肥大，是泌尿外科最常见的疾病之一，多发生于50岁以后的老年男性。有资料表明，50岁男性病理学检查有50%可见前列腺增生性改变，80岁时这种改变可高达90%。本病属中医“癃闭”“精癃”等范畴。

【病因病理】

1. 西医病因病理

（1）病因：确切病因尚不完全清楚。老龄和有功能的睾丸是目前公认的发病基础，两者缺一不可。以往有双氢睾酮学说、上皮生长因子学说、雄雌激素相互作用学说等。

（2）病理：前列腺分为周边区、中央区和移行区三部分。增生起始于围绕尿道精阜部位的移行区，前列腺癌多起源于周边区。前列腺由腺体和间质组成，间质又由平滑肌和纤维组织组成。前列腺增生后，间质部分可增加到60%，因此，一般认为前列腺增生的主要病理改变为间质增生。

良性前列腺增生引起排尿梗阻有机械性、动力性及继发膀胱功能障碍三种因素：

①机械性梗阻：前列腺体积增大后可挤压后尿道，前列腺尿道伸长，变窄，排尿阻力增大。增生的腺体还可突入膀胱，造成膀胱出口梗阻。

②动力性梗阻：前列腺组织内，尤其是膀胱颈附近含有丰富的 α 肾上腺素能受体。前列腺增生时，α 受体量增加，活性增强，造成间质平滑肌紧张，前列腺张力增大，在膀胱逼尿肌收缩时，膀胱颈和后尿道阻力增大造成动力性梗阻。

③继发性膀胱功能障碍：为克服排尿阻力，膀胱逼尿肌收缩力增强，平滑肌纤维增生而成为粗大的网状结构，即小梁。尿路上皮在小梁之间形成小室，严重时小室通过小梁之间的空隙突出于膀胱外形成假性憩室。膀胱逼尿肌代偿性增生过程中，发生不稳定的逼尿肌收缩，膀胱内压增高，有时出现急迫性尿失禁。这种逼尿肌的不稳定性在去除梗阻后可以消失。若尿路梗阻不能解除，逼尿肌最终失去代偿，不能排空尿液而出现残余尿。随着残余的逐渐增加，膀胱成为无张力、无收缩力的尿液潴留囊袋，此时可出现充溢性尿失禁，并导致输尿管末端的活瓣作用丧失，发生膀胱输尿管尿液反流。梗阻、反流可引起和加重肾积水及肾功能损害。尿潴留又容易继发感染和结石形成。老年排尿障碍除与下尿路梗阻有关外，还与逼尿肌老化有关。

2. 中医病因病机 本病的病理基础是年老肾气虚衰，气化不利，血行不畅，与肾和膀胱的功能失调有关。

（1）脾肾两虚：年老脾肾气虚，推动乏力，不能运化水湿，终致痰湿凝聚，阻于尿道而生本病。

（2）气滞血瘀：前列腺的部位是肝经循行之处，肝气郁结，疏泄失常，可致气血瘀滞，阻塞尿道；或年老之人，气虚阳衰，不能运气行血，久之气血不畅，聚而为痰，痰血凝聚于水道；或憋尿过久，败精瘀浊停聚不散，凝滞于溺窍，致膀胱气化失司而发为本病。

（3）湿热蕴结：若水湿内停，郁而化热，或饮食不节酿生湿热，或外感湿热，或恣饮醇酒

NOTE

聚湿生热，等等，均可致湿热下注，蕴结不散，瘀阻于下焦，诱发本病。

【临床表现】

多于50岁后出现症状。症状与梗阻的程度、病变发展速度及是否合并感染、结石肾功能损害等有关，与前列腺增生后的体积并不成正比。病变一般进展缓慢，症状时轻时重，增生不引起梗阻或轻度梗阻时可全无症状，对健康亦无影响。

1. 症状　前列腺增生的病程一般分为刺激期、代偿期和失代偿期三个阶段。

（1）刺激期：症状以尿频为主，特别是夜间排尿次数增多，是前列腺增生症最早出现的症状。有些病人有排尿不净感或尿急，这些症状的出现是因前列腺体积增大，血管增多，充血刺激所致。

（2）代偿期：症状以排尿困难为主。进行性排尿困难是前列腺增生最重要的症状。发展缓慢，常被误认为老年人的自然现象而被忽略。排尿困难症状由轻至重，经历排尿等待、迟缓、尿线变细、尿无力、射程变短、排尿时间延长、尿后滴沥、尿流中断等过程。就诊时应仔细询问病史，医生应直接观察病人排尿，了解排尿困难的程度。

（3）失代偿期：主要表现为慢性尿潴留。梗阻加重到一定程度，膀胱失代偿，排尿时不能排净膀胱内全部尿液，出现残余尿，这时也可出现尿频加重，与膀胱经常处在充盈状态，膀胱有效容量缩小有关。梗阻程度愈重，残余尿量愈大。过多的残余尿可使膀胱失去收缩能力，逐渐发生慢性尿潴留，并可出现充溢性尿失禁。在失代偿期阶段，逐渐出现肾功能不全表现。

（4）其他症状：前列腺增生合并感染时，可出现尿频、尿急、尿痛等膀胱刺激症状，合并结石时症状更为明显；前列腺表面血管扩张、充血可以发生无痛性血尿；长期排尿困难导致腹内压增高，发生腹股沟疝、脱肛等；由于气候变化、饮酒、劳累等方面的原因，前列腺突然充血水肿，可发生急性尿潴留。

2. 体征

（1）直肠指检：可于直肠前壁触及增生的前列腺。正常前列腺表面光滑、柔软、界限清楚，中央可触及纵向浅沟，横径4cm，纵径3cm，前后径2cm，重约20g。临床按前列腺增生情况分为三度：①Ⅰ度：前列腺大小为正常的1.5～2倍，约鸡蛋大，质地中等，中央沟变浅，重量为20～25g。②Ⅱ度：前列腺大小为正常的2～3倍，约鸭蛋大，质地中等，中央沟极浅，重量为25～50g。③Ⅲ度：前列腺大小为正常的3～4倍，约鹅蛋大，质地硬韧，中央沟消失，重量为50～70g。

（2）触诊：合并尿潴留时，耻骨上可触及充盈的膀胱。合并严重肾积水时，可触及肿大肾脏。

【实验室及其他检查】

1. B超　可经腹、直肠或尿道途径进行。经腹超声检查时膀胱需要充盈，可清晰显示前列腺体积、增生腺体突入膀胱的程度，测定膀胱残余尿量。还可以了解膀胱有无结石及上尿路有无继发积水等病变。经直肠超声对前列腺内部结构分辨度更为精确，目前已被普遍采用。经尿道途径可准确分辨增生移行带与外周带的情况，因系有创检查，故较少采用。

2. 尿流率检查　可对下尿路有无梗阻和梗阻程度做出判断。测定指标有最大尿流率（MFR）、平均尿流率（AFR）、排尿时间（T）和尿量（V）。评估MFR时，排尿量在200～400mL较为准确。MFR＜15mL/s，说明排尿不畅；＜10mL/s则梗阻严重。MFR不恒定，重复检查往往是必需的。

3. 尿动力学检查　了解排尿困难主要是由于下尿路梗阻，还是逼尿肌功能失常引起，并能测定排尿时膀胱逼尿肌收缩能力的改变。

4. 血清前列腺特异性抗原（PSA）测定　在前列腺增生时，应测定血清 PSA，以排除前列腺癌的可能。

5. 其他检查

（1）肾功能检查：血清尿素氮、肌酐水平反应肾功能状态，放射性核素肾图及肾动态显像对了解分肾功能状态很有意义。

（2）静脉尿路造影：当病人有血尿存在时或考虑梗阻可能影响到上尿路时，应行静脉尿路造影检查，除外上尿路病变，了解上尿路形态和功能。前列腺增生引起的肾输尿管积水多为双侧性，但双侧的扩张程度并不一定一致。

（3）膀胱镜检查：当下尿路梗阻症状与前列腺体积不相符合，或伴有肉眼血尿时，应考虑膀胱镜检查，以除外膀胱颈挛缩、膀胱肿瘤等其他疾病，同时可观察膀胱小梁、小室的形成，判断梗阻程度，并了解后尿道内情况，为手术治疗做准备。

【诊断与鉴别诊断】

1. 诊断　男性 50 岁后出现进行性尿频、排尿困难，应当考虑前列腺增生的可能。有的患者可出现充溢性尿失禁、急性尿潴留、血尿。老年患者虽无明显排尿困难，但有膀胱结石、膀胱炎、肾功能不全时，也应注意有无前列腺增生。结合直肠指检及其他体征、各项实验室检查可得出诊断。

2. 鉴别诊断　前列腺增生应与其他下尿路梗阻性疾病相鉴别：

（1）膀胱颈硬化症（膀胱颈挛缩）：由于慢性炎症所引起，发病年龄较轻，40 ~ 50 岁出现症状。临床表现与前列腺增生相似，但前列腺不增大，可以通过膀胱镜进行诊断。

（2）前列腺癌：前列腺坚硬，呈结节状，血清 PSA 增高，活组织或针吸细胞学检查可发现癌细胞。

（3）膀胱肿瘤：膀胱颈附近的肿瘤临床表现为膀胱出口梗阻，常有血尿，膀胱镜检查容易鉴别。

（4）神经源性膀胱功能障碍或膀胱逼尿肌老化：临床所见与前列腺增生相似，有排尿困难或尿潴留，亦可继发泌尿系感染、结石、肾积水或肾功能不全，但神经源性膀胱功能障碍常有明显的神经系统损害的病史和体征。近年来重视逼尿肌和尿道括约肌失调及逼尿肌不稳定或逼尿肌老化引起的排尿困难。应进行尿流动力学检查，以明确诊断。

（5）尿道狭窄：多有尿道损伤、感染等病史。尿道扩张，尿道造影及尿道镜检查不难鉴别。

【治疗】

治疗目的：改善排尿症状，缓解并发症，保护肾功能。

由于良性前列腺增生的病状进展缓慢，临床表现多呈时轻时重，因此，早期可以等待观察，不予治疗，但必须密切随诊。如症状加重，应及时进行治疗。

1. 西医治疗

（1）一般治疗：注意气候变化，防止受凉，预防感染，戒烟禁酒，不吃辛辣刺激性食物，

NOTE

保持平和心态，适当多饮水，不憋尿。

（2）药物治疗：适应于刺激期和代偿早期的前列腺增生病人，药物的种类很多，主要包括激素类药物、α 受体阻滞剂及植物药等。

①激素相关类药物：过去常用雌激素拮抗雄激素，但由于雌激素对心血管系统的副作用较大，现已很少应用。目前，临床主要使用 5α 还原酶抑制剂治疗。一般服药 3 个月可使前列腺缩小，改善排尿功能。在激素类药物中还有促黄体释放激素类似物和雄激素受体拮抗剂等。

② α 受体阻滞剂：前列腺基质平滑肌的张力和活性与 α 受体有关，其中，以 α_1A 受体数量增加为主，故临床上经常应用 α_1A 受体阻滞剂治疗前列腺增生。特拉唑嗪、阿夫唑嗪、坦索罗辛是常用的 α 受体阻滞剂。

③植物类药物：目前植物类药物（包括中草药）种类繁多，作用机制不十分明确。

（3）手术治疗：梗阻严重，残余尿量超过 60mL 时应考虑手术治疗。有尿路感染和心、肺、脑、肝、肾功能不全时，宜先做尿液引流，尿道留置尿管或耻骨上膀胱穿刺造瘘术，待全身情况改善后再行手术。

手术治疗的目的是切除增生的前列腺组织，而并非整个前列腺。手术方式主要为开放手术和非开放性腔内手术。前者的特点是疗效好，治疗彻底，但创伤较大。后者的特点是创伤小、痛苦少、恢复快，对年老体弱、增生不太大的患者尤为适用。两类手术各自适应证不同，临床应根据患者病情选择最适合的方法。

（4）其他疗法：前列腺增生多为老年病人，部分病人还合并有心、脑、肺等重要器官的并发症，因此不能耐受手术。近年，国内外学者致力于研究和开发更安全，更有效的治疗方法，如微波、射频、激光、电气化、电化学、前列腺支架、气囊扩张、高能聚焦超声等。

2. 辨证治疗 以通为用，温肾益气、活血利尿是其基本的治疗法则。

（1）湿热下注证

证候：小便频数黄赤，尿道灼热或涩痛，排尿不畅，甚或点滴不通，小腹胀满；或大便干燥，口苦口黏；舌暗红，苔黄腻，脉滑数或弦数。

治法：清热利湿，消癃通闭。

方药：八正散加减。

（2）脾肾气虚证

证候：尿频，滴沥不畅，尿线细，甚或夜间遗尿或尿闭不通；神疲乏力，纳谷不香，面色无华，便溏脱肛；舌淡，苔白，脉细无力。

治法：补脾益气，温肾利尿。

方药：补中益气汤加菟丝子、肉苁蓉、补骨脂、车前子等。

（3）气滞血瘀证

证候：小便不畅，尿线变细或点滴而下，或尿道涩痛，闭塞不通，或小腹胀满隐痛，偶有血尿；舌质暗或有瘀点瘀斑，苔白或薄黄，脉弦或涩。

治法：行气活血，通窍利尿。

方药：沉香散加减。伴血尿者，酌加大蓟、小蓟、参三七；瘀甚者，可加穿山甲、蜣螂虫。

（4）肾阴亏虚证

证候：小便频数不爽，尿少热赤，或闭塞不通；头晕耳鸣，腰膝酸软，五心烦热，大便秘结；舌红少津，苔少或黄，脉细数。

治法：滋补肾阴，通窍利尿。

方药：知柏地黄丸加丹参、琥珀、王不留行、地龙等。

（5）肾阳不足证

证候：小便频数，夜间尤甚，尿线变细，余沥不净，尿程缩短，或点滴不爽，甚则尿闭不通；精神萎靡，面色无华，畏寒肢冷；舌质淡润，苔薄白，脉沉细。

治法：温补肾阳，通窍利尿。

方药：济生肾气丸加减。

3. 针灸疗法　主要用于尿潴留患者，可针刺中极、归来、三阴交、膀胱俞、足三里等穴，强刺激，反复捻转提插；体虚者灸气海、关元、水道等穴。

4. 中医外治　多为急则治标之法，必要时可行导尿术。

（1）脐疗法：取独头蒜 1 个、生栀子 3 枚、盐少许，捣烂如泥敷脐部；或以葱白适量捣烂如泥加少许麝香和匀敷脐部，外用胶布固定；或以食盐 250g 炒热，布包熨脐腹部，冷后再炒再熨。

（2）灌肠法：大黄 15g，泽兰、白芷各 10g，肉桂 6g，煎汤 150mL，每日保留灌肠 1 次。

第五节　勃起功能障碍

勃起功能障碍（erectile dysfunction，ED）是指阴茎持续不能达到和 / 或维持足够的勃起以获得满意的性生活（性交）。一般认为，病程至少应在 3 个月以上方能诊断为 ED。40 岁以上男性患有不同程度勃起功能障碍的比率超过 50%，且完全不能勃起者约占 10%。勃起功能障碍中医称之为“阳痿”“筋痿”“阴器不用”等。

【病因病理】

1. 西医病因病理

其病因可以大致分成三类，即心理性、器质性和混合性勃起功能障碍。过去认为勃起功能障碍以心理性因素为主，但现在认为有器质性因素的病人约占 50% 以上。

（1）心理性因素：导致心理性勃起功能障碍的因素有不良性经历、缺乏性知识、生活压力、人格缺陷等。配偶关系不协调、性刺激不充分、压抑、焦虑等是心理性勃起功能障碍的促成因素。

（2）器质性因素：从功能解剖的角度上看，与勃起有关的神经、血管的损害可导致勃起功能障碍；从病理生理的角度上看，凡可损害阴茎海绵体平滑肌舒张、动脉血流入及静脉关闭机制的因素都可能成为勃起功能障碍的病因。

①血管性原因：包括任何可能导致阴茎海绵体动脉血流减少的疾病，如动脉粥样硬化、动脉损伤、动脉狭窄、阴部动脉及心功能异常等。

②神经性原因：勃起是一种神经 - 血管功能活动，大脑、脊髓、海绵体神经、阴部神经及神经末梢、小动脉及海绵体上的感受器的病变等可引起 ED。

③手术与外伤：大血管手术、大脑和脊髓手术、经腹会阴直肠癌根治术及骨盆骨折、腰椎

NOTE

压缩性骨折或尿道骑跨伤等。

④内分泌疾患：原发性或继发性性腺功能减退症、甲状腺疾患、雄激素合成减少和长期服用某些药物等。

⑤阴茎本身疾病：如阴茎硬结症、阴茎弯曲畸形、严重包茎和包皮过长、龟头炎等。

⑥年龄增长、心血管疾病、糖尿病、肝肾功能不全、高脂血症、不良生活方式是诱发 ED 的危险因素。

（3）混合性 ED：指精神心理因素和器质性病因共同导致的阴茎勃起功能障碍。

阴茎勃起是一个复杂的心理－生理过程，本质是一系列神经血管活动。目前机制尚不十分清楚。勃起有三种类型：

①反射性勃起：直接刺激阴茎及其周围组织引起的勃起，是通过背神经－骶髓中枢－副交感神经反射弧完成的，脊髓胸段以上的损伤对其影响不大。

②心因性勃起：大脑收到刺激或源于大脑的刺激，如视觉、触觉、嗅觉及幻觉等引起阴茎勃起，与反射性勃起相协同。

③夜间勃起：正常情况下，男性在睡眠中的快速眼球运动期出现平均每晚 3 次以上的夜间阴茎勃起，其机制不清楚。

2. 中医病因病机　多因劳累、忧虑、惊恐、损伤或湿热等因素导致宗筋失养而弛纵、痿弱不用，以致临房不举、举而不坚、坚而不久，不能完成正常的房事。

（1）命门火衰：多因房事不节，恣情纵欲；或因频繁手淫，肾精日渐亏耗，阴阳俱损；或因素体虚弱，元阳不足而致命门火衰，精气虚冷，阳事渐衰，终成阳痿。

（2）心脾两虚：劳倦忧思，损及心脾，以致气血两虚，渐成阳痿。或因禀赋虚弱，或久病体虚，或病后失充，以致心脾不足，气血两虚，形神俱弱，渐致性欲减退，宗筋日渐痿弱，终致阳痿。

（3）肝气郁结：情志不遂、郁思、多愁善感或居家失和等所致气郁气结，日久伤肝，肝主筋，而阴器为宗筋之汇，故肝失于条达疏泄，肝脉不畅则宗筋失养，以致阳事不兴。

（4）气滞血瘀：多因阴部外伤或下腹、外阴手术所致创伤，导致局部气血瘀阻，或伤及经脉导致脉络不畅，或久病生瘀，或年老体弱、败精阻络，等等，导致宗筋失于充养，渐致痿弱废用。

（5）惊恐伤肾：多因同房之时突发变故，卒受惊恐；或初次性交，恐惧不能；或非婚同房，故虑重重；或因偶有不举则疑虑丛生、恐惧再败；等等，均可导致气机紊乱，肾中精气受损而卒发痿软。

（6）脾肾两虚：多因先天禀赋不足或后天失养，致体质虚弱；或因房劳太过，气精两伤；或因久病劳倦，中阳不足，气血两虚，久病及肾；或因年老体弱，脾肾两虚，导致宗筋失温、失养、失润、失固，终致阳痿。

（7）阴虚火旺：多素体阴虚；或相火偏盛，恣情纵欲，房事过频，致肾精匮乏，阴虚火旺，终致阳痿。

（8）下焦湿热：嗜食肥甘醇酒，内伤脾胃，运化失常，湿热内生；或外感湿热之邪，内阻中焦，郁蒸肝胆，伤及宗筋而弛纵不收，发为阳痿。

NOTE

【临床表现】

1. 症状 阴茎勃起功能障碍的主要症状非常明确，即阴茎不能勃起或勃起不坚，无法进行满意的性交活动。除此之外，还可有一些心理性的伴随症状或器质性原发疾病的特有症状。

2. 体征 心理性勃起功能障碍多无明显体征。器质性勃起功能障碍可因其原发疾病的不同，表现出不同的体征。仔细的体检可以发现与勃起功能障碍相关的神经系统、心血管系统、内分泌系统及阴茎本身的缺陷或异常。检查中应注意病人的体型、第二性征发育情况、测量血压和四肢脉搏、检查下肢、会阴部及阴茎的感觉、肛门括约肌张力、球海绵体反射等。外生殖器检查应注意阴茎的发育情况及形态、有无弯曲、包皮情况、仔细触摸阴茎海绵体、除外硬结等。检查睾丸的大小和质地。

【实验室及其他检查】

1. 实验室检查 对于初次就诊的病人，尤其是中老年病人，应行血与尿常规、肝肾功能、血糖及血脂检查。进一步可选择血清性激素水平（睾酮、黄体生成素、促卵泡素、雌二醇、垂体泌乳素）、甲状腺功能等激素检查。

2. 心理评估 怀疑心理性 ED 者应作心理评估。

3. 特殊检查 少数勃起功能障碍病人在一般的无创治疗无效时需要进行进一步检查，以了解发病的确切原因。

（1）*夜间阴茎膨胀试验*（nocturnal penile tumescence，NPT）：用于初步区分器质性和心理性勃起功能障碍。睡眠时紧张、焦虑等精神心理因素减弱或消失，因而心理性勃起功能障碍者可出现夜间勃起，器质性者夜间勃起逐渐减弱直至消失。

（2）*阴茎海绵体内注射血管活性药物试验*（intracavernous injection，ICI）：阴茎海绵体内注射血管活性药物时心理性、神经性、内分泌性及轻度血管性勃起功能障碍的病人可产生勃起，中、重度血管病变者不能诱发勃起。

（3）*彩色双功能多普勒超声*（color duplex doppler ultrasonography，CDDU）：可观察阴茎海绵体有无病理性改变，获得高分辨率的阴茎血管图像，同时测得血管内径及血流速度。结合 ICI，观察注药前后阴茎血流变化，可以了解阴茎的动脉血供和静脉关闭情况。

（4）*选择性阴茎动脉造影*：可以显示原发或外伤后引起的阴部动脉畸形、狭窄或梗阻，血管重建术前必须做此检查。

（5）*阴茎海绵体静脉造影*：可以显示阴茎海绵体静脉瘘、海绵体纤维化、弯曲等结构异常。

（6）*海绵体活检*：对于准备行静脉手术的勃起功能障碍病人，海绵体活检是必要的。经穿刺取出海绵体组织，分析其中的平滑肌含量有助于估计手术效果。

【诊断与鉴别诊断】

1. 诊断

（1）*病史*：详细地询问病史是勃起功能障碍诊断中最为重要的环节。心理性勃起功能障碍病人青年人居多，发病突然，可能有明确的原因，发病与环境、场景有关，有配偶关系不和、情绪紧张等精神心理因素，晨间及夜间勃起正常。器质性勃起功能障碍病人年龄一般较大，发病缓慢，渐重，可有器质性疾病，无明显精神心理因素，更换环境或场景，勃起功能无改善，夜间勃起减弱或消失。

（2）勃起功能障碍程度判定：为了客观地量化勃起功能障碍的程度，可以使用国际勃起功能评分（international index of erectile function，IIEF），它包括15个问题，对勃起功能、性欲、高潮、射精等性功能的各个方面进行评分。简化的国际勃起功能评分5项（IIEF-5）可以方便地用于对勃起功能障碍的筛查，敏感性和特异性均好（见表24-2）。

表24-2　国际勃起功能评分5项（IIEF-5）

	0	1	2	3	4	5
1. 对阴茎勃起及维持勃起有多少信心		很低	低	中等	高	很高
2. 受到性刺激后，有多少次阴茎能坚挺地进入阴道？	无性活动	几乎没有	只有几次或完全没有	有时或大约一半时候	大多数时候	几乎每次或每次
3. 阴茎进入阴道后有多少次能维持阴茎勃起？	没有尝试性交	几乎没有或完全没有	只有几次	有时或大约一半时候	大多数时候	几乎每次或每次
4. 性交时保持阴茎勃起至性交完毕有多大困难？	没有尝试性交	非常困难	很困难	有困难	有点困难	不困难
5. 尝试性交有多少时候感到满足？	没有尝试性交	几乎没有或完全没有	只有几次	有时或大约一半时候	大多数时候	几乎每次或每次

根据过去6个月内的情况评估。各项得分相加＞21分为勃起功能正常；1～7分为重度；8～11分为中度；12～21分为轻度勃起功能障碍。

2. 鉴别诊断

（1）早泄：一般指射精发生在阴茎进入阴道之前或刚进入阴道，阴茎勃起功能正常。

（2）性欲淡漠：又称性欲低下，表现为性欲降低，可间接影响阴茎勃起及性交频率，但无阴茎勃起功能障碍。

【治疗】

勃起功能障碍的治疗应本着有效、安全、方便、经济、个体化的原则，应首先选用无创、方便的治疗方法，使性生活在自然状态下进行而不受干扰。在治疗前应与病人及其配偶充分沟通，传授性知识，对各种治疗方法进行简要介绍，使病人更容易配合治疗。在治疗前应尽可能确定病因，以去除或控制勃起功能障碍的危险因素，如治疗糖尿病、戒烟等。

1. 心理治疗　着眼于了解性知识、认识自身疾病、协调配偶关系、解除心理紧张和压力。也可进行松弛训练、性感集中训练等行为疗法。

2. 西医治疗

（1）口服药物：使用方便、无创，是首选的治疗方法。

①枸橼酸西地那非（万艾可）：是5型磷酸二酯酶（PDE-5）抑制剂。通过NO-cGMP径路，高效、高选择的降解阴茎海绵体中5型磷酸二酯酶（PDE-5），从而抑制了环磷酸鸟苷（cGMP）的降解，提高了cGMP的浓度，从而使阴茎能充分有力的勃起。用量为50～100mg，

性交前 1 小时服用。

②育亨宾碱：α 肾上腺素能受体抑制剂，能作用于中枢神经系统，提高性兴奋反应，并可使海绵体内的血流增加，促进阴茎勃起。用量为每次 2～6mg，每日 3 次口服。

③雄激素替代治疗：对确因性腺功能低下导致勃起功能障碍者有效，可口服、肌肉注射或用贴皮制剂。对血清睾酮正常者无效，且对中老年患者有促进前列腺增生和发生前列腺癌的风险，应慎用。

（2）阴茎海绵体内注射：目前已不是治疗阴茎勃起功能障碍的主要方法，其效果是肯定的，现在常作为诊断方法，常用药物有罂粟碱、酚妥拉明、前列腺素 E_1 等，联合用药可增加疗效，减少副作用。副作用有局部疼痛、异常勃起，长期应用可使海绵体纤维化。

（3）尿道内灌注：将血管活性药物注入尿道，经吸收发挥作用。

（4）负压吸引装置：具有无创性、并发症少、使用不受限制和易于接受等优点，适用于各种原因引起的勃起功能障碍，对手术治疗失败如假体取出者也可应用，但海绵体纤维化、阴茎硬结症（Peyronie’s 病）患者效果不好，一些凝血机制障碍和服用抗凝药物患者使用时应谨慎。

（5）手术治疗：经其他各种治疗无效者，可采取手术治疗。包括：假体植入、血管重建和静脉结扎。

3. 辨证治疗

（1）命门火衰证

证候：多见于房事不节或年老体虚者。症见阳事不举，精薄清冷；头晕耳鸣，面色㿠白，精神萎靡，腰膝酸软，畏寒肢冷；舌淡苔白，脉沉细。

治法：温补下元，益肾兴阳。

方药：右归丸加减。阳虚滑精者，加补骨脂；腹痛不止者，加吴茱萸。

（2）心脾两虚证

证候：多见于脑力劳动者。症见阳事不举，精神不振，夜寐不安，胃纳不佳，面色不华；舌质淡，苔薄腻，脉细。

治法：健脾养心，益气养血。

方药：归脾汤加减。腹胀者，去黄芪加炒槟榔；脾虚便溏者，加莲子、山药；气虚下陷者，加升麻、柴胡。

（3）肝气郁结证

证候：多见于性格内向或心理类型不稳定者。症见阳痿不举，情绪抑郁，或烦躁易怒，胸脘不适，胁肋胀闷；舌红，苔薄或薄黄，脉弦。

治法：疏肝解郁，通络兴阳。

方药：逍遥散加减。

（4）气滞血瘀证

证候：多有阴部外伤及阴部或下腹部手术病史。症见勃起不坚，或不能勃起，或虽有勃起但旋即痿软；外阴、下腹部时发疼痛，痛处固定；舌质紫暗或有瘀斑、瘀点，脉涩。

治法：理气活血，祛瘀充阳。

方药：血府逐瘀汤加减。

NOTE

（5）惊恐伤肾证

证候：多见于行房时受惊吓者。症见阳痿不振，举而不刚，胆怯多疑，心悸遗精，寐不安宁；苔薄腻，脉弦细。

治法：安神宁志，益肾起痿。

方药：定志丸合大补元煎加减。恐则气下者，加升麻、柴胡；夜寐不宁者，加黄连、莲子心；督脉空虚而腰膝酸软者，加狗脊、续断。

（6）脾肾两虚证

证候：多见于肥胖而体质较虚者。症见阴茎痿软，勃起无力，甚至不能勃起，性欲淡漠，神疲乏力，少气懒言，头晕耳鸣，动则汗出，腰膝酸软，纳少腹胀，大便溏薄，小便清长；舌淡胖或有齿痕，苔薄白，脉沉弱。

治法：健脾益肾，补气振阳。

方药：鹿角胶丸。

（7）阴虚火旺证

证候：多见于青壮年患者。症见阴茎有勃起，但举而不坚，夜寐不实，多梦滑精，五心烦热，腰膝酸软，潮热盗汗，头晕耳鸣，口渴喜饮；舌红少苔或苔薄黄，脉细数。

治法：滋阴降火，益肾填精。

方药：大补阴丸加减。失眠多梦者，加丹参、酸枣仁；滑精者，加沙苑子、莲须；肝火较盛者，加栀子、生牡蛎。

（8）下焦湿热证

证候：多见于嗜食醇甘肥腻或伴有泌尿生殖系统感染者。症见阴茎痿软，阴囊潮湿、臊臭，下肢酸困，小便黄赤；苔黄腻，脉濡数。

治法：清化湿热，益肾助阳。

方药：龙胆泻肝汤加减。

第六节　男性不育

WHO 规定，夫妇同居 1 年以上，未采取避孕措施，由于男方因素造成女方不孕者，称为男性不育（male infertility）。在欧美国家，不育夫妇约占已婚夫妇的 15%，不育症的原因中 50% 左右发生在男方，男性不育症的发病率有逐年增加的趋势。男性不育属于中医“无子”“无嗣”的范畴。

【病因病理】

1. 西医病因病理　在精子的发生、成熟和排出，以及在女性生殖道内获能、受精的过程中某个或某些环节异常，即可能发生男性不育。因此，男性不育并非单一疾病，是一组复杂的临床综合征。

（1）先天发育异常疾病：常见的疾病有隐睾、尿道下裂、输精管及精囊发育不良或缺如，可致生精障碍及精子输出障碍而引起不育。

（2）染色体异常疾病：如克氏综合征（原发性小睾丸症）和 XYY 综合征等，可造成生精障碍而致不育。

（3）内分泌异常：主要原因是促性腺激素合成或分泌功能障碍。如 Kallmann 综合征又称选择性促性腺功能低下型性腺功能减退症、选择性 LH 缺陷症又称“生育型”无睾综合征、垂体瘤、肾上腺皮质增生症等。

（4）免疫因素：分为两类，由男性产生的抗精子自身免疫和由女性产生的抗精子同种免疫。精子与免疫系统由于血睾屏障（血生精小管屏障）的作用而隔离，故无论对男性或女性，精子抗原为外来抗原，具有很强的抗原性。血睾屏障及精浆内免疫抑制因子等因素共同建立了一套完整的免疫耐受机制，当发生睾丸炎、附睾炎、前列腺炎、精囊炎，或行输精管结扎等手术后，上述免疫耐受机制被破坏，即可能发生抗精子免疫反应。

（5）感染因素：腮腺炎病毒可引起睾丸炎，严重者可引起永久性曲细精管破坏和萎缩而发生睾丸功能衰竭；梅毒螺旋体也可以引起睾丸炎和附睾炎；淋病、结核、丝虫病可引起输精管梗阻；精液慢性细菌感染，或支原体、衣原体感染可使精液中白细胞增多，精液质量降低，未成熟精子增加。

（6）输精管梗阻：①输精管、精囊先天性缺如，特征是精液量少，常不足 1mL，精浆无果糖；②炎症性梗阻，如双侧附睾结核；③手术损伤或输精管结扎等。

（7）精索静脉曲张：可导致睾丸血液淤积，有效血流量减少，生精的正常微环境遭到破坏，最终使精原细胞退化、萎缩，精子生成减少，活力减弱，畸形精子增多，严重者可无精子。

（8）性功能障碍：包括性欲减退、勃起功能障碍、早泄、不射精和逆行射精等，精液不能正常射入阴道。

（9）理化因素与环境污染：生精上皮为快速分裂细胞，故易受理化因素损害。热、放射线和有毒物质均可使生精上皮脱落，或影响间质细胞和支持细胞功能，妨害生精过程。环磷酰胺、氮芥等化疗药物可直接损害生精上皮和间质细胞功能。

某些环境毒素与天然激素有类似的作用或结构，例如多氯联苯（PCB）、四氯联苯（PCB_4）、二氯二苯双氯乙烷（DDT）、己烯雌酚（DES）等。可通过污染空气、水和食物链而影响人类健康。男性精子的数量和质量持续下降是一个全球性的普遍现象。有资料表明，平均精子计数从 1940 年的 113×10^6/mL 降至 1990 年的 66×10^6/mL，相当于每年降低 0.93×10^6/mL。精子数量和质量，不仅是男性生育能力的直接指标，生育能力减低的背后还隐藏着人口质量的问题，遗传物质的突变将传递给下一代，并一代代积累。

（10）不明原因的不育：约 35% 的男性不育病人经过目前采用的检查方法仍不能查出确切病因。根据 WHO 的报告，性功能正常、精液分析也正常的男性不育病人占 48%，其他为精液异常但无法找到病因者，有待于进一步研究。

2. 中医病因病机　中医学认为，不育症与肾、心、肝、脾等脏有关，而其中与肾脏关系最为密切。大多由于精少、精弱、死精、无精、精稠、阳痿及不射精等所引起。

（1）肾气虚弱：若禀赋不足，肾气虚弱，命门火衰，可致阳痿不举，甚至阳气内虚，无力射出精液；病久伤阴，精血耗散，则精少精弱；元阴不足，阴虚火旺，相火偏亢，精热黏稠不化，均可导致不育。

（2）肝郁气滞：情志不舒，郁怒伤肝，肝气郁结，疏泄无权，可致宗筋痿而不举，或气郁化火，肝火亢盛，灼伤肾水，肝木失养，宗筋拘急，精窍之道被阻，亦可影响生育。

（3）湿热下注：素嗜肥甘滋腻、辛辣炙煿之品，损伤脾胃，脾失健运，痰湿内生，郁久化热，阻遏命门之火，可致阳痿、死精等而造成不育。

（4）气血两虚：思虑过度、劳倦伤心而致心气不足，心血亏耗；大病久病之后，元气大伤，气血两虚，血虚不能化生精液而精少精弱，甚或无精，亦可引起不育。

【临床表现】

1. 症状 在临床上初次就诊患者的主诉多是婚后不育。因此，详细地询问病史是十分必要的。在现病史中应询问夫妇双方既往是否曾怀孕、性生活的频率及有无勃起和射精障碍、是否避孕及使用润滑剂等；既往史中应了解有无肝肾疾病、内分泌疾病、糖尿病等病史，还应询问有无腮腺炎、睾丸炎、睾丸扭转、附睾结核、性传播疾病等病史，有无睾丸下降异常、尿道下裂、腹股沟疝、鞘膜积液等手术史，是否服用特殊药物，是否进行肿瘤放化疗等；个人史中应着重了解青春期发育情况、从事的职业与工作生活环境、有无毒物接触史及烟酒嗜好等。同时还需询问父母身体情况、是否近亲结婚、有无先天性遗传性疾病的家谱以及兄弟姐妹的情况。

2. 体征 全面的体格检查有助于发现导致男性不育的病因。除一般检查项目外，应注意病人的体态、第二性征发育情况及有无女性化表现。重点检查生殖器官，如阴茎发育情况、睾丸大小和质地。用睾丸模型测量睾丸容积应在 15mL 以上。应检查附睾有无肿大、结节，输精管是否光滑。精索静脉有无曲张及其曲张程度。直肠指诊应注意前列腺的大小和质地，正常情况下不能触及精囊，当精囊病变时，可能触及。

【实验室及其他检查】

1. 精液检查 包括对精子和精浆两方面的评估。应注意正确留取标本。应禁欲 3 ~ 7 天，尽可能在实验室采用手淫方法取精液，全部收集到干净玻璃容器内，不要使用避孕套和塑料瓶。标本应保温，在 30 分钟内送检。一次检查的结果不一定说明问题，应间隔 1 ~ 2 周重复检查 2 ~ 3 次。如近期有发热等影响精液检查的因素，应在 3 个月后复查。

（1）精液常规分析：是评价男性生育力的重要依据。精液分析正常值范围见表 24–3。

表 24–3 精液分析正常值范围

指标	正常值
颜色	乳白色或灰白色，长期未排精者可呈浅黄色
量	＞ 2.0mL
pH	＞ 7.2
液化	＜ 60 分钟（一般 5 ~ 20 分钟）
气味	栗子花味，也有描述罂粟碱味
精子密度	≥ 2.0×10^6/mL
精子总数	≥ 40×10^6/mL/ 每份精液

NOTE

续表

指标	正常值
活动精子数（采集后 60 分钟内）	前向运动（a 级 +b 级）的精子比率≥ 50% 或快速前向运动（a 级）≥ 25%
形态	≥ 30% 正常形态（巴氏染色法）
存活率	≥ 75% 精子存活（伊氏染色法）
白细胞数	$< 1.0\times10^6$/mL
培养	菌落数$< 10^3$/mL

根据精液分析检查结果，如精子密度$< 20\times10^6$/mL，称少精子症；精液中无精子，称无精子症；前向运动精子（a 级 +b 级）< 50%，或快速前向运动精子（a 级）< 25%，称弱精子症。除常规项目外，可根据情况进一步选择以下检查。

（2）*精子功能测定*：去透明带仓鼠卵穿透试验与男性生育力密切相关，但较烦琐，可选用毛细管穿透、吖啶橙染色和低渗肿胀试验。

（3）*免疫学检查*：当遇到不明原因的精子活力差、自发性精子凝集现象、慢性生殖系统感染等病例，可检测夫妇双方血清及精液、宫颈黏液中的抗精子抗体。

（4）*精液生化检查*：精浆中的 α–葡萄糖苷酶、肉毒碱（卡尼汀）是附睾的特征性产物；果糖是精囊的特征性产物；酸性磷酸酶、柠檬酸、锌等是前列腺的特征性产物。对这些项目的检测有助于判断男性附属性腺的功能状态。

（5）*病原体检查*：在前列腺液或精液中查出病原菌或支原体、衣原体感染对治疗有指导意义。

（6）*精液细胞学检查*：根据各级生殖细胞的比例和形态，可以获得有关睾丸生精功能的有价值的信息。如发现较多的精原细胞和精母细胞而未见精子，提示生精过程障碍。

2. 内分泌检查　包括血清睾酮、LH、FSH、雌二醇（E_2）、泌乳素（PRL）等，可以鉴别下丘脑–垂体–睾丸性腺轴的功能异常。

3. 染色体分析　颊黏膜涂片检测核染色质及细胞核型分析有助于诊断 Klinefelter 综合征等染色体异常的疾病。

4. 影像学检查　输精管精囊造影可判断输精管和射精管的梗阻部位和范围，为有创检查，本身可能造成输精管狭窄，故仅在考虑梗阻性无精子症行阴囊探查术时进行。如怀疑颅内垂体病变，可行 CT 或 MRI 检查。

5. 阴囊探查术和睾丸活检　无精子症病人，睾丸体积在 15mL 以上，输精管扪诊正常，性激素水平正常，为鉴别无精子症是梗阻性还是睾丸生精功能障碍所致，可行阴囊探查术，术中根据情况选择输精管精囊造影。无精子症或少精子症病人，睾丸体积在 12mL 以上，可行睾丸组织活检。

【诊断】

一般来说，对不育夫妇通过详细的病史询问和体检，一部分不育病例即能得到确诊。然而，男性不育病因复杂，往往是多种原因综合影响的结果，故要确诊不育的病变部位和性质还

NOTE

需要进行多方面检查。

【治疗】

男性不育病人在开始治疗前应同时对女方的生育能力进行评估。

1. 西医治疗

（1）药物治疗：目的是改善生精功能、提高精子活力。对于促性腺功能低下型性腺功能减退症、促性腺激素正常的特发性不育及精索静脉结扎术后的少精子症，可使用内分泌治疗。包括促性腺激素替代治疗、脉冲式促性腺激素释放激素（GnRH）治疗、促进内源性促性腺激素分泌、睾酮反跳治疗和其他非特异药物治疗。

（2）手术治疗：包括提高睾丸生精功能的手术，如精索静脉曲张及隐睾的手术治疗；解除输精管道梗阻的输精管吻合术；矫正外生殖器发育不良的阴茎伸直术、尿道下裂成形术；以及其他全身性疾病而致男性不育的手术等。

（3）辅助受孕技术：方法有宫腔内人工授精、体外授精和胚胎移植、卵浆内精子显微注射等。

2. 辨证治疗

（1）肾阳虚衰证

证候：性欲减退，阳痿早泄，精子数少、成活率低、活动力弱，或射精无力；伴腰酸腿软，疲乏无力，小便清长。舌质淡，苔薄白，脉沉细。

治法：温补肾阳，益肾填精。

方药：金匮肾气丸合五子衍宗丸或羊睾丸汤加减。

（2）肾阴不足证

证候：遗精滑泄，精液量少，精子数少，精子活动力弱或精液黏稠不化，畸形精子较多；头晕耳鸣，手足心热。舌质红，少苔，脉沉细。

治法：滋补肾阴，益精养血。

方药：左归丸合五子衍宗丸加减。若阴虚火旺者，宜滋阴降火，用知柏地黄汤加减。

（3）肝郁气滞证

证候：性欲低下，阳痿不举，或性交时不能射精，精子稀少、活力下降；精神抑郁，两胁胀痛，嗳气泛酸。舌质暗，苔薄，脉弦细。

治法：舒肝解郁，温肾益精。

方药：柴胡疏肝散合五子衍宗丸加减。

（4）湿热下注证

证候：阳事不兴或勃起不坚，精子数少或死精子较多；小腹急满，小便短赤。舌苔薄黄，脉弦滑。

治法：清热利湿。

方药：程氏萆薢分清饮加减。

（5）气血两虚证

证候：性欲减退，阳事不兴，或精子数少、成活率低、活动力弱；神疲倦怠，面色无华。舌质淡，苔薄白，脉沉细无力。

治法：补益气血。

方药：十全大补汤加减。

除辨证论治外，还可根据精液检查情况“辨精用药”，如精子成活率低、活动力差者，加淫羊藿、巴戟天、菟丝子、生黄芪；死精、畸形精子多者，加土茯苓、七叶一枝花；精液中有脓细胞者，加蒲公英、红藤、黄柏；精液不液化而呈团块状者，加泽泻、牡丹皮、麦冬、当归、生地黄等。

第七节　泌尿系统肿瘤

泌尿、男性生殖系统肿瘤是泌尿外科的常见病，大多数为恶性，可发生于泌尿及男性生殖系统的任何部位。在我国，最常见的泌尿系统肿瘤是膀胱癌，其次为肾癌、前列腺癌。

一、肾癌

肾肿瘤（tumor of kidney）在泌尿外科较常见，约 95% 为恶性，占成人恶性肿瘤的 1% 左右。临床上较常见的肾肿瘤中大部分为肾癌。肾癌又称肾细胞癌（renal cell carcionma），是最常见的肾实质上皮性恶性肿瘤。高发年龄 50 ~ 70 岁；男女患者发病率比例约为 2∶1。由于平均寿命延长和医学影像学的发展，肾癌的发病率较以往增高，临床上无明显病状而在体检时偶然发现的肾癌日见增多。属于中医“腰痛”“尿血”范畴。

目前肾癌的治疗以手术为主，中医药治疗主要用于手术前或手术后复发转移者。

【病因病理】

1. 西医病因病理　肾癌的确切病因尚不清楚。其发病有一定的家族倾向，而吸烟、某些化学物质（如二甲胺、铅、镉等）、染色体异常（第 3、11 染色体异常）等可能是致癌的危险因素。

绝大多数肾癌发生于单侧，常为单个肿瘤，10% ~ 20% 为多发病灶，双侧发病者 2% ~ 4%。肾癌起源于肾实质泌尿小管上皮系统，外有假包膜，肿瘤细胞穿透假包膜后可经血液和淋巴转移。肉眼观肿瘤切面呈橘黄色、棕色，有些可见出血、坏死、钙化和纤维化斑块。

肾癌主要分为肾透明细胞癌、肾乳头状腺癌（Ⅰ型和Ⅱ型）、肾嫌色细胞癌及未分类肾细胞癌等，其中以透明细胞癌最为常见。

肿瘤细胞穿透假包膜后可破坏全部肾，并可侵犯邻近脂肪、肌组织、血管、淋巴管等。肾癌容易向静脉内扩散形成癌栓，可以延伸进入肾静脉、下腔静脉甚至右心房。远处转移常见部位为肺、脑、骨、肝等。淋巴转移最先到肾蒂淋巴结。

2. 中医病因病机　长期情志不舒、饮食不节、外伤造成气滞、血瘀、痰凝，日久脾肾两亏，脾虚不能摄血，肾虚则气化不利，水湿不行，瘀积成毒，久而结聚成块而发为本病。

【临床表现】

临床表现很不一致，常误诊为其他疾病。

1. 症状

（1）血尿：最常见。主要表现为无痛性肉眼血尿或镜下血尿。突发性无痛性全程血尿多见，有时有条索状血块，间断发作，可自行停止。表明肿瘤已穿入肾盏、肾盂。

NOTE

（2）腰痛：是另一常见症状，多为钝痛或隐痛。疼痛常因肿块增大、膨胀肾包膜引起；血块通过输尿管时亦可引起绞痛。

2. 主要体征

（1）腰部肿块：有 1/4 ~ 1/3 肾癌病人就诊时发现肿大的肾。

（2）全身症状

①发热：多为低热，持续或间歇出现，可能因肿瘤坏死、出血、毒性物质吸收或癌组织内致热源引起。

②贫血：1/3 ~ 1/2 病人有贫血，血尿可能是贫血的原因，但临床上也常见无血尿肾癌病人出现贫血。

③红细胞增多症：可能为肿瘤促红细胞生成素增加所致，病人常易发生血栓性静脉炎。

④高血压：为肿瘤产生过多肾素引起，也可能是肿瘤压迫动脉造成狭窄或肿瘤内动静脉短路所引起。

⑤精索静脉曲张：如左侧肾静脉内有癌栓形成时，可出现左侧精索静脉曲张。

⑥恶病质：晚期肾癌可出现消瘦、贫血、虚弱等恶病质改变。

【实验室及其他检查】

1. 实验室检查

（1）尿常规：可见到肉眼血尿或镜下血尿。

（2）尿细胞学检查：如能在尿液中检查到癌细胞则可确诊，但阳性率极低。

（3）血沉增快：约有一半以上的肾癌病人血沉增快。如同时出现发热和血沉增快者，多数预后较差。

（4）肝功能异常：血 ALT 升高，凝血酶原时间延长。

（5）高血钙：可能为肿瘤分泌甲状旁腺素样物质引起，而并非骨转移引起广泛骨溶解所致。

2. 影像学检查

（1）B 超：是简单无创伤的影像学方法，能查出肾内直径 1.0cm 以上的肿瘤，因此大多数无症状的肾癌可由 B 超发现。

（2）X 线检查：X 线平片可见肾外形增大，轮廓改变，肿瘤内偶见钙化。如肿瘤较大挤压肾盏、肾盂，通过静脉尿路造影检查可发现肾盏、肾盂不规则变形、狭窄拉长或充盈缺损。静脉尿路造影尚可了解双侧肾功能的情况。

（3）CT：对肾癌的诊断有重要价值，可发现较小的肾癌并准确分期。CT 检查表现为肾实质内圆形、类圆形或分叶状肿块，平扫时密度不均匀，CT 值一般在 30 ~ 50HU。静脉注射造影剂后，肿瘤 CT 值有增强，但明显低于正常肾实质。CT 也可鉴别其他肾实质疾病，如肾血管平滑肌脂肪瘤和肾囊肿。

（4）MRI：绝大多数肾癌在 T_1 加权像上呈低信号，T_2 加权像上为高信号，信号常不均匀。MRI 能了解肾癌侵犯范围，明确肾静脉、下腔静脉内癌栓和淋巴结转移。

（5）血管造影：主要用于疑难病例的诊断。肾癌在动脉期上表现为多血管性占位病变，可见增粗增多和紊乱的肿瘤血管，或由于动静脉瘘伴有肾静脉早期显影。

【诊断与鉴别诊断】

1. 诊断　肾癌病状多变，早期诊断往往很难。血尿、疼痛和肿块，仍然是肾癌的主要症状，如此“三联征”俱全者已进入晚期。因此其中任何一个症状出现都应引起重视。肾癌有时因其转移病灶症状就医，如肺转移灶引起咳嗽、咯血、脊椎转移引起腰背痛等。影像学检查可帮助诊断。

2. 鉴别诊断

（1）肾囊肿：二者均有肾脏增大，但肾囊肿是肾脏良性占位病变，B超、CT等检查可提示肾脏囊性改变。

（2）肾血管平滑肌脂肪瘤：本病不常见，大多为女性病人，属良性肿瘤，CT、MRI检查可与肾癌相鉴别。

【治疗】

肾癌的治疗原则强调以手术治疗为主。

1. 西医治疗　主要以手术切除为主，可采取开放性手术或腹腔镜手术行肾癌根治性肾切除术，手术范围包括肾周筋膜、肾周脂肪、肾脏，并做区域淋巴结清扫。如双侧肾癌或孤立肾肾癌可做保留肾单位的肾癌手术。由于肾细胞癌对细胞毒药物有多重耐药性，因此化疗效果较差。目前研究表明，分子靶向药物更能显著作用于肾癌，提高患者生存率，作为转移性肾癌的一、二线治疗用药。免疫治疗如白细胞素介-2（IL-2）和干扰素（IFN-α）对治疗晚期肾癌均有一定疗效。肾细胞癌对放疗不敏感，但也可作为术前和术后的辅助治疗，尤其是对骨转移可进行姑息性放疗。射频消融技术，或冷冻消融术可用于无法切除的小肾细胞癌治疗，但选择应慎重。

2. 辨证治疗

（1）脾肾两虚证

证候：尿血，腰痛，腰部肿块；纳差，恶心，呕吐，形体消瘦，倦怠乏力，面色不华；舌质淡，苔薄白，脉沉细无力。

治法：健脾益肾，软坚散结。

方药：四物汤合右归饮加减。

（2）肾阴亏虚证

证候：小便短赤带血，潮热盗汗，口燥咽干，腰膝酸软，腰痛，腰部肿块；舌质红，少苔，脉细数。

治法：养阴清热凉血。

方药：知柏地黄汤加减。

（3）湿热蕴结证

证候：腰痛，坠胀不适，尿血，低热，身沉困，饮食不佳，腰腹部肿块；舌体胖，苔白腻，脉滑数。

治法：清热利湿，解毒化瘀。

方药：八正散加减。

NOTE

（4）瘀血内阻证

证候：面色晦黯，血尿频发，腰痛，腰腹部肿物日渐增大，肾区憋胀不适，口干舌燥；舌质紫暗或有瘀斑，舌苔薄黄，脉弦。

治法：活血化瘀，理气散结。

方药：桃红四物汤加减。

（5）气血两虚证

证候：久病体倦，疲乏无力，自汗，盗汗，面色无华，血尿时作，腰痛腹胀，贫血消瘦，行动气促，有时咳嗽伴有低热，口干而不欲饮；舌质红，脉细弱。

治法：补益气血。

方药：八珍汤加减。

二、膀胱癌

膀胱肿瘤（tumor of bladder）是泌尿系统最常见的肿瘤，其中上皮性肿瘤占 90% 以上，且绝大多数为移行细胞乳头状肿瘤，鳞癌和腺癌各占 2%～3%。高发年龄为 50～70 岁，男女发病之比为 4∶1。属于中医“尿血”范畴。

【病因病理】

1. 西医病因病理

（1）病因：与膀胱肿瘤发生、发展有关的因素很多，如接触某些化学物质、吸烟、长期大量饮咖啡、服镇痛剂和糖精等。已肯定的化学致癌物有 2– 萘胺、联苯胺、4– 氨基双联苯、4– 硝基双联苯、1– 氨基 –2– 萘酚等。长期接触这些制造染料的中间产物或橡胶塑料的抗氧化剂、油漆、洗涤剂或暴露于燃烧气或煤烟中都有可能发生膀胱癌。但个体差异很大，潜伏期很长。

膀胱癌主要的致癌因素是芳香族的胺，而潜在的致癌物是饮食硝酸盐和经肠道菌群作用后产生的亚硝酸盐。膀胱埃及血吸虫病、膀胱白斑和腺性膀胱炎可能是癌前病变。宫颈癌行盆腔放疗的妇女发生移行细胞癌的几率明显增加。

（2）病理：正常膀胱的尿路上皮是移行细胞上皮，有 3～7 层。最浅表层由大的扁平伞形细胞组成。原位癌是指在扁平、非乳头尿路上皮上有增厚而发育不良的细胞学改变，这些细胞学改变为上皮变异增厚（超过 20 层细胞层），核增大、浓染、形状不规则、突起，胞浆核比例失常。移行细胞癌的生长模型是向外呈乳头样浸润性生长，组织学级别增加与乳头的特征减少、瘤体生长趋势加快有关。

鳞癌和腺癌恶性度高，生长迅速，常广泛浸润膀胱壁。鳞癌可因结石长期刺激引起，临床上有 10%～20% 病人伴有结石。腺癌可发生在正常或畸形膀胱，亦可起自腺性膀胱炎；肿瘤常为单发，多局限于膀胱某个区域。

生长方式：一种是向膀胱腔内生长成为乳头状瘤或乳头状癌，另一种在上皮内浸润性生长，形成原位癌、内翻性乳头状瘤和浸润性癌。

肿瘤分级：最常使用的分级依据是根据肿瘤细胞的分化程度，即按肿瘤细胞大小、形态、核改变和分裂相等分为三级：Ⅰ级分化良好，属低度恶性；Ⅲ级分化差，属高度恶性；Ⅱ级分化居Ⅰ、Ⅲ级之间，属中度恶性。

肿瘤分期：国际抗癌协会（UICC）肿瘤 TNM 法临床和病理分期，见表 24–4。

NOTE

表 24-4　UICC 肿瘤 TNM 法临床、病理分期

病变范围	临床期	病理期
标本内无肿瘤	T_0	P_0
原位癌	T_{is}	P_{is}
非浸润乳头癌	T_0	P_0
黏膜下层（固有膜）浸润	T_1	P_1
肌肉浅层浸润	T_2	P_2
肌肉深层浸润或膀胱周围脂肪浸润	T_3	P_3
浸润前列腺或膀胱以外组织	T_4	P_4

肿瘤扩散：膀胱癌的扩散主要向深部浸润，直至膀胱外组织。浸润肌层时常已有局部淋巴结转移，浸润至膀胱外组织时，多数已有远处淋巴结转移。晚期可经血行主要转移至肝、肺、骨等处。膀胱癌好发部位在膀胱侧壁及后壁，其次为三角区和顶部。由于膀胱肿瘤的多中心发病的特点，有时可先后或同时伴有肾盂、输尿管和尿道肿瘤。

2. 中医病因病机　寒温不适、饮食不节、情志不畅、劳倦等致正气虚损，邪气乘虚而入，导致三焦气化功能失调，气滞、血瘀、痰凝成块而发为本病。病久耗伤气血，致气血两虚之证。

【临床表现】

1. 症状

（1）血尿：为间断、全程、无痛性肉眼血尿，是常见的首发症状。70% ~ 98% 的病人有此症状，多为全程血尿，也可表现为初期或终末血尿，常间歇性发作，血尿严重时常有血块，或排出洗肉水样尿液及腐肉组织。

（2）膀胱刺激症状：表现为尿频、尿急、尿痛，常因肿瘤坏死、溃疡和合并感染所致。

（3）排尿困难：如肿瘤较大或堵塞膀胱出口时可发生排尿困难及尿潴留。

（4）其他：晚期膀胱肿瘤可引起输尿管梗阻、腰痛、尿毒症、腹痛、严重贫血、消瘦等。盆腔广泛浸润时可出现腰骶部疼痛及下肢浮肿。

2. 体征　一般情况下体检均为阴性，但瘤体较大时，双合诊检查可触到肿块；若出现排尿梗阻，可在下腹部触到膨隆的膀胱。

【实验室及其他检查】

1. 实验室检查

（1）尿常规：间歇期时尿常规可正常，发作时尿常规可见大量红细胞，合并感染时可见多个白细胞。

（2）尿细胞学检查：取材方便，简单易行，是较好的诊断方法，但对于诊断早期Ⅰ级肿瘤敏感度差，对Ⅱ、Ⅲ级肿瘤及原位癌则阳性率高，约为 80%。

（3）膀胱肿瘤抗原（BTA）、核基质蛋白（NMP22）、尿荧光原位杂交技术（FISH）：可用于膀胱肿瘤的早期诊断，阳性率可达 70%。

2. 影像学检查

（1）B超：无痛苦，容易接受。可发现直径1cm以上的膀胱肿瘤，并可显示肿瘤浸润的深度，对肿瘤的临床分期有帮助。

（2）X线检查：静脉尿路造影虽不易发现膀胱内的小肿瘤，但可了解上尿路系统有无肿瘤及肿瘤对肾功能的影响；肾积水或显影不良常提示肿瘤浸润输尿管口；较大的膀胱肿瘤可见膀胱充盈缺损；浸润膀胱壁时膀胱壁僵硬不整齐。

（3）膀胱镜检查和肿瘤组织活检：对膀胱肿瘤的诊断最为重要，可直接看到肿瘤的大小、数目、部位及形态是乳头状还是实性、团块状，是有蒂还是广基，并可在镜下取活检以明确诊断。膀胱镜检时还应注意肿瘤与输尿管口和膀胱颈的关系，并同时做肿瘤或可疑部位的活检。

（4）CT、MRI：CT常用作膀胱肿瘤的分期，特别对了解有无膀胱外浸润及淋巴结转移有帮助，但淋巴结直径＜0.5cm者仍难以分辨。MRI可进行矢状、冠状断面成像。对肿瘤分期基本与CT相仿，但判断膀胱壁受损程度较CT准确。

【诊断及鉴别诊断】

1. 诊断 对间歇性无痛性肉眼血尿的病人，应考虑膀胱肿瘤的可能，必须进行详细检查，尿脱落细胞检查和膀胱镜检查常可明确诊断。

2. 鉴别诊断 膀胱尿路上皮性肿瘤的血尿和肾、输尿管肿瘤相似，均可为间歇性无痛性血尿，因此须加以鉴别。此外还须与其他疾病引起的血尿加以鉴别，如尿石症、前列腺增生、前列腺癌、非特异性膀胱炎、腺性膀胱炎、肾结核等。

【治疗】

膀胱癌的生物学特性差异很大，治疗方法很多，但仍以手术治疗为主，化疗、放疗、免疫治疗和中医药治疗为辅。

1. 西医治疗 原则上T_a、T_1的表浅膀胱肿瘤和局限的T_2期肿瘤，可采用保留膀胱的手术；较大的多发、反复复发的T_2期及T_3、T_4期肿瘤，应行膀胱全切除术。手术方法可分为经尿道肿瘤电切术、经尿道激光肿瘤切除术、膀胱部分切除术、单纯膀胱切除术和根治性膀胱切除术。

2. 辨证治疗

（1）肝郁气滞证

证候：尿血，胁痛，口苦咽干，烦躁易怒；舌质红，苔薄黄，脉弦。

治法：疏肝解郁，通利小便。

方药：沉香散加减。

（2）湿热下注证

证候：尿血，尿频数，尿痛，小腹胀满，口渴不欲饮；舌质红，苔黄腻，脉滑数。

治法：清热利湿，通利小便。

方药：八正散加减。

（3）气血两虚证

证候：尿血，面色苍白，倦怠乏力，自汗，盗汗；舌质淡，苔薄白，脉沉细无力。

治法：益气养血，通利小便。

方药：四君子汤合四物汤加减。

第二十五章 周围血管疾病

第一节 概 述

周围血管疾病主要指发生在四肢的动脉、静脉及淋巴系统的疾病。包括动脉、静脉及淋巴管的狭窄、闭塞（栓塞）、扩张、损伤、畸形等改变。目前，大多数周围血管疾病的发病率呈上升趋势，其主要临床表现有：

一、症状

1. 感觉异常 主要有肢体的沉重、麻木、针刺、蚁行、灼热、发凉感甚或无知觉等。静脉病变如静脉瓣膜功能不全时可引起肢体沉重感、酸胀感。动脉供血不足可引起肢体的疲倦、沉重感并伴有发凉等感觉。动静脉瘘时可有潮热的感觉。另外，如动脉缺血引发神经损害时，可有麻木、蚁行、针刺、灼热等感觉。如严重的动脉栓塞或狭窄时肢体感觉会丧失。

2. 疼痛 疼痛是周围血管疾病最常见的症状。一般当动静脉狭窄缺血时，运动后可出现“间歇性跛行”，即患者在行走一定距离后，由于缺血患肢开始出现疼痛，继续行走时疼痛加重，迫使其不得不停止行走，休息后才能继续行走，可反复发作。停止行走后，即使仍处于站立位置，疼痛亦可迅速消失。疼痛部位多在小腿肌肉，多为痉挛性剧痛，也可为钝痛、无力感、压迫感、僵硬感。通常以跛行距离来判断肢体缺血的程度。当缺血较严重时可引起缺血性神经炎和缺血性营养障碍，即使静止时也疼痛，其疼痛呈持续性、刀割样，剧烈难忍，常在夜间发作，令病人难以入眠，谓“静息痛”。静脉血栓时，远端血回流受阻压力大，会引起静脉性“静息痛”。在静脉血栓形成时，也可以出现股三角或腓肠肌的疼痛。特别是小腿腓肠肌丛血栓形成时，患者几乎不能行走。血管痉挛性疾病在温差改变时可出现疼痛。

二、体征

1. 皮温改变 皮肤的温度与血流有明显的关系。当肢体缺血时，肢体尤其是肢体远端皮肤温度明显低于健侧，但当静脉阻塞时由于血流淤积肢体皮温可高于正常。除此，红斑性肢痛症及动静脉瘘存在时皮温会高于正常。用指背可明显比较两侧的皮温，具体的可用测温计测量。

2. 肿胀 当静脉回流障碍或淋巴管阻塞炎症时可出现肿胀，如下肢深静脉血栓形成、下肢深静脉瓣膜功能不全均可引起肢体不同程度的肿胀，这是由于下肢静脉高压而使血清蛋白渗入并积聚于组织间隙，引起浮肿，其特点是浮肿呈凹陷性，踝部与小腿最明显。慢性静脉疾病时除浅静脉曲张外，常伴有小腿胀痛、足靴区色素沉着和溃疡等。由于静脉瓣膜功能不全而引起的肿胀，通常在平卧或抬高肢体后及清晨起来后减轻，行走后或久立后加重。淋巴水肿则出现

NOTE

皮肤毛孔粗糙、皮下增厚等改变。

3. 皮色改变 皮肤色泽能反应肢体循环情况和皮肤营养状况。皮肤颜色苍白或发绀伴皮温降低往往提示动脉供血不足；皮肤苍白甚或伴有瘀点瘀斑时则提示失去血供；如果皮肤暗红皮温稍高则意味静脉淤血。另外，静脉反流性疾病患者在立位稍久时可见肢体皮肤颜色潮红或发绀。静脉曲张和静脉功能障碍可有小腿色素沉着。

4. 肿块 在静脉曲张时，其皮下肿块为静脉迂曲形成，外观为蚯蚓状、球状，偶可触及静脉内结石，当肢体抬高时肿块即消失。如因浅静脉形成血栓者，可见沿静脉走行区皮下条索状红肿伴触痛；另外，浅表的动脉瘤、静脉瘤、结节性多动脉炎、血管动静脉瘘等均可在皮下出现性状不一的肿块。要注意的是因动脉瘤致肿块者可触及其搏动。结节性血管炎者初期也可见皮下红肿硬节。

5. 营养障碍 主要表现为坏疽或溃疡。动脉缺血可引起肢体营养障碍如皮肤松弛、汗毛脱落、趾（指）甲生长缓慢、肌肉萎缩等，严重者可出现肢体坏疽，可为干性和湿性，伴臭味，坏疽大多从趾（指）开始；静脉疾病也可发生营养障碍，常见小腿下 1/3 处足靴区色素沉着、皮炎、湿疹、溃疡。

第二节 血栓闭塞性脉管炎

血栓闭塞性脉管炎（thromboangiitis obliterans，TAO）是一种原因不明，以侵犯四肢中、小动静脉为主的全身性非化脓性血管炎性疾病。具有慢性、节段性、周期性发作的特征。本病是一种自身免疫性疾病，多见于青壮年男性，亚洲地区发病率高于欧美，我国各地均有发病，但北方较多，也称 Buerger 病。

【病因病理】

1. 西医病因病理

（1）病因：目前本病病因虽尚未明确，但与下列因素有密切关联。

①烟草致敏学说：吸烟与本病有着密切的关系，血栓闭塞性脉管炎患者多数有吸烟史，烟草浸出液可使实验动物的动脉发生炎性病变，烟草中尼古丁可引起小血管痉挛，吸烟还可使交感神经兴奋，肾上腺素、去甲肾上腺素和 5- 羟色胺等血管活性物质增多，引起血管痉挛及损伤内皮细胞。戒烟可使病情缓解，再度吸烟病情常复发。

②免疫学说：近代免疫学研究表明本病是一种自身免疫性疾病。病人血清中有抗核抗体存在，并在罹患动脉中发现免疫球蛋白（IgM、IgA、IgG）及补体 C_{10}、C_3 等改变。有学者认为，本病的发生是在以烟草过敏为主的作用下，体液和细胞免疫反应所形成的免疫复合物损害血管的结果。

③寒冻学说：本病寒冷地区较南方温暖地区发病率高，而且许多 TAO 患者有过冻伤史，寒冷刺激下血管呈痉挛状态，致使血管中滋养血管炎性变性。机体对寒冷的适应能力差及其反应敏感者，易诱发本病。

④激素学说：临床上本病绝大多数为青壮年男性，女性极少见，一方面雌激素对血管有保

护作用，另一方面青壮年男性多发生前列腺功能紊乱，此时前列腺素丧失过多，而前列腺素有舒张血管和抑制血小板凝集的作用。因此考虑激素紊乱亦为本病发病的一种可能的因素。

⑤其他因素：外伤、血管神经调节障碍、遗传因素、真菌感染等也是有可能诱发本病的原因。凡是能使周围血管长久地处于痉挛状态的因素都可能是 TAO 发病的原因。

（2）病理

①早期多侵犯中、小动静脉，病情进展可波及腘、股、髂动脉和肱动脉，侵犯腹主动脉及内脏血管者罕见。

②病变呈节段性分布，两病变段之间血管比较正常。

③可分为急性期和慢性期，在急性期为急性动静脉炎和其周围炎，并可波及伴随神经。血管全层有广泛的内皮细胞和成纤维细胞增生，并有淋巴细胞浸润，中性粒细胞浸润较少，还可见巨细胞、血管内皮增生和血栓形成。慢性期管腔内血栓机化，内有新生细小血管再通，含有大量成纤维细胞，并与增生的血管内膜融合粘连。动脉内弹力层显著增厚，动脉各层有广泛的成纤维细胞增生。动脉周围显著纤维化，呈炎症性粘连，使动脉、静脉、神经包裹在一起，形成坚硬的条索，呈周期性发作，具有急、慢性的变化。

④当血管闭塞时会有侧支循环建立，如果代偿不足或血管炎症病变使侧支血管痉挛，即可引起肢体循环障碍，出现发凉、麻木、疼痛、溃疡和坏疽。

2. 中医病因病机　本病多由素体脾气不健、肾阳不足，加受寒邪侵袭而发作。脾气不健、化生不足，则气血亏乏，内不能壮脏腑、外不能濡养四肢。肾阳亏损、不能温煦四末。脾肾阳虚、寒邪侵袭、四肢经脉气血不足而寒凝血瘀发病。

寒邪侵袭致肢体怕冷，温养不足故而麻木、行走无力、跛行。寒客经脉、血凝不畅、经脉不通，不通则痛。四肢气血失于畅通则濡养不足，皮色淡白，皮肤干燥，肌肉萎缩，趾甲错厚、毳毛脱落。若寒邪郁而化热则可红肿；热盛则可肉腐为脓；寒邪盛极，血凝脉闭，则可见肢体失荣枯黑坏疽。久病可致气血双亏而致全身消瘦、无力、倦怠、纳呆、甚至衰竭。

【临床表现】

1. 症状

（1）发凉：患肢发凉、肢冷、自觉凉感，中医认为这是阳气不足，或寒凝血瘀的表现，是早期的常见症状。

（2）疼痛：疼痛是病人最突出的症状，大约有 10% 的患者在开始患病时就有疼痛，其原因为初期血管痉挛，血管壁和周围组织神经末梢感受刺激而产生。当病情进一步发展为动脉闭塞时，则产生更为严重的缺血性疼痛，会出现“间歇性跛行”。中医认为这是由于下肢经脉闭塞不通、瘀滞的表现。如病情继续加重，则动脉缺血更为严重，肢体处于休息状态时疼痛仍不缓解，且以夜间尤甚。病人常抱膝而坐，彻夜不眠；或将肢体下垂，即静息痛。

（3）感觉异常：此为末端神经因缺血而致。患肢（趾、指）可出现发痒、胼胝感、针刺、麻木、灼热、酸胀感等，甚或在足部或小腿有部分感觉丧失区，这是气血虚少或气血瘀滞之表现。

2. 体征

（1）皮肤颜色改变：初发病时患肢末端因缺血皮肤苍白，病情进一步发展足部可呈潮红或

NOTE

紫绀色，接近坏疽或坏疽时呈紫暗色。

（2）游走性血栓性浅静脉炎：约有半数病人早期或整个病程中反复出现此症。具体表现为浅静脉出现发硬、红肿的硬结或条索，伴有压痛，以足部及小腿处多见，大腿偶可出现。病变呈迁移性发作，可单处亦可数处同时发病。

（3）营养障碍：病变部位由于缺血、营养不良而致皮肤干燥、皲裂、脱屑、少汗或无汗，趾背、足背及小腿汗毛脱落，趾（指）甲变厚、变形，生长缓慢，小腿肌肉萎缩，等等。这是由于气血不足肢体失养所致。

（4）动脉搏动减弱或消失：足背动脉及胫后动脉或桡、尺动脉通常触及不到或减弱。

（5）雷诺现象（Raynaud 现象）：病人早期受情绪刺激或受寒冷呈现指（趾）由苍白、潮红继而紫绀的颜色变化。原因为末梢小动脉痉挛所致。

（6）坏疽和溃疡：当肢体脉管阻塞依靠其侧支循环亦难以维持局部营养，或因加温、药物刺激或损伤等，均可诱发局部坏疽或溃疡。

【实验室和物理检查】

1. 超声多普勒（Doppler）肢体血流检查 中小动脉节段样闭塞，内膜粗糙，血管呈闭塞样改变，血流明显减少。近来，激光多普勒血管诊断仪已应用于临床。

2. 免疫球蛋白检测 免疫球蛋白 IgG、IgM、IgA 以及其补体 C_{10}、C_3 改变。体液免疫中外周免疫复合物增高。

3. 动脉造影 可进一步判定阻塞部位及情况、侧支循环情况等，也可以通过核磁动脉成像（MRA）；由体内金属物者不宜做核磁检查，可应用 CT 血管成像（CTA）来检查。

4. 踝肱指数（ABI） 即踝压（踝部胫前或胫后动脉收缩压）与同侧肱压相比，踝肱指数正常 0.9～1.3。

【临床分期】

目前根据病理变化，可分为三期：

第一期（缺血期）：表现为患肢麻木、发凉、怕冷、酸胀、沉重及轻度间歇性跛行、皮肤温度低、皮色苍白、足背动脉或胫后动脉搏动减弱，可有游走性浅静脉炎的表现。此期相当于中医的寒湿凝滞经脉。

第二期（营养障碍期）：此期除麻木、发凉、肢冷、酸胀沉重加重外，间歇性跛行明显，并出现静息痛，以夜间尤甚，皮温下降，皮肤出现紫斑潮红，趾（指）甲变厚，汗毛脱落。足背及胫后动脉消失，腘动脉及股动脉可减弱。此期中医认为是经脉瘀血闭阻所致。

第三期（坏死期）：病人诸症加重，由于严重缺血可出现趾（指）端发黑、干瘪坏死、溃疡、疼痛加剧，抱膝而坐、彻夜不眠，消瘦、贫血可出现中毒感染症状。此期中医认为是热毒炽盛所致。

【诊断与鉴别诊断】

1. 诊断

（1）年龄 45 岁以下青壮年男性，多有吸烟史。

（2）病程长，早期患肢发凉、怕冷、麻木、疼痛、间歇性跛行、静息痛或发生溃疡及坏疽。

（3）患肢皮肤苍白、潮红、紫红或青紫，皮温低。

（4）游走性浅静脉炎表现。

（5）患肢足背动脉、胫后动脉减弱或消失，甚至腘动脉、股动脉搏动减弱或消失。侵犯上肢者，尺动脉、桡动脉搏动减弱或消失。

（6）除外闭塞性动脉硬化症、大动脉炎等疾病。

（7）实验室及其他检查支持。

2. 鉴别诊断

（1）*肢体动脉硬化闭塞症*：①本病年龄45岁以上，男女均可发生。②常伴有高血压、动脉硬化或糖尿病、高脂血症。③发病部分可以是髂动脉等大血管，其次为腘动脉及其他部位动脉血管。④X线检查可见动脉位置处有不规则钙化阴影；CT及MRI可发现主动脉管腔内有粥样斑块及钙化；动脉造影可提示动脉迂曲硬化，管腔内不规则狭窄或阻塞。

（2）*痛风*：本病为一种代谢性疾病，男女均可发病，但其疼痛往往为关节疼痛，血尿酸值升高，肢体无缺血表现，抗痛风药（如秋水仙碱）等治疗有效。还常伴有肾结石、耳垂下结石（痛风结晶析出）。

（3）*糖尿病性坏疽*：具有糖尿病的特征，血糖升高，坏疽疮面常呈湿性。

（4）*红斑肢痛症*：①青壮年，女性多于男性。②常发于手或足部。③表现为肢端皮肤发红、充血、灼痛，遇热加重，或高举患肢侧症状减轻。④患肢皮肤温度高而发红，动脉搏动增强。

（5）*颈肋和前斜角肌综合征*：①青年女性居多。②见上肢发凉、麻木、疼痛，皮肤苍白或青紫，桡动脉搏动减弱或消失。③严重时可发生肢体营养障碍或坏疽。④X线摄片可见颈肋存在，或提拉前斜角肌时症状加重。⑤血栓闭塞性脉管炎大多数先发生在下肢，以后才累及上肢，该点亦可供鉴别。

（6）*动脉栓塞*：①发病急、进展快。②常见血压下降，甚或休克。③并有心脏病、心脏手术、心房纤颤等血栓来源的发病基础，阻塞段面也较高。④肢体5P征：疼痛（pain）、苍白（pallor）、麻痹（paralysis）、感觉异常（paresthesia）、无脉（palsesseness）。

【治疗】

1. 治疗原则　由于本病原因不明，故缺乏根治方法，临床上中西医结合治疗方法的应用疗效确切。

（1）严格戒烟、患肢保暖、防止外伤，避免情绪激动或紧张，适当锻炼。

（2）本病中西医结合方法治疗取得良好评价，其目的主要是建立侧支循环，以改善病变区供血。

（3）西医的原则为扩血管、抗凝、祛聚、对症治疗，或通过手术方法解决和改善侧支循环。

（4）中医治疗原则为温经通络、清热解毒、活血化瘀和补益气血等。

2. 西医治疗

（1）*药物治疗*

①抗凝祛聚：抑制或降低血小板黏附性和聚集性，预防血栓形成。常用药物有阿司匹林、

NOTE

双嘧达莫、低分子肝素、氯吡格雷、沙格雷酯、阿加曲班等。

②溶栓降纤：直接或间接激活纤维蛋白溶解系统，使纤溶酶溶解血栓中的纤维蛋白，达到溶解血栓的目的。溶栓常用药物有尿激酶、链激酶、奥扎格雷钠等，降纤药有蕲蛇酶、降纤酶等。注意根据纤维蛋白及其他凝血指标调整用量。

③扩血管：可以缓解血管痉挛和促进侧支循环的形成。常用药物有丁咯地尔、前列地尔、烟酸占替诺等。

④抗生素：当有坏疽或溃疡时，可根据情况适当选用抗生素。

⑤止痛：疼痛时可以考虑止痛剂。

⑥外用药：红霉素软膏、利凡诺、银离子制剂等。

（2）手术治疗

①腰交感神经节切除术：目的是切除腰交感神经节，出现“失交感效应”，使动脉痉挛迅速缓解，血流量增加，促进侧支循环形成，常能取得近期效果。

②血管重建术：适用于动脉主干节段性闭塞、远侧仍有通畅的动脉通道者。如股－腘远端胫（腓）动脉旁路转流术。

③动脉血栓内膜剥脱术和经皮腔内血管成形术：无法做旁路术时可选择此种手术治疗。

④血管内膜及血栓剥脱术：在缺血极为严重，患肢面临截肢危险时，也可采用本方法，以求肢体能够有血液的供应。

⑤大网膜移植术：其主要的方法是将大网膜铺植于缺血肢体的筋膜下，使筋膜、肌肉和皮下组织之间利用大网膜的血液循环形成一个“生物性旁路再血管化”，同时，远端肢体组织能够获得更多的血液供应。

⑥截肢（趾、指）术：当患者采用多种手段未见明显效果，且发生坏疽、溃疡，符合截肢（趾、指）条件时，予以截肢（趾、指）术。

（3）干细胞移植：外周血或骨髓的干细胞移植到动脉循行处，增加血循环，疗效待评价。

（4）高压氧疗法：目前有条件的医院，进行此疗法取得一定疗效。

3. 辨证治疗

（1）寒凝血脉证

证候：面色暗淡无华，喜暖怕冷，患肢沉重、酸痛、麻木感，小腿抽痛感。常伴有间歇性跛行，趺阳脉搏动减弱或消失，局部皮色苍白，触之冰凉、干燥；苔白腻，舌淡，脉沉细而迟。其他症状并不显著，或伴有迁移性静脉炎。

治法：温经散寒，化瘀通脉。

方药：阳和汤加减。

（2）血瘀脉络证

证候：患肢暗红、紫红或青紫，下垂时更甚，抬高则见苍白，足趾毳毛脱落，皮肤、肌肉萎缩，趾甲变厚，并可有粟粒样黄褐色瘀点反复出现，趺阳脉搏动消失，患肢持久性静息痛，尤以夜间痛甚，患者往往抱膝而坐，或患肢悬垂在床边，不能入睡；苔薄白，舌质红或紫暗，脉沉细而涩。

NOTE

治法：活血化瘀，通络止痛。

方药：桃红四物汤加减。

（3）热毒蕴结证

证候：患肢皮肤暗红而肿，趺阳脉搏动消失，患肢如煮熟之红枣，皮肤上起黄疱，渐变为紫黑色，呈浸润性蔓延，甚则五趾相传，波及足背，肉枯筋痿，色黑而干枯溃破腐烂，疮面肉色不鲜，疼痛异常，如汤泼火烧样，彻夜不得安眠，常须弯膝抱足按摩而坐，并伴有发热，口干，食欲减退，便秘，尿黄赤；舌质红，苔黄腻，脉洪数或细数。

治法：清热解毒，化瘀止痛。

方药：四妙勇安汤加减。

（4）气血两虚证

证候：面容憔悴，萎黄消瘦，神情怠倦，心悸气短，畏寒自汗；患肢肌肉萎缩，皮肤干燥脱屑，趾甲干燥肥厚，坏死组织脱落后疮面生长缓慢，经久不愈，肉芽暗红或淡而不鲜；舌质淡，脉沉细而弱。

治法：补养气血，益气通络。

方药：十全大补丸加减。

（5）肾气虚弱证

证候：精神萎靡不振，面色晦暗无华，上半身热而下半身寒，口淡不渴，头晕腰痛，筋骨痿软，大便不爽，脉沉细无力。

治法：肾阳虚者，温补肾阳；肾阴虚者，滋补肾阴。

方药：肾阳虚者，附桂八味丸加减；肾阴虚者，六味地黄丸加减。

4. 专病专方

（1）口服成药：通塞脉片，脉血康胶囊，脉管复康片、大黄䗪虫丸等。

（2）静脉药物：常用药物脉络宁、川芎嗪、参芎注射液、血栓通注射液、红花黄色素、丹参多酚、灯盏花素注射液等。

5. 针灸疗法　上肢取合谷、内关、曲池；下肢取足三里、血海、三阴交、阳陵泉、复溜为主穴。以昆仑、太溪、委中为配穴。强刺激，留针 15 ~ 20 分钟。

6. 中医外治　外用冲和膏、黄连膏、生肌玉红膏、紫草油等，功效为去腐生肌。局部换药时要注意“蚕食”原则，即换药去腐时要一点一点清理，不可大部清创，否则清理后的局部会再坏死。如果出现浅静脉炎时，可选用金黄膏。

7. 其他疗法　还可用中药离子导入法、按摩等。

第三节　动脉硬化性闭塞症

动脉硬化性闭塞症（arteriosclerosis obliterans，ASO），是一种由于大、中动脉硬化、内膜出现斑块，从而引发动脉狭窄、闭塞而导致肢体慢性缺血改变的周围血管常见疾病。多发生于大、中动脉，临床以下肢慢性缺血性改变为主的全身疾病。男性占绝大多数，年龄大多 45 岁以上，目前该病发病率有上升趋势。该病属中医“脱疽”的范畴。

【病因病理】

1. 西医病因病理　目前本病的病因和发病机制尚未完全清楚。但是高血压、高脂血症、吸烟、糖尿病、肥胖等是其高危因素。其发病机制目前有如下三种学说：①血管内膜损伤及平滑肌细胞增殖学说：这一理论认为高血压、血流动力学改变、血栓形成、激素或化学物质刺激、免疫复合物、细菌病毒、糖尿病及低氧血症等可损伤动脉内膜，继而刺激平滑肌细胞向内膜移行，随后发生增殖。增殖时细胞生长因子释放，导致内膜增厚及细胞外基质和脂质积聚。②脂质浸润学说：脂质增多和代谢紊乱与动脉硬化有十分密切的关系，它导致脂质浸润并在动脉壁沉积而发生动脉狭窄或闭塞。③血流动力学说：血流冲击在动脉分叉部位形成切力，或某些特殊的解剖部位由于切力影响引起血管内皮细胞破坏、脱屑及平滑肌增殖，对动脉壁形成慢性损伤同时还可引起血流分层和淤滞，促使动脉斑块形成，动脉中膜变性或钙化，使腔内继发血栓导致管腔狭窄、闭塞。严重者引发肢端坏死。

2. 中医病因病机　中医学认为，本病与饮食失节、脏腑亏虚、经脉瘀阻有密切关系。经脉闭塞，气血凝滞；脉道以通，气血乃行。饮食膏粱厚味，致油甘肥腻之物大过，久之瘀于脉道，又由于年老体衰、脏腑亏虚，心、脾、肾功能失司而致病。劳倦思虑过度伤于心，而心血耗伤，血脉不畅，则脉道不通渐致脉道闭阻；脾主四肢及运化，脾气虚不得散精，气血难达四末；肾藏精生髓主骨，肾气虚衰，精气不足卫外不固，易受寒湿之邪侵袭，寒凝血瘀而致经脉闭塞。因气血不通和肢体失濡养，故见疼痛、手足发冷、四肢麻木、甚或坏疽等。

【临床表现】

动脉硬化性闭塞症的表现与动脉硬化闭塞的程度、部位和侧支循环的多少有密切关系。

1. 症状　早期的症状主要为肢体发凉、间歇性跛行，可有肢体麻木，沉重无力，酸痛，刺痛及烧灼感，继而出现静息痛。如病变在主髂动脉者，其闭塞位置较高，引起双下肢、双臀、髂、大腿后侧或小腿腓肠肌部位症状，有时伴阳痿；如病变在股腘段动脉时，可有小腿肌群的症状。如果病变闭塞部位在胫前、胫后，则可表现以足部或小腿为主的症状。

2. 体征

（1）*皮肤温度下降*：根据病变闭塞部位的不同，其皮肤温度由大腿股部至足部均可降低，但通常在远端足趾处其皮温明显下降。

（2）*皮肤颜色变化*：初期患肢末端皮色呈苍白，如时间久者因淤血可出现潮红、青紫等。

（3）*肢体失养*：主要表现肌萎缩、皮肤萎缩变薄、骨质疏松、发脱落、趾甲增厚变形、坏疽或溃疡。坏疽以足趾远端为最常见。溃疡多发生于缺血局部压迫后或外伤后，如踝关节突出处等。坏疽按 Fontaine 法分为四期：Ⅰ期：患肢无症状或仅有发凉、麻木等自觉症状，患肢皮温低、皮色苍白，足背和（或）胫后动脉搏动减弱。ABI < 0.9。Ⅱ期：以间歇性跛行为主要症状，分为两级。Ⅱa，跛行距离 > 200m；Ⅱb，跛行距离 < 200m。皮温低，患肢皮肤苍白，小腿肌肉萎缩、肢端干燥脱屑。足背动脉和（或）胫后动脉搏动消失。Ⅲ期：以静息痛为主要症状，患肢持续疼痛，夜间加重，抱膝而坐或肢体下垂，趾（指）腹皮色暗红，可有肢体远端水肿，动脉狭窄广泛、不能代偿。Ⅳ期：症状加重，出现坏死或溃疡。并可出现发热烦躁等全身毒血症症状。

（4）*动脉搏动减弱或消失*：根据闭塞部位，可扪及胫后动脉、足背动脉及腘动脉、股动脉搏动减弱或消失。

【实验室及物理检查】

（1）超声多普勒（Doppler）肢体血流检查：首选的无创检查，可直接显示病变的动脉内膜改变，动脉内显示硬化的斑块，血流减少，狭窄处血流增快。近年来激光多普勒的应用使动脉检查更专业化。

（2）踝－肱压指数（ABI）：即踝压与同侧肱压相比，踝肱指数正常值为 0.9 ~ 1.3。

（3）影像学检查：数字减影（DSA）动脉造影、磁共振血管造影（MRA）、CT 血管成像（CTA）检查能提供周围血管的解剖形态、侧支情况、腔内斑块等相关情况，因而更加有助于直接做出病情判断。

（4）一般检查：包括心电图、心功能及眼底检查，以及血脂、血糖检查。通过一般检查可判定患者的动脉硬化和高脂血症的情况，以及是否患有糖尿病等。

【诊断与鉴别诊断】

1. 诊断要点

（1）发病年龄 45 岁以上，男性多见，常伴有高血压病、冠心病、糖尿病或脑血管硬化疾病等，并有下肢动脉硬化闭塞症的临床表现。

（2）可有眼底动脉硬化，血胆固醇、甘油三酯、β－脂蛋白增高。

（3）X 线可有高血压心脏病改变及动脉钙化斑点。

（4）踝肱指数（ABI）< 0.9。

（5）肢体超声多普勒肢体血流检查提示动脉内管腔狭窄或闭塞，动脉腔内有硬化斑块形成。

（6）核磁共振血管造影（MRA）或数字减影（DSA）下动脉造影直观地显示动脉闭塞改变。

（7）肢体远端缺血改变，如皮肤色苍白、潮红，皮温降低；足背及胫后动脉搏动减弱或消失等。

2. 鉴别诊断

（1）血栓闭塞性脉管炎：①发病年龄多见青壮年，一般 45 岁以下。②一般不伴有冠心病、高血压、高脂血症、糖尿病和其他动脉病变。③受累血管为中、小动静脉。④可见游走性浅静脉炎表现。⑤受累动脉无钙化改变，且在动脉造影中呈节段性闭塞，病变段的近、远侧血管壁光滑。

（2）大动脉炎：①好发年龄多为 10 ~ 20 岁，女性多见。②病变主要累及主动脉弓头臂动脉起始部，其次是腹主动脉和主要分支，髂、股动脉闭塞或狭窄少见。③起病缓慢，多伴风湿病症状。④免疫功能相关指标异常，或有血沉、抗“O”等实验室检查异常。

【治疗】

1. 治疗原则　药物治疗原则是调血脂、改善血压、改善血液高凝状态、促进侧支循环形成。手术原则是建立旁路血流、动脉内膜剥脱和截肢术。随着现代科技发展，腔内血管技术应用于临床，动脉球囊扩张术、支架置入等已经越来越被人们认可。中医理论认为全身是一个有机的整体，整体治疗和辨证论治是中医治疗本病的主导思想，具体治法则以温经通脉、活血化

NOTE

瘀、清热解毒、清热利湿和补肾健脾为主。目前，随着中西医结合治疗的广泛开展，在西医手术、药物、介入等手段治疗下合理选择和辨证使用中药与其他中医疗法是目前较为理想的治疗方法。

2. 西医治疗

（1）非手术治疗

①降血脂：他汀类、脂必泰等降血脂药物可以控制血脂，调整病人的血脂代谢。

②扩张血管：用丁咯地尔、盐酸占替诺、前列地尔（PGE1）注射液或口服贝前列素钠、丁咯地尔、占替诺等药物可以扩张血管、改善微循环。

③抗血小板抗凝祛聚：包括阿司匹林、双嘧达莫、注射剂肝素、阿加曲班等。近年来，5- 羟色胺拮抗剂沙格雷酯、氯吡格雷等，也应用于临床。

④降纤溶栓：降纤酶、蕲蛇酶、尿激酶等可以降纤、溶栓以改善肢体供血。近年来凝血酶抑制剂阿加曲班也可用于本病的治疗。

⑤其他：如对症应用抗生素、补充体液、外用药物等。

（2）手术疗法

①经皮腔内血管成形术（percutaneous transluminal angioplasty，PTA）：适用于单处或多处短段狭窄者。其原理是在管腔内应用球囊导管的球囊张力扩大病变管腔以恢复血流，如有可能与血管内支架合用则可提高其远期通畅率。

②动脉旁路转流术：根据病变不同的部位，以人工血管及自身大隐静脉于闭塞段的远、近端做搭桥转流，可选择术式有主 – 髂或主 – 股动脉旁路术、腋腹动脉旁路术、双侧股动脉旁路术、股 – 腘（胫）动脉旁路术。

③动脉内膜剥膜术：主要适用于短段的主 – 髂动脉闭塞，可直接剥除病变部位动脉增厚的内膜、斑块和血栓。

④截肢术：局部坏疽时可行截肢术。

⑤腰交感神经节切除术：可先试行腰交感神经节阻滞确定是否有血管痉挛因素再行手术，目的是解除血管痉挛、建立侧支循环。

3. 辨证治疗

（1）寒凝血脉证

证候：肢体肢端发凉、冰冷，肤色苍白、肢体疼痛；舌苔白，舌质淡，脉沉迟或弦细。

治法：温经散寒，活血化瘀。

方药：阳和汤加减。

（2）血瘀脉络证

证候：肢体发凉麻木，瘀痛，夜间静息疼痛，病位瘀点或瘀斑，皮色潮红或紫红色；舌有瘀点、瘀斑，或舌质红绛、紫暗，脉弦涩或沉细。

治法：活血化瘀，通络止痛。

方药：桃红四物汤加减。

（3）热毒蕴结证

证候：肢体坏疽或呈干性或伴脓出，局部红肿疼痛，伴瘀点瘀斑，可有发热，恶寒，严重者神志失常；舌质红绛，舌苔初白腻、黄腻，久之黄燥或黑苔，脉滑数、弦数或洪数。

治法：清热解毒，利湿通络。

方药：四妙勇安汤加减。

（4）脾肾阳虚证

证候：年老体弱，全身怕冷，肢体发凉，肌肉枯萎，神疲乏力，足跟及腰疼痛，阳痿，性事减退，食少纳呆，膀胱胀满；舌质淡，苔白，脉沉细。

治法：补肾健脾，益气活血。

方法：八珍汤合左归丸或右归丸加减。

4. 中医外治

（1）未溃者：可用当归、桑枝、威灵仙、苏木等适量活血化瘀通络之药物水煎熏洗，注意水温不要太高（40℃以下）。

（2）已溃者：可外用生肌玉红膏、紫草油、冲和膏、黄连膏、龙珠软膏等，以达祛腐生肌之功效。

5. 针灸疗法　针刺肩髃、合谷、曲池、足三里、阳陵泉、三阴交等穴位，可同时使用电疗针。还可给予曲池、内关、外关、足三里或三阴交等穴位注射丹参注射液等。

6. 专病专方　口服中成药有脉血康、通塞脉片、脉管复康片等，静脉用药参芎注射液、脉络宁、苦碟子、川芎嗪注射液、红花黄色素、灯盏花注射液、丹参多酚注射液等。

7. 其他疗法　中频离子导入法、穴位注射、埋线等治疗方法。

第四节　下肢深静脉血栓形成

下肢深静脉血栓形成（lower extremity deep vein thrombosis，LDVT）是指血液在髂静脉及以远的管腔内不正常凝结，阻塞静脉腔，导致下肢静脉回流障碍。由于解剖学的关系以左下肢发病为多。本病相当于中医“股肿”的范畴。

【病因病理】

1. 西医病因病理　1846 年，威尔啸（Virchow）提出了静脉血栓形成三大因素，即静脉损伤、血流缓慢和血液高凝状态。

（1）血管损伤：手术、外伤、骨折、化学药物等一些因素可以直接导致血管壁损伤，当静脉损伤时内膜下层及胶原裸露，使静脉壁电荷改变，易致血小板黏附；创伤时内皮细胞功能损害，可释放生物活性物质，启动内源性凝血系统，易于形成血栓；这样血小板由于静脉壁电荷改变缘故或由于内皮细胞损害时的凝血系统启动而黏附、聚集形成血栓。

（2）血流缓慢：久病卧床、手术中生理性反应、术后肢体制动、久坐状态或血管受压狭窄等情况均可引起肢体血流缓慢。由于血流缓慢导致其在瓣膜窦内形成涡流，瓣膜局部缺氧，引起白细胞黏附因子表达，白细胞黏附促成血栓形成。另外，血液正常的轴流受破坏，使血小板和白细胞向血管壁边流动，增加了血小板和白细胞的聚集及黏附机会而形成血栓。

（3）血液高凝：妊娠、产后、长期服用避孕药、肿瘤组织裂解产物、大面积烧伤等因素均

NOTE

可使血液呈高凝状态。此时，血小板数增高，凝血因子含量增加而抗凝血因子活性降低而形成血栓。

（4）血栓形态：典型的血栓包括头、颈、尾三部分。头为白血栓（包括纤维素、成层的血小板和白细胞，极少的红细胞）；颈为混合血栓（白血栓和红血栓混合体）；尾部为红血栓（血小板和白细胞散在分布于红细胞和纤维素的网状块内）。

（5）血栓转归：血栓可向远、近端滋长和蔓延。其后可在纤维蛋白原溶解酶的作用下，血栓可溶解消散，有时裂解的小栓子会随血入肺，引发肺栓塞。当血栓形成后不能完全溶解和消散时，在静脉内可形成裂隙称不完全再通。同时静脉瓣膜可受到破坏，引发倒流性疾病，继发下肢深静脉瓣膜功能不全。

2. 中医病因病机　中医学认为，久卧、久坐、产后伤气、手术外伤等均可造成气血运行不畅，“气为血帅”，气不畅则血行缓慢，以致瘀血阻于脉道，脉络滞塞不通，营血回流受阻，水津外溢，流注下肢而发病。也可由于气虚血瘀，寒湿之邪侵袭致血行不畅，瘀而发病。瘀而滞塞不通则痛，水津外溢则现股肿，瘀久化热而致患肢皮肤郁热，气虚不能统摄脉络，故可见表浅脉络怒张。

【临床表现】

根据血栓发生部位分成以下三种类型。

1. 中央型　发生于髂股静脉部位的血栓形成。

（1）症状：患肢沉重，胀痛或酸痛，可有股三角区疼痛。往往在初期时由于病情轻、症状不明显所以未加注意，所以往往被忽略或发现晚。

（2）体征：起病急，全下肢肿胀明显，患侧髂窝股三角区有疼痛和压痛；胫前可有压陷痕，患侧浅静脉怒张，可伴发热，肢体皮肤温度可增高。左侧多于右侧。

2. 周围型　股腘静脉以及小腿端深静脉处血栓形成。

（1）症状：大腿或小腿肿痛，沉重，酸胀发生在小腿深静脉者疼痛明显，不能踏平行走。

（2）体征：股静脉为主的大腿肿胀，但程度不是很重，皮温一般升高不明显，皮肤颜色正常或稍红。局限于小腿深静脉者，小腿剧痛，不能行走，行走则疼痛加重，往往呈跛行，腓肠肌压痛明显，Homans 征阳性（即仰卧时，双下肢伸直，将踝关节过度背屈，会引发腓肠肌紧张性疼痛）。

3. 混合型　全下肢深静脉血栓形成。

（1）症状：全下肢沉重、酸胀、疼痛、股三角及腘窝和小腿肌肉疼痛。

（2）体征：下肢肿胀，股三角、腘窝、腓肠肌处压痛明显。如果体温升高和脉率加速不明显，皮肤颜色变化不显著者称股白肿。如果病情严重，肢体肿胀明显，影响了动脉供血时，则足背及胫后动脉搏动减弱或消失；肢体皮肤青紫，皮温升高，称股青肿。后者可发生肢体坏疽。

4. 并发症及后遗症

（1）并发症：下肢深静脉血栓形成可向其远近端蔓延，进一步加重回流障碍。如血栓波及下腔静脉则可引发双侧下肢回流障碍。血栓脱落，随血流回流至肺动脉处，可引发肺栓塞，因肺栓塞可致死。

NOTE

（2）后遗症：下肢静脉血栓形成后，可破坏静脉瓣膜，而遗留下深静脉瓣膜功能不全的综合征。本病早期管腔闭塞，而中期可出现部分再通，后期可全部再通，也可再次形成血栓。

【实验室及物理检查】

（1）超声多普勒（Doppler）检查：尤其双功彩色多普勒超声可从影像、声音来对下肢深静脉血栓形成进行诊断，可看到管腔内血栓回声、管径大小、形态、血流情况、静脉最大流出率等，是首选的无创检查。

（2）放射性核素检查（ECT）：一种非创伤性检查，从下肢固定位置扫描，观察放射量有无骤然增加现象，来判断有无血栓形成，尤其对判断肺栓塞更有优势。

（3）下肢静脉顺行造影检查：虽然是一种创伤性检查方法，但能使静脉直接显像，可以了解深静脉系统的通畅性、阻塞程度、变异以及静脉瓣膜的形态和功能。根据需要可选用。

（4）凝血系列指标检查：包括出凝血时间、凝血酶原时间及纤维蛋白原、D-二聚体等测定。D-二聚体阳性对本病诊断有重要意义。

（5）胸片：对于肺栓塞有诊断意义，如可疑可进一步行肺部CT检查。

【诊断与鉴别诊断】

1. 诊断要点

（1）发病急骤，患肢胀痛，股三角区或小腿有明显压痛，Homans征可呈阳性。

（2）患肢广泛性肿胀，可有广泛性浅静脉怒张。

（3）患肢皮肤可呈暗红色、温度升高。

（4）慢性期具有下肢回流障碍和静脉逆流征，即活动后肢体凹陷性肿胀，浅静脉怒张或曲张，出现营养障碍表现、色素沉着、淤积性皮炎、溃疡等。

（5）多普勒肢体血流检查或静脉造影显现静脉回流障碍及静脉血栓。

（6）排除动脉栓塞、淋巴管炎、盆腔肿瘤、淋巴水肿、肾病性、心源性水肿等疾病。

2. 鉴别诊断

（1）心源性水肿：①具有心衰征象或肺心病史；②心源水肿呈双侧表现。

（2）淋巴水肿：①有感染、手术、外伤、肿瘤等疾病史；②发病多自足踝部向上逐渐发展；③皮肤增厚，毛孔变粗、指压凹陷不明显。

【治疗】

1. 治疗原则　血液高凝、血流缓慢和血管损伤是本病的原因，所以抗凝、祛聚和溶栓是治疗本病的三大原则。中医主要以活血化瘀、清热利湿、扶正益气为主要治则。随着中西医结合事业的发展，中、西医两种治疗方法有机结合，取长补短，疗效显著。中药治疗对于消除肿胀、缓解疼痛、促进侧支循环建立、改善肢体血运情况等有较好的作用。治疗效果取决于能否正确地早期治疗。

2. 西医治疗

（1）非手术疗法

①一般处理：卧床，抬高患肢，适当活动，离床活动应着弹力袜或弹力绷带保护患肢。

②溶栓疗法：病程不超过72小时的患者，可给予尿激酶（UK）静脉滴注。但要根据纤维蛋白原测定和优球蛋白溶解时间测定来调整用药量。此外，还可用链激酶（SK）等溶栓药物。

③抗凝疗法：是治疗本病的一种重要方法。常用药物有肝素和华法林（香豆素衍化物类）。肝素的给药途径采用静脉和皮下或肌肉注射。以上药物应用时，注意个体差异，必须进行凝血指标监测。近年来新药利伐沙班应用于临床。

④祛聚疗法：常用的药物有阿司匹林，双嘧达莫（潘生丁）等，作用为稀释血液，降低血液黏稠度，防止血小板凝聚。

⑤祛纤疗法：目的在于祛纤、降低血黏度。常用的有蕲蛇酶、降纤酶、巴曲酶等，药物作用肯定。

⑥改善静脉回流：马栗种子提取物、地奥司明、羟苯磺酸钙药可以改善肢体水肿。

（2）手术疗法

①主要采取 Fogarty 导管取栓术，髂股静脉血栓形成，病程不超过 48 小时者；或出现股青肿时，应选择手术疗法。其方法为将 Fogarty 导管由一侧大隐静脉分支插入至下腔静脉后，充气囊阻断静脉回流，由患肢股静脉再插入另一 Fogarty 导管达血栓近侧后充盈第二导管气囊，缓缓回拉带出血栓，再拉出第一根导管，使血流恢复。术后要辅用抗凝、祛聚疗法。

②如影响肢体缺血时，紧急情况也可切开取栓。

（3）下腔静脉滤器植入术：对于已有肺栓塞发生史、血栓头端已经延伸至下腔静脉或置管操作可能造成血栓脱落者，应考虑放置下腔静脉滤器，防止肺栓塞的发生。

3. 辨证治疗

（1）湿热蕴阻、气滞血瘀证

证候：患肢肿胀，皮色苍白或紫绀，扪之灼热，腿胯部或小腿部疼痛，固定不移，发热；舌质紫暗或略红，舌有瘀斑，苔腻，脉数。

治法：理气活血，清热利湿。

方药：桃红四物汤和萆薢渗湿汤加减。

（2）气虚血瘀、湿邪阻络证

证候：患肢肿胀久不消退，沉重麻木，皮色发紫，或皮色苍白，青筋露出，按之不硬，无明显凹陷；舌淡有齿痕，苔薄白，脉沉涩。

治法：益气化瘀，利湿通络。

方药：补阳还五汤和五皮饮加减。

4. 专病专方　中成药可选用具有活血化瘀作用的一类药物，如血府逐瘀丸、脉血康、通塞脉片、脉管复康片、大黄䗪虫丸等。针剂有脉络宁、苦碟子注射液、棓丙酯、川芎嗪注射液、红花黄色素、丹参多酚酸盐、灯盏花注射液等。

5. 熏洗疗法　中、后期时可选用活血化瘀消肿之透骨草、当归、姜黄、红花、苏木、土茯苓等中药熏洗。

第五节　单纯性下肢静脉曲张

NOTE

下肢静脉曲张（lower extremity varicose veins，LVV）指下肢大隐或小隐静脉系统处于过伸态，以蜿蜒、迂曲为主要病变的一类疾病。在长期站立或负重人群中发病较高，如营业员、教师、体力工作者等。临床上以大隐静脉系统发病为主，临床特点为下肢沉重感、酸胀疼痛感、肢体可见曲张突出的静脉团、后期足靴区色素沉着、溃疡。患者往往有遗传史和寒冻史。中医文献中描述的“筋瘤”相当于本病。

【病因病理】

1. 西医病因病理　本病病因主要是先天性浅静脉壁薄弱或瓣膜关闭不全，以及静脉内压力持久升高导致静脉扩张。往往患者静脉壁中层肌纤维、胶原纤维及弹性纤维缺乏，致静脉壁强度减弱，以至管腔扩大，加上瓣膜的膜缺损，出现血液反流，静脉迂曲扩张。其诱因常见为习惯性便秘、重体力劳动、慢性咳嗽等。需要特别指出的是寒冷的因素是重要的诱因之一。

本病病理：小腿肌肉收缩时，血流动力学发生改变，由于保护血液单向流动的静脉瓣膜遭到破坏，深静脉血液逆流入浅静脉，此时浅静脉缺乏肌肉筋膜支持，仅为皮下疏松结缔组织包绕，再加上静脉壁薄弱，因此导致静脉增长、变粗、曲张，进一步导致静脉血淤积，渗透活性的粒子，尤其是纤维蛋白原的漏出、5-羟色胺及儿茶酚胺等增多，阻碍了毛细血管与周围正常组织间氧气与养分的交换，于是在皮肤和皮下组织出现了营养不良性变化。

2. 中医病因病机　中医学认为，本病多因经久负重，或妇女多产，或先天禀赋不耐、筋脉薄弱、外来损伤、寒湿侵犯，以致经脉不和，气血运行不畅，血瘀脉中，阻滞经脉循行，脉络扩张充盈，日久交错盘曲而成。又瘀久化生湿热，流注于下肢经络，致皮肤色素沉着、复因搔抓、虫咬等诱发，则溃而成疮，日久难愈。

【临床表现】

（1）患肢浅静脉隆起，扩张，迂曲，状如蚯蚓，甚者成大团块，站立时明显，卧位时曲张静脉空虚不明显；严重者，可于静脉迂曲处触及“静脉结石”。

（2）患肢可有沉重感，酸胀感，时有疼痛。尤其当患者行走久之，由于血液倒流而致静脉淤积加重，回流受影响而出现诸症状。

（3）部分患者患肢小腿下段、足踝部或足背部肿胀，并可有压陷痕。

（4）皮肤营养变化：病久者可出现皮肤色素沉着（多在足靴区），湿疹样皮炎和溃疡形成。

（5）血栓性浅静脉炎：由于血液淤积，缓慢，部分患者在曲张静脉处形成血栓而出现局部条索状红肿，并有压痛。

（6）下肢静脉功能试验：有以下几种：

①深静脉通畅试验（Perthes 试验）：用来测定深静脉回流情况。站立时，用止血带结扎大腿根部以阻断大隐静脉回流，此时嘱患者快速踢腿十余次，若深静脉通畅，由于小腿肌肉运动而使静脉血经深静脉回流，此时曲张之浅静脉空虚而萎陷。否则会出现肢体沉重、曲张静脉更突出等。

②大隐静脉瓣膜功能试验（Brodie–Trendelenburg 试验）：仰卧，抬高下肢，将曲张静脉内血液排空，用止血带缠缚于腹股沟下方（阻断浅在的大隐静脉隐股静脉瓣膜），以拇指压迫腘窝小隐静脉入口处（阻断小隐静脉），嘱患者站立，放开止血带（不松拇指）时，曲张静脉顿时充盈，则表示大隐静脉瓣膜关闭不全；如只放开拇指（不松止血带）时，曲张静脉顿时充盈，说明小隐静脉瓣膜功能不全；如两者都不松，此时曲张静脉顿时充盈，说明深浅静脉交通支瓣膜功能不全。

NOTE

③交通静脉瓣膜功能试验（Pratt 试验）：仰卧，抬高患肢，在大腿根部缠缚止血带以阻断大隐静脉，先从足趾向上至腘窝逐次缠缚第一根弹力绷带，再自大腿根部止血带向下，缠缚第二根弹力绷带，此时患者应站立，一边自止血带向下缠第二根弹力绷带，一边向下放开第一根弹力绷带，二根弹力绷带间任何一处出现曲张静脉，即意味着此处有功能不全的交通支静脉。

【实验室及物理检查】

1. 静脉造影 通过静脉造影可以显示深静脉瓣膜功能及隐股静脉瓣膜功能和深浅静脉交通支、静脉曲张的走行，同时对手术起到良好的指导作用。

2. 超声多普勒（Doppler）血管超声 检查浅静脉迂曲程度、隐股静脉瓣膜和深静脉瓣膜及通畅情况。

【诊断与鉴别诊断】

1. 诊断要点

（1）家族史或长期站立、寒冷刺激等病史。

（2）肢体有曲张的或呈团块样静脉。

（3）足靴区可出现营养不良情况，如色素沉着、溃疡等。

（4）大隐静脉瓣膜功能试验，深静脉通畅试验及深浅静脉交通支试验提示大隐静脉或小隐静脉瓣膜功能不全、并可有交通支瓣膜功能不全。

2. 鉴别诊断

（1）先天性静脉畸形骨肥大综合征（Klippel–Trenaunay Syndrome,KTS）：①肢体增长、增粗、皮肤血管瘤三联征；②下肢静脉造影或多普勒超声证实下肢深静脉畸形或部分缺如。

（2）原发性下肢深静脉瓣膜功能不全：①多普勒超声血流图提示深静脉瓣膜功能不全，有倒流；②下肢静脉造影可见深静脉回流影像；③可有下肢肿胀，特别是久立或久行后加重。

【治疗】

1. 治疗原则 单纯性下肢静脉曲张的根治方法是手术治疗。中医药对下肢静脉曲张引发的疼痛、肿胀、溃疡、淤积性皮炎等有较显著的疗效。目前，中西医结合对下肢静脉曲张及其并发症的治疗更加系统化，并取得了显著的成绩。

2. 西医治疗

（1）一般措施：防止腹内压增加，站立时加穿弹力袜保护，以减轻对浅静脉血管的压力同时保护浅静脉过度伸张。

（2）手术治疗：当患者排除深静脉不通畅、深静脉瓣膜功能不全及其他可能疾病外，排除年老体弱和手术耐受力很差者，均可考虑手术治疗。术式选择大隐静脉高位结扎剥脱术。已有足靴区溃疡者，根据造影决定是否结扎交通支。近年来，激光、射频及旋切等方法已应用于临床。

（3）硬化剂注射和压迫疗法：本方法适用于少量、局限的病变及手术的辅助治疗，处理残留的曲张静脉。其治疗原理是注射硬化剂并通过压迫使静脉达到闭塞的目的。

（4）并发症处理

①血栓性浅静脉炎：可给予局部外用肝素钠乳膏或局部热敷治疗，抗生素对感染性静脉炎有效。

②溃疡形成：局部湿敷如利凡诺（依沙吖啶）等外用药物。如面积大也可考虑清创后

植皮。

③曲张静脉破裂出血：抬高患肢和加压包扎后即可止血，无需特殊用药。

（5）改善静脉回流消肿：地奥司明、羟苯磺酸钙等药可以改善肢体水肿。

3. 辨证治疗

（1）气血瘀滞证

证候：患肢小腿沉重，遇寒湿加重，酸痛或胀痛，久立久坐后加重。患肢显见脉道迂曲或扭曲成团，或局部结硬、条状索带，小腿下部皮肤颜色紫褐灰暗，瘾疹；可伴烦躁易怒或神志抑郁，叹息脘闷；舌质淡紫或瘀斑瘀点，苔白，脉弦细或沉涩。

治法：行气活血，祛瘀除滞。

方药：柴胡疏肝散加减。

（2）湿热瘀阻证

证候：患肢瘀肿，色灰紫暗，漫及小腿全部，青筋隐现，紫红色条索或肿硬区。小腿溢有污液或附有糜苔，小腿前或侧方瘀肿溃烂，疮口色暗，肉腐失新；伴烦躁不安，发热口渴，尿赤，便干；舌质暗红或紫，伴瘀斑瘀点，苔黄或白，脉滑数或弦数。

治法：清热利湿，活血祛瘀。

方药：萆薢渗湿汤合大黄䗪虫丸加减。

4. 专病专方 口服常用药有马栗种子提取物等植物药，其作用为改变静脉的血液流变学，增强静脉回流，同时恢复静脉功能，并可以消除水肿；对于瘀积者常用的针剂有七叶皂苷钠和川芎嗪注射液、棓丙酯等。

5. 中医外治

（1）熏洗疗法：合并湿疹或溃疡时可选用本法。常用药物有蛇床子、地肤子、白鲜皮、苦参、大黄、赤芍、黄柏、苍术等。

（2）敷药疗法：血栓性浅静脉炎患者可外用金黄膏；溃疡者可应用珍珠散、白玉膏、生肌散、生肌玉红膏、紫草油等；并发湿疹者外用青黛散。

NOTE

附　录

附录一　外科常用诊疗技术

第一节　穿刺技术

穿刺是外科临床工作中一种常用的操作技术，既可用于疾病诊断，又可用于疾病的治疗，或二者兼之。随着放射线、超声波等影像学技术的发展，可将病灶准确定位，加上穿刺器械的改进，穿刺技术无论在应用范围上还是解决临床问题的深度上，都得到了很大的发展。现将外科临床常用的穿刺技术介绍如下：

一、体表肿物穿刺活检术

1. 适应证

（1）体表肿大的淋巴结。

（2）体表肿块（腹壁、甲状腺、乳腺）。

2. 禁忌证

（1）穿刺部位有感染者。

（2）凝血功能障碍者。

3. 操作要点

（1）常规术野皮肤消毒，不麻醉。

（2）左手固定肿物，右手持针，垂直刺入肿物。

（3）在保持负压下，穿刺针向不同方向来回抽吸。

（4）将抽吸物推至玻片上，送检。

二、锁骨下静脉穿刺插管术

1. 适应证

（1）需长期静脉输液者，如静脉高营养（TPN）等。

（2）测定中心静脉压（CVP）、肺动脉插管、心血管造影等。

（3）急救时快速建立静脉通路。

2. 禁忌证

（1）穿刺部位有感染者。

NOTE

（2）凝血功能障碍者。

（3）躁动不安无法约束者。

（4）严重肺气肿患者或不能取肩高头低位的呼吸急促者。

3. 操作要点

（1）患者取仰卧位，穿刺侧肩下垫枕，头转向穿刺对侧。

（2）穿刺部位：锁骨中点内侧 1～2cm 处的锁骨下缘，一般多选用右侧。

（3）常规术野皮肤消毒，局部麻醉。

（4）穿刺时针尖指向头部方向，与胸骨纵轴约呈 45°，与胸壁呈 15°，以恰能穿过锁骨与第一肋骨的间隙为准（图附 1–1）。

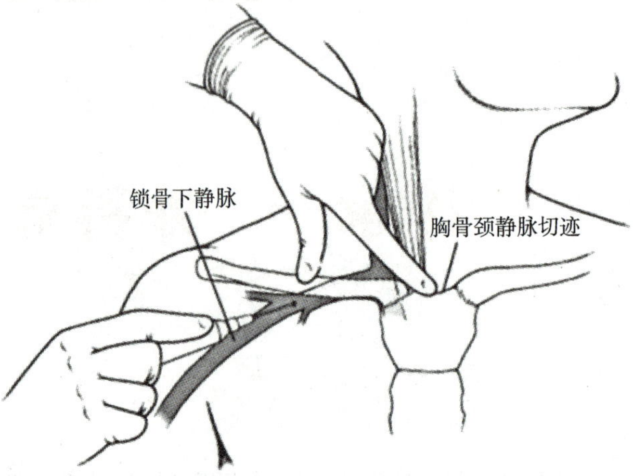

图附 1–1　锁骨下静脉穿刺术

（5）缓慢进针，刺入静脉见有回血后还可将针略推进少许，固定。

（6）插入导丝，退出穿刺针，扩张后放入穿刺管约 14.5cm，固定。

（7）接上输液管，液体进入顺利，将液体放低至穿刺管平面下，见有回血即表示穿刺置管成功。

4. 注意事项

（1）应准确掌握穿刺点、穿刺方法与深度，防止发生血气胸、血肿、空气栓塞等并发症。

（2）严格无菌操作，防止感染。

（3）尽量选用右侧进行穿刺，减少并发症。

（4）各导管连接应牢固，避免连接处脱落，防止空气栓塞或出血。

（5）每天输完液后应用肝素生理盐水冲洗导管，防止导管内凝血、阻塞。

（6）穿刺部位定期换药。

三、颈内静脉穿刺插管术

1. 适应证　同锁骨下静脉穿刺插管术。

2. 禁忌证

（1）穿刺部位有感染者。

（2）凝血功能障碍者。

（3）躁动不安无法约束者。

3. 操作要点

（1）患者取头低肩高位或平卧位（肩下垫枕），头转向穿刺对侧。

（2）穿刺部位：胸锁乳突肌锁骨头外侧缘与锁骨上缘所形成的夹角，一般多选用右侧。

（3）其余步骤同锁骨下静脉穿刺插管术。

四、股动脉穿刺插管术

1. 适应证

（1）危重病人急需采血做检查，如血气分析。

（2）选择性动脉造影，如冠状动脉、肾动脉、下肢动脉等。

（3）重度休克急救时快速输注液体，如血液、血代品等以补充循环血量。

（4）经动脉注射抗癌药物进行区域性化疗。

2. 禁忌证

（1）穿刺部位有感染者。

（2）凝血功能障碍者。

3. 操作要点

（1）患者取仰卧位，穿刺侧下肢稍屈曲外展。

（2）穿刺部位：腹股沟韧带下约 2cm，股动脉搏动最明显处（图附 1–2）。

（3）常规术野皮肤消毒，局部麻醉。

（4）穿刺时左手中指与食指固定股动脉，将穿刺针与股动脉呈 45°刺入，见有鲜血射入注射器即表示已刺入动脉。插入导丝，拔除穿刺针，在电视监视下按要求放好导管，固定。

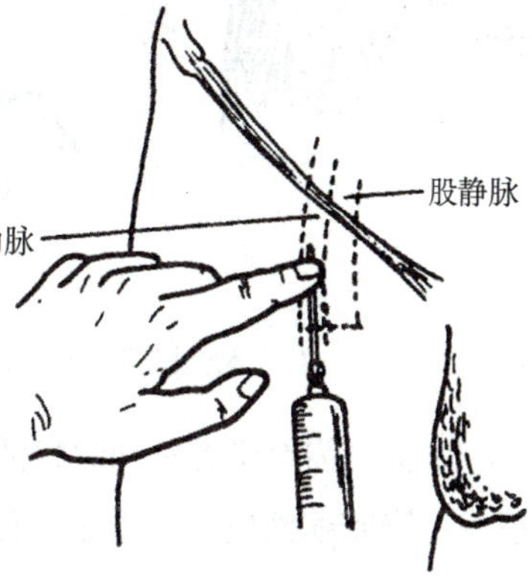

图附 1–2　股动脉穿刺术

4. 注意事项

（1）严格无菌操作，防止感染。

（2）避免穿刺过深或误入静脉，造成动静脉瘘。

（3）拔除穿刺针（或导管）后，局部用力压迫 5～10 分钟，检查穿刺部位无出血后加压包扎，并卧床休息 24 小时，密切监测生命体征。

（4）术后常规使用抗菌药物，预防感染。

五、胸腔穿刺术

1. 适应证

（1）自发性气胸或外伤所致的气胸（肺组织压迫 30% 以上或张力性气胸）。

（2）抽液明确病理诊断。

（3）渗出性胸膜炎积液久不吸收，或其他原因所引起的胸腔积液，且有压迫症状。

（4）开胸术后引流管已拔除，有胸腔积液者。

（5）急性脓胸。

2. 禁忌证

（1）严重的肺气肿及广泛的肺大疱者。

（2）凝血功能障碍者。

（3）不能耐受手操作及局部皮肤软组织感染。

NOTE

3. 操作要点

（1）穿刺部位：胸腔排气穿刺点在锁骨中线第 2 肋间，患者取半卧位或坐位；胸腔排液穿刺点一般在腋前线或腋中线根据 X 线提示或第 7、第 8 或第 9 肋间，患者取半卧位或坐位，将患侧上肢抬起。

（2）常规术野皮肤消毒，局部麻醉。

（3）穿刺时用左手中指与食指固定穿刺处皮肤，右手将针座上套有橡皮管和附有钳子的穿刺针沿肋骨上缘慢慢刺入，当穿过胸膜时可感觉到落空感，然后接上注射器，放开钳子即可抽液（气）（图附 1–3）。

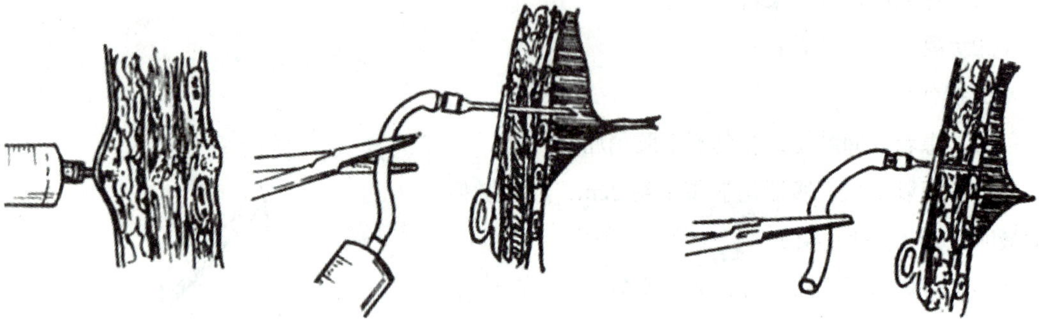

（1）　　　　（2）　　　　（3）

图附 1–3　胸腔穿刺术

（1）胸壁浸润麻醉　（2）穿刺针插入胸膜腔抽液　（3）钳夹胶管防止空气进入

（4）抽气需至患者感到症状消失或抽吸时呈负压为止。抽液速度不宜过快，如为包裹性积液或术后胸腔积液应抽净为止，首次抽液不超过 600mL，以后每次抽液不超过 1000mL；诊断性穿刺抽吸 50 ~ 100mL 即可。若为脓胸，每次尽量抽尽。

4. 注意事项

（1）严格无菌操作，防止感染。

（2）穿刺过程中如发现病人出现胸膜反应如头晕、面色苍白、出汗、心悸、胸痛、咳嗽、呼吸困难等，应立即停止抽液，并对症处理。

（3）每次抽液应准确记录抽吸液量、颜色、性状、气味，并留取标本送常规检查、细菌培养，若欲检查癌细胞则至少留取 50 ~ 100mL 并立即送病理检查，以免细胞自溶。

（4）须向胸腔内注入药物时，抽液后接上备好的盛有药液的注射器，回抽胸液少许与药液混合，再行注入，以确保注入胸腔内。

（5）术后常规使用抗菌药物，预防感染。

（6）穿刺后卧床休息并密切监测生命体征，必要时做 X 线检查。

六、心包穿刺术

1. 适应证

（1）大量心包积液有心包填塞症状者。

（2）心包炎伴积液需抽液检查明确诊断者。

（3）创伤性心包积血有填塞症状者。

NOTE

2. 禁忌证

（1）慢性缩窄性心包炎。

（2）尚未肯定有无心包积液者。

（3）风湿性心包炎伴有积液时，即使渗出较多，亦不需抽液（一般用激素治疗后能自行吸收）。

3. 操作要点

（1）穿刺部位：①胸骨下穿刺：剑突左下 2cm 肋弓下进针；②心前区穿刺：左侧第 5 或第 6 肋间隙、心浊音界内侧进针。

（2）常规术野皮肤消毒，局部麻醉。

4. 注意事项

（1）严格无菌操作，防止感染。

（2）进针速度应慢，边进边吸，若针尖有触及心脏感或抽出为鲜血者，应立即拔针。

（3）抽液过程中应注意随时夹闭胶管，以免空气进入心包内。抽液速度宜缓慢，首次抽液量以 100mL 左右为妥，以后每次抽液 300 ~ 500mL，以免抽液过多导致心脏急性扩张。

（4）手术过程中应经常询问并观察病人的情况，及早发现异常，及早处理。

（5）术后常规使用抗菌药物，预防感染。

（6）穿刺后卧床休息并密切监测生命体征。

（7）由于不小心穿破右心室的危险性较穿破左心室的小，所以一般选择心前区心包穿刺术。穿刺化脓性心包炎时，为避免造成胸腔感染，宜采用胸骨下心包穿刺。

七、腹腔穿刺术

1. 适应证

（1）抽液协助诊断，寻找病因。

（2）大量腹水引起呼吸困难者可适当放腹水，以缓解压迫症状。

（3）超滤法后的腹水再循环。

（4）腹腔内注射药物。

2. 禁忌证

（1）腹腔内广泛粘连。

（2）严重肠胀气、大月份妊娠者。

（3）疑有卵巢囊肿或肝包虫病者。

（4）有肝性脑病倾向者。

3. 操作要点

（1）穿刺部位：脐与两侧髂前上棘连线的中、外 1/3 交界处。侧卧位，在脐水平与腋前线或腋中线之延长线相交处。腹水较少时以移动性浊音最显著的部位为宜。少量积液，有包裹性分隔时，须在 B 超引导下定位。

（2）常规术野皮肤消毒，铺巾，局部麻醉。

4. 注意事项

（1）严格无菌操作，防止感染。

（2）放液速度不可过快，放液量不宜过多。初次放腹水不宜超过 3000mL，以后以不超过 5000mL 为宜。

（3）穿刺如抽出液体为血性腹水，应停止抽吸，将已抽出液体送检查。穿刺液为血性，不能鉴别是腹腔内出血还是穿刺时刺中血管抽出血液，可将标本静置 30 分钟，若不能凝固，则为腹腔内出血。

（4）诊断性腹腔穿刺可要求患者穿刺前向欲穿刺点侧卧 10 分钟左右，以提高阳性率。同时穿刺针不宜过细，以免增加假阴性率。

（5）穿刺放液后应卧床休息 12 小时并密切监测生命体征。

八、腰椎穿刺术

1. 适应证

（1）抽取脑脊液做检查，协助诊断。

（2）须测定颅内压力，并了解蛛网膜下腔有无阻塞。

（3）须行脑室气造影、脊髓造影等。

（4）鞘内注射药物。

（5）腰椎麻醉。

2. 禁忌证

（1）穿刺部位有感染者。

（2）休克或生命垂危患者。

（3）颅内压增高已发生脑疝者。

（4）颅后窝占位性病变伴有颅内压增高者。

（5）有严重凝血功能障碍的患者，如血友病患者等。

3. 操作要点

（1）穿刺部位：第 3、4 腰椎间隙。

（2）侧卧位，常规术野皮肤消毒，铺巾，局部麻醉。

（3）腰穿刺针穿过皮肤后，以右手持针进针，左手背抵住患者腰部，手指夹持针身，缓慢进针，以免腰穿刺针突然穿透脊膜损伤脊髓（图附 1–4）。

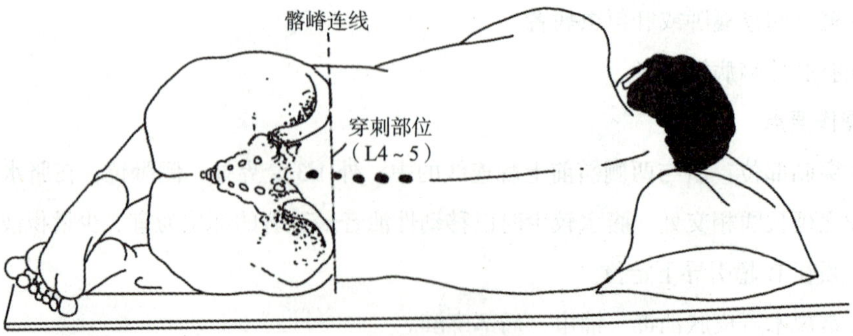

图附 1–4 腰椎穿刺体位

（4）进针过程中应保持针身与脊柱垂直，穿刺针穿过黄韧带和硬脊膜时常有落空感。

（5）拔出针芯见有脑脊液流出，立即接上测压管，测试并记录脑脊液初压；接着再收集3～5mL脑脊液送常规、生化、细菌培养加药敏等检查；最后再测试脑脊液终压。

4. 注意事项

（1）严格无菌操作，防止感染。

（2）不安、躁动、不能合作的患者可给予镇静剂或在基础麻醉下进行。

（3）穿刺点要准确，穿刺针头的斜面应朝头颈方向。

（4）颅内压增高疑为炎性水肿所致，穿刺前应静脉快速滴注20%甘露醇注射液250mL，以降低颅内压。同样，若在穿刺时发现颅内压增高，应停止穿刺，并迅速静滴20%甘露醇注射液250mL，视病情再做处理。

（5）穿刺放液时若出现脑疝，应立即停止放液，并向椎管内注入0.9%氯化钠注射液10～20mL，或者静脉快速滴注20%甘露醇注射液250mL。若脑疝不能复位，应迅速行脑室穿刺，并采取其他紧急措施。

（6）穿刺放液后应去枕平卧6小时，术后12～24小时密切监测生命体征。

九、耻骨上膀胱穿刺术

1. 适应证

（1）急性尿潴留导尿失败者。

（2）需穿刺置管建立持续引流者。

（3）经穿刺采取膀胱尿液做检验及细菌培养。

（4）小儿、年老体弱不宜导尿者。

2. 禁忌证　可疑膀胱癌。

3. 操作要点

（1）穿刺部位：耻骨联合上一横指为宜（图附1-5）。

（2）常规术野皮肤消毒，铺巾，局部麻醉。

4. 注意事项

（1）严格无菌操作，防止感染。

（2）穿刺必须在膀胱充盈时进行。

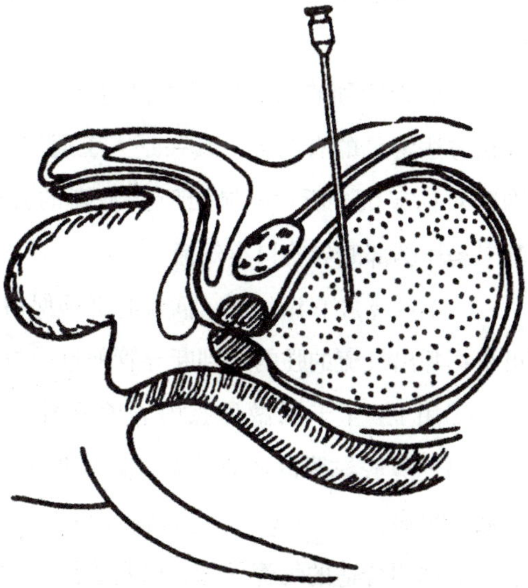

图附1-5　膀胱穿刺术

第二节　各种诊疗管的使用

在外科临床中常须使用各种诊疗导管，以达到保持腔道通畅及引流、减压的目的。外科医生应熟悉各种管子的用途及使用方法，对抢救及手术有重要意义。

NOTE

一、气管内插管术

气管内插管术是将特制的气管导管经口腔或鼻腔插入病人的气管内。为临床麻醉的重要组成部分，也是麻醉医师必须掌握的一种基本操作技能。同时也是抢救危重病人的一种必要技术。常用插管方法有经口腔明视插管、经鼻腔盲探插管。

1. 适应证

（1）任何原因引起的气道阻塞或呼吸困难者。

（2）部分手术需要在气管内麻醉下进行者。

（3）任何原因造成病人呼吸衰竭而需要进行机械通气者。

（4）成人呼吸窘迫综合征（ARDS）、慢性阻塞性肺部疾病及各种急、慢性神经肌肉疾患造成呼吸衰竭或呼吸困难者。

2. 操作要点

（1）经口腔明视插管：借助喉镜在直视下暴露声门后，将导管经口腔插入气管内。

①将病人头充分后仰，将下颌向前向上托起，打开口腔。

②左手持喉镜由口角放入口腔，将舌推向左侧后缓慢推进，可见到悬雍垂。将镜片垂直提起前进，直到看见会厌（图附 1-6）。

③挑起会厌以显露声门。用右手将导管由右口角插入。

④插管后须确认导管是否已进入气管内再固定。确认方法常见的有两种，其一是人工通气时可见双侧胸廓对称起伏，听诊双肺可听到清晰的肺泡呼吸音。其二是压胸部时导管口有气流。

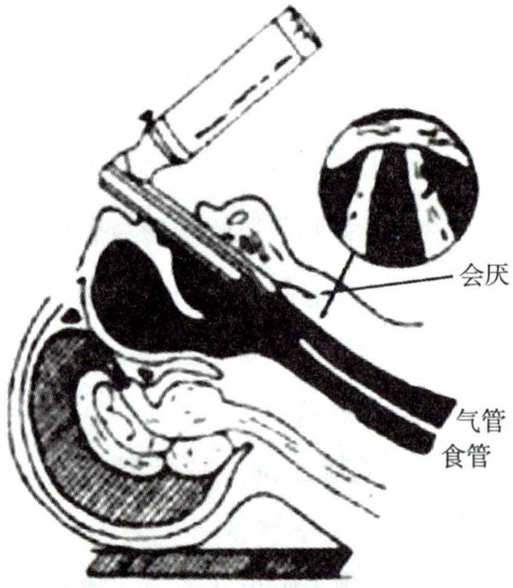

图附 1-6 喉镜显露声门

（2）经鼻腔盲探插管：插管时必须保留自主呼吸，可根据呼出气流的强弱来判断导管前进的方向。

①用 1% 丁卡因做鼻腔内表面麻醉，并滴入 3% 麻黄碱使鼻腔黏膜的血管收缩，以增加鼻腔容积，并可减少出血。

②选用合适的气管导管，以右手持管插入鼻腔，边插边听呼吸音。

③于呼吸时将导管迅速推进。

④插管后须确认管是否已进入气管内再固定。接上呼吸机可见呼吸囊随呼吸而张缩，表明导管插入气管内。

3. 注意事项

（1）插管时忌用暴力，以免造成口腔、鼻腔出血、牙齿脱落等。

（2）麻醉深度要适宜，浅麻醉下行气管内插管可引起剧烈咳嗽、憋气、喉头及气管痉挛等。

（3）选用适宜的气管导管。过细会增加气道阻力，过粗会损伤呼吸道黏膜，过硬容易损伤口腔、鼻腔、喉头、气管黏膜，过软易变形。

（4）导管插入气管内的深度成人为4～5cm，导管尖端至中切牙的距离为18～22cm。插管过深易进入一侧支气管，可引起另一侧通气障碍、肺不张等；插管过浅则易脱落。

（5）长期留置气管导管者，导管气囊应定时开放，以免气囊压迫气管太久而造成坏死。

二、胃管

胃管是腹部外科常用的一条橡胶制成的管子，可以减轻胃肠张力，缓解症状，促进疾病恢复。

1. 适应证

（1）需胃肠减压者。

（2）因诊断或治疗目的需抽取胃液者。

（3）需鼻饲及高营养疗法者。

2. 禁忌证

（1）进行性上消化道出血、重度食道静脉曲张、食道狭窄、食道肿瘤等。

（2）严重高血压、冠状动脉病变、心衰等。

（3）妊娠及脏器衰竭不宜插管者。

3. 操作要点

（1）首先检查鼻腔有无息肉、狭窄等妨碍导管通过的病变。

（2）嘱病人随着胃管插入做吞咽动作。

（3）插管过程中若出现剧烈咳嗽、憋气等，应立即拔出胃管，休息后重插。

（4）插管后须确认管是否已进入胃内再固定。其常用方法是经胃管注入30mL空气，并用听诊器在剑突下听诊，若闻及气过水声即表明胃管已进入胃部。

4. 注意事项

（1）插管时忌用暴力，以免造成鼻腔出血。

（2）保持胃管通畅，防止扭曲、阻塞、脱出。

（3）观察引流物颜色、性质和量，记录24小时引流液总量。注意口腔卫生。

（4）胃管插入的深度为患者鼻尖经耳垂到剑突的长度，成人为45～55cm。

三、三腔二囊胃管

三腔二囊胃管是胃管的一种特殊类型，主要用于食道及胃底静脉曲张破裂出血患者。

1. 适应证 门脉高压引起的食道及胃底静脉曲张破裂出血患者。

2. 操作要点

（1）首先检查鼻腔有无息肉、狭窄等妨碍导管通过的病变；检查胃气囊、食道气囊是否破损、漏气。

（2）嘱病人随着胃管插入做吞咽动作。

（3）插管过程中若出现剧烈咳嗽、憋气等，应立即拔出胃管，休息后重插。

（4）插管后若能由胃管内抽出胃内容物即表示胃管已进入胃内。

（5）用注射器向胃气囊内注气250～300mL，使气囊充盈，夹住并将三腔二囊胃管向外牵引，直至感觉有轻度弹性阻力，表示胃气囊已压于胃底贲门处（图附 1–7）。

（6）接着向食道气囊注气 100mL 使之压迫食管下段。

3. 注意事项

（1）插管时忌用暴力，以免造成鼻腔出血等。

（2）插管前应测量气囊的注气量。

（3）管插好后注气顺序为胃气囊、食道气囊。放气顺序正好相反，即食道气囊、胃气囊。食道气囊每 12 ~ 24 小时应放气 1 次，15 分钟后再重新充气。

（4）随时观察胃液的情况，了解出血是否停止。

（5）三腔二囊胃管留置时间不宜过长，一般以 3 ~ 5 天为限。

（6）出血停止 24 小时后可先放气观察 24 小时，若无出血可予拔管。

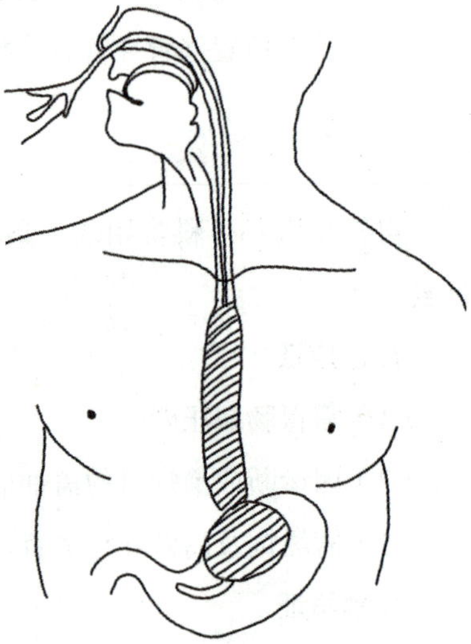

图附 1–7 三腔管压迫止血法

四、胸腔闭式引流管

胸腔闭式引流管是胸心外科常用的一条橡胶制成的管子，它主要用于引流气体或胸腔积液。

1. 适应证

（1）各种原因所致的张力性气胸或血胸需持续排气、排血者。

（2）各种开胸手术后，需排出胸内积液或气体者。

（3）急性脓胸需持续引流者。

2. 禁忌证

（1）非胸腔内积气或积脓，如肺大疱、巨大肺囊肿，引流无效者。

（2）可能阻碍插管的胸膜粘连。

3. 操作要点

（1）穿刺部位：胸腔排气穿刺点在锁骨中线第 2 肋间，患者取半卧位或坐位。胸腔排液穿刺点一般在腋前线或腋中线根据 X 线提示或第 7、8 肋间，患者取半卧位或坐位，将患侧上肢抬起。

（2）常规术野皮肤消毒，局部麻醉。

（3）首先用注射器做胸膜腔穿刺以确定最低引流位置，再做皮肤切开 1 ~ 2cm，放置引流管，其深度一般不超过 4 ~ 5cm（图附 1–8）。

（4）置管后引流管必须接水封瓶装置。

4. 注意事项

（1）严格无菌操作，防止感染。

（2）保持引流管通畅。水封瓶的长玻璃管内

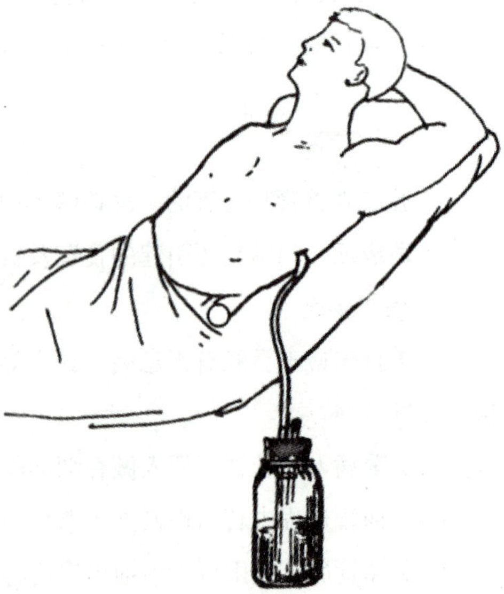

图附 1–8 胸腔闭式引流体位

应有水柱上下波动。水封瓶应放置在较低的位置，通常长玻璃管下端距引流管胸腔出口平面应保持在至少60cm。

（3）应准确记录每日引流物的量、颜色、性状。

（4）鼓励患者改变体位，排出痰液。

（5）更换水封瓶时，必须先夹住引流管。

（6）经胸腔引流后，应根据体征及X线检查确定胸内有无积气，如肺已完全复张，则可拔出引流管。

五、腹腔引流管

腹腔引流管在外科临床最常用，主要有橡胶引流管、烟卷引流管、双腔引流管等，其作用也略有不同，主要作用为引流腹腔渗液或冲洗腹腔。

1. 适应证

（1）腹腔内脓肿须行切开引流者。

（2）胃肠道或胆道手术后为防止瘘的发生，可预置引流等。

（3）须将腹腔内感染液体引出腹腔外者。

2. 操作要点

（1）部位：术中将引流管放到需要引流的部位。

（2）可根据预留置时间固定好引流管（图附1–9）。

3. 注意事项

（1）引流管的类型、大小、长短必须适当。

（2）引流管放置的位置必须正确，一般放置在较低的位置或邻近需引流的部位，不宜直接接触吻合口，以免造成吻合口瘘。

（3）腹腔引流管一般不经手术切口引出，而另做切口引出，以免影响手术切口的一期愈合或造成切口感染。

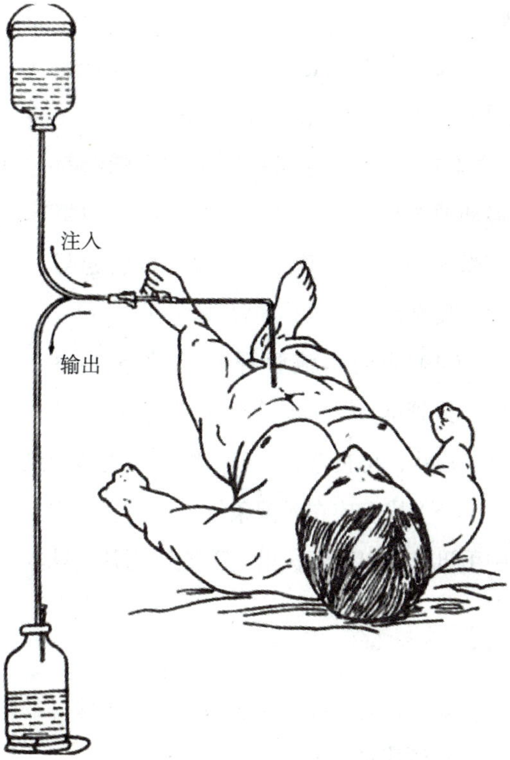

图附1–9　单管腹腔冲洗的操作

（4）引流管应妥善固定，防止滑入腹腔或脱出体外。

（5）引流管必须保持引流通畅，要经常检查、挤压。

（6）详细记录引流液的量、颜色、性状。

（7）双腔管可提高引流的效果，其中一个管腔用于引流，另一管腔用于气体的流通或冲洗。

六、胆道引流管

为胆囊或胆管手术为排除积脓或减轻胆道压力所放置的引流管，是防止炎症扩散、胆汁渗出的一种治疗措施。胆道引流管是腹腔引流管中的一种特殊类型，有普通引流管和T形引流管。

1. 适应证

（1）T形管用于胆总管手术。

（2）胆囊炎不适应手术切除，放置引流管以减轻症状。

2. 操作要点

（1）部位：术中将引流管放到胆囊及胆总管内（图附1-10）。

（2）妥善固定。

3. 注意事项

（1）保持引流管通畅，如引流管有堵塞，可用无菌0.9%氯化钠注射液冲洗，但压力不宜过大，以免引起逆行感染。

（2）应准确记录每日引流液的量、颜色、性状、有无残余碎石流出。

（3）引流管应妥善固定，不能轻易移动或拔出，尤其是手术后1周内因窦道尚未形成，引流管一旦脱出可引起胆汁性腹膜炎，造成严重后果。

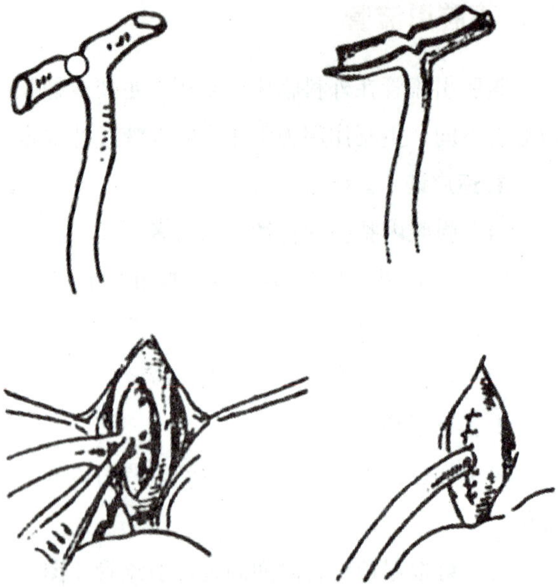

图附1-10 胆总管T形管引流

（4）胆道引流管通常须放置2～3周，拔管前须先行闭管，若无腹痛、寒热等症状，可行造影，证实胆管内无残留结石且胆总管下端畅通时方能拔管。

（5）拔管应在无菌条件下进行，消毒后先剪除皮肤固定线，一手压紧引流管周围皮肤，另一手迅速将引流管拔出，引流口用凡士林纱布填塞并用敷料覆盖固定。

七、导尿管

导尿管是一种将尿液从膀胱引出体外的管子。目前临床常用的是气囊导尿管。

1. 适应证

（1）任何原因引起尿液不能从膀胱排出体外。

（2）下腹部手术或盆腔手术后可能出现排尿困难者。

（3）休克及危重病人需留置尿管观察每小时尿量和出入量。

（4）膀胱疾病诊断与治疗，留取未受污染的尿标本做细菌培养。

（5）膀胱内药物灌注或膀胱冲洗。

（6）探查尿道有无狭窄，了解少尿或无尿原因。

2. 禁忌证 急性尿道炎、急性前列腺炎、急性附睾炎、女性月经期。

3. 操作要点

（1）常规会阴皮肤消毒。

（2）女性插入 6cm，男性插入 20cm。见尿液流出后再向内插入 1 ~ 2cm（图附 1-11、图附 1-12）。

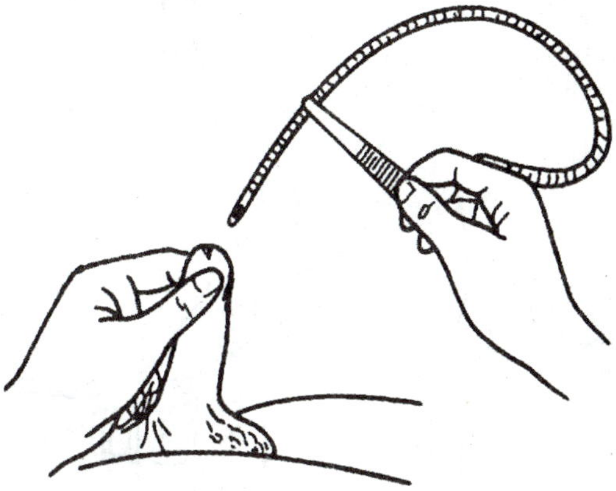
图附 1-11 插入尿管

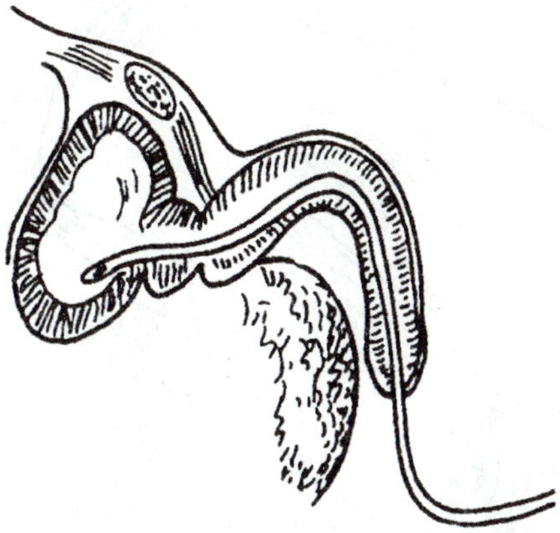
图附 1-12 尖端到达深度

4. 注意事项

（1）严格无菌操作，防止感染。

（2）操作手法轻柔，避免损伤尿道。

（3）选择导尿管的粗细要适宜。

（4）对膀胱过度充盈者，排尿宜缓慢以免骤然减压引起出血或晕厥。

八、静脉导管（静脉切开插管术）

静脉导管有硅胶导管和塑料导管，经静脉插入，以维持静脉通路。

1. 适应证

（1）病情危重需大量输血、输液者。

（2）普通静脉穿刺困难或失败者。

（3）大型手术需保持术中输血、输液通畅者，于手术前进行静脉切开置管输液。

2. 操作方法

（1）静脉选择：一般选四肢表浅静脉，如大隐静脉、头静脉、肘正中静脉、贵要静脉。最常用大隐静脉（下面所述步骤以踝部大隐静脉切开置管为例）。

（2）病人取仰卧位，两下肢分开，术侧下肢稍外旋，消毒皮肤，局麻。

（3）于内踝前上方大隐静脉处做横形或纵形切口，长约 1.5cm，切开皮肤、皮下组织，用止血钳在脂肪深层内寻及大隐静脉，将切口下方大隐静脉与周围组织分离，游离长 1 ~ 1.5cm。

（4）自游离的静脉下面穿过两条细丝线，结扎远端丝线，左手向下轻拉结扎线，于静脉前壁剪开一小口，一般剪开周径的 1/4 ~ 1/3，不可剪开过多而致静脉断裂。

（5）将已充满 0.9% 氯化钠注射液的导管，自剪口处向上轻轻插入静脉内 3 ~ 4cm 以上，并将近端结扎线结扎固定，接好输液装置，进行输液。

（6）间断缝合皮肤，并将其中一缝合线结扎固定导管以防脱出，外敷纱布固定（图附 1-13）。

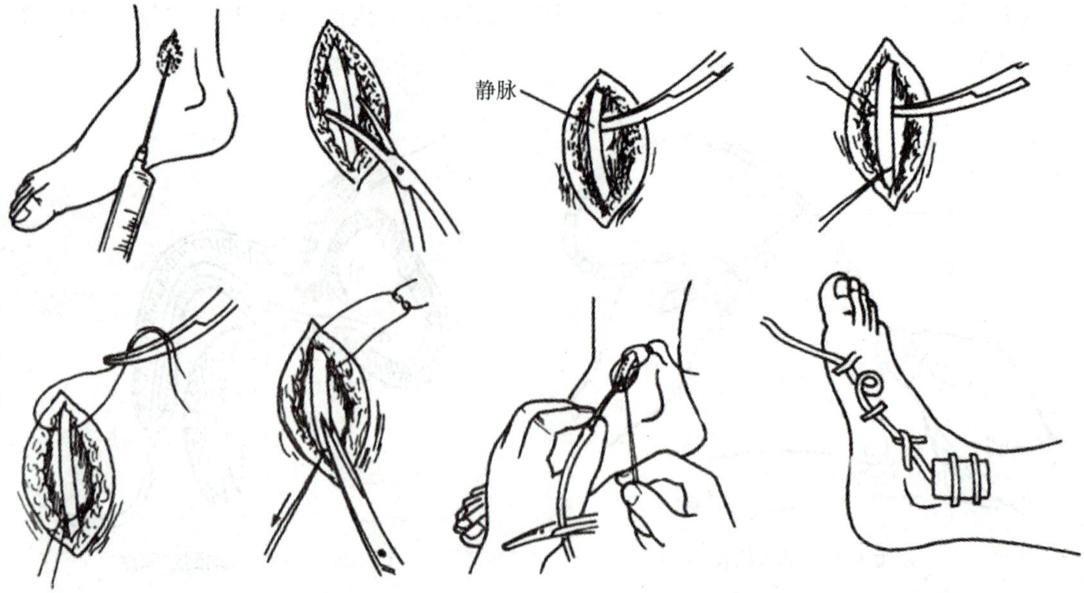

图附 1–13　内踝大隐静脉切开图解

第三节　常用影像学检查中的外科检查

随着各个学科迅猛发展，电子计算机、直线加速器、原子示踪等大量的物理学、核物理学等学科的理论及技术用于医学，使医学科学发生了前所未有的变化，医学影像学发展成了一门独立的学科，为疾病的诊断及治疗提供了更为广泛的空间。外科检查医学影像学主要包括超声诊断、X 线诊断、电子计算机断层扫描（CT）、磁共振扫描（MRI）、核医学显像、正电子计算机断层显像（PET）等。

一、超声诊断

随着超声成像技术的日益发展，超声显像检查已用于全身许多器官的检查，因其属于无损伤、无痛苦、无放射性的检查，目前已作为许多疾病的首选检查及常规体检项目。临床常用的超声诊断仪有 B 型超声诊断仪、多普勒超声血流仪、超声心动仪等。这里主要介绍 B 型超声诊断仪。

1. 应用范围

（1）探测器官或病灶的位置、形态、大小、各径线长度、质地等。如肝的大小、质地、有无占位病变、表面是否光滑，以及肝内外胆管是否扩张、有无结石等。

（2）探测病灶的性质，如肿瘤是实质性还是囊性的。

（3）选择各式探头，利用探头不同的特点寻找最佳穿刺部位，并引导进行穿刺。如穿刺探头、经直肠 B 超等。

2. 禁忌证　一般无特殊禁忌。

3. 检查前准备

（1）头、颈、胸部、乳腺等部位检查无须特殊准备。

（2）肝、脾检查无须特殊准备。

（3）胰、胆囊检查前应空腹。

（4）肾及肾上腺检查无须特殊准备。

（5）膀胱、前列腺、子宫附件检查前需膀胱充盈。

（6）经直肠B超检查前须做清洁灌肠。

二、X线诊断

X线诊断是利用X线能穿透人体的特性，使人体各器官及组织结构在X线照片上显影，从而了解活体器官的结构、病理形态、生理功能变化，达到诊断疾病的目的。

X线检查可分为普通X线检查、特殊X线检查、X线造影。

1. 普通X线检查 包括透视、摄片检查。

（1）应用范围

①透视：一般适用于胸部和腹部检查，可发现心脏、胸部大血管、肺、纵隔、胸廓和腹部的一些病变。如肺结核、先天性心脏病、胸腔积液、消化道穿孔、肠梗阻等。透视还可用于骨折和脱位的诊断或复位、软组织内金属异物的定位等。

②摄片：可应用于人体各个部位的检查。如胸片、腹部平片、骨关节照片、脊椎正侧位片等。

（2）检查要点

①因普通X线检查是各层组织均显示在同一平面上，故检查常需在不同的体位下进行，以获取相对立体的影像。某些检查需在特定的体位下才有较高的阳性发现。如消化道穿孔或肠梗阻需在立位下检查才可发现膈下游离气体或阶梯状液气平面，肺部阴影须做正侧位检查才可判断阴影所在的肺段。

②非急诊的腹部平片检查需在检查前8～12小时口服轻泻剂（如番泻叶等），以排空胃肠内容物；晨间空腹进行，以排除肠腔内气体的干扰。

2. 常用的特殊X线检查 常用的特殊X线检查有体层摄影、荧光摄影等。

（1）体层摄影应用范围

①直线断层：适用于喉头、肺、大支气管、纵隔等的检查。

②椭圆轨迹断层：适用于颈、胸椎的检查。

③梅花状轨迹断层：多用于头颅、乳突的薄层断层检查。

（2）检查要点：必须有适合进行体层摄影的特殊设计的X线机，检查过程中病人必须保持一定的体位，尽量减少活动以增加摄影获得清晰度。

3. 常用的X线造影检查 X线造影是应用各种造影剂通过直接引入或生理排泄的方法，在X线下显示病灶、器官及腔隙形态的一种检查方法。

（1）应用范围

①气钡双重造影：用于检查消化道疾病。可显示微小、浅表、早期的病变和消化道黏膜的皱襞。

②胆系造影：包括口服胆囊造影、静脉胆道造影、T管造影、内镜逆行胰胆管造影（ERCP）等。但目前口服胆囊造影、静脉胆道造影已基本被CT、MRI所代替。ERCP适用于原因不明的黄疸、疑有肝外胆管梗阻者，以及用于胆道疾患明确诊断、胰腺肿瘤等。

③泌尿系造影：静脉尿路造影、逆行肾盂造影、膀胱造影和尿道造影等。

④其他：如支气管造影、脑室造影等。

（2）检查要点

①气钡双重造影：消化道急性大出血、穿孔，完全性肠梗阻等禁忌行该检查。检查前晚禁食，并口服泻药；吞钡前常规先行胸腹 X 线透视；摄片时应不断改变体位。

②胆系造影：胰胆系的急性炎症、对造影剂过敏、不适于行上消化道内镜检查等禁忌行该检查。术前常规禁食、进行碘过敏试验，可肌注地西泮注射液 10mg、盐酸消旋山莨菪碱注射液 10mg；如行 ERCP 检查应在咽喉部麻醉后进行。

③泌尿系造影：急性心功能不全、肝功能不全和肾衰竭（BUN ＞ 100mg%）不宜进行静脉尿路造影。检查前要先进行过敏试验。逆行尿路造影适用范围与静脉尿路造影相同，且对无功能的肾盂、肾盏也能显影，其缺点是须行膀胱镜插管。

三、X 线计算机断层扫描（CT）

CT 是电子计算机技术与 X 线技术相结合的产物，其消除了普通 X 线只能形成复合图像的局限，几乎可用于全身各个器官的检查，它的应用将临床诊断学推上了一个新的台阶。

1. 颅脑 CT 检查 颅脑是 CT 最早应用的领域之一，它不仅能鉴别脑内病变，而且能区别正常组织和病变组织不同的吸收值。目前仍是颅脑和颅内结构病变的首选检查方法。

（1）适应证

①颅脑外伤，包括颅骨损伤、脑组织损伤等。

②疑有颅内占位性病变、颅内血管病变、炎症性病变、退行性病变者。

③大脑先天性畸形、脑积水等。

（2）禁忌证

碘过敏、肾功能严重受损者不宜做增强扫描。

（3）检查要点

①体位：常规位置是横轴位，辅助位是冠状位。

②切层厚度与层距：一般用层厚 10mm，层距 10mm，可根据需要调整。

③扫描方法：平扫和增强扫描。增强扫描是从静脉注射含碘造影剂后进行扫描，比平扫能更好地显示病变及其内部结构。

2. 胸部 CT 检查

（1）适应证

①纵隔病变：如各种纵隔肿瘤、心脏及大血管病变等。

②疑有肺或肺门病变，如肺实变的病变、肺门淋巴结肿大的性质等。

③胸膜与胸壁的病变等。

（2）禁忌证：与颅脑 CT 相同。

（3）检查要点

①扫描前禁食 8 小时。

②切层厚度与层距：一般用层厚 10mm，层距 15mm，可根据需要调整。

③扫描方法：一般平扫即可。

3. **腹部CT检查**

（1）适应证

①肝脏、胆囊与肝外胆管、胰腺、脾脏病变，如肿瘤、外伤、结石、黄疸等。

②肾脏的肿瘤、结石及肾移植术后评价。

③后腹膜病变如肾上腺病变、腹主动脉瘤等。

④腹腔肿物的鉴别诊断。

（2）禁忌证：与颅脑CT同。

（3）检查要点

①扫描前禁食8小时。扫描前15～20分钟口服1%～2%泛影葡胺400～500mL。

②切层厚度与层距：根据需要及器官的不同而调整，一般用层厚10mm，层距10mm。

③扫描方法：先平扫，后增强。

四、磁共振成像检查（MRI）

MRI与CT一样，均属于计算机成像，所形成的图像都是体层图像，故在图像解释上的许多原则是相同的。与CT相比，MRI具有以下优点：①可做任何方向扫描，直接做出横断面、冠状面、矢状面、额状面和各种斜面的体层图像；②没有电离辐射，对机体无不良影响；③没有CT图像中的射线伪影；④不需用造影剂。但在空间分辨率方面不及CT。

1. 适应证

（1）颅脑疾病：如颅内占位性病变、颅内血管病变、炎性病变等。

（2）五官疾病：如鼻咽癌、眼科肿瘤、视网膜剥离等。

（3）颈部和胸部疾病：如甲状腺疾病、肺部肿瘤、纵隔肿瘤、食管肿瘤等。

（4）腹部和盆腔疾病：如腹部脏器的占位性病变、后腹膜病变等。

（5）脊柱和脊髓疾病：如脊髓肿瘤、椎管狭窄、椎间盘退行性变等。

（6）骨关节和软组织疾病：如进行性肌萎缩、骨肿瘤等。

2. 禁忌证　体内有金属异物（如金属避孕环、腹腔镜手术使用的钛夹）或安装心脏起搏器者不宜进行该项检查。

3. 检查要点　基本同CT。

五、核医学显像

核医学显像是指利用放射性核素实现脏器或病变显像的方法。这种显像有别于单纯形态结构的显像，为一种独特的功能显像，是以脏器内外或病变之间的放射性浓度差为基础的脏器或病变显像。由于新的核素标记化合物不断被发现与合成，核医学不仅用于诊断，还可用于治疗，如肿瘤的放免显像、放免治疗和内照射、放射性微球治疗等都取得了很大的进步。下面简要地介绍一些常用的核医学显像。

1. 甲状腺结节的核素显像　利用甲状腺摄取碘的特点，应用放射性^{131}I或^{99m}Tc扫描，将结节的放射性密度与周围的甲状腺组织的放射性密度进行比较。密度较正常增高者为热结节，与正常相等者为温结节，较正常减弱者为凉结节，完全缺如者为冷结节。

热结节多提示高功能腺瘤，甲状腺癌均为冷结节，甲状腺腺瘤可表现为温结节、凉结节或冷结节，甲状腺囊肿也可表现为冷结节。

要进一步了解冷结节的良恶性可用“亲肿瘤”核素，如 ^{131}Cs（铯）、^{75}Se（硒）、^{67}Ga（镓）做甲状腺显像。如在冷结节处有放射性浓聚，则结节的恶性可能性大；如无放射性浓聚，则良性的可能性较大。

2. 肿瘤放射免疫显像（RⅡ） RⅡ是以抗肿瘤抗体或其片段为特异性导向运载工具，以放射性核素标记后定位于肿瘤组织，用核医学显像设备在体外探测肿瘤位置的一种诊断技术。抗肿瘤抗体是利用肿瘤相关抗原注入动物体内，使之产生特异性抗体（多克隆抗体）；或利用杂交瘤技术产生单克隆抗体（单抗）。

RⅡ目前已成功应用于多种肿瘤的诊断，如结肠癌、胃癌、原发性肝癌、肺癌等，阳性率74%～95%。

3. 脑血流灌注显像 本检查对脑缺血性病变极为灵敏，特别对于脑梗死的病人，几乎在脑梗死发生后立即在 ^{99m}Tc-HMPAO（六甲基丙烯胺肟）或 ^{99m}Tc-ECD（双胱乙酯）影像上见到病变部位放射性明显降低，阳性率几近100%。故可用于脑缺血性病变的早期诊断及了解经外科治疗后脑供血改善的情况。

六、正电子计算机断层显像（PET）

正电子计算机断层显像（PET）是目前所有影像技术中最先进的一种。PET利用放射性核素，直接对人体进行生理、生化的代谢研究。因为在疾病发生时最早出现的是代谢方面变化，然后才有病理结构的变化。PET在外科的应用主要在：

1. 恶性肿瘤的诊断 葡萄糖高代谢率是恶性肿瘤的生化特征。无论原发还是继发肿瘤，对18F-FDG（18F-氟脱氧葡萄糖）的摄取都显著增高。经过放射治疗后，18F-FDG还能鉴别病灶组织是放射性坏死还是肿瘤复发，坏死者18F-FDG呈阴性，复发者18F-FDG呈阳性。

2. 评估严重冠心病的心肌存活性 冠心病进行血管重建或再通手术前，应了解缺血心肌的存活性。心肌仍存活者进行手术可使缺血心肌恢复功能，反之会带来风险。

第四节　常用内窥镜的外科检查与治疗

内窥镜检查是指用特殊的器械插入体内，直接观察管腔或体腔的一种检查方法。其所用的器械称为内窥镜，如胃镜、膀胱镜、腹腔镜等。

目前，内窥镜技术已从单一的以发现病灶为目的，发展到可以通过内窥镜对疾病进行治疗，为外科疾病的临床检查与治疗开辟了又一广阔的天地。

一、纤维胃镜

1. 适应证

（1）各种胃、十二指肠的慢性病变，尤其是钡餐不能确诊者。

（2）疑有胃部良性或恶性肿瘤者。

（3）胃、十二指肠疾病治疗后复诊。

NOTE

（4）原因不明的上消化道出血，24小时内的内镜检查有助于定位诊断。

（5）胃、食道内异物可用内镜取出。

2. 禁忌证

（1）对检查不合作者，如精神病患者。

（2）急性呼吸道感染。

（3）严重心肺功能不全。

（4）食道狭窄。

（5）有重度食道静脉曲张者。

（6）全身情况极差，不能耐受手术者。

3. 操作要点

（1）检查前8小时禁食。

（2）术前用1%～2%丁卡因对咽喉进行喷雾麻醉。

（3）检查者面对病人，嘱病人轻咬牙垫，并做吞咽动作，将胃镜插入食道内。

（4）边进镜边观察，调节镜头角度观察胃内各壁。若有可疑处可取活检。

（5）检查中发现病灶可进行内镜治疗，如胃出血可进行电凝等治疗。

4. 注意事项

（1）操作需细心。

（2）活检后出血较多可适当使用止血药。

5. 并发症　出血、穿孔、吸入性肺炎、麻醉意外等。

二、纤维支气管镜

1. 适应证

（1）肺肿瘤，主要怀疑肺癌。

（2）支气管狭窄、阻塞或伴有肺不张，原因不明者。

（3）疑为支气管内膜结核或肺结核、肺脓肿，治疗效果不好，须进一步明确病因者。

（4）原因不明的咯血。

（5）痰液脱落癌细胞检查阳性而胸片阴性者。

（6）已做气管插管或气管切开治疗者，进行气管内检查。

（7）分别收集各段、叶支气管分泌物做细胞学检查。

2. 禁忌证

（1）急性上呼吸道感染。

（2）严重心肺功能不全。

（3）主动脉瘤有破裂危险者。

（4）喉结核。

（5）全身情况极差。

（6）恶性病变颈椎转移。

（7）最近大咯血或有其他急性病。

（8）极度不合作者。

3. 操作要点

（1）检查前6小时禁食。检查前肌注阿托品0.5mg。

NOTE

（2）术前用 1%～2% 丁卡因对咽喉进行喷雾麻醉。
（3）纤维支气管镜从鼻腔插入。
（4）边进镜边观察，调节镜头角度以观察气管、支气管管腔的情况。

4. 注意事项

（1）操作需细心、轻柔。
（2）术后禁食 2～3 小时，试饮水无呛咳时才能进食。
（3）预防使用抗菌药物。
（4）注意术后有无出血、有无血气胸。

三、纤维结肠镜

1. 适应证

（1）原因不明的便血。
（2）钡剂灌肠显示有异常或可疑异常，须进一步确诊者。
（3）大肠肿瘤术后复查或随访。
（4）结肠息肉须做电凝切除者。
（5）结肠癌高危患者的监测。

2. 禁忌证

（1）结肠急性感染期。
（2）严重心肺功能不全。
（3）近期盆腔或大肠手术者。
（4）腹膜炎疑结肠穿孔、重症肠炎、腹腔内广泛粘连者。
（5）全身情况极差。
（6）直肠狭窄，妨碍肠镜通过。
（7）极度不合作者，如精神病患者。
（8）妊娠。

3. 操作要点

（1）检查前 3 天进无渣饮食。检查前一天晚上口服缓泻剂。检查前 30 分钟肌注地西泮注射液 10mg。

（2）初始采取左侧屈曲卧位，当肠镜进入 20～40cm 时可改平卧位。

（3）通过镜身的进退、旋转、充气、吸气、压迫腹部、改变体位等，使肠镜缓慢插入至回盲部。

4. 注意事项

（1）操作需细心、轻柔。
（2）术后禁食 2 小时，8 小时内不宜骑车及开车。

5. 常见并发症　肠穿孔、出血、感染等。

四、纤维胆道镜

1. 适应证

（1）胆总管切开后检查有无残留结石，或 Oddi 括约肌开口有无狭窄。

（2）肝胆管内触及结石或硬结。

（3）检查结石是否取净。

（4）经T管行术后胆道镜取石，取出残留结石。

2. 禁忌证

（1）胆管、胰腺急性炎症。

（2）碘过敏者。

3. 操作要点

（1）术中检查：由胆总管切口置入胆道镜，观察胆管内有无结石、异物等。

（2）术后检查：先拔除T管，常规消毒、铺巾，将胆道镜从瘘口置入，观察胆管内有无残留结石。

4. 注意事项

（1）操作需细心、轻柔。

（2）术后常规开放引流管24小时。

（3）预防使用抗菌药物。

（4）经T管行术后胆道镜取石应在手术6周后进行。

五、膀胱镜

1. 适应证

（1）膀胱肿物性质不明者。

（2）不明原因的血尿。

（3）不明原因的造影时肾脏不显影。

（4）膀胱内病变进一步诊断及治疗，如膀胱结石、膀胱内出血点或乳头状瘤等治疗。

2. 禁忌证

（1）膀胱急性炎症。

（2）出血性疾病。

（3）膀胱容量过小，在60mL以下者，病人一般不能耐受检查，也易导致膀胱破裂。

（4）尿道严重狭窄，无法插入膀胱镜者。

3. 操作要点

（1）低位硬膜外或尿道黏膜麻醉。

（2）取膀胱截石位，消毒铺巾，沿尿道弧度放置膀胱镜。

（3）先观察膀胱三角、输尿管口情况，然后从上到下，从左到右，依顺序观察膀胱情况。

4. 注意事项

（1）操作需轻柔，尤其是男性病人。

（2）女性患者须认清尿道口。

（3）严格无菌操作。

（4）如出血较多或操作时间过长，可留置尿管，并预防性使用抗菌药物。

NOTE

附录二　示教见习

见习一　消毒与灭菌、麻醉与手术

【目的要求】

（1）掌握无菌术的内容及其临床意义。

（2）掌握手术人员术前准备、各项无菌技术及手术基本操作过程。

（3）了解常用的消毒灭菌设备和使用方法；熟悉手术器械化学消毒的要点。

（4）了解气管插管的操作、静脉复合麻醉的管理、全身麻醉并发症的处理和麻醉机的使用方法，以及椎管内麻醉操作、注意事项和并发症的处理原则。

（5）熟悉各种局部麻醉操作。

【内容】

1. 参观消毒与灭菌

（1）高压蒸汽灭菌法

原理：用饱和水蒸气在高温高压下杀死细菌，温度与压力成正比，压力越大温度越高，一般常用蒸汽压力为 1.05 ~ 1.40kg/cm^2（102.97 ~ 137.29kPa），温度可达 121℃ ~ 126℃，维持 30 分钟即能杀死物品上包括细菌芽孢在内的微生物。是热力消毒中效果最可靠、经济、快速、安全的一种常用灭菌方法。

应用：高压蒸汽灭菌器的基本结构是一个有双层壁的高压锅，双层壁间可以相互通气。应用时先将各种消毒物品分类放于灭菌器中，然后关紧灭菌器门，打开进气阀和排气阀，缓缓进气，以排净灭菌器中原有的冷空气，再关紧排气阀，使灭菌器中温度和压力逐渐升高。并随时通过灭菌器上的压力表、温度表、时间显示器以了解灭菌器中的压力、温度情况。当达到所需的压力和温度指数时便开始计时，消毒到预设时间后即停止加热，打开排气阀，当灭菌器中的气压指数降到“0”时，打开灭菌器门（盖），稍待数分钟即可取出已灭菌的物品。

注意事项：

①本法适用于能耐高温物品如金属器械、搪瓷器皿、布类用品及敷料等物品的灭菌。

②本法不宜用于锐利的金属器械如刀、剪、精密内窥镜、摄录镜头、特殊材料制成的导管、有机玻璃制品、生物制品及易燃易爆等物品的灭菌。

③灭菌物品的包装不宜过大过紧，体积限于 40cm×30cm×30cm 以内，排列不宜过密，以免妨碍蒸汽渗透至包装的中心部位，影响灭菌效果。

④一同放入用纸包好的少许升华硫黄粉（熔点为 120℃）于包装的中心部位，若能熔化即表示灭菌可靠。

（2）煮沸灭菌法：主要用于临时添加器械的灭菌或基层不具备高压灭菌条件医疗机构的器械灭菌。常用的有煮沸灭菌器，或一般铝锅洗净去油脂后即可做煮沸灭菌。在正常气压下，将消毒物品在100℃的沸水中煮20分钟，即可杀灭一般细菌；芽孢则需要30分钟以上，甚至1～2小时方可灭活。如在水中加入碳酸氢钠使之成2%的碱性溶液，沸点可提高至105℃，可缩短灭菌时间至10分钟，又有防锈作用；高原地区可用压力蒸锅煮沸灭菌，温度能达124℃左右，10分钟即能灭菌。

注意事项：

①本法适用于金属器械、玻璃、搪瓷器皿及橡胶类等物品的灭菌。不宜用于锐利的器械、光学仪器及其他不耐热的物品的灭菌。

②物品必须完全浸泡在水中，锅盖应严密关闭，保持沸水温度。

③灭菌时间应从水煮沸后算起，若中途添加其他物品，应重新计算时间。

④玻璃类物品须用纱布包好，放入冷水中煮热，避免骤热而致破裂。如为注射器应将内芯拔出，用纱布包好针筒、内芯，以免煮沸中膨胀不均或碰撞而损坏。

⑤橡胶、丝线类物品应于水煮沸后放入，煮沸15分钟即可取出，避免过久煮沸而影响质量。

（3）化学消毒法：锐利器械（如刀、剪等）、内窥镜光导管、塑料制品及其他不适于热力灭菌的物品宜用化学药液浸泡消毒法；金属、玻璃、搪瓷器皿、橡胶制品、丝线等物品亦可用浸泡法达到消毒目的。常用的化学消毒剂有：

① 75%乙醇：能使菌体的蛋白质变性而达到灭菌的目的。用于锐利器械如针、刀、剪等，浸泡1小时即可。

②甲醛（福尔马林）：其中的醛基能使微生物的蛋白质变性，使其酶活性消失，致使微生物死亡。临床上常用10%甲醛水溶液，用于膀胱镜、胶丝质导尿管等，浸泡30分钟即可。

③ 2%中性戊二醛水溶液：浸泡时间为30分钟。

④ 1∶1000氯已定溶液：浸泡时间为30分钟。

注意事项：

①浸泡前应将消毒的物品去脂擦干。

②物品必须全部浸泡于溶液内，不可露出液面；空腔管瓶类物品的内外均应浸泡在药液中，细导管需用注射器将药液注入管腔内。

③有轴节的器械应将轴节张开，充分接触药液。

④使用前需用灭菌盐水将药液冲洗干净，以防止药液对组织的损害。

（4）蒸汽熏蒸法：为保证内窥镜、摄录镜头及其他精密仪器光学系统的安全与使用寿命，多采用蒸汽熏蒸法来进行消毒灭菌。

①甲醛蒸气熏蒸法：用有蒸格的容器，在蒸格下放一量杯，按比例加入高锰酸钾及40%甲醛溶液，熏蒸1小时即能达到消毒的目的；6～12小时可灭菌。

②氧化乙烯蒸气熏蒸法：氧化乙烯是一种有毒、易燃易爆的物品，也是一种较好的气体消毒剂。它能通过对微生物蛋白质的烷基化作用，干扰微生物酶的正常代谢，致使微生物死亡。在消毒器械时，要将消毒的器械、测试卡和安瓿放于特制耐压的厚塑料袋或丁基橡胶袋中，封

好袋口后在袋外打开安瓿，使氧化乙烯气化，并将氧化乙烯气体输入袋内，使用量为 $1L/m^3$，消毒时间为 16～24 小时。

2. 参观手术室

（1）进入手术室规则：手术室应保持无菌环境，除了手术人员和工作人员外，要尽可能地控制其他进入手术室的人员和进入手术室的参观人数。有条件的地方应设置闭路电视系统或上层隔离参观。

①非手术人员进入手术室必须征得手术室护士长或有关负责医师同意。

②凡患有呼吸道感染或有皮肤严重化脓性感染病灶者，一律不准进入手术室，更不能参加手术。

③进入手术室的人员都要按手术室的有关规定换用手术室的专用衣、裤、帽、鞋和口罩。并且按照手术室的要求穿戴，帽子必须罩住全部头发，口罩必须盖住口鼻。

④进入手术室的人员不能在手术室内大声说话或嬉笑，不准在手术室内吸烟，要保持手术室内的安静；接受手术室工作人员的监督和指导。

⑤参观手术时不得过于靠近手术人员和无菌器械台，如不慎碰到手术人员或无菌物品，应立即报告并采取相应措施。

（2）手术室的设置与要求（见第三章第五节）。

3. 参观手术的全过程

（1）洗手前的准备

①进手术室要换穿手术室专用的清洁鞋和衣裤，戴好口罩（盖住口鼻）和帽子（盖住所有头发），剪短指甲。卷起衣袖，露出上臂达肘上 15cm。手臂皮肤有破损或有化脓性感染者，不能参加手术。

②修剪指甲，锉钝甲缘，除去甲缘下污垢。

（2）洗手法：洗手又称手臂消毒，是参加手术人员进入手术室前的第一道必行手续。目的是要去除手术人员手和前臂上的细菌和各种微生物，以避免手术中污染被手术者。临床上常用的洗手方法有以下几种：

①肥皂水刷手法：是临床上沿用了多年的主要刷手法，但近年来已越来越多地被其他新型洗手法代替。其方法是用肥皂和流水将手和手臂按普通方法洗一遍。然后用无菌毛刷蘸上消毒肥皂液，按照指尖、手指、指蹼、掌、手背、手腕、前臂、肘关节、肘上 10cm 处依次刷洗。两手要对称性交替逐渐上行，如此洗刷一遍需 3 分钟，然后手指尖朝上，屈肘用流水向肘部冲净两只手。用前法反复刷洗 3 遍，共约 10 分钟。取一块消毒小方巾，擦干双手后对折成三角形，尖部朝手臂近端置手腕处，另一只手则将垂下的小方巾拉紧，逐渐旋转至肘上 10cm 处；再将小方巾翻转，同法擦干另一只手（擦过肘部的方巾不能再擦手部）。双手浸于盛有 75% 乙醇的桶中（浸至肘上 6cm 处），用纱布揉擦双手及前臂共 5 分钟（若用 0.1% 新洁尔灭泡手需 10 分钟），然后将双手拱于胸前晾干，等待穿衣（图附 2–1）。

②灭菌王洗手法：灭菌王是目前广泛采用的广谱、高效的新型杀菌剂。它能在 1 分钟内几乎杀灭全部金黄色葡萄球菌、大肠埃希菌、芽孢杆菌、变形杆菌等，且对皮肤无毒害。其步骤为：用清水和肥皂冲洗手及前臂。用消毒刷蘸灭菌王溶液 3～5mL，两手交替按手指、指蹼、

掌、手背、手腕、前臂、肘关节、肘上 6cm 处依次刷手和前臂 3 分钟。流水冲洗，无菌纱布擦干。再取灭菌王少许涂擦双手及手臂即可。

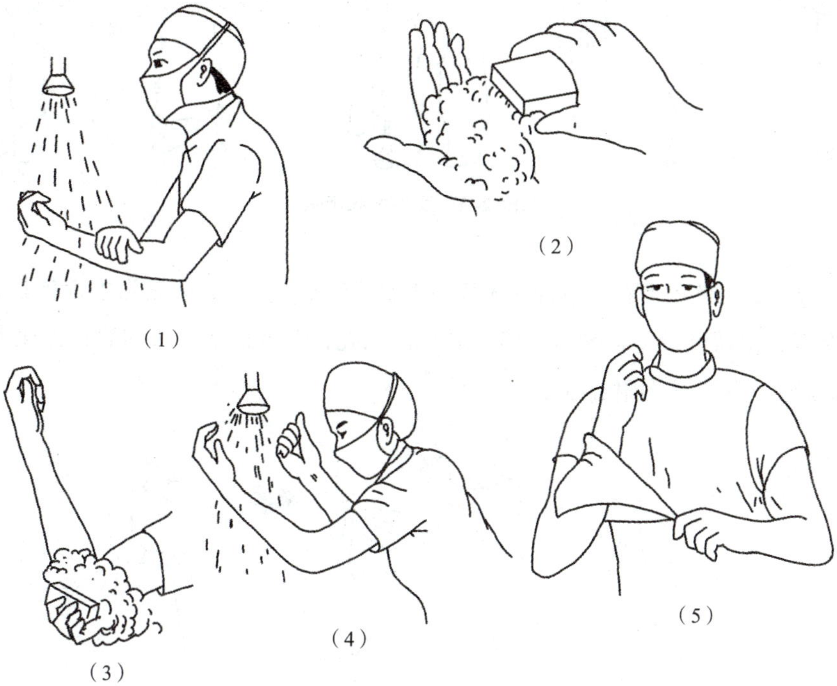

图附 2–1 肥皂水刷手法

③碘伏洗手法：用清水和肥皂冲洗手及前臂。用无菌毛刷蘸肥皂液刷手 5～10 分钟，去除手和前臂污垢。用同一把消毒毛刷蘸 0.5% 碘伏消毒液同法刷一遍，勿冲洗。换一把消毒刷蘸 0.5% 碘伏消毒液同法刷手及前臂 3 分钟，勿冲洗。用无菌小方巾擦干手及前臂的碘伏即可穿衣。

④紧急情况下洗手法：在紧急情况下手术抢救时，如果来不及和情况不允许常规洗手消毒，可就地用 3% 的碘酊涂擦双手臂，然后用 70% 的酒精脱碘。之后戴上手套，再穿上手术衣。要注意的是：此时袖口要压在手套外面，然后戴上第二双手套，即可进行手术。

（3）穿手术衣和戴手套

总的要求是：a. 戴干手套时先穿手术衣后戴手套，戴湿手套时则先戴手套后穿衣。b. 不论穿衣或戴手套，应做到未戴手套的手不可接触手套或手术衣的外面，已戴好手套的手不要接触手套或手术衣的内面。c. 手术衣和手套结合部不可裸露腕部（戴干手套应将翻边手套口翻转过来压住袖口，戴湿手套则袖口罩住手套口）。d. 手术衣和手套穿戴好后，若手术尚未开始，在等待过程中应将双手互握于胸前，不可乱放乱摸。e. 参加手术前应用无菌盐水冲净手套上的滑石粉。

①穿手术衣：手臂消毒、晾干后，取过已按规定折叠好并消毒的手术衣，辨认好衣领位置，双手执衣领两端，轻轻将手术衣抖开，注意避免碰到周围物品。看准两袖洞位置，将手术衣向上轻抛，乘势将两手插入衣袖中，两臂前伸，巡回护士从背后协助拉整手术衣，并系好后背衣带。术者上身微前屈，两手交叉取起胸前之腰带（左手执右腰带，右手执左腰带），略向后递，由护士从后接去，打结系牢。注意动作幅度不能太大，以免手部相触碰。双手置胸前、不可上举或下垂，准备戴手套（图附 2–2）。

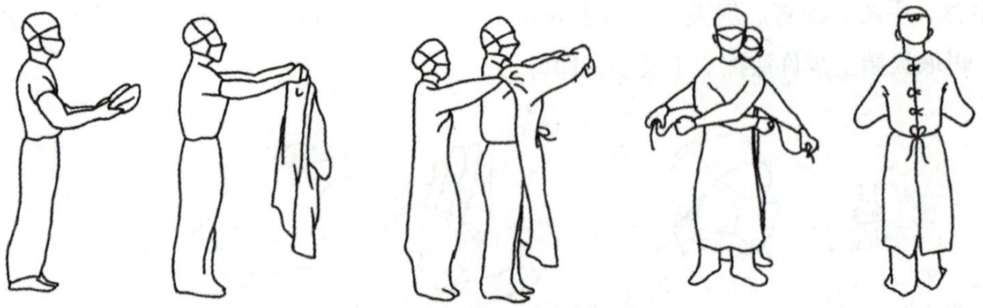

图附 2-2　穿手术衣步骤

附：穿包背式无菌手术衣：包背式无菌手术衣穿法基本同上，只是当术者穿上手术衣，戴好无菌手套后，由器械护士将腰带递给术者自己系扎，包背式手术衣的后页盖住术者身后部分，使其背后亦为无菌（图附 2-3）。

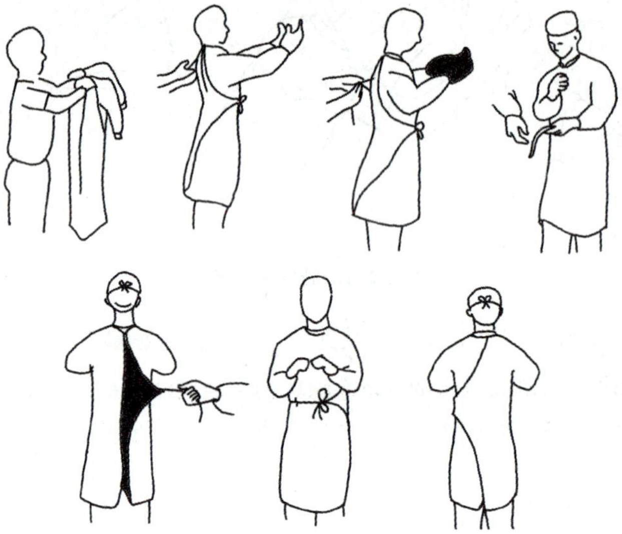

图附 2-3　穿包背式无菌手术衣步骤

②戴无菌手套：手术者穿好手术衣后，以一只手拿住两只手套的翻折处，将两只手套一并拿起，看清楚左、右手后，使两只手套掌面对合，用左手拿住右侧手套翻折的内面，将右手插入手套中，尽可能地使手指到位，然后再用右手的食指、中指、无名指插入另一只手套的翻折内面，将左手指、掌插入手套中。如双手指、掌尚未完全到位，可用已戴好手套的双手相互帮助到位（图附 2-4）。

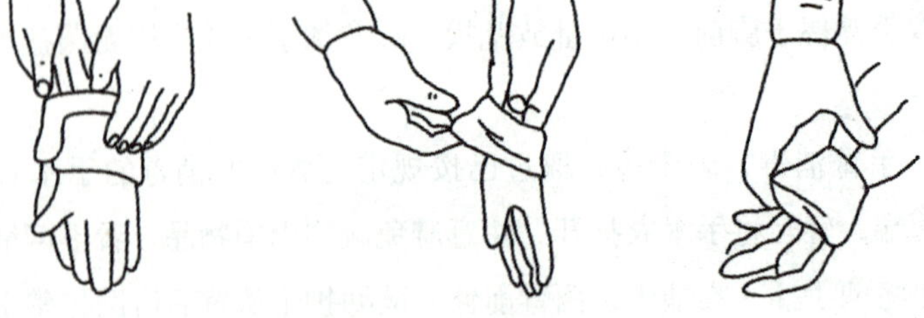

图附 2-4　戴无菌手套

（4）病人手术野皮肤消毒法

①病人术前 1 日或进手术室前应按常规剃净手术区毛发，以温水及肥皂洗净皮肤，要特别

注意皮肤皱褶和脐部的清洁。有条件者最好洗一次温水澡。

②皮肤消毒剂：临床上常用的有 2.5% 碘酊和 70% 酒精。先涂擦碘酊两遍，然后用酒精涂擦 2～3 遍脱碘；或用碘伏原液擦两遍。对外生殖器、肛管、黏膜、儿童皮肤，或对碘过敏者，则改用刺激性较小的消毒剂，如碘伏原液、0.1% 新洁尔灭、0.05% 洗必泰酒精溶液等。

③消毒方法：由术者或助手在手、前臂消毒后尚未穿戴手术衣和手套前执行。消毒者站在手术台的一侧，用海绵钳或其他消毒钳夹住纱布块或棉球，由手术区中央开始向四周消毒（如是腹部手术，则应先挤少许消毒液在脐窝内，待消毒完其他区域后再用纱布将脐窝中的消毒液擦净）。消毒感染时应向一致方向消毒，不要来回涂擦，不要在涂擦四周后又返回涂擦中央或已消毒的区域；如为伤口或肛门等处手术，则应自手术区外周涂向伤口或会阴、肛门处。

④各种手术野消毒范围见图附 2–5。

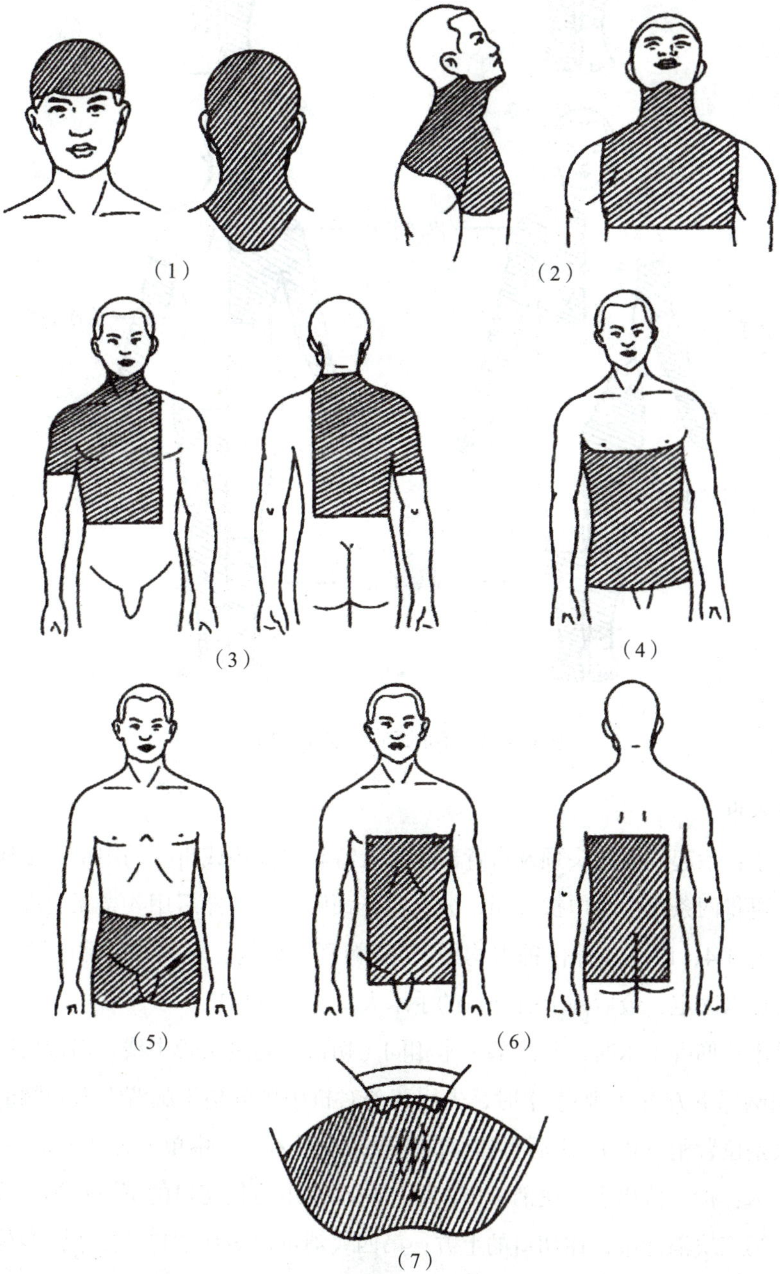

图附 2–5　手术野消毒范围（1）

NOTE

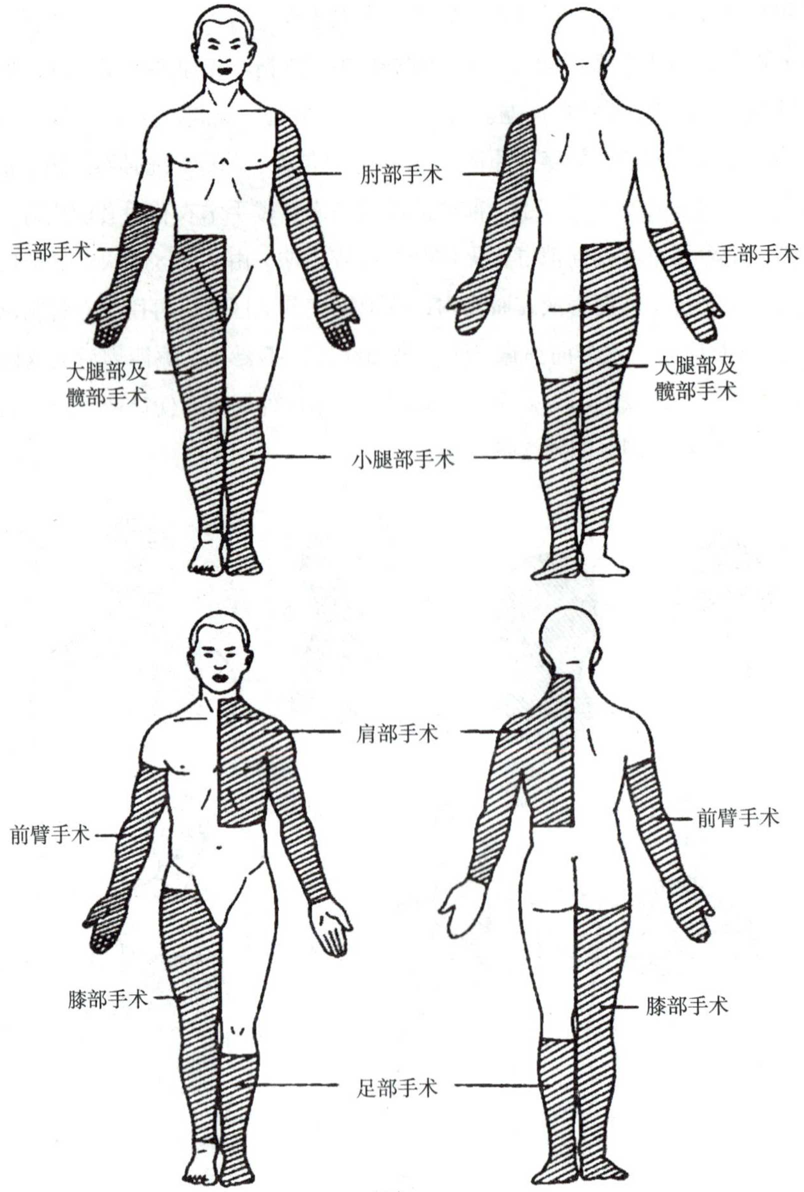

（8）

图附 2-5　手术野消毒范围（2）

（5）铺手术巾

①颈部手术：抬起病人的头颈及肩背部，塞入特制的棉垫或折叠的中单，使病人处于伸颈仰面的位置。再将两条小手术巾揉成团，分别塞于颈侧后方。然后用 4 条无菌巾，每一条在一边双折少许（约 1/4，以下各部位铺巾均同），按胸侧、头侧、对侧、近侧的顺序铺在切口四周，再用巾钳加以固定，最后铺上有开口的手术大单，外露切口。

②胸部手术：仰卧手术时，与颈部手术相同（切口如超过锁骨中线，消毒后应将一条中单对折后铺在侧胸部下方）；侧卧手术时，先用两条对折中单分垫于胸背下方和胸前（肾区手术与此相仿，只是位置稍下移），之后再铺切口四周的小手术巾、中单或开口大单。

③腹部手术：护士传递第一块消毒巾；第一块消毒巾盖住切口的下方；第二块消毒巾盖住切口的对侧；第三块消毒巾盖住切口的上方；第四块消毒巾盖住切口的助手贴身侧；薄膜手术巾覆盖切口；切口下、上各铺中单一条；铺剖腹单（图附 2-6）。

NOTE

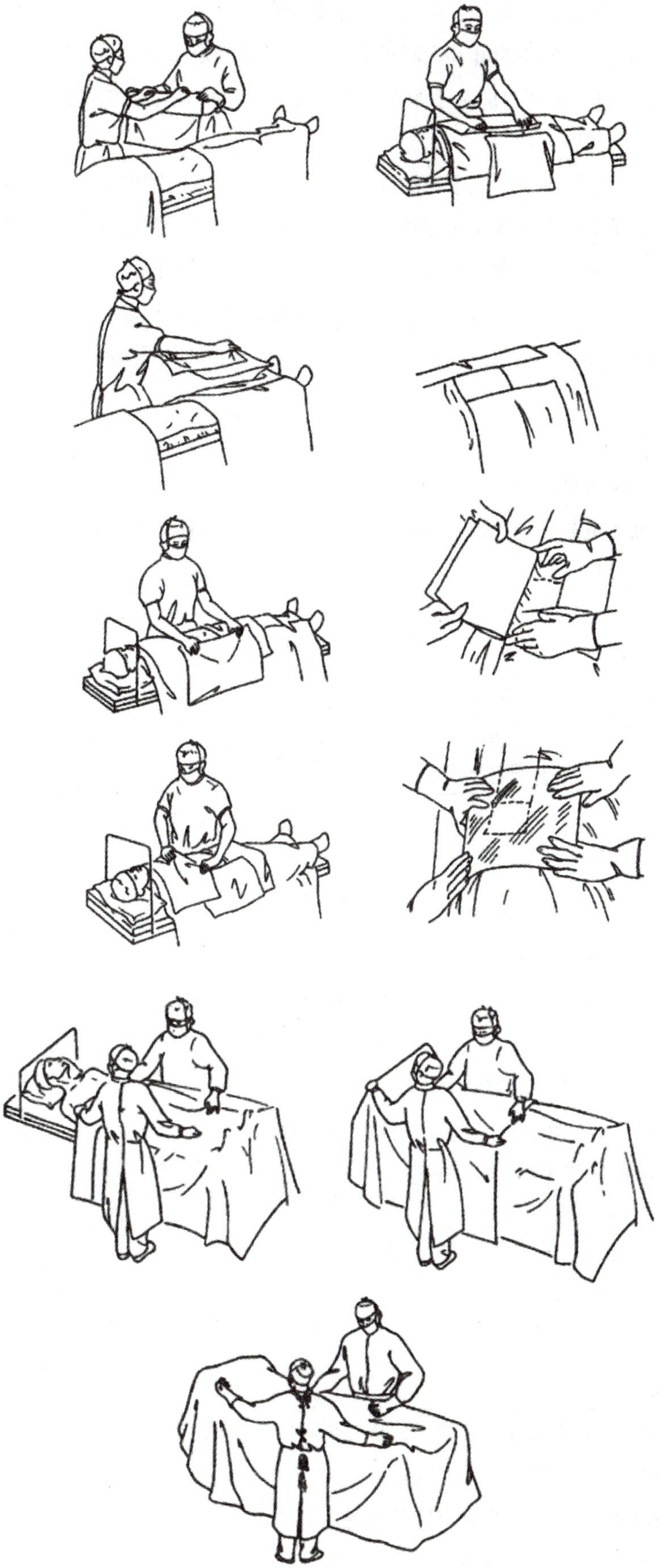

图附 2-6　腹部手术铺单

④会阴部手术：病人取截石位，将双层中单垫于病人臀下。在会阴上方和两侧铺小手术巾各1条，遮盖住会阴上方的小腹部和大腿根部，再用巾钳固定（如是男性病人，应先在阴囊下用纱布托起）。然后再盖上开口的大手术单或几条中单（其中两条中单斜行，上端交叉覆盖在下腹部，下端盖在大腿处）。

⑤上、下肢体手术：上、下肢手术的铺巾较上述部位手术的铺巾复杂。按部位分，凡手和足部的手术可先在手术台上铺无菌手术单，一般根据手术范围，腕或踝部以远的肢体要包裹双层中单，仅外露手术部分；如是手臂或是腿部的手术，则应先用无菌手术巾包裹手部或足部，继而在手术台上铺无菌手术单，最后用中单覆盖创口部位的近侧和远侧。

新型一次性手术巾（单）铺巾方法与上述相同，只是4块无菌巾的固定多改用护皮粘贴膜。

（6）手术过程

①手术人员的位置见图附2-7。

②切开，止血（电凝和结扎法），解剖分离组织，手术探查，处理病变。

③缝合腹膜、肌层、皮肤。

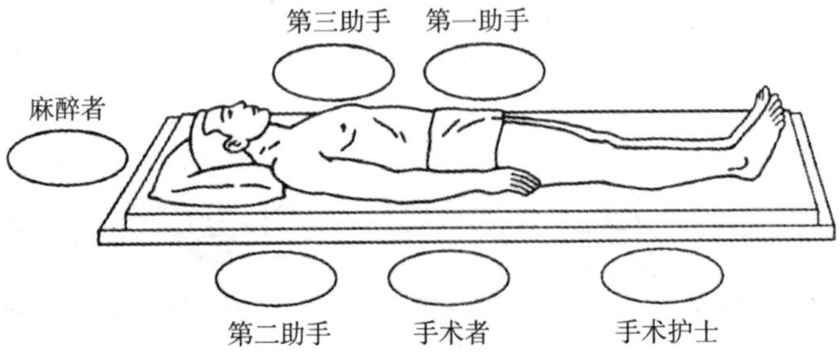

图附2-7 手术人员的位置

4. 参观麻醉的过程

（1）了解手术病人的麻醉适应证，椎管内麻醉或局部麻醉。

（2）了解普鲁卡因过敏试验结果。选用麻醉药的名称、浓度、剂量及可能的并发症。

（3）观察椎管内麻醉或局部麻醉过程。

（4）了解手术过程中的麻醉管理、麻醉医师职责、观察内容、注意事项和辅助用药等。（参观麻醉过程可在观察洗手之前穿插进行）

见习二 外科基本操作技术

【目的要求】

（1）了解常用手术器械及其用途，并掌握正确使用方法。

（2）了解常用的缝合材料。

（3）熟悉外科切开、止血及剥离的基本操作。

（4）掌握外科缝合与打结技能。

（5）通过动物实验，训练上述基本操作技能。

【内容】

1. 外科手术常用基本器械及其使用方法

外科手术按其不同性质和要求而选用不同的器械，其常用而最基本的器械不外乎以下几种：

（1）手术刀：手术刀（解剖刀）是用来切割皮肤和组织器官的工具，由刀柄和刀片组成，用时临时安装。刀片和刀柄有圆、尖、弯及大小、长短之分，随手术需要及习惯选择应用。

使用手术刀有多种持刀方法，常用的有：

①执弓式（指压法）：适用于切口大、需用力大的皮肤切口。

②握持式：用于较长的切口。

③执笔式：用于精细部位的解剖。

④反挑式：为避免损伤深部组织采用之，如小脓肿切开或气管切开（图附 2–8）。

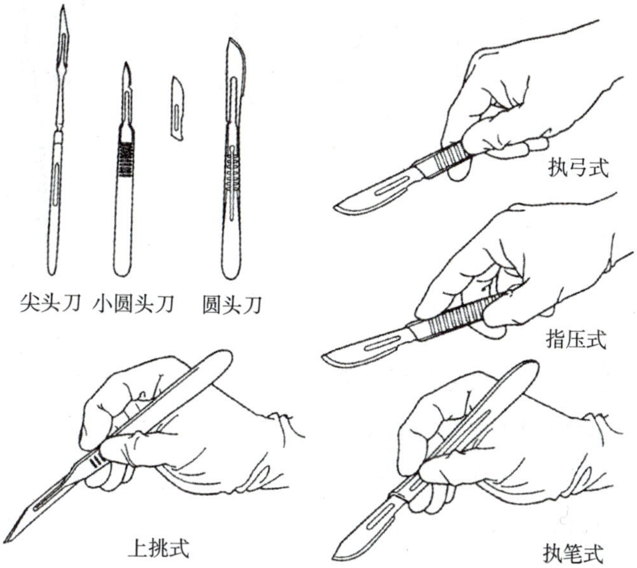

图附 2–8 正确持刀法

（2）手术剪：分为直剪刀和弯剪刀两类，按不同的用途又分为尖头和圆头，分长、短各种型号。

①直剪刀：主要用于剪线，又称线剪。

②弯剪刀：主要用于剪软组织及解剖组织；长型者又称为综合剪，可用于深部手术的解剖分离组织和剪线。正确持剪方法见图附 2–9。

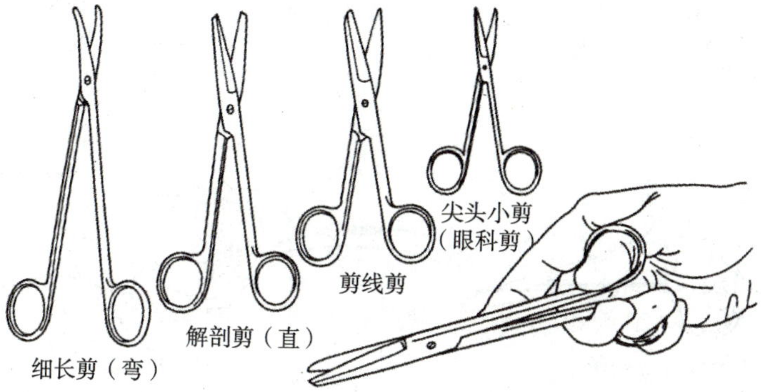

图附 2–9 正确持剪法

（3）手术镊：分解剖镊和组织镊两类，每种又有长短之分。

①无齿镊（解剖镊亦称平镊）：主要用于夹持较脆弱的组织，短者用于夹持血管、神经和解剖组织；长者用于夹持脏器或深部血管、神经。

②有齿镊（组织镊）：夹持较稳固，用于夹持筋膜、皮肤、瘢痕或组织作解剖用。使用时需正确持镊（以拇指、食指和中指，轻稳适当用力握住即可）（图附 2–10）。

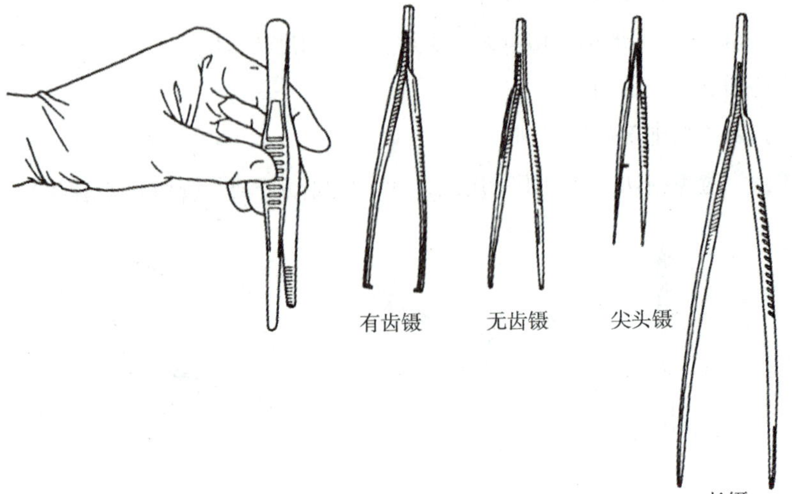

图附 2–10 正确持镊法

（4）血管钳：又称止血钳，可分为直、弯两大类，后者又有大小、长短不同的规格。

①直血管钳：夹止浅组织出血及协助夹持缝针之用。

②弯血管钳：夹止深组织出血或深层内脏血管出血，亦可用于深部的协助夹持缝针。

③蚊式血管钳：为细小精细之血管钳，有直、弯两种，用于脏器、颜面及整形手术止血及细微解剖用（图附 2–11）。

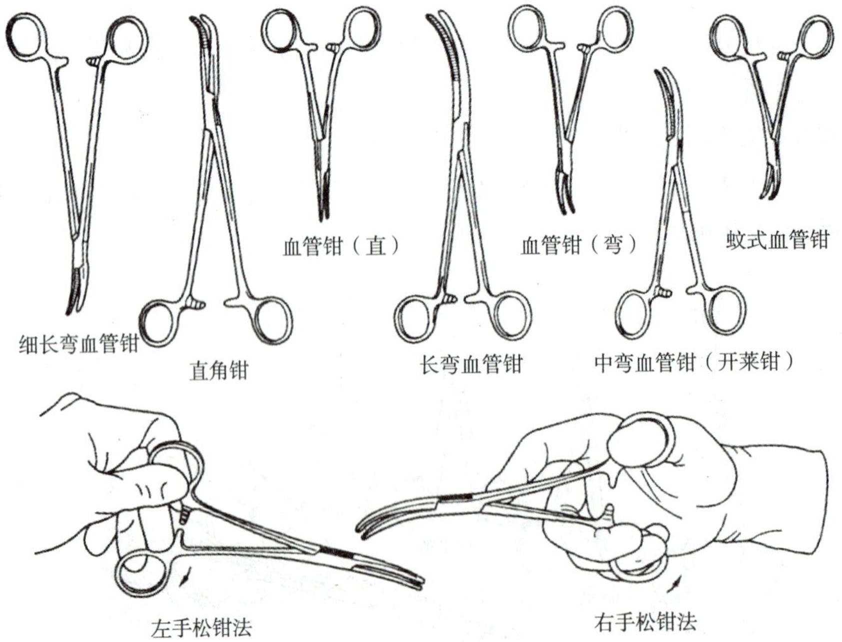

图附 2–11 正确持钳法

注意事项：血管钳不得夹持皮肤、肠管等，以免组织坏死。止血时只扣上一、二齿即可，要检查扣锁是否失灵，有时钳柄会自动松开，造成出血，应警惕。使用前应检查前端横形齿槽两页是否吻合，不吻合者不用，以防止血管钳夹持组织滑脱。

（5）组织钳（鼠齿钳）：其前端带齿，夹持组织时嵌合好，不易滑脱。用于钳夹皮肤、肿瘤被膜、阑尾系膜等软组织，也可用以牵引组织及钳夹纱布等。

（6）巾钳：其前端尖而弯，可交叉咬合。主要用于固定各种手术巾及固定皮肤垫，有时用于牵引组织。在使用时一定要注意勿损伤皮肤。

（7）持针器：又称持针钳。用于夹持缝针作缝合用。应夹持缝针近尾部 1/3 处若将针夹在持针器中间，则容易将针折断。注意的是在拔针的时候要顺着针道的方向，以免引起缝针断裂（图附 2–12）。

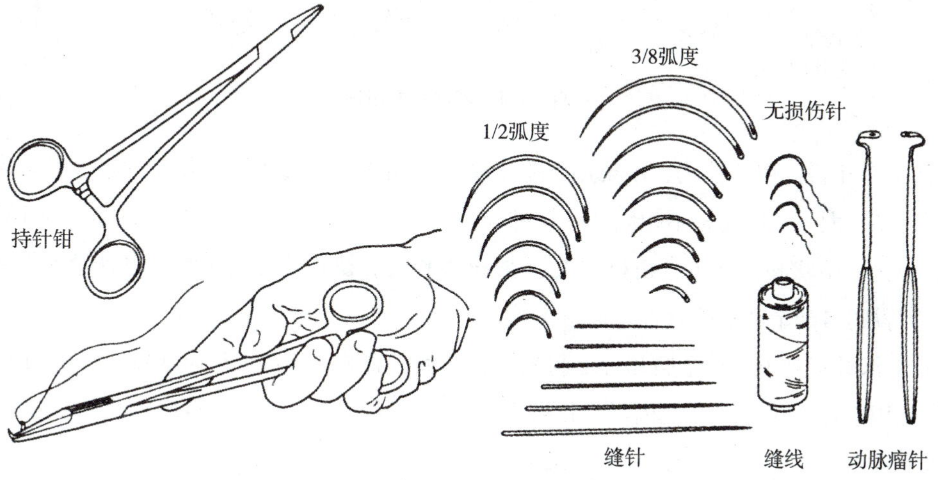

图附 2–12　持针钳

（8）海绵钳：海绵钳又称环钳、卵圆钳，有直、弯两种。常用来夹持敷料消毒皮肤，夹持纱布球以检查内脏和剥离粘连，腹腔手术时用于夹持脏器（图附 2–13）。

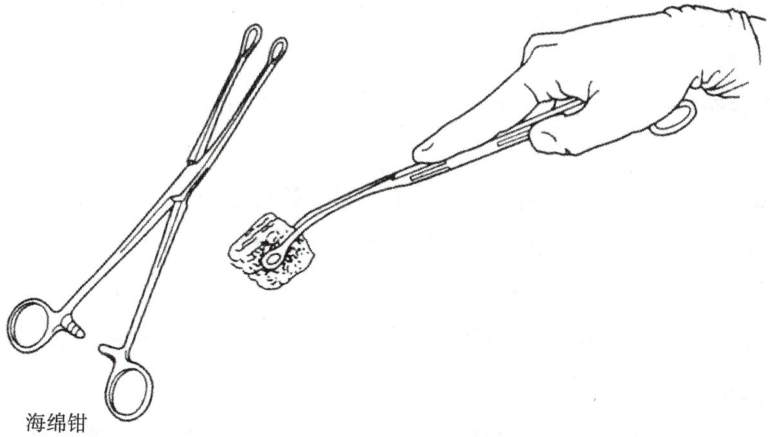

图附 2–13　持海绵钳法

（9）其他手术用钳：如肠钳、气管异物钳、胃钳、阑尾钳、直角钳、肾蒂钳、无损伤血管钳等。其形状、大小各依用途而定（图附 2–14）。

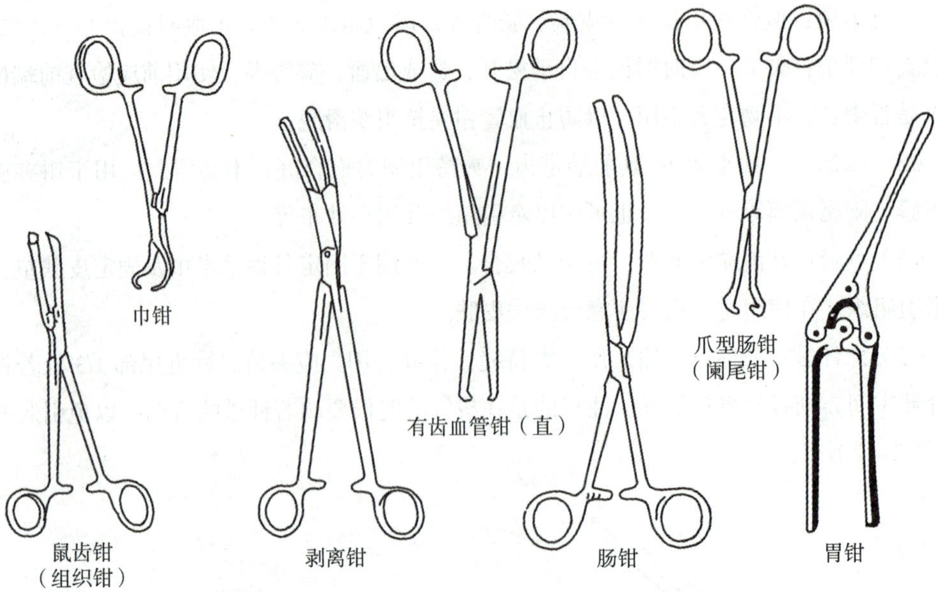

图附 2-14　其他手术用钳

（10）牵开器：俗称拉钩，主要用于手术中牵开组织，显露术野，便于术者手术。牵开器的类型很多，大小、用途各不相同。一般可分为人工牵开器和自动牵开器两大类。人工牵开器有皮肤拉钩、甲状腺拉钩（直角拉钩）、S形拉钩和腹腔拉钩（方钩）等；自动牵开器种类也很多，如胃肠自动牵开器等。

（11）探针：是由各种金属和合金制成的实心条状器械，其特点是质地较软，可用手弯曲。双头探针用于试探瘘管或组织内异物；有槽探针用以试探或引导切割组织。此外，胆道探针、尿道探针可用于试探和扩张治疗（图附 2-15）。

（12）特种手术器械：在外科手术中，除了使用上述常用手术器械外，一些手术中还需要使用一些特种手术器械，如高频电刀、各种缝合器和吻合器等。

①高频电刀：高频电刀是近些年来随着高科技的发展而出现的一类用于手术中切割、解剖和直接、间接止血的新型手术器械，它有多种类型，手术时根据部位和目的选用。

②缝合器和吻合器：缝合器和吻合器有多种类型，主要用于各种消化道手术，如用于胃肠道手术的吻合器。根据用途的不同可分为残端闭合器、切开缝合器和管状吻合器几大类。但无论何种缝合器和吻合器都有一个共同之处，其基本原理大致与日常所用的订书机的原理相似。

（13）缝合针：分圆针及三角针，每种又有直形、弧形之分。

①圆缝合针：作缝合组织、血管、脏器及神经之用，粗细视手术需要而定。

②三角缝合针：用以缝合皮肤及韧带。直形针可直接用手持用，弧形针需用持针器夹持。

（14）缝线：用于缝合组织或结扎血管，分为不吸收和可吸收两类。规格是零数越多缝线越细，号数越大缝线越粗。

①丝线：优点为价廉，对组织刺激小；缺点是不被组织吸收，在纤维内会存留细菌，故不宜用于感染伤口。最细是 8-0 号，最粗是 10 号，以 3-0 号、1-0 号、1 号、4 号、7 号最为常用。一般用细丝线结扎小血管，缝合皮肤、浅筋膜等；用中号丝线缝合肌腱或其他结缔组织；用粗丝线结扎大血管。

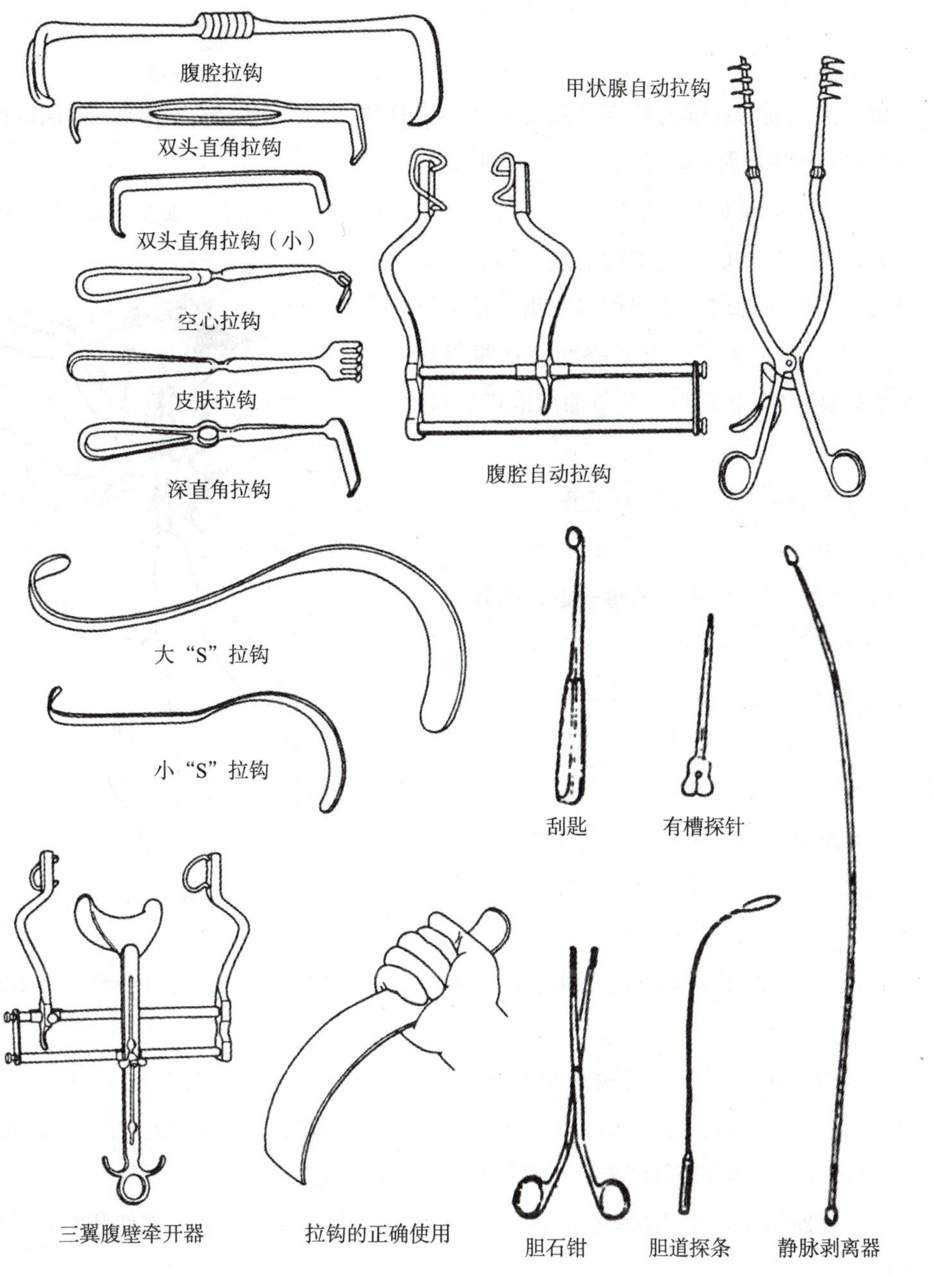

图附 2–15　各种牵开器及探针

②羊肠线：优点是可被组织吸收，抗张力强度大；缺点是对组织刺激反应大，易引起感染。其粗细与抗张力强度成正比，最细为 7–0 号，粗至 4 号。以 3–0 号、0 号、1 号、2 号最为常用。常用于缝合深部组织，如腹膜、筋膜、胃肠道、膀胱黏膜等。

③金属线（不锈钢线或银丝线）：优点是抗张力强度大，对组织刺激反应最小，灭菌简单；缺点为操作不方便。常用于肌腱缝合、腹壁减张缝合或骨折固定。

④人造缝线：常用的是锦纶线、涤纶线。优点是光滑，组织反应小，拉力强，可制成很微细的线（1–0 号 ~ 11–0 号，直径 0.04 ~ 0.06mm）；缺点是线结易于松脱，且在结扎过紧时易在线结处折断，不适于有张力的深部组织缝合。多用于微小血管缝合及整形手术。近年来采用聚乙烯醇（PVA）、聚羟基乙酸（PGA）等制成的化纤线，较羊肠线组织反应轻、吸收时间长，亦可能有抑菌作用。

2. 切开

（1）原则

①切开组织前对局部的解剖关系要做到心中有数，如组织的解剖层次，各层的厚度，血管、神经的分布，以及重要器官的体表解剖标志，等等。

②选择切口应接近病变器官（部位），易于显露，损伤组织少，无重要血管、神经通过，易于愈合，不影响功能和美观的地方。如面部取沿皮纹切口，乳房部取轮辐状切口，指（趾）取侧面切口并不超过关节，上尿路部做腰腹斜切口，关节处做“S”状切口，关节曲面取横切口，等等。

③切口大小要合适，切口要整齐。

（2）方法

①选好切口后，用酒精消毒一遍，按住固定皮肤，垂直皮肤一刀切开，要用力均匀、果断流畅。组织应逐层切入，深浅适度，不可一刀切之过深，或与纤维走向垂直切开，以免误伤组织（图附 2–16）。

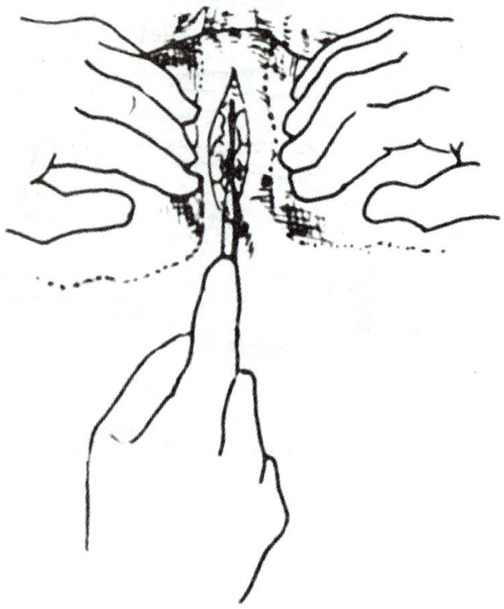

图附 2–16　切开

②切开皮肤、皮下组织后，为了避免损伤深筋膜下的血管及神经，常可在深筋膜下面使其与深层组织分开，然后剪开深筋膜。

③肌膜可用刀切开，肌肉宜沿肌纤维走向以刀柄、手指、拉钩做钝性分离，必要时也可将肌纤维切断。

④切开腹膜或胸膜时，要避免损伤胸、腹腔内脏器，可钳夹提起腹（胸）膜，推开腹（胸）内容物，换点另行钳夹，确认无内容物夹于钳内，将腹（胸）膜做一小切口，再用手指、纱布、刀柄等作垫衬隔离深部脏器，然后剪开腹（胸）膜。

⑤空腔脏器切开前要用盐水纱布垫隔离保护，以免污染周围器官。在切开的同时吸净脏器内流出的内容物。

⑥骨膜应依据手术野需要的长度切开，然后用骨膜剥离器贴近骨质分离骨膜。

3. 止血　止血要迅速、准确而完善，这是减少失血、保证术野清楚、顺利进行手术的重要环节。

（1）结扎止血：适用于一般小的血管出血。若是血管较大，宜采用双重结扎或贯穿缝合结扎法（图附 2–17）。

（2）修补止血：大血管破裂时，如果结扎血管会造成组织、器官的缺血及坏死，为保证血流通畅、恢复血供，可选用此法。

（3）压迫止血：适用于毛细血管渗血，热盐水纱布止血的效果优于一般盐水纱布止血的效果。

（4）填塞止血：对不易控制的内脏大出血，如肝破裂、子宫腔内大出血，可用纱布填塞，待出血停止后再取出纱布。

（5）电刀电凝止血：目前应用较普遍，止血既迅速又彻底，适用于毛细血管渗血，以及小动脉、小静脉出血的止血。但大静脉壁渗血慎用此法。

（6）药物止血：常用的有止血纱布、特效止血灵、止血凝质等，其特点是用后皆可被组织吸收，无异物刺激反应。此外，还有吸收性明胶海绵、淀粉海绵、骨蜡等。

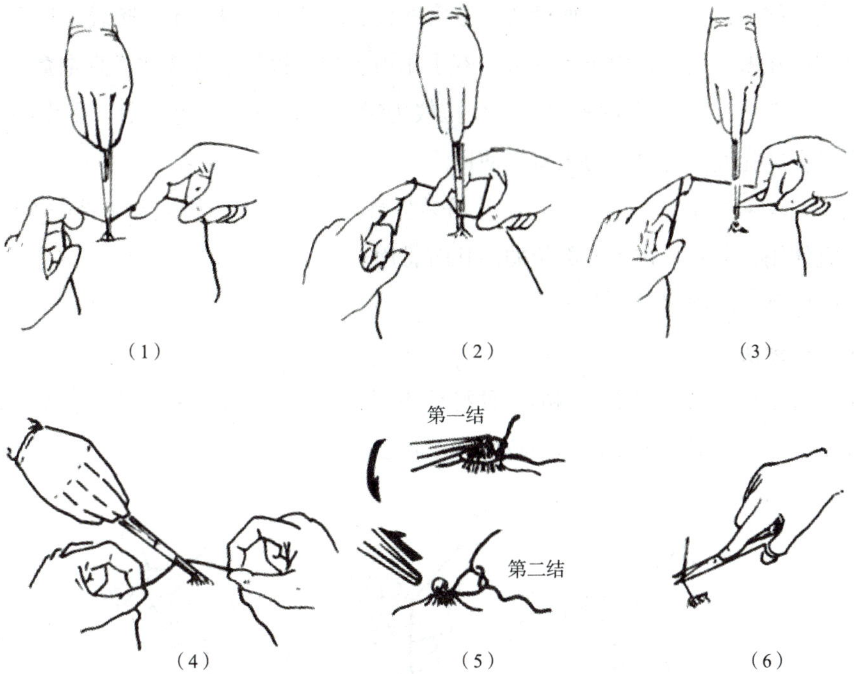

图附 2-17　止血

4. 打结　打结是手术中最常用、最基本的操作。熟练地打结可以缩短手术时间，正确而牢靠地打结可以使止血、缝合安全可靠。

（1）结的种类（图附 2-18）

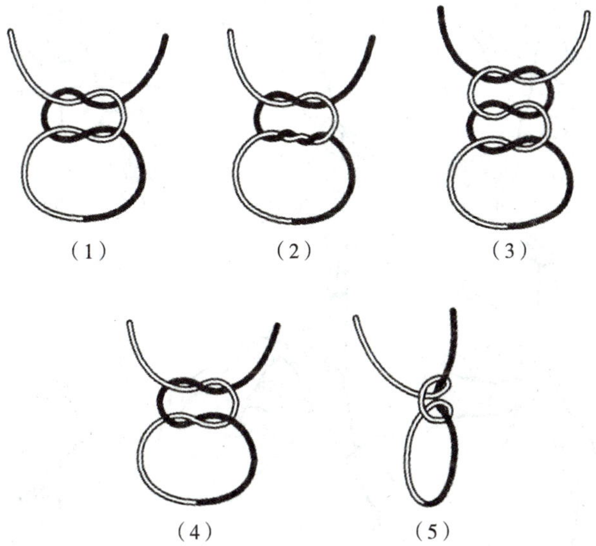

图附 2-18　结的种类

（1）方结（2）外科结（3）三重结（4）假结（5）滑结

①方结：又称平结，最常用。第一道结与第二道结的方向相反，故不易滑脱。用于小血管和各种缝合的结扎。

②外科结：打第一道结时绕两次，使摩擦力增大，在打第二道结时不易滑脱或松动，适用于大血管或有张力缝合后的结扎，也可用于固定引流物。

③三重结：是在方结的基础上加一道结，共三道结。第三道结与第二道结的方向也相反，较牢靠，故又称加强结。用于大血管或有张力缝合后的结扎，也用于羊肠线、化纤线的结扎。

④滑结：在做方结时，由于不熟练，双手用力不均，致使结线彼此垂直重叠无法结牢而形成滑结，而不是方结，应注意避免，改变拉线力量分布及方向即可避免。手术中不宜采用此结，特别是在结扎大血管时应力求避免使用。

⑤假结：又名顺结、“十字结”。结扎后易自行滑脱和松解。构成两单结的方向完全相同，手术中不宜使用，尤其是在重要部位的结扎时忌用。

打结时应避免出现假结、滑结。

（2）打结方法

①单手打结法：这是临床常用的一种打结法，简便迅速。左、右手均可打结。虽然各人打结的习惯常有不同，但基本动作是一致的（图附 2–19）。

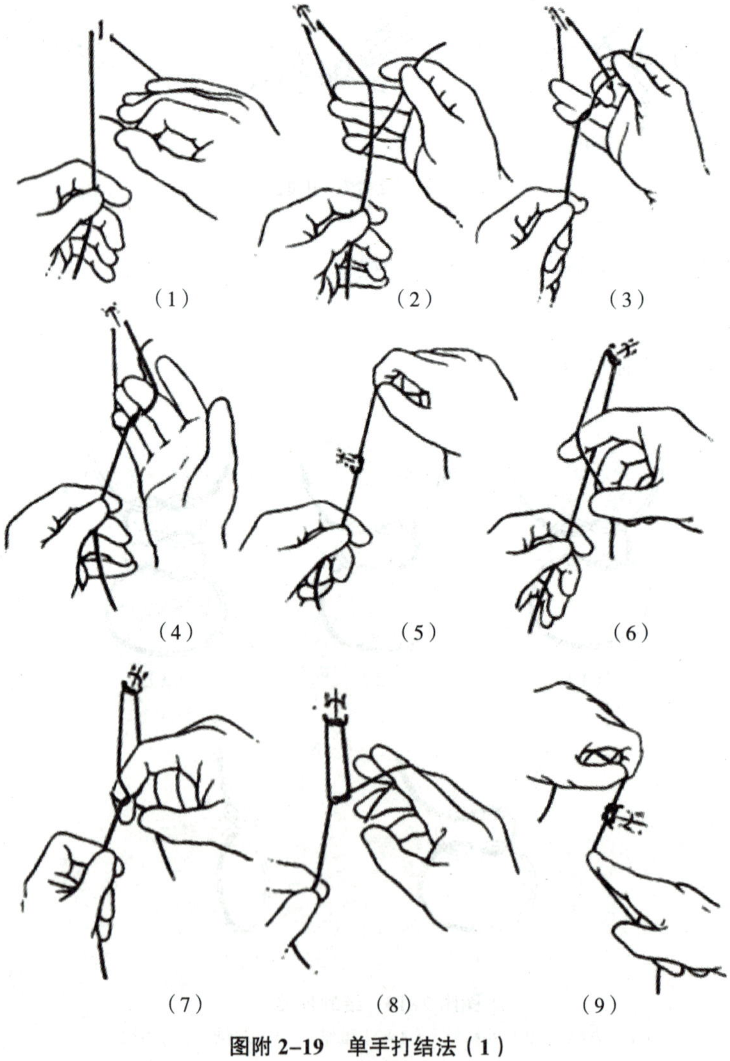

图附 2–19　单手打结法（1）

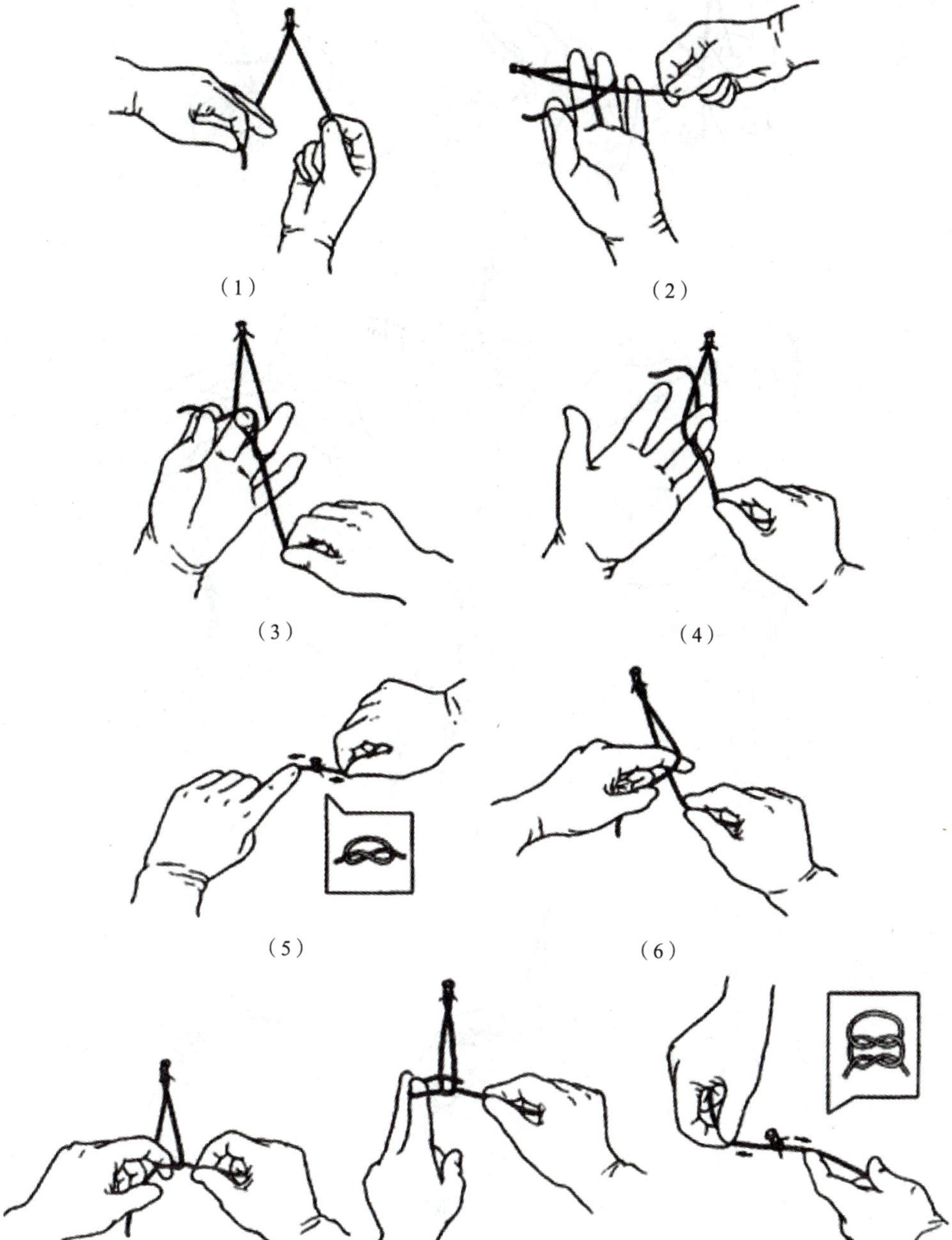

图附 2–19　单手打结法（2）

②双手打结法：除用于一般结扎外，对深部或组织张力较大的缝合结扎较为方便可靠（图附 2–20）。双手打结法便于打外科结。

③持钳打结法：用持针钳或血管钳打结。此法方便易行，主要用于一些术野较深较窄、单手打结法不易操作的结扎，或线头太短用手打结有困难，或为节省用线时。此法的缺点是缝合有张力时不易扎紧（图附 2–21）。

（3）打结注意事项

①两手用力均匀：在打结过程中两手的距离不宜太远，用力一定要均匀一致。否则会导致两种可能：一是滑结；二是对结扎组织牵拉，由此酿成撕裂、撕脱等。

NOTE

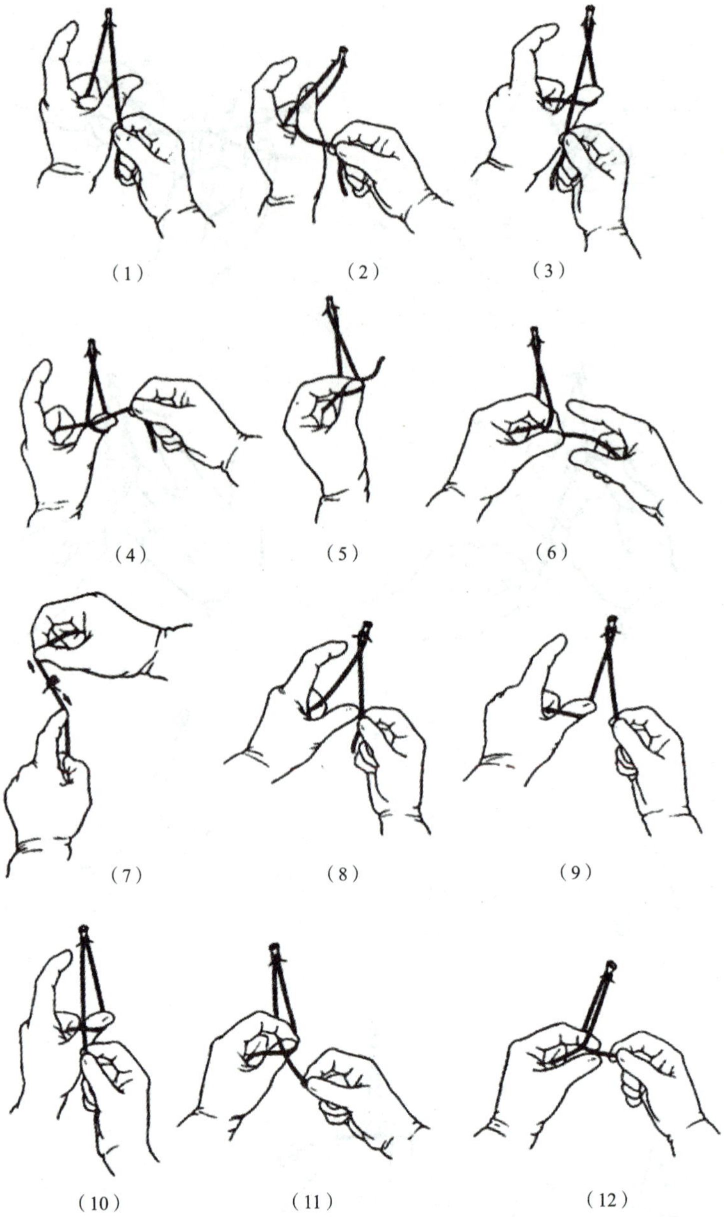

图附 2-20　双手打结法

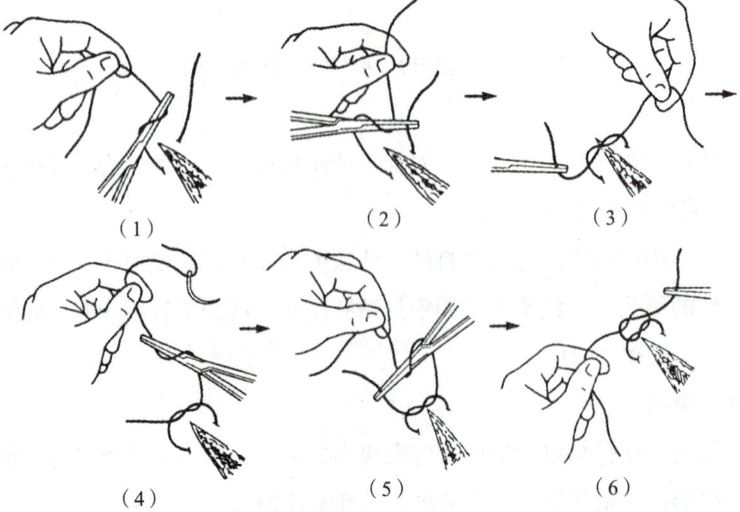

图附 2-21　持钳打结法

②三点在一线：尤其在深部打结时更是如此。若三点不在一线，必然会导致对打结组织的牵拉，产生严重后果。

③方向要正确：无论用何种方法打结，第一道结与第二道结方向绝对不能相同，否则就成假结，容易滑脱；且即使两道结的方向相反，如果两手用力不均匀，只拉紧一根线，亦可成为滑结，或者割线导致线折断，均应避免。

④力求直视下操作：原则上打结应在直视下操作，既可使打结者能够在直视下根据结扎组织及部位来掌握结扎的松紧度，又可让术者或其他手术人员了解结扎的确切情况。即便是对某些深部位的结扎，也尽量显露于直视下操作。实在难以显露时，只能依赖手感进行操作，这需要良好的基本功。此时，最好用一手指按线结近处，一手在外，均匀用力，徐徐拉紧，确认牢靠方可松手。

⑤如遇到组织张力过大，第一个结容易松滑，可用血管钳轻夹在第一个结扣之上。待第二个结打紧后，再松掉轻夹在第一个结扣上的血管钳。

⑥用力要适度：结扎时，切忌打结未到位而松脱；或者用力过大将线扯断；或皮肤缝合打结过紧影响皮缘对合。打结用力的大小全赖于在实践中反复体会、不断摸索。

⑦剪线是结扎的最后工序。应在直视下将剪刀尖端稍张开，沿拉紧的缝线滑到结扎处，剪刀头稍向上倾斜，然后剪线（一靠、二滑、三斜、四剪）。剪刀倾斜角度一般为 25°～45°，但取决于留下线头的长短，剪刀与缝线的倾斜角度越大，留的线头越长。这样所留的线头一般为 1mm 左右，且迅速准确，节省时间。如系大血管的结扎，所留线头应略长，以防滑脱；羊肠线留 3～4mm；不锈钢线留 5～6mm，并将线头扭转埋入组织中。

5. 缝合

（1）缝合的原则：①缝合的创缘距及针间距要均匀一致，既体现外科艺术的美观，更重要的是受力和分担张力一致，且缝合严密不致发生泄漏。②缝合应按层次进行，同层组织准确对合。③深浅合适，不留死腔，以免血液和渗出液潴留，易致感染。④打结松紧适度，过紧影响血运，导致组织缺血坏死；太松会使创口裂开，影响伤口愈合。⑤一般皮肤缝合应避免内翻或严重外翻，皮肤松弛处如阴囊可做外翻褥式缝合。⑥拔针宜依缝针曲度顺势用力，以免折断缝针。⑦缝好皮肤后用齿镊将创缘皮肤对齐，并用纱布将创口轻轻挤压，排出创口内的空气和血液（图附 2–22）。⑧感染伤口仅做引流，不宜缝合。

（2）缝合方法：临床上常用的缝合法可分为单纯、内翻和外翻三大类。每类又有间断和连续缝合两种。

①单纯缝合法（图附 2–23）

a. 间断缝合法：为最常用的方法。用于皮肤、肌膜、皮下组织等的缝合。其方法是缝针从要缝的伤口一侧进入组织，再从另一侧出针即可。

b. 连续缝合法：多用于腹膜和胃部手术的缝合。方法是：在单纯缝合后打一结，然后用长线一头再连续缝合全部伤口，缝合过程中要逐针将缝线拉紧。优点是节省线和时间。

c. "8" 字形缝合法：此法常用于一些张力较大的组织的缝合。它有两种方法，一是 "8" 字交叉在缝合伤口的表面；二是 "8" 字交叉在缝合伤口的深面，即内、外 "8" 字缝合。

d. 锁边缝合法：又称毯边缝合法。它有较强的止血作用，常用于胃肠吻合时后壁全层缝合或整张游离植皮的边缘固定缝合等。开始与结束的方法与单纯连续缝合法一样，不同的是每缝一针时后一针都要从前一针的线袢内穿出。需要注意的是，缝合时始终要逐针将缝线拉紧。

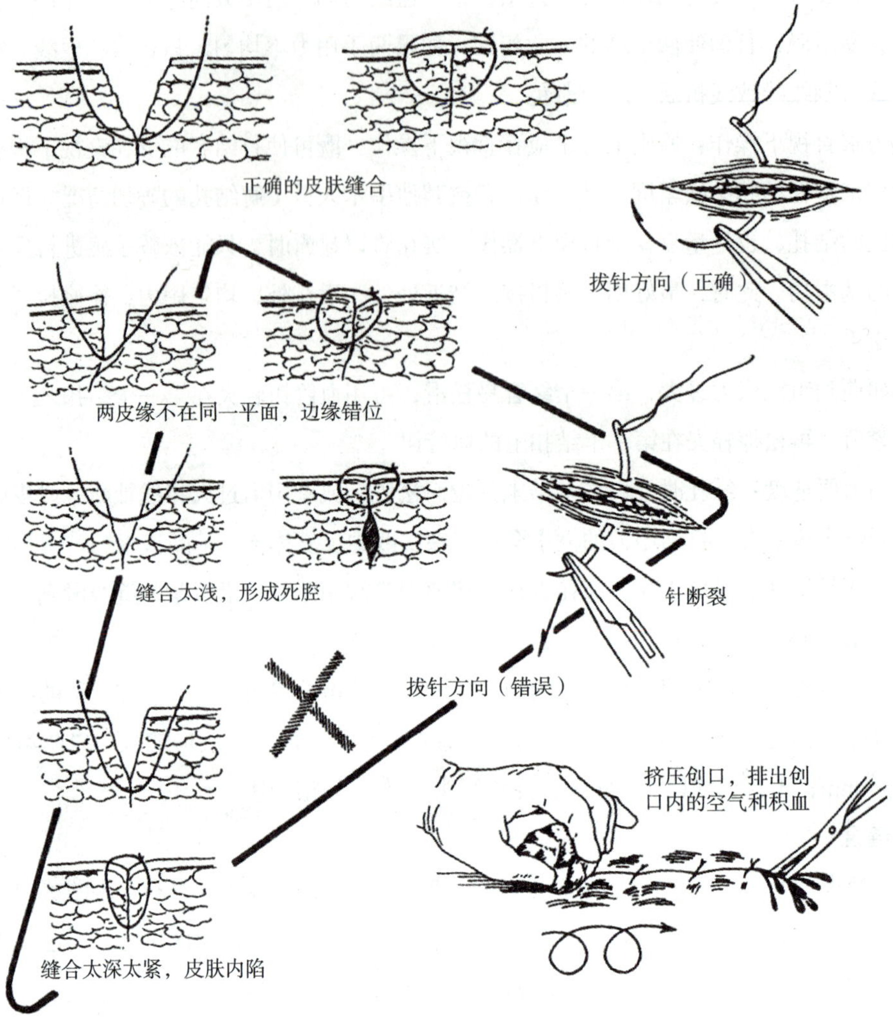

图附 2–22　缝合的原则

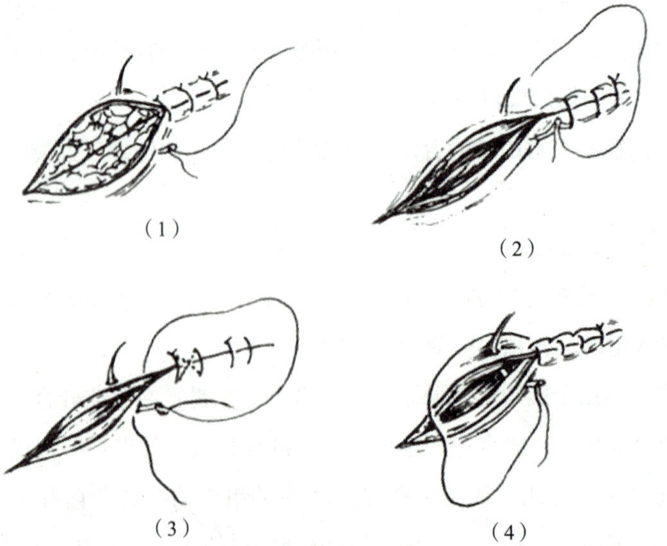

图附 2–23　单纯缝合法

（1）间断缝合法 （2）连续缝合法 （3）“8” 字形缝合法 （4）锁边（毯边）缝合法

②内翻缝合法

主要用于胃肠及膀胱等手术的缝合。此缝合法优点在于可防止黏膜外翻，有利于防止尿液和胃肠液外漏，其方法是将要缝合的组织边缘内翻，使组织表面对合良好。但需注意的是，在缝合时不要将组织翻入过多，以免引起组织管腔狭窄。内翻缝合法分荷包内翻缝合、连续全层水平褥式缝合、间断水平褥式缝合、连续水平褥式缝合和间断垂直褥式缝合（图附 2–24）。

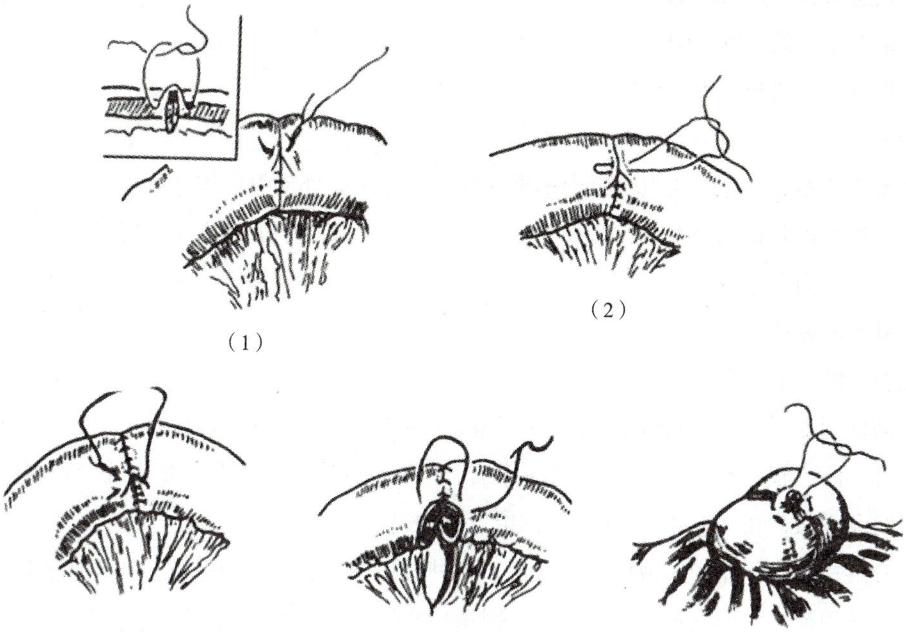

（1）　（2）　（3）　（4）　（5）

图附 2–24　内翻缝合法

（1）间断垂直褥式缝合　（2）间断水平褥式缝合　（3）连续水平褥式缝合
（4）连续全层水平褥式缝合　（5）荷包内翻缝合

③外翻缝合法

此缝合法是将要缝合组织上的边缘向外翻出，使缝合伤口的内面平整。血管、输尿管吻合多用此法（图附 2–25）。

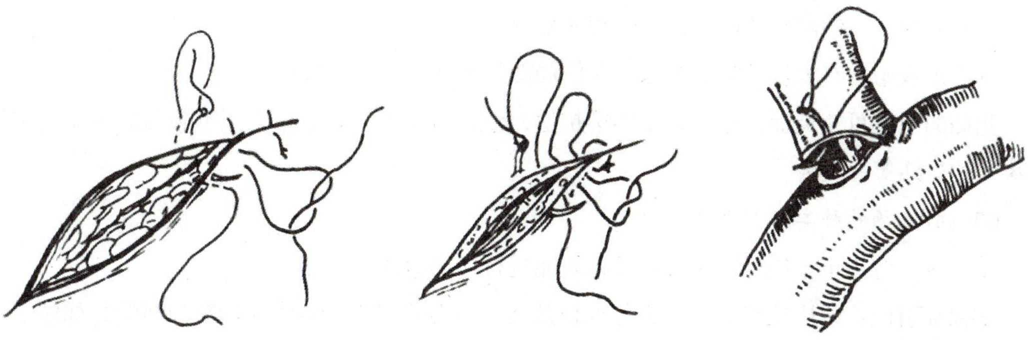

（1）　（2）　（3）

图附 2–25　外翻缝合法

（1）间断垂直褥式外翻缝合法　（2）间断水平褥式外翻缝合法　（3）连续外翻缝合法

见习三 引流、切口处理和换药

【目的要求】

（1）熟悉安放各种引流物的原则与方法。

（2）掌握更换敷料的原则与基本操作技术。

（3）观察伤口愈合过程，掌握伤口分类与愈合的统计。

【内容】

1. 引流 使器官、体腔或组织腔内积聚的内容物排出体外或引出体外的措施称为引流。正确使用引流技术可防止感染扩散，减少并发症的发生。广义的引流尚应包括胃肠减压、留置尿管、各种造口或吻合等。

（1）引流的分类

①按引流的目的分类

a. 预防性引流：为预防术后发生积血、积液、感染、吻合口瘘等并发症的引流。如腹腔大手术后（肝、胆、胰、肾手术）、甲状腺手术后、门脉高压症手术后等。多用胶管及烟卷引流，一般留置时间不长，在 24 ~ 48 小时内。如留置时间过长，可致逆行感染。

b. 治疗性引流：把组织间或体腔内脓液、各种瘘液等引出体外的引流。如胆瘘、胰瘘、肠瘘、脓肿切开引流。多用胶管、套管引流。因系疾病治疗需要的引流，所以时间较长，待没有脓液或瘘液、胆汁、胰液引出方能拔除。

②按作用机理分类

a. 被动引流：借助于体内液体与大气压力差，或引流物的虹吸作用及体位相关作用，使液体排出体外。

b. 主动引流：用负压吸引将体内液体吸出，多用烟卷、纱布或胶管、套管接负压罐（瓶）等。

（2）引流的作用

①将创口内或腔隙中的分泌物、血液、渗出液、异物等引出体外，减少感染的诱因。

②刺激组织，使渗出液增多，以中和或稀释毒素。

③渗出液中含有大量纤维蛋白原，能使局部产生粘连，局限病灶。

正确的引流可使炎症消退，防止感染扩散，使伤口得以良好愈合。但不必要的引流会增加感染、切口疝等并发症。

（3）引流物的种类（图附 2–26）

①药线：应用于小创口、浅表窦道，并能进行局部给药。

②橡皮引流：即用橡皮手套剪成各种长条状，消毒后用于较表浅和较窄的间隙，如做手术创口之皮下或肌层引流，或较小脓肿、脓性指头炎及小瘘管引流。

③纱布引流：适用于浅表创口或窦道，既有引流作用又可局部给药，但不宜用于深部伤口。

④凡士林纱布：对浅表不能缝合的创面，覆盖较薄的凡士林纱布能达到引流和止血的目的。创口分泌物较少而接近愈合时，可起到引流和保护肉芽的作用。

⑤烟卷引流：用纱布裹入薄橡皮内，做成香烟状，表面光滑。多用于腹腔内和深部肌层的引流。

⑥橡皮管引流：常用的有普通橡皮管、乳胶管、普通导尿管、蕈状造瘘管、硅胶气囊导尿管和T形管等，适用于胸腔或腹腔的引流，以及空腔脏器如膀胱、胆囊、胆道等的引流。有的加接负压吸引罐或负压吸引袋等来提高引流作用。

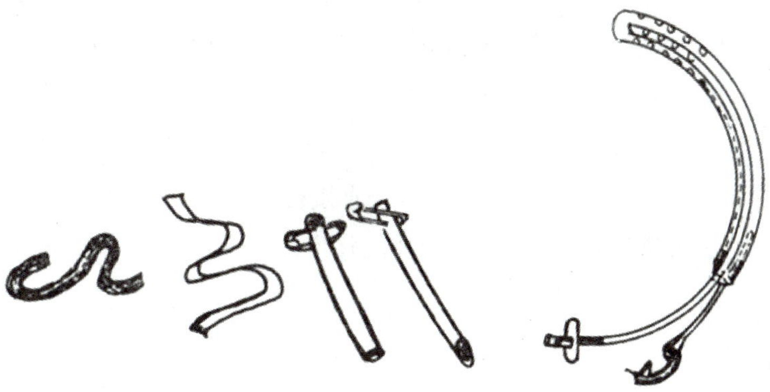

图附 2–26　各类引流物

（4）放置引流的指征

①脓肿或化脓性感染，如脓胸、腹腔脓肿切开后。

②积液或积血（血肿）经切开或仍留有残腔，一时不易闭合，可能会再积液或积血者。

③肿物摘除后残腔不易消灭，有积液可能者。

④软组织广泛挫伤，创面广泛剥离，或未能彻底止血，有可能继续渗血、渗液者。

⑤伤口感染，或污染严重，或不能完全清除坏死组织者。

⑥消化道吻合或修补后，由于各种因素，有破裂或消化液渗漏可能者。

⑦肝、胆道、胰、泌尿系统等外伤或手术后，为了防止血液、胆汁、胰液或尿液外渗或积聚者。

⑧胸腔内手术后，为了防止积血、积气，以及有利于肺复张。

⑨用于减压，如脑室引流以降低颅内压；胆总管切开T形管引流，以降低胆管内压力；再如胆囊造口、膀胱造口、为切除后十二指肠造口的减压等。

（5）注意事项

①任何引流物不应直接放在吻合口或修补缝合处，而是放于附近，以避免刺激吻（缝）合口，增加破裂的机会。

②较硬的引流管不可放在大血管、神经或肠管旁，以防压迫而造成严重后果。

③引流管应根据病人体位放在最低位置，出口不要太紧，不要转折，以确保引流通畅。

④注意观察引出物的质和量，以判断是否有出血、吻（缝）合破裂、感染、引流不畅等情况，并及时做相应处理，逐日记录引流情况，为治疗提供参考。

⑤有时须将引出物做检验或培养及药物敏感试验，为治疗方案调整提供参考。

⑥无论何种引流物，对人体都是一种异物，都有引起组织反应和增加感染的机会，因此，只要达到了引流的目的，都要及时将引流物拔出。橡皮条引流一般应24～48小时拔出。烟卷引流一般应在48小时后拔出，或逐日松动后退以利引流；如烟卷放置过久，则引流作用逐步

丧失，若须继续引流，宜更换其他引流物。胆道T形管引流及肾、膀胱造瘘管引流则须依据病情的恢复情况而决定引流管的拔出时间。脓腔的引流则应放至其缩小接近愈合为止。

2. 外科切口的处理

（1）切口的分类

①Ⅰ类切口（无菌切口）：如单纯性疝修补术、甲状腺次全切除术等切口。

②Ⅱ类切口（可能污染切口）：如单纯性阑尾炎切除术、胃大部切除胃空肠吻合术、肠切除和胆囊切除术等切口；某些皮肤准备不易彻底的部位，如阴囊、会阴部等手术切口；最近愈合而重新切开的切口，如二期结肠癌、胰头癌手术切口；6～8小时以内创伤，经清创处理缝合的切口；等等。

③Ⅲ类切口（污染切口）：即在邻近感染区或直接露于感染区的切口，如溃疡穿孔、阑尾穿孔手术的腹壁切口；绞窄性疝做肠切除吻合术、坏疽性胆囊炎、化脓性胆管炎、窦道切除术的手术切口；等等。

（2）切口愈合的分级

①甲级：愈合良好，即无不良反应的初期愈合，用“甲”字代表。

②乙级：愈合欠佳，即切口愈合有缺点但未化脓，用“乙”字代表。为了统计缺点性质，可在“乙”字后面附加括号注明具体情况，如缝线针眼脓肿、切口血肿、积液、浸润块等。

③丙级：切口化脓，并因化脓需要将缝合的切口分开或切开引流等，用“丙”字代表。

（3）切口的统计记录：手术后，经管医师应密切观察切口愈合情况，在病程记录中，按上述切口分类和分级原则记录反映（病人出院时，填写在病案首页“切口”栏内）。如单纯性疝修补术、甲状腺次全切除术、乳腺包块切除术等切口愈合良好，记录为Ⅰ/甲。胃次全切除切口发生积液，记录为Ⅱ/乙（积液）；甲状腺腺瘤切除术切口化脓记录为Ⅰ/丙（化脓）；胃穿孔修补术后愈合良好，记录为Ⅲ/甲。

（4）切口处理的基本要求

①手术后24小时更换一次无菌敷料，一般术后24～48小时伤口疼痛减轻。未置引流管的手术切口3～5日再更换无菌敷料；如无切口局部疼痛加重、体温升高、无切口感染等异常情况，则可不再更换敷料，直到拆线。

②有引流物的伤口视引流量的多少，每日换药1次或多次，以避免外层敷料浸湿。置引流管处保持干燥者，可2～3日更换敷料1次。为引流创面渗血、渗液，如甲状腺手术等Ⅰ类切口的乳胶片引流，除非引流量仍多，一般在48小时内拔除；Ⅱ、Ⅲ类切口皮下引流如无感染征象，一般也于术后48～72小时拔除；烟卷引流术后12～24小时应予转动，以后酌情转动或抽动一下，以确保引流效果；其他引流视具体情况处理。

③拆线：初期愈合良好的头、面、颈部切口术后4～5天拆线；下腹、会阴部手术6～7天拆线，胸部、上腹、背、臀部切口术后7～9天拆线，四肢术后10～12天拆线，近关节处可适当延长；减张缝线需两周以上拆线。术后若切口有轻度红肿，可用75%酒精湿敷或理疗；若缝线处有炎性反应者，可先行拆除该缝线；切口处有红、肿、热、痛等明显感染者，应提前拆线；如已化脓，应敞开引流，每日换药。

下述情况应延迟拆线：有严重贫血、消瘦、营养不良、恶病质者；严重失水或电解质紊乱尚未纠正者；老年人及婴幼儿；胸、腹部手术后咳嗽未控制，以及任何原因所致切口张力增大者。如遇这些情况，也可采取分期间断拆线的方法处理。

3. 换药及拆线法

（1）换药：又称交换敷料，其目的是观察与清洁伤口，及时发现、处理伤口异常情况，清除伤口内异物、分泌物和坏死组织，减少毒素吸收和细菌繁殖，保持伤口尤其是深部伤口的引流通畅，促进伤口尽早愈合。应严格无菌技术操作，避免引起或加重创口感染。

①换药的指征：手术后切口的常规检查；敷料松脱需要更换；伤口的渗血、渗液、引流液等浸湿敷料，或大小便及各种消化液污染伤口；须松动或拔出引流管；愈合伤口拆线；等等。

②换药前的准备：必须穿工作服，戴好帽子、口罩，洗净双手；必要时先看一次伤口，估计需要多少敷料和何种器械（剪刀、探针等）、药物，一次备妥。

③严格无菌操作技术：应先换清洁的伤口，如Ⅰ类切口或拆线等，再换感染伤口，并应每次洗手，以减少交叉感染机会。应准备两把无菌镊，其一夹持无菌棉球和敷料，另一夹持接触伤口的敷料、沾染伤口分泌物的敷料，不应再接触其他部位，须置于专用的弯盘或碗内。一只内装有75%酒精棉球、消毒干纱布、无齿平镊，视部位的不同，还可准备如止血钳、剪刀等；另一只盘为置放污染敷料所用。尤其要注意的是：两只手所持的无齿镊一只可与伤口及所换敷料接触，另一只则始终只与无菌消毒盘接触，两只镊子互相交接换药材料。

④换药步骤

a. 先用手将伤口外层的敷料揭去，按无菌操作持镊，将覆盖在伤口上的内层敷料轻轻揭去，露出无菌伤口（图附2–27）。如遇敷料与伤口因结痂粘连，则不可硬揭，以免造成伤口出血。应以等渗盐水棉球将结痂敷料浸湿，使敷料与伤口分离。用75%酒精（或碘伏）棉球先消毒切口部位，再由内向外在伤口周围消毒两次，消毒范围应大于敷料覆盖的范围；需要时拔除引流条，引流口分泌物用干棉球拭净；如为拔除引流管，需以凡士林纱布条疏松填塞引流口（胸腔拔管、膀胱造瘘拔管则按专科要求填塞）。覆盖敷料后用胶布固定或包扎。

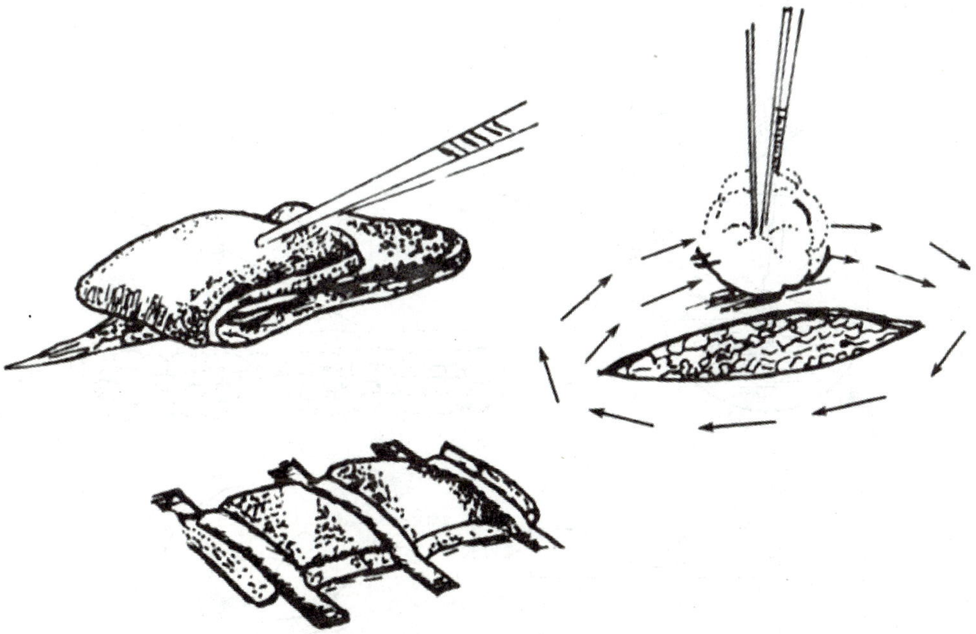

图附2–27　换药

b. 有创面者，如创面与里层敷料粘住，亦应用盐水湿润后再揭除，以免损伤肉芽组织和引起创面出血。要观察创面分泌物多少、色泽及有无线头、异物及坏死组织、创面肉芽及创缘表皮生长情况等。先用盐水棉球拭净创面周围皮肤上的分泌物和消毒创面周围皮肤 2～3 次。再用盐水棉球蘸吸清除创口内的分泌物。脓液及坏死组织较多或较深的创面可用等渗盐水或其他消毒溶液如 0.05% 氯已定溶液、0.1% 依沙吖啶（利凡诺）溶液等冲洗。创口内线头、异物、坏死组织应予清除。

c. 分泌物多的创面应选用等渗盐水或其他溶液的湿纱布引流和湿敷。绿脓杆菌感染可用 1% 醋酸溶液、2% 苯氧乙醇液、有厌氧菌感染者用 3% 过氧化氢溶液冲洗等。

d. 经久不愈又较深的创口，应考虑伤腔内有异物（线头、坏死组织、死骨或清创时未予清除的残留物等）留存，可行扩创、彻底清除，充分引流。

e. 对肉芽生长健康、创面分泌物少的创面，应以凡士林（或生肌膏、九华膏）纱布覆盖创面或凡士林（或生肌膏、九华膏）纱布条引流创腔。肉芽组织水肿明显者，用高渗盐水纱布湿敷。高出周围皮肤或不健康的肉芽组织可用剪刀剪平，或先用硝酸银棒腐蚀，再用等渗盐水反复轻蘸后以凡士林覆盖，加盖敷料，常规固定包扎。

f. 对创缘皮肤已纤维化增厚，影响愈合的伤口，要切（剪）除修剪创缘，以利于伤口愈合。

（2）拆线：在切口或创口初步愈合后，要及时将缝线拆除。要求是拆除缝线时为了避免皮下组织受到感染，不能将暴露在皮肤表面的那一段缝线再从皮下穿出。

①拆线时先依次用 2.5% 碘酊及 75% 酒精，或碘伏，或新洁尔灭棉球消毒缝线和切口，以及周围皮肤。

②用镊子稍提起贴在皮肤上的线结，线剪紧贴线结下的皮肤将缝线一端剪断，断线自对侧抽出（图附 2-28）。

③拆线完毕，再消毒皮肤，覆盖无菌纱布，胶布固定或包扎。如切口愈合欠佳，有部分哆开，宜用蝶形胶布将伤口拉拢。

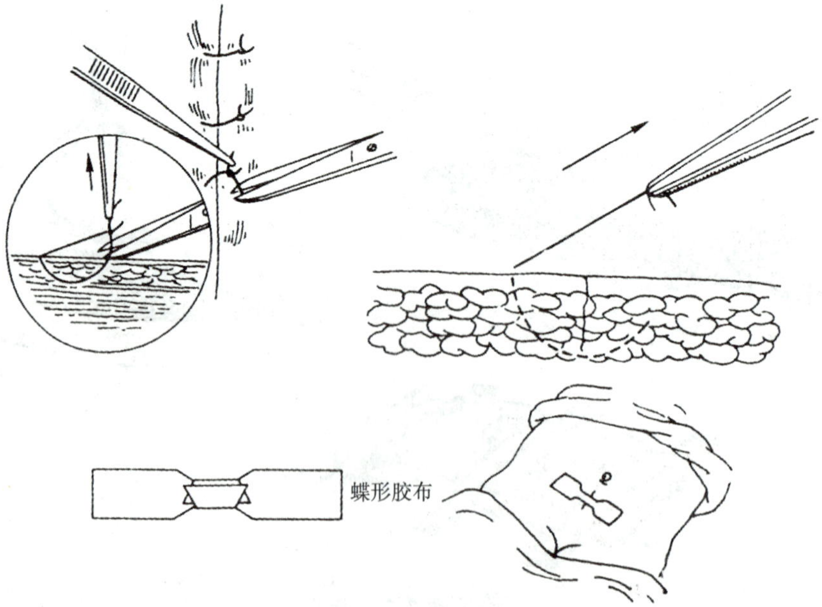

图附 2-28 拆线

见习四　外科急救

【目的要求】

（1）熟悉外科出血的分类与常用止血法。

（2）掌握压迫止血法、止血带止血法、屈曲肢体加垫止血法的操作方法及注意事项。

（3）了解身体各部位的绷带包扎方法。

（4）了解常用临床固定器材、外固定注意事项，以及搬运和输送病员的注意事项。

【内容】

外科急救是平时或战时对创伤患者实施救护的最常用基本技能，早期急救的及时、妥当是成功挽救患者生命和减少致残率的关键。

1. 止血　开放性损伤的伤口出血是因为伤处血管破裂或离断所致。急性出血量的多少直接关系到病人的生命安全。当出血量不足全身血量的 20%（约 1000mL）时，机体可通过代偿机制，如周围动脉的收缩以提高外周阻力，周围静脉收缩以增加回心血量，组织间液向血管内加速转移而增加血容量，来维持一定的血压和重要器官的组织灌流。若出血量达到全身血量的 20% 以上，机体失代偿则会出现低血容量性休克。如出血量超过全身血量的 50%，即可导致死亡。因此，尽早控制创伤出血，及时补充血容量，对预防休克和挽救生命具有十分重要的意义。在现场急救时，首先要因地制宜采取可行的临时性止血措施，以控制出血，并应及早地进行彻底止血。

（1）出血的分类：辨别不同受损血管的出血，有助于对出血的处理。

①动脉出血：随心脏的收缩呈间歇性喷射状，血色鲜红。动脉压力高，出血快，短时间内即会引起大量出血。肢体大动脉创伤可致血运障碍，产生肢体坏疽。

②静脉出血：呈持续涌出状，血色暗红。静脉压力低，出血速度较缓慢，但长时间不断地出血对生命也有危险。因肢体静脉数量多，一般静脉创伤对肢体血运影响不大。

③毛细血管出血：为渗出状，看不到明显出血点，血色多为鲜红。

（2）急救止血法：依据出血的性质，采取相应的止血方法。

①包扎止血法：是最常用的临时止血方法，包括加压包扎和填塞止血法两种。

加压包扎法：用急救包或厚敷料覆盖伤口，再用绷带加压包扎，包扎的力度要均匀，范围要大。须抬高患肢，避免静脉回流受阻而增加出血。此法能增加血管外压，促进自然止血过程，除大血管外，一般均能达到止血的目的。常常用于四肢创伤出血的止血。亦可配合用中草药止血粉止血，如马勃末、地榆末、海螵蛸末、百草霜、血余炭、松树皮炭，或云南白药、三七粉等撒在伤口上，外用敷料加压包扎。

填塞止血法：适用于腋窝、腹股沟及臀部等部位的出血。因上述部位血管位置较深，单纯加压包扎难以奏效，止血带又不易使用，故本法较为适宜。可用灭菌纱布或凡士林纱布，或用吸收性明胶海绵、纤维蛋白胶等填塞创腔，并加压包扎固定。伤后 3 ~ 5 天取出纱布，过早可发生再出血，过晚可引起感染。

②指压止血法：是最简捷的临时止血法，适用于动脉出血的止血。用手指或手掌压迫出血

部位近心侧动脉干，以暂时控制出血。如头颈部大出血可在气管外侧与胸锁乳突肌中部前缘，将颈总动脉压向第5、6颈椎横突，可止住同侧面部的出血。但时间不宜过久，切忌同时压迫双侧颈总动脉；头顶及颞部出血可用拇指在同侧耳前将颞动脉压向颞弓上止血；颌部及颜面部出血可用拇指或食指在同侧下颌角前1.2cm处，将颌外动脉压向颌骨上止血；肩或上臂出血可在锁骨上窝胸锁乳突肌锁骨头外侧向第1肋压迫锁骨下动脉压迫止血；手、前臂和上臂下部的出血可在同侧上臂中部肱二头肌内侧沟处把肱动脉压向肱骨干上止血；下肢出血可在腹股沟韧带中点将股动脉压在股骨上止血（图附2–29、图附2–30、图附2–31）。

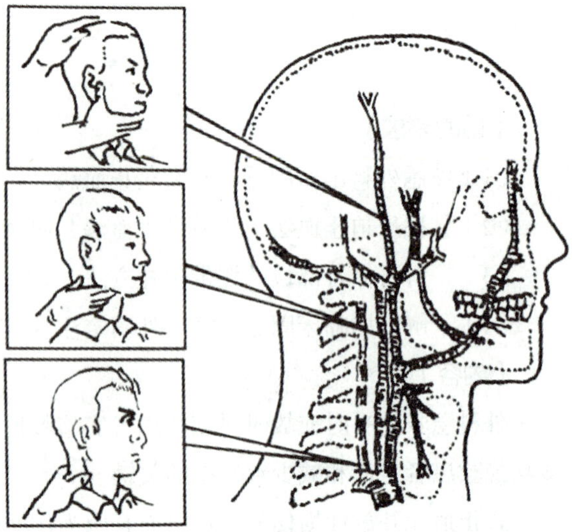

图附 2–29　头颈部出血常用指压止血点

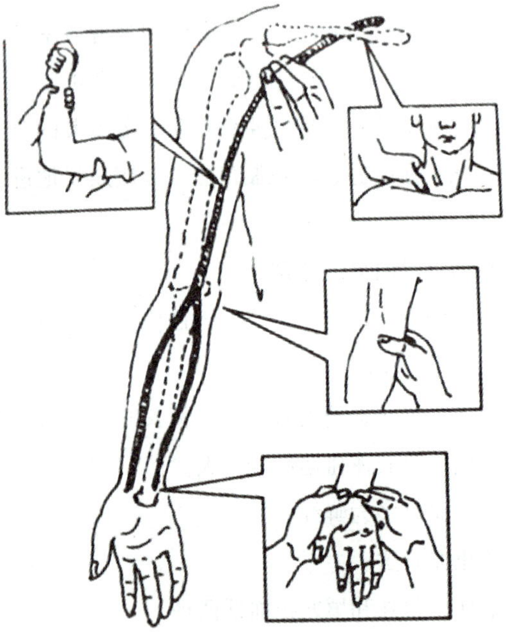

图附 2–30　上肢出血常用指压止血点

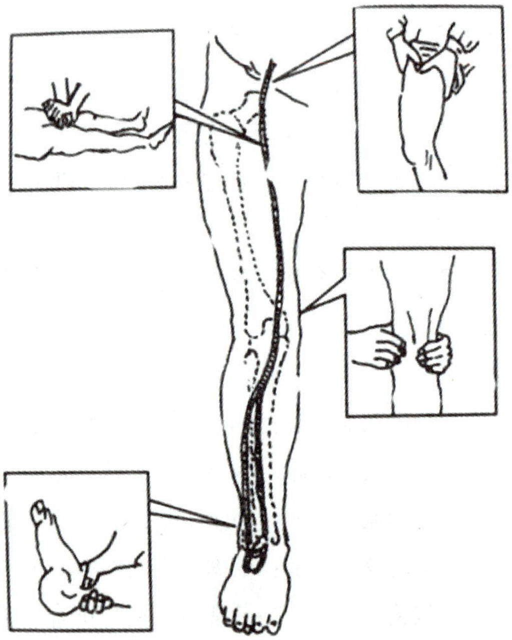

图附 2–31　下肢出血常用指压止血点

采用指压止血法应熟悉四肢等动脉压迫的解剖部位。本止血法仅仅是四肢动脉出血的应急措施，由于四肢动脉有侧支循环，止血效果有限且不能持久，故使用本法后应在最短的时间内改用其他止血法。

③止血带止血法：适用于四肢创伤引起的动脉出血或其他止血方法未能奏效的出血。止血带可阻断肢体血液循环而达到有效止血的目的，但也可能由此而造成肢体坏疽。所以必须正确地使用止血带才能既发挥止血作用，又防止和减少其有害影响。常用止血带的种类和使用方法是：

a. 弹性橡皮止血带：因体积小、可卷曲、便于携带，无论战时还是平时，现场急救中的应用最广，但因其施压面窄，且压力不易控制，易造成神经和局部软组织的损伤，使用时应加衬垫物。缠扎橡皮管止血带的方法是：以左手拇指、食指及中指夹持止血带的头端，右手拉紧止血带环绕肢体一周后压住头端，再环绕肢体一周，止血带的尾端置于左手食指与中指之间，由食指和中指将尾端从止血带的下面拉过，使之成一活结。若须放松止血带，将尾端拉出即可（图附 2–32）。

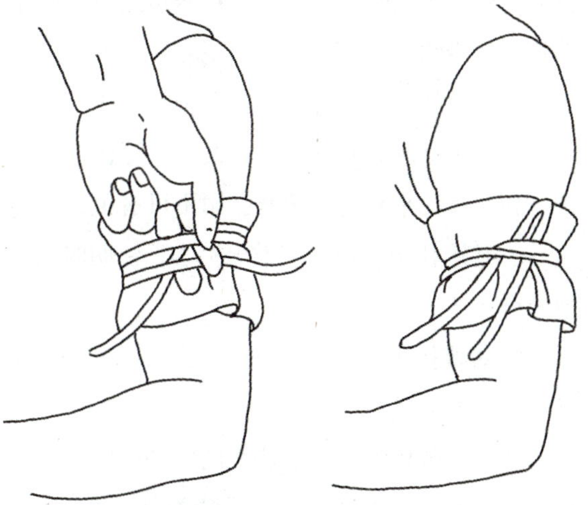

图附 2–32　橡皮带止血法

b. 就便替代物：在急救现场缺乏专用止血器材时，可就便取材，使用三角巾、绷带、手帕、宽布条等替代止血带，但不可用绳索或金属丝缠扎。用上述替代物止血时多采用绞紧止血法，方法是用替代物在伤口的近端环绕打结，在结内或结下穿一短棒，旋转此棒使“带”绞紧而达到止血的目的，然后将短棒固定在肢体上（图附 2–33）。

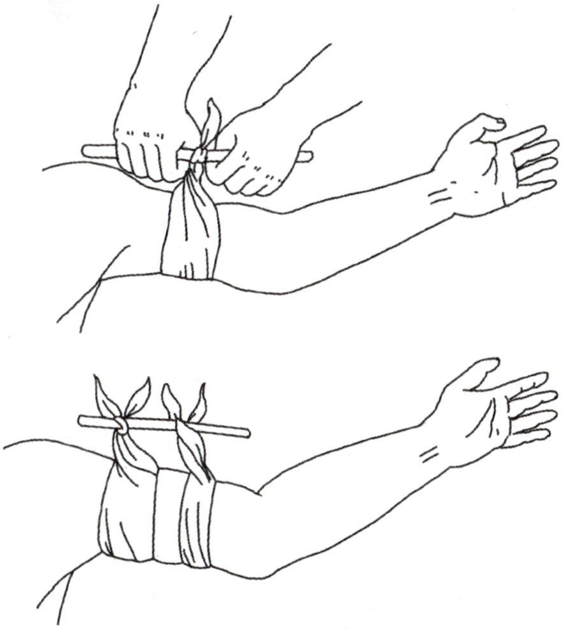

图附 2–33　替代物绞带止血法

c. 充气止血带：这种止血带接触面施压广，可准确调整压力，可减少和避免局部组织和神经损伤。目前使用的充气止血带能对肱、股动脉直接加压，只需高于其收缩压 6.67 ~ 10.66kPa（50 ~ 80mmHg）的充气压即可基本或完全控制出血。一般成人上肢应维持在 40kPa（300mmHg），下肢 53.33 ~ 66.66kPa（400 ~ 500mmHg）比较适宜。

止血带止血的注意事项：

a. 上止血带前须将伤肢抬高片刻，使静脉回流后上止血带。

b. 缚扎的部位应尽量靠近伤口上方，一般上肢在上臂的上 1/3 部位（应避免缚扎在中 1/3，以防桡神经损伤），下肢在大腿的中、下 1/3 交界处。在肘或膝关节以下缚扎止血带无止血作用。

c. 止血带不能直接与皮肤接触，可利用衣服、三角巾、毛巾或其他布类做衬垫，但须平整，避免有皱褶。

d. 要松紧适度。过紧会损伤组织，如神经损伤可引起麻痹，损伤血管则可引起血栓形成；过松则不能阻断动脉血通过，而静脉血的回流受阻，反使出血增加。

e. 缚扎止血带持续时间过久会引起肢体缺血性坏疽，因此，止血带缚扎的时间一般不超过

1小时，如需延长缚扎时间，也应每隔1小时松开止血带1次以暂时恢复肢体远端血供1～2分钟。松开止血带之前可用手指压迫近侧动脉干或伤口局部加压控制出血，然后在一稍高平面上将止血带缚上。缚扎止血带总的时间应不超过4小时（冬天可适当延长），否则在松止血带后会引起类似挤压综合征的严重全身变化。

f. 如伤口过大或有大血管损伤，受伤者不能承受再出血，则不可冒生命危险轻易放松止血带。如肢体几乎断离或截肢已属不可避免，当然也就不必放松止血带。

g. 凡缚扎止血带即应做出标志，注明时间并做好转运的交接事宜，以免缚止血带时间过久造成肢体坏疽。

h. 对缚扎止血带的伤员应优先考虑和尽快施行手术止血。在松止血带前应做好手术止血准备和进行输液输血。

④屈曲肢体加垫止血法：前臂和小腿出血，如无合并骨折或脱位，在肘窝或腘窝处放置棉垫卷或绷带卷，强曲肘关节或膝关节，借衬垫物压迫动脉，并用绷带或三角巾固定。该法可引起前臂或小腿缺血和神经压迫，使用时间不应超过1小时（图附2–34）。

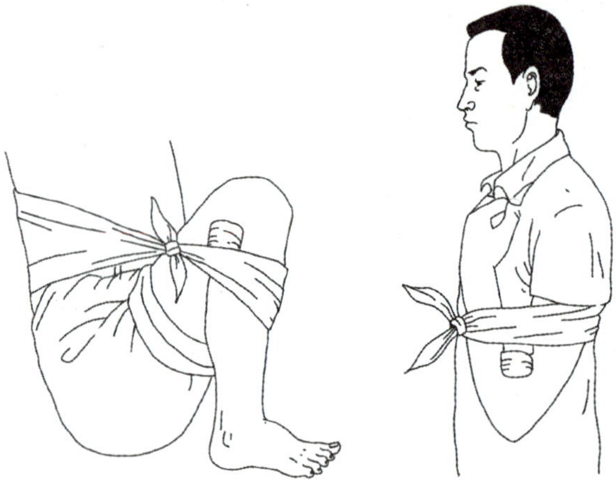

图附 2–34　屈曲肢体加垫止血法

⑤钳夹止血法：病人送至手术室，在清创的同时用止血钳夹住出血血管的残端并加以结扎止血。钳夹止血法效果可靠，是一种彻底的止血方法。四肢重要血管创伤出血应争取做血管修补或吻合术，这样既可以止血又能保全肢体。

2. 包扎　包扎是创伤后因不同因素所限，无法及时得到清创而采取的一种临时措施。包扎的目的是保护伤口，减少污染，压迫止血，固定敷料和制动止痛。

（1）包扎材料：常用的有棉布、纱布和弹力绷带等。

①绷带卷：用绷带卷包扎的包扎面较小，缠扎费时，但包扎的效果最好。主要用于四肢、额和颈等部位的小面积伤口。绷带的宽度依据包扎的部位而定，手指包扎可用宽度为3cm的绷带。其他部位用宽5～7cm的绷带。

②三角巾：包扎面较大，使用方便快捷。适用于躯干、四肢或头面等部位较大的创面。

③四头带：多用于胸部或会阴部的包扎。

④多头弹力绷带：适用于胸、腹部的包扎。

⑤就便取材：如毛巾、手帕、衣服或床单等。

（2）绷带包扎法

①绷带包扎的要求：力求达到牢固、舒适、整齐、美观，并注意节约。

②绷带包扎的一般方法：绷带包扎的基本要领是掌握“三点一走行”，即绷带的起点、止点、着力点（多在伤处）和走行方向。

a. 包扎前将病人衣服解开或剪开，充分显露伤口。

b. 操作要轻、快，避免加重病人疼痛。

c. 包扎的部位必须清洁、干燥，骨隆突处应用棉垫保护。

d. 包扎四肢时必须保持功能位置。指（趾）端应外露，以便观察血液循环。

e. 一般应由肢体远端向近端缠绕，用力均匀，松紧适度。每一圈绷带应盖住前一圈绷带宽度的 1/3 ~ 1/2。

f. 为防止绷带滑脱，缠绕开始先环绕两周，并将绷带头折回一角，于第二周时将其压住。包扎完毕前将再环绕两周，绷带固定结应打在肢体的外侧面，切勿固定在伤口敷料上面。

③绷带的基本缠法

a. 环绕法：环形缠绕，下一周完全重叠。适用于额、颈、腕及腰部的固定。

b. 蛇形法：绷带斜形缠绕，互不重叠。适用于简单固定敷料或夹板，松解时方便。

c. 螺旋法：螺旋形缠绕，每周覆盖上一周 1/3 ~ 1/2。适用于额、颈、腕及腰部的固定。

d. 螺旋折转法：由肢体的细处向粗处缠绕，每缠一周即向下反折一次。适用于肢体粗细不均的部位如小腿、前臂等。

e. "8" 字形法：适用于关节的包扎。先用环绕法，斜过关节时上下交替，于关节处交叉，并覆盖上一周的 1/3 ~ 1/2。如先缠关节远侧部分，向关节包缠为近心包扎；反之，由关节近侧向远侧包扎为远心包扎。

f. 回返法：自正中开始，反复由后向前、左右交替来回包扎，每一来回覆盖前次的 1/3 ~ 1/2，直到全部包盖后再用环绕法固定。适用于头部和短肢端包扎（图附 2–35）。

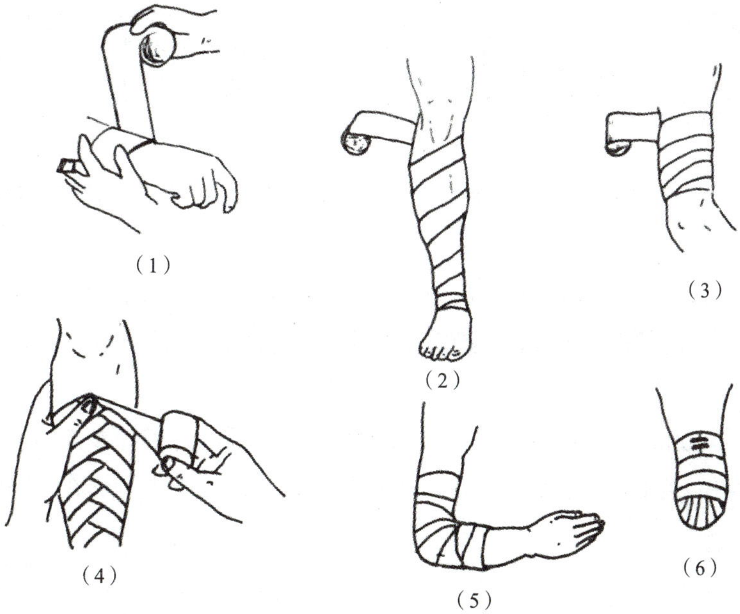

图附 2–35　绷带的基本缠法

（1）环绕法　（2）蛇形法　（3）螺旋法　（4）螺旋折转法
（5）"8" 字形法　（6）回返法

④身体各部分的缠法

a. 头顶部双绷带回返法：用两个绷带连接在一起，将打结处放在头后部，分别经耳上向前于额中央交叉，将第一个绷带经头顶到枕部，第二个绷带则环绕头部并在枕部将第一个绷带覆盖，第一个绷带再由枕部经头顶到额部，第二个绷带在额部又将第一个绷带覆盖，如此第一个绷带回返、第二个绷带环绕交叉包扎直至整个头顶覆盖（图附 2–36）。

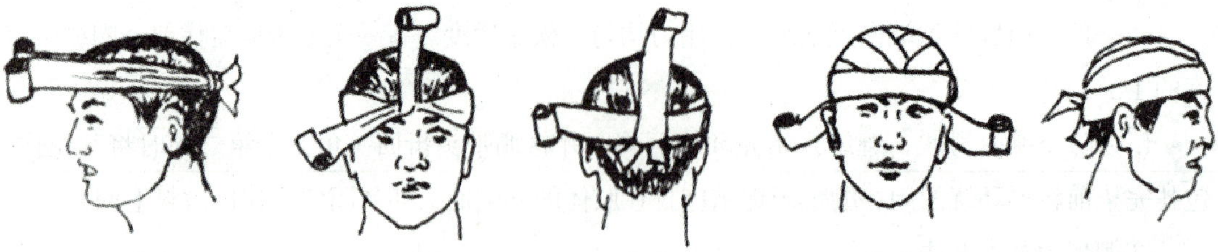

（1）　（2）　（3）　（4）　（5）

图附 2–36　头顶部双绷带回返法

b. 肩部“人”字形缠法：环绕伤侧上臂两周，经背部至对侧腋部，然后斜经胸前至起始处上部，再环绕上臂向上至肩部。如此反复包扎，每周覆盖前周的 1/3 ~ 1/2，直至肩部完全覆盖。每次交叉重叠最好均在前方处。也可自胸部开始，再到肩部成“人”字形（图附 2–37）。

c. 足部“人”字形包扎法：环绕足趾基底部两周，由足外侧斜经足背至内侧，绕过踝后斜经足背至起始处上部，如此反复“人”字形包扎，在踝上打结。此法显露足趾和足根（图附 2–38）。

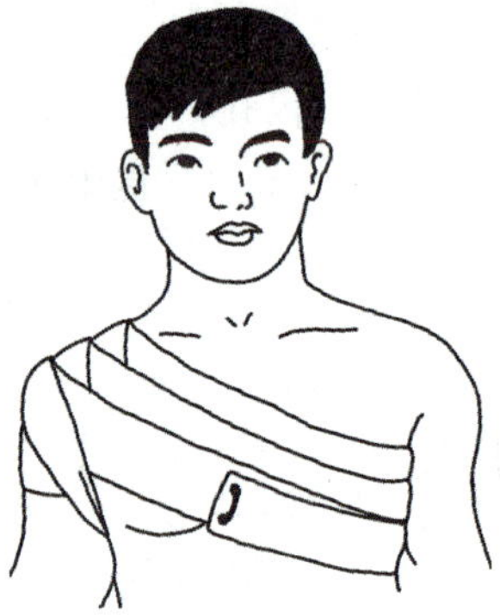

图附 2–37　肩部“人”字形缠法

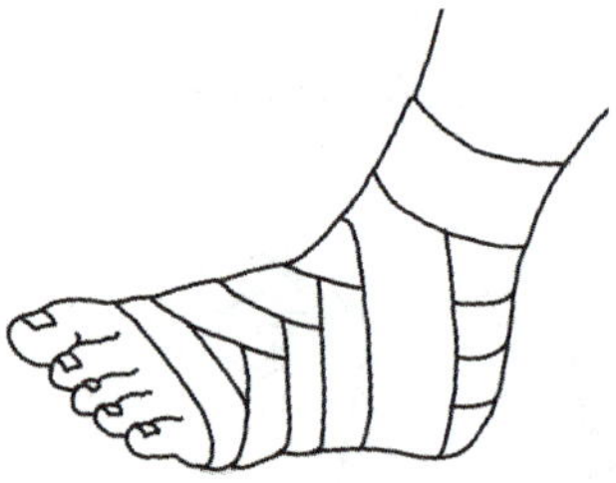

图附 2–38　足部“人”字形包扎法

d. 肘部“8”字形法：于肘上环绕，斜经肘下部，然后斜经肘内及肘后至开始处，反复“8”字形缠绕，直至肘部被完全覆盖，最后在开始处环绕打结。膝关节包扎法亦同，在腘窝部交叉。

e. 露指端手部包扎法：先环绕手指基底部两周，自尺侧斜经手背至掌部的桡侧，再横经掌面至尺侧，然后再斜经手背至起始处上部，如此反复作“人”字形包扎，在腕部环绕两周打结（图附 2–39）。

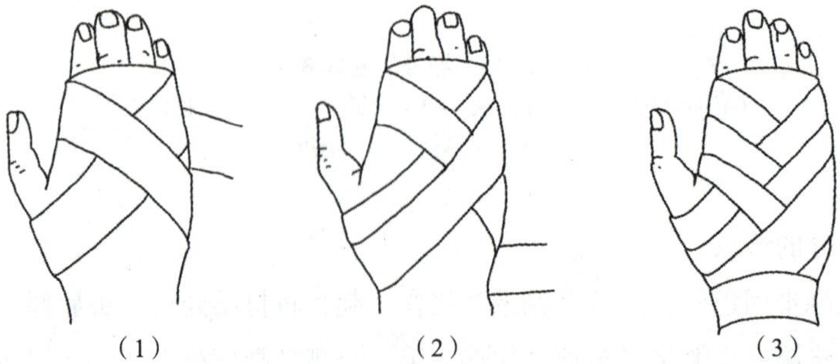

（1）　（2）　（3）

图附 2–39　露指端手部包扎法

（3）三角巾包扎法：三角巾包扎法的要领是：边要固定、中心伸展。

①头部帽式包扎法：底边齐眉，沿耳上方拉向脑后，再将顶角从顶拉向脑后，双底角压住顶角后再绕到前额打结（图附 2–40）。

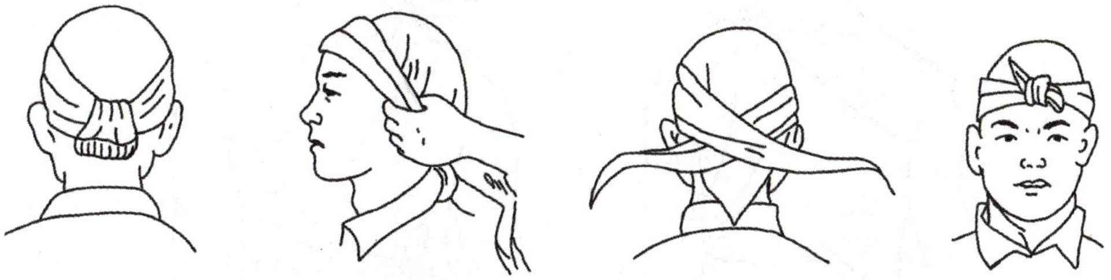

图附 2–40　头部帽式包扎法

②头部风帽式包扎法：三角巾顶角和底边中点各打一结，顶角结置前额，底边结置枕下方，包住头部两底角往前拉紧并向外反折成 3 ~ 4 横指宽，包绕下颌，拉至枕后结上方打结固定（图附 2–41）。

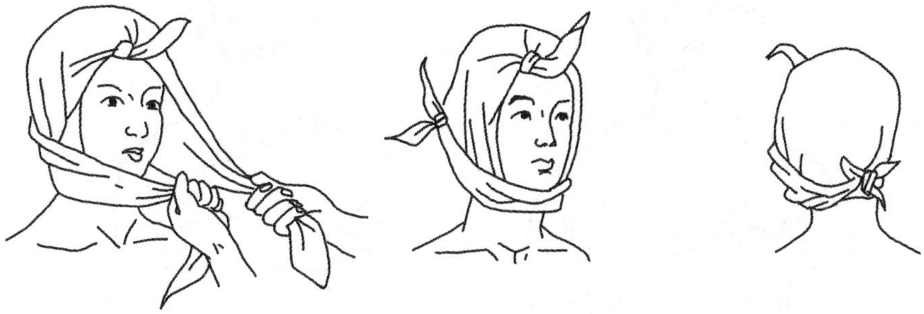

图附 2–41　头部风帽式包扎法

③面部面具式包扎法：三角巾顶角打结兜住下颏，罩住面部，双底角在枕后部交叉，底边相压再绕到前额打结，酌情在眼、口、鼻处开窗（图附 2–42）。

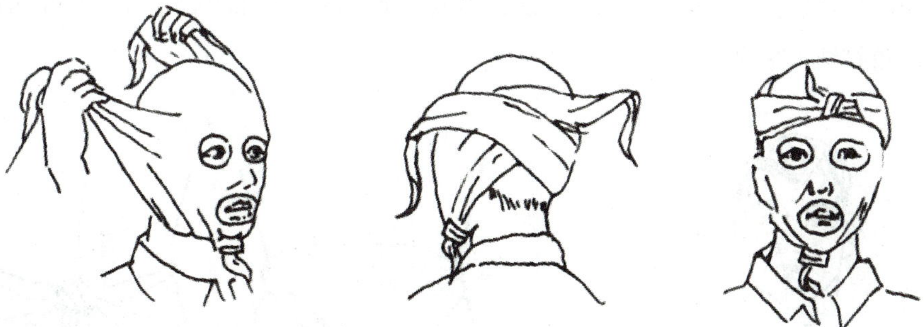

图附 2–42　面部面具式包扎法

④胸部包扎法：底边横置伤侧胸部，顶角拉过伤侧肩部至背部，与双底角在背后打结（图附 2–43）。

⑤肩部燕尾式包扎法：将三角巾叠成燕尾式，燕尾夹角放在肩上正中指向颈部。包扎时燕尾底边双角包绕上臂外侧打结，拉紧燕尾两角分别包绕胸、背，在对侧腋下打结（图附 2–44）。

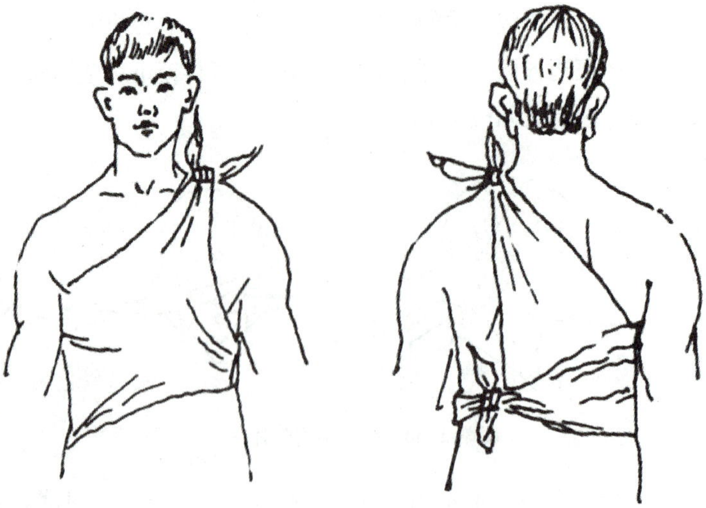

图附 2-43　胸部包扎法

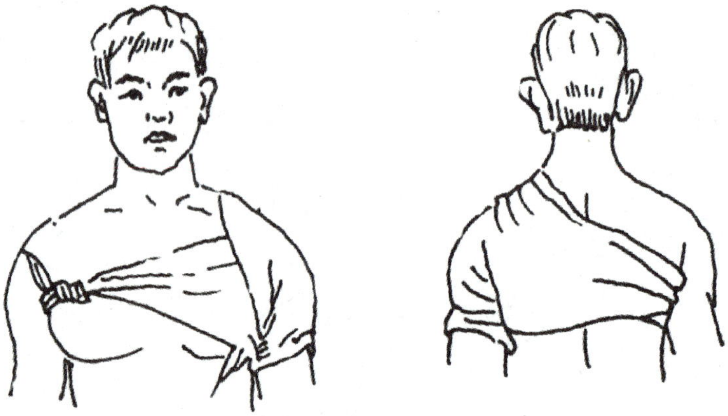

图附 2-44　肩部燕尾式包扎法

⑥上腹部燕尾式包扎法：先将燕尾底边的角系带，夹角 110°，底边围腰在一侧打结，将大角斜向上，经肩拉至背后，与包绕侧胸的小角打结（图附 2-45）。

⑦下腹部包扎法：三角巾顶角向下，底边横放腹部，两底角在腰后打结，顶角由腿间拉向腰后再与底角打结（图附 2-46）。

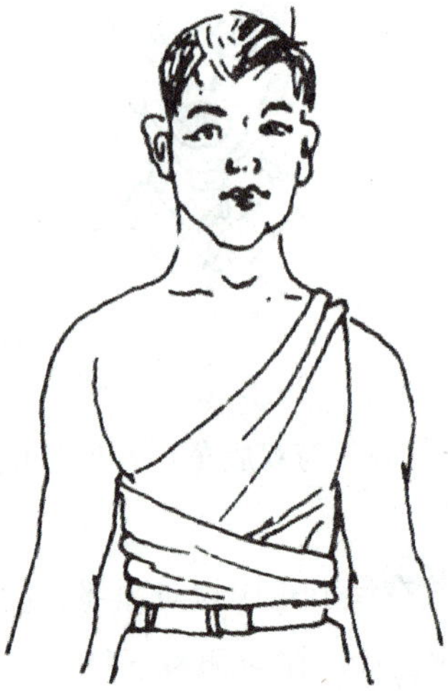

图附 2-45　上腹部燕尾式包扎法

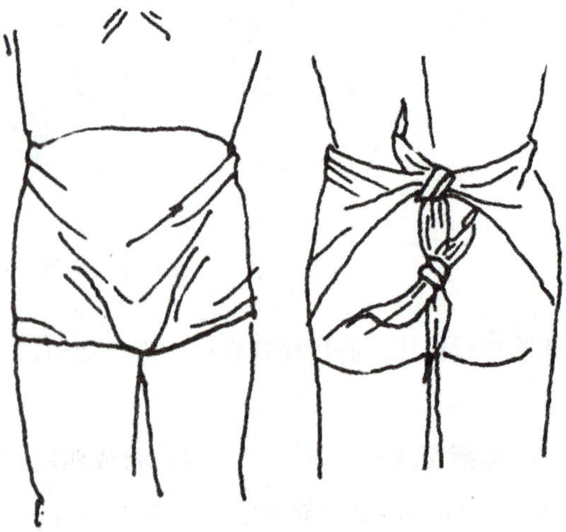

图附 2-46　下腹部包扎法

⑧肢体带式包扎法：将三角巾叠成适当宽度的带状，中段斜放于伤处，环绕肢体包扎，于伤处旁打结（图附 2-47）。

⑨手（足）部三角巾包扎法：手指（足趾）对向三角巾顶角，将手（足）掌或手（足）背平放于三角巾中央，底边横放于腕（踝）部，将顶尖折回，两底角分别围绕到手（足）掌或手（足）背侧交叉，再绕一周在背侧打结（图附 2-48）。

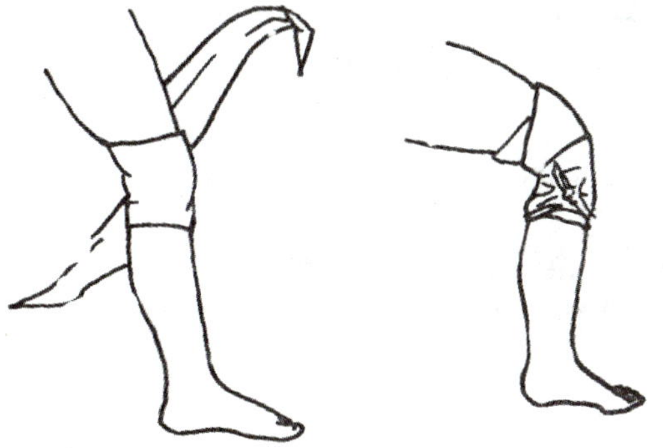

图附 2-47　肢体带式包扎法

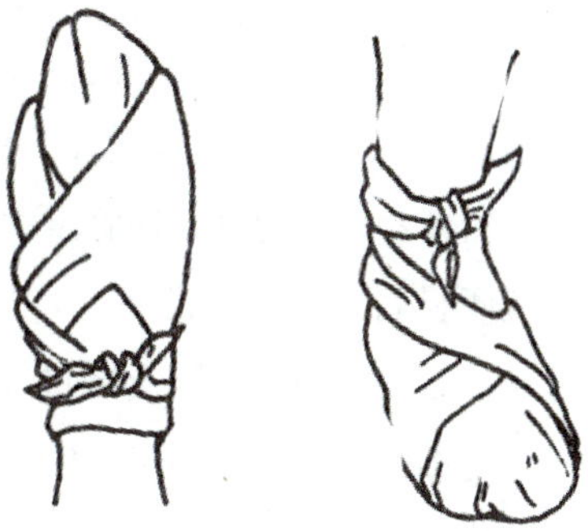

图附 2-48　手（足）部三角巾包扎法

（4）四头巾包扎法：将四头带放在伤口敷料上，将四个头分别拉向双侧打结。

（5）多头弹力绷带包扎法：先将伤处覆盖敷料，再将绷带中部对准伤处，环绕躯干把多头弹力绷带两端的“褡扣”相互摁紧黏合即可（如为手术后应用，引流管可从弹力绷带间隙穿出）（图附 2-49）。

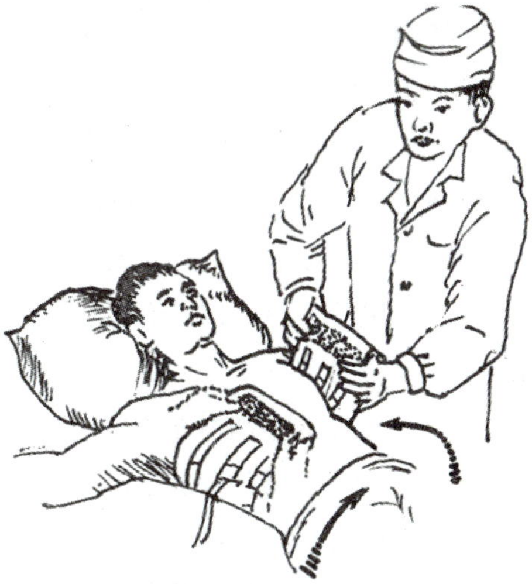

图附 2-49　多头弹力绷带包扎法

（6）包扎注意事项

①出血伤口包扎时应判明出血性质，分别采用一般包扎或加压包扎。包扎前伤口应覆盖灭菌敷料或干净布类。

②开放性气胸包扎时，应在敷料外面加盖一层塑料布以密封伤口，包扎要松紧适度。

③腹壁缺损而肠管外溢时应用碗或小盆盖住肠管后再包扎，勿将流出的肠管送入腹腔。

④处理开放性骨折时，断骨外露部分不应还纳，应放在原位加敷料覆盖后包扎。

⑤缠绷带时将指、趾外露，以便观察末梢血液循环。绷带包扎各圈之间不应留有空隙，结打在身体不易受压的部位。包扎四肢须维持功能位置。

⑥包扎的部位必须清洁、干燥，骨隆突处应用棉垫保护。

⑦操作要轻快，避免加重病人疼痛。

3. 固定　骨关节损伤时均须做固定制动，以减轻疼痛、避免骨折断端或骨折片损伤血管和神经等，并能防止发生休克。较重的软组织损伤也宜将局部固定。

（1）临床常用固定器材

①夹板：木制夹板以嫩柳木者为佳。具有比较理想的弹力和韧性，但缺乏塑形性能。因此，它不是固定关节的理想工具。固定骨折时，它通过直接压力和杠杆作用防止骨折移位和矫

正骨折畸形。一般不需要固定骨折上、下的关节即能起到固定骨折的目的。轻巧、经济、携带方便是这类夹板的优点。

②梯形铁丝夹板：这种夹板可随意塑形，对肢体各部位的骨折均可使用，包括颈椎、胸椎等，大腿和髂部可用数块夹板组合以增加强度，如大腿箱形铁丝夹板固定。

③充气夹板：由双层塑料或橡胶布加工出若干相通的气室，这种夹板充气后具有一定强度，由于气室间留有一定的空隙，故不会影响血液回流。研究表明，充气夹板充气后对骨折断端具有反向牵引力，25.4cm 长的上肢充气夹板充气压 4kPa（30mmHg）时可产生 4.09kg 的反向牵引力；38.1cm 长的下肢充气夹板在同样充气压力下，其反向牵引力达 10.9kg。抗休克裤也是下肢和骨盆骨折的良好外固定材料。

④就便材料：紧急情况下，木棍、树枝、竹竿、枪支、硬纸板等都可作为临时固定的材料。另外，如急救中缺乏固定器材或替代材料，可采取自体固定法，即将受伤上肢缚在胸前作为固定；也可将受伤下肢固定于健侧。

（2）外固定注意事项

①固定前应尽量牵引伤肢、矫正畸形，再将伤肢放在适当的位置做固定。

②有出血伤口者应先包扎后再固定；若需上止血带者，也应先上好止血带后再固定。

③固定范围一般应包括骨折处远和近的两个关节，既要牢靠不移，又不可过紧。

④应用梯形铁丝夹板或就便替代材料外固定时，要在患者肢体骨突起始部位加垫棉花或布类保护，以免压伤。

⑤在用休克裤做外固定时，放气松解前应先做好抗休克的准备。

4. 搬运及输送 转运伤员可使用担架、车辆、舟船、列车乃至直升机等，城市多采用救护车。火线上的伤员搬运必须防避敌人火力，而且常不能使用平日的搬运工具，则应因地制宜，常以人力运用背、夹、拖、抬、架等方法搬运伤员。

（1）搬运方式与病人体位

①火线搬运伤员基本方法

a. 背：背负伤员匍匐前进；或用背带加短木，使伤员骑坐其上，然后背走。也可徒手采用背负法、抱持法、肩负法。

b. 夹：夹持伤员侧身前进。

c. 拖：用大衣、雨衣、布单等包裹伤员，栓绳索于其下，然后拖拉运走。

d. 架：就地取材以木棍、竹竿和衣、裤、被单等制成临时担架，搬运伤员；或双人徒手采用椅托式、拉车式搬运。

②特殊部位损伤伤员的搬运

a. 脑外伤昏迷病人搬运中要保持气道通畅，途中采用半俯卧位，尽量减少震动。

b. 开放性气胸封闭后的伤员采用单人包持或双人椅托式搬运，途中取半坐位。

c. 开放性腹部伤病人采用单人包持或双人椅托式搬运，途中取仰卧位，髋、膝关节屈曲。

③骨折伤员的搬运：搬运时要保持伤处稳定，切勿弯曲或扭动。

a. 对颈椎或胸椎高位骨折者，搬运时要有专人牵引头部，采用仰卧位，并用衣物将头部固定好。

b. 对低位的胸、腰椎骨折，在搬运伤员上担架时应俯面朝下，由 3 ~ 4 人同时托起头、胸、骨盆和大腿，平放在担架上，严禁仰面屈曲搬运（图附 2–50）。

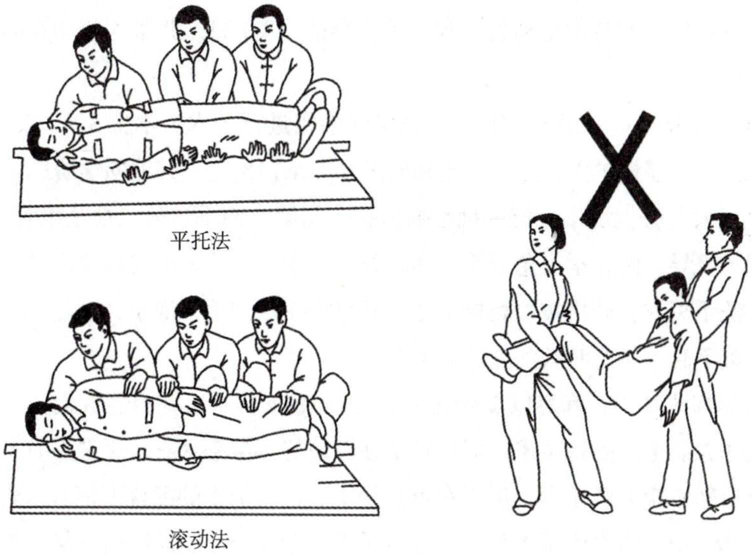

图附 2–50　胸、腰椎骨折伤员搬运

c. 四肢骨折伤员在有效止血和外固定后，可由人采用背、拖、抱、抬等方式搬运。

d. 骨盆骨折伤员应使用木板担架转运，途中采用仰卧位，髋、膝关节屈曲。

（2）伤情分类与输送次序：面临群伤的大批伤员，宜对伤情进行分类，按伤情紧急程度确定病人的输送次序。

①一级伤情：指若不立即输送进行处理就有生命危险或发生严重并发症者，如有窒息、休克、严重胸腹损伤和已上止血带的病人。

②二级伤情：手术推迟 6 ~ 12 小时也不致发生生命危险者，如轻度血气胸、脊柱外伤等。

③三度伤情：手术推迟 12 ~ 24 小时也不影响病人安全者，如软组织损伤、闭合性骨折和小面积烧伤等。

（3）输送伤员的注意事项

①重危病人应严密观察生命体征，保持气道通畅。遇有呼吸或心跳停止，要就地抢救。

②伤员如为空运，应注意高空缺氧、腹胀、脑缺血等不良反应。

见习五　动物手术示教

【目的与要求】

（1）通过动物手术模拟手术室环境。

（2）实践无菌技术操作。

（3）熟悉外科基本操作和手术器械的正确使用。

（4）掌握清创术的操作原则与操作方法。

（5）了解动物阑尾切除术的操作程序及注意事项。

（6）了解肠吻合、减张缝合、褥式缝合操作要领及注意事项。

【内容】

1. 术前准备

（1）动物准备：每组准备中型动物（狗、羊、小猪等）1只，并备这些动物的离体肠、皮肉若干。

（2）人员组成与分工：每组8～10人，由老师带领进行手术。学生3～4人，明确术者、第一助手、第二助手、器械护士、巡回护士和麻醉师的承担角色。其他同学协助。

（3）上台手术人员分批洗手。第一批是器械护士与第一助手，第二批是术者与第二助手。应有一名教师现场督导，防止学生急于手术而疏忽无菌术。洗手人员要按要求换上拖鞋，穿戴好帽子、口罩、洗手短衣，严格按照教材阐述的肥皂洗手法洗手、泡手，在巡回护士的协助下穿无菌手术衣、戴手套（必要时教师先做演示）。

（4）余下同学绑缚动物，麻醉以2.5%硫喷妥钠mg/kg体重肌注或腹腔内注射，可满意地完成下述手术操作，剃毛，等待手术。器械护士在穿戴好无菌手术衣、手套后打开器械包。第一助手刷手泡手后暂不穿衣戴手套，裸手在器械护士和巡回护士的配合下消毒术野皮肤，在预计切口周围铺上小方巾，再去泡手1分钟，穿戴手术衣及手套。与此同时，第二助手即与器械护士完成术野的中单与大孔单的铺敷，等待手术。

（5）待全部人员到齐，麻醉生效，开始手术。

2. 清创术 通过实验认识清创的重要性，熟悉创口的分类、清创时限、伤情分析。掌握一般伤口清创术的步骤及操作技术。了解肌腱、血管、神经损伤和骨折的清创方法。进一步训练无菌技术和外科基本技术操作。

清创术（debridement）是一种在细菌繁殖和形成感染之前处理新鲜伤口的方法，包括清除伤口内的污物和异物，切除失去活力的组织，彻底止血，并做一期缝合。

（1）清创缝合术的时限：创口暴露时间越长，引起感染的机会越大，因此创口越早处理越好。清创缝合术应争取在伤后6～8小时内进行。随着抗菌药物的发展和应用，清创缝合的时限可根据伤口污染情况适当延长至伤后12～24小时，但一般超过12小时或污染严重者，均应按感染伤口处理或仅清创而暂不予缝合，待3～4天后伤口无明显感染，再行延期缝合。头皮、面颊部伤口血运丰富，即使超过24小时仍可考虑缝合。

（2）实验动物在绑缚、麻醉好后，由带教老师在动物背部、腿部等肌肉厚实处以手术刀或其他刀具切（砍）、刺成一创口，并撒些泥沙等异物制成锐器伤；或以棒击、鞭炮将实验动物制成钝器伤或爆炸伤，交由学生处理。

（3）临床上，小的清创一般不用洗手穿无菌手术衣，只穿洗手短衣、戴无菌手套即可。清创程序和操作要点（图附2-51）为：

①先用无菌纱布充填伤口，以软毛刷蘸肥皂水刷洗伤口周围皮肤，洗去污垢，剃毛，再以等渗盐水洗净皮肤。

②去除伤口内纱布，用等渗盐水反复冲洗伤腔，清除伤口内血块、异物和脱落的组织碎片，钳夹大的出血点，检查伤腔后，用纱布覆盖伤口。按一般手术程序施行麻醉、消毒皮肤和铺盖手术单等。

③根据伤口的部位、范围及其污染程度，按需扩大切口，以充分显露伤腔的深部。切除伤口皮缘1～2mm，修剪整齐，切忌切除过多皮肤，尤其在面部。切除失去生机的肌肉，如肌肉色泽晦暗，无张力，切开不出血，钳夹也不收缩，提示已无生机，可予切除，直到可见肌肉渗面

和色泽鲜红为止。清创过程中随时用无菌盐水冲洗，使伤腔组织清洁，无异物、血凝块或渗血。

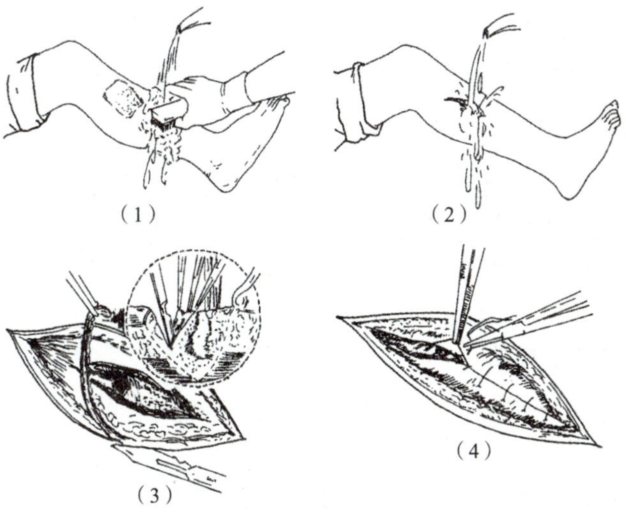

图附 2-51 清创术

（1）刷洗伤口周围皮肤 （2）冲洗创口，弃除异物
（3）修整创缘，切除失去活力的组织，彻底止血 （4）逐层缝合

④更换手术单、器械和术者手套，重新消毒铺巾（动物实验时可省略此步骤）。伤口内彻底止血，然后进行组织修复，依组织层次缝合创缘和皮肤，避免遗留死腔，必要时可放置橡皮片或软胶管等引流物。如伤口污染严重而清创后仍有感染可能，只缝合深层组织，以凡士林纱布条填塞，延期缝合皮下组织和皮肤。

⑤术后常规注射破伤风抗毒素（TAT）1500U。

（4）清创术中几种重要组织离断的处理

①肌腱：如伤口污染不严重，清创及时和满意，可一期修复，也可同时行肌腱移植；如伤口污染严重，处理较晚，可将肌腱断端缝合固定在附近肌肉上，以防短缩，待伤口愈合后再二期修复。凡肌腱破损严重和失去生机，应予切除，日后修复。

②神经：功能重要的神经力求予以修复，用锐利刀片切除破损和污染严重的神经鞘，修整神经断端，对齐后在无张力情况下以 5-0 号丝线间断缝合神经鞘。

③血管：凡肢体重要动、静脉的创伤，必须按具体情况及时予以修复，如做血管修补、缝合、吻合或移植，对不影响伤口远端血供的血管可结扎。

④骨折：失去骨膜的游离小碎骨片可摘除，大块的游离碎骨片清洗后放回原处，污染不重和清创彻底者可还纳，同时行内固定。

上述重要组织缝合后，宜无张力功能位固定。

（5）注意事项

①要严格按刷洗、清洁、消毒的程序进行操作，防止因为觉得是动物而“偷工减料”，培养学生一丝不苟的工作作风。

②准确判断组织生机和切除范围，要考虑形态和功能的恢复，尽可能保留重要的血管、神经、肌腱，这些组织损伤时应分清是去是留，要保留者要正确地吻合修复，骨折者要会正确清洗、复位、固定。

③止血要彻底、可靠。

④缝合时应特别强调注意层次对合，勿留死腔。

⑤学会引流物的制作与安放。

3. 阑尾切除术 通过对犬的手术实验，了解犬阑尾切除术的基本方法、步骤。

（1）应用解剖：犬与人类的肠道解剖明显有差异，犬的结肠与小肠管径相仿，因其结肠缺少纵带和囊状隆起而不易辨别。阑尾位于体正中与右胁腹壁之间，十二指肠与胰腺右支的腹面，平均长 12.5 ~ 15cm，根部开口于结肠的起始部，末部呈一尖形盲端。盲肠借腹膜固定附着于回肠袢，并常使盲肠呈弯曲状态。犬的结肠、阑尾之外观及解剖位置均与人的结肠、盲肠和阑尾不同，寻找时应予注意。

（2）手术步骤

①常规剃毛、消毒、铺敷。

②剖开腹膜腔后拉钩牵开，充分显露手术野，将小肠、大网膜推向内侧，在右侧中上腹部找到阑尾后，用阑尾钳将其提出腹膜腔。

③在盲肠根部提起其系膜，以合拢之血管钳钝性戳一孔，上两把止血钳阻断阑尾系膜的动、静脉束，分别以 4 号丝线结扎近、远端，使阑尾远端游离。

④于距盲肠根部 1.0cm 处以血管钳压榨后，用 7 号丝线在压榨处结扎。注意用力要适度，不要将其勒断。

⑤在距结扎线 0.5cm 处钳夹固定，盲肠周围用湿盐水纱布保护，于结扎线与血管钳之间切断阑尾，将切除之盲肠、刀、钳及保护纱布等物一并移出手术野，残端以石炭酸（或 2% 碘酊）棉签涂擦，再用盐水棉签擦拭。

⑥以小圆针穿 1 号丝线在距阑尾结扎线 1cm 处，环绕残端于盲肠壁上做一透过浆肌层的荷包缝合（暂不打结），然后以无齿镊将荷包缝合线外的肠壁提起，钳夹残端，边压边收紧荷包缝合线，使残端包埋于荷包内并做结扎。犬的阑尾粗大，其残端不易包埋，若包埋不满意，可再做浆肌层“8”字缝合，以加固残端的埋入（图附 2-52）。

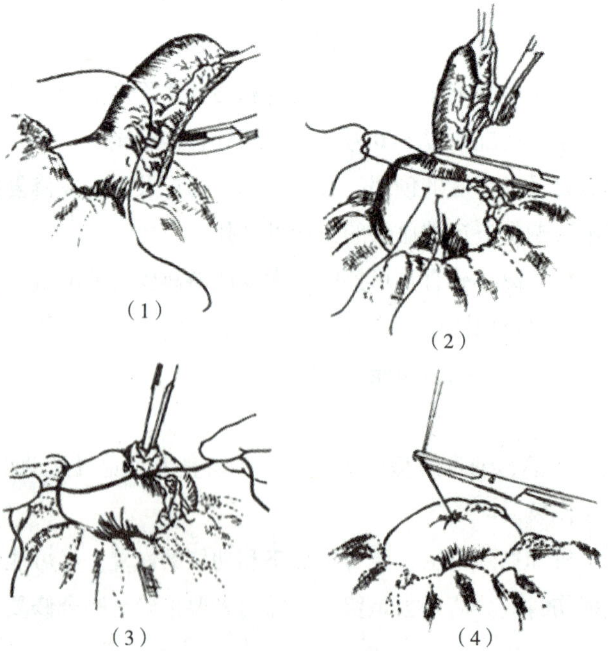

图附 2-52 （犬）阑尾切除术

（1）处理阑尾系膜 （2）切除阑尾 （3）荷包包埋 （4）剪除荷包结扎线

⑦仔细检查确认无活动性出血，将肠管放回原位，清查无异物遗留，确认纱布、器械等物与术前相同，逐层关闭腹部切口。

（3）注意事项

①为了显露好手术野，便于寻找盲肠，应正确选择腹部切口及使用拉钩以充分显露。

②游离结扎盲肠系膜血管要妥当，避免大出血。

③做好盲肠残端的包埋处理。

4. 肠切除吻合术　目的在于使学生了解和掌握肠切除术的基本操作步骤和重建肠道通路的方法，同时进一步训练手术基本操作技术；在实验动物缺乏时，增加分组同学的实践机会。

（1）肠切除

①剖腹、显露手术野：在距回肠末段 15cm 处，取 5～10cm 肠管作为预计切除部分。

②处理拟切肠管的所属肠系膜血管：以组织剪刀在无血管区剪开肠系膜，用弯血管钳钳夹并切断所属血管，以 4 号丝线做双重结扎（勿损伤保留血管）。

③在预计切除的肠段两端各夹一把组织钳（扣克钳），钳子自对系膜缘向系膜缘倾斜 45°，在距组织钳 5cm 以外各上一把肠钳。

④在两把扣克钳外侧切断肠管，用 1‰新洁尔灭清洁开放的肠腔，如肠断端有出血点，可以小弯钳钳夹，1 号丝线结扎止血（图附 2–53）。

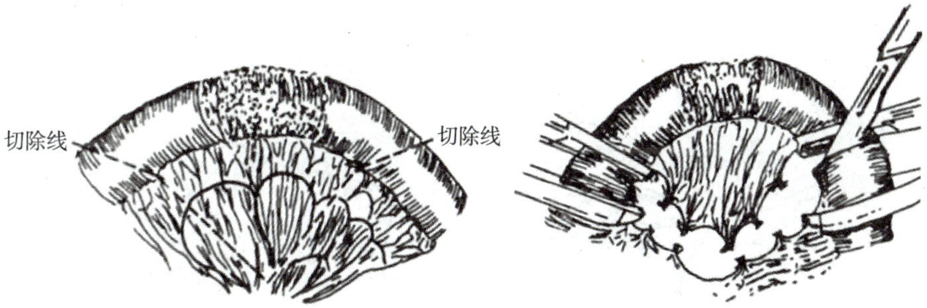

图附 2–53　肠切除术

（2）肠吻合

①端－端吻合（空肠、空肠端－端吻合）

a. 助手将两肠钳提起，使两断端靠拢，术者用小圆针、4 号线系膜缘对系膜缘距钳子 0.5cm 处各做一针浆肌层间断缝合，打结后留作标志线。

b. 继续以小圆针、1 号线做后壁浆肌层间断缝合，针距 0.3cm。

c. 以小圆针、4 号线做后壁全层连续或间断内翻缝合。

d. 以小圆针、4 号线做前壁全层连续或间断内翻缝合。

e. 前壁全层缝合完毕后，以小圆针、1 号线做前壁浆肌层间断缝合，针距 0.3cm［图附 2–54（1～6）］。

②端－侧吻合（结肠、空肠端－侧吻合）

a. 封闭结肠远端断端，以小圆针、4 号线间断全层缝合远侧断端，后用小圆针、1 号线间断缝合浆肌层，针距 0.3cm。

b. 使小肠断端与结肠残端侧壁靠拢，距吻合口边缘 0.5cm 处用小圆针、1 号线浆肌层间断缝合，打结后留两端缝线作牵引和标志。

c. 在距吻合口边缘 0.5cm 处切开结肠侧壁，切口大小与小肠断端相同，以便吻合。

d. 以小圆针、4 号线间断缝合后壁和前壁。

e. 再用小圆针、1 号线间断缝合浆肌层及肠系膜裂孔［图附 2-54（7、8）］。

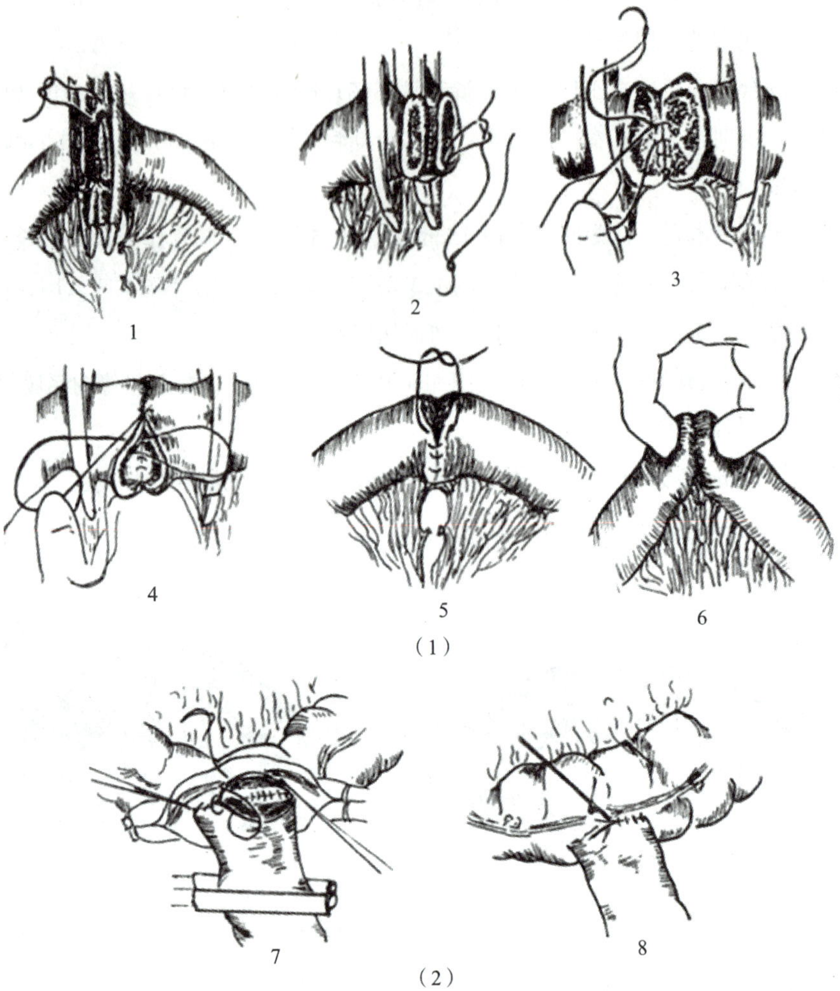

图附 2-54　肠吻合术

（1）端－端吻合术（空肠－空肠）（2）端－侧吻合术（空肠－结肠）

（3）注意事项

①全层间断缝合时，黏膜应少缝，对拢后黏膜不致外翻过多。

②浆肌层缝合时缝针不要穿过黏膜，但也不要缝合过浅，否则可致浆膜撕裂。

③针距、边距要均匀。

④缝合完毕后要检查吻合口是否通畅。

⑤端－侧吻合时残端封闭要严密。

⑥要明确肠壁切口的部位、切口大小要求。

⑦必要时行小肠与横结肠端侧吻合。

5. 离体组织、肠段的应用　在活体动物有限，或场地受限时，采用离体的或经实验已死亡的动物组织（肢体、腔壁）、肠段进行切开、缝合，以及肠吻合术的训练，对于学生无菌术、手术基本操作的训练有着同样的重要意义。也是对在活体动物实验中没有机会直接动手的学生的补遗训练。

在此类训练中，同样要求学生严格按照无菌术原则、手术基本操作方法进行，才有可能达到预期的效果。

6. 术后处理

（1）术毕弃除污物，擦净台面，清洁环境。

（2）洗净手术单巾、衣物并晾晒，干后叠好收存；一次性敷料、手术衣及动物尸块等污物则弃除做无害化处理。

（3）清点器械，清洗擦干、上油，按要求打包存放。

（4）认真妥善地饲养、管理、观察实验动物，必要时适当应用抗菌药物。

见习六　临床病例示教

【目的要求】

通过临床病例示教学习，巩固课堂教学理论知识，熟悉外科常见疾病的病史采集、主要症状、体征、实验室检查及其他辅助检查资料，并了解其治疗原则。

【内容】

1. 甲状腺肿瘤

（1）甲状腺腺瘤（肉瘿）

①病史特点

颈前甲状腺区出现单个无痛性肿块。

②体格检查

a. 肿块表面光滑，质地柔软，边界清楚，可随吞咽上下活动。

b. 肿块急剧增大伴有疼痛可能为囊性腺瘤合并囊内出血（血瘿）。

③辅助检查

放射性核素 ^{131}I 甲状腺扫描可显示甲状腺的位置、大小、轮廓。良性腺瘤常显示“温结节”，囊肿可显示“冷结节”。

④辨证论治

a. 气滞痰凝证宜理气解郁、化痰软坚，逍遥散合海藻玉壶汤加减。

b. 气阴两虚证宜益气养阴、软坚散结，生脉散合海藻玉壶汤加减。

c. 中药局部外敷。

d. 手术切除。

（2）甲状腺癌（石瘿）

①病史特点

早期多无症状，甲状腺内有质地坚硬的肿块，无痛。

②体格检查

a. 肿块坚硬如石，高低不平；应与慢性甲状腺炎鉴别。

b. 颈部淋巴结肿大。

c. 声音嘶哑。

③辅助检查

a. 放射性核素 ^{131}I 甲状腺扫描显示为“冷结节”。

b. B 超检查提示为实质性肿块。

c. 病理活检。

④辨证论治

a. 痰瘀内结证宜解郁化痰、活血消坚，海藻玉壶汤合桃红四物汤加白花蛇舌草、三棱、莪术等。

b. 瘀热伤阴证宜活血养阴，通窍活血汤合养阴清肺汤加减。

c. 中药局部外敷。

d. 尽早手术根治。

2. 乳房肿瘤

（1）乳房纤维腺瘤（乳核）

①病史特点

常见于青春发育期少女，多为无意中发现，无明显症状。

②体格检查

a. 大多数为单发，但亦可相继在同侧或对侧出现多个肿瘤。

b. 个别肿瘤生长迅速，直径可超过 10cm，称为巨大纤维腺瘤。

c. 常发生在乳房的外侧象限，呈卵圆形，表面光滑，质坚硬，与周围组织分界清楚，能移动，无触痛。

d. 乳头无变化，腋窝淋巴结不肿大。

③辅助检查

a. B 超检查。

b. 钼靶 X 线摄片。

c. 病理活检。

④辨证论治

a. 肝气郁结证宜疏肝解郁、化痰散结，逍遥散加减。

b. 血瘀痰凝证宜疏肝活血、化痰散结，逍遥散合桃红四物汤加减。

c. 中药局部外敷。

d. 手术切除。

（2）乳房囊性增生病（乳癖）

①病史特点

常见于未婚女性及中年妇女，乳房疼痛，尤以经前期更为明显。

②体格检查

a. 两侧乳房同时或相继出现多个结节，与周围组织分界不清，但与皮肤和深部组织不粘连。

b. 有时从乳头流出黄绿色、棕色或血性液体。

c. 腋窝淋巴结不肿大。

③辅助检查

a. B 超检查。

b. 钼靶 X 线摄片。

c. 红外线热图像检查。

d. 病理活检。

④辨证论治

a. 肝郁痰结证宜疏肝解郁、化痰软坚，用逍遥蒌贝散。

b. 冲任失调证宜调摄冲任，用二仙汤合四物汤加减。

c. 中药局部外敷。

（3）乳癌（乳岩）

①病史特点

多见于老年女性，也偶发于男性。

②体格检查

a. 肿块：偶然发现单发的小肿块，质硬，边缘不清，且不固定；晚期侵入深筋膜和胸肌则不能移动。

b. 皮肤水肿：毛囊处形成多个点状凹陷，呈橘皮样改变，晚期可出现卫星状结节。

c. 淋巴结转移：先是同侧腋窝淋巴结增大，质硬，先少后多，初可移动，继而相互粘连成片。

d. 血行转移：侵入肺、胸膜可引起咳嗽、胸痛；侵入肝脏可引起肝大、黄疸等。

③辅助检查

a. 钼靶 X 线摄片可有助诊断。

b. 对难以确诊的乳房肿块，应尽早切除并做活检。

④辨证论治

a. 肝郁痰结证宜疏肝解郁、化痰散结，用神效瓜蒌散合开郁散加减。

b. 冲任失调证宜调摄冲任，用二仙汤合开郁散加减。

c. 正虚毒炽证宜调补气血、清热解毒，用八珍汤加半枝莲、白花蛇舌草、石见穿等。

d. 气血两亏证宜补益气血、宁心安神，人参养荣汤加味。

e. 脾胃虚弱证宜健脾和胃，用参苓白术散或理中丸加减。

⑤有手术禁忌证或失去手术机会者可外敷中药。

⑥手术治疗、化疗、放疗、内分泌治疗、中成药治疗等。

3. 急性腹膜炎

（1）病史特点

①腹痛：如为胃肠道穿孔所致，腹痛产生突然；若由脏器炎症后穿孔所致，如急性阑尾炎穿孔、急性胆囊炎穿孔，则先有原发病灶的炎症特点，逐步发展成为局限性腹膜炎，再发展为弥漫性腹膜炎，引起全腹持续性疼痛。

②恶心呕吐：早期系反射性，较轻；后期由于中毒性肠麻痹出现反流性较重的持续性呕吐。

③中毒症状：发热、脉数、脱水、休克等。

（2）体格检查

①一般情况：体温升高，脉率加快，血压可下降；急性痛苦病容，神情淡漠，曲髋仰卧，不愿动弹。

②腹部情况：压痛、反跳痛、肌紧张是特征性体征。

a. 腹胀，腹式呼吸减弱甚至消失；

b. 压痛、反跳痛（以原发病灶处最为明显），肌紧张或腹肌强直（化学性腹膜炎时腹肌呈“木板样”强直）；

c. 叩诊呈鼓音，若为胃肠道穿孔引起者可出现肝浊音界缩小或消失；

d. 肠鸣音减弱，甚至完全消失；

e. 直肠或阴道指检可发现有触痛、波动感等积脓现象。

（3）辅助检查

①血象：白细胞计数及中性粒细胞比例均明显增高。

②血气分析：有酸中毒的指标。

③腹部平片：小肠充气及液平面（肠麻痹）；有胃肠道穿孔时可发现膈下有游离气体。

（4）治疗

①一般应禁饮食、胃肠减压。

②抗感染、维持体液平衡及营养支持，可配合针刺治疗，不可贸然行中药内治。

③病因治疗（含手术处理）。

4. 急性阑尾炎

（1）病史特点

①转移性右下腹疼痛：开始常常出现在上腹部或脐周，数小时或十几小时后转移到右下腹部，呈局限性疼痛。

②胃肠道症状：多有食欲减退、恶心呕吐等，个别病例有便秘或腹泻症状。

③发热：阑尾炎早期一般仅有低热（38℃左右），当阑尾化脓、坏死或穿孔后体温会明显增高；伴有门静脉炎时可出现寒战，而且可有巩膜黄染。

（2）体格检查

①腹式呼吸减弱，右下腹（麦氏点）固定压痛，可伴反跳痛、肌紧张。

②结肠充气试验（Rovsing 征）阳性提示阑尾炎；若阑尾腔开口处梗阻或闭塞，则呈阴性。

③腰大肌试验阳性，提示后位阑尾。

④闭孔内肌试验阳性，提示低位阑尾。

⑤直肠指检右侧壁触痛，提示盆腔位阑尾。

⑥阑尾穴压痛，有时存在，尤以右侧为明显。

（3）辅助检查

①血象：白细胞计数及中性粒细胞比例均增高。

②尿检：用于排除有无泌尿系疾病，以资鉴别。

（4）辨证论治

①瘀滞型（急性单纯性阑尾炎）宜行气活血、通腑泄热，大黄牡丹汤合红藤煎加减。

②湿热型（轻度化脓性、坏疽性或阑尾包块）宜通腑泄热、利湿解毒，复方大柴胡汤加减，或大黄牡丹汤合红藤煎加败酱草、白花蛇舌草、蒲公英等。

③热毒型（阑尾穿孔伴腹膜炎）宜通腑排脓、养阴清热，用大黄牡丹汤合透脓散加减。

④小儿、老年急性阑尾炎易产生变证，一经确诊多行手术治疗。

5. 肠梗阻

（1）病史特点

①梗阻原因：有腹部外伤、手术史，或饱餐后剧烈运动及体位改变，或既往有慢性腹痛、心脏病等病史。

②梗阻症状：痛、吐、胀、闭是各类肠梗阻的共同特征。

a. 阵发性腹痛以机械性肠梗阻最为明显；持续性胀痛多为麻痹性肠梗阻。

b. 恶心呕吐，早期为神经反射性，呕吐物为胃内容物；晚期为反流性，可吐出胆汁或粪便。

c. 高位肠梗阻呕吐出现较早而明显，但腹胀不明显；低位肠梗阻或麻痹性肠梗阻呕吐出现较晚，且腹胀最为明显。

d. 肛门停止排气排便，但梗阻以下积存的大便和气体在发病后仍可排出，应注意判别。

（2）体格检查

①全身情况：急性痛苦病容，体弱无力，皮肤干燥、弹性差。当有绞窄和感染出现时可有发热、脉数现象。

②腹部体征

a. 腹胀、腹膨隆、腹围增加。

b. 时有肠型及蠕动波（机械性肠梗阻）。

c. 可有触痛、肌紧张、反跳痛及痛性肿块出现（有绞窄和感染）。

d. 叩诊呈鼓音（积气）或移动性浊音（绞窄时大量渗液蓄积在腹腔内）。

e. 听诊肠鸣音亢进呈气过水声、金属音等（单纯机械性肠梗阻）；或肠鸣音减弱或消失，呈“安静腹”（绞窄性或麻痹性肠梗阻）。

③有无疝发现。

④直肠指检：查有无块状物、有无粪便（完全性肠梗阻时直肠壶腹部空虚）；有无血污染指（肠套叠）。

（3）辅助检查

①血常规：有血液浓缩现象（红细胞、血红蛋白、红细胞比容均增高）；有绞窄和感染时白细胞计数及中性粒细胞比例均见增高。

②血生化：非蛋白氮、肌酐、二氧化碳结合力、血钾、钠、氯、钙等电解质测定，了解体液代谢失衡情况。

③ X 线检查：腹部平片（立位、卧位）可见肠腔充气、扩张、“鱼刺状”等改变。疑有结肠梗阻如结肠癌、乙状结肠扭转、肠套叠等时可做钡灌肠。

④腹腔穿刺：对绞窄性肠梗阻，尤其是肠系膜血管栓塞可抽得血性液体。

（4）辨证论治：以开结通下为总则，针对病邪而施治。注意体液平衡的支持治疗及抗感染治疗。

NOTE

①痞结型：宜通里攻下、行气止痛，实证用大承气汤，虚证用五仁汤加减。

②瘀结型：热实者宜通里攻下、行气活血、攻水逐饮，用大承气汤加莱菔子、桃仁或大陷胸汤加厚朴；虚证者宜温中补气，用大建中汤。病情无缓解者手术治疗。

③疽结型：手术治疗。

6. 胆道疾病

（1）病史特点

①腹痛：好发于饱餐或多食油腻食物的晚上，痛在右上腹或中上腹部，呈持续性疼痛或阵发性绞痛加剧，可向右肩背放射。胆道蛔虫病腹痛位于剑突下方时有“钻顶”感，时发时止，疼痛发作时辗转不安、全身汗出，间歇期如常人。

②恶心呕吐。

③寒战、发热：单纯的胆绞痛发作和胆道蛔虫病早期可无发热；胆囊炎或胆管炎时有寒战、发热。

④黄疸：胆总管有阻塞或严重的胆囊炎波及胆道括约肌使其痉挛、水肿而产生黄疸。有黄疸时应了解大便色泽（陶土色）。

⑤过去史：过去是否有同样发作，有无黄疸史；有无排蛔虫史。

（2）体格检查

①全身情况：急性病容，出汗，辗转不安（胆道蛔虫病），皮肤巩膜有无黄染。

②腹部体征：右上腹胆囊区或剑突下压痛、反跳痛、肌紧张，右上腹肿块（胆囊增大时可扪及茄子状随呼吸活动的肿块）。墨菲（Murphy’s）征阳性、胆囊区叩击痛等。

（3）辅助检查

①血象：胆囊炎、胆管炎时白细胞计数及中性粒细胞比例均可增高。胆道蛔虫病早期可不增高。

②血生化：肝功能、血清淀粉酶、胆固醇、胆红素定量等检查有利于病情判断及鉴别。

③尿三胆、尿淀粉酶测定有助于病情判断及鉴别。

④ B 超：为首选无创检查，可提供胆囊大小、胆管粗细、管（囊）壁结构、有无积液、结石、结石大小、位置及有无蛔虫影等影像学支持。

⑤ X 线、CT 检查：主要用于梗阻性胆管炎诊断较为困难者，如配合 PTC、ERCP 摄片等。

（4）辨证论治：既要掌握病理变化的“气血瘀滞”“不通则痛”，还要注意邪从热化与热以燥化的特征。常予解痉止痛、抗感染、维持体液平衡等支持治疗。

①蕴热型：治宜疏肝清热、通下利胆，方用金铃子散合大柴胡汤加减。

②湿热型：治当清热利湿、理气通腑，方用茵陈蒿汤合大柴胡汤加减。

③热毒型：治宜泻火解毒、通腑清热，方用茵陈蒿汤合黄连解毒汤加减。

④胆道蛔虫病：安蛔定痛、理气驱蛔，方用乌梅汤合使君子散加减。

⑤胆石病可行综合排石疗法，必要时手术治疗。

7. 泌尿系结石

（1）病史特点

①绞痛及血尿：了解疼痛部位、性质、放射部位，恶心呕吐、继发感染时有膀胱刺激症状（上尿路结石较大而固定者多仅有腰部胀痛；较小结石因其活动引发绞痛且向腰腹部、下腹部、

NOTE

腹股沟区，甚或向大腿内侧放射；膀胱结石、后尿道结石可有尿流中断、排尿困难，疼痛向会阴放射或茎中作痛）。绞痛后有一过性肉眼血尿或镜下血尿。

②既往有无泌尿道感染，有无新陈代谢失常，如甲状腺功能亢进或长期卧床等病史。

（2）体格检查

①肾结石、输尿管结石者，肾区有叩击痛，沿输尿管径路有压痛。

②当上尿路结石梗阻时，可形成肾盂积水而可扪及肿大之肾脏。

③较大的膀胱结石做直肠、耻骨上双合诊有时可触及结石；后尿道结石亦可经直肠触及。

（3）辅助检查

①尿液检查：有较多红细胞、白细胞；继发感染时有脓细胞，尿培养则有细菌生长。

② B 超：可了解肾积水情况，但判断结石有无、大小、位置的准确性较差。

③ X 线检查：尿路平片（KUB）95% 的病人可发现结石阴影；静脉肾盂造影（IVP）可了解肾功能、尿路形态、结石位置、与尿路的关系等情况。

④血钙、磷的测定和肾功能检查：有助于病因查找及病情判断。

（4）辨证论治

①湿热蕴结证宜清热利湿、通淋排石，用三金排石汤。

②气血瘀滞证宜理气活血、通淋排石，用金铃子散合石韦散加减。

③肾气不足证宜补肾益气、通淋排石，用济生肾气丸加减。

④“总攻”疗法。

⑤体外震波碎石、气压弹道碎石或手术治疗等。

8. 腹股沟疝

（1）病史特点

①肿块：腹股沟部出现时隐时现的肿块，久站、劳累后容易出现，平卧休息时或用手回纳后可消失（可复性疝）；有的则还纳困难或还纳后复又突出（难复性疝）；有的则不能还纳（嵌顿性疝）。

②肿块出现时伴发症状：可发生阵发性腹痛、恶心呕吐、膀胱刺激症状等。

③疝的发生原因：自幼发生（先天性）；或肿块出现时有屏气、搬运重物或慢性咳嗽、习惯性便秘、肝硬化、腹水、排尿困难等病史。

（2）体格检查

①局部症状与体征

a. 肿块部位：在腹股沟韧带上方（斜疝或直疝）或下方（股疝）。

b. 肿块形状大小：有蒂柄可坠入阴囊（斜疝）或呈半球形不坠入阴囊（直疝）。

c. 局部皮肤色泽：皮色正常或有充血水肿等炎性反应（嵌顿性疝绞窄时）。

d. 肿块表面光滑（内容物为肠曲）或粗糙（内容物为大网膜）；能否还纳，有无压痛。听诊有无肠鸣音。

e. 疝环大小；病人平卧后手指压住内环（腹股沟韧带中点上方 1.5cm 处）嘱病人起立并咳嗽，如肿块脱出者为直疝，不会脱出者为斜疝。

f. 疝冲击试验：以手指自患者外环口探入，嘱病人起立并咳嗽，手指有膨胀性冲击感为阳性，为腹股沟斜疝。

②了解疝形成的原因，应注意肺部有无啰音、哮鸣音；腹壁肌肉是否薄弱松弛；有无腹水、痔、前列腺增生等。

（3）治疗

①非手术治疗：1岁以内小儿先天性斜疝可用棉线束带法、丁字带法；有手术禁忌证的老年腹股沟疝可用疝带。

②一般均应行手术修补治疗。

9. 下肢静脉曲张（筋瘤）

（1）病史特点

①了解患者职业性质，是否妊娠，有无静脉炎病史、外伤史及盆腔、后腹膜肿瘤的症状，以了解本病发生的原因。

②临床症状：静脉曲张、扭曲，下肢沉重，容易疲劳、水肿等。

③了解有无并发症产生：如久经不愈的溃疡、出血性静脉炎与血栓形成（剧烈疼痛寒战）。

（2）体格检查

①从下肢内踝处至大腿内侧静脉弯曲、扩张，局部皮肤萎缩、色素沉着、脱屑等。有无溃疡与瘢痕，扪及静脉变硬，有结节或条索状物，有无触痛。叩击静脉上段、下段有冲动感。

②特殊实验：Trendelenburg 实验，了解大隐静脉及交通支瓣膜情况。Perthes 实验了解下肢深静脉的情况。

（3）辅助检查

①下肢静脉血管造影。

②超声多普勒血流检测。

（4）辨证论治

①湿热下注证宜清热利湿、和营解毒，二妙丸合五神汤加减。

②气虚血瘀证宜益气活血、祛瘀生新，补阳还五汤合四妙汤加减。

③外敷换药。

④手术治疗。

10. 直肠癌（锁肛痔）

（1）病史特点

①大便习惯改变：腹泻与便秘交替，有无脓血性大便及里急后重感，大便变细、变形。

②有无由于癌肿所致的不完全性肠梗阻症状，如阵发性腹痛、腹胀等。

③全身有消瘦、乏力、贫血症状，询问既往史中有无血吸虫病、慢性腹痛、腹泻史。

（2）体格检查

腹部饱胀，肿瘤过大时腹部可扪及肿块。直肠指检直肠壁上有无肿块，了解其大小、硬度、活动度、表面情况，指套上可有黏液及血污染。检查腹股沟淋巴结有无肿大。

（3）辅助检查

①直肠镜检查：位置高者可做乙状结肠镜检。

② X 线检查：钡剂灌肠。

③活体组织检查。

（4）辨证论治

①湿热蕴结证：宜清热利湿，方用槐角地榆丸加减。

②气阴两虚证：宜益气养阴、清热解毒，方用四君子汤合增液汤加减。

③早期手术根治性切除，放疗、化疗。

④中药灌肠、外敷。

11. 慢性前列腺炎（精浊）

（1）病史特点

①多发于青壮年男性。

②可由急性前列腺炎迁延而致，但大多数无急性过程。

③可有程度不等的尿路刺激症状，晨起时尿道口有白色分泌物。

④会阴不适，睾丸或耻骨上区隐痛，或腰骶不适；或有阳痿、早泄、性欲减退等性功能障碍表现。

⑤可有疲倦乏力，以及头晕、耳鸣、焦虑、失眠多梦等神经官能症状。

（2）体格检查

直肠指检前列腺大小多正常，或稍大或稍小，质地较软而饱满，或有轻微触痛；病久者部分腺体变硬或有结节，但非坚硬如石。

（3）辅助检查

①前列腺液检查：白细胞每高倍视野超过 10 个，有时成堆或满视野；或无白细胞。磷脂小体减少。

②尿三杯试验可供参考。

（4）辨证论治

①湿热蕴结证：宜清热利湿，方用八正散或龙胆泻肝汤加减。

②气滞血瘀证：宜活血祛瘀、行气止痛，方用前列腺汤加减。

③阴虚火旺证：宜滋阴降火，方用知柏地黄汤加减。

④肾阳虚损证：宜补肾助阳，方用济生肾气丸加减。

⑤外治：中药坐浴、药栓塞肛内、理疗等。

12. 前列腺增生症（精癃）

（1）病史特点

①多发于 50 岁以上的老年男性。

②逐渐出现进行性尿频，夜间尤甚；排尿困难，尿等待，尿线变细，射程变短，或呈滴沥状。

③若患者尿液长期不能排净，膀胱残余尿增多可致充盈性尿失禁。

④常因劳累、受凉、便秘、憋尿等而发生急性尿潴留。

⑤严重者可致肾功能损伤而出现肾功能不全的系列症状；有的可伴发尿路感染、膀胱结石、疝或脱肛等。

（2）体格检查：直肠指检前列腺有不同程度增大，质地柔韧，表面光滑，中央沟变浅或消失。

（3）辅助检查：B 超、CT、膀胱尿道造影、膀胱镜、尿流动力学等检查有助诊断。

NOTE

（4）辨证论治

①湿热下注证：宜清热利湿、消癃通闭，方用八正散加减。

②脾肾气虚证：宜补脾益气、温肾利尿，方用补中益气汤加减。

③气滞血瘀证：宜行气活血、通窍利尿，方用沉香散加减。

④肾阴亏虚证：宜滋阴补肾、通窍利尿，方用知柏地黄汤加减。

⑤肾阳不足证：宜温补肾阳、通窍利尿，方用济生肾气丸加减。

（5）外治：脐疗法、灌肠法、理疗、手术（腔内手术、开放性手术）疗法。

见习七　门诊常用小手术

【目的要求】

通过见习和参与门诊小手术，了解和掌握几种常见小手术的基本操作技术。

1. 腋臭切除术　腋部臭味较大者，如将腋毛及汗腺一并切除，能获得满意疗效。可采用双侧同时手术或分次手术。小儿腋毛尚未发育完善，暂不宜手术，以免日后复发。术前应剃去腋毛，清洗局部，以预防感染。

（1）手术步骤

①体位：仰卧位，肩胛部垫高，患侧上肢外展。

②术前应妥善设计切口，有腋毛的皮肤均应切除。

③在局部麻醉下，沿腋毛区边缘外 2 ~ 3cm 做梭形切口，将皮肤及皮下组织一道切开。用组织钳提起预切除皮肤的一角，逐一将皮肤及皮下组织一并切除，边切除边以纱布压迫，待切除完后再彻底止血。

④将皮肤、皮下组织一起缝合，加压包扎（图附 2–55）。

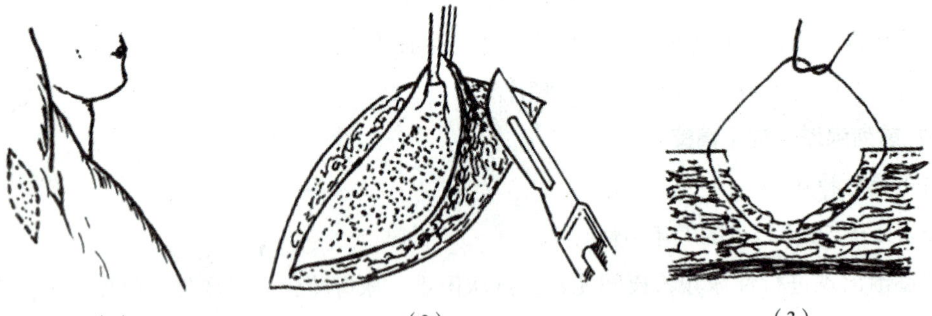

（1）　　（2）　　（3）

图附 2–55　腋臭切除术

（1）梭形切口　（2）切除皮肤与皮下组织　（3）缝合皮肤与皮下组织

（2）术中注意事项

①腋窝部毛囊较粗大，易寄存细菌；手术创面均为脂肪组织，抗感染能力较弱，故易发生感染。一旦感染发生，既延长病程，又会影响上肢功能。因此，术前要清洗局部，术中应严格无菌术操作、彻底止血，以预防感染。

②对腋毛范围小而臭味很大者，应多切除一些腋毛区周围的皮肤。

③切除时皮下组织不宜剔净，保留脂肪的衬垫作用和皮下淋巴组织，以确保术后皮肤有良好的活动度。

④缝合皮肤有困难时，可将切口两侧皮肤保留脂肪向外游离 2 ~ 3cm，以减小皮肤张力。如张力过大，不宜勉强缝合，应做游离植皮。

⑤皮肤缝合有困难时，也可采用“Z”形整形术法，即将切口两端各缝合 1/4 长度，再做两个辅助切口，方向与原切口呈 45° ~ 60°角，其长度、深度要相等。游离三角形皮瓣，再换位缝合（图附 2–56）。

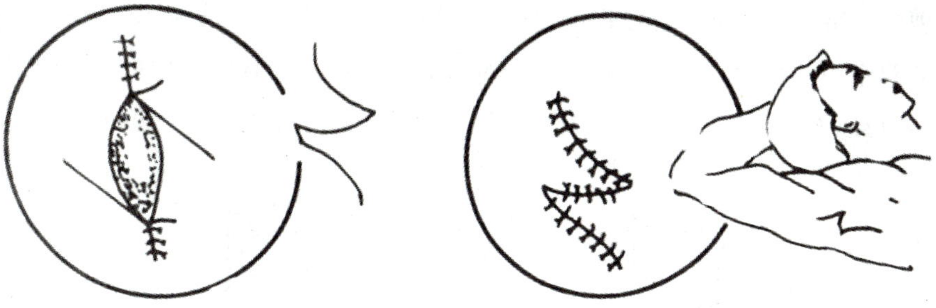

“Z”形切口　　　　换位缝合

图附 2–56　腋臭切除“Z”形整形术

（3）术后处理

①切口处用棉垫加压包扎。

②患侧上肢保持外展位，且术后 2 天可开始活动上肢。

③术后 7 天间隔拆线，9 天拆除全部缝线。

2. 包皮环切术　适用于包茎或包皮过长者。儿童因包茎、包皮外口狭窄而妨碍排尿或包皮、阴茎头反复感染者，急性炎症期不宜手术，应待炎症控制后再行手术。

（1）麻醉：采用阴茎根部神经阻滞麻醉，儿童可采用基础麻醉加神经阻滞麻醉或全麻。阴茎根部神经阻滞麻醉：首先于阴茎根部背侧做一皮丘，再向耻骨联合下方垂直刺入 1.5 ~ 2.0cm。注射 1% 普鲁卡因或 2% 利多卡因注射液 3 ~ 4mL，阻滞阴茎背神经。然后将针头退至皮下，沿阴茎根部向两侧皮下推进并注射麻药。再于根部腹侧皮下继续向两侧注射麻药（图附 2–57）。

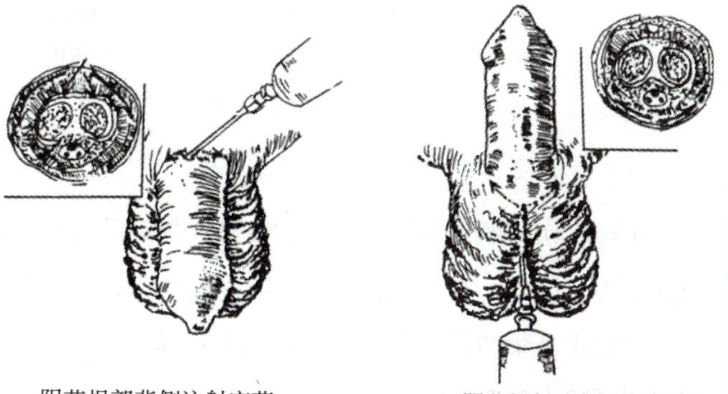

阴茎根部背侧注射麻药　　　　阴茎根部腹侧注射麻药

图附 2–57　阴茎根部神经阻滞麻醉

（2）手术步骤

①检查包皮与龟头之间有无粘连。若有粘连，可用蚊式止血钳或金属探针进行分离，翻开包皮，清除包皮垢，再次以洗必泰醇消毒。

②在包皮的背侧和腹侧边缘正中各用一对直止血钳夹住，每对相距 0.3 ~ 0.5cm。在夹住包皮时应夹在内外分界线的外侧 0.3 ~ 0.5cm 处，使环切后内叶略长些。

③提起背侧两把血管钳，拉挺包皮，在两钳间将包皮剪开，直至距冠状沟约 0.5cm 处。再提起腹侧两把血管钳，剪开包皮至包皮系带远端为止［图附 2–58（1）］。

④背、腹侧包皮剪开后，即可露出龟头和冠状沟。将右侧两把血管钳侧向拉挺包皮，用剪刀自腹侧沿距冠状沟 0.5 ~ 0.8cm 处向背侧剪除过长的包皮。再以同法剪除左侧包皮。包皮系带处应呈“V”形剪开，避免损伤系带及血管［图附 2–58（2）］。

⑤包皮环切后迅速将阴茎皮肤向根部推下，显露创面，以蚊式止血钳钳夹住所有出血点，用细丝线结扎止血，尤其要注意系带处止血应彻底。

⑥缝合内、外板：在包皮背、腹侧及左、右两侧创缘的中点用细丝线各缝合 1 针，打结后缝线暂不剪短，留作牵引线；在两牵引线间加缝 2 ~ 3 针，结扎后剪短缝线［图附 2–58（3）］。

⑦将 4 双牵引线各自分开，切口以凡士林纱布条环绕，结扎固定后剪短此牵引线［图附 2–58（4）］。再以无菌纱布包扎、胶布环绕固定。包扎时要充分显露出尿道口。

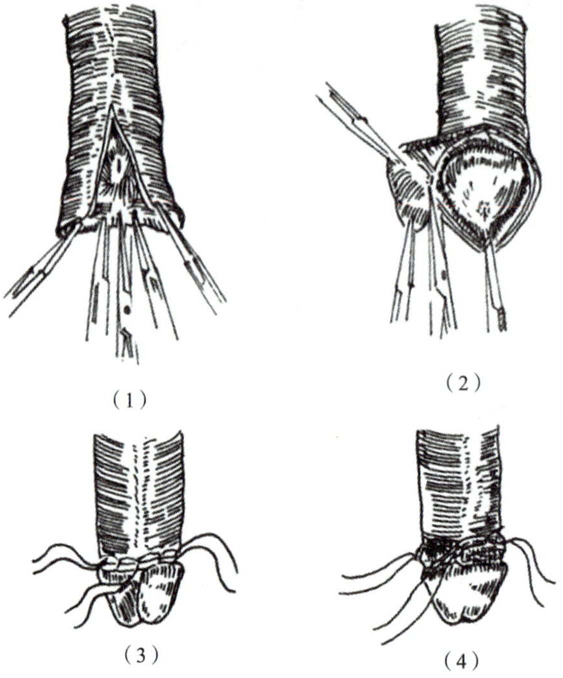

图附 2–58　包皮环切术

（1）剪开背、腹侧包皮　（2）环形切除包皮　（3）缝合内、外板

（4）用凡士林纱布条保护切口

（3）术中注意事项

①包皮切除的长短是本手术的关键。如切除过长，术后可能影响勃起；切除过短，术后仍包住龟头。因此，在剪开包皮前要准确测量其长度，有时要反复翻看，不可草率从事。

②包皮系带两侧包皮不能留得过多，以免术后水肿。系带不能损伤，避免术后短缩造成勃起时阴茎向下弯曲、疼痛。

③手术剪要锐利，创缘要剪整齐，以减少术后瘢痕形成。

④止血要仔细彻底，避免术后形成血肿。切忌大块组织的钳夹、结扎。

（4）术后处理

①术后除给予镇静止痛剂外，必要时可酌服己烯雌酚 1 ~ 2mg，每日 3 次，连续用 3 ~ 4

天，以减少阴茎勃起引起疼痛。

②应用抗菌药物预防感染。

③术后发生包皮水肿一般 4～6 天后自行消退，无需特殊处理。

④嘱病人排尿时注意勿使尿液污染敷料，若有污染应及时更换。

⑤术后 6～7 天拆线。

3. 静脉切开术

（1）适应证：病情紧急如大出血、休克、脱水等情况，静脉穿刺有困难时可行静脉切开。在行较大手术时，为保证输液、输血顺利进行，可预先做静脉切开。

（2）手术步骤：一般四肢表浅静脉均可做静脉切开，但以内踝前大隐静脉最常用，若病情危急又须做中心静脉压测定时，选用腹股沟部最适宜。现以内踝前大隐静脉切开为例（图附 2-59）。

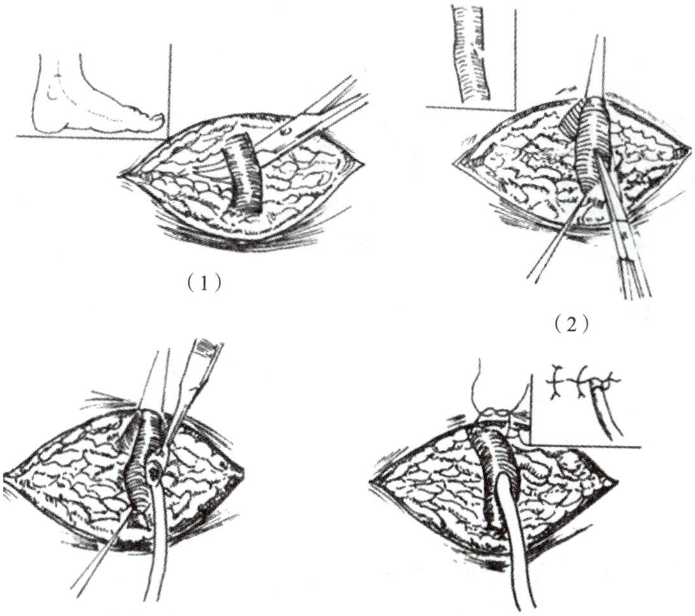

（1） （2） （3） （4）

图附 2-59 静脉切开置管术

（1）切口，寻找并挑起静脉 （2）斜形剪开静脉前壁 （3）插入导管 （4）固定导管

①在内踝上前方 1.5～2cm 处常规皮肤消毒、铺巾，局部浸润麻醉后，在与静脉垂直方向做 2～2.2cm 长的切口，切开皮肤，用弯血管钳分离皮下组织，寻找静脉并挑起。

②在静脉下穿过两根丝线。

③一根丝线将静脉远心端结扎，提起另一根丝线，在两根线之间用剪刀将静脉斜行剪开一小口。

④从静脉切口插入口径相应的塑料管或硅胶管，也可用钝头针头。

⑤用近心端丝线将塑料管或硅胶管和静脉结扎在一起，观察输液通畅、无渗漏，剪断远、近端结扎的丝线，缝合皮肤，并用一根已缝合皮肤的线扎于塑料管或硅胶管上加以固定。

⑥伤口用消毒纱布覆盖、胶布固定，塑料管或硅胶管再以胶布固定。一般塑料管输液可以维持 5～7 天。

4. 体表小肿瘤切除术

（1）常规消毒后铺巾，用 1% 普鲁卡因溶液在肿瘤周围做菱形阻滞麻醉。

（2）在肿瘤表面做小梭形切口。

（3）用皮肤钳将已切开的皮肤边缘提起，再用血管钳在皮下沿囊壁做钝性剥离，或用组织剪进行锐性剥离；但要避免切破或遗留囊壁，直至肿瘤完全摘除。

（4）缝合皮肤切口（图附 2-60）。

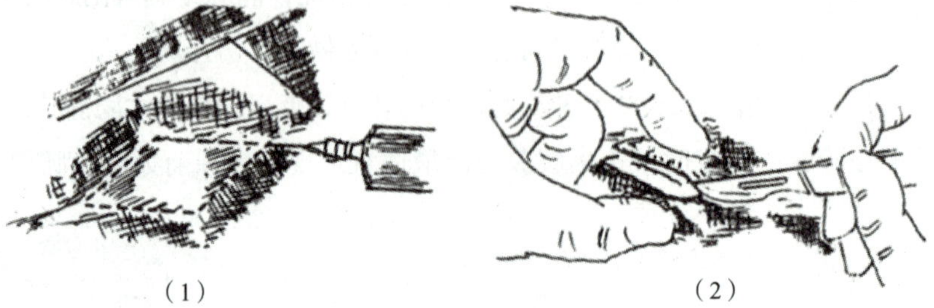

（1）　　（2）

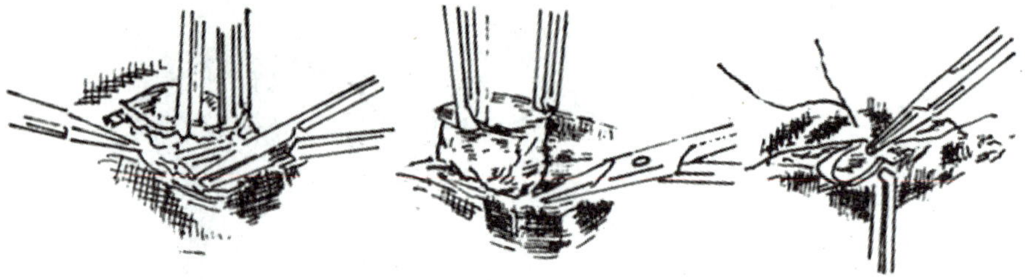

（3）　　（4）　　（5）

图附 2-60　体表小肿瘤切除术

（1）做菱形阻滞麻醉　（2）做小梭形皮肤切口　（3）沿囊壁做钝性分离
（4）用解剖剪刀边撑边剪，直至囊肿完全摘除　（5）缝合皮肤切口

5. 脓肿切开引流术

（1）适应证：急性化脓性感染已形成脓肿，检查局部有波动感或经穿刺抽出脓液者。

（2）麻醉：浅部的脓肿可用氯乙烷冷冻麻醉或 0.5% ~ 1% 普鲁卡因溶液沿切口做局部浸润麻醉。较大、较深的脓肿及多发性脓肿可采用其他麻醉方法。

（3）手术步骤

①常规皮肤消毒，铺巾后进行麻醉。

②选择切口的原则：a. 波动感最明显处；b. 切口要够大，并要位于最低处，以利引流；c. 浅部脓肿可顺皮纹方向切开；d. 深部脓肿的切口应尽量避开大血管及神经，并与其平行；e. 关节附近的脓肿切开，切口尽量避免越过关节，若在关节处切开时，应做横行切口，防止切口愈合后瘢痕对关节活动的影响。

③浅部脓肿的切开可在确定引流的部位后用剪刀刺入脓腔，然后向两侧扩大切口。脓液排出后视脓腔的大小而放入胶片或凡士林纱布条引流。如脓腔较大时须用手指探入脓腔，如发现有腔隔时应予分开，并根据情况把切口做必要的扩大或增加对位切口，使引流通畅。

④深部脓肿的切开须按组织解剖层次逐层切开，逐层止血，达到脓腔壁时用血管钳插入脓腔后把血管钳分开，放出脓液，再用手指探查脓腔，根据脓腔的大小及方向再扩大切口，使引流通畅。清除脓液及坏死组织之后，脓腔塞入药线或填入凡士林纱布条引流。脓腔较大者应置

有侧孔的胶管引流或双套管引流等（图附 2–61）。

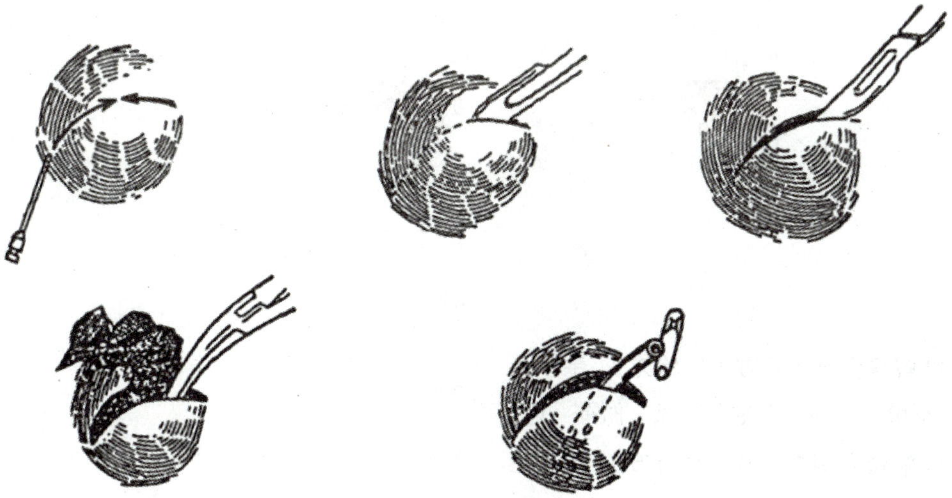

图附 2–61　脓肿切开引流术

（4）注意事项

①脓肿切开前必须诊断明确，有怀疑者应先行穿刺，证实有脓之后再做切开。

②切开时避免切过脓壁而达正常组织。

③切开后让脓液自行排出，不要用力挤压，以防感染扩散。

④凡士林纱布条引流应均匀地填进脓腔内，不要太紧；如有明显出血时可填塞稍紧些，并用绷带加压包扎。

⑤注意术后出血。一般 1 ~ 2 天后更换敷料，引流纱条要点清，以免遗留于腔内。

附录三 方剂名录

一 画

717解毒合剂1号方（经验方） 金银花 野菊花 七叶一枝花 半边莲 大黄 车前草 蝉蜕 全蝎 蜈蚣 白芷 防风 僵蚕 地丁草

717解毒合剂2号方（经验方） 金银花 野菊花 七叶一枝花 半边莲 大黄 车前草 地丁草 龙胆草 黄芩 黄柏 生地 丹皮

717解毒合剂3号方（经验方） 金银花 野菊花 七叶一枝花 半边莲 大黄 黄柏 车前草 白芷 防风 地丁草 蝉衣

一扫光（《外科正宗》） 苦参 黄柏 烟胶 枯矾 木鳖肉 大枫子肉 蛇床子 点红椒 樟脑 硫黄 明矾 水银 轻粉 白砒

一贯煎（《外科正宗》） 生地黄 沙参 当归 枸杞子 麦冬 川楝子

二 画

二仙汤（经验方） 仙茅 淫羊藿 当归 巴戟天 知母 黄柏

二陈汤（《太平惠民和剂局方》） 陈皮 半夏 茯苓 甘草

二妙散（丸）（《丹溪心法》） 苍术 黄柏

十灰散（《十药神书》） 大蓟 小蓟 荷叶 侧柏叶 茅根 茜根 山栀子 大黄 牡丹皮 棕榈皮

十全大补汤（《医学发明》） 党参 白术 茯苓 炙甘草 当归 川芎 熟地黄 白芍 黄芪 肉桂

十全流气饮（《外科正宗》） 陈皮 茯苓 乌药 川芎 当归 白芍 香附 木香 甘草 青皮 生姜 大枣

七宝美髯丹（《医方集解》） 制首乌 牛膝 补骨脂 茯苓 菟丝子 当归身 枸杞子

八正散（《太平惠民和剂局方》） 木通 瞿麦 车前子 萹蓄 滑石 炙甘草 山栀子 大黄

八珍汤（《正体类要》） 人参 白术 茯苓 甘草 当归 白芍 地黄 川芎

人参养荣汤（《太平惠民和剂局方》） 党参 白术 炙黄芪 炙甘草 陈皮 肉桂心 当归 熟地黄 五味子 茯苓 远志 白芍 大枣 生姜

人参败毒散（《小儿药证直诀》） 人参 茯苓 川芎 羌活 独活 柴胡 白前 枳壳 桔梗 薄荷 生姜 甘草

九一丹（《医宗金鉴》） 熟石膏9份 升药1份

NOTE

九华膏（经验方） 滑石　月石　龙骨　川贝　冰片　朱砂

三　画

三妙丸（《医学正传》） 苍术　黄柏　牛膝

三物备急丸（《金匮要略》） 大黄　干姜　巴豆

三黄洗剂（经验方） 大黄　黄柏　黄芩　苦参

土槿皮酊（经验方） 土槿皮　酒精

大补元煎（《景岳全书》） 人参　炒山药　熟地黄　杜仲　枸杞子　当归　山茱萸　炙甘草

大补阴丸（《丹溪心法》） 黄柏　知母　熟地　黄龟甲

大承气汤（《伤寒论》） 生大黄　枳实　厚朴　芒硝

大黄䗪虫丸（《金匮要略》） 大黄　黄芩　甘草　桃仁　杏仁　芍药　干地黄　干漆　虻虫　水蛭蛴　䗪虫

大黄黄连泻心汤（《伤寒论》） 大黄　黄连

千金散（经验方） 煅白砒　制乳香　制没药　轻粉飞　朱砂　赤石脂　炒五倍子　煅雄黄　醋制蛇　含石

小升丹（三仙丹）（《医宗金鉴》） 水银　白矾　火硝

小柴胡汤（《伤寒论》） 柴胡　黄芩　半夏　人参　甘草　生姜　大枣

小蓟饮子（《济生方》） 生地黄　小蓟　滑石　通草　炒蒲黄　淡竹叶　藕节　当归

大柴胡汤（《金匮要略方论》） 柴胡　大黄　枳实　黄芩　半夏　芍药　大枣　生姜

大陷胸汤（《奇效良方》） 大黄　甘遂　芒硝

四　画

不换金正气散（《奇效良方》） 苍术　橘皮　半夏曲　厚朴（姜制）　藿香

六磨汤（《世医得效方》） 槟榔　沉香　木香　乌药　大黄　枳壳

开郁散（《洞天奥旨》） 柴胡　当归　白芍　白术　茯苓　香附　郁金　天葵草　全蝎　白芥子　炙甘草

五子衍宗丸（《医学入门》） 枸杞子　菟丝子　覆盆子　五味子　车前子

五仁丸（《世医得效方》） 瓜蒌仁　柏子仁　火麻仁　杏仁　郁李仁

五汁安中饮（经验方） 韭汁　牛乳　生姜汁　梨汁　藕汁

五虎汤（《霉疮秘录》） 全蝎　僵蚕　穿山甲　蜈蚣　斑蝥　生大黄

五虎追风散（《晋南史全恩家传方》） 蝉蜕　胆南星　天麻　全蝎　僵蚕

五味消毒饮（《医宗金鉴》） 金银花　野菊花　蒲公英　紫花地丁　紫背天葵

五神汤（《辨证录》） 茯苓　车前子　紫花地丁　金银花　牛膝

五神散（《外科证治全书》） 雄黄　硫黄　铅丹　密陀僧　天南星

五倍子汤（《疡科选粹》） 五倍子　朴硝　桑寄生　莲房　荆芥

五皮饮（《证治准绳》） 陈皮　茯苓皮　生姜皮　桑白皮　大腹皮

NOTE

太乙膏（《外科正宗》） 玄参　白芷　当归身　肉桂　赤芍　大黄　生地黄　土木鳖　阿魏　轻粉　柳槐枝　血余炭　铅丹　乳香　没药　麻油

止痛如神汤（《医宗金鉴》） 秦艽　桃仁　皂角子　苍术　防风　黄柏　当归尾　泽泻　槟榔　熟大黄

止嗽散（《医学心悟》） 荆芥　桔梗　甘草　陈皮　白前　百部　紫菀

少腹逐瘀汤（《医林改错》） 小茴香　干姜　延胡索　当归　川芎　官桂　赤芍　蒲黄　五灵脂

牛蒡解肌汤（《疡科心得集》） 牛蒡子　薄荷　荆芥　连翘　栀子　牡丹皮　石斛　玄参　夏枯草

化肝煎（《景岳全书》） 青皮　陈皮　芍药　牡丹皮　栀子　泽泻　贝母

化斑解毒汤（《医宗金鉴》） 升麻　石膏　连翘　牛蒡子　人中黄　黄连　知母　玄参

六君子汤（《医学正传》） 人参　炙甘草　茯苓　白术　陈皮　制半夏　生姜　大枣

六味地黄丸（《小儿药证直诀》） 熟地黄　山茱萸　干山药　牡丹皮　白茯苓　泽泻

五　画

半夏白术天麻汤（《医学心悟》） 半夏　天麻　茯苓　橘红　白术　甘草

玉女煎（《景岳全书》） 石膏　熟地黄　麦冬　知母　牛膝

玉真散（《外科正宗》） 生南星　白芷　防风　羌活　天麻　白附子

左归丸（《景岳全书》） 熟地黄　怀山药　山茱萸　枸杞子　菟丝子　鹿角胶　龟板胶　牛膝

右归饮（《景岳全书》） 熟地黄　山药　山茱萸　枸杞子　甘草　杜仲　肉桂　制附子

龙胆泻肝汤（《古今医方集成》） 龙胆草　栀子　黄芩　柴胡　生地黄　泽泻　当归　车前子　木通　甘草

平胃散（《太平惠民和剂局方》） 苍术　厚朴　橘皮　甘草　生姜　大枣

归脾汤（《济生方》） 人参　白术　黄芪　当归身　炙甘草　茯神　远志　酸枣仁　青木香　龙眼肉　生姜　大枣

四君子汤（《太平惠民和剂局方》） 人参　茯苓　白术　炙甘草

四妙勇安汤（《验方新编》） 金银花　甘草　玄参　当归

四物汤（《太平惠民和剂局方》） 熟地黄　当归身　白芍　川芎

四逆散（《伤寒论》） 枳实　甘草　柴胡　芍药

四神丸（《证治准绳》） 补骨脂　肉豆蔻　吴茱萸　五味子　生姜　大枣

四海舒郁丸（《疡医大全》） 青木香　陈皮　海蛤粉　海带　海藻　昆布　海螵蛸

四黄散（膏）（经验方） 黄连　黄柏　黄芩　大黄　乳香　没药

生肌玉红膏（《外科正宗》） 当归　白芷　白蜡　轻粉　甘草　紫草　血竭　麻油

生肌白玉膏（经验方） 尿浸石膏　制炉甘石

生肌散（经验方） 制炉甘石　滴乳石　朱砂　冰片　滑石　血珀

生脉饮（《中国人民共和国药典》） 麦冬　五味子　人参

失笑散（《太平惠民和剂局方》） 五灵脂　蒲黄

仙方活命饮(《医宗金鉴》) 穿山甲 当归尾 甘草 金银花 赤芍 乳香 没药 天花粉 陈皮 防风 贝母 白芷 皂角刺

白玉膏(经验方) 熟石膏 制炉甘石

白虎加人参汤(《金匮要略》) 知母 石膏 甘草 粳米 人参

白屑风酊(经验方) 蛇床子 苦参片 土槿皮 薄荷脑 酒精

瓜蒌牛蒡汤(《医宗金鉴》) 瓜蒌仁 牛蒡子 天花粉 黄芩 生栀子 连翘 皂角刺 金银花 生甘草 青皮 柴胡

皮脂膏(经验方) 青黛 黄柏 煅石膏 烟膏

六 画

百合固金汤(《慎斋遗书》) 百合 熟地黄 生地黄 当归身 白芍 甘草 桔梗

百部酊(经验方) 百部 75%酒精

托里透脓汤(《医宗金鉴》) 人参 白术 穿山甲 白芷 升麻 当归 甘草 黄芪 皂角刺 青皮

托里消毒饮(《疡科遗编》) 人参 黄芪 当归 川芎 炒白术 茯苓 金银花 白芷 甘草

至宝丹(《太平惠民和剂局方》) 朱砂 麝香 安息香 金银箔 犀牛角(现用水牛角) 牛黄 琥珀 雄黄 玳瑁 龙脑

当归六黄汤(《兰室秘藏》) 当归 生地黄 熟地黄 黄芪 黄连 黄芩 黄柏

当归补血汤(《内外伤辨惑论》) 当归 黄芪

回阳玉龙散(《外科正宗》) 草乌 干姜 赤芍 白芷 南星 肉桂

竹叶石膏汤(《伤寒论》) 竹叶 石膏 半夏 麦冬 人参 甘草 粳米

竹叶黄芪汤(《医宗金鉴》) 淡竹叶 生地黄 黄芪 麦冬 当归 川芎 黄芩 甘草 芍药 人参 半夏 生石膏

血府逐瘀汤(《医林改错》) 桃仁 红花 生地黄 当归 白芍 川芎 牛膝 枳壳 桔梗

羊蹄根散(《医宗金鉴》) 羊蹄根(即土大黄) 枯矾

冲和膏(《外科正宗》) 紫荆皮(炒) 独活 赤芍 白芷 石菖蒲

安宫牛黄丸(《温病条辨》) 牛黄 郁金 水牛角 黄芩 黄连 栀子 雄黄 朱砂 冰片 麝香 珠粉

异功散(《小儿药证直诀》) 人参 白术 茯苓 炙甘草 陈皮

导痰汤(《校注妇人良方》) 半夏 陈皮 枳实 茯苓 甘草 制南星 生姜

阳和汤(《外科证治全生集》) 熟地黄 白芥子 炮姜 炭麻黄 甘草 肉桂 鹿角胶(烊化冲服)

防风通圣散(《宣明论方》) 防风 大黄 芒硝 荆芥 麻黄 栀子 连翘 薄荷 黄芩 炒白术 川芎 当归 白芍 生石膏 桔梗 滑石 甘草 生姜

红灵丹(经验方) 雄黄 乳香 煅月石 青礞石 没药 冰片 火硝 朱砂 麝香

红油膏(经验方) 凡士林 九一丹 东丹

NOTE

七 画

麦门冬汤（《金匮要略》） 麦冬 人参 半夏 甘草 粳米 大枣

苏合香丸（《太平惠民和剂局方》） 麝香 安息香 丁香 青木香 白檀香 沉香 香附 荜茇 诃子 朱砂 白术 犀牛角 苏合香油 冰片 乳香

辛夷清肺饮（《外科正宗》） 辛夷 生甘草 石膏（煅） 知母 栀子（生研） 黄芩 枇杷叶（去毛） 升麻 百合 麦冬

沙参麦冬汤（《温病条辨》） 沙参 玉竹 生甘草 冬桑叶 麦冬 生扁豆 天花粉

沉香散（《金匮翼》） 沉香 石韦 滑石 当归 橘皮 白芍 冬葵子 甘草 王不留行

良附丸（《良方集腋》） 高良姜 香附

补中益气汤（《内外伤辨惑论》） 黄芪 人参 炙甘草 当归身 橘皮 升麻 柴胡 白术

补阳还五汤（《医林改错》） 生黄芪 当归尾 赤芍 地龙 川芎 桃仁 红花

附子理中汤（《三因极一病证方论》） 附子 人参 干姜 白术 炙甘草

八 画

青蒿鳖甲汤（《温病条辨》） 青蒿 鳖甲 生地黄 知母 牡丹皮

青黛散（经验方） 青黛 石膏 滑石 黄柏

苦参汤（《疡科心得集》） 苦参 蛇床子 白芷 金银花 菊花 黄柏 地肤子 石菖蒲

苓桂术甘汤（《金匮要略》） 茯苓 桂枝 白术 甘草

枇杷清肺饮（《医宗金鉴》） 人参 枇杷叶 生甘草 黄连 桑白皮 黄柏

拔毒生肌散（经验方） 冰片 龙骨 石膏（煅） 红粉 炉甘石 血竭 轻粉 黄升

固阴煎（《景岳全书》） 人参 熟地黄 山药 山茱萸 远志 炙甘草 五味子 菟丝子

知柏地黄丸（《医宗金鉴》） 熟地黄 山茱萸 干山药 牡丹皮 白茯苓 泽泻 知母 黄柏

和营止痛汤（《伤科补要》） 赤芍 当归尾 川芎 苏木 陈皮 桃仁 续断 乌药 乳香 没药

金铃子散（《素问病机气宜保命集》） 金铃子（川楝子） 延胡索

金匮肾气丸（《金匮要略》） 熟地黄 山药 山茱萸 牡丹皮 茯苓 泽泻 附子 桂枝

炉甘石洗剂（经验方） 炉甘石 氧化锌 石炭酸 甘油

泻心汤（《金匮要略》） 大黄 黄芩 黄连

定志丸（《备急千金要方》） 党参 茯苓 石菖蒲 远志 甘草

实脾饮（《济生方》） 附子 干姜 白术 甘草 厚朴

参附龙牡汤（经验方） 人参 附子 煅龙骨 煅牡蛎

参附龙牡救逆汤（《中医儿科学》） 人参 附子 龙骨 牡蛎 白芍 炙甘草

参附汤（《世医得效方》） 党参 熟附子

参苓白术散（《太平惠民和剂局方》） 党参 茯苓 白术 山药 炙甘草 扁豆 莲子肉 薏苡仁 桔梗 砂仁 木通

九　画

珍珠散（《疡科心得集》） 煅石膏　煅珍珠　煅炉甘石

荆防败毒散（《摄生众妙方》） 防风　柴胡　前胡　荆芥　羌活　独活　枳壳　炒桔梗　茯苓　川芎　甘草　薄荷

茵陈蒿汤（《伤寒论》） 茵陈　山栀子　大黄

枯痔钉（经验方） 砒石　明矾　朱砂　雄黄　没药

枯痔散（经验方） 白砒　白矾　月石　雄黄　硫黄

鸦胆子油（《朱仁康临床经验集》） 鸦胆子30g置瓶中，加乙醚提取油，待乙醚挥发后即得

咬头膏（经验方） 铜绿　松香　乳香　没药　生木鳖　蓖麻子（去尖）　杏仁　巴豆　白砒

香贝养荣汤（《医宗金鉴》） 香附　贝母　人参　茯苓　陈皮　熟地黄　川芎　当归　白芍　白术　桔梗　甘草　生姜　大枣

香砂六君子汤（《时方歌括》） 木香　砂仁　陈皮　半夏　党参　白术　茯苓　甘草

复元活血汤（《医学发明》） 柴胡　瓜蒌根　当归　红花　甘草　穿山甲　大黄　桃仁

复方土槿皮酊（经验方） 10%土槿皮酊　苯甲酸　水杨酸

复方大柴胡汤（《中西医结合治疗急腹症》） 柴胡　黄芩　枳壳　川楝子　延胡索　白芍　生大黄　木香　蒲公英　生甘草

顺气归脾丸（《外科正宗》） 陈皮　贝母　香附　乌药　当归　白术　茯神　黄芪　酸枣仁　远志　人参　木香　炙甘草

保元汤（《博爱心鉴》） 人参　黄芪　肉桂　甘草　生姜

独参汤（《景岳全书》） 人参

疯油膏（经验方） 轻粉　东丹（广丹）　朱砂

养阴清肺汤（《重楼玉钥》） 生地黄　玄参　麦冬　川贝　牡丹皮　白芍　甘草　薄荷

前列腺汤（经验方） 丹参　泽兰　桃仁　红花　赤芍　乳香　没药　王不留行　青皮　川楝子　小茴香　白芷　败酱草　蒲公英

活血止痛散（《赵炳南临床经验集》） 土鳖虫　当归　乳香　自然铜　三七

活血散瘀汤（《外科正宗》） 当归尾　赤芍　桃仁　大黄　川芎　苏木　牡丹皮　枳壳　瓜蒌仁　槟榔

活血祛风解毒汤（经验方） 当归　川芎　红花　威灵仙　白芷　防风　僵蚕　七叶一枝花　半边莲　紫花地丁

济生肾气丸（《济生方》） 熟地黄　山药　山茱萸　牡丹皮　茯苓　泽泻　炮附子　桂枝　川牛膝　车前子

神功内托散（《外科正宗》） 当归　白术　黄芪　人参　白芍　茯苓　陈皮　附子　木香　甘草　川芎　穿山甲

神效瓜蒌散（《外科大成》） 瓜蒌　当归　甘草　没药　乳香

除湿胃苓汤（《医宗金鉴》） 苍术　厚朴　陈皮　猪苓　泽泻　赤茯苓　白术　滑石　防风

山栀子 木通 肉桂 甘草 灯心草

十 画

桂附八味丸（即桂附地黄丸） 六味地黄丸加肉桂、附子

桂枝汤（《伤寒论》） 桂枝 芍药 甘草 生姜 大枣

桃红四物汤（《医宗金鉴》） 桃仁 红花 当归 熟地黄 白芍 川芎

桃花汤（《伤寒论》） 赤石脂 干姜 粳米

柴胡疏肝散（《景岳全书》） 柴胡 枳壳 芍药 甘草 香附 川芎

逍遥散（《太平惠民和剂局方》） 柴胡 白术 白芍 当归 茯苓 炙甘草 薄荷 煨姜

脏连丸（经验方） 猪大肠 黄连 赤芍 当归 槐花 阿胶珠 槐角 地榆 荆芥 地黄 黄芩

益胃汤（《温病条辨》） 沙参 麦冬 生地黄 玉竹 冰糖

凉血四物汤（《医宗金鉴》） 当归 生地黄 川芎 赤芍 黄芩 赤茯苓 陈皮 红花 甘草

凉血地黄汤（《外科大成》） 细生地 当归尾 地榆 槐角 黄连 天花粉 生甘草 升麻 赤芍 枳壳 黄芩 荆芥

凉血消风散（《朱仁康临床经验集》） 生地黄 当归 荆芥 蝉蜕 苦参 白蒺藜 知母 石膏 生甘草

凉膈散（《太平惠民和剂局方》） 大黄 芒硝 甘草 山栀子 薄荷 黄芩 连翘

消风散（《医宗金鉴》） 当归 生地黄 防风 蝉蜕 知母 苦参 胡麻仁 荆芥 苍术 牛蒡子 石膏 甘草 木通

消肌膏（《朱仁康临床经验集》） 香油 奶酥油 当归 紫草 黄蜡

消痔膏（经验方） 田螺 咸橄榄核 冰片 凡士林

消瘤二反膏（《外科大成》） 甘草 大戟 芫花 甘遂

海藻玉壶汤（《医宗金鉴》） 海藻 陈皮 贝母 连翘 昆布 半夏 青皮 独活 川芎 当归 甘草 海带

润肠丸（《沈氏尊生书》） 当归 生地黄 麻仁 桃仁 枳壳

通络活血方（《朱仁康临床经验集》） 当归尾 赤芍 桃仁 红花 香附 青皮 王不留行 茜草 泽兰 牛膝

调元肾气丸（《外科正宗》） 生地 山茱萸 山药 牡丹皮 茯苓 人参 当归身 泽泻 麦门冬 龙骨 地骨皮 木香 砂仁 黄柏 知母

桑菊饮（《温病条辨》） 桑叶 菊花 杏仁 桔梗 甘草 薄荷 连翘 芦根

十一画

理气止痛汤（经验方） 丹参 广木香 青皮 制乳香 枳壳 制香附 川楝子 延胡索 软柴胡 没药

黄芪六一汤（《太平惠民和剂局方》） 黄芪 甘草

黄芪建中汤（《金匮要略》） 黄芪 白芍 桂枝 炙甘草 生姜 大枣 饴糖

黄连油（经验方） 黄连　香油

黄连解毒汤（《外台秘要》） 黄连　黄芩　黄柏　栀子

黄连膏（《医宗金鉴》） 黄连　当归　黄柏　生地黄　姜黄　麻油　黄蜡

萆薢分清饮（《医学心悟》） 萆薢　黄柏　茯苓　车前子　莲子心　白术　石菖蒲

萆薢渗湿汤（《疡科心得集·补遗》） 萆薢　薏苡仁　黄柏　赤茯苓　牡丹皮　泽泻　滑石　通草

接骨紫金丹（《疡医大全》） 土鳖虫　骨碎补　自然铜　巴豆霜　乳香　血竭　没药　当归尾　硼砂　地龙

蛇床子汤（经验方） 蛇床子　百部　硼砂　苦参　苦楝根皮　白鲜皮　龙胆草　土槿皮

银翘散（《温病条辨》） 连翘　金银花　牛蒡子　桔梗　薄荷　鲜竹叶　荆芥　淡豆豉　生甘草　鲜芦根

麻黄汤（《伤寒论》） 麻黄　桂枝　杏仁　炙甘草

羚羊钩藤汤（经验方） 羚羊角　钩藤　桑叶　川贝母　鲜竹茹　生地黄　菊花　白芍　茯神木　生甘草

痔疮宁栓（成都制药厂生产） 消炎痛粉　颠茄　痢特灵（呋喃唑酮）　冰片　红古豆醇酯

鹿角胶丸（《医学正传》） 鹿角胶　鹿角霜　熟地黄　当归身　人参　川牛膝　菟丝子　白茯苓　白术　杜仲　虎胫骨　龟板

旋覆代赭汤（《伤寒论》） 旋覆花　代赭石　人参　半夏　炙甘草　生姜大　枣

清肝解郁汤（《外科正宗》） 当归　川芎　白芍　熟地黄　陈皮　半夏　香附　贝母　茯苓　牡丹皮　远志　桔梗　栀子　生甘草　白术　人参　柴胡

清骨散（《证治准绳》） 银柴胡　鳖甲　炙甘草　秦艽　青蒿　地骨皮　胡黄连　知母

清凉膏（即清凉油乳剂）（《医宗金鉴》） 风化石灰　麻油

清营汤（《温病条辨》） 犀牛角（现用水牛角）　生地黄　玄参　竹叶心　金银花　连翘　黄连　丹参　麦冬

清暑汤（《外科证治全生集》） 连翘　天花粉　赤芍　滑石　车前草　金银花　泽泻　淡竹叶　甘草

清瘟败毒饮（《疫疹一得》） 生石膏　小生地　黄连　乌犀角（现用水牛角）　生栀子　桔梗　黄芩　知母　赤芍　玄参　连翘　竹叶　甘草　牡丹皮

蛋黄油（经验方） 煮熟鸡蛋黄 3～4 枚，放入锅内用文火煎熬，炸枯去渣存油

十二画及以上

琥珀安神汤（《陆银华治伤经验》） 西琥珀　化龙齿　飞辰砂　甘菊花　冬桑叶

膈下逐瘀汤（《医林改错》） 灵脂　当归　川芎　桃仁　丹皮　赤芍　乌药　玄胡索　甘草　香附　红花　枳壳

越鞠丸（《丹溪心法》） 川芎　苍术　香附　山栀子　神曲

雄黄膏（经验方） 雄黄　氧化锌　凡士林

紫草油（《经验方》） 紫草　黄豆油

紫雪丹（《太平惠民和剂局方》） 黄金　寒水石　石膏　滑石　磁石　升麻　玄参　甘草

水牛角　羚羊角　沉香　丁香　朴硝　硝石　辰砂　木香　麝香

黑虎丹（《中医外科诊疗学》） 磁石　公丁香　母丁香　全蝎　炒僵蚕　炙甲片　炙蜈蚣　蜘蛛　麝香　牛黄　冰片

黑退消（经验方） 生川乌　生草乌　生南星　生半夏　生磁石　公丁香　肉桂　制乳香　制没药　制松香　硇砂　冰片　麝香

痤疮洗剂（经验方） 沉降硫黄　樟脑酯　西黄芪胶　石灰水

痛泻要方（《景岳全书》） 白术　白芍　防风　炒陈皮

滋水清肝饮（《医宗己任编》） 熟地黄　当归　白芍　牡丹皮　酸枣仁　山茱萸　茯苓　山药　柴胡　山栀子　泽泻

犀角地黄汤（《备急千金要方》） 犀牛角（现用水牛角）生地黄（捣烂）牡丹皮　芍药

犀黄丸（《外科证治全生集》） 犀牛角（现用水牛角）麝香　乳香　没药

槐角丸（《太平惠民和剂局方》） 槐角　地榆　当归　防风　黄芩　炒枳壳

槐角地榆丸（《外科大成》） 槐角（炒黄）地榆（炒黑）地黄（炒焦）炒黄芩　炒荆芥　枳壳　当归尾

暖肝煎（《景岳全书》） 当归　枸杞子　小茴香　肉桂　乌药　沉香　茯苓　生姜

主要参考书目

1. 何清湖 . 中西医结合外科学 [M]. 第 2 版 . 北京：中国中医药出版社，2014
2. 李曰庆，何清湖 . 中医外科学 [M]. 第 3 版 . 北京：中国中医药出版社，2012
3. 李明远，徐志凯 . 医学微生物学 [M]. 第 3 版 . 北京：人民卫生出版社，2015
4. 陈孝平，汪建平 . 外科学 [M]. 第 8 版 . 北京：人民卫生出版社，2013
5. 李桂源 . 病理生理学 [M]. 第 2 版 . 北京：人民卫生出版社，2010
6. 张相安 . 外科学 [M]. 西安：第四军医大学出版社，2013
7. 席惠君，叶萍 . 临床输血学 [M]. 第 2 版 . 北京：中国科学技术出版社，2010
8. 胡丽华 . 临床输血检验 [M]. 第 2 版 . 北京：中国医药科技出版社，2010
9. 刘江 . 输血管理 [M]. 第 3 版 . 北京：人民卫生出版社，2013
10. 严敏 . 围手术期合理输血 [M]. 北京：人民卫生出版社，2014
11. 赵玉沛，陈孝平 . 外科学 [M]. 第 3 版 . 北京：人民卫生出版社，2015
12. 李乃卿 . 实用中西医结合外科学 [M]. 北京：科学技术文献出版社，2010
13. 双卫兵，薛朝霞 . 围术期管理策略 [M]. 北京：中国协和医科大学出版社，2013
14. 赵为禄，罗佛全，雷恩骏 . 围手术期医学 [M]. 西安：西安交通大学出版社，2012
15. 中华医学会 . 临床诊疗指南 – 皮肤病与性病分册 [M]. 北京：人民卫出版社，2006
16. 张学军 . 皮肤性病学 [M]. 第 7 版 . 北京：人民卫生出版社，2008
17. 瞿幸 . 中医皮肤性病学 [M]. 北京：中国中医药出版社，2009
18. 赵辨 . 中国临床皮肤病学 [M]. 南京：江苏科学技术出版社，2009
19. 杨志波，范瑞强，邓丙戌 . 中医皮肤性病学 [M]. 北京：中国中医药出版社，2010
20. 范瑞强，邓丙戌，杨志波 . 中医皮肤性病学 (临床版)[M]. 北京：科学技术文献出版社，2010
21. 陈文彬，潘祥林 . 诊断学 [M]. 第 7 版 . 北京：人民卫生出版社，2008
22. 刘续宝，肖乾虎 . 腹部外科手术要点及围手术期处理 [M]. 北京：科学出版社，2010
23. 万远廉，严仲瑜，刘玉村 . 腹部外科手术学 [M]. 北京：北京大学医学出版社，2010
24. 唐乾利 . 烧伤皮肤再生医疗技术临床应用规范 [M]. 北京：中国中医药出版社，2013
25. 张文武 . 急诊内科学 [M]. 第 2 版 . 北京：人民卫生出版社，2010
26. 王万春，谌莉媚 . 喻文球论毒蛇咬伤 [M]. 南昌：江西科学技术出版社，2006
27. 吴在德，吴肇汉 . 外科学 [M]. 第 7 版 . 北京：人民卫生出版社，2007
28. 吴孟超 . 吴在德 . 黄家驷外科学 [M]. 第 7 版，北京：人民卫生出版社，2008
29. 陆德铭，陆金根 . 实用中医外科学 [M]. 第 2 版 . 上海：上海科学技术出版社，2010
30. 刘树伟，李瑞锡 . 局部解剖学 [M]. 第 8 版 . 北京：人民卫生出版社，2013

NOTE

31. 任建国 . 中医肛肠病学 [M]. 北京：科学出版社，2002

32. 何永恒 . 实用肛肠外科学手册 [M]. 长沙：湖南科学技术出版社，2004

33. 安阿玥 . 肛肠病学 [M]. 北京：人民卫生出版社，2005

34. 张东铭 . 大肠肛门局部解剖与手术学 [M]. 合肥：安徽科学技术出版社，2006

35. 陈少明，田振国，于庆环 . 肛肠病诊疗新技术图解 [M]. 沈阳：辽宁科学技术出版社，2008

36. 金虎 . 现代肛肠病学 [M]. 北京：人民军医出版社，2009

37. 贾金铭 . 中国中西医结合男科学 [M]. 北京：中国医药科技出版社，2005

38. 郭应禄，胡礼泉 . 男科学 [M]. 北京：人民卫生出版社，2004

39. 那彦群，叶章群，孙颖浩，等 .（2014 版）中国泌尿外科疾病诊断指南 [M]. 北京 . 人民卫生出版社，2013

NOTE